DICTIONNAIRE

HISTORIQUE

DE LA MÉDECINE

ANCIENNE ET MODERNE.

IMPRIMERIE DE TROUVÉ ET COMPAGNIE,
RUE NOTRE-DAME-DES-VICTOIRES, N° 16.

DICTIONNAIRE

HISTORIQUE

DE LA MÉDECINE

ANCIENNE ET MODERNE,

OU PRÉCIS DE L'HISTOIRE GÉNÉRALE, TECHNOLOGIQUE ET LITTÉRAIRE DE LA MÉDECINE, SUIVI DE LA BIBLIOGRAPHIE MÉDICALE DU DIX-NEUVIÈME SIÈCLE, ET D'UN RÉPERTOIRE BIBLIOGRAPHIQUE PAR ORDRE DE MATIÈRES;

PAR MM. DEZEIMERIS, OLLIVIER (D'ANGERS) ET RAIGE-DELORME,

DOCTEURS EN MÉDECINE.

TOME PREMIER.

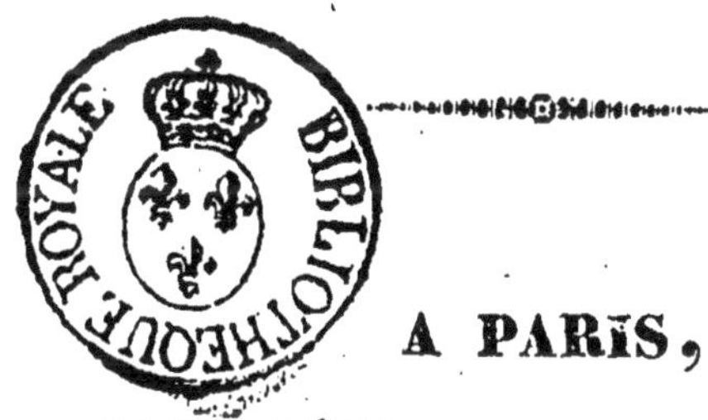

A PARIS,

CHEZ BÉCHET JEUNE, LIBRAIRE,

PLACE DE L'ÉCOLE-DE-MÉDECINE, N° 4;

A BRUXELLES,

AU DÉPÔT GÉNÉRAL DE LA LIBRAIRIE MÉDICALE FRANÇAISE.

1828.

✦ SOUSCRIPTION.

DICTIONNAIRE
HISTORIQUE
DE LA MÉDECINE
ANCIENNE ET MODERNE,

OU

BIBLIOTHÈQUE CHOISIE DES MÉDECINS,
ET DE LEURS OUVRAGES,

AVEC UN RÉSUMÉ DE L'HISTOIRE DE LA MÉDECINE, DE SON ORIGINE, DE SES PROGRÈS, DE SES RÉVOLUTIONS, DE SON ÉTAT CHEZ LES DIFFÉRENS PEUPLES;

Suivi de la Bibliographie médicale du 19ᵉ siècle, et d'un Répertoire bibliographique général par ordre de matières;

Par MM. Dezeimeris, Ollivier et Raige-Delorme.

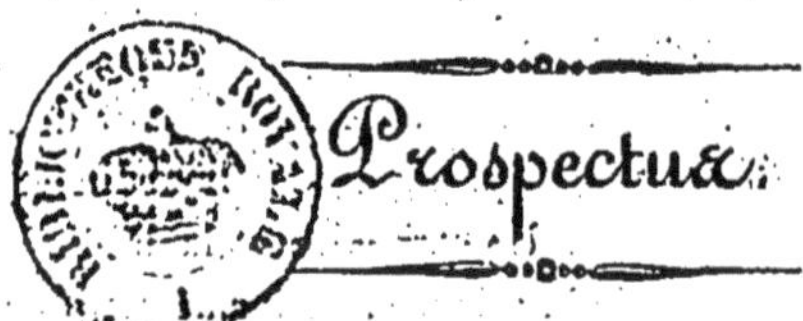

Prospectus.

Sɪ parmi les sciences physiques, qui ont pris tant d'extension dans notre siècle, il en est dont l'étude doive s'appuyer principalement sur les travaux des temps antérieurs, c'est sans contredit la médecine. La connaissance des efforts heureux ou défavorables qui ont été faits, des circonstances dans lesquelles se sont trouvés les hommes qui les ont tentés, de l'esprit qui les a dirigés, est la condition nécessaire des progrès futurs de la science médicale. La génération vivante a besoin d'appeler à son secours les travaux des générations passées. Convenir qu'une science d'observation consiste essentiellement dans l'histoire de tous les faits qui s'y rapportent, et nier en même temps la nécessité de connaître les principaux écrivains de tous les temps, c'est tomber dans une contradiction qui ne s'explique que par les préventions de l'amour-propre, ou par une étrange préoccupation.

Nous n'insisterons donc point, pour prouver l'importance de l'histoire de la médecine; elle ressort de la nature même des choses; mais nous ferons remarquer comme un fait dont on a lieu de s'étonner, qu'un si petit nombre d'écrivains français en aient fait l'objet de leurs travaux, et comme une singularité de notre époque, si féconde en livres de toute espèce, qu'elle n'ait produit en ce genre qu'un seul ouvrage qu'elle puisse citer. L'étendue de l'entreprise, et le temps que demande son exécution, plus encore que les grandes difficultés qu'elle présente, ont sans doute rebuté le courage de nos écrivains. Nous osons nous lancer dans cette carrière ; et si notre entreprise n'atteint pas la perfection dont elle est susceptible, nous pensons qu'elle ne sera pas sans intérêt et sans utilité; elle contribuera du moins à ranimer le goût d'une étude trop négligée.

Nous allons indiquer le but que nous nous sommes proposé, et les moyens que nous avons pris pour l'atteindre.

Jusqu'ici la biographie et la littérature médicales, la bibliographie *réelle*, et l'histoire de la médecine, n'ont été traitées que dans des ouvrages séparés. Si la science y a gagné pour l'étendue et la profondeur des recherches, nous croyons que l'instruction générale y a beaucoup perdu, et qu'elle réclame un ouvrage fait sur un autre plan. En effet, une collection classique, composée, par exemple, de la *Biographie médicale*, des *Bibliothèques* de Haller et de Ploucquet, des *Histoires* de Sprengel, de Dujardin et Peyrilhe, et de Portal, sans comprendre l'histoire et la bibliographie spéciales des diverses parties de la science, ne formerait pas moins de quarante volumes in-4° ou in-8°, quoiqu'elle fût loin d'être complète. Il n'en faut pas autant pour rebuter la plupart des élèves et des médecins qui, livrés à la pratique de leur art, ne peuvent dérober que peu de temps aux lectures indispensables pour suivre les progrès de la science. D'ailleurs, les diverses parties de la collection que nous venons d'indiquer, n'étant pas faites les unes pour les autres, leur défaut de proportion en rendrait la lecture suivie fatigante et peu profitable. Il faut aussi compter au nombre de ces inconvéniens le prix élevé de quelques-uns des ouvrages qui la composent.

Nous avons pensé que si l'on pouvait rassembler en un corps d'ouvrage un précis de l'histoire de la médecine et de chacune de ses branches en particulier, la biographie de tous les médecins dont les écrits peuvent être encore de quelque utilité, l'indication exacte de ces ouvrages, et l'analyse sommaire de ceux qui se distinguent par leur importance ou leur singularité ; enfin une table ou *bibliographie réelle*, qui indiquât sur chaque sujet les auteurs qu'on peut consulter, on rendrait un service incontestable à tous ceux qui sentent le besoin de ces études, mais qui n'ont pas le temps ou le courage de surmonter les difficultés dont elles sont environnées.

Nous avons cru qu'il suffirait, pour renfermer cet ouvrage dans une étendue qui n'excéderait pas celle de quatre ou cinq volumes ordinaires (1), 1° d'en exclure tous ces médecins justement oubliés, dont l'histoire n'a d'autre résultat que de prouver la minutieuse érudition du biographe; 2° de n'y point admettre ces innombrables opuscules académiques, imprimés à l'étranger, dont la plupart, si l'on en juge par ceux que nous voyons paraitre ici chaque jour, doivent être peu importans, et qui, dans tous les cas, sont pour nous comme s'ils n'étaient pas, puisqu'il est impossible de se les procurer, et qu'ils manquent dans les plus riches bibliothèques; 3° d'exposer rapidement les aperçus généraux de l'histoire d'une époque ou d'une doctrine, sans donner des détails qui doivent nécessairement trouver place dans des articles particuliers; 4° enfin, de rassembler sous un titre commun ce qui devrait se reproduire en divers endroits, et amener des répétitions inutiles.

Voilà ce que nous nous sommes efforcés de faire ; et, bien que nous n'osions nous flatter d'avoir toujours réussi, nous espérons que l'exclusion que nous avons donnée à un bon nombre d'ouvrages et de médecins, ne déplaira qu'à quelques *curieux* ou *bibliographes de profession*, à qui notre ouvrage n'a pas la prétention de s'adresser.

Quand nous n'avons pu puiser directement aux sources, nous avons emprunté les matériaux de notre travail aux autorités les plus authentiques, aux historiens les plus rapprochés de l'époque dont il s'agissait, aux biographes spéciaux dont l'exactitude est reconnue. Nous nous sommes fait un devoir de nommer partout l'auteur à qui nous empruntons un article, soit en totalité, soit en partie. Nous n'avons pas négligé de comparer les témoignages de différens écrivains sur un même sujet; et nous avons vérifié autant que possible les indications bibliographiques.

(1) Pour plus de commodité, l'ouvrage, imprimé en petit caractère, semblable à celui de ce Prospectus, ne formera que deux volumes d'environ 700 pages.

Les hommes vivans n'appartiennent point à l'histoire. La biographie contemporaine est trop désagréable ou trop pénible à faire, on achète trop cher le privilége de faire croire à son impartialité; nous y avons entièrement renoncé; mais au lieu d'un petit nombre d'articles biographiques, choisis au hasard ou par caprice, nous avons fait une section particulière de la bibliographie médicale du dix-neuvième siècle. Nous avons tâché de rendre cette partie aussi complète que possible, pour satisfaire au goût de notre époque, qui aime surtout ce qui est nouveau; mais nous n'y avons point admis ces brochures éphémères qui servent d'enseigne au charlatanisme, ni ces factums qui n'intéressèrent jamais que leur auteur, et l'adversaire auquel ils furent adressés.

Le répertoire bibliographique, ou table des ouvrages par ordre de matières, indiquant, sur chaque sujet, le choix de ce qui a été écrit de mieux jusqu'à la fin du dernier siècle, et la plus grande partie de ce qui a paru dans celui-ci, devra suffire à toutes les recherches de ceux qui ne possèdent pas la *Litteratura medica* de Ploucquet; il fera de notre ouvrage un complément nécessaire des différens *Dictionnaires de médecine*, auxquels il se rattache d'ailleurs par toutes ses parties.

L'ouvrage formera deux volumes d'environ 700 pages chacun. Le texte sera semblable à celui du Prospectus. La partie bibliographique sera imprimée, sur deux colonnes, en plus petit texte, dont nous offrons ici le modèle.

Chaque volume sera divisé en deux livraisons, qui se succéderont de trois mois en trois mois. La première paraîtra dans le courant de septembre prochain. Le prix de chaque livraison sera de 5 francs 50 centimes pour les souscripteurs, et de 6 francs 50 centimes pour les personnes qui n'auraient pas souscrit avant la publication du premier volume.

ON SOUSCRIT, A PARIS,

Chez BÉCHET jeune, libraire de l'Académie royale de Médecine, place de l'École de Médecine, n° 4;

A BRUXELLES,

Au Dépôt général de la Librairie médicale française, Marché-aux-Poulets, n° 1213;

Et chez les principaux Libraires des départemens et de l'étranger.

Imprimerie de C. J. Trouvé, rue Notre-Dame-des-Victoires, n° 16.

PRÉFACE.

Le caractère le plus frappant de l'humanité, celui qui, en rappelant sans cesse à l'homme sa faiblesse, lui révèle en même temps le secret de sa puissance, c'est le besoin qu'il a de ses semblables, et la faculté que lui départit la nature, de combiner leurs forces à la sienne. Ce principe de notre nature, qui fait de nous des êtres sociables, est en même temps la source de toute perfectibilité. Quoique l'homme puisse trouver au fond de son âme, et sans le secours de la société qui l'environne, les principes fondamentaux de toute science métaphysique ou morale, ce n'est qu'en éclairant son esprit et sa raison des lumières de ceux qui l'ont précédé, qu'il peut s'élever au-dessus de la médiocrité à laquelle le condamnerait la faiblesse de ses facultés individuelles, abandonnées à elles-mêmes. Mais cette nécessité est surtout sensible dans l'étude des sciences naturelles. Ni le génie le plus sublime, ni la méditation la plus profonde ne sauraient tirer de notre esprit des notions qui sont du domaine de l'expérience. C'est de l'expérience que doivent sortir successivement, dans la durée des siècles, les vrais principes de la science médicale (1). Or, si l'esprit ne peut les créer, s'ils

(1) Nous entendons les principes *réels*, dont la connaissance rende superflue l'étude particulière de tous les faits dont ils seront

ne peuvent être que l'expression générale des phénomènes de l'organisme sain ou malade, il est clair que l'établissement de ces principes suppose la connaissance de tous les faits essentiellement différens qui puissent jamais se présenter. Pour peu qu'on réfléchisse à cela, l'on sentira combien sont illusoires ou prématurées les promesses de quiconque assure avoir établi une doctrine générale et complète; et surtout combien sont ridicules les prétentions de ces *Observateurs* qui croient avoir assez vu pour se faire une médecine à eux, et pour se dispenser d'apprendre ce qu'ont vu leurs prédécesseurs. Ce sont pourtant ces prétentions qui ont mis les plus grands obstacles aux progrès de la médecine, la retenant tantôt dans l'obscurité d'un étroit empirisme, tantôt lui donnant la dangereuse apparence d'une science faite, par la coordination systématique de principes qui embrassaient à peine un coin de son domaine. Il appartient à notre siècle, auquel on ne saurait contester du moins l'avantage de n'être plus celui des illusions, de s'affranchir de tout préjugé d'habitude et d'enthousiasme, et d'examiner avec indépendance tout ce qu'on sait sur chaque objet relatif à la médecine, et ce qui reste encore à découvrir. Cette tâche présente par elle-même, il faut en convenir, d'immenses difficultés; et ces difficultés sont encore doublées par le discrédit où sont tombés depuis long-temps, en France, les travaux d'érudition, et par le peu d'habitude qu'on en a. Examinons en quoi un ouvrage

l'expression générale, et permette, dans un cas donné, de déterminer *à priori* tout ce qui doit arriver, tout ce qu'il convient de faire ou d'éviter.

du genre de celui que nous offrons au public, peut contribuer à les aplanir.

Les richesses scientifiques que la médecine a accumulées
depuis vingt-cinq siècles, consistent en un nombre prodigieux de faits particuliers, et en quelques doctrines fondamentales, auxquelles se rapportent les opinions diverses
qu'ils ont suggérées. La vie tout entière de l'homme le plus
laborieux ne pourrait suffire à recueillir toutes les observations faites jusqu'à présent, ni la mémoire la plus heureuse
en retenir au-delà d'une faible partie. On est donc réduit à
choisir dans la foule des observateurs ceux dont les travaux
ont le plus de prix, et à borner à ceux-là les études qu'on
fait sur l'ensemble de la science. Mais ce choix suppose un
examen comparatif et nous replonge dans le chaos d'où le
besoin d'une instruction rapide nous fait une loi de sortir.
Ici commencent les services inappréciables de l'histoire littéraire. Les hommes qui ont fait d'une branche particulière
de la science l'étude de toute leur vie, et qui ont dû, par
conséquent, mieux que personne, apprécier à sa valeur le mérite de chacun de ceux qui les avaient devancés dans la même
carrière; les historiens qui ont puisé aux sources, les jour-
nalistes impartiaux et éclairés, les biographes les plus judicieux, se sont chargés de ce travail, dont il ne reste plus,
en quelque sorte, qu'à recueillir les fruits. Nous avons voulu
les mettre à la disposition des élèves et des médecins qui
s'effrayent des recherches, ou à qui leurs occupations ne permettent pas de s'y livrer (1). Notre *Dictionnaire* leur tiendra

____

(1) On pourra se convaincre, par l'examen attentif de notre ou-

lieu d'une multitude de volumes qu'ils n'auraient ni le temps de chercher ni la patience de lire. Quant à ceux qui travaillent à approfondir quelque point particulier de la science, leurs besoins sont d'un autre ordre, et réclament d'autres secours. Ce qu'ils desirent avant tout, c'est de connaître ce qui a été écrit sur la même matière. Vouloir en faire soi-même la recherche, serait perdre un temps précieux, qu'on peut employer ailleurs avec plus de fruit. Il suffira donc de parler d'un répertoire où ces recherches se trouvent toutes faites, pour donner l'idée d'un des ouvrages les plus universellement utiles que puisse réclamer l'esprit de notre époque. Quelque nécessaires que soient ces bibliographies, on n'en a point encore fait en France, si ce n'est sur quelques objets spéciaux et isolés. Et cependant les recueils bibliographiques qui nous viennent de la savante Allemagne, riches en indications, inutiles pour nous, de livres que nous n'avons pas, sont fort incomplets par rapport à ceux que nous possédons. Aussi, quand ces recueils seraient moins rares qu'ils ne sont (1), ne croirions-nous pas avoir travaillé inutilement.

L'histoire des doctrines médicales n'est pas seulement pleine d'intérêt; les avantages qu'on retire de son étude ne le cèdent point aux agrémens qu'on y trouve. Pour qui re-

___

vrage, que nous ne nous sommes pas bornés à rassembler les jugemens des critiques qui nous ont précédés, mais que nous y avons joint très-fréquemment les résultats de nos propres recherches, depuis long-temps dirigées vers le même objet.

(1) Les Bibliographies de C. F. Ludwig, de J. Mayer, de C. F. Burdach, de J. S. Ersch, etc., ne se trouvent pas même dans nos bibliothèques publiques.

connaît la nécessité d'une théorie (et sans théorie il n'y a point de science), n'est-il pas évidemment indispensable de connaître les tentatives qui ont été faites pour en établir une ? Les empiriques eux-mêmes, ceux qui ne veulent conserver de tout ce qui a été écrit que les observations, ne sauraient se dispenser de l'étudier. Sous peine d'employer les faits sans critique, ou même de ne pas les comprendre, il faut parfaitement connaître les doctrines des auteurs qui les ont recueillis. Cette histoire, dégagée des accessoires superflus dont on l'a le plus souvent embarrassée, n'est point aussi vaste qu'on pourrait l'imaginer ; elle se réduit, en dernière analyse, et consiste essentiellement à montrer l'application des diverses méthodes philosophiques à l'étude des êtres vivans. Nous croyons avoir exposé dans notre ouvrage tout ce qu'il est important d'en connaître. Mais veut-on poursuivre dans les détails l'étude de cette histoire, par rapport à quelque point particulier ? elle devient alors extrêmement étendue, et nous nous bornons à cet égard à fournir de nombreux renseignemens propres à faciliter beaucoup les recherches.

L'histoire des doctrines, ou l'histoire philosophique de la médecine, combinée et conduite de front avec l'histoire littéraire, donne celle des vicissitudes de l'art de guérir, ou histoire technologique, comme nous l'avons nommée. Nous en avons résumé les principaux traits, sous le titre de chacune des diverses branches dont cet art se compose. Enfin, nous avons essayé de marquer l'influence exercée sur la médecine par les circonstances extérieures, politiques ou autres, par les institutions scientifiques, etc., tantôt dans

des articles particuliers, tantôt dans des considérations relatives aux progrès ou à la décadence de telle ou telle partie
de l'art, selon que la nature du sujet nous semblait exiger
l'un ou l'autre.

Les rapports de ces diverses sortes d'études sont si étroits,
qu'on ne peut les séparer sans beaucoup d'inconvéniens.
C'est pourtant ce qu'on a toujours fait jusqu'ici. Après avoir
formé le projet de traiter séparément l'une d'elles, on a dû
être conduit à un ordre, à une méthode, qui excluait les
autres. C'est là, selon nous, dans les circonstances actuelles,
et surtout en France, un défaut capital, et celui qu'il importe le plus d'éviter. Ce n'est pas trop de tous les avantages réunis que peuvent offrir les diverses parties des études
historiques, pour faire revenir les esprits de l'injuste dédain
où elles sont tombées. L'ordre alphabétique est le seul qui
permette de tout rassembler ; au premier aspect, il paraît
avoir de grands inconvéniens par rapport à l'histoire générale et à l'histoire technologique ; mais tous les articles étant
faits dans un même esprit, et les uns pour les autres, rien
n'est plus facile que d'indiquer un ordre de lecture qui en
fasse un traité suivi ; et dès-lors la forme de Dictionnaire
reste avec tous les avantages qu'on lui connaît.

Nous terminerons cette Préface par quelques remarques
sur l'exécution de notre travail. Nous nous bornons à celles
sur lesquelles il nous importe le plus d'appeler l'attention
de nos lecteurs. Il nous eût été facile de doubler le nombre
des articles qui composent notre ouvrage ; il nous en a
coûté bien souvent plus de temps et de recherches pour
nous convaincre qu'un auteur ne devait pas y trouver place,

qn'il n'en aurait fallu pour faire une notice sur sa vie, et indiquer toutes ses productions. On voudra donc bien ne pas mesurer sur le volume de notre Dictionnaire le travail qu'il a dû nous coûter. Mais ce que nous desirons surtout faire remarquer, ce qui distingue principalement notre ouvrage de tous les dictionnaires historiques publiés en France, depuis celui de Bayle et celui qu'on connaît sous le nom de *Moreri*, c'est le soin que nous avons pris d'indiquer partout, à la fin de nos articles, les sources où nous en avons puisé les matériaux, et où il faut recourir pour avoir des renseignemens plus étendus (1). Ceux de nos lecteurs qui ne se sont jamais occupés de bibliographie, ne sentiront peut-être pas d'abord toute l'importance de ces indications; nous nous en rapportons, pour l'apprécier, à ceux qui aiment à vérifier ce qu'ils lisent, et qui ne tiennent point pour une autorité irrécusable une simple assertion d'un compilateur sans garans. Quoi qu'il en soit, nous aurons du moins la satisfaction d'avoir porté aussi loin que possible le désintéressement et la bonne foi littéraires, dans un temps où cela n'est peut-être pas sans mérite. Nous avons tâché de suivre sur chaque sujet l'autorité qui nous a paru la plus solide; cela suppose que nous en avons comparé plusieurs; mais quand nous n'avons suivi qu'un seul auteur, nous n'avons point cité tous ceux

(1) Si nous n'avons pas cité comme sources, dans une multitude d'endroits, les auteurs et les ouvrages mêmes dont nous faisons l'histoire, c'est qu'il est naturel de penser que nous y avons recouru toutes les fois que nous les avons eus à notre disposition, et que nous n'aimons pas à faire étalage de nos propres recherches. Nous ne craignons pas, nous le dirons avec franchise, que le lecteur attentif trouve d'autres causes à notre silence.

que nous avions consultés : ainsi, dans cet endroit encore, tout notre travail est loin de paraître. Si l'on trouve que nous citons quelquefois pour garans des auteurs qui passent pour être souvent inexacts, nous ferons remarquer qu'ils ne le sont pas toujours, et que nous avons cru avoir de bonnes raisons pour les préférer dans les cas où nous les avons suivis. Nous nous sommes beaucoup servis de plusieurs collections de journaux qui sont très-volumineuses; nous n'en avons ordinairement indiqué le tome et la page employés, que quand ces collections n'avaient pas de tables alphabétiques. Enfin, quoique le nom de Haller figure bien souvent à la fin de nos articles, nous devons dire ici qu'il pourrait se trouver à presque tous ceux des médecins antérieurs à ce grand homme; car nous n'avons jamais négligé de consulter ses précieuses *Bibliothèques*.

Pour ménager l'espace, et éviter les répétitions, nous n'avons indiqué, à la fin de nos articles, les ouvrages qui nous servaient de guides, que d'une manière fort abrégée, et qui serait insuffisante si l'on n'en connaissait le titre par avance. Il nous a donc paru indispensable de donner, au commencement de ce volume, l'indication de ceux que nous avons employés un grand nombre de fois. Nous continuerons ainsi pour les parties suivantes.

N. B. Si l'on s'étonnait que la lettrine B n'ait pu entrer tout entière dans cette première partie, nous ferions remarquer que dans la *Biographie médicale* les deux premières lettres de l'alphabet forment le tiers de l'ouvrage.

CATALOGUE

Des Ouvrages souvent cités dans ce premier volume.

ACKERMANN (J. Chr. Gottl.). Instituiones historiæ medicinæ. Nuremberg, 1792, in-8.

—Studii medici Salernitani historia, *en tête de l'édition donnée par lui du* Regimen sanitatis Salerni, sive scholæ Salernitanæ de conservandâ bonâ valetudine præcepta. Stendal, 1790, in-8.

—Opuscula ad medicinæ historiam pertinentia coll., recensuit et edidit. Nuremberg, 1797, in-8.

ACTA ERUDITORUM, ann. (1682-1731) publicata, etc., *et* Nova acta eruditorum, ann. (1732-1782) publicata. Leipsick, 1682-1782, in-4, 101 vol. — Supplementa ad acta, *et* Supplementa ad nova acta, *ensemble* 18 vol. —Indices generales auctorum et rerum primi actorum eruditorum decennii, secundi decenn., tertii, quarti, quinti, sexti decenn., *ensemble* 6 vol.

ADAM (Melchior). Vitæ Germanorum medicorum, qui sæculo superiori, et quod excurrit, claruerunt; congestæ et ad annum usque 1620 deductæ, cum indice triplici, personarum gemino, tertio rerum. Heidelberg, 1620, in-8.

AIKIN (J.) et NICHOLSON. General biography, or lives critical and historical of the most eminent persons of all ages, countries, conditions, and professions, arranged according to alphabetical order. Londres, 1800 et ann. suiv., in-4.

ALMELOVEEN (Theod. Jans.). Inventa nov-antiqua, id est brevis enarratio ortûs et progressûs artis medicæ; ac præcipuè de inventis vulgò novis, aut nuperrimè in eâ repertis. Subjicitur ejusdem rerum inventarum onomasticon. Amsterdam, 1684, in-8.

AMOREUX (P.-J.). Essai historique et littéraire sur la médecine des Arabes. Montpellier, chez Auguste Ricard, in-8, sans date (1805).

—Précis historique de l'art vétérinaire. Montpellier, 1810, in-8.

ANTONIO (Nicolas). Bibliotheca hispana vetus, complectens scriptores qui ab Octaviani Augusti imperio usque ad annum 1500 floruerunt, etc. Rome, 1696, in-fol. 2 vol.

—Bibliotheca hispana nova, sive hispanorum scriptorum qui ab anno 1500 floruerunt. Rome, 1692, in-fol. 2 vol.

ARGELATA. Bibliotheca scriptorum mediolanensium, seu acta et elogia virorum omnigenâ eruditione illustrium, qui in metropoli Insubriæ, oppidisque circumjacentibus orti sunt, etc. Milan, 1745, in-fol. 4 parties en 2 vol.

ASTRUC. De morbis venereis libri novem, in quibus disseritur tàm de origine, propagatione et contagione horumce affectuum in genere ; tùm de singulorum naturâ, ætiologiâ et therapeiâ, cum brevi analisi et epicrisi operum plerorumque, quæ de eodem argumento scripta sunt. Paris, 1740, in-4. 2 vol. *Le tome II est tout entier bio-bibliographique.*

ATHENÆ RAURICÆ, sive catalogus professorum academiæ Basiliensis ab an. 1460 ad an. 1778, cum brevi singulorum biographiâ. Adjecta est recensio omnium ejusdem academiæ rectorum. Bâle, 1778, in-8.

—Adumbratio eruditorum Basiliensium meritis apud exteros olim hodièque celebrium. Adpendicis loco Athenis Rauricis addita. Bâle, 1780, in-8.

BAIER (Jean-Jacques). Biographia professorum medicinæ qui in academiâ Altorfinâ unquàm vixerunt singulorum ære expressis iconibus additis. Nuremberg et Altorf, 1728, in-4.

BARBEU-DU-BOURG. Anecdotes de médecine. Paris, 1762, in-18.

BALDINGER (Ern.-Godefroi). Introductio in notitiam scriptorum medicinæ militaris, antehàc edita nunc verò limitatior et additamentis ab auctore additis recusa. Berlin, 1764, in-8.

BARCHUSEN (J. Conr.). De medicinæ origine et progressu dissertationes, in quibus medicorum sectæ, institutiones, decreta, hypotheses, præceptiones, etc., ab initio medicinæ usque ad nostra tempora traduntur. Utrecht, 1723, in-4.

BARON (H. T.). Quæstionum medicarum, quæ circà medicinæ theoriam et praxim, ante duo sæcula, in scholis Facultatis medicinæ Parisiensis agitatæ sunt et discussæ, series chronologica, cum doctorum præsidum, et Baccalaureorum propugnantium nominibus, etc., cum suppl. et addit. Paris, 1752 et 1763, in-4, 6 parties. (Voyez l'article BARON dans le Dictionnaire.)

BARTHOLIN (Th.). Cista medica hafniensis, variis consiliis, curationibus,

casibus rarioribus, vitis medicorum hafniensium, aliisque, ad rem medicam, anatomicam, botanicam et chimicam spectantibus referta, etc. Copenhague, 1662, in-8.

—De medicinâ Danorum domesticâ dissertationes decem cum ejusdem (Bartholini) vindiciis et additamentis. Copenhague, 1666, in-8.

BATTEUX. Histoire des causes premières, ou exposition sommaire des pensées des philosophes sur les principes des êtres. Paris, 1769, in-8.

BAYLE (Pierre). Dictionnaire historique et critique. Cinquième édition, revue, corrigée et augmentée de remarques critiques, etc. Amsterdam (Trévoux), 1734, in-fol., 5 vol.

—Nouvelles de la république des lettres (de mars 1684 à février 1687), dans le tome Ier des OEuvres diverses de Bayle. La Haye (Trévoux), 1737, in-fol. 4 vol.

BÉRARD (F.). Doctrine médicale de l'Ecole de Montpellier, et comparaison de ses principes avec ceux des autres écoles de l'Europe (tome Ier). Montpellier, 1819, in-8.

BERTIER (J.). Essai de médecine, où il est traité de l'histoire de la médecine et des médecins, du devoir des médecins à l'égard des malades, et de celui des malades à l'égard des médecins; de l'utilité des remèdes, et de l'abus qu'on en peut faire. Paris, 1689, in-4.

BEUGHEM (Corneille a.). Syllabus recens exploratorum in re medica, physica et chimica, prout in miscellaneis medico-physicis naturæ curiosorum Germaniæ, Galliæ, Daniæ et Belgii sparsim exstant; in ordinem redactus, et juxtà indicem harmonicè adornatus. Amsterdam, 1696, in-12.

BIBLIOGRAPHIE MÉDICINALE RAIsonnée, ou Essai sur l'exposition des livres les plus utiles à ceux qui se destinent à l'étude de la médecine, etc. Paris, 1756, in-12.

Biographia britannica, or the lives of the most eminent persons who have flourished in great Britain and Ireland, from the earliest ages, down to the present times, collected from the best authorities both printed and manuscript, and digested in the manner of. M. Bayle's historical and critical Dictionary. Londres, tom. I, 1747, tom. II, 1748, in-fol.

Biographie étrangère, ou Galerie universelle, historique, civile, militaire, politique et littéraire, etc., par une société de gens de lettres. Paris, 1819, in-8. 2 vol.

Biographie médicale. Paris, 1820-1825, in-8. 7 vol.

Biographie toulousaine, ou Dictionnaire historique des personnages qui, par des vertus, des talens, des écrits, etc., se sont rendus célèbres dans la ville de Toulouse, ou qui ont contribué à son illustration; par une société de gens de lettres. Paris, 1823, in-8. 2 vol.

Biographie universelle, ancienne et moderne, ou Histoire, par ordre alphabétique, de la vie publique et privée de tous les hommes qui se sont distingués par leurs écrits, leurs actions, leurs talens, leurs vertus ou leurs crimes. Ouvrage entièrement neuf, rédigé par une société de gens de lettres et de savans. Paris, 1810-1828, in-8. 48 vol.

Biographie universelle et portative des contemporains, ou Dictionnaire historique des hommes célèbres de toutes les nations, morts ou vivans, qui, depuis la révolution française, ont acquis de la célébrité par leurs écrits, leurs actions, leurs vertus ou leurs crimes; par une société de publicistes, de législateurs, d'hommes de lettres, d'artistes, de militaires et d'anciens magistrats, etc.; édit. ornée de 250 portraits. Paris, 1826-1828. in-8. (L'ouvrage ne formera qu'un volume.)

Black (W.). Esquisse d'une histoire de la médecine et de la chirurgie depuis leur commencement jusqu'à nos jours, ainsi que de leurs principaux auteurs, progrès, imperfections et erreurs; trad. de l'anglais par Coray. Paris, an VI (1798), in-8.

Blumenbach (J.-Fréd.). Introductio in historiam medicinæ litterariam. Gœttingue, 1786, in-8.

Bonino. Biografia piemontese. Turin, 1824, in-8, tom. I; ibid., 1825, in-8, Ire part. du tom. II.

Bordeu. Recherches sur quelques points de l'histoire de la médecine, dans le tome II des OEuvres complètes de Bordeu. Paris, 1818, in-8. 2 tomes en 1 vol.

Brambilla. Storia delle scoperte fisico-medico-anatomico-chirurgiche fatte dagle uomini illustri italiani. Milan, 1780-1781, in-4. 2 tomes en 3 part.

Brucker. Institutiones historiæ philosophicæ usui academicæ juventutis adornatæ. Denuò perlustravit et ad nostra tempora continuavit Frid. Gottl. Born.; editio tertia auctior et emendatior. Leipsick, 1790, in-8.

Burmann (Gaspard). Trajectum eruditum, virorum doctrinà illustrium qui in urbe trajecto, et regione trajectinensi nati sunt, sive ibi habitárunt, vitas, fata et scripta exhibens. Utrecht, 1750, in-4.

Carrère (Jos.-Franç.). Bibliothèque littéraire, historique et critique de la médecine ancienne et moderne, etc., etc. Paris, 1776, in-4. 2 vol. (Cet ouvrage, par ordre alphabétique, s'arrête au mot Coivart. C'est celui que nous indiquons quand nous ne donnons que le nom de l'auteur.)

—Lettres à M. Bacher, pour servir de réponse aux assertions d'un littérateur, critique, philologue, biographe et bibliographe moderne, publiées dans le *Journal de médecine* des mois d'avril, mai, juin, juillet, août, septembre, octobre et novembre 1777, sous le nom de M. Bacher. Londres, et se trouve à Paris, 1777, in-8. (Carrère défend sa *Bibliothèque littéraire* des critiques de Goulin.)

—Catalogue raisonné des ouvrages qui ont été publiés sur les eaux minérales en général, et sur celles de la France en particulier, etc., etc. Paris, 1785, in-4.

Casiri (Mich.). Bibliotheca arabico-hispanica Escurialensis, etc. Madrid, 1760, in-fol., 2 vol.

Castellan (Pierre), *Duchatel.* Vitæ illustrium medicorum qui toto orbe, ad hæc usque tempora floruerunt. Anvers, 1617, in-8.

A Catalogue of the library of the medical and chirurgical society of London. Londres, 1816, 1819, 1826, in-8. 3 vol.

Nous avons eu continuellement sous les yeux un grand nombre de catalogues, parmi lesquels les seuls que nous ayons cités sont ceux des bibliothèques d'Astruc, Baron, Boecler, Bosquillon, Burette, By, Coquereau, Danty d'Isnard, Falconnet, Ant. Petit, et celui de la bibliothèque de la Faculté de médecine, que nous avons toujours eu à notre disposition, et qui nous a été fort utile.

Calmet (Dom). Bibliothèque lorraine, ou Histoire des hommes illustres qui ont fleuri en Lorraine, dans les évêchés, dans l'archevêché de Trèves, dans le duché de Luxembourg, etc. Nancy, 1751, in-fol.

Chalmers (Alexandre). The general biographical Dictionary, containing an historical and critical account of the lives and Writings of the most eminent persons in every nation; particulary the British and irish; from the early est accounts to the present time, a new edition revised and elarged. Londres, 1812 et suiv., in-8.

Chaudon (L.-M.) et Delandine. Nouveau Dictionnaire historique, ou Histoire abrégée de tous les hommes qui se sont fait un nom par des talens, des vertus, des forfaits, des erreurs, etc.; depuis le commencement du monde jusqu'à nos jours, etc.; 8e édit., revue, corrigée et considérablement augm. Lyon, an XII-1804, in-8, 13 vol.

Chaufepié. Nouveau Dictionnaire historique et critique, pour servir de supplément ou de continuation au Dictionnaire historique et critique de M. Pierre Bayle. Amsterdam et La Haye, 1750, in-fol. 4 vol.

Chomel. Essai historique sur la médecine en France. Paris, 1762, in-12.

Clément (David). Bibliothèque curieuse, historique et critique, ou Catalogue raisonné des livres difficiles à trouver. Gœttingue, 1750, in-4, 9 vol.

Commentarii de rebus in scientiâ naturali et medicinâ gestis. Leipsick, 1752-1803, in-8, 37 vol.; plus, 3 vol. de Supplémens, et 3 vol. de tables pour les trois premières décades et leurs supplémens.

CONRING (Hermann) Introductio in universam artem medicam singulasque ejus partes ex publicis ejus præcipuè lectionibus olim concinnata, nunc verò additamentis necessariis aucta, continuata ad nostra tempora præcipuorum auctorum serie. Accesserunt Johan Rhodii aliorumque in arte principum virorum consimilis argumenti commentationes. Curà et studio, Guint. Christ. Schelhammeri, cum præfatione Frid. Hoffmanni, etc., de studio medico rectè pertractando et ejus probatissimis auctoribus. Halle et Leipsick, 1726, in-4.

CONTE. Notizie istoriche intorno a medici scrittori Milanesi, a principali retrovamenti fatti in medicina dagl' italiani. Milan, 1718, in-4.

CREUTZENFELD (Steph. Hieron. de Vigiliis, Van). Bibliotheca chirurgica in quà res omnes ad chirurgiam pertinentes ordine alphabetico, ipsi verò scriptore quotquot ad annum usquè 1779 innotuerunt, ad singulas materias ordine chronologico exhibentur, adjecto ad libri calcem auctorum indice. Vienne, 1781, in-4, 2 vol. (La pagination se suit dans les 2 volumes, qui remplissent près de 1950 pag.)

CREVIER. Histoire de l'Université de Paris, depuis son origine jusqu'en l'année 1600. Paris, 1761, in-12, 7 volumes.

CUVIER. Recueil des éloges historiques lus dans les séances publiques de l'Institut royal de France. Paris, 1819, in-8, 2 vol.

DELONGCHAMPS. Tableau historique des gens de lettres, ou Abrégé chronologique et critique de l'histoire de la littérature française, considérée dans ses diverses révolutions. Paris, 1767-1770, in-12, 6 volumes.

DESLANDES. Histoire critique de la philosophie, où l'on traite de son origine, de ses progrès, et des diverses révolutions qui lui sont arrivées jusqu'à notre temps. Amsterdam, 1737-1756, in-12, 4 vol.

DEVAUX (J.). Index funereus chirurgorum Parisiensium, ab anno 1715 ad annum 1729. Accedunt super eorum societatis positionem, et præcipuas ejus immutationes, notæ historicæ; necnon et plurium in arte illustrium compendiosa elogia. (A la suite des *Recherches critiques sur l'origine et les progrès de la chirurgie en France.*)

DOUGLAS (Jacques). Bibliographiæ anatomicæ specimen, sive catalogus omnium penè auctorum qui ab Hippocrate ad Harvæum rem anatomicam ex professo vel obiter, scriptis illustrârunt; opera singulorum, et inventa juxtà temporum seriem complectens. Editio secunda, priori auctior. Leyde, 1734, in-8.

DREUX DU RADIER. Bibliothèque historique et critique du Poitou, contenant les vies des savans de cette province, depuis le troisième siècle jusqu'à présent; une notice de leurs ouvrages, avec des observations pour en juger, etc. Paris, 1754, in-12, 5 volumes.

DRYANDER (Jonas). Catalogus bibliothecæ historico-naturalis Josephi Bancks. Londres, 1798-1800, in-8, 5 volumes.

DUJARDIN. Histoire de la chirurgie, depuis son origine jusqu'à nos jours. tome Ier. Paris, Imprimerie royale, 1774, in-4. (Voyez ci-dessous PEYRILHE.)

Eloy (N.-F.-J.). Dictionnaire historique de la médecine ancienne et moderne, ou Mémoires disposés en ordre alphabétique pour servir à l'histoire de cette science, et à celle des médecins, anatomistes, botanistes, chirurgiens et chimistes de toutes nations. Mons, 1778, in-4, 4 vol.

Encyclopédie, ou Dictionnaire raisonné des sciences, des arts et des métiers, par une société de gens de lettres, mis en ordre et publié par M. Diderot, et, quant à la partie mathématique, par M. D'Alembert; édition entièrement conforme à celle de Pellet, in-4. Lausanne et Berne, 1781, in-8, 36 vol. en 72 part.

Encyclopédie méthodique. Nous nous sommes servis des parties suivantes : Médecine, Chirurgie, Philosophie ancienne et moderne, Chimie, Histoire.

Enslin. Bibliotheca medico-chirurgica et pharmaceutico-chimica (ouvrages publiés en Allemagne de 1750 à 1825). Berlin, 1826, in-8.

Ersch (J. Samuel). Handbuch der deutschen literatur seit der mitte des achtzehnten jahrhunderts bis auf die Neueste zeit, etc., etc.; band die literatur der medicin enthaltend. Amsterdam et Leipsick, 1812, in-8.

La France littéraire, contenant les auteurs français de 1771 à 1805. Hambourg, 1787-1806, in-8, 5 vol., les deux Suppl. compris.

Fabricius (J. Albert). Bibliotheca græca, sive notitia scriptorum veterum Græcorum, etc. C'est principalement le tom. XIII, Hambourg, 1746, in-4, dont nous nous sommes servis.

—Bibliotheca latina mediæ et infimæ ætatis. Hambourg, 1734-1746, in-8, 6 vol.

Fantuzzi. Notizie degli scrittori Bolognesi. Bologne, 1781-1794, in-fol., 9 vol.

Feller (F.-X. de). Dictionnaire historique, ou Histoire abrégée des hommes qui se sont fait un nom par leur génie, leurs talens, etc., depuis le commencement du monde jusqu'à nos jours; cinquième édition, enrichie d'un grand nombre d'articles nouveaux, etc. Paris, 1821-1824, in-8, 13 vol.

Foppens (J. Franç.). Bibliotheca belgica, sive virorum in Belgio vitâ, scriptisque illustrium catalogus, librorumque nomenclatura, continens, scriptores à clariss. viris Valerio Andrea, Auberto Miræo, Francisco Swertio, aliisque recensitos usque ad annum 1680. Bruxelles, 1739, in-4, 2 vol., portraits.

France littéraire (la) (par Hébrail et Delaporte), avec un supplém. Paris, 1769-1778, in-8, 3 vol.

Freind. Histoire de la médecine depuis Galien jusqu'au 16e siècle, etc. trad. de l'anglais (Noguez et Sénac), Paris, 1728, in-4.

Gallus (Pascal), Le Coq. Bibliotheca medica, sive catalogus illorum qui ex professo artem medicam in hunc usque annum scriptis illustrârunt; nempe quid scripserint ubi quâ formâ, quove tempore scripta excusa, aut manuscripta habeantur. Bâle, 1590, in-8.

Goelicke (André-Ottomare). Introductio in historiam litterariam anatomes, seu conspectus plerorumque, si non omnium tàm veterum quàm recentiorum scriptorum, etc. Francfort-sur-l'Oder, 1738, in-4.

—Introductio in historiam litterariam scriptorum, qui institutiones medicinæ seu partem ejus elementorem scriptis suis illustrare cordi habuerunt. Francfort-sur-l'Oder, 1735, in-4. (*En tête des* Institutiones medicæ *de l'auteur.*)

—Historia medicinæ universalis quâ celebriorum quorumque medicorum qui à primis artis natalibus ad nostra usque tempora inclaruerunt vitæ, nomina, dogmata, etc., etc. Adcuratè pertractantur, etc. Franfort-sur-l'Oder, 1716-1720, in-8, de près de 1200 pp. (en 6 parties).

—Historia chirurgiæ recentior, seu series plerorumque si non omnium script. noviss. qui sæculo decimo sexto et circà initium decimi septimi, chirurgiam operibus suis illustrårunt. Halle, 1713, in-8. (Nous n'avons pas eu l'Histoire de la chirurgie ancienne.)

GOUGET. Supplément au grand Dictionnaire historique, généalogique, géographique, etc. Paris, 1737, in-fol., 2 vol.

—Nouveau supplément au grand Dictionnaire historique, généalogique, géographique, etc. Paris, 1749, in-fol., 2 vol.

GOULIN. Mémoires littéraires, critiques, philologiques, biographiques et bibliographiques, pour servir à l'histoire ancienne et moderne de la médecine. Paris, 1775 et 1776, in-4, 2 vol.

—Lettre à M. Fréron, des académies d'Angers, de Nancy, de Montauban, de Marseille, de Caen, d'Arras et des Arcades de Rome, auteur de l'*Année littér.* Amsterdam (Paris), 1771, in-8. (Critique de l'Histoire de l'anatomie de M. Portal.)

HALLER, Hermanni Boerhaave; Methodus studii medici cum amplissimis auctariis. Amsterdam, 1751, in-4, 2 parties. (Percboom publia en 1757 une table fort incomplète de cet ouvrage.)

—Bibliotheca botanica qua scripta ad rem herbariam facientia à rerum initiis recensentur. Zurich, 1771-1772, in-4, 2 vol.

—Bibliotheca anatomica qua scripta ad anatomen et physiologiam facientia a rerum initiis recensentur. Zurich, 1774-1777, in-4, 2 vol.

—Bibliotheca chirurgica qua scripta ad artem chirurgicam facientia à rerum initiis recensentur. Berne et Bâle, 1774-1775, in-4, 2 vol.

—Bibliotheca medicinæ practicæ qua scripta ad partem medicinæ practicam facientia à rerum initiis (ad an. 1707) recensentur. Bâle et Berne, 1776-1788, in-4, 4 vol. (Le 3e vol. fut publié par Franç.-Louis Tribolet, et le 4e, par Joachim Disterich Brandis.)

HAMBERGER et MEUSEL. Das gelehrte teutschland oder lexicon der jetzlebenden teutschen Schriftsteller, etc. Lemgow, 1776-1778, in-8. 2 vol. (Nous regrettons de n'avoir eu à notre disposition que la première édition de cet ouvrage, qui en a eu cinq, et qui a été considérablement augmenté.)

HAZON (Jacques-Albert). Notice des hommes les plus célèbres de la Fac. de méd. en l'Université de Paris, depuis 1110 jusqu'en 1750 inclusivement. Paris, 1778, in-4.

HISTOIRE UNIVERSELLE, depuis le commencement du monde jusqu'à présent; traduite de l'anglais d'une société de gens de lettres. Amsterdam et Leipsick, et Paris, 2e édit., 1770-1792, in-4, 45 vol.

HUTCHINSON (Benjamin). Biographia medica, or historical and critical memoirs of the lives and Wattings of the most eminent medical characters that have existed from the earliest account of the time to the present period; with a catalogue of their literary productions. Londres, 1799, in-8, 2 vol.

— James. Dictionnaire universel de médecine, de chirurgie, de chimie, etc., précédé d'un Discours historique sur l'origine et les progrès de la médecine; trad. de l'anglais par Diderot, Eidous et Toussaint. Paris, 1746-1748, in-fol., 6 vol.

Jolly. Remarques critiques sur le Dictionnaire de Bayle. Paris et Dijon, 1752-1748 (c'est la 2e partie qui porte cette dernière date), in-fol., 2 part.

Journal des savans, depuis l'année 1665 jusqu'à nos jours. 1 vol. in-4 par année. — Table générale des matières contenues dans le Journal des savans de l'édition de Paris, depuis l'année 1665 qu'il a commencé, jusqu'en 1750 inclusivement, avec les noms des auteurs, les titres de leurs ouvrages, et l'extrait des jugemens qu'on en a portés. Paris, 1753-1764, in-4, 10 vol.

Journal de médecine, chirurgie et pharmacie (de juillet 1754 à l'an II de la république franç.). Paris, 1754-1794, in-12, 95 vol.

Journal de médecine, chirurgie et pharmacie, par Corvisart, Leroux et Boyer (et, plus tard, par Leroux seul). Paris, an IX (1801-1816), in-12 (les 8 premiers vol.) et in-8, 38 vol.

Nouveau journal de médecine, chirurgie et pharmacie, par Béclard, Chomel, Cloquet, etc. Paris, 1818-1822, in-8, 15 vol.

Journal général de médecine, chirurgie et pharmacie, ou Recueil périodique de la Société de médecine de Paris, rédigé successivement par Sédillot, Gaultier de Claubry. Paris, 1797 jusqu'à ce jour.—Tables analyt. et raisonnées des matières contenues dans les 60 premiers vol. Paris, 1803-1812-181., in-8, 3 vol.

Journal universel des sciences médicales, de 1816 jusqu'à ce jour. Paris, 1816-1827, in-8, 45 vol. (Il existe une table pour les vingt premiers volumes.)

Journal complémentaire du dictionnaire des sciences médicales, de juillet 1818 jusqu'à ce jour. Paris, in-8, 28 vol. (Il existe une table générale pour les quinze premiers volumes.)

Kestner (Chrét.-Guill.). Bibliotheca medica optimorum per singulas medicinæ partes auctorum delecta, circumscripta, et in duos tomos distributa. Iéna, 1746, in-8.

Kluyskens. Annales de la littérature médicale étrangère. Gand, 180.-1814, in-8, 18 vol.

Lassus. Essai ou discours historique et critique sur les découvertes faites en anatomie par les anciens et par les modernes. Paris, 1783, in-8.

Lauth. Histoire de l'anatomie, tom. I. Strasbourg, 1815, in-8.

Leclerc (Daniel). Histoire de la médecine, où l'on voit l'origine et les progrès de cet art de siècle en siècle, les sectes qui s'y sont formées, les noms des médecins, leurs découvertes, leurs opinions et les circonstances les plus remarquables de leur vie. Nouv. édit., revue, corrigée, etc. La Haye, 1729, in-4.

Lefebure de Saint-Ildefont. Le médecin de soi-même, ou méthode simple et aisée pour guérir les maladies vénériennes, etc.; nouvelle édit., augmentée des analyses raisonnées et instructives de tous les ouvrages qui ont paru sur le mal vénérien depuis 1740 jusqu'à présent, pour servir de suite à la bibliographie de M. Astruc, etc., etc. Paris, 1775, in-8 en deux parties.

LENGLET DU FRESNOY. Histoire de la philosophie hermétique, avec un catalogue des auteurs qui ont écrit sur la chimie. Paris, 1742, in-12, 3 vol.

LENOY (Alphonse). La pratique des accouchemens; première partie, contenant l'histoire critique de la doctrine et de la pratique des principaux accoucheurs qui ont paru depuis Hippocrate jusqu'à nos jours, etc., etc. Paris, 1776, in-8.

LUDWIG (Christ.-Fried.) Einleitung in die buecherkunde der praktischen medizin. Zum gebrauche praktischer aerzte und zu vorlesungen bestimmt. Leipsick, 1806, in-8.

MAGASIN ENCYCLOPÉDIQUE, etc., de 1795 à 1818. Paris, in-8, 122 vol. Table générale des matières par ordre alphabétique, rédigée par J. B. Sajou. Paris, 1819, in-8, 4 vol. —

MAHON. Histoire de la médecine clinique, depuis son origine jusqu'à nos jours, etc., etc. Paris, an XII (1804), in-8.

MAKENSIE (Jacques). Histoire de la santé et de l'art de la conserver, ou exposition fidèle de tout ce que les médecins et les philosophes tant anciens que modernes, ont prescrit de plus intéressant pour la conservation de la santé, etc.; traduit de l'anglais sur la deuxième édition. La Haye, 1795, in-8.

MANGET (Jean-Jacq.). Bibliotheca scriptorum medicorum veterum et recentiorum, in quâ sub eorum omnium qui à mundi primordiis ad hunc usque annum vixerunt nominibus ordine alphabetico adscriptis, vitæ compen-

dio enarrantur; opiniones et scripta modestâ subindè adjecta recensentur, etc. Genève, 1731, in-fol., deux tomes en quatre parties.

MATTHIÆ (Georges). Conspectus historiæ medicorum chronologicus in usum prælectionum academicarum. Gottingue, 1761, in-8. (L'ouvrage devait avoir une seconde partie qui n'a pas été publiée.)

MAZZUCHELLI. Gli scrittori d'Italia, cioè notizie storiche critiche intorno alle vite e agli scritti degli letterati italiani. Brescia, 1753-1763, in-fol., 6 vol. (L'ouvrage ne comprend que les deux premières lettres de l'alphabet.)

MEINERS (Christophe). Histoire de l'origine, des progrès et de la décadence des sciences dans la Grèce; traduit de l'allemand par J.-J.-Ch. Laveaux. Paris, an VII, in-8, 5 vol.

MERCKLIN (Georges-Abraham). Lindenius renovatus sive Joannis Antonidæ Van der Linden de scriptis medicis libri duo; quorum prior omnium tàm veterum quàm recentiorum, latino idiomate, typis nunquàm expressorum scriptorum medicorum, consummatissimum catalogum, etc.; posterior verò cynosuram medicam, sive rerum et materiarum indicem, etc., etc. Nuremberg, 1686, in-4.

MERCURIALI (Jérôme). Variarum lectionum libri quatuor, etc., in quibus complurium, maximèque medicinæ scriptorum infinita pœnè loca vel corrupta restituuntur, vel obscura declarantur. Bâle, 1576, in-8.

MISCELLANEA CURIOSA, sive ephemeridum medico-physicorum germanicorum academiæ naturæ curiosorum decariæ, etc. Francfort et Leipsick (et ensuite Nuremberg), 1684-1742, in-4, 36 volumes et un volume de table. —

Nova acta physico-medica academiæ Cæsareo Leopoldino Carolinæ naturæ curiosorum, etc. Nuremberg, 1757-1791, in-4, 8 vol.

MOLLER (Jean). Cymbria litterata, sive scriptorum ducatus utriusque Slesvicensis et Holsatici quibus alii vicini quidam accensentur historia litteraria tripartita, etc. Opus magno quadraginta annorum labore et studio confectum, etc.; cum præfat. Jo. Grammii. Copenhague, 1744, in-fol., 3 vol.

MONGITORE (Antoine). Bibliotheca sicula, sive de scriptoribus siculis qui tùm vetera tùm recentiora sæcula illustrârunt, notitiæ locupletissimæ, etc. Palerme, 1708-1714, in-fol., 2 vol.

MORERI (Louis). Le grand dictionnaire historique, ou le mélange curieux de l'histoire sacrée et profane qui contient en abrégé les vies et les actions remarquables des patriarches, des juges, etc., etc., des auteurs anciens et modernes, des philosophes, des inventeurs des arts, etc. Dix-huitième édition, revue, corrigée et augmentée. Amsterdam, 1740, in-fol., 8 vol.

NICERON. Mémoires pour servir à l'histoire des hommes illustres dans la république des lettres, avec un catalogue raisonné de leurs ouvrages. Paris, 1727-1741, in-12, 43 vol. (Le tome X a deux parties.)

PAPILLON (Philibert). Bibliothèque des auteurs de Bourgogne (publiée par Jolly). Dijon, 1742, in-fol., 2 vol.

PAQUOT. Mémoires pour servir à l'histoire littéraire des dix-sept provinces des Pays-Bas, de la principauté de Liége et de quelques contrées voisines. Louvain, 1765-1770, in-fol., 3 vol.

PAUL JOVE. Elogia doctorum virorum ab avorum memoria publicatis ingenii monumentis illustrium. Anvers, 1557, in-8.

PETRI (Suffrid.). De scriptoribus Frisiæ decades xvi et semis, etc. Francker, 1699, in-12.

PEYRILHE. Histoire de la chirurgie, etc., tom. II. Paris, 1780, in-4.

PORTAL (Antoine). Histoire de l'anatomie et de la chirurgie, contenant l'origine et les progrès de ces sciences, avec un tableau chronologique des principales découvertes, et un catalogue des ouvrages d'anatomie et de chirurgie, etc., etc. Paris, 1770-1773, in-8, 6 vol. (Le tom. VI est en deux parties.)

PREU (Paul Sigmund Carl.). Dissert. inaug. med. de interpretibus Hippocratis græcis, etc. Altdorf, 1795, in-8.

PRUNELLE. De l'influence exercée par la médecine sur la renaissance des lettres, discours prononcé dans la salle des actes de la Fac. de méd. de Montpellier, le 20 novembre 1809, jour de l'inauguration du buste de S. M. I. et R. Montpellier, 1809, in-4.

POLTENEY (Richard). Esquisses historiques et biographiques des progrès de la botanique en Angleterre, depuis son origine jusqu'à l'adoption du système de Linné, traduites de l'anglais. Paris, 1809, in-8, 2 vol.

QUÉRARD (J. M.). La France littéraire, ou Dictionnaire bibliographique des savans, historiens et gens de lettres de la France, ainsi que des littérateurs étrangers qui ont écrit en français plus particulièrement pendant les dix-huitième et dix-neuvième siècles, etc.; tom. I. Paris, 1827, in-8.

QUESNAY. Recherches critiques et historiques sur l'origine, sur les divers états, et sur les progrès de la chirurgie en France. Paris, 1744, in-4, portraits.

REISKE (J. Jacq.) et FABRI (J. Ernest). Opuscula medica ex monimentis Arabum et Ebræorum; iterùm recensuit præfatus est vitas auctorum indicemque rerum adjecit Christ. God. Gruner. Halle, 1776, in-8.

REUSS (J.-D.). Repertorium commentationum à societatibus litterariis editarum, secundùm disciplinarum ordinem digessit. Scientia et ars medica et chirurgica, propædeutica anatomia et physiologia, hygiene, pathologia, etc. Gottingue, 1813-1821, tomes X à XVI.

ROQUES. Supplément au Dictionnaire historique, géographique, généalogique, etc., puisé dans les meilleures sources.Bâle,1743-1745, in-fol., 3 vol.

ROZIER. Nouvelle table des articles contenus dans les volumes de l'Acad. roy. des sciences de Paris, depuis 1666 jusqu'en 1770, dans ceux des Arts et Métiers, publiés par cette Académie, et dans la *Collection académique.* Paris, 1776, in-4, 4 vol.

SAXE. Onomasticon litterarium, sive nomenclator historicus præstantissimorum omnis ætatis scriptorum. Utrecht, 1775-1790, in-8, 7 vol.

SCHWEIGHOEUSER. Tablettes chronologiques de l'histoire de la médecine puerpérale. Strasbourg, 1806, in-12.

Archives de l'art des accouchemens, considéré sous les rapports anatomiques, physiologiques et pathologiques, recueillies dans la littérature étrangère. Strasbourg, 1801-1802, in-8, 2 vol.

SCHULZE (Jean-Henri). Historia medicinæ à rerum initio ad annum urbis Romæ 535 deducta: accedunt tabulæ æneæ, chronologica et indices copiosi. Leipsick, 1728, in-4.

. Compendium historiæ medicinæ à rerum initio ad excessum Hadriani Augusti; subjuncta est Renati Moreau dialexis de missione sanguinis in pleuritide. Halle, 1742, in-8.

Specimina historiæ anatomes (antiquæ), in Ern. God. Karellæ, fascicul. Dissert. histor. anat. spectant. Berlin, 1754, in-8.

SCUDERI (Rosario). Introduction à l'Histoire de la médecine ancienne et moderne; trad. de l'italien par Ch. Billardet. Paris, 1810, in-8.

SEGUIER (J.-Franç.). Bibliotheca botanica, sive catalogus auctorum et librorum omnium qui de re botanicâ, de medicamentis ex vegetabilibus paratis, de re rusticâ, et de horticulturâ tractant. Accessit Biblioth. botan. Jo. Ant. Bumaldi, seu potiùs Ovidii Montalbani Bononiensis. La Haye, 1740, in-4.

SENEBIER. Histoire littéraire de Genève. Genève, 1786, in-8, 3 vol.

SPRENGEL (Kurt). Histoire de la médecine, depuis son origine jusqu'au dix-neuvième siècle, traduite de l'allemand sur la deuxième édition, par A. J. L. Jourdan, et revue par E.-F.-M. Bosquillon. Paris, 1815-1820, in-8, 9 vol.

—Historia rei herbariæ. Amsterdam, 1807-1808, in-8, 2 vol.

STRUVE (Burcard-Godef.). Introductio in notitiam rei litterariæ et usum bibliothecarum auctoris ipsius manuscriptis observationibus Coleri, Lilienthalii, Koecheri aliorumque virorum litteratissimorum notis tàm editis quàm ineditis aucta, *illustrata,* et ad nostra usque tempora producta sextam prodit curâ Jo. Christ. Fischeri.

Francfort et Leipsick, 1764, in-8, 2 parties.

Sue. Essais historiques, littéraires et critiques, sur l'art des accouchemens, ou Recherches sur les coutumes, les mœurs et les usages des anciens et des modernes dans les accouchemens, etc. Paris, 1779. in-8, 2 vol.

Anecdotes historiques, littéraires et critiques, sur la médecine, la chirurgie et la pharmacie. Bruxelles, 1789, in-12, 2 parties.

Tanner (Thomas). Bibliotheca britannico-hibernica, sive de scriptoribus qui in Angliâ, Scotiâ et Hiberniâ ad sæculi XVIII initium floruerunt, litterarum ordine juxtâ familiarum nomina dispositis commentarius, etc. Londres, 1748, in-fol.

Tessier (Antoine). Les Eloges des hommes savans, tirés de l'Histoire de M. de Thou, avec des additions contenant l'abrégé de leurs vies, le jugement et le catalogue de leurs ouvrages; 4e édit., revue, corrigée et augm. Leyde, 1715, in-8, 4 vol.

Tiraboschi. Bibliotheca modenese, o notizie della vita e delle opere degli scrittori natii degli stati del Seren. Sig. Duca de Modena. Modène, 1781, in-4, 6 vol.

Storia della letteratura italiana antica e moderna. Modène, 1787-94, in-4, 16 vol.

Toppi (Nicolas). Bibliotheca neapolitana. Naples, 1678, in-fol. — Addizione copiose alla Bibliotheca napolitana di Leonardo Nicodemo. Naples, 1683, in-fol.

Tourtelle (Etienne). Histoire philosophique de la médecine, depuis son origine jusqu'au commencement du dix-huitième siècle. Paris, an XII (1804), in-8, 2 vol.

Valère (André). Bibliotheca belgica: de Belgis vitâ scriptisque claris. præmissa topographica ·Belgii totius seu Germaniæ inferioris descriptione; editio renovata et tertiâ parte auctior. Louvain, 1643, in-4.

Vicq-d'Azir. Eloges historiques, recueillis et publiés avec des notes, et un discours sur sa vie et ses ouvrages, par Jacq.-Louis Moreau (de la Sarthe). Paris, 1805, in-8, 3 vol.

Wittenius (Henning). Memoriæ medicorum nostri sæculi clarissimorum renovatæ, decas I. Franfort, 1676, in-8; item, decas II (avec la précédente).

—Diarium biographicum in quo scriptores sæculi XVII. Præcipui juxtâ annum diemque cujusvis emortualem cum scriptis eorum editis recensentur. Dantzick, 1688, in-8, tom. I; Riga, 1691, in-4, tom. II.

Vossius (Jean-Gérard). De philosophiâ et philosophorum sectis, libri duo. La Haye, 1658-1657, in-4, 2 parties. (La deuxième partie porte la date de 1657.)

Weber (Aug.-Gottl.). Commentatio de initiis ac progressibus doctrinæ irritabilitatis, etc. Halle, 1783, in-8.

DICTIONNAIRE

HISTORIQUE

DE LA MÉDECINE

ANCIENNE ET MODERNE.

A

AARON est, parmi les chrétiens qui joignirent l'exercice de la prêtrise à celui de la médecine, l'un des premiers dont l'histoire nous ait conservé le souvenir. Il vivait à Alexandrie, dans la première moitié ·du septième siècle. Il écrivit en syriaque un *Abrégé de l'art de guérir*, ou des *Pandectes de médecine*, en trente livres, auxquels Sergius, célèbre traducteur des médecins grecs, en ajouta deux autres. Cet ouvrage, fait à la manière des dogmatistes venus depuis Galien, c'est-à-dire composé d'extraits des écrivains anciens, et particulièrement du médecin de Pergame, fut mis en arabe par Maserjavaich, juif de Bassora, vers l'an 685, et devint ainsi le premier moyen direct de transmission de la médecine grecque aux Arabes. Aaron y traitait de la petite-vérole, maladie alors inconnue aux peuples et aux médecins d'Occident, et qui avait été communiquée aux Sarrasins, un demi-siècle auparavant, par les peuples d'Éthiopie. Les *Pandectes* d'Aaron ne sont point parvenues jusqu'à nous; il ne nous en reste que des fragmens conservés par Rhazès et Ali-Abbas, reproduits en partie par Freind, Haller et Sprengel.

(Reiske, *Miscell. medic. ex arab. monument.* — Ackermann, *Inst. hist. medic.*)

AASKOW (Urbain-Bruan), né à Copenhague en 1742, mourut dans cette ville le 2 juin 1806. Il fut pendant long-temps médecin des armées navales du roi de Danemarck. Il était chargé du service de santé de la flotte danoise destinée à bombarder Alger, qui mit à la voile en 1770, et fut de retour en 1772. Elle essuya différentes maladies, des fièvres putrides contagieuses, la dysenterie et le scorbut, dont l'auteur fit l'histoire avec beaucoup de soin dans l'ouvrage suivant :

Diarium medicum navale sistens observationes circà causas, curationem et prophylaxin morborum qui præsidium classis regiæ Danicæ in expeditione Algeriensi afflixerunt. Copenhague, 1774, in-8. L'auteur y rapporte en détail plusieurs observations intéressantes : celle d'une fièvre putride terminée par le sphacèle des orteils chez un sujet de dix-huit ans ; plusieurs autres cas de terminaisons funestes ; les succès qui suivirent d'autres fois l'emploi de la saignée, des boissons délayantes, et ensuite des émétiques.

Il y a un grand nombre de mémoires d'Aaskow *dans les acta regiæ Societatis medicæ Havniensis,* 1783-1803, in-8., 4 vol.

(Carrere, *Biblioth. hist.*—Aaskow, *Diarium*, etc.)

ABANO (Pierre d'), ou Pierre d'Apono, en latin *Petrus Aponensis, Petrus de Apono,* naquit vers 1250, à quatre milles de Padoue, au village dont il porte le nom. L'amour qu'il se sentit de bonne heure pour les sciences le fit bientôt sortir de l'Italie, où elles étaient alors fort négligées, et où il ne trouvait pas de quoi y satisfaire. Il alla d'abord en Grèce et à Constantinople pour s'y instruire dans la langue grecque, dans laquelle il se rendit assez habile pour ce temps-là. Il vint ensuite à Paris, où il s'appliqua pendant plusieurs années à la philosophie, aux mathématiques et à la médecine ; et ce fut en cette ville qu'il se fit recevoir docteur en ces sciences. Instruite de la capacité de Pierre d'Abano et des connaissances qu'il avait acquises en France, l'université de Padoue, qui n'avait point encore de professeur en médecine, crut devoir profiter de l'occasion pour s'en donner un : elle s'empressa de le rappeler à des conditions fort avantageuses pour lui. Il enseigna depuis ce temps-là à Padoue, avec beaucoup d'applaudissemens, sans cependant négliger la pratique de la médecine. La réputation et les succès de Pierre lui suscitèrent des envieux. L'étendue de ses connaissances vraiment prodigieuses dans un siècle de ténèbres, son attachement à l'astrologie et aux mathématiques, le firent regarder comme le plus grand magicien de son temps. Ses ennemis profitèrent de la prévention où l'on était à cet égard, pour lui susciter des persécutions. Un médecin, nommé *Pierre de Reggio*, fut le premier qui l'attaqua sur ce sujet, et le dénonça à l'Inquisition comme coupable d'hérésie et de nécromancie; mais de puissans protecteurs lui donnèrent les moyens de se justifier. Il se tira heureusement de cette première affaire, qui arriva en 1306.

Ses ennemis ne se rebutèrent pas du mauvais succès de cette attaque : après avoir laissé passer neuf années, ils revinrent à la charge. Les inquisiteurs reprirent de nouveau cette affaire; mais pendant le cours de la procédure, Pierre d'Abano mourut, l'an 1316, âgé de 66 ans, et fut enterré solennellement à Padoue, dans l'église Saint-Antoine. L'Inquisition ne laissa pas de continuer ses poursuites : elle le condamna, et ordonna, sous peine d'excommunication, aux magistrats de Padoue, de déterrer son corps et de le faire brûler publiquement. Cela ne fut point exécuté, parce que *Mariete*, sa domestique, le fit déterrer secrètement de nuit, et transporter dans l'église de Saint-Pierre; où il fut mis dans un tombeau qui se trouva ouvert. Cependant les inquisiteurs n'en demeurèrent pas là, et, au défaut de son corps, ils firent brûler son effigie au milieu de la place publique.

Le crime de Pierre fut son mérite et sa réputation. Il passait pour un prodige de science. Une chose contribua surtout à donner de lui une haute idée : ce fut son savoir en astrologie, à laquelle il s'était appliqué d'une manière particulière, comme le prouvent ses écrits. On pouvait autrefois s'en convaincre encore mieux par plus de quatre cents figures astrologiques qu'il fit peindre, en 1313, sur la voûte de la salle publique de Padoue; elles ont été détruites par le feu en 1420, et refaites depuis par Giusto. — Ouvrages de Pierre d'Abano :

Conciliator differentiarum philosophorum et præcipuè medicorum. Mantoue, 1472, in-fol.; Venise, 1476, in-fol.; *ibid*, 1483, in-fol.; Padoue, 1490, in-fol.; Pavie, 1490, in-fol.; Venise, 1496, in-fol.; Venise, 1504, in-fol.; *ibid*, 1520, in-fol.; Bâle, 1535, in-fol.; Venise, 1548, in-fol.; *ibid*, 1555, in-fol.; *ibid*, 1565, in-fol.; *ibid*, 1590, in-fol.; *ibid*, 1595, in-fol.; Giessen, 1615, in-8. Cette dernière édition n'est qu'un abrégé publié par Grégoire Horst.

De venenis eorumque remediis liber. Mantoue, 1472, in-fol.; *ibid*, 1473, in-4; Rome, 1475, in-8; Venise, 1487, in-4; Leipsick, 1498, in-4; *ibid*, 1500, in-4; Bâle, 1531, in-8; Marbourg, 1537, in-8; Venise, 1537, in-8; *ibid*, 1550, in-8; Strasbourg, 1566; Francfort, 1679. Il existe une édition sans date, qui doit être de 1561. Traduction française, sous ce titre : *Traité des Venins, de Pierre d'Abano dict* Conciliator, *par Lazare Boet.* Lyon, 1593, in-16.

Expositio problematum Aristotelis. Mantoue, 1475, in-fol.; Venise, 1482, in-fol.; Padoue, 1482, in-fol.; Venise, 1505, in-fol.; *ibid*, 1519, in-fol.; Paris, 1520, in-fol.

Decisiones physiognomicæ, 1543, in-4.

Hippocratis de medicorum astrologiâ libellus ex græco in latinum. Venise, 1485, in-4.

Quæstiones de Febribus, dans le recueil *de Febribus.* Venise, 1576, in-fol.

Textus Mesue emendatus Petri Apponi medici in librum Joannis Mesue additio, etc. Venise, 1505, in-8; Lyon, 1551, in-8; Venise, 1589, in-fol.; *ibid*, 1623, in-fol.

Astrolabium planum in tabulis ascendens, continens squâlibet horâ atque minuto æquationes domorum. cœli, *significationes imaginum, moram nati in utero matris, cum quodam tractatu nativitatum, necnon horas inæquales pro quolibet climate mundi.* Venise, 1502, in-4.

Geomantia. Venise, 1549, in-8; *ibid*, 1586, in-8. En italien, Venise, 1541, in-8; *ibid*, 1550, in-8, 2 vol.; *ibid*, 1552, in-8; *ibid*, 1556, in-8; *ibid*, 1558.

De Balneis, dans le recueil imprimé sous ce titre. Venise, 1553, in-fol.

On doit encore à Pierre d'Abano plusieurs traductions de l'arabe et du grec, et on lui attribue plusieurs ouvrages d'astrologie, de nécromancie, etc., qu'il est inutile d'indiquer ici.

(*Mémoires du père Niceron.*—Goulin, d'après Mazzuchelli, art. Abano, de l'*Encycl. méthod.*)

ABBADIE (Vincent), né à Pujo, dans le comté de Bigorre, le 26 mai 1737, fut chirurgien du duc de Penthièvre, et chirurgien général de la marine. On a de lui :

Précis des hernies ou descentes. Nantes, 1787, in-12, et la *Traduction des Essais de médecine de Macbride* : 1º *Sur la fermentation des mélanges alimentaires ; 2º sur la nature et les propriétés de l'air fixe ;* 3º *sur les vertus des différens antiseptiques ; 4º sur le scorbut; 5º sur la vertu dissolvante de la chaux vive.* Paris, 1766, in-12.

(Ersch, *la France littéraire.*)

ABBATIO (Balde-Ange), ou Abati, de Gubio, dans l'Ombrie, fut médecin du duc d'Urbino, et florissait vers l'an 1530. Voilà tout ce qu'on trouve dans Mazzuchelli sur la vie de ce médecin, qui jouit, de son temps, d'une grande célébrité. Il a laissé :

De admirabili viperæ naturâ, et de mirificis ejus facultatibus liber. Raguse, 1587, in-4; Urbino, 1589, in-4; Nuremberg, 1603, in-4; La Haye, 1660, in-12.—L'anatomie de la vipère est en général fort abrégée; mais l'auteur décrit avec quelque détail les organes génitaux et les crochets. Il dit que le venin est versé par des conduits qui sortent des gencives; que la chair de vipère est *alexitère ;* que c'est d'elle que la thériaque tire toutes ses vertus comme contre-poison, et qu'elle est capable de prolonger la vie. Il indique quelques remèdes contre la morsure de l'animal.

Opus præclarum concertationum discussarum de rebus, verbis et sen-

tentiis controversis , ex omnibus ferè scriptoribus, libri XV. Pesaro , 1594 , 1595 , in-4.

Abbatio avait composé plusieurs autres ouvrages qui n'ont jamais vu le jour.

ABEILLE (Scipion) [frère de Gaspard Abeille, poëte dramatique et membre de l'Académie française] naquit à Riez, en Provence, vers le milieu du dix-septième siècle. Il fit ses études à Paris, et devint chirurgien-major du régiment de Picardie. Après deux campagnes dans les Pays-Bas, la paix de Riswick le ramena à Paris en 1697, où il mourut le 9 décembre de la même année. Abeille avait porté en naissant un amour des vers que n'éteignirent point les études et les occupations sérieuses de sa profession : il a mêlé à ses ouvrages des fragmens poétiques où l'on trouve quelque imagination, mais peu d'élégance et de goût. On a de lui :

Nouvelle Histoire des Os , selon les anciens et les modernes, enrichie de vers. Paris, 1685, in-12, 166 p., fig.

Anatomie de la tête et de ses parties. Paris, 1686, in-12.

Le Chapitre singulier, tiré du Guidon. Paris, 1689, in-12.

Le Traité des Plaies d'arquebusades. Ibid, 1695, in-12.

Le Parfait Chirurgien d'armée. Ibid, 1696, in-12, avec les trois précédens, 224 pag.

(Devaux, *index funereus.*)

ABERCROMBY (David), médecin écossais, exerçait sa profession à Londres vers la fin du dix-septième siècle. On trouve dans ses ouvrages quelques vues pratiques intéressantes, mêlées à un grand nombre d'hypothèses surannées ou ridicules ; en voici les titres :

Tuta ac efficax luis venereæ sæpè absque mercurio ac semper absque salivatione mercuriali curandæ methodus. Londres, 1684, in-8 ; *ibid*, 1687, in-8. Traduit en français, Paris, 1690, in-8. —Abercromby fait consister la maladie dans l'existence d'une vapeur froide et humide, qui des parties de la génération s'est répandue par tout le corps. Selon lui, le mercure est froid, et ne peut que favoriser les ravages du poison qu'on le destine à détruire. Il faut lui substituer le vin pur ou étendu d'eau, le gaïac, et autres remèdes diaphorétiques. Les purgatifs sont également utiles. Une infusion de mercure dans le vin blanc, et des pilules faites avec le mercure doux, la

scammonée, l'aloès et la rhubarbe, sont les seuls mercuriaux qu'on puisse se permettre dans quelques circonstances.

De variatione et varietate pulsûs observationes; accessit ejusdem auctoris nova medicinæ, tùm speculativæ, tùm practicæ clavis. Londres, 1685, in-8. —Dans le dernier de ces deux ouvrages (réimprimé séparément à Paris, 1740, in-12), l'auteur fait tous ses efforts pour démontrer que la saveur d'un médicament suffit pour en dévoiler les propriétés.

Opuscula medica ac modus curandi bubones venereos, et tutior salivationis methodus. Londres, 1687, in-8 ; Paris, 1688, in-12.

Introduction aux Sciences et aux Arts libéraux (en anglais). Londres, 1687, in-12.

Fur Academicus, sive Academia ornamentis spoliata à furibus, qui in Parnasso coram Apolline sistuntur, ubi criminis sui accusantur et convincuntur. Amsterdam, 1689, in-12; *ibid*, 1701, in-12.—C'est une satire contre les plagiaires: l'auteur fait tomber ordinairement sa critique sur des médecins, et particulièrement sur ceux qui avaient copié ses ouvrages sans le nommer.

(Astruc, *de Morbis venereis.* — Manget, *Biblioth.*, *script. medic.* — Carrere.)

ABILDGAARD (Pierre-Chrétien), né à Copenhague, vers le milieu du dernier siècle, montra de bonne heure des dispositions heureuses et un goût décidé pour la science. Après avoir fait ses études médicales, il vint se perfectionner en France, et il suivit pendant deux ans les cours de l'école vétérinaire de Lyon. De retour dans sa patrie, il contribua beaucoup à faire fonder celle de Copenhague, dont il fut nommé directeur et professeur. Il n'eut pas moins de part à l'établissement de la société d'Histoire naturelle (1789), dont les mémoires renferment un grand nombre d'opuscules de lui. Il était depuis long-temps secrétaire de l'Académie des sciences de Copenhague, quand il mourut, en 1808, dans un âge très-avancé. On lui doit :

Un résumé assez mal fait des leçons qu'il avait entendues à Lyon, écrit en danois et imprimé à Copenhague en 1771, in-8.

Historia brevis regii Instituti vete-rinarii Havniensis. Copenhague, 1788, in-8. (C. F. Ludwig.)

Du Perkinisme ou des Aiguilles métalliques du docteur Perkins (en danois). Copenhague, 1798, in-8. (Spr.)

ABRAHAM (Nicolas), sieur de la Framboisière, naquit à Guise, en Picardie, dans la seconde moitié du seizième siècle. Son père, qui était un habile chirurgien de cette ville, lui fit faire de bonnes études. Abraham embrassa l'art de guérir, et s'y distingua. Il fut médecin du roi et professeur en médecine dans l'Université de Paris. Ses ouvrages, depuis long-temps oubliés, sont les suivans :

Les Canons requis pour pratiquer méthodiquement la Chirurgie. Paris, 1595, in-12; trad. en latin, voyez ci-dessous.

Description de la fontaine minérale découverte au terroir de Reims. Paris, 1606, in-8.

Le Gouvernement nécessaire à chacun pour vivre longuement en santé. Paris, 1608, in-8.

Les OEuvres de Nicolas-Abraham de la Framboisière. Paris, 1613, in-4; Rouen, 1631, in-fol.; Lyon, 1669, in-8.

Canonum et consultationum medicinalium libri tres, quibus aphoristica methodus medendi affectibus corporis partium animalium, vitalium et naturalium continetur. Paris, 1595, in-16; *ibid.*, 1619, in-8.

Scholæ medicæ ad candidatorum examen pro laureâ impetrandâ subeundum. Paris, 1622, in-12; *ibid,* 6ᵉ édit., 1636, in-12.

Ambrosiopœa, in quâ elegantes medicamentorum præparationes ad morborum curationem, citò, tutò, et jucundè moliendam præscribuntur. Paris, 1622, in-12; Leyde, 1628, in-12, avec l'ouvrage précédent.

Opera medica. Francfort, 1629, in-4. Cette collection se compose des traités latins indiqués ci-dessus, et des suivans : *Apologia pro veritate et innocentiâ medicamentorum chymicorum adversùs criminatores ; et de Præservatione Pestis.*

(Gouget, *Suppl. au Dict. hist.* — Carrère, *Catalog. des ouvrages publiés sur les eaux minérales, etc.*)

ABSYRTE, ou Apsyrte, natif de Pruse, en Bithynie, vivait dans la seconde moitié du septième siècle. On ignore s'il fut médecin ou militaire ; on sait seulement qu'il suivit les armées, et fit sous Constantin *Pogonat* la campagne contre les Bulgares. Il écrivit sur l'art vétérinaire un ouvrage dont quelques fragmens importans se trouvent dans une collection compilée par un anonyme, sous le règne de Constantin *Porphyrogénète,* au dixième siècle. Un article important de ce recueil concerne la morve. Lafosse croyait la trouver indiquée pour la première fois dans le quinzième siècle, et la regardait comme une maladie nouvelle. Cependant Absyrte la décrit sous le nom de *malis,* d'une manière tellement circonstanciée, qu'il est impossible de ne pas reconnaître tous les signes de la morve parfaitement déclarée. Il compare la maladie à la goutte, l'attribue à un ulcère du foie dont l'ichor sanieux s'est porté sur le cerveau, recommande les injections dans le nez, et conseille, comme moyen prophylactique, de mêler du raifort coupé avec le fourrage. Ce recueil contient des idées assez justes sur le farcin, la toux, la malandre, etc.; il indique les précautions nécessaires pour conserver la beauté et la santé du cheval, les cas dans lesquels on doit pratiquer la saignée, et les veines qu'il faut ouvrir, etc. Il a été traduit par J. Ruel, et publié sous ce titre :

Veterinariæ medicinæ, libri II. Paris, 1530, in-fol.; Bâle, 1537, in-4.

(Seguier, *Biblioth. botan.* — Sprengel.)

ACAMPO (Simon), célèbre médecin de Naples, vivait à la fin du seizième siècle, comme il nous l'apprend dans ses Commentaires sur les fièvres. Il ne les publia point lui-même ; ses ouvrages ne furent rassemblés que long-temps après sa mort, par son neveu qui les donna au public sous ce titre :

Simonis Acampi neapolitani commentaria in libros Galeni de differentiis febrium in textus 13, nempè a text. 46 usque ad text. 53 tertii libri artis medicinalis. In librum de tumo-ribus præter naturam, quæ theoricè ac practicè ad febres , vulnera et tumores præter naturam pertinent, mirâ rerum novitate tractantur. A Simone Acam-po juniore A. M. D. et sacerdote nea-polit. recognita , et in lucem edita. Naples, 1642, in-4; *ibid*, 1647, in-4. (Mazzuchelli.)

ACCORAMBONI (JÉRÔME) naquit à Gubio, dans l'Ombrie, en 1469. Il fit ses premières études à Pérouse, où il se livra avec ardeur à la philosophie et à la médecine, et en quelque sorte contre le gré de son père, qui le destinait au barreau. Son aptitude et ses succès furent tels, que, jeune encore, il possédait déjà la réputation d'un des plus grands praticiens et des plus habiles professeurs de son époque. Des travaux importans le désignaient depuis long-temps comme un des hommes les plus distingués dans la science, lorsqu'un décret honorable de la république de Venise l'appela, le 22 octobre 1527, à occuper la première chaire de médecine à l'Université de Padoue. Il remplit cette place jusqu'en 1536, époque où il se rendit à Rome, auprès du pape Paul III, qui l'avait nommé son médecin. Accoramboni mourut en 1537, à l'âge de 67 ans. Il a laissé les ouvrages suivans :

Tractatus de putredine. Venise, 1534, in-8.

Tractatus de catarrho. Venise, 1536, in-8.—Cet ouvrage fut réimprimé avec les œuvres de Sextus Pla-citus, *De Medicinâ ex animàlibus.* Bâle, 1538, in-4.

Tractatus de usu et natura lactis. Venise, 1536, in-8. — Nuremberg, 1538, in-8.

(Mazzuchelli, *gli scrittori d'Italia.*)

ACCORSINI (BARTHÉLEMY), médecin de Corsignano, vécut, à ce qu'il paraît, au commencement du dix-septième siècle. Il a publié l'ouvrage suivant :

Tractatuum et Consultationum medicinalium, tom. I, *in quo præter multa quæ in tractatibus à nemine hactenùs ex professo examinâta habentur , in paucis etiam consultationibus genero-siorum præsidiorum materiarum for-mulæ, quæ omnibus penè morbis inservire possunt, continentur.* Ravenne, 1622, in-4.

(Mazzuchelli.)

ACCOUCHEMENT. L'art des accouchemens, quoique ressortant de la chirurgie, en forme une partie tellement distincte par la nature de son sujet, et par la marche qu'il a suivie dans ses progrès, qu'il serait difficile de ne pas traiter à part de son histoire. Malheureusement les documens nous manquent pour la tracer avec précision dans toutes les époques. L'obscurité qui la couvre ne se dissipe tout-à-fait qu'à un temps assez rapproché de nous, à celui où l'art, débrouillé du chaos dans lequel il se trouvait, a commencé à marcher à grands pas vers son perfectionnement.

La fonction que l'art des accouchemens a pour but de faciliter, s'effectue, dans le plus grand nombre des cas, sans l'intervention nécessaire de secours étrangers. On peut conjecturer dès-lors qu'aux époques d'une civilisation peu avancée, les femmes durent le plus souvent accoucher seules. Mais les accouchemens, même dans les climats et les temps les plus favorisés, ne sont pas tous également prompts et faciles. Quelques femmes durent courir les plus grands dangers, ou succomber aux accidens qu'entraine quelquefois la parturition. Leurs douleurs attirèrent auprès d'elles les compagnes qui avaient déjà éprouvé les mêmes souffrances. Une pitié naturelle, un sort commun portèrent les femmes à s'entr'aider mutuellement. Celles qui avaient assisté le plus fréquemment leurs semblables, qui montraient le plus de courage et d'adresse, furent particulièrement recherchées. Les fonctions qu'elles remplirent d'abord par obligeance, et en quelque sorte accidentellement, devinrent l'occupation exclusive de quelques-unes d'entre elles ; et elles se transmirent de génération en génération, et par tradition, les connaissances qu'elles avaient successivement acquises. Il est permis de croire, d'après la nature des choses, que ce fut ainsi que se constitua, chez tous les peuples, la profession de sage-femme. Le peu de documens qui nous restent sur les premiers âges de l'espèce humaine, nous montrent l'exercice des accouchemens exclusivement dans les mains des femmes. Il en fut ainsi chez les Hébreux, chez les Égyptiens et chez les Grecs. Cette coutume, conservée par la pudeur des femmes et par les préjugés de l'habitude, se retrouve chez les Romains et chez les peuples modernes qui leur succédèrent. La première femme qui soit désignée dans l'histoire sous le nom de sage-femme ou d'accoucheuse, est celle qui assista au deuxième accouchement de Rachel, femme de Jacob (*Genèse*, ch. 35, v. 16.). Les livres hébreux font également connaître les deux accoucheuses *Sephora* et *Phua*, par l'ordre que leur donna le Pharaon d'Egypte d'exterminer tous les enfans mâles du peuple de Dieu. Chez les Grecs et les Romains, qui représentent l'antique civilisation, on observe le même usage établi pour les accouchemens. Les femmes en sont uniquement chargées; ce n'est que dans les cas les plus graves que les chirurgiens sont appelés. Aussi voit-on régner dans cette branche de la médecine l'empirisme le plus grossier, les pratiques les plus superstitieuses:

les préceptes les plus simples de l'hygiène sont consacrés par des cérémonies religieuses, que des prêtres avides d'autorité multipliaient facilement dans ces temps de crédulité et d'ignorance. Chaque femme, dès les premiers temps de sa grossesse, venait déposer solennellement sa ceinture dans le temple de Diane, et prenait les vêtemens convenables à sa nouvelle situation. Pendant que Junon, Lucine, présidaient d'une manière générale au travail de l'enfantement, des divinités particulières étaient invoquées pour chaque circonstance ou chaque accident de cette fonction. Mena, qui paraît être la même que Diane, préservait les femmes enceintes des pertes de sang pendant la grossesse et l'accouchement. Des vœux étaient adressés à Postversa et à Prosa, lorsque l'enfant se présentait dans une position désavantageuse. On sait peu de chose sur ce qui concerne en particulier les sages-femmes. A l'égard de quelques-unes dont les noms nous sont parvenus, l'incertitude se répand également et sur le temps et sur la réalité de leur existence. Elles étaient anciennement connues chez les Grecs sous les noms de ἀκεστρίδες (Hipp. *de Carn.*), ἰάτραιαι, et plus communément μαῖαι (Hom., *Odyss.*; Gal., *de loc. affect.*, lib., 7, cap. 5). Les Latins les appelaient indifféremment : *Assæ*, *Obstetrices*, *Iatrinæ*, *Medicæ* (Pline, Martial). Ces femmes pratiquaient la médecine en même temps que les accouchemens; mais il paraît que quelques-unes d'entre elles, sans être accoucheuses, exerçaient certaines parties de la médecine. On ne peut pas toujours distinguer ces deux espèces de femmes-médecins. Il serait inutile de rapporter les noms de toutes celles qui sont indiquées par les auteurs, ou dont quelques monumens nous ont révélé l'existence. Nous citerons seulement Agnodice, d'Athènes, qui apprit d'Hiérophile l'art des accouchemens, et qui est devenue célèbre, en faisant, dit-on, rapporter la loi qui interdisait aux femmes la pratique des accouchemens; on ne sait pas, du reste, à quelle époque elle vécut : ce ne peut être qu'assez long-temps après le siècle d'Hippocrate; Aspasie, sous le nom de laquelle Aëtius nous a transmis des préceptes sur divers points de l'art des accouchemens; Cléopâtre, que quelques-uns ont pensé être la fameuse reine d'Egypte, mais qui paraît n'être qu'un personnage supposé auquel sont attribués quelques écrits dont plusieurs passages, confondus avec ceux de Moschion, ont été conservés par le même Aëtius. Ces sages-femmes ne paraissent pas avoir borné leur ministère à la fonction de l'accouchement. L'ornement des femmes, tout ce qui pouvait avoir rapport à l'embellissement ou aux défectuosités du teint, de la peau, des seins, de la taille, entraient encore dans leur domaine. Les accidens qui suivent les accouchemens, et, en général, les maladies propres à leur sexe, étaient traités par elles. Il n'est pas étonnant, dès-lors, qu'elles s'ingérassent de ce qui concerne la génération chez l'homme et chez la femme. Elles exerçaient une sorte de censure sur les mariages. La république leur confiait le soin d'assortir les époux (*mares fœminasque rectè jugare*; Plato, *in theœtete*). C'était particulièrement à elles que les femmes enceintes, ou qui craignaient de le devenir, s'adressaient pour la connaissance des moyens propres à provoquer l'avortement ou à déterminer la stérilité. Il faut l'avouer cependant, Aspasie, qui parle de ces moyens, ne les propose que dans le cas où l'accouchement pourrait être dangereux : *his quœ non tutò concipiunt... satius est fœtum corrumpere, quàm excidere* (Aëtius, *tetrab. 4, serm. 4, cap. 16*). On peut reconnaître, du reste, dans ce que nous venons de dire des sages-femmes chez les peuples anciens, une analogie parfaite avec les matrones qui ont exercé presque exclusivement jusqu'au dix-septième siècle l'art des accouchemens chez les peuples modernes; elles ont les mêmes attributions.

Hippocrate ne paraît pas avoir pratiqué l'art des accouchemens. Les différens écrits publiés sous son nom, et où il est question de cet art, n'ont été probablement composés qu'après la fondation de l'école et de la bibliothèque d'Alexandrie, c'est-à-dire, environ deux générations après lui. Peut-être a-t-on reproduit dans ces livres la doctrine qui lui était connue, et que la tradition avait apprise. Mais elle est altérée par les dogmes et les subtilités théoriques de l'école Cnidienne et des systèmes philosophiques établis depuis; de plus, pour la mettre au niveau des connaissances du temps où ces écrits ont été composés, les auteurs ont présenté tout ce qu'on savait sur la génération et la médecine puerpérale, et ont rassemblé ce que l'expérience et les préjugés de sages-femmes ignorantes avaient pu propager sur ce sujet. Quand nous parlerons de la doctrine d'Hippocrate sur les accouchemens, on saura donc à quoi s'en tenir sur ce que nous devons rigoureusement attribuer à ce grand homme.

Après Hippocrate, Aristote écrivit sur quelques points qui ont rapport à l'art des accouchemens. Mais les doctrines consignées dans ses livres sont souvent les mêmes que celles que l'on trouve dans les traités apocryphes du médecin de Cos; elles y sont cepen-

dant énoncées avec plus de clarté et de précision. Elles ont trait
principalement à la génération et au développement du fœtus, sujets
qui avaient déjà exercé l'esprit spéculatif des anciens philosophes
grecs, de Pythagore, d'Alcmeon, d'Empédocle, d'Anaxagore, de
Démocrite et d'Héraclite, dont Hippocrate avait probablement été
l'élève. Jusqu'à Celse, on ne voit aucun auteur recommandable,
du moins qui soit connu, s'occuper de l'art des accouchemens,
abandonné entièrement aux femmes, et qui reste dans un état d'imperfection dont il ne doit se relever que plus tard encore. On ne
sait pas bien à quelle époque on peut rapporter et l'anecdote
d'Agnodice, et l'existence d'Hiérophile, dont elle avait pris des
leçons, suivant Hyginus. Si l'on en croit cet auteur, les Athéniens
avaient publié une loi qui défendait aux femmes d'étudier et de
pratiquer la médecine, dont l'art des accouchemens aurait alors
formé une branche. Agnodice prit des vêtemens d'homme, et, en
se faisant connaître pour ce qu'elle était aux Athéniennes, elle s'attira leur confiance universelle. Jaloux de ses succès, les médecins
l'accusèrent, devant l'Aréopage, de corrompre les femmes d'Athènes.
Mais Agnodice révéla son sexe à ses juges; et, à la sollicitation des
dames les plus distinguées, la loi qui défendait l'exercice de la médecine aux femmes fut abrogée. Ce récit d'Hyginus a été contesté;
et, en effet, c'est d'après cet auteur seul qu'il a été reproduit si
souvent, et qu'il a été regardé comme un fait authentique. Mais il
s'en faut qu'il en soit ainsi, et le doute est au moins permis. Aucun
monument irrécusable de la médecine antique n'autorise à penser
que les hommes aient pratiqué les accouchemens à Athènes, comme
le supposerait la loi dont parle Hyginus.

Depuis Celse, qui a donné des préceptes plus précis et plus rai-
sonnés que ses prédécesseurs sur l'art des accouchemens, jusqu'aux
Arabes, il a existé plusieurs auteurs dont les écrits marquent
quelques progrès. Quoique la pratique des accouchemens fût toujours exclusivement livrée aux femmes, cependant on voit que les
médecins étaient consultés pour les circonstances qui sortaient
des règles ordinaires. Suétone rapporte qu'Antonius Musa fut
appelé auprès de Livie, femme d'Auguste, dont l'accouchement
était laborieux, pour accélérer l'enfantement : *pro partu accele-
rando.* Pline parla de quelques points de médecine puerpérale,
mais seulement comme naturaliste, et il n'en traita que d'une manière superficielle. Nous devons citer, comme ayant fait faire quelques pas à l'art, ou du moins comme les signalant, Philumenus,

qui, au milieu des doctrines cruelles qu'il professe sur l'extraction du fœtus, et qui n'étaient, du reste, que celles de son époque, a l'honneur d'avoir le premier indiqué la version de l'enfant par les pieds. Il ne nous reste de ses écrits sur différentes parties de la médecine et de la chirurgie, que quelques passages conservés par Aëtius; on ignore le lieu et le temps précis de sa naissance. Schweighœuser-le place, nous ne savons sur quelle autorité, vers la fin du premier siècle, tandis que Wolfgang-Justus, dans sa chronologie des médecins, le fait vivre vers l'an 352, sans donner les preuves de son opinion. Peut-être est-ce le même que le Mnascus Philumenus d'Oribase, et l'un des Mnascus ou Mnaseas de Galien. La même obscurité s'étend, et sur Aspasie, nom suspect, sous lequel Aëtius a rapporté quelques préceptes relatifs à la manière de diriger les femmes pendant leur grossesse et dans leurs couches; et sur Moschion, dont nous possédons un traité méthodique sur l'art des accouchemens, le premier qui ait été écrit spécialement sur cette branche de la médecine. Comme il y a eu plusieurs Moschion, on ne sait pas si l'auteur du traité dont nous faisons mention est le même que le Moschion cité par Asclépiade le jeune et Galien. C'est pourquoi les uns (Leclerc, Haller) le font vivre dans le premier siècle, tandis que d'autres le rejettent jusqu'au septième et même jusqu'au huitième siècle (Schenck, *Bibl. iatr.*; Astruc). Quoi qu'il en soit, Moschion donne les détails les plus complets sur les doctrines des anciens relativement aux accouchemens. Quoiqu'on ait à tort attribué à cet auteur le précepte de faire la version de l'enfant dans le cas de position non naturelle, il n'en est pas moins vrai que son livre marque des progrès réels. Mais le texte n'en est pas pur; il est confondu avec les *lieux parallèles* d'un autre ouvrage publié sous le nom de Cléopâtre, reine d'Égypte. Il y a des raisons de croire, avec Leclerc, que ce qui nous reste de Moschion n'est qu'un extrait de ce qu'il avait écrit, et même que cet extrait a été fait assez long-temps après lui.

A l'époque qui nous occupe, nous n'avons à mentionner Arétée de Cappadoce, Soranus, Rufus d'Ephèse et Galien, qu'à cause des connaissances anatomiques et physiologiques relatives à l'accouchement, qui sont consignées dans leurs ouvrages; et nous arrivons à Oribase, qui a copié servilement Galien, mais qui a donné d'assez bons principes sur l'éducation physique des enfans et sur le choix des nourrices; à Aëtius, dont les utiles compilations nous ont conservé quelques monumens précieux des anciens sur l'art des accouchemens; enfin, à Paul d'Egine, l'un des derniers médecins grecs, que son habileté dans l'art des accouchemens a fait surnommer *l'accoucheur* (*vir obstetrix*) par les Arabes, au milieu desquels il parait avoir pratiqué la médecine et la chirurgie. Mais cette réputation n'est pas justifiée par ce qu'il a écrit sur cet art. Il n'a fait que reproduire ce qui avait été dit par ses prédécesseurs; et même il a été moins loin que Celse, Philumenus et Moschion, puisqu'il veut que dans tout accouchement où l'enfant ne présente pas la tête, on tâche d'amener cette partie.

L'art des accouchemens resta stationnaire chez les Arabes. Les préjugés de leur religion, une pudeur déplacée, les éloignèrent, non-seulement d'étudier avec soin les phénomènes et les maladies qui ont trait aux organes de la génération, mais même leur inspirèrent une sorte de mépris pour les opérations de chirurgie, qu'ils abandonnaient aux esclaves. Les accouchemens furent entièrement réservés aux femmes; et si les auteurs arabes parlent de cas extraordinaires qui ont rapport à la parturition, ce n'est que comme ayant conseillé les manœuvres que devaient exécuter les sages-femmes. Cependant Avicenne et Albucasis, parmi ces auteurs, se sont assez étendus sur les accouchemens; mais ils se sont bornés à recueillir quelques préceptes sur cette partie de la médecine d'après les médecins grecs, et surtout d'après Paul d'Egine, et se sont attachés particulièrement aux méthodes instrumentantes par lesquelles on déchire l'enfant dans le sein de sa mère pour l'en faire sortir.

Pendant les ténèbres du moyen-âge, l'art des accouchemens devait, moins que toute autre branche de la médecine, sortir du chaos où toutes les sciences étaient plongées. Dans le douzième siècle, un médecin de l'école de Salerne, désigné sous le nom d'Eros ou de Trotula, publia un ouvrage sur les maladies des femmes, dans lequel il est question des accouchemens, ouvrage extrait presque en totalité des Arabes. Il faut se transporter au seizième siècle, après la régénération des sciences en Occident, lorsqu'on eut secoué le joug des Arabes, et étudié les anciens dans leurs propres ouvrages, pour voir l'art des accouchemens au niveau même de ce qu'il avait été chez les Grecs. Au commencement de ce siècle, Eucharius Rhodion (Gotlieb Rosslin), médecin de Francfort-sur-le-Mein, publia le premier traité sur l'art des accouchemens qui nous ait été transmis par l'imprimerie récemment découverte. Il ajouta peu à ce qui avait été dit par les auteurs anciens. Mais c'était déjà beaucoup que de donner à l'art une impulsion favorable : cet

ouvrage fut traduit en différentes langues de l'Europe. Dans ce
siècle, l'anatomie cultivée découvrit des faits intéressans pour l'art
des accouchemens. Les travaux de Vesale, de Colombo, de Fallopio,
d'Eustachi, d'Aranzi, firent mieux connaître le bassin de la femme,
l'état de l'utérus dans l'état de vacuité et dans celui de grossesse, etc.
Conrad Gessner, médecin suisse, entreprit le recueil des écrits des
anciens auteurs sur la médecine puerpérale, qui fut publié après sa
mort par Gasp. Wolf, sous le titre de *Gynæcia*. Un peu plus tard,
Gasp. Bauhin et Israël Spach firent paraître successivement ce
même recueil, augmenté des ouvrages des auteurs modernes, tels
que Félix Plater, Nicolas La Roche, Bonacioli, Jacques Dubois,
Rueff, Mercuriali, Trincavelli, Rousset, etc. Vers la fin de ce
seizième siècle, parut Ambroise Paré, qui fut décoré du surnom de
restaurateur de l'art des accouchemens, aussi bien que de la chirurgie. S'il concourut peu à l'avancement du premier de ces arts,
il éveilla du moins à ce sujet l'émulation des chirurgiens français;
et l'on ne peut lui refuser d'avoir tracé avec précision le précepte
de la version de l'enfant par les pieds, précepte qui était loin d'être
encore reçu sans contestation, quoique Pierre Franco l'eût
déjà observé et recommandé. Guillemeau, son élève, alla plus loin
que lui; c'est, sans contredit, celui qui fit faire le plus de progrès à
l'art des accouchemens depuis les anciens. Louise Bourgeois, dite
Bourcier, sage-femme de Marie de Médicis, écrivait en même temps
un livre utile sur les accouchemens, dans lequel il se trouve quelques
idées nouvelles. Mais c'est de la fin du dix-septième siècle, de l'époque
où pratiqua Mauriceau, que date l'ère brillante de l'art des accouchemens : déjà commençait à tomber le préjugé qui faisait réserver
exclusivement aux femmes la pratique des accouchemens. Les chirurgiens, quoique peu employés encore, n'étaient pas seulement
appelés pour les cas extraordinaires où il fallait mettre en lambeaux
le fœtus ou déchirer le sein de sa mère pour l'en extraire. L'Hôtel-
Dieu de Paris, qui recevait un assez grand nombre de femmes enceintes, fournissait aussi une école d'observation qui forma Mauriceau, et d'autres bons accoucheurs ses contemporains ou ses successeurs. C'est à tort que, d'après Astruc, on a fait dater l'entrée des chirurgiens dans la pratique commune des accouchemens, de l'époque
des couches de madame de La Vallière, qui furent confiées, dit-on, à
Clément, afin de les tenir secrètes. Cet événement peut seulement avoir
contribué à l'usage qu'adoptèrent plus généralement alors les personnes de haut rang de choisir des accoucheurs. Du reste, ce ne fut

pas Clément, lequel n'avait que quatorze ans, qui dirigea les premières couches de madame de La Vallière, mais bien Bouchet, qui était aussi appelé aux accouchemens de la reine. Dès l'année 1708, Hecquet déclamait contre ce qu'il appelait l'indécence des femmes de se faire accoucher par des hommes.

Mauriceau donna à l'art des accouchemens une impulsion qui ne se ralentit pas. A un rang moins élevé, mais avec des titres estimables, se montrent Delamotte, Viardel, Willougby, Paul Portal, Philippe Peu, Deventer, Amand; tous contribuent plus ou moins aux progrès de l'art, dont la face entière devait bientôt être changée par la découverte du forceps. L'histoire de cet instrument est assez obscure, et se confond avec celle du levier. Les Chamberlayne, accoucheurs anglais, à l'un desquels on en attribue l'invention, firent un secret du moyen par lequel ils facilitaient l'extraction de la tête dans les accouchemens difficiles. A la honte de l'art, ce secret, acheté, dit-on, par Roonhuysen et Ruysh, fut trop fidèlement gardé. Une corporation tout entière, le collége des chirurgiens-accoucheurs et professeurs pour les sages-femmes, à Amsterdam, eut l'impudeur de demander aux lois le monopole de l'instrument de Roonhuysen et de l'exercice des accouchemens. Palfyn, en 1721, en cherchant à découvrir le secret de Chamberlayne, construisit un tire-tête, consistant en deux cuillers d'acier, qui fut l'origine du forceps, et qui lui mérita tout l'honneur de l'invention. Un peu plus tard, deux Hollandais, Vischer et Van de Poll, rendirent public l'instrument de Roonhuysen, dont tout accoucheur, d'après une loi récente, était astreint à acheter le secret. Était-ce le même que celui de Chamberlayne? Ces deux instrumens, heureusement modifiés par la suite, et qui se partagent encore la préférence des plus habiles accoucheurs, eurent l'influence la plus favorable sur l'art, ou du moins sur ses résultats. L'usage des crochets et des instrumens meurtriers fut rejeté, ou devint beaucoup plus rarement nécessaire. Dans des mains prudentes et habiles, le forçeps et le levier furent le salut d'une foule de femmes et d'enfans, qui auparavant eussent été sacrifiés à l'impuissance et à l'imperfection de l'art.

Le dix-huitième siècle est remarquable par les progrès que fit l'art des accouchemens, et qui le portèrent à un degré voisin de la perfection. On sentit de toutes parts l'importance d'un art qui touche directement à l'intérêt de la population. Les moyens d'instruction se multiplièrent. A des préceptes de routine, propagés par tradition et trop souvent altérés, succédèrent des connaissances acquises plus méthodiquement. Un grand nombre d'accoucheurs habiles se formèrent; plusieurs même pratiquèrent exclusivement cette branche de la chirurgie qui concerne la parturition. Si l'usage de choisir des accoucheurs ne fut pas général, surtout hors des grandes villes, il se répandit davantage. L'art des accouchemens entra dans l'enseignement public des écoles. Divers établissemens furent consacrés à l'instruction pratique des étudians en chirurgie et des élèves sages-femmes. Grégoire le fils faisait à Paris, en 1733, un cours d'accouchement; et Manningham, vers le même temps, avait établi un cours et une clinique dans sa propre maison, à Londres. De Lapeyronie, premier chirurgien de Louis XV, créa deux chaires pour l'art des accouchemens : l'une destinée aux sages-femmes, l'autre instituée dans le collége de chirurgie. La faculté de médecine imita cet exemple, et établit une semblable chaire. Dès l'année 1697, Van Hoorn, médecin du roi de Suède, avait institué une école de sages-femmes à Stockholm. Il avait été formé, en 1737, à l'hôpital bourgeois de Strasbourg, une école pratique d'accouchement, la première institution de ce genre qui ait été consacrée à l'instruction des élèves-accoucheurs et sages-femmes; on créait aussi dans les principales villes de l'Europe des hôpitaux destinés spécialement à recevoir des femmes enceintes, et qui servaient ou servirent plus tard d'écoles pratiques d'accouchement. L'Hôtel-Dieu de Paris, auquel succéda l'hospice spécial de la Maternité, avait cette destination depuis un très-long temps; et à dater de la moitié du dix-huitième siècle, il en fut successivement établi à Berlin, à Vienne, à Gottingue, à Copenhague, à Cassel, à Londres, à Moscou, à Bruchsal, à Detmoldt, à Dresde, à Fulde, à Magdebourg, à Jéna, à Édimbourg, à Rome, en 1789, par les soins du vénérable pape Pie VI, et enfin, en 1797, à Pétersbourg, sous les auspices de l'impératrice Federowna. Ces écoles pratiques furent ouvertes, les unes aux élèves accoucheurs et sages-femmes, les autres aux sages-femmes seulement. L'ignorance, les pratiques routinières et la témérité qui caractérisaient trop souvent les anciennes matrones, et même beaucoup d'accoucheurs, ne disparurent pas entièrement. Ces institutions contribuèrent du moins à restreindre cette classe d'individus qui sont le fléau de l'humanité qu'ils sont appelés à secourir : il put se former un certain nombre de sages-femmes capables de remplir dignement leurs fonctions.

C'est, comme nous l'avons dit, dans le dix-huitième siècle, que l'art des accouchemens prit une forme qui l'a placé presque au rang des sciences exactes. Le mécanisme de l'accouchement naturel fut dévoilé; les obstacles qui s'opposent à cette fonction furent exactement appréciés; et l'on put diriger avec précision les moyens propres à les lever. Il serait trop long d'indiquer les titres des accoucheurs qui ont concouru puissamment à cette heureuse révolution. D'ailleurs, à chacun des articles qui leur sont consacrés dans cet ouvrage, il est fait mention de la part qu'ils ont eue à l'avancement de la science. A leur tête, doivent être placés Levret et Smellie, auxquels se rapporte l'ère la plus brillante de l'art des accouchemens. Après ces hommes célèbres, au génie desquels tous les accoucheurs rendent hommage, on doit citer honorablement comme ayant contribué plus ou moins activement au perfectionnement de l'art, Ould, Puzos, Burton, Antoine Petit, Rœderer, Camper, Crantz, Stein, Saxtorph, Solayrès, Van Dœveren, Deleurye, Wite, Bang, Denman, Coutouly, Lauverjeat, Boër, et notre célèbre Baudelocque, qui mit dans l'enseignement et la pratique des accouchemens une précision digne de servir de modèle. La fin du dix-huitième siècle fut occupée par des discussions sur quelques points de l'art des accouchemens, que la passion parvint à rendre scandaleuses; nous voulons parler de celles que firent naître l'opération césarienne et la symphyséotomie. Nous en dirons quelques mots par la suite. —Après avoir passé sommairement en revue les diverses vicissitudes par lesquelles a passé l'art des accouchemens, et les travaux qui ont contribué à son avancement, nous allons considérer les différens points de doctrine qui y ont rapport, et les comparer dans ce qu'ils ont été chez les anciens et chez les modernes.

§. I. *Connaissances anatomiques relatives à l'art des accouchemens.* On ne trouve dans les œuvres d'Hippocrate que le nom des os qui composent le bassin. Les connaissances de Celse sur ce sujet étaient plus étendues; il signale les caractères qui distinguent le bassin de la femme de celui de l'homme (lib. 8, cap. 1). C'est aux travaux de Winslow, d'Albinus, de Smellie, de Camper et de Sandifort, que l'on doit la connaissance parfaite de toutes les particularités intéressantes qu'offre l'anatomie du bassin. Smellie distingua, le premier, les divers parties de cette cavité, et la divisa en détroits supérieur et inférieur, et en excavation. Levret, Stein et Baudelocque connurent mieux que leurs prédécesseurs l'étendue des diamètres obliques, ceux de la tête du fœtus, et les rapports de ces derniers avec les précédens. Stein et Baudelocque s'occupèrent des moyens de reconnaître les dimensions du bassin sur la femme vivante. Deventer et Smellie avaient dit quelque chose de l'axe de cette cavité. Levret et Rœderer l'étudièrent avec plus de soin; mais ils ne s'occupèrent que de l'axe du détroit supérieur. Bang (*Tentam. medic. de mechanismo partûs.* Copenh., 1774), et après lui Stein et Baudelocque, reconnurent celui de l'excavation et du détroit inférieur, et arrivèrent ainsi à la détermination de l'axe complet du bassin. On sentira toute l'importance de ces connaissances anatomiques, en considérant que la distinction des détroits et de l'excavation du bassin est nécessaire pour déterminer avec précision les divers temps de l'accouchement naturel, et pour appliquer, dans les cas d'accouchemens laborieux, les moyens qui conviennent suivant l'endroit de cette cavité où se trouve engagée la tête du fœtus. Les rapports qui existent entre les dimensions du bassin et celles de la tête du fœtus ne sont pas moins importans à connaître, puisque la condition essentielle de l'accouchement, c'est que les plus petits diamètres de la tête correspondent aux plus petits diamètres du bassin; enfin, la détermination des axes est d'un égal intérêt, en marquant la direction que doit suivre le fœtus lorsqu'il traverse la cavité pelvienne. On ne s'étonnera donc pas de l'immense différence que présente l'art des accouchemens considéré chez les anciens et les modernes, puisque les premiers étaient dépourvus des connaissances anatomiques qui sont les vrais fondemens de cet art.

La plupart des anciens, trompés par la dissection des animaux, eurent une fausse idée de la matrice humaine. Hippocrate (*lib. de Naturâ pueri; lib. de Superfœtatione*, sect. 5, aphor. 48), admet des sinus et des cornes dans cet organe. Aristote (*de Generat. animal.*, lib. 1, cap. 3; et *Hist. animal.*, lib. 3, cap. 1) professe la même erreur, quoiqu'il combatte l'opinion d'Hippocrate, qui pensait qu'un côté de l'utérus, le droit, était destiné plus particulièrement aux fœtus mâles, tandis que l'autre l'était aux fœtus du sexe opposé. Galien dit que la matrice de la femme est semblable à celle de la chèvre (*de Dissect. vulvæ*, cap. 3; *de usu partium*, lib. 14, cap. 4). Oribase copia Galien, et fut lui-même copié par les Arabes. Cependant Soranus avait une connaissance plus exacte de l'utérus (Haller, *Bibl. anat.*); il nie l'existence des cotylédons dans la matrice de la femme, rejette celle des cornes, et compare ce viscère à une fiole à médecine (*cucurbitula medica*), et le divise en fond, en corps et en col, auquel il reconnaît deux orifices. Rufus d'Éphèse (*de Corp. hum. partium appellat.*) et Moschion reproduisirent la description donnée par Soranus. Mundini mêla à quelques observations neuves et exactes des erreurs nouvelles : il admit l'existence de sept cellules dans l'utérus. Ainsi, avant Massa (*lib. Anatom. introduct.* Venise, 1536) et Vesale (*de corp. hum. Fabricâ*), il n'existait pas une description exacte de la matrice. Depuis ces auteurs, elle a été parfaitement décrite et figurée, dans son état de vacuité, par Swammerdam, de Graaf, Morgagni, Haller, Rœderer, Hunter et beaucoup d'autres. Quant à l'examen de l'utérus dans l'état de grossesse, on ne trouve rien qui y soit relatif chez les anciens. Massa est le premier qui s'en soit occupé. Colombo et Fallopio en firent quelque mention. Vesale en avait parlé assez longuement, quoiqu'il n'eût eu que rarement l'occasion de disséquer des femmes enceintes. Les observations de J. C. Aranzi (*lib. de humano Fœtu.* Bâle, 1579) sont beaucoup plus importantes. Dans le dernier siècle, Noortwick (*de Utero gravido*), Rœderer, Albinus, Sandifort, et surtout Smellie et Hunter, tracèrent l'histoire de l'utérus aux diverses époques de la grossesse.

Les anciens n'ayant point disséqué l'utérus dans l'état de grossesse, on pressent combien devaient être bornées leurs connaissances sur les enveloppes et les parties accessoires du fœtus. Presque tout ce qu'ils en ont dit est basé sur la dissection des animaux. Hippocrate eut quelques occasions d'examiner les produits abortifs de la conception. L'auteur du traité *de Naturâ pueri*, en particulier, décrit l'embryon dont il détermina l'expulsion chez une musicienne, au sixième jour de la grossesse, et le compare à un œuf cru, dont on aurait enlevé la coquille, et qui ne serait plus enveloppé que par la membrane à travers laquelle on peut l'apercevoir. On voit qu'il n'avait pas une idée bien exacte de l'œuf humain, quand il ajoute : « Par la suite, il se forme un grand nombre d'autres membranes au dedans de la première, de la même manière que celle-ci a été formée ; elles partent toutes de l'ombilic, et ont des attaches les unes avec les autres. » Aristote paraît avoir emprunté à Hippocrate ce qu'il dit de l'œuf humain ; il ajoute cependant que l'ombilic est une veine simple dans quelques animaux, multiple dans les autres, dont les radicules s'étendent vers l'utérus, et par lesquels le fœtus tire sa nourriture. Rufus d'Éphèse décrivit la structure de l'utérus d'après des dissections d'animaux. Il distingua les membranes en *chorion* et *amnios*. Suivant cet auteur, le cordon ombilical se compose de deux veines, de deux artères, et de l'ouraque, vaisseau court qui s'élève du fond de la vessie. Galien adopta cette description, en ajoutant toutefois l'allantoïde au nombre des mem-

brancs. On doit à Eucharius Rhodion (Rœslin) les premières figures
des enveloppes du fœtus. Mais la forme qu'il attribue au placenta
et au cordon ombilical, ainsi que la description qu'il fait des membranes, dont il fixe le nombre à trois, prouvent que ce ne fut pas
un œuf humain qu'il examina. Dans la première édition de ses
œuvres, Vesale avait commis les mêmes erreurs que Rhodion; il les
corrigea dans la seconde, d'après les remarques de Fallopio. Les travaux d'Albinus, de Haller et de Hunter, semblaient avoir porté ce
point de la science à la perfection; elle a été pourtant enrichie dans
ces derniers temps d'observations nouvelles.

§. II. *Grossesse.* Si l'on excepte des remarques insignifiantes et
des pratiques ridicules, les anciens n'avaient qu'un petit nombre de
signes rationnels de la grossesse. Ils comptaient parmi ces signes le
changement de couleur de la femme, les yeux battus, le frisson pendant et après le coït, le grincement de dents, les convulsions, les appétits dépravés. Hippocrate, et après lui Aristote, Moschion, Aëtius
et Avicenne, s'étendirent longuement sur ces signes. Ils attribuaient
cependant plus d'importance à la suspension des menstrues : « Si
les menstrues, dit Hippocrate, sont supprimées sans frisson et sans
fièvre, et qu'il survienne un abattement, des syncopes, des dégoûts
extraordinaires, des appétits bizarres, tenez cette femme pour
grosse (*Aphor.*). » Hippocrate était loin toutefois de regarder l'aménorrhée comme un signe infaillible de grossesse; il n'attribuait pas
plus de certitude à l'accroissement du volume de l'utérus, et à la
présence du lait dans les mamelles (*Aphor.*, sect. 5, aph. 39). Mais
il attachait la plus grande importance à l'état de l'orifice utérin,
sans le concevoir, toutefois, de la même manière que les modernes :
« Celles qui sont grosses ont l'orifice de l'utérus fermé » (*Aphor.*
sect. 5, aph. 52); et ailleurs : « Quand l'orifice de l'utérus reste
béant, il ne se fait pas de conception » (*Traité des femmes stériles*).
Aristote établit qu'après avoir reçu la semence, l'utérus se ferme
jusqu'à la fin du septième mois. Suivant Galien, l'occlusion du col
utérin est telle, qu'on ne pourrait y introduire un stilet. Enfin, les
anciens mettaient au rang des signes les plus positifs de la grossesse
les mouvemens du fœtus. Tous ces signes devaient les laisser bien
souvent dans l'incertitude, ou les jeter dans bien des erreurs. Aussi
étaient-ils fréquemment embarrassés pour distinguer la grossesse de
certaines maladies qui peuvent la simuler. La méthode d'explora-
tion, qui seule fournit des signes certains, n'existait pas encore. Ce
n'est pas que le toucher leur fût absolument inconnu. Hippocrate

prescrit de le pratiquer pour reconnaître les déviations de l'utérus et quelques autres affections; et Galien, dans son Commentaire sur l'aphorisme 52 que nous venons de citer, recommande à l'accoucheur d'introduire le doigt dans le vagin pour constater la grossesse. Mais ce n'est que depuis Mauriceau et Deventer qu'on a su apprécier l'importance de cette méthode; ce n'est qu'entre les mains de Smellie, Levret, Rœderer, Stein, Baudelocque, etc., qu'elle a acquis toute la perfection dont elle est susceptible.

Quant à la situation du fœtus dans la matrice, c'était une opinion généralement reçue parmi les anciens, que ses membres étaient fléchis, l'épine courbée, la tête rapprochée des genoux; qu'il avait l'attitude d'une personne assise, les pieds vers l'orifice de l'utérus, la tête au fond, la face tournée vers la paroi antérieure du ventre de la mère; qu'à une époque déterminée de la grossesse, aux septième ou huitième mois, cette position changeait de telle sorte, que la tête se dirigeait vers l'orifice utérin, la face du côté de l'épine de la mère, les pieds au fond de l'utérus. L'accouchement était réputé contre nature, si cette sorte de *culbute* ne s'opérait pas. Hippocrate ne s'explique sur ce sujet que d'une manière douteuse. Aristote établit la doctrine que nous venons d'exposer, pour tous les animaux : elle a été reconnue pour fort ancienne, et adoptée entièrement par Galien. Les auteurs qui lui succédèrent jusqu'au seizième siècle embrassèrent tous, sans exception, la même opinion. Reald Colombo est le premier qui, instruit par l'examen anatomique, reconnut que la tête du fœtus est presque toujours située en bas. Il fut suivi par Félix Plater et Ambroise Paré. Cependant, dans le dix-huitième siècle, les opinions des accoucheurs furent encore partagées à ce sujet. Elles sont fixées depuis les observations de Smellie, de Rœderer, de Van Doveren, de Martin, de White et de Hunter.

§. III. *Mécanisme de l'accouchement.* D'après l'absence des connaissances anatomiques, on ne peut s'attendre à trouver dans les anciens aucune notion sur la manière dont s'effectue le passage du fœtus à travers la cavité du bassin. Tout ce qu'ils savaient à cet égard, c'est que l'accouchement le plus naturel est celui où l'enfant vient la tête la première. Jusqu'au milieu du dernier siècle, les connaissances des modernes n'allèrent pas beaucoup plus loin : en voyant le fœtus à sa sortie la face tournée vers le sacrum de la mère, ils ne doutaient pas qu'il ne se fût engagé au détroit supérieur du bassin dans la même position. Des observations attentives et des autopsies de femmes mortes dans le travail de l'enfantement, firent enfin connaître les rapports successifs de la tête avec les différens points du bassin. On reconnut que la position du fœtus n'était pas la même pendant tout le cours de son passage à travers la cavité pelvienne ; que les plus petits diamètres de la tête correspondaient toujours aux plus petits diamètres du bassin, tandis que le plus grand diamètre de la première suivait la direction des axes de cette cavité ; que par conséquent elle s'engageait au détroit supérieur dans une position oblique, et se rapprochait peu à peu, et jusqu'à sa sortie, de la position directe dans laquelle la face est tournée vers le sacrum. Ce fut F. Ould (*Treatise of midwifery*. Lond., 1742) qui reconnut le premier cette importante vérité. Il crut à tort que la tête et le tronc ne suivaient pas la même direction ; c'est-à-dire, que le menton ne répondait point à la partie antérieure de la poitrine, mais à l'une ou l'autre épaule. Smellie releva cette erreur, et peut être considéré comme le créateur de la véritable doctrine. Cette doctrine, qui est la base essentielle de tout l'art des accouchemens, après avoir subi l'épreuve de diverses contestations, est depuis long-temps généralement admise.

§. IV. *Position de la femme pendant le travail de l'accouchement.* Comme cette position est importante à considérer pour favoriser les efforts de la femme et mettre l'enfant à l'abri de tout accident après sa sortie du sein de sa mère, on imagina de bonne heure divers moyens plus ou moins propres à remplir ces intentions. Dès la plus haute antiquité, les Hébreux se servaient d'une chaise particulière, comme on peut le voir dans cet ordre du Pharaon aux accoucheuses Séphora et Phua : *Hæbræis parturientibus si opem feratis easque super sellas videatis, quod si masculus fuerit, ipsum occidite.* Hippocrate ne fait mention ni de chaises, ni de lit particulier, en traitant de l'accouchement naturel ; mais si la délivrance se fait attendre, il veut qu'on place l'accouchée sur une chaise percée ou sur un lit fort incliné. Dans le quinzième siècle et le commencement du seizième, les sages-femmes avaient encore des siéges qu'elles faisaient transporter dans les maisons où elles étaient appelées. L'usage de chaises ou de siéges subsiste encore en Allemagne.

§. V. *Délivrance.* Les anciens connurent bien l'importance de ce temps de la parturition, et leurs ouvrages renferment sur ce sujet des préceptes fort étendus. Hippocrate faisait servir la pesanteur du fœtus à l'expulsion du placenta. Pour cela, la mère s'asseyait sur une chaise percée, ou, si sa faiblesse ne le lui permettait pas, elle était couchée sur un lit extrêmement incliné, afin qu'en glissant vers les pieds, le fœtus entraînât l'arrière-faix dont il n'était point séparé; si le cordon ombilical était rompu, on suspendait quelque poids à l'extrémité qui tenait au placenta. Hippocrate défendait surtout les tiraillemens trop violens, et voulait que l'opération se fît avec lenteur. C'est dans ce but qu'il plaçait par terre, et l'une à côté de l'autre, deux outres pleines d'eau, auxquelles on pratiquait un trou avec une aiguille; ces outres étaient couvertes de laine bien cardée, et l'on y plaçait le fœtus, qui, par son poids, affaissait peu à peu la couche sur laquelle il était déposé, et tirait, par conséquent, lentement sur le cordon ombilical (*de Superfœtat.*). Si cette méthode, qu'Hippocrate regardait comme excellente, ne suffisait pas pour procurer la délivrance, il employait les sternutatoires; et si ces remèdes n'avaient pas de succès, il prescrivait une foule de médicamens stimulans, emménagogues; il ne craignait pas d'administrer à l'intérieur des cantharides, ou d'en porter sous forme de pessaire jusque dans l'utérus: il était réduit néanmoins assez souvent à attendre la fonte putride du placenta. Galien adopta ces préceptes d'Hippocrate, et les reproduisit en plusieurs endroits de ses ouvrages. Celse avait cependant indiqué une méthode moins vicieuse : « Il faut, dit-il, exercer avec la main gauche des tractions sur le cordon ombilical, mais avec précaution, de manière à ne point le rompre; le cordon sert de guide à la main droite, qu'on introduit jusqu'à l'arrière-faix; on détache les liens vasculaires ou membraneux qui l'unissent à la matrice, et on le retire tout entier, ainsi que les caillots de sang qui peuvent s'être amassés dans la cavité utérine (lib. 7, cap. 29). Moschion donne sur ce sujet des préceptes judicieux. Il rejette les sternutatoires, la suspension, les boissons excitantes, comme pouvant causer l'inflammation de la matrice ou une hémorrhagie funeste. Aëtius et Paul d'Égine adoptèrent le précepte de Celse; ils y ajoutèrent celui de ne point tirer le placenta, de peur de déterminer un prolapsus de la matrice, mais d'exercer des tractions, tantôt d'un côté, tantôt de l'autre, et toujours avec précaution. Jusque-là, c'était fort bien ; mais, dans la crainte de voir le col utérin se resserrer, ils prescrivent l'emploi de linimens, d'errhins, de boissons chaudes, de toutes espèces d'emménagogues, *ut hiet osculum*, comme ils le disaient. Quand ces moyens ne réussissent pas, ils conseillent d'abandonner la délivrance à la nature, et d'attendre que le placenta tombe en pourriture. Les modernes ont été long-temps partagés entre deux opinions opposées. Les uns, voyant dans la présence du placenta dans la matrice, et dans sa disposition à s'y corrompre, une source d'accidens ; redoutant d'ailleurs le resserrement du col utérin comme devant mettre un obstacle insurmontable à la délivrance, voulaient qu'on procédât à cette opération immédiatement après la sortie du fœtus. Ainsi pensaient Franco, Rhodion, Rueff, A. Paré, Fabrice d'Aquapendente, Mauriceau, Deventer, Peu, Chapman, Guaz et Didelot. C'était aussi l'opinion de Smellie, avant qu'il eût appris de Ruysch les inconvéniens de cette méthode. D'autres, au contraire, qui avaient remarqué qu'il survient plus ou moins de temps après l'accouchement des contractions utérines déterminant l'expulsion du placenta, et qui avaient appris que cette délivrance spontanée est rarement suivie d'hémorrhagie ou d'autres accidens, établirent qu'il fallait toujours l'abandonner à la nature. Ils poussèrent ce principe jusqu'à attendre, quand la délivrance ne s'opérait pas, que le placenta tombât en suppuration. Les plus ardens défenseurs de cette doctrine furent Ruysch, et après lui Ould, Gehler, Vogel et Harvic. Chaque parti a fort bien signalé les dangers de la méthode opposée à celle qu'il avait embrassée; il restait à montrer le point où chacune d'elles tombait dans l'exagération, et devait être abandonnée : c'est ce qu'ont fait, parmi beaucoup d'autres, Levret, Rœderer, Delcurye, Stein et Baudelocque.

§. VI. *Accouchemens laborieux.* Les anciens distinguaient les causes qui peuvent rendre l'accouchement difficile en celles qui tiennent à la mère et celles qui dépendent du fœtus. Parmi celleslà, ils comptaient la *primi-parturition* (Hipp., *de Natura pueri*), l'obésité (Moschion, Aëtius, Paul d'Égine, Avicenne), un état antérieur de maladie, la faiblesse, l'induration, le squirrhe, l'inflammation, l'ulcération ou les tumeurs du vagin et de l'utérus. Ils regardaient le peu de capacité de la matrice, aussi bien que l'ampleur démesurée de ce viscère, comme une condition défavorable (Hipp., *de Nat. pucr.*). Hippocrate connaissait l'obliquité de l'utérus; il en décrit avec soin les diverses espèces, et signale les indispositions dont elle peut être la source, mais il ne la considère point comme pouvant mettre obstacle à l'accouchement (Hipp., *de Morb. muliebr.*, lib. 2; *de Sterilib.*). Moschion admet quatre espèces d'obliquités, et regarde la torsion de l'orifice utérin comme une cause d'accouchement difficile. Aëtius, d'après Aspasie, traite assez longuement ce point de doctrine, et dit : *Potest et difficultas pariendi contingere ob cervicis uteri obliquitatem;* et il indique, pour corriger cette obliquité, une position dont nous parlerons plus loin. Les successeurs de ce médecin partagèrent son opinion. C'est donc à tort qu'on a regardé Deventer comme le premier qui ait connu l'obliquité de la matrice et son influence sur l'accouchement. Il ne l'est pas même parmi les modernes, comme l'a prouvé le traducteur français de son ouvrage. Quant aux vices de conformation du bassin, la connaissance en est due tout entière aux travaux des modernes. On ne trouve rien qui s'y rapporte, chez les anciens, si ce n'est peut-être le passage suivant d'Aëtius : *Sed et ossa pubis nimium conserta pariendi difficultatem faciunt, dùm in partu dilatari non possunt. Neque enim velut in viris, ita in mulieribus ossa pubis alternatìm conseruntur, sed forti copulá connectuntur.* Les anciens ne paraissent pas non plus avoir connu davantage les inconvéniens attachés à l'ampleur trop considérable du bassin.

Au nombre des conditions que les médecins de l'antiquité reconnaissaient dans le fœtus comme susceptibles de rendre l'accouchement difficile, ils plaçaient en première ligne son volume trop considérable (Hipp., *de Morb. mulier.*, lib. 1). L'accouchement sera difficile, dit Moschion, si la tête ou le corps du fœtus sont trop volumineux, s'il a trois bras, s'il est hydropique, s'il a quelque gibbosité. Aëtius ajoute : s'il a deux ou trois têtes, s'il est hydrocéphale, si deux jumeaux s'engagent en même temps dans l'orifice de l'utérus. Paul d'Égine, Avicenne, Albucasis, répètent les mêmes choses. Les modernes n'ont pu que reconnaitre la vérité de ces assertions. Il n'en est pas ainsi de l'opinion qu'avaient les anciens sur les inconvéniens d'une tête trop peu volumineuse. Moschion, Paul d'Égine, Avicenne, regardaient cette condition comme désavantageuse; et le premier de ces auteurs en donnait pour raison que la tête ne dilatait point suffisamment alors l'orifice de la matrice, et que l'accoucheur avait de la peine à la bien saisir.

Les anciens redoutaient beaucoup les accidens que devait, selon eux, nécessairement causer un fœtus mort ou très-débile : *Id quoque magnoperé in causa est cur non facilé exeat, si mortuus aut syderatus fuerit* (Hipp., *de Morb. muliebr.*). Aëtius, Avicenne et leurs successeurs eurent le même préjugé. Il tenait à l'idée qu'avaient les anciens, que c'est par ses propres efforts que le fœtus rompt ses enveloppes, et s'ouvre la voie par laquelle il doit passer. Galien, et long-temps après lui Fabrice d'Aquapendente et Harvée, avaient démontré que la contraction de l'utérus était la cause principale de l'expulsion du fœtus. Cependant ces auteurs, et ceux qui les suivirent, crurent encore à la coopération de celui-ci dans l'accouchement; et, quoique les meilleurs accoucheurs regardassent la matrice comme le seul agent de l'expulsion du fœtus, ce ne fut que dans le dernier siècle que l'art rejeta tout-à-fait l'opinion contraire, lorsque Antoine Petit eut démontré d'une manière irréfragable l'action de l'utérus et des muscles abdominaux dans l'accouchement.

Quant à la position du fœtus, nous avons dit que les anciens regardaient comme le seul accouchement naturel celui qui s'opère par la tête. Hippocrate n'en voyait pas de plus fâcheux que celui dans lequel l'enfant vient par les pieds : *Grave verò etiam est, si in pedes prodeat, et plerumque aut matres, aut puelli, aut ambo etiam perierunt* (*de Morb. mulier. et aliàs*). C'est le danger de ces accouchemens qui avait fait donner aux enfans venus dans une pareille position le nom d'Agrippa : *In pedes procedere nascentes contra naturam est, quo argumento eos appellávere Agrippas ut ægrè partos* (Plin., *Hist. natur.*, lib. 7, c. 8). Moschion paraît avoir eu le premier des idées plus justes sur cette position. Au jugement de cet auteur, après la présentation de la tête, c'est celle des pieds que l'on doit préférer : mais il regarde toujours la première comme plus avantageuse que celle-ci, parce qu'on n'a pas à craindre que les bras, lorsqu'on commence à tirer l'enfant, s'écartent du tronc, et restent dans la matrice. Paul d'Égine professe la même opinion : *Nam figura secundùm naturam fœtibus est, prima quidem quâ caput nusquam inclinans ad os vulvæ rectà dirigitur, proxima huic ubi in pedes conversus est. Aliæ omnes præter has à naturâ abhorrent* (P. Ægin., lib. 3, c. 76). Tel fut aussi le sentiment des Arabes, à l'exception d'Albucasis. Mais aucun d'eux, comme nous le verrons plus loin, ne sut tirer de ce principe les conséquences qui semblent en découler si naturellement pour la terminaison des accouchemens laborieux. Il ne fallait ni une grande expérience, ni une attention bien profonde pour reconnaître que le fœtus ne saurait traverser librement le canal qu'il doit franchir, s'il se présente en travers à l'orifice supérieur de ce canal. On peut donc regarder comme exagérée l'admiration avec laquelle on a cité le passage suivant d'Hippocrate : *Non secùs ac si quis in ampullam oleariam angusti oris olivæ nucleum immittat qui transversè non facilè educitur, eodem planè modo etiam mulieris gravis est affectio ubi fœtus transversus descendit, sic enim molestè educitur* (*de Morb. mulier.*). Moschion expose en détail les inconvéniens de cette position, et de la plupart de celles qui peuvent rendre l'accouchement difficile. Aucun autre auteur, parmi les anciens, n'a traité ce sujet d'une manière aussi complète.

L'on trouve dans les anciens l'indication d'une multitude de pratiques qu'ils croyaient propres à accélérer l'accouchement, quand l'obstacle tient à la mère. Il serait aussi fastidieux qu'inutile d'en faire mention. Nous nous contenterons de parler des principales. Dans le cas où les douleurs sont trop faibles pour procurer l'expulsion du fœtus, Hippocrate veut qu'on attache solidement la femme sur son lit, qu'on incline vers les pieds, et auquel on imprime d'assez vives secousses. Il faut lui administrer des errhins et lui boucher les narines au moment où elle éternue. On fait en même temps des fumigations et des onctions aux parties génitales, et l'on prescrit des emménagogues, des excitans de toute espèce. Cette pratique, du moins pour ce qui regarde les médicamens excitans, passa des Grecs aux Arabes, qui ne cherchèrent qu'à grossir le catalogue des remèdes capables de procurer l'accouchement.

Les anciens cherchaient à corriger l'obliquité de la matrice en faisant coucher la femme du côté opposé à l'obliquité, et en tâchant d'amener avec le doigt l'orifice utérin vers le centre du bassin. Ils se servaient encore du doigt pour dilater cet orifice. Hippocrate recommande de procéder lentement à cette opération ; et Celse la décrit de la manière suivante : « Le médecin, profitant du moment où l'orifice se dilate, doit, après avoir graissé sa main, d'abord introduire le doigt indicateur, et l'y tenir jusqu'à ce que l'orifice se soit ouvert de nouveau ; il cherchera ensuite, de la même manière, à introduire successivement chacun des autres doigts jusqu'à ce qu'il puisse faire passer la main tout entière (lib. 7, cap. 29). » Les Arabes employèrent divers instrumens à cette opération. Avicenne en indique un sous le nom de *lubeb* ; Albucasis en a figuré trois. Rueff en regardait l'emploi comme fort avantageux, et, dans quelques contrées du nord de l'Europe, les accoucheurs s'en servaient généralement encore au milieu du dix-septième siècle.

Les obstacles à l'accouchement peuvent dépendre encore de la mauvaise position du fœtus et du défaut de rapport entre ses dimensions et celles du bassin. Les anciens ne sont pas d'accord sur la méthode à suivre pour ramener à une bonne position l'enfant qui se présente mal. Les uns, considérant comme étant contre nature tout accouchement qui ne se fait pas par la tête, veulent toujours ramener le fœtus à cette position; les autres, qui pensaient que l'accouchement par les pieds n'est point aussi défavorable qu'on le croyait, ont enseigné une autre méthode. Hippocrate appartient à la première classe. « Si le fœtus vivant présente une main, il faut, dit-il, la repousser et la faire rentrer dans l'utérus. S'il présente les deux mains, s'il présente une jambe, il faut les faire rentrer » (*de Superfœtat.*). Et ailleurs : « Lorsque l'enfant vivant présente le bras ou l'un et l'autre en même temps, on doit repousser ces parties aussitôt qu'elles se montrent, retourner le fœtus, et amener la tête au passage » (*de Morb. muliebr.*, lib. 1). Un peu plus loin, Hippocrate donne le même précepte pour l'enfant mort. Il avait dit auparavant : « Quand l'enfant se présente de travers sur l'orifice de l'utérus, qu'il soit mort ou en vie, il faut le repousser, le retourner, et lui donner une situation naturelle qui lui fasse présenter la tête. » (*Ibid.*)

Celse s'écarte un peu de la doctrine d'Hippocrate. « L'enfant, dit cet auteur, présente ou la tête ou les pieds, ou est placé en travers, de manière cependant que ses mains ou ses pieds sont presque toujours voisins de l'orifice. Le but du médecin est alors de le diriger avec la main, de sorte qu'il présente la tête ou même les pieds, s'il a une autre position... » Et plus loin : « Lorsque le fœtus présente les pieds, il n'est pas difficile de l'extraire. On saisit ces parties avec les mains, et on le tire aisément » (lib. 7, cap. 29). Ces préceptes de Celse s'appliquent, il est vrai, au cas où l'on suppose l'enfant mort. Moschion, qui, en traitant des accouchemens laborieux, parait avoir eu en vue la conservation de l'enfant, recommande, lorsque les diverses attitudes données à la mère n'ont pas changé les mauvaises positions du fœtus, de porter les doigts réunis de la main gauche dans l'orifice de la matrice pendant qu'il s'ouvre, c'est-à-dire pendant la douleur, et, après avoir saisi la poitrine de l'enfant, de le placer convenablement, ou s'il est très-engagé, de changer un peu sa position. Du reste, presque toujours le but des manœuvres qu'il conseille est d'amener la tête, et il en indique qui sont manifestement impraticables. Il décrit cependant ainsi la manière de retourner le fœtus dans la matrice : « La sage-femme glisse ses doigts dans la matrice, et met l'enfant sur le côté, soit qu'elle le trouve sur le dos ou sur le ventre. S'étant ainsi donné plus d'espace, elle parvient sans peine à lui procurer complétement la situation qu'elle desire. Ensuite, saisissant les parties de l'enfant les plus voisines de l'orifice, elle l'amène au dehors. C'est néanmoins la tête

qu'elle doit chercher et amener de préférence, parce que la sortie
par la tête est la meilleure de toutes; et les pieds ne doivent être
préférés que lorsqu'ils sont plus près de l'orifice » (cap. 12). Dans
les procédés conseillés par Celse et Moschion, on voit que ces auteurs se sont approchés de la doctrine relative à la version du
fœtus. Philumenus semble l'avoir tout-à-fait indiquée; mais le passage où l'idée de la version est exprimée, manque des développemens nécessaires pour qu'on en attribue tout-à-fait l'honneur à cet
auteur. En effet, après avoir indiqué les divers moyens de lever les
obstacles qui s'opposent à l'expulsion du fœtus, Philumenus ajoute :
« Mais si c'est la tête de l'enfant qui bouche le passage, il faut aller
chercher les pieds et l'amener ainsi. *At si caput fœtus locum obs-
truxerit, in pedes vertatur* (fœtus), *atque ita educatur.* (Aëtius,
tetr. 4, ser. 4, cap. 23.)

Il faut se transporter tout-à-fait chez les modernes pour trouver le
précepte de la version du fœtus positivement établi, de manière à
constituer un moyen rationnel. Déjà Rhodion ne montre pas autant
de répugnance que les anciens pour l'accouchement forcé par les
pieds. Il pose le précepte important du dégagement des bras, qu'on
était exposé, comme l'indique Moschion, à écarter du tronc lorsqu'on commençait à tirer sur le corps de l'enfant. Mais il émet à
peu de chose près les mêmes opinions que les anciens relativement aux positions transversales. Pierre Franco est le premier
qui paraît avoir recommandé de faire la version par les pieds,
dans le cas où le fœtus se présente dans une mauvaise position
quelconque (*Schweighoeuser*). Ambroise Paré, et surtout Guillemeau, et les accoucheurs qui les suivirent, consacrèrent ce précepte en l'étendant à tous les cas où, par une cause quelconque,
il faut hâter, forcer l'accouchement.

Quand les obstacles à l'accouchement dépendaient du défaut de
proportion entre les dimensions du fœtus et celles du bassin, les anciens étaient presque entièrement dépourvus de tout moyen d'y
remédier. Nous comptons pour rien, en effet, les médicamens auxquels ils avaient recours en pareil cas, les onctions, les lotions
émollientes, et les efforts qu'ils faisaient pour dilater les parties.
Combien ne devait pas être insuffisante la méthode prescrite par
Hippocrate! « Quand, dit-il, la tête se présentant la première, le
reste du corps ne suit point, et que l'enfant est mort, après avoir
mouillé vos doigts avec de l'eau, introduisez-en un entre l'orifice
de la matrice et la tête de l'enfant; tournez le tout autour jusqu'à

ce que vous l'ayez placé sous le menton; introduisez-le alors dans la bouche de l'enfant, et tirez-le ainsi au dehors. Lorsque, l'enfant venant par les pieds, tout le corps est dehors, à l'exception de la tête, il faut l'embrasser des deux mains, et la tirer au dehors » (*de Superfœtat.*). Les préceptes de Moschion, à ce sujet, sont à peu près les mêmes. Avicenne y ajoute le conseil d'attacher le fœtus avec une lisière de drap pour le tirer avec plus de force; et si ce moyen est impraticable ou insuffisant, il veut qu'on emploie, pour le tirer, des tenailles, *forcipes.* Ce précepte serait bien remarquable, s'il s'agissait de *forceps* construits de manière à pouvoir tirer l'enfant vivant et sans le blesser; mais cela n'est nullement vraisemblable, puisque Albucasis, à qui nous devons des planches de tous les instrumens employés dans l'art des accouchemens, n'indique que des tenailles qu'on ne saurait employer sans donner la mort au fœtus. Cet instrument ne diffère donc que par la forme du crochet meurtrier qu'employaient Hippocrate et Celse. Toutefois, Philumenus, pour remédier à l'inconvénient du crochet qui porte la tête vers le lieu opposé à celui où il a été implanté, avait proposé d'en placer de chaque côté, et de faire en même temps sur les deux instrumens des tractions répétées, tantôt directes et tantôt obliques (*Aëtius*, tetr. 4, ser. 4, cap. 23). L'insuffisance de ces diverses méthodes ne laissait aux anciens d'autre moyen de terminer l'accouchement que le morcellement du fœtus même vivant; opération cruelle, qu'ils durent pratiquer bien fréquemment, si l'on en juge par le soin qu'ils mettent à la décrire, et par l'espace qu'ils lui consacrent dans leurs ouvrages, où les autres préceptes de l'art tiennent si peu de place. On peut voir tous les détails de l'opération et l'indication des instrumens qu'on y employait, dans Hippocrate, Celse, Moschion, Aëtius, Paul d'Egine, Avicenne et Albucasis. A mesure que l'art se perfectionna, l'embryotomie devint de plus en plus rare, et les modernes ont à se glorifier de pouvoir sauver la vie des enfans dans un grand nombre de cas où les anciens ne savaient que l'arracher à lambeaux, non sans faire encourir les plus grands dangers à leurs mères. Cet avantage précieux est dû surtout à l'appréciation exacte de la situation du fœtus dans la matrice; au perfectionnement de la manœuvre relative à la version de l'enfant et à l'accouchement par les pieds; à la découverte toute récente du forceps; enfin, à l'application rationnelle de deux opérations, l'hystérotomie et la symphyséotomie, ressources extrêmes qui sont employées avec des chances de succès pour la mère et l'enfant, dans des cas où le sacrifice de celui-ci, au moyen de l'embryotomie, n'assurerait même pas le salut de la première. Pour signaler complétement cette différence que présente l'art des accouchemens comparé chez les anciens et chez les modernes, il faudrait exposer les doctrines qui composent l'art tout entier; il nous a suffi de l'indiquer, et nous terminerons cet article par un aperçu succinct de l'histoire de l'opération césarienne et de la symphyséotomie.

§. VII. *Opération césarienne et symphyséotomie.* Il paraît qu'on connut, dès la plus haute antiquité, l'opération par laquelle on retire un enfant du sein de sa mère morte avant de lui avoir donné le jour. On ne peut se refuser à en voir l'idée dans le récit que nous fait l'ancienne mythologie de la naissance de Bacchus et d'Esculape. Il faut que des tentatives du même genre aient été suivies de succès, pour qu'il ait été rendu une loi (*lex regia*) attribuée à Numa-Pompilius, qui ordonnait d'ouvrir toute femme morte en état de grossesse, afin de conserver l'enfant s'il était possible. C'est à l'exécution de cette loi renouvelée dans la suite à différentes reprises par l'église romaine et par divers gouvernemens, et qui n'est devenue maintenant qu'un simple précepte d'hygiène publique, que le premier des Césars, Manilius et Scipion l'Africain durent la vie, au rapport de Pline. Les auteurs modernes citent également plusieurs exemples d'enfans qui furent sauvés par la même opération pratiquée sur des femmes que divers accidens ou maladies avaient fait périr.

Mais il n'existe aucun document qui autorise à penser que les anciens aient fait une ouverture à l'abdomen et à l'utérus d'une femme vivante pour extraire un fœtus qui n'aurait pu sortir par les voies naturelles. On ne découvre de trace d'une pareille opération dans aucun auteur avant la fin du quinzième siècle. Cependant, au rapport de Gasp. Bauhin, l'hystérotomie était déjà très-fréquente en Suisse aux dixième et onzième siècles; mais cet auteur ne donne pas de détails satisfaisans sur ce sujet. On a pensé que l'idée de cette opération était venue aux accoucheurs, en considérant que des fœtus morts avaient été expulsés du ventre à la suite d'abcès qui en avaient ouvert les parois; faits dont on possède plusieurs exemples, et dont le plus ancien est dû à Albucasis. Quoi qu'il en soit, la première opération césarienne que subit une femme vivante, et dont les annales de l'art fassent mention, est celle que pratiqua, en 1500, sur sa propre femme, un châtreur de porcs à Siegershausen, en Turgovie, et laquelle, d'après

Bauhin, qui rapporte ce fait, sauva l'enfant et la mère, que plusieurs sages-femmes déclaraient ne pouvoir accoucher. On publia, au commencement du seizième siècle, plusieurs autres observations d'opérations césariennes faites avec succès. Rousset, qui, en 1581, fit paraître le premier traité écrit sur cette opération, rassembla neuf exemples d'enfantement césarien; et Bauhin, qui, un an après, donna une traduction latine de ce traité avec un supplément, en ajouta plusieurs autres qui avaient eu également une issue heureuse. On a lieu de s'étonner qu'il ne soit fait mention que de succès en parlant d'une opération aussi dangereuse; et, il faut l'avouer, les faits rapportés dans ces temps, y compris celui du châtreur de porcs, manquent d'authenticité; quelques-uns sont invraisemblables, et plusieurs décidément controuvés. Les auteurs qui les citent n'en ont pas été témoins, et les admettent pour la plupart sur de simples ouï-dire. Déjà Ambroise Paré, qui décrit l'opération césarienne à pratiquer sur une femme morte dans le travail, regarde comme imprudentes celles qu'on voudrait tenter sur une femme vivante, et met les succès qu'on en rapporte, s'il en existe, au nombre des miracles. Rousset soutint alors une vive polémique avec les plus fameux chirurgiens de son époque, Marchand et Guillemeau, qui, frappés de l'insuccès de plusieurs opérations césariennes qu'ils avaient pratiquées ou vu pratiquer, rejetèrent les principes et les faits sur lesquels le premier avait établi la nécessité et la réussite de l'opération. Néanmoins, l'opinion de Rousset et de Bauhin se propagea et parut prévaloir; car Mauriceau, qui était entièrement du sentiment d'Amb. Paré, de Marchand et de Guillemeau, et qui voulait, de même que Phil. Peû, qu'on préférât le sacrifice de l'enfant au danger de l'enfantement césarien pour la mère, se plaignait que des ignorans fissent tous les jours à la campagne la section césarienne, par un pernicieux abus que les magistrats devraient empêcher. Ce même chirurgien disait encore qu'il avait accouché un grand nombre de femmes par les voies ordinaires, dans des cas où ses confrères eussent conseillé l'hystérotomie. Rousset, dans son traité, avait bien indiqué les cas où cette opération était nécessaire; il avait démontré qu'elle était le seul moyen de délivrer la femme, dans le cas de conformation vicieuse du bassin, de grosseur extraordinaire du fœtus, et de grossesse extra-utérine. Mais l'art des accouchemens était très-peu avancé; ce n'était qu'avec peu de précision qu'on pouvait apprécier les vices du bassin, et l'on ne connaissait que très-imparfaitement toutes les ressources de la nature. Il est donc permis de croire avec Mauriceau que l'on pratiqua plusieurs fois l'opération césarienne sans qu'elle fût positivement indiquée. Cet accoucheur célèbre s'était trop avancé en prétendant que la mère ne peut jamais être conservée. Des succès obtenus firent balancer l'opinion entre les partisans et les adversaires de l'opération césarienne. Plusieurs écrits furent publiés pour et contre cette opération, sur la fin du dix-septième siècle. Deventer détermina avec plus de précision les cas qui la rendent nécessaire. L'invention du forceps, qui, comme nous l'avons dit, commença une nouvelle ère pour l'art des accouchemens, eut nécessairement une influence sur ce point important. Tout en faisant restreindre le nombre de circonstances où l'on conseillait de pratiquer la section césarienne, cette opération gagna des partisans, parce que les instrumens préjudiciables à l'enfant perdirent de leur crédit, et que l'on devint plus scrupuleux sur sa conservation. Malgré les chances fâcheuses qu'elle fait courir à la femme, chances que, d'après le nombre d'opérations authentiquement connues, on doit regarder comme à peu près égales pour le succès et pour l'issue funeste, les plus célèbres accoucheurs du dix-huitième siècle s'accordèrent à regarder l'opération césarienne comme indiquée, dans le cas où un rétrécissement extrême du bassin, dépendant, soit d'une conformation vicieuse de cette cavité osseuse, soit de la présence d'une tumeur non susceptible d'être détruite, rend l'accouchement impossible. Néanmoins, à cette époque, quelques personnes furent tellement frappées des dangers de l'opération, qu'elles manifestèrent une opinion opposée: elles pensèrent que, dans le cas où l'embryotomie serait praticable, il vaudrait mieux y avoir recours, lors même qu'on ne serait pas assuré de la mort de l'enfant, que de chercher à conserver celui-ci aux dépens des jours de la mère. Camper est de cet avis (Simon, *Mém. sur l'Opér. césar.*). Nous négligeons à dessein de parler ici de l'opinion professée plus tard avec une violence extraordinaire contre l'opération césarienne par Sacombe, parce que les critiques envenimées de cet accoucheur parurent dirigées contre les personnes plutôt que dictées par l'intérêt de la science et de l'humanité si mal à propos invoqués. En 1777, commencèrent à s'élever des discussions animées entre les partisans exclusifs de l'opération césarienne et ceux de la symphyséotomie, que l'on présentait comme beaucoup moins dangereuse que la première, et devant la remplacer. Nous allons nous en occuper, puisque ces discussions commencent et forment, à proprement parler, l'histoire de la symphyséotomie, qui, sous ce rapport, est liée à celle de l'opération césarienne. Dans ce précis historique de l'hystérotomie, nous n'avons pas cru devoir parler des divers procédés opératoires d'après lesquels on fait l'incision sur la ligne blanche, à côté de cette ligne, ou transversalement, parce que la préférence à accorder à l'un d'eux n'est pas bien fixée : c'est une pure question chirurgicale.

Une opinion très-ancienne, puisqu'on prétend en trouver la trace dans le livre hippocratique *de Naturâ pueri*, faisait généralement admettre l'écartement des os du bassin pendant l'accouchement, comme un moyen employé par la nature pour faciliter le passage du fœtus. Aëtius met au nombre des causes d'accouchement difficile l'excès de solidité dans les symphyses des os du bassin, qui les empêche de prêter et d'en augmenter les détroits (tetr. 4, ser. 4, cap. 22.). La même doctrine avait été professée par Avicenne et les Arabes, lorsque, dans le seizième siècle, Severin Pineau la fit revivre avec plus de force par une excellente dissertation sur ce sujet, malgré l'opposition de Fernel et de quelques autres. Dans le but de favoriser cet écartement, Pineau recommandait les bains, les lotions émollientes, les onctions avec des corps gras. Il paraîtrait même avoir eu l'idée d'agrandir le bassin par la section de la symphyse du pubis. Quoi qu'il en soit, que cette idée se soit présentée ou non à l'esprit de Severin Pineau, et qu'elle soit exprimée clairement ou vaguement dans le passage où l'on croit l'apercevoir, elle ne fut mise à exécution ni par cet auteur, ni, long-temps encore après lui, par les accoucheurs et chirurgiens qui admettaient l'écartement naturel des os du bassin comme condition favorable de l'accouchement. Delacourvée, médecin français, attaché au roi de Pologne, fit la section de la symphyse du pubis, mais sur une femme morte dans les douleurs de l'enfantement, et s'arrêta au moment où il paraissait près de la découverte de la symphyséotomie. Il rapporte dans un ouvrage publié en 1655, sous le titre de *Paradoxes sur la Nutrition du fœtus*, qu'une femme de 48 ans, enceinte pour la première fois, étant morte après un travail de quatre jours, il trouva la tête de l'enfant dans le vagin, et qu'ayant divisé la symphyse du pubis, il le tira dans la situation où il se présentait. La seule induction que Delacourvée tira de ce fait, fût que le défaut d'écartement dans les os du bassin, par suite de l'âge avancé de cette femme, avait été la cause de sa mort. Quoique cet écartement fût pour beaucoup d'auteurs un sujet de contestation et de doute, il avait été admis cependant par Amb. Paré, Guillemeau, Fabrice de Hilden, Arnisæus, Morgagni, Haller, et plusieurs autres médecins recommandables qui avaient donné une sorte de sanction à ce point de doctrine. On a lieu de s'étonner que, pendant un si long intervalle de temps, où le fait et l'influence du relâchement des symphyses furent tellement exagérés, aucun auteur n'en ait inféré la possibilité d'agrandir directement la cavité du bassin par la section de la symphyse pubienne. Ce ne fut qu'en 1768 qu'il fut positivement question de cette opération. Sigault, alors simple étudiant en chirurgie, en fit l'objet d'un mémoire présenté à cette époque à l'Académie de chirurgie, et, plus tard, en 1773, d'une thèse qu'il soutint à la Faculté de médecine d'Angers. La section de la symphyse y était proposée comme un moyen beaucoup moins dangereux que l'opération césarienne, qu'elle devait remplacer dans le cas de rétrécissement de la cavité pelvienne. Frappée seulement de ce qu'avait de faux et d'exclusif le projet de Sigault, l'Académie de chirurgie le rejeta d'une manière trop absolue. Quelques discussions s'élevèrent sur son efficacité. Camper, après quelques expériences faites sur des animaux, paraissait favorable à la nouvelle opération, tandis que Baudelocque soutenait une thèse sous ce titre : *An in partu, propter angustiam pelvis, impossibili, symphisis ossium pubis secanda*, dans laquelle il rejetait absolument la section de la symphyse, comme ne procurant pas au fœtus une voie beaucoup plus large.

La question en était à ce point, lorsqu'en 1777, Sigault, assisté d'Alphonse Leroy, pratiqua la section de la symphyse sur la femme Souchot, qui avait eu déjà quatre accouchemens très-laborieux, dans lesquels les fœtus avaient été extraits en morceaux. Dans cette circonstance, l'enfant fut sauvé, et la mère échappa aux accidens de l'opération. Ce succès fut prôné par toutes les bouches de la renommée. Les personnes même étrangères à la médecine prêchèrent les bienfaits de la découverte de Sigault. La Faculté de médecine fit frapper une médaille en l'honneur de ce médecin et de A. Leroy, qui l'avait aidé. D'un autre côté, les chirurgiens, prévenus contre l'opération de Sigault, et, par suite de leur premier jugement, et à cause de l'adhésion peut-être un peu trop facile qu'y avait donnée une corporation rivale, en firent sentir les dangers avec quelque exagération, et la proscrivirent, parce qu'elle ne pouvait réellement pas remplacer l'opération césarienne dans les cas où celle-ci était indispensable. Cependant l'enthousiasme gagnait presque tous les points où la science était cultivée. La symphyséotomie fut pratiquée avec des succès divers beaucoup plus fréquemment dans une courte période de temps, que ne l'avait été l'opération césarienne pendant un demi-siècle. On porta l'engouement au point de n'y voir qu'un moyen très-simple, applicable même aux cas où l'accouchement était difficile, à ceux que les bons praticiens ne se hâtent même pas de terminer par le forceps. Un grand nombre d'écrits furent publiés pour et contre la section de la symphyse pubienne. On discuta la nécessité de l'opération dans les cas où elle avait été pratiquée. Les discussions s'animèrent; l'aigreur les fit dégénérer en disputes scandaleuses. Parmi les adversaires les plus marquans de l'opération de la symphyse, on doit compter Louis, Pelletan, Baudelocque, Piet, Lhéritier; Thouret fut un des auteurs ou praticiens qui ont soutenu Sigault et Alph. Leroy. Enfin, quand l'exaspération des esprits se fut un peu calmée, on finit par où l'on aurait dû commencer : on examina si la section de la symphyse et l'opération césarienne n'étaient pas applicables chacune dans des circonstances particulières. Weidmann (*Comparatio. intersect. cesar. et dissect. cartila. et ligament. pubis*, etc. Wurtzbourg, 1779), Desgranges (*Réflexions sur la sect. de la symph.*, etc.), tracèrent cette distinction. Giraud fit des expériences précises sur l'ampliation donnée aux dimensions du bassin par les différens degrés d'écartement des pubis, après la section de la symphyse; et l'on s'accorda à penser que la symphyséotomie était, à la vérité, moins dangereuse que l'opération césarienne, mais ne pouvait pas être substituée à celle-ci dans le cas de rétrécissement extrême du bassin; qu'un écartement trop grand des pubis, porté, par exemple, au-delà de deux pouces et demi, déterminait des désordres mortels dans les symphyses sacro-iliaques; que cet écartement même ne pouvait pas être obtenu chez les femmes avancées en âge, dont les symphyses avaient perdu de leur souplesse, ou étaient ossifiées. Enfin, l'on reconnut l'utilité de la section de la symphyse pubienne : 1° dans le cas d'enclavement de la tête selon ses dimensions transversales, le forceps ne pouvant pas être appliqué dans ce cas, et lorsque l'on présume la vie de l'enfant, car la perforation du crâne serait préférable dans la conjoncture opposée; 2° dans le cas où le diamètre sacro-pubien a trois pouces à deux pouces et demi, le forceps n'étant pas toujours applicable et suffisant à ce degré de rétrécissement : au-dessous, l'opération césarienne est indispensable; 3° surtout lorsque le rétrécissement du bassin ne porte que sur le détroit inférieur de cette cavité, car l'écartement des pubis tend principalement à augmenter ses dimensions.

(Sandifort et Van der Eem, *D. de Artis obstetric. hodiern. præ veter. præstantiâ ratione partûs naturalis.* Leyde, 1783, in-8. — Sandifort et Van Leuween, *D. de Art. obs. hodiern. præ. vet. præstant. ratione partûs difficilis et præter. naturalis.* Leyde, 1783, in-8. — Dujardin et Peyrilhe, *Histoire de la Chirurgie.* — Sue, *Essais hist. littér. et critiques sur l'art des accouch.* — Schweighœuser, *Tablettes chronol. de l'hist. de la médec. puerpérale ; Archiv. de l'art des accouch.* — Sprengel, *Hist. de la médec.*)

ACHILLINI (ALEXANDRE) naquit à Bologne, vers l'an 1461. Il s'appliqua particulièrement à la philosophie, et quoiqu'il se fût fait recevoir docteur en médecine, il sembla négliger cette science, pour se donner entièrement à la première, dans laquelle il avait reçu le même degré. Il y réussit suivant le goût de son siècle, et se fit par-là une réputation qui lui procura une chaire de philosophie dans sa ville natale. Après l'avoir remplie pendant plusieurs années, il fut appelé, en 1506, à Padoue, pour y être premier professeur en philosophie. La guerre que la ligue de Cambrai fit aux Vénitiens, ayant fait fermer les colléges de Padoue, en 1509, Achillini sortit de cette ville et retourna à Bologne. Il y mourut trois ans après, c'est-à-dire en 1512, laissant les ouvrages suivans, dont la plupart ne furent imprimés qu'après sa mort :

Annotationes anatomicæ, vel de humani corporis anatomiâ. Bologne, 1520, in-4; Venise, 152*, in-4. — Servilement attaché à la méthode et aux préjugés de Moudini, Achillini joignait encore à ces défauts une loquacité scolastique à peine supportable. Cependant son livre renferme diverses remarques qui ne sont pas dénuées d'intérêt, et prouve, dans plus d'un endroit, que l'auteur avait disséqué un grand nombre de cadavres humains. Il parle, en termes obscurs il est vrai, de la valvule du colon. Il savait déjà que la moelle épinière finit à la hauteur des lombes. C'est à lui qu'on doit attribuer l'honneur d'avoir découvert le nerf olfactif.

Achillini fut le premier qui, vers l'année 1480, découvrit l'enclume et le marteau, dont il indiqua même l'usage.

Opera omnia, videlicet, de intelligentiis libri V, de orbibus, de universalibus, de physico auditu, de elementis, de subjecto physionomiæ et chyromantiæ; de subjecto medicinæ; de primâ potestate syllogismi; de distinctionibus, de proportione motuum: cum annotationibus Pamphili Montii Bononiensis. Venise, 1545, in-fol.; *ibid.* 1568, in-fol.

Les ouvrages contenus dans ce recueil ne sont pas le seul monument qui se soit conservé de l'attachement d'Achillini à la philosophie d'Aristote; on lisait sur son tombeau dans l'église de Saint-Martin, à Bologne, l'épitaphe suivante :

Hospes Achillinum tumulo qui quæris in isto,
Falleris; illa suo junctus Aristoteli
Elysium colit; et quas rerum hic discere causas
Vix potuit, plenis nunc videt ille oculis.
Tu modò, per campos dùm nobilis umbra beatos
Errat, die longum, perpetuum que vale.

(Paul Jove, *elogia doct. viror.* — Mémoires de Nicéron. — Sprengel.

ACKERMANN (Jean-Chrétien-Théophile) naquit à Zeulenrode, dans le Voigtland, le 17 février 1756. Orphelin de bonne heure, il fut élevé par les soins d'un oncle qui était pasteur à OEttersdorf. Ses progrès dans la littérature ancienne furent étonnans. A peine âgé de 15 ans, il alla étudier la médecine à Iéna, et ne tarda pas à se faire remarquer par Baldinger. Cet illustre professeur se chargea du soin de diriger ses études, et l'emmena à Gœttingue, lorsqu'il fut appelé dans cette ville, en 1773, pour occuper la place de professeur de médecine et de directeur de l'Institut clinique. Ackermann y demeura deux ans, mettant à profit les leçons des professeurs célèbres qui faisaient alors la gloire de l'Université, et prit le titre de docteur en 1775. De là il se rendit à Halle, où, pendant deux ans, il fit des cours particuliers. En 1778, il alla s'établir dans sa ville natale, dont on venait de le nommer *physicien*, jusqu'en 1786, où il accepta la chaire de chimie qui lui fut offerte à Altdorf. Ce fut dans cette ville qu'il passa le reste de ses jours. Il y devint *physicien* en 1793, puis professeur de pathologie et de thérapeutique en 1794, et il y mourut le 9 mars 1801, à l'âge de 45 ans. Toutes les productions d'Ackermann décèlent un homme profondément versé dans la connaissance de l'antiquité, et habile à en fouiller les trésors trop peu connus :

De Trismo commentatio medica. Gœttingue, 1775, in-8.

De Dysenteriæ antiquitatibus liber bipartitus. Leipzick et Schleitz, 1777, in-8.

La première partie de cet ouvrage avait déjà été imprimée à Halle en 1775, in-4. C'est la thèse que soutint Ackermann pour obtenir le droit de faire des cours. La préface contient des réflexions judicieuses sur l'étude des anciens; l'ouvrage est plein d'une érudition qui étonne de la part d'un auteur de vingt ans.

Ueber die Krankheiten der Gelehrten, etc. Sur les maladies des savans, et sur la manière la meilleure et la plus sûre de les guérir. Nuremberg, 1777, in-8.

Programma de Antonio Musa, Octaviani Augusti medico, et libris qui illi adscribuntur, commentatio. Altdorf, 1786, in-4; réimprimé dans les *Opuscula ad medicinæ historiam pertinentia.* Nuremberg, 1797, in 8.

Regimen sanitatis Salerni, sive scholæ Salernitanæ de conservandá boná valetudine præcepta edidit....

studii medici Salernitani historiâ præ-missâ. Stendal , 1790 , in-8.

Institutiones historiæ medicinæ. Nuremberg , 1792, in-8. — Histoire tirée des sources, dégagée des savantes inutilités qui grossissent quelques ouvrages du même genre, et qu'on peut mettre au rang des meilleurs *manuels* que l'on possède. Malheureusement l'auteur s'arrête à la renaissance des lettres, et laisse aux médecins le regret de n'avoir pas une histoire de leur art, complète, mais *abrégée*, faite avec autant de soin que celle-ci, et aussi propre à être mise entre les mains des élèves.

Institutiones therapiæ generalis. Nuremberg et Altdorf, tom. I, 1794; tom. II, 1795, in-8.

Handbuch der kriegsarzneykunde, etc. ou manuel de médecine militaire. Leipzick, 1794-1795, in-8, 2 vol. Traité complet et excellent sur la police médicale militaire.

Hand-und huelfsbuch fuer feldaerzte etc. ou manuel et mémorial à l'usage des médecins militaires, etc. Leipzick, 1797, in-8.

Hand-und huelfsbuch fuer feldwundaerzte, etc. ou manuel et mémorial à l'usage des chirurgiens militaires, etc. Leipzick, 1797, in-8. — Ces deux ouvrages, dont on ne saurait faire un trop pompeux éloge, et auxquels nul autre ne saurait être comparé, n'en forment véritablement qu'un seul en deux volumes. Aussi l'auteur a-t-il joint à chacun un second titre qui leur est commun : (Manuel de médecine et de chirurgie pratiques aux armées en temps de guerre , etc.)

Ueber die blaehungen , etc. (sur les vents). Nuremberg et Altdorf, 1800, in-8. Cet ouvrage est, selon Sprengel, un véritable chef-d'œuvre.

Ackermann publia en 1786 (a Leipzick) une excellente édition de Serenus Samonicus , qu'il enrichit d'une savante préface (de 48 pages), et d'un choix de notes prises parmi celles de tous les commentateurs. Il fit en 1788 un travail analogue sur Sextus Placitus Papiriensis et Lucius Apuleius. Il a fourni à l'édition de la *Biblioteca græca* de Fabricius, publiée par Théoph. Christ. Harles , les articles d'Hippocrate, de Théophraste, de Dioscoride , d'Arétée, de Rufus d'Ephèse et de Galien , qui, pour l'exactitude, la critique et l'érudition, se placent à côté de ce que nous avons de mieux sur chacun de ces écrivains. On doit encore à Ackermann une multitude d'articles de journaux. Les Allemands , en particulier, lui sont redevables d'un très-grand nombre de traductions.

(Jourdan , dans la *Biog. médic.* — Ackermann, *de Dysent. antiq.* — *Inst. hist. med.* — *Seren. Samonic. edit.* 1786, in-8. — Sprengel.)

ACKERMANN (Jacques-Fidèle), savant médecin et habile anatomiste, était professeur d'anatomie dans l'Université d'Heidelberg. Nous manquons de renseignemens sur sa vie. Il mourut en 1815, âgé de 50 ans. On le compte parmi ceux qui ont employé le plus de talent à rattacher les lois de la vie à celles du monde inorganique, et à expliquer par la chimie les fonctions des êtres organisés. C'est vers ce but que tendent la plupart de ses ouvrages :

Ueber die körperliche verschiedenheit des mannes von weibe ausser den geschlechtstheilen ; en latin, *de sexûs utriusque differentiis præter genitalia.* Francfort-sur-le-Mein , 1788, (Ersch et Enslin), 1789, (*Comment. de rebus, etc.*), in-8.

Uber die kretinen , eine menschenabart in den Alpen ; c'est-à-dire, Sur les Crétins, variété particulière de l'homme dans les Alpes. Gotha, 1790, in-8.

Gustûs organi novissimè detecti prodromus, (P. J. Daniel). Mayence, 1790, in-4, (Sprengel), ou in-8, (Ersch).

Ackermann démontre que le rameau lingual, fourni par la branche maxillaire inférieure, est le seul qui serve au goût, tandis que le nerf hypoglosse et le nerf glosso-pharingien ne sont destinés qu'à donner le mouvement aux muscles de la langue.

Versuch einer physischen darstellung der lebenskräfte organischer körper ; c'est à-dire, Essai d'une exposition physique des forces vitales des corps organisés. Francfort-sur-le-Mein , 1797, in-8 ; *ibid.* 1800 , in-8; Iena, 1805, in-8. L'auteur se hasarde d'expliquer les phénomènes de la vie par les changemens des élémens alors connus du règne inorganique. Il attribue toutes les fonctions au renouvellement continuel des élémens chimiques, du carbone, de l'oxigène et du calorique, etc. ; en un mot, la vie n'est, selon lui, qu'une combustion lente.

De combustionis lentæ phænomenis, quæ vitam organicam constituunt, commentarius. Iena, 1805 , in-4.

Nähere aufschlüsse über die natur der rindviehseuche , etc. ; c'est-à-dire, Nouveaux éclaircissemens sur la nature de la maladie des bestiaux, sur les causes de son incurabilité , et sur la nécessité des mesures de police qu'il convient de lui opposer. Francfort-sur-le-Mein , 1797 , in-8.

Der scheintod und das rettungs verfahren , etc.; c'est-à-dire, De la mort apparente, et des moyens de rappeler à la vie. Francfort-sur-le-Mein , 1803 , in-8.

Infantis androgyni historia et iconographia , accedunt de sexu et generatione disquisitiones physiologicæ et tab. V. aeri incisæ. Iena, 1805, in-fol.

Die Gall'sche hirn - schaedel - und organenlehre. Heidelberg, 1806, in-8. C'est une réfutation de la doctrine de Gall et de sa manière de disséquer le cerveau.

De construendis , cognoscendis et curandis febribus epitome. Heidelberg, 1809 , in-8.

Von der natur, etc. Recherches sur la nature du typhus. Heidelberg , 1814 , in-8.

De humanæ naturæ dignitate : accedit de nervei systematis primordiis prolusio. Heidelberg, 1813, in-8. Dans le dernier de ces deux opuscules, Ackermann entreprit de faire revivre l'ancienne hypothèse d'Aristote, suivant laquelle les nerfs tirent leur origine du cœur.

(*Comment. de reb. in scient. nat. gestis.* — Ersch, *Litt. méd. allem.* — Enslin, *Biblioth. médic. chirurg.* — C. F. Ludwig, *Bibliog. med. pract.* — Sprengel. — *Journ. univ. des sc. méd.* tom. 14.)

ACREL (Olof) naquit le 26 novembre 1717, dans une paroisse près de Stockholm, où son père était ministre; et que ses ancêtres

avaient desservie sans interruption, en qualité de pasteurs, depuis
l'an 1580. A peine âgé d'un an lorsqu'il perdit son père, il fut livré
aux soins d'un beau-père qui ne négligea rien pour lui donner une
bonne éducation. A l'âge de 7 ans, il fut envoyé à Upsal, pour y
continuer les études qu'il avait commencées sous un précepteur
particulier. Ses parens auraient souhaité qu'il eût suivi la carrière de
ses ancêtres ; mais un goût décidé pour la physique, l'histoire naturelle et la médecine, l'empêcha de se conformer à leurs vues. Il commença en 1732 à suivre-les leçons des professeurs Prütz, Roberg,
Martin, Roser et Linné. Après neuf ans de séjour à Upsal, il quitta
cette ville, et se rendit à Stockholm, dans l'intention de joindre l'étude
de la chirurgie à celle de la médecine. Il eut d'abord pour maître
G. Boltenagen, et ensuite Schulzer, chirurgien célèbre, sous lequel
il se livra particulièrement à l'étude de l'anatomie et de la chirurgie
légales. Acrel avait conçu le dessein de voyager; la guerre qui éclata
en 1741 entre la Suède et la Russie, accéléra l'exécution de son
projet : on voulait l'engager malgré lui au service de l'armée, en
qualité de chirurgien. Il partit secrètement, traversa le Danemarck,
alla à Hambourg, s'arrêta à Gœttingue, où il suivit les leçons de
Richter, de Haller et de Rœderer; il passa ensuite à Strasbourg, et
y étudia pendant huit mois. Il quitta cette ville au mois de mai 1742,
parcourut la Suisse, le Piémont, la Lombardie, passa à Grenoble,
à Lyon, à Besançon, et revint enfin à Strasbourg. Il visita dans cette
course, qui ne dura que treize semaines, les principaux hôpitaux
des lieux où il passa. Il vint à Paris au mois de novembre suivant,
et y partagea son temps entre l'étude dans les écoles, et la pratique
dans les hôpitaux. En 1743 et 1744, il servit dans les armées
françaises en qualité de chirurgien; mais, ne pouvant supporter les
fatigues de cet état, il obtint sa retraite, et se retira à Strasbourg.
Après quelques mois de séjour dans cette ville, il traversa la
Hollande et revint à Stockholm. Il subit bientôt après les examens
d'usage, et fut admis au nombre des membres de la Société de
chirurgie du royaume de Suède. En 1746, il fut agrégé à l'Académie
des Sciences de Stockholm, et honoré de la présidence de cette société
en 1750 et 1767. L'Académie royale de chirurgie de Paris lui
accorda, en 1750, le titre d'associé étranger. En 1751, il fut
nommé chirurgien du régiment de la Noblesse; en 1752, professeur
en chirurgie, et premier chirurgien du lazaret de Stockholm. En 1764,
il devint membre de la Commission royale de santé, directeur-général
de tous les hôpitaux de Suède. La Faculté de médecine d'Upsal lui

conféra les honneurs du doctorat, et il fut agrégé au Collège royal des médecins de Stockholm. Le roi lui accorda des titres de noblesse, le fit d'abord chevalier, puis commandeur de l'ordre de Wasa. Acrel mourut en 1807, âgé de 90 ans. Il avait publié les ouvrages suivans :

Utforlig, etc., c'est-à-dire, *Traité sur les plaies récentes.* Stockholm, 1745, in-8.

Genosta sätt, etc. Sur la meilleure méthode d'établir un bon hôpital en peu de temps à Stockholm. 1746, in-8.

Tal om fortrets, etc. Sur les maladies counées. Stockholm, 1750, in-8.

L'auteur attribue le *spina bifida* à l'hydrocéphale. Il explique comment l'obstruction du cordon ombilical peut donner lieu à la formation des hydatides.

Chirurgiske, etc. ou *Observations de chirurgie recueillies à l'hôpital royal de Stockholm, et publiées par ordre des administrateurs 'de cet hôpital.* Stockholm, 1759, in-8 de 330 p.; *ibid.* 1775, in-8.—Opérations du trépan et de la cataracte pratiquées avec succès ; extirpation d'une parotide squirreuse, etc., etc. Quelques-unes de ces observations avaient été insérées par

Acrel dans les Actes de la Société royale des sciences du Danemarck.

Pamminnelser wid bonsquets, etc. Sur l'excision de la fistule à l'anus, au moyen d'un fil de plomb. Stockholm, 1766, in-8.— L'auteur prouve que cette méthode n'est ni nouvelle, ni toujours efficace.

Skriflwœling, etc. Opuscules sur la cataracte et les méthodes de l'opérer. Stockholm, 1766, in-8.

Tal om nödwändigheten, etc. Discours sur les avantages de la promptitude dans l'exécution des opérations chirurgicales. Stockholm, 1767, in-8.

Ouvrage important, quoique peu volumineux, où l'auteur passe en revue et apprécie les nouveaux procédés chirurgicaux.

(Carrère, *biblioth.* — *Comment. de rebus in scientiâ naturali et medicina gestis.* — Haller, *Bibl. chirurg.*)

ACRON , d'une famille considérée d'Agrigente , naquit vers l'an 480 avant Jésus-Christ. S'il faut en croire Suidas, il enseigna d'abord la philosophie à Athènes, dans le même temps que son concitoyen Empédocle y faisait briller son éloquence et son savoir. Leurs succès publics dans la même carrière expliqueraient leur mutuelle animosité, s'il ne suffisait, pour s'en rendre compte, de savoir combien étaient différens, ou même opposés, les principes fondamentaux de leurs doctrines médicales. Empédocle, né voyant dans la médecine qu'une portion de la philosophie naturelle, voulait expliquer les phénomènes de la 'santé et de la maladie par les lois de la physique générale. Acron, philosophe plus sage et plus profond, trouvant aux phénomènes organiques un caractère tout spécial, ne voulait fonder la médecine que sur l'observation des faits qui composent son domaine. Il fut donc essentiellement *obser-*

vateur ou *empirique,* et les discussions des historiens sur l'origine de l'école de ce nom, ne sont que des disputes de mots. Plutarque prétend (d'*Isis* et d'*Osiris,* §. 84) que dans la grande peste d'Athènes, Acron sauva plusieurs malades en faisant allumer de grands feux auprès d'eux. On a fait honneur à Hippocrate de la même idée et du même succès, mais la relation de Thucidide prouve bien qu'ils ne l'ont mérité ni l'un ni l'autre.

Acron avait écrit un livre intitulé l'*Art de la médecine,* et un autre sur le *Régime des personnes en santé.* Il ne nous est rien parvenu de ces deux ouvrages.

(Leclerc. — Schulze. — Sprengel.)

ACTUARIUS. JEAN, fils de Zacharie, plus connu sous le nom qui nous le fait placer ici, vivait au treizième ou au quatorzième siècle, et peut être considéré comme le dernier médecin grec. On ignore les particularités de sa vie; on sait seulement qu'il fut attaché à la cour de Constantinople, comme le prouve le surnom qui lui est resté, surnom commun à tous les médecins qui y avaient quelque emploi; on sait encore, et c'est lui qui nous l'apprend, qu'il fut lié d'amitié avec un certain Apocauque. Lambech pense que c'est avec le personnage de ce nom, si connu dans l'histoire de Cantachuzène; Freind combat cette conjecture, et place Actuarius un siècle auparavant. Il est difficile de se décider pour l'une ou pour l'autre de ces opinions. Les ouvrages d'Actuarius renferment toute la théorie de Galien, réduite à un cadre fort étroit; mais l'auteur a mis à profit les vues particulières des successeurs du médecin de Pergame. Peu de choses lui sont propres et ont le mérite de la nouveauté : l'exposition seule lui appartient; mais, sous ce point de vue, il surpasse la plupart des Grecs modernes. Sa marche est lumineuse et systématique. Son traité de *Methodo medendi* est un *compendium* des plus complets de la médecine arabico-galénique, et mérite d'être recommandé, même de nos jours, de préférence à ceux qui ont pour auteurs des médecins grecs plus anciens. Le traité *de Urinis* expose d'une manière complète toutes les différences de ce fluide, et les signes qu'il peut fournir. Il pousse, à cet égard, les détails jusqu'à la minutie. Actuarius est le premier des médecins grecs qui ait fait mention des purgatifs doux, comme la casse, la manne, le séné, les myrobolans; il dit que ces deux dernières substances ont été transportées dans sa patrie des pays étrangers, c'est-à-dire de Syrie et d'Égypte; et il avoue que c'est d'après les Arabes qu'il traite de tous ces médicamens. Actuarius emploie un chapitre entier à parler des sirops et des juleps, dans la confection desquels entre le sucre: c'est probablement encore des Arabes qu'il les a pris. Aussi a-t-on pensé qu'il devait être versé dans leur langue. Mais une chose qui suffit pour prouver le contraire, c'est qu'il ne traite d'aucune maladie dont il ne soit parlé dans les médecins grecs, et qu'on n'y trouve pas un mot des maladies que les Arabes ont connues les premiers, et nulle mention de la petite-vérole. Actuarius a beaucoup écrit. Quelques-uns de ses ouvrages n'ont point été imprimés; ils sont restés ensevelis dans quelques bibliothèques. On en peut voir les titres dans Haller; voici ceux qui ont été publiés :

De urinis libri septem. Ambrosio Leone Nolano interprete. Venise, 1519, in-4 ; Bâle, 1520, in-8 ; *ibid.* 1529, in-8; Paris , 1522, in-4 ; *ibid.*, 1548 , in-8. La traduction revue et corrigée sur le texte grec, par Goupyl; Utrecht, 1670, in-8 (dans une collection intitulée *de Urinis*).

De compositione medicamentorum. J. Ruellio interprete. Paris , 1539, in-12 : c'est le 5e et le 6e livre de l'ouvrage suivant.

De methodo medendi libri sex. Corn. H. Mathisio interprete. Venise.

1554 , in-4 ; *ibid.*, 1567 , in-8. — Ces différens traités d'Actuarius ont été rassemblés et publiés en latin sous ce titre :

Actuarii Joannis filii Zachariæ opera. Paris , 1556, in-8 , 2 tomes. On indique, sous la même date , une édition de Lyon, que Haller ne croit point différente de celle-ci.

De actione et affectibus spiritûs animalis et de nutritione tractatus dúo (en grec), Ed. Jac. Goupyl. Paris , 1557 , in-8; Leipzick, 1774, in-8.

(Freind. — Sprengel.)

ADAIR (James-Makittrik), écossais, membre de la société royale de médecine, associé au collége des médecins d'Edimbourg, exerça quelque temps la médecine aux îles d'Antigoa, et aux Indes occidentales. Revenu en Angleterre, il se fixa à Bath, où il mourut en 1802. Il a publié :

Medical cautions, etc. ; c'est-à-dire, Avis aux personnes valétudinaires, ou essais sur les maladies à la mode , sur les dangereux effets des appartemens étroits et trop chauds; sur les charlatans, les médecins empiriques, les femmes médecins, etc. . Bath, 1787 , in-8. Nous croyons que c'est la deuxième édit.

A philosophical and medical sketch, etc., ou Esquisse philosophique et médicale d'une histoire naturelle du corps et de l'esprit humain , suivie d'un essai sur les difficultés de la mé-

decine, etc., publiée au profit de l'hôpital général de Bath. Bath , 1787, in-8 de 318 p. Dans cette espèce de physiologie pathologique, l'auteur examine les principales fonctions de l'économie, et mêle à leur histoire celle des dérangemens morbides qu'elles peuvent éprouver. Dans la seconde partie, il énumère les difficultés de l'étude et de la pratique de l'art de guérir, et indique en même temps les moyens de les surmonter.

Essay on diet and regimen, etc. Essai sur le régime à suivre pour re-

couvrer les agrémens d'une santé robuste. Bath, 17.., in-8 ; 2ᵉ édit.,
Londres, 1812, in-8.

*Anecdotes of te life, adventures,
etc.* ; ou Anecdotes biographiques,
aventures, et défense de la médecine

supposée défunte, suivies d'un dialogue dramatique, etc. Londres,
1790, in-8.

(*Commentarii de reb. in scient.
natur. gest.*—Catalogue de la bibliot.
de la Soc. médico-chirurg. de Londres.)

ADAMS (Joseph) était fils d'un apothicaire de Londres, qui le
destinait à lui succéder. Après plusieurs années d'études, il suivit
les cours de physiologie de Jean Hunter, qui le distingua, et qui
l'employa à la rédaction de ses ouvrages. Ce fut quelque temps
après la mort de celui-ci, qu'Adams publia son ouvrage sur les
virus, où il prit hautement la défense de son maitre et de son ami,
contre lequel s'était déchainée l'envie. Cet ouvrage attira l'attention
sur son auteur. Les membres les plus distingués de la Faculté de
Londres le détournèrent de continuer sa profession d'apothicaire.
Il prit donc un diplôme de médecin, et fut envoyé à l'ile de Madère,
où il composa divers écrits sur les maladies de ce pays; et à son retour, en 1805, il reçut du collége des médecins de Londres une licence pour y exercer la médecine, quoique n'ayant pas passé les
deux années requises à l'Université: faveur qui ne fut accordée qu'à
lui seul; il fut également nommé médecin à l'hôpital des variolés.
Adams mourut le 20 juin 1818, âgé de 62 ans. On a de lui :

*Observations of morbid poisons,
chronic and acute ; the first compre-
hending syphilis, yaws, sivvens, ele-
phantiasis. and the anomala con-
founded with them ; the second, the
acute contagions particulary, the va-
riolous and vaccine ;* 2e. edit., in-4,
Londres, 1807.—Ouvrage important,
rempli de vues ingénieuses, et dont on
trouve une analyse fort étendue dans
les Annales de la Littérature médicale
étrangère de Kluyskens, tomo VII,
pages 61 et 170. La première édition
est de 1795.

*Observations on the cancerous
breast, consisting chiefly of original
correspondance between the autor
and D. Baillie, M. Cline, D. Ba-
bington, M. Abernethy, etc.* Lond.
1801, in-8. (Observations sur les cancers des mamelles, etc.)

*Answers to all the objections hi-
therto made against cow-pox.* Lond.
1805, in-8. (Réponse à toutes les
objections faites jusqu'ici contre la
vaccine.)

*Inquiry into the laws of epidemies ;
with remarks on the plans lately proposed for exterminating the small-
pox.* Lond. 1809, in-8. (Recherches
sur la marche des épidémics, suivies
de remarques sur les moyens proposés dernièrement pour faire disparaître la petite-vérole.)

*A treatise on the supposed heredi-
tary properties of diseases, containing remarks on the unfounded ter-
rors and ill-judged cautions conse-

quent on such erroneous opinions, etc. Lond. 1814, in-8. (Traité de l'hérédité prétendue des maladies, etc.)

An illustration of M. Hunter's doctrine, particulary concerning the life of the blood; an answer to the Edinburg review on M. Abernethy's lectures. Lond., 1814, in-8. (Éclaircissemens sur la doctrine de M. Hunter, particulièrement pour ce qui a trait à la vitalité du sang, etc.)

Memoirs on the life and doctrines of the late John Hunter, esq. founder on the hunterian museum at the royal college of surgeons in London. Lond. 1817, in-8. (Mémoires sur la vie et les doctrines de Jean Hunter, etc.)

(*Biog. étrang. — Catal. de la biblioth. de la soc. méd. chirurg. de Lond.*)

ADAMUCCI (A.), mort à Paris le 24 juillet 1827, fut un savant modeste, et un modèle de vertus privées. Il était de Naples. Il vint, jeune encore, perfectionner ses études en France : l'amour de la liberté l'y retint et l'y fixa pour toujours. Si ses regards se reportaient vers le lieu de sa naissance, dit l'auteur d'un discours prononcé sur la tombe d'Adamucci, c'était pour souhaiter que la superstition et les préjugés y perdissent de leur empire, que les lumières de l'instruction réveillassent les masses populaires abâtardies par l'ignorance et la servitude; c'était pour former des vœux en faveur de la régénération morale des peuples de la belle Italie. L'inépuisable bienfaisance de ce médecin respectable aurait préparé des privations à sa vieillesse, si l'amitié ne fût venue au devant de ses besoins.

Système mécanique des fonctions nerveuses. Paris, 1808, in-8, 2 vol. —Poussant jusqu'à ses dernières conséquences la doctrine des idéologues du 18 siècle, l'auteur réduit à des impulsions et des mouvemens les facultés intellectuelles et morales de l'homme.

(Leroux, *Discours prononcé sur la tombe d'Adamucci.*)

ADANSON (Michel) naquit à Aix en Provence, le 7 avril 1727. Amené à Paris à l'âge de 3 ans, il y fit ses études avec la plus grande distinction : dès-lors il se livra avec ardeur aux sciences naturelles, et surtout à la botanique. Dès l'âge de 14 ans, émule de Linné, dont le système commençait à se propager, et qui ne satisfaisait pas son esprit exact, il avait esquissé quatre nouveaux systèmes. Animé d'une noble passion pour les sciences naturelles, il renonce à l'état ecclésiastique auquel il était destiné, et dans lequel ses relations de famille lui assuraient de grands avantages; il veut visiter des contrées non encore explorées. Il choisit le Sénégal, précisément à cause de l'insalubrité du climat, qui en avait éloigné jusqu'alors les botanistes. Il entreprend à ses frais, en 1748, à l'âge de 21 ans, ce périlleux voyage, qui lui coûta la plus grande partie de son patrimoine, mais où il acquit d'immenses richesses scientifiques. Après cinq ans de séjour, Adanson revint dans sa patrie, et bientôt après il publia, avec le secours généreux de M. de Bombarde, amateur zélé des sciences, l'histoire de son voyage au Sénégal. Cet ouvrage, et d'autres productions que nous ferons connaitre dans la partie bibliographique de cet article, placèrent Adanson au rang des plus illustres naturalistes, et le firent admettre parmi les membres de l'Académie des Sciences et de la Société royale de Londres. Depuis l'année 1763, où il publia ses *Familles des plantes*, il ne fit plus paraitre d'ouvrages importans. Livré tout entier à l'idée gigantesque d'une encyclopédie complète, il s'occupa d'en rassembler les matériaux, et en 1774 il en soumit le plan et les titres à l'Académie. Malgré l'insuccès de son projet, dans l'exécution duquel il avait espéré être aidé par le gouvernement, Adanson n'en poursuivit pas moins, le reste de sa vie, le travail qu'il avait conçu, et c'est pour n'en être pas distrait qu'il s'enfonça plus que jamais dans la solitude. Les places de censeur royal, d'académicien, les pensions qui lui avaient été successivement accordées, lui donnaient une aisance employée dans l'intérêt unique de sa passion pour la science. La révolution la lui enleva. La perte, dit-on, qui lui fut le plus sensible, fut celle d'un jardin dans lequel il suivait depuis plusieurs années des expériences multipliées sur la végétation, et qu'il vit ravager sous ses propres yeux. Retiré dans une maison malsaine, incommode, à côté d'un jardin étroit, où il ne pouvait être réuni qu'un petit nombre de plantes, Adanson vécut dans le dénuement le plus complet, jusqu'à l'époque de la fondation de l'Institut. Appelé à faire partie de ce corps savant, il ne put pas se rendre à l'invitation qui lui était faite, parce que, répondit-il, il n'avait pas de souliers. Le ministre de l'intérieur, informé de sa situation, lui fit accorder une pension, et du moins les privations de la misère n'attristèrent pas les derniers jours de cet homme illustre. Adanson, depuis long-temps tourmenté de douleurs rhumatismales, mourut le 3 août 1806, six mois après s'être cassé la cuisse dans sa chambre, et après avoir langui pendant tout ce temps. Il supporta ses maux avec un courage extraordinaire, occupé continuellement de ses travaux, et surtout de son projet encyclopédique. Génie original, mais bizarre, travailleur infatigable, Adanson ne jouit pas pendant sa vie de toute la réputation qu'il méritait; négligeant, ou plutôt ignorant les moyens de réussir auprès des hommes, dont il se tenait trop éloigné, il fut effacé par les grandes renommées de Buffon et de Linné. Sa passion pour la science et le contentement de lui-même lui tinrent lieu des succès qu'il n'obtenait pas. Une extrême irritabilité faisait, avec la franchise et la générosité, le fonds de son caractère. Son amour pour son pays et pour l'indépendance lui fit rejeter successivement les offres brillantes de l'empereur d'Allemagne, de Catherine II, enfin du roi d'Espagne, pour l'attirer dans leurs états. On ne doit pas oublier non plus de dire qu'il refusa, malgré les propositions les plus avantageuses, de communiquer aux Anglais le plan qu'il avait fourni, en 1753, à l'administration de la Compagnie des Indes, pour former sur la côte d'Afrique une colonie où l'on pourrait récolter, sans soumettre les nègres à l'esclavage, les produits des Iles et des Grandes-Indes. On a d'Adanson :

Histoire du Sénégal. Paris, 1757, 1 vol. in-4, avec une carte.—Ce livre donne les détails les plus étendus et les plus exacts sur le Sénégal. Il est terminé par une nouvelle classification des testacés. Adanson montra dans cette classification un essai de ce qu'il appelait sa méthode universelle, et qui consistait à rapprocher les unes des autres, à grouper en familles les espèces qui offraient le plus grand nombre possible de rapports. Cette méthode est l'idée-mère qui domine dans tous ses ouvrages. Il était parvenu à l'établir en considérant chaque organe isolément, et en formant de ses différentes modifications un système de division dans lequel étaient rangés tous les êtres connus. Il répéta cette opération par rapport à beaucoup d'organes ; il construisit de cette manière un certain nombre de systèmes artificiels. Pour que cette méthode ingénieuse pût être appliquée universellement, il faudrait que tous les organes importans, sur lesquels doivent être fondés les divisions et les rapports, fussent exactement connus ; or, c'est ce qui n'est pas, et ce qui était encore plus loin d'exister du temps d'Adanson.

Famille des plantes. Paris, 1763, 2 vol. in-8.—Adanson fit dans cet ouvrage l'application de sa méthode aux plantes, et chercha à ramener la botanique à l'étude des rapports naturels que le système de Linné faisait trop négliger. Quelques bizarreries, telles qu'une orthographe singulière et une nomenclature barbare, déparent ce livre, et furent cause de l'oubli dans lequel il tomba ; mais il est rempli d'aperçus heureux, qui ont été reproduits depuis, sans qu'on ait toujours cité la source où ils avaient été puisés.

Adanson est encore auteur de divers mémoires publiés à part, ou insérés dans des collections : tels sont ceux où il fit connaître le *baobab* ; où il donna l'*histoire des arbres qui produisent la gomme dite d'Arabie* ; où il traita la question de savoir si les espèces des plantes changent par le mélange des poussières des étamines, ou si elles sont invariables ; où il fit connaître les tarets ou vers destructeurs des navires ; où il indiqua l'électricité comme cause de la commotion produite par certains poissons, la torpille et le gymnotus. Il annonça, le premier, la propriété de la tourmaline dans une lettre adressée au comte de Buffon, sous le nom supposé de *Ruga Carafa.* In-4, 1759. Enfin, il est auteur des articles du supplément de l'Encyclopédie, qui concernent les végétaux exotiques, jusqu'à la lettre D. Chacun de ces articles forme un traité complet de la plante qui en fait le sujet. Les propriétés médicales y sont indiquées suivant les théories du temps, et souvent d'après les préjugés des habitans des contrées où sont employées les plantes à titre de médicament. — Adanson a laissé un grand nombre de manuscrits, la plupart destinés à l'ouvrage encyclopédique qu'il se proposait de publier, et dont le plan fut soumis à l'Académie sous ce titre :

. *Plan et tableau de mes ouvrages manuscrits, et avec figures, depuis l'année 1771 jusqu'en 1775, distribués suivant une méthode naturelle découverte au Sénégal en 1749.* — Premier ouvrage. *Ordre universel de la nature, ou méthode naturelle comprenant tous les êtres connus, leurs qualités matérielles et leurs facultés spirituelles, suivant leur série naturelle, indiquée par l'ensemble de leurs rapports,* 27 vol. in-8. — Deuxième. *Histoire naturelle du Sénégal,* 8 vol. in-8. — Troisième. *Cours d'histoire naturelle.* — Quatrième. *Vocabulaire universel d'histoire naturelle, servant de table à l'ordre universel.* 1 vol. in-f. de 1000 p. — Cinquième. *Dictionnaire d'histoire naturelle.* — Sixième. 40,000 *figures de* 40,000 *espèces d'êtres connus.* — Septième. *Collection de 34,000 espèces d'êtres conservés dans mon cabinet.* — Ce travail ne parut pas aux commissaires nommés pour l'examiner également avancé dans toutes ses parties, surtout dans celles qui sont étrangères à l'histoire naturelle. On doit regretter qu'Adanson n'ait pas suivi le conseil qui lui fut alors donné de publier séparément les objets de ses propres découvertes, en se contentant d'indiquer d'une manière générale les rapports nouveaux qu'il pourrait apercevoir entre eux et les autres êtres.

(Cuvier, *Elog. histor.* d'Adanson. — *Biogr. univ.*)

ADDINGTON (Antoine) fit ses études à Oxford, où il prit le grade de maître-ès-arts en 1740, et celui de docteur en médecine en 1744. Il fut admis en 1756 dans le collége de médecine de Londres. Addington pratiqua la médecine à Reading, dans le Berkshire, où il s'acquit beaucoup de considération et une fortune immense. Il était surtout recherché pour le traitement de l'aliénation mentale. Son intimité avec le célèbre lord Chatam le rendit quelquefois le centre de négociations entre les membres du cabinet Britannique. Son fils, qui devint ministre sous le nom de vicomte Sidmouth, avait été élevé avec le fils de ce lord, le fameux Pitt. Addington mourut en 1790. On a de lui :

An essay on the sea scurvy, wherein is proposed an easy method of curing that distemper at sea, and of preserving water sweet for any cruise or voyage. Lond., 1753, in-8. (Essai sur le scorbut de mer, dans lequel on propose une méthode facile de guérir cette affection, et un moyen pour conserver l'eau douce pendant tout le cours des voyages de mer.)— L'auteur y donne la description du scorbut, empruntée d'Engalenus, Cockburn, Boerhaave, Hoffmann, de lord Anson, etc. Il préconise la saignée en cas de pléthore, la purgation avec l'eau de mer, l'esprit de sel (acide hydrochlorique), lorsqu'il y a des signes de malignité. Il re-commande les bains d'eau de mer, après l'usage de cette eau à l'intérieur, et les lotions avec cette même eau pour les ulcères scorbutiques. Son moyen pour conserver l'eau douce consiste à mêler environ une once et demie d'esprit de sel par chaque tonneau.

An essay on the mortality of sheep. Lond., 1760, in-8. (Essai sur la mortalité des bestiaux.)

(Carrère, *Biblioth.*)

ADOLPHI (Chrétien-Michel), docteur en philosophie et en médecine, doyen de la Faculté des médecins de Leipsick et du Collége de la Vierge, membre de l'Académie des Curieux de la nature, était né à Hirschberg, en Silésie, le 14 août 1676. Après avoir fait ses humanités à Breslau, il alla étudier à Leipsick la philosophie et la médecine. En 1699 et 1700, il soutint des thèses en ces deux facultés. Il partit l'année suivante pour visiter les universités étrangères ; s'arrêta quelques mois à Halle, pour entendre les leçons de Stahl et de Fréd. Hoffmann ; parcourut l'Allemagne et la Suisse, se rendit et séjourna quelque temps à Strasbourg, visita les Pays-Bas, vint à Paris, et s'y appliqua pendant huit mois à l'art de guérir, passa en Angleterre, revint en Hollande en 1702, et reçut à Utrecht le bonnet doctoral. De retour à Leipsick, il acquit en peu de temps une réputation étendue, le titre de premier médecin du duc de Saxe et plusieurs autres. Dans un nouveau voyage qu'il fit en 1722, il parcourut la Silésie, la Moravie, la Bohême et l'Autriche, et s'arrêta quelque temps à Vienne. Il mourut à Leipsick, le 3 octobre 1753, après avoir mis au jour vingt-huit dissertations académiques, dont les principales ont été réunies sous ce titre :

Dissertationes physico-medicæ quædam selectæ varii argumenti, quæ in universitate Lipsiensi diversis temporibus antehac conscriptæ sunt; nunc autem revisæ, hinc indèque auctæ ac in hocce volumen collectæ, etc. Leipsick, 1747, in-4.

Adolphi a inséré en outre un grand nombre d'observations dans les Actes des Curieux de la nature ; il en a fourni deux au recueil de Breslau.

(*Comment. de rebus in scientiâ naturali et medic. gestis.* Tom. 3, pp. 168-73.)

ÆGIDIUS CORBOLIENSIS (Petrus), Pierre GILLES de Corbeil, naquit au douzième siècle, à six lieues de Paris, dans la ville dont il porte le nom. Il étudia la médecine à Salerne, comme il nous l'apprend lui-même en plus d'un endroit de ses ouvrages: il n'est pas certain qu'il l'ait étudiée à Montpellier et à Paris. Il fut médecin de Philippe-Auguste. Il fut en même temps professeur en la Faculté de Paris, ou du moins il enseigna la médecine dans cette ville, s'il faut en croire Naudé (*de antiq. Schol. med. Paris.*). Gilles de Corbeil mourut au commencement du treizième siècle. Nous n'avons pas dû parler des discussions qui se sont élevées entre les érudits sur le nom, l'âge, la patrie, etc., de Gilles. On peut voir dans l'édition de ses œuvres, publiée par Choulant, l'indication des sources à consulter pour les connaître.

Les ouvrages de Gilles de Corbeil jouirent d'une grande autorité jusqu'à la renaissance des lettres; ils constituent un des monumens les plus importans de la médecine du moyen-âge, et peuvent servir beaucoup à l'histoire des écoles de Salerne, de Montpellier et de Paris. Ces ouvrages sont les suivans:

Carmen de urinis.
Carmen de pulsibus.
Carmen de compositis medicaminibus.
Liber de signis morborum.

Le dernier est resté manuscrit et enfoui dans la poussière des bibliothèques. Les précédens ont eu d'assez nombreuses éditions que nous allons indiquer.

Le traité *de urinis* a été imprimé plusieurs fois avec le traité *de pulsibus* et un commentaire de Gentilis de Foligno. Padoue, 1484, in-4. Le traité *de urinis* est accompagné d'un double commentaire, savoir: une *exposition* par Gentilis de Foligno, et un *commentaire* qui pourrait bien être de Gilles lui-même; après le livre *de pulsibus*, vient un commentaire de Gentilis. Venise, 1494, in-4. C'est une réimpression de l'édition précédente, de même que les quatre que nous allons indiquer. Lyon, 1505, in-8; *ibid.*, 1515, in-8; *ibid.*, 1526, in-8; Bâle, 1529, in-8.

Les quatre livres *de laudibus et virtutibus compositorum medicaminum*, n'ont été imprimés qu'une fois dans la collection de Polycarpe Lyser, qui a pour titre: *Historia poetarum et poematum medii ævi.* Hale, 1721, in-8, de la page 502 à la page 691.

Les trois premiers ouvrages viennent d'être réimprimés sous ce titre: *Ægidii Corboliensis carmina medica ad fidem manuscriptorum codicum et veterum editionum recensuit, notis et indicibus illustravit* Lud. Choulant, *M. D. et in acad. med. Dresd. prof.* Leipsick, 1826, in-8. Excellente édition d'où nous avons tiré cette notice.

AETIUS, l'un des médecins les plus célèbres des cinquième et sixième siècles, naquit à Amide, sur le Tigre, en Mésopotamie. Il étudia la médecine à Alexandrie, comme il nous l'apprend lui-même dans ses ouvrages. Il eut à la cour de Constantinople le grade de *comes obsequii* (chef de la suite de l'empereur). De tous les médecins grecs qui jouirent de quelque célébrité, Aëtius fut le premier qui fit profession du christianisme. Les deux passages suivans ne peuvent laisser aucun doute sur sa religion : « Lorsqu'un corps étranger s'arrête dans le gosier, il faut, dit-il, après avoir tenté tous les moyens connus, se tourner du côté du malade, l'exhorter à prêter attention, et dire, si c'est un os : *Os, sors de ce gosier, comme Jésus-Christ fit sortir Lazare du sépulcre, et comme Jonas sortit du ventre de la baleine,* ou prendre le gosier et dire : *Os, je te conjure par Blaise, martyr et serviteur de Jésus-Christ, de descendre ou de sortir.* » Voici l'autre passage. « A l'occasion des piqûres de guêpes ou d'abeilles, Aëtius dit que *l'image vénérable et vivifiante de la Croix de Jésus-Christ,* gravée sur un cachet de fer et appliquée sur la partie piquée, préviendra toute inflammation. » Ces passages prouvent certainement qu'Aëtius était chrétien; mais ils démontrent en même temps que telle était sa crédulité, que sa foi faisait peu d'honneur à sa religion. Il n'a pas montré moins de crédulité dans l'énorme compilation qu'il a faite de tous les remèdes, emplâtres ou onguens employés avant lui, ou préconisés par les charlatans de son siècle. A peine élève-t-il des doutes sur les propriétés merveilleuses qu'on leur attribue. C'était là, du reste, le côté faible de la médecine de son temps, et l'un des vices principaux qui signalèrent sa décadence. Malgré ce défaut, Aëtius est un auteur de quelque importance. Il nous a conservé dans ses collections bien des choses qui auraient immanquablement été perdues avec les écrits d'où il les a tirées. Son ouvrage, qui forme un système complet de médecine-pratique, puisqu'il embrasse la diététique, la pharmacie et la chirurgie, est un extrait substantiel des œuvres de Galien, enrichi des vues particulières de Dioscoride, Archigène, Hérodote, Léonide, Rufus, Philagrius, Philumenus, Possidonius, et autres médecins célèbres. Comme il ne cite pas toujours les auteurs qu'il copie, il est difficile de distinguer ce qui lui est propre et de son invention. Freind a commis quelques méprises à cet égard, en lui attribuant plusieurs choses dont tout l'honneur appartient à ses devanciers :

Des seize livres dont se compose l'ouvrage d'Aëtius, les huit premiers seulement ont été imprimés en grec. Venise, Ald. 1534, in-fol., avec Paul d'Egine. J. Cornarius, le premier, traduisit les livres VIII à XIII. Bâle, 1533, in-fol. J. B. Montanus joignit à cette traduction celle des dix autres livres, et les publia réunis. Venise, 1534, in-fol. Cornarius, de son côté, fit réimprimer la version de Montanus avec la sienne. Bâle, 1535, in-fol.;

ibid. 1536, in-fol. Enfin il entreprit une nouvelle traduction de l'ouvrage entier, qu'il publia sous ce titre : *Contractæ ex veteribus medicinæ tetrabiblos, seu de re medicá libri XVI.* Bâle 1542, in-fol. ; Lyon, 1549, in-fol. ; Venise, 1553, in-8, 2 vol. ; Lyon, 1560, in-12, 4 vol.

La traduction de Cornarius fut insérée par Henri Etienne dans la collection des *Artis medicæ principes.* Paris, 1567, in-fol.

(Ackermann, *Inst. hist. med.* — James, *Dict. univ. de med.*)

AGRICOLA (Jean-Ammonius), médecin allemand des quinzième et seizième siècles, était professeur en médecine et en langue grecque à Ingolstadt. Son savoir extraordinaire le fit passer pour le médecin le plus éclairé de son temps. Il mit en ordre une partie des œuvres d'Hippocrate, et commenta plusieurs livres de Galien. Voici les titres de ses ouvrages :

Scholia copiosa in therapeuticam methodum Galeni. Augsbourg, 1534, in-8.

In Galeni libros sex de locis affectis commentarii. Nuremberg, 1537, in-4 ; *ibid.*, 1658, in-4.

Hippocratis Coi, medicinæ et medicorum omnium principis, aphorismorum et sententiarum libri VII. Ingolstadt, 1537, in-4.

Medicinæ herbariæ libri duo. Bâle, 1539, in-8. — Il est question, dans le premier livre, des plantes qui ont été employées par les médecins anciens, comme Dioscoride, Galien, Pline, Oribase, Aëtius. Le second traite des plantes qui ont été découvertes et mises en usage par les modernes.

In Artem medicinalem Galeni commentarii. Bâle, 1541, in-8.

Comment. in Galeni librum de inæquali temperie, item apologia et epistola de variis rebus medicis. Bâle, 1539, in-8.

Annotationculæ in librum Nicolai Alexandrini, medici græci, de compositione medicamentorum secundùm loca, translatum è græco in latinum à Nicolao Rhegino. Ingolstadt, 1541, in-4 ; et avec l'ouvrage de Nicolas Alexandrin, *ibid.* 1543, 1560, in-8.

Oratio de præstantiá corporis humani. On trouve cet opuscule dans le tome premier des *Orationes Ingolstadienses.* Ingolstadt, 1571, in-8.

(Carrère.—Merckin, *Lind. renov.*)

AGRICOLA (George), médecin distingué, mais surtout minéralogiste célèbre, naquit à Glaucha, dans la Misnie, le 24 mars 1494. Après avoir fait ses humanités à Zwickau et à Leipsick, il alla étudier la médecine en Italie. De retour dans sa patrie, il s'établit dans les montagnes des Géans, sur les frontières de la Bohême, et se livra avec une incroyable ardeur à l'étude des fossiles et de la métallurgie. Ses amis, qui le voyaient dissiper sa fortune, obtinrent de lui qu'il vint se fixer et pratiquer l'art de guérir à Joachimsthal. Il y demeura trois ans, au bout desquels, cédant au goût qu'il n'avait cessé de cultiver au milieu de l'exercice de sa profession, il se rendit à

Chemnitz, où il s'appliqua tout entier à ses études favorites. Malgré l'immunité de toute charge publique, et une pension annuelle qui lui fut accordée par Maurice, duc de Saxe, Agricola avait dissipé une grande partie de sa fortune, quand il mourut le 21 novembre 1555. Il avait abjuré le catholicisme à cause des superstitions dont il le trouvait déparé; il abandonna le luthéranisme dès qu'il connut le fanatisme de ses sectateurs. C'est lui qui avait composé les vers suivans :

> *Si nos injecto solvabit cistula nummo ;*
> *Heu nimium infelix tu mihi pauper eris !*
> *Si nos, Christe, tuâ servatos morte beasti :*
> *Jam nihil infelix tu mihi pauper eris !*

Nous ne citerons d'Agricola que les ouvrages suivans : *De re metallicâ libri duodecim*, *quibus instrumenta, officia, machinæ ac omnia denique ad metallicam spectantia describuntur ; accedit ejusdem de animantibus subterraneis liber*, *cum indicibus diversis et variis figuris*. Bâle, *Froben*, 1546, in-fol. ; 1556, in-fol. ; 1558, in-fol. ; 1561, in-fol. ; Bâle, *Emm. Konig*, 1657, in-fol., édition augmentée du traité *de ortu et causis subterrancorum libri quinque*, etc.

De peste libri tres. Bâle, 1554, in-8; Schweinfurt, 1605, in-8 ; *ibid.*, 1607.

(Melch. Adami, *Vitæ german. medic.*, etc. — Bayle, *Dict. hist.*)

AGRIPPA (HENRI-CORNEILLE), de l'illustre famille des Nettesheim, naquit à Cologne, le 14 septembre 1486. Voulant marcher sur les traces de ses ancêtres, qui, depuis plusieurs générations, avaient exercé des charges auprès des princes de la maison d'Autriche, il entra de fort bonne heure au service de Maximilien Ier. Il y eut d'abord un emploi de secrétaire. Il servit ensuite dans les armées de cet empereur, et se signala en plusieurs occasions par une bravoure qui lui valut le titre de chevalier. Son inconstance lui fit quitter le métier des armes pour le droit, la médecine et la théologie, entre lesquels il se partagea. Sa plume hardie lui suscita bien des querelles : à Dôle, avec le cordelier Catelinet; à Paris et à Turin, avec les théologiens, et avec les jacobins à Metz, où il attaqua l'opinion répandue alors et ignorée aujourd'hui, qui donnait trois époux à sainte Anne. Cette grave querelle l'obligea de fuir en divers pays. Il fut vagabond et presque mendiant en Allemagne, en Angleterre et en Suisse. Il s'arrêta pendant quelque temps à Lyon, où était alors Louise de Savoie, mère de François Ier. Cette princesse l'honora du titre de son médecin; mais bientôt elle le chassa d'auprès d'elle, pour avoir refusé de prédire par le cours des astres, dans lesquels Agrippa s'avisait de lire, les affaires de France. Ce médecin vagabond alla ensuite dans les Pays-Bas, où son *Traité de la vanité des sciences* et sa *Philosophie occulte* le firent mettre en prison. Il fut encore enfermé à Lyon pour un libelle contre Louise de Savoie, son ancienne protectrice. Cet homme, accusé d'être en commerce avec les diables, ne sut point profiter de cette société pour se procurer le bonheur et les richesses. Après avoir passé une partie de sa vie dans les cachots, il expira à Grenoble, en 1535, dans un hôpital. (Nous devons avertir que les biographes ne sont point d'accord sur cette circonstance, et nous profiterons de cette occasion pour engager le lecteur à consulter, sur la vie d'Agrippa, l'article que Bayle lui a consacré dans son dictionnaire, et quelques additions curieuses qu'y a faites Jolly, dans ses *Remarques critiques sur ce dictionnaire.* Voyez aussi Schelhorn (*Amœnitates litterariæ*, tome II). Esprit bien supérieur à son siècle, Agrippa n'est pas moins remarquable par l'influence qu'il exerça sur ses contemporains que par les singularités de son caractère et les vicissitudes de sa carrière moitié politique et moitié littéraire. Il sut apprécier à leur juste valeur les connaissances de son temps. Il ne faut le juger, sous ce rapport, que par le plus important de ses ouvrages (*De vanitate scientiarum*), et non d'après ceux où il dut faire aux préjugés régnans le sacrifice de ses opinions particulières; nous ne donnons les titres que des principaux :

De incertitudine et vanitate scientiarum, *declamatio invectiva*. Cologne, 1727, in-12; deuxième édition, sans date, Paris (1529), in-8; Anvers, 1530, in-8; Cologne, 1531, in-12; Anvers, 1531, in-8; Paris, 1531, in-8; *ibid.*, 1532, in-8; Anvers, 1536, in-8; Cologne, 1536, in-8; *ibid.*, 1575, in-12; *ibid.*, 1584, in-12; *ibid.*, 1598, in-12; *ibid.*, 1609, in-12; *ibid.*, 1622, in-12; Leyde, 1643, in-16; *ibid.*, 1644, in-12; La Haye, 1653, in-12; *ibid.*, 1662, in-12; Francfort et Leipsick, 1693, in-12; Leipsick, 1712, in-12; traduit en français par Louis Turquet de Mayerne, 1582, in-8; Paris, 1603, in-12; 1617, in-12; 1623, in-16; 1630, in-12; par Gueudeville, Leyde,

1726, in-12.—Lisez les chapitres 13, *de geomantiâ*, où il ne craint pas de faire cet aveu : « *Scripsi et ego quamdam geomantiam ab aliis longè diversam, sed non minùs superstitiosam fallacemque, aut si vultis, dicam etiam mendacem;* » chap. 31, *de astrologiâ judiciariâ*; chap. 32, *de divinationibus in genere*; chap. 33, 34, 35, 36, 37, 39, 40, 42, 43, 44, 45, 46, 47, 48, et vous verrez combien il était dégagé des préjugés de son temps. Les chapitres sur la religion, les cérémonies du culte, les ordres monastiques, etc., sont encore plus curieux; ceux sur la médecine ne donnent pas une idée fort avantageuse de la pratique de cet art au commencement du 16e siècle. Tout l'ouvrage mérite d'être lu, et dénote dans son auteur une grande érudition.

De occultâ philosophiâ libri tres. Malines, 1529, in-fol.; Anvers, 1531, in-fol.; Paris, 1532, in-fol; Cologne, 1533, in-fol.; *ibid.*, 1541, in-4; Mecheln, 1633, in-4; traduit en français par A. Levasseur. La Haye, 1727, in-8, 2 vol., fig.

On peut voir dans le traité *de incertitudine scientiarum*, le jugement que porte Agrippa lui-même sur ses travaux en philosophie occulte. Nous n'indiquerons point les éditions séparées des autres ouvrages d'Agrippa, parce qu'ils n'ont aucun rapport avec la médecine; on les trouve réunis aux précédens dans la collection suivante :

Henrici Cornelii Agrippæ ab Nettesheym, opera omnia. Lyon, chez les frères Berings, sans date (1610), in-8, 3 vol.; *ibid.*, per *Beringos fratres*, sans date, in-8, 2 tomes en trois vol. C'est la contrefaçon de l'édition précédente. La première est en caractères italiques; c'est à cela qu'on la reconnaît. Les éditions postérieures sont mutilées.

(Teissier, *Éloges des hommes savans*, etc. — Bayle. — Jolly. — *Dict. histor.* (Chaudon).

AGUERO (BARTHOLOMEO-HIDALGO DE), médecin de Séville, s'était fait une telle réputation dans le traitement des plaies, qu'à peine croyait-on qu'il pût y en avoir de si graves qu'il ne fût en état de les guérir. La crédulité du peuple lui attribua une puissance surnaturelle, et, long-temps après sa mort, les Sévilliens, en prenant les armes, se recommandaient à Dieu et au docteur Hidalgo. Aguero fut réellement l'un des restaurateurs de la méthode de la réunion des plaies par première intention. Ce médecin mourut dans sa patrie, le 5 janvier 1597, âgé de 66 ans. Nous avons de lui :

Tesoro de la verdadera cirugia, y via particular contra la comun opinion. Séville, 1604, in-fol. — Ce recueil, publié par François Ximénès Guillen, neveu de l'auteur, contient un ouvrage posthume : *Antidotarium generale*, avec les traités suivans qui avaient été mis au jour par l'auteur.

Avisos de cirugia contra, etc. 1584.

Respuesta a las proposiciones, que el licenciado Fragoso ensenna contra unos avisos, etc.

(Nicolas Antonio, *Biblioth. hisp.*)

AIKIN (JEAN) naquit, vers le milieu du dernier siècle, à Warrington, dans le comté de Lancastre, qu'habitait son père, ministre presbytérien. Il commença à exercer la chirurgie, à laquelle il joignit ensuite la médecine. Aikin s'est fait connaître autant comme littérateur et biographe que comme médecin, et ses travaux dans ce genre lui ont acquis la réputation d'un esprit sage, impartial, et distingué par un goût délicat; son style est généralement simple, correct et élégant. On a de cet auteur ;

Essay on the ligature of arteries. Londres, 1770, in-8. (Essai sur la ligature des artères.) — Cet ouvrage se trouve à la suite des observations de chirurgie de White.

Essay on several inportant subjects in surgery chiefly on the nature and cure of fractures. Londres, 1771, in-8; *ibid.,* 1775, in-8.(Essai sur quelques points importans de chirurgie, principalement sur la nature et le traitement des fractures.) •

Observations on the external use of lead with some general remarks on topic medecines. Lond., 1771, in-8. (Observations sur l'usage externe du plomb, suivies de quelques réflexions générales sur les topiques.)

Thougts on hospitals. Lond., 1771. (Réflexions sur les hôpitaux), trad. franç. par Verlac. Paris, 1777, in-12.

A specimen of the medical biography of Great Britain. Lond., 1775, in-4. (Plan d'une biographie médicale de la Grande-Bretagne.) — Cet écrit est un appel aux savans, afin d'en obtenir les livres et les renseignemens nécessaires au dessein qu'avait formé Aikin de publier une histoire complète de la médecine en Angleterre. Mais l'insuffisance des secours qu'il reçut le força de renoncer à son entreprise, et le décida à publier séparément un fragment d'histoire médicale sous le titre suivant:

Biographical memoirs of medecine in Great Britain from the revival of litterature to the time of Harvey. Lond. 1780, in-8. (Mémoires biographiques sur la médecine dans la Grande-Bretagne, depuis la renaissance des lettres jusqu'au temps de Harvey). — Cet ou-

vrage, que nous mettons souvent à contribution pour la composition de notre dictionnaire, contient des détails curieux sur plus de cinquante médecins ou chirurgiens, etc., qui vécurent entre les années 1230 et 1677.

Appendix to the history of lazarettos which contains the observations made by M. Howard in his concluding tour and published by D. Aikin. Lond., 1793, in-8. (Supplément à l'histoire des lazarets, contenant les observations de M. Howard, etc.)

Abrégé des faits les plus importans concernant la vaccine ou petite-vérole des vaches, traduit de l'anglais par B... des C. Paris, 1801, in-8, pp. 56. — (Nous ne connaissons pas le titre anglais de cet ouvrage.)

An essay on the application of natural history to poetry. Warington, 1777, in 12, pp. 156.(Essai sur l'application de l'histoire naturelle à la poésie.)

Aikin s'est fait particulièrement connaître par sa coopération à la biographie universelle publiée en anglais sous son nom et sous celui de Nicholson; par une traduction de l'histoire de l'invasion de la Suisse par les Français, ouvrage presque de circonstance, que Aikin publia en 1803 pour animer ses compatriotes à résister à Napoléon qui menaçait l'Angleterre d'une descente. Il est encore auteur de divers écrits périodiques sur la littérature.

(*Biog. étrang. — Catal. de la biblioth. de la soc. méd. chir. de Lond.*)

AILHAUD (Jean), chirurgien, né à Lourmian, en Provence, est connu par la poudre purgative dont il se disait l'inventeur, et qui porte son nom. (Ce n'est qu'un mélange de résine, de scammonée et de suie.) Les premiers gains qu'il retira de la vente de ce médicament, à Cadenet, village de Provence qu'il habitait, servirent à le faire recevoir docteur à Aix. Il vint à Paris, où, à force d'intrigues, il obtint un privilége exclusif pour faire débiter sa poudre. Il acquit par ce trafic une fortune considérable, et mourut à Aix, en 1756, âgé de 82 ans. Il a publié :

Traité de l'origine des maladies et de l'usage de la poudre purgative. Paris, 1738, in-12 ; *ibid.* (latin et français), 1742, in-12. Ailhaud, comme tous les charlatans qui préconisent et vendent un remède secret, ne voit qu'une seule cause des maladies, la stagnation des humeurs, et ne recommande qu'un seul moyen de les combattre, sa poudre purgative.

(*Biograph. univers.*)

AILHAUD (Jean-Gaspard), fils du précédent, continua le *métier* de son père, augmenta ses richesses, acheta des titres et des honneurs, et mourut en 1800. Tous les ouvrages qu'il a publiés sont relatifs à la *poudre purgative.*

Médecine universelle, prouvée par le raisonnement, ou précis du traité de J. Ailhaud. 1760, in-12 ; 1764, 5 vol. in-12.

Lettres à M. Barbeu-du-Bourg, au sujet de la poudre purgative. 1762, in-12.

L'ami des malades, ou discours historique et apologétique de la poudre purgative. 1763, in-12 ; 1770, in-12.

Traité de la vraie cause des maladies, et manière la plus sûre de les guérir par le moyen d'un seul remède. 1776, in-12.

(*Biog. univ.*)

AILLEBOUST (Jean), en latin *Albosius*, médecin d'Autun, qui vivait au seizième siècle, n'est connu que comme auteur de l'opuscule suivant :

Observatio lithopædii senonensis, sive embryonis in utero materno petrefacti, quod vivâ matre, historiâ memorabili contexuit. Adjectâ levi et succinctâ exercitatione Simonis Provancherii, de causis naturalibus. Sens, 1582, in-8. Réimprimé dans l'*Hysterotomotokia* de Rousset. Bâle, 1588, in-8 ; Francfort, 1601, in-8 ; et dans les *Gynæcia* de Bauhin et de Spach. Trad. en français sous ce titre : *Le prodige d'un enfant pétrifié, de la ville de Sens.* Sens, 1582, in-8.

AIMAR (Ozias), de Grenoble, chirurgien distingué du milieu du dix-septième siècle, n'est plus connu que par quelques observations que Rivière publia à la suite des siennes. Nous ne parlons de lui que pour dire qu'il pratiqua deux fois l'amputation de plusieurs côtes. Voici quelques fragmens de l'une de ces observations :

Dominus de Bessin, centurio, tumorem scirrhosum patiebatur à longo tempore in latere sinistro suprà costas veras, quintam nimirum, sextam et septimam... ulcus animadverti volæ manûs magnitudinem æquans, et costas

subjectas carie infectas...... costarum   *moto postmodùm Cauterio actuali....*
extremitates amputavi quatuor digi-   *et ulcus ad cicatricem perduxi.*
torum transversorum longitudine , ad-

AITKEN (JEAN), qu'on trouve souvent désigné sous le nom d'Aitkin, ou même sous celui d'Aikin, avec qui il ne faut pas le confondre, était membre du Collége royal de chirurgie et de la Société royale de médecine d'Edimbourg, chirurgien de l'hôpital royal de cette ville, membre de la Société des Antiquaires d'Écosse, professeur de médecine pratique, d'anatomie, de chirurgie et de chimie pharmaceutique. Il jouissait, vers la fin du dernier siècle, de la réputation d'habile chirurgien. Il parait s'être suicidé sans qu'on sache les motifs qui le portèrent à cet acte. M. Champion, médecin à Bar-le-Duc, nous fait connaitre quelques circonstances de cet événement qui méritent d'être rapportées. On dit qu'Aitken fit appeler deux ou trois médecins, et qu'en leur présence, étant au lit, il se coupa, à leur insçu, l'artère crurale, puis les pria de lui tâter le pouls, pour avoir leur avis sur son état. Ce fut en 1790 : il était encore à la fleur de l'âge. On lui doit les ouvrages suivans :

Conspectus rei chirurgicæ, morbos, operationes, instrumenta et administrationem, systematicè amplectens. Edimbourg, 1778, in-8.

Systematic elements of the theory and practice of surgery. (Élémens de chirurgie théorique et pratique.) Edimbourg, 1779, in-8 de 574 p. —L'ouvrage est divisé en deux parties: la première est un tableau nosologique des maladies chirurgicales ; la seconde, un traité d'opérations ; l'une et l'autre sont de médiocres compilations.

Elements of the theoric and practic of physic and surgery. (Elémens théoriques et pratiques de médecine et de chirurgie.) Londres, 1782, vol. I, 581 pag.; vol. II, 606 pag. in-8. — Le premier volume seul est nouveau; le deuxième n'est qu'une édition nouvelle de l'ouvrage précédent, avec des additions et des améliorations.

Principles of midwifery or puerperal medecine. (Principes de l'art des accouchemens ou de médecine puerpérale.) Edimbourg, 1784, in-8, 210 pag. avec 31 pl. ; *ibid.*, 1785, in-8; Londres, 1786, in-8.

(*Comment. de rebus in scient. natur. et med. gestis.*)

AKAKIA (MARTIN), chef d'une famille qui se distingua longtemps dans la médecine, était de Châlons. Il s'appelait *Sans-malice;* mais, selon la coutume des savans de son siècle, il traduisit ce nom en celui d'Akakia. Il étudia la médecine à Paris, sous le célèbre Brissot, et fut reçu docteur en 1526. Son mérite et ses talens lui valurent les charges de professeur en médecine et de médecin de François Ier. En 1545, il fut choisi par l'Université pour être l'un de ses ambassadeurs au concile de Trente. Il mourut le 2 juin 1551, après avoir publié les ouvrages suivans :

Cl. Galeni Pergameni, de ratione curandi, ad Glauconem, libri duo, Mart. Akakia interprete; commentarii ejusdem in eosdem libros. Paris, 1538, in-4; Lyon, 1551, in-16.

Ars medica, quæ est ars parva Galeni; Mart. Akakia interprete et enarratore. Lyon, 1548, in-16; Ve-nise, 1549, in-8; *ibid.*, 1587, in-8.

Akakia est aussi l'auteur de l'ouvrage suivant imprimé après sa mort :

Synopsis corum quæ quinque prioribus libris Galeni de facultatibus simplicium medicamentorum continentur. Paris, 1555, in-8.

(Bayle. — *Lindenius renovat.*)

AKAKIA (Martin), fils du précédent, fut reçu docteur en médecine de la Faculté de Paris en 1570. Tristan de Rostaing, chevalier de l'ordre de Saint-Michel, et le célèbre Amyot, évêque d'Auxerre, lui firent donner par Charles IX, en 1574, la charge de premier lecteur et professeur royal en chirurgie. Quatre ans après, il devint second médecin de Henri III. En 1588, il se démit, en faveur de Pierre Séguin, son beau-fils, de la chaire de chirurgie du Collége royal, et mourut peu de temps après, à l'âge d'environ 49 ans.

Le seul ouvrage d'Akakia qui ait paru du vivant de l'auteur, est le panégyrique de Henri III, qui fut imprimé à Paris l'an 1578. Les deux ouvrages suivans furent imprimés pour la première fois : *Le traité de morbis muliebribus* dans *Israelis Spa-chii Gynæciorum libri.* Strasbourg, 1597, in-fol.; et les *Consilia medica* dans le recueil publié sous ce titre par Scholzius, à Francfort, 1598. Nous ne parlons pas des thèses soutenues aux écoles par Akakia en 1569 et en 1570. (Bayle.)

AKAKIA (Martin), fils du précédent, reçu docteur en médecine en 1598, à Paris, et non à Montpellier comme le dit Astruc, succéda à son beau-frère, Pierre Séguin, dans la charge de professeur royal en chirurgie, dont ce dernier se démit en sa faveur en 1599. Il mourut l'an 1605, au retour d'un voyage d'Italie, où il était allé avec M. de Béthune, ambassadeur à Rome.

AKAKIA (Jean), frère du précédent, reçu docteur en 1612, fut médecin de Louis XIII, et mourut en Savoie en 1620.

AKAKIA (Martin), fils de Jean, occupa long-temps avec honneur la chaire de professeur en chirurgie au Collége royal, et mourut le 21 novembre 1677. Le 19 octobre 1677, on se plaignit dans une assemblée de la Faculté de médecine, de ce que Martin Akakia consultait avec des médecins qui n'étaient pas de la Faculté. Sur ces plaintes, on lui fit savoir qu'il eût à comparaître pour rendre compte de sa conduite. Ne s'étant pas trouvé au jour indiqué, il fut décidé qu'on lui fixerait un autre jour, et que, faute de comparaître, on prononcerait contre lui en son absence. Le 23 octobre, la Faculté assemblée sur la même affaire, on représenta que, selon les statuts, Akakia devait être exclu et rayé du catalogue, mais qu'en considération de ce que le nom qu'il portait était cher à la Faculté, il fallait seulement le priver pour six mois des honneurs et émolumens de la Faculté. Akakia conçut un chagrin si vif de ce décret, qu'il en tomba malade et mourut peu de temps après. *(Gouget.)*

AKENSIDE (Marc) est plus célèbre comme poëte que comme médecin. Il naquit en 1721, à Newcastle, sur la Tyne. Son père, riche boucher, lui fit donner de bonne heure les élémens de l'éducation à Newcastle, et l'envoya, vers l'âge de 18 ans, à l'Université d'Édimbourg, dans le but de le faire recevoir ministre de l'église dissidente d'Écosse. Mais Akenside, entraîné par son goût pour la médecine, y étudia cette science. Trois ans après, il se rendit à Leyde, où il séjourna un peu plus de deux ans, et prit le degré de docteur en 1744. Ce fut cette même année qu'il publia, à son retour, son poëme sur les plaisirs de l'imagination (*On the pleasures of the imagination*), composition qui fut accueillie avec la plus grande faveur, et qui est le principal titre de l'auteur à la célébrité poétique. Peu de temps après, il fit paraître diverses poésies moins estimées et peu recherchées maintenant : il s'y montre partisan déclaré de la philosophie et de la littérature classique des Grecs, et y manifeste un ardent amour de la liberté, penchant en politique vers le républicanisme, et en religion vers le déisme. Il exerça d'abord quelque temps là profession de médecin à Northampton, puis à Hamstead. Après deux ans et demi de séjour dans cette dernière ville, il alla se fixer à Londres. La fortune ne lui fut pas favorable dans les commencemens. Heureusement, un de ses amis, nommé Dyson, lui fit une pension annuelle de 300 livres sterl. Il eut bientôt plus de succès, et devint membre de la Société royale de Londres, médecin de l'hôpital Saint-Thomas, et agrégé au Collège des médecins de Londres. Sa pratique et sa réputation s'étendirent à un tel point, que, lors de la formation de la maison de la reine, il fut nommé l'un des médecins de cette princesse, place qui s'accordait peu avec ses opinions politiques, et qu'il devait surtout à l'influence de M. Dyson, membre de l'administration. Akenside mourut en juin 1770, la quarante-neuvième année de son âge, à la suite d'une *fièvre putride*. On lui reproche d'avoir traité avec hauteur et fierté ses confrères, ce qui ne dut pas lui concilier leur affection. On a de lui :

Dissertatio de ortu et incremento fœtus humani. Leyde, 1744, in-4.

Observations on the origin and use of lymphatic vessels. (Observations sur l'origine et les usages des vaisseaux lymphatiques.) Lond., 1757, in-8.

Notes on the postcript of a pamphled intitled : Observations anatomical and physiological. Lond. 1758, in-8. C'est une réponse à Alex. Monro, qui, dans l'opuscule cité, avait relevé des erreurs échappées à Akenside dans le mémoire sur les vaisseaux lymphatiques.

De dysenteriâ commentarius. Lond. 1764, in-8. Ouvrage basé sur les observations particulières de l'auteur; l'étiologie qu'il donne de la maladie est très-hypothétique. Il nie qu'elle soit inflammatoire; il est néanmoins grand partisan de la saignée; il recommande l'ipécacuanha, et a recours aux vésicatoires quand la maladie se prolonge.

On trouve, dans les *Transactions philosophiques*, divers mémoires d'Akenside. Tels sont : Des observations sur le cancer; de l'usage de l'ipécacuanha dans le traitement de l'asthme ; méthode pour guérir les tumeurs blanches des articulations (vol. 1); observation d'une lésion du cœur à la suite d'un coup (vol. 53).

(Aikin, *general biography.*— *Comment. de rebus in medic. gestis,* Supplém. de la 2ᵉ décade.)

ALANSON (Édouard), chirurgien anglais, à Liverpool, s'est fait connaître par un procédé particulier pour pratiquer l'amputation, décrit dans l'ouvrage suivant :

Practical observations upon amputation and the after treatment. Lond. 1779, in-8 ; *ibid.*, 1782, in-8, trad. en français par Lassus, sous ce titre : *Manuel de l'amputation des membres.* Paris, 1784, in-12. Le principal but de la méthode qu'Alanson propose pour l'amputation, est d'éviter la saillie de l'os, et d'obtenir une réunion immédiate de la plaie. Les tégumens, refoulés fortement en haut par un aide, sont coupés circulairement et disséqués avec la pointe du couteau dans une assez grande étendue pour recouvrir toute la surface de la plaie. La partie disséquée de la peau est relevée, et les muscles sont coupés un peu plus bas que le rebord cutané, en portant le couteau obliquement, de manière à parvenir le plus haut possible vers l'os. Il blâme l'ancienne méthode , qui consiste à dénuder l'os de son périoste dans une étendue considérable, au-dessus et au-dessous du point où doit passer la scie.

On trouve une observation curieuse d'Alanson dans le tome IV des *Recherches et observations médicales de la Société des Médecins de Londres.* Il s'agit d'une femme qui, s'étant fracturé le tibia au second mois de sa grossesse, arriva au terme de l'accouchement sans que la fracture eût fait aucun progrès vers la consolidation. A partir de cette époque, la formation du cal eut lieu comme dans les cas ordinaires : au bout de neuf semaines, la malade était guérie. Il faut noter que cette femme s'était fracturé le fémur quelque temps avant de devenir enceinte, et que la consolidation s'était faite dans l'intervalle de temps qu'elle demande ordinairement.

ALAYMO (Marc-Antoine), philosophe et médecin célèbre, naquit en 1590 à Ragalbuto, en Sicile. Il se livra avec ardeur à l'étude des belles-lettres, et prit rang de bonne heure parmi les savans les plus distingués. Il n'eut pas moins de succès en médecine, et reçut avec applaudissement le bonnet doctoral à Messine, à l'âge de 20 ans. En 1616, il alla se fixer à Palerme, où il jouit jusqu'à sa mort de la réputation d'excellent praticien. Il donna surtout des preuves de son habileté et de la plus active philantropie, durant la peste qui ravagea la Sicile en 1624. On voulut l'attirer à Padoue, en lui offrant la première chaire de médecine avec des appointemens considérables, et à Naples, en lui conférant le titre de proto-médecin du royaume: rien ne put lui faire abandonner sa patrie. Il mourut à Palerme, le 29 août 1662, laissant les ouvrages suivans:

Dialecticon, seu de succedaneis medicamentis opusculum novum, pharmacopolis necessarium, verum etiam medicis, chymicisve maximè utile, in quo nova et admirandu naturæ arcana reconduntur. Palerme, 1637, in-4.

Discorso intorno alla preservatione del morbo contagioso e mortale, che regna al presente in Palermo e in altri città e terre del regno di Sicilia. Palerme, 1625, in-4.

Consigli medico-politici composte d' ordine dell' ill. senato Palermitano per l'occorrenti necessita della pesta. Palerme, 1652, in-4.

Alaymo avait composé plusieurs autres ouvrages qui sont restés manuscrits.

(Mongitore, *Biblioth. Sicula.*)

ALBANO TORINO (que nous devrions peut-être placer au mot Torino, mais qui est plus connu sous ces noms réunis) naquit à Winterthour, dans le canton de Zurich, en 1491. Après avoir fait ses premières études, il se rendit à Bâle, où il s'appliqua à la philosophie et aux langues grecque et latine. Il y fit de rapides progrès, et fut bientôt professeur à son tour. Les études médicales commençaient dès-lors, en France, à être cultivées avec éclat. Torino, décidé à embrasser cette carrière, vint à Montpellier (Astruc), où il reçut le bonnet doctoral. De retour dans sa patrie, il obtint une chaire de médecine dans l'Université de Bâle, et partagea son temps entre les travaux académiques et une pratique étendue. Il mourut en 1549, selon Pantaléon, ou selon d'autres, le 23 février 1550. Torino ne composa aucun ouvrage; mais il contribua, par des traductions assez estimées, à faire connaître les médecins grecs. On lui doit celles de quelques ouvrages attribués à Polybe, d'Alexandre de Tralles, de Paul d'Égine, de Dioclès de Cariste, de Philarète, de Théophile, de Jean Damascène, de Philothée. Il publia des éditions de Soranus, d'Oribase, de Pline, d'Apulée, d'Apitius, etc.

(Melchior Adami, *Vitæ medicor. german.*)

AL-BEITHAR, l'un des écrivains arabes le plus célèbres, et le plus grand botaniste de son temps, naquit à Malaga, vers la fin du douzième siècle. A l'exemple des philosophes de l'antiquité, il entreprit de longs voyages pour étudier les productions de la nature. Il parcourut l'Orient et l'Occident, consultant avec empressement les savans de tous les pays. Les suffrages unanimes des académies d'Égypte l'appelèrent à la charge d'Archiâtre. Il passa ensuite à la cour de Malek-Alkamel, roi de Damas, où il fut comblé d'honneurs et élevé à la dignité de Visir. Il y mourut l'an 646 de l'égire, ou de Jésus-Christ 1248. Doué d'une mémoire prodigieuse, il n'oubliait jamais les particularités de l'histoire d'une plante ou d'un minéral qu'il avait connus, et il pouvait indiquer la page de Dioscoride et de Galien où il en était question. Beithar avait écrit en arabe plusieurs ouvrages, parmi lesquels les plus importans étaient les suivans :

De mirâ rerum creatarum virtute, ac de usu medicamentorum ad curandos corporis morbos.

Collectio magna simplicium medicamentorum. Il existe un beau manuscrit de ce dernier dans la bibliothèque de l'Escurial. C'est de cet ouvrage, dont Casiri fait les plus grands éloges, qu'a été tiré le traité *De limonibus*, traduit par Alpago, et imprimé à Paris en 1602.

(Casiri, *Biblioth. Arabico-Hispanica Escurialensis.*)

ALBERS (JEAN-ABRAHAM) naquit à Brême le 20 mars 1772. Il fit ses études, successivement, au Collège de Saint-Charles à Brunswick, et aux Universités de Gottingue et d'Iéna. Ce fut dans cette dernière qu'il reçut, en 1795, le grade de docteur en médecine et en chirurgie. Après avoir visité les Académies de Vienne, d'Édimbourg et de Londres, il revint à Brême en 1797, où il se livra à la pratique de la médecine et des accouchemens. Détourné de l'étude par des occupations multipliées, il dérobait au sommeil les heures qu'il consacrait à la science, et le grand nombre de travaux qu'il a laissés prouve toute l'activité de son zèle et l'étendue de ses connaissances. Son dernier voyage fut celui qu'il fit en France, et surtout à Paris, en 1820; depuis cette époque, il insérait dans divers journaux allemands, et spécialement dans la Gazette de Saltzbourg, des articles où il faisait connaître la médecine de notre pays. Il mourut le 24 mars 1821. Outre les ouvrages que nous allons indiquer, Albers a publié un grand nombre de traductions d'ouvrages français, anglais ou italiens, et une multitude d'articles insérés dans divers journaux.

Diss. inauguralis med. de ascite. Iéna, 1795, in-4.

Amerikauische annalen, etc. Annales américaines de médecine, d'histoire naturelle, de chimie et de physique. Brême, 1802-1803, in-8, 3 v.

Worin besteht eigentl, etc. En quoi consiste précisément le mal qui est connu sous le nom de claudication volontaire des enfans? Vienne, 1807, in-8. Mémoire couronné.

De tracheitide infantum, vulgo croup *vocatá.* Leipsick, 1816, in-4.

Icones ad illustrandam anatomiam comparatam; fasc. I, II, III. Leipsick, 1818-21, in-fol.

(Breschet, *dans Archiv. de med.,* tom. III. — Ersch, *Litt. med. allem.* — Enslin, *Biblioth. médic. chirurg.*)

ALBERT-LE-GRAND appartient plus à l'histoire de la philosophie générale et de l'histoire naturelle, qu'à celle de la médecine. Cependant, comme il n'est pas évidemment démontré que les ouvrages qui ont rapport à cette dernière science, et qu'on hésite à lui attribuer, ne soient pas réellement de lui, nous accorderons une courte notice à cet homme célèbre. Il naquit en 1193 ou 1205, à Lawingen, en Souabe, et fit ses études à Pavie. Ses progrès étonnans engagèrent les Dominicains à se l'attacher, et il entra en effet dans leur ordre. Chargé de l'instruction de la jeunesse, Albert se rendit à Cologne, dans diverses autres villes d'Allemagne, et enfin à Paris, où il enseigna avec éclat la philosophie et la théologie, commentant Aristote, dont les ouvrages venaient d'être proscrits par une bulle du pape. L'influence de son nom contribua à faire lever l'interdit dont était frappée une partie des livres du philosophe grec. En 1254, il fut élevé à la dignité de provincial des Dominicains en Allemagne, et résida, en cette qualité, à Cologne. Quelques années après, les affaires de son ordre l'ayant appelé à Rome, le pape Alexandre IV lui donna l'office de maître du sacré palais. A son retour en Allemagne, Albert fut investi de l'évêché de Ratisbonne. Mais il se démit, au bout de trois ans, de fonctions qui l'enlevaient à ses études favorites, et contrariaient son goût pour l'enseignement. Il reprit la vie monastique à Cologne. Il fut encore tiré de sa retraite par l'ordre du pape Grégoire X, qui lui enjoignit d'aller en Allemagne et en Bohême prêcher la croisade, et il assista peu après au concile tenu en 1274 à Lyon. Enfin il revint à Cologne, où il mourut en 1280. Albert dut à l'étendue de ses connaissances le surnom de

Grand. C'est à tort qu'on a prétendu que ce surnom, traduit de *grotus* (*grot, groot, gross*, en allemand), était le nom distinctif de quelque branche de la famille des comtes de Bollstœdt, dont il descendait. L'histoire de sa vie est remplie de fables. On conçoit que dans le siècle ignorant où il vécut, on ne se soit pas arrêté à l'étonnement que dut produire son savoir extraordinaire aux yeux de ses contemporains : ses expériences de physique et de chimie, ses inventions en mécanique, parurent des choses surnaturelles, et il ne dut passer pour rien moins que magicien.

Indépendamment des ouvrages qui lui sont faussement attribués, le nombre de ses écrits est vraiment prodigieux. Il traita de tous les sujets, de la logique, de l'éthique, de la métaphysique, de la théologie, de la physique. Ses œuvres, rassemblées en 1651 par le dominicain Pierre Jammi, forment 21 volumes in-folio. Le traité *De naturâ rerum*, où il est question de détails relatifs à l'accouchement ; celui *De secretis mulierum*, paraissent avoir eu pour auteurs quelques-uns de ses élèves : le dernier est généralement attribué à Henri de Saxe. Quoique Albert ait partagé un grand nombre des préjugés et des erreurs de son siècle, rien n'indique positivement qu'il se soit livré aux opérations superstitieuses ou chimériques de l'astrologie et de l'alchimie. Les livres *De mirabilibus mundi*, *de alchimiâ*, le *miroir d'astrologie*, ne sont pas de lui. Il est inutile de dire que les rapsodies connues sous les titres de *Secrets admirables du grand Albert*, et *Secrets du petit Albert*, ne sont pas des traductions d'ouvrages de notre auteur. Malgré l'assertion de Lenglet-Dufresnoy, les passages qu'il cite, et qui sont tirés des ouvrages authentiques d'Albert, ne prouvent pas que ce dernier ait travaillé à la recherche de la pierre philosophale. Les traités que l'on cite le plus sont les suivans : *Opus de animalibus*. Rome, 1478 ; Mantoue, 1479 ; *Mineralium libri quinque*. Padoue, 1476.

Albert ne connaissait Aristote que par les traductions faites sur celles des Arabes. Il eut une influence marquée sur les sciences et la médecine, qui faisait alors partie de la philosophie générale, en propageant la dialectique et la physique d'Aristote et de ses commentateurs. Nous ne devons pas oublier de dire qu'il eut pour disciple de prédilection le célèbre Thomas d'Aquin, le premier des scolastiques.

(Moreri. — Bayle, *art.* Albert. — Lenglet-Dufresnoy, *Hist. de la philos. hermétique.*)

ALBERTI (Michel), conseiller du roi de Prusse et du Consistoire de Magdebourg, professeur ordinaire en médecine et en philosophie dans l'Université de Halle, physicien ordinaire de Nuremberg, membre de l'Académie des Curieux de la nature, et de l'Académie des Sciences de Berlin, tient le premier rang parmi les défenseurs les plus distingués du stahlianisme. Il était né à Nuremberg le 13 novembre 1682. Son père, Paul Martin, ministre du saint Évangile, donna les premiers soins à son éducation, et l'envoya ensuite au collége de Saint-Gilles, où le jeune élève fit preuve des plus heureuses dispositions. De Nuremberg, il alla à l'université d'Altdorf, où il s'appliqua à la théologie. La pureté de ses mœurs et son ardeur pour le travail lui concilièrent l'estime générale. Il fut chargé de diriger l'éducation d'un jeune homme avec lequel il se rendit à Iéna. Les relations amicales qu'il eut avec Wedelius, Krause et Slevogt, lui inspirèrent du goût pour la médecine; il s'y appliqua bientôt tout entier. Hoffmann et Stahl faisaient alors l'ornement de l'école de Halle; Alberti vint y continuer ses études. Il trouva dans le dernier de ces deux grands hommes un guide bienveillant, et bientôt un intime ami. Le titre de docteur lui fut conféré en 1704. Des cours qu'il ouvrit sur la philosophie et la médecine attiraient déjà un grand concours d'auditeurs, et lui présageaient des succès plus importans, quand son père le rappela près de lui. Il eut à souffrir des intrigues de l'envie, et ce ne fut qu'après bien des embarras qu'il fut agrégé, en 1707, au Collége des médecins de Nuremberg. Après la mort de son père, il revint à Halle, où il rouvrit des cours de philosophie et de médecine. En 1710, il fut nommé, dans l'Université de cette ville, professeur extraordinaire de médecine, et professeur ordinaire en 1716; un peu plus tard, il fut désigné professeur extraordinaire de philosophie naturelle, et professeur ordinaire en 1719. Il remplit ces divers emplois avec autant de zèle que de talent, jusqu'à sa mort, qui arriva le 17 mai 1757. Alberti consacra une grande partie de sa longue carrière académique à développer la doctrine de Stahl, et à la mettre à la portée de toutes les intelligences. C'est dans ce but qu'il composa plus de trois cents dissertations, dont on peut voir le catalogue dans les bibliothèques de Haller. Il trouva néanmoins le temps de composer les ouvrages suivans, dont plusieurs sont très-volumineux :

Introductio in universam medicinam tam theoreticam quam practicam, certis positionibus comprehensa... physiologia et pathologia. Halle, 1718, in-4.

Introductio in medicinam... quâ semeiologia, hygiene, materia medica ac chirurgia conscribuntur. Halle, 1719, in-4.

Introductio in medicinam practi- *cam generalem, specialem et specialissimam... cum additamento philosophiæ naturalis et chymicæ.* Ibid. 1721, in-4.

Introductio... Isagore formulas medicamentosas praxis-clinicæ accommodatas conscribendi. Halle, 1726, in-4.

De medicamentorum modo operandi in corpore vivo. Halle, 1720, in-4.

De hæmorrhoidibus diss. practicæ

in volumen collectæ. Halle, 1722, in-4.

Systema jurisprudentiæ medicæ, quo casus forenses, à jurisconsultis et medicis decidendi, explicantur (en allemand) : tom. *I.* Halle, 1725, in-4 ; *Editio secunda, multò auctior, ibid.* 1736, in-4 ; tom. *II*, Schneeberg, 1729, in-4 ; tom. *III*, *ibid.*, 1733, in-4 ; tom. *IV*, Leipsick et Goerlitz, 1737, in-4 ; tom. *V*, *ibid.*, 1740, in-4 ; tom. *VI*, *ibid.*, 1746, in-4, avec les tables de tout l'ouvrage.

Specimen medicinæ theologicæ, selectiora quædam themata ad scientiam et experientiam medicam præcipuè pertinentia, cum S. Theologiâ tamen propiùs connexa ; cum præfat. Langii. Halle, 1726, in-8.

Tentamen lexici realis observationum medicarum, ex variis authoribus selectarum, in usum litteraturæ medicæ ad suffragia peritorum et docto-rum virorum conferenda et alleganda editum. Halle, tom. I, 1727, in-4 ; tom. II, *ibid.*, 1731, in-4.

Tractatus de naturâ humanâ, quo indicatur et ratione et suffragiis theologicis, medicis et philosophicis confirmatur, animam humanam rationalem proprium suum domicilium generare, conservare et sanare. Halle, 1732, in-4.

Commentatio in constitutionem criminalem Carolinam medica, variis titulis et articulis ratione et experientiâ explicatis et confirmatis comprehensa, observationibus selectis illustrata, multisque testimoniis juridicis et medicis probata. Halle, 1739, in-4.

La bibliothèque de la Faculté de Paris possède une collection de dissertations d'Alberti, en 3 vol. in-4.

(*Comment. de reb. in scient. nat. et med. gest. — Nova acta natur. curios.*)

ALBERTI (Salomon) naquit à Nuremberg en 1540. Il fit ses études médicales à Wittemberg, où il obtint, en 1575, une chaire de physique. On y joignit, en 1577, celle de médecine, qu'il remplit avec distinction pendant plus de vingt années. Choisi par l'électeur de Saxe pour être son premier médecin, il se rendit à Dresde, et mourut dans cette ville le 29 mars 1600. Alberti occupa un rang honorable parmi les anatomistes dont les travaux agrandirent la science. Selon Haller, il donna la première figure de la valvule du colon ; il fit dessiner quelques valvules veineuses, et perfectionna l'anatomie des conduits des larmes. Il a décrit avec beaucoup de précision, dit Portal, les osselets du crâne, dont quelques auteurs peu instruits attribuent la découverte à Wormius. Ses recherches sur le cerveau, sur les sinus de la dure-mère, etc., sont intéressantes ; sa description de l'oreille est fort détaillée. Alberti a publié les ouvrages suivans :

De morbis mesenterii et ejus quod ακριβως vocatur, de ardore stomachi et de singultu. Wittemberg, 1578, in-8.

Tres orationes... accedunt themata de morbis mesenterii et alia. Nuremberg, 1585, in-8.

Le troisième de ces discours réuferme une histoire de l'anatomie.

Diss. de lacrymis. Wittemberg, 1581, in-4. Insérée dans la collection anatomique de Haller.

Historia plerarumque partium humani corporis. Wittemberg, 1585, in-8; *ibid.*, 1601, 1602, 1630, in-8.

Galeno adscriptus liber de urinis ab innumeris mendis repurgatus et latinitate donatus. Wittemberg, 1586, in-8.

Galeni liber qui de ossibus inscribitur. Wittemberg, 1579, in-8.

Orationes quatuor... cum quæstionibus. Wittemberg, 1590, in-8.

Oratio de surditate et mutitate...

et *quid grandini in sue cum scorbuto in homine sit commercii.* Nuremberg, 1591, in-8.

Scorbuti historia cui inobservatum, vel saltem indictum symptoma accessit genarum coarctatio. Wittemberg, 1596, in-8; et avec un traité de Dau. Sennert sur le même sujet. Wittemberg, 1624, in-8.

Mercklin et Douglas, et, après eux, Manget et Eloy, indiquent comme un ouvrage particulier : *Observationes anatomicæ.* Wittemberg, 1620, in-8; mais Kestner et Haller nient l'existence de ce volume.

ALBERTINI (Annibal), médecin de Césène, qui vivait au commencement du dix-septième siècle, est connu par l'ouvrage suivant :

De affectionibus cordis libri tres, quorum primus agit de naturalibus, secundus et tertius de præternaturalibus, de palpitatione nempè et syncope, atque earum curatione, etc. Venise, 1618, in-4 ; *ibid.*, 1626, in-4 ; Césène, 1648, in-8. — Les observations d'Albertini sont généralement exactes, au jugement de Sénac, qui en a profité dans son *Traité du cœur.*

ALBERTINI (Barthélemy), natif de Bologne, fut pendant soixante ans secrétaire de l'école de philosophie et de médecine de cette ville : il vivait en 1640. Il rédigea un *Catalogue de tous les docteurs qui avaient appartenu à cette école depuis 1156*, qui fut publié par son successeur, J.-B. Cavazza, en 1664. Bologne, in-4.

ALBERTINI (Hippolyte-François), médecin distingué de Bologne, fut élève du célèbre Malpighi dont il était parent, et auquel, jeune encore, il fut attaché comme adjoint pendant trois ans à l'hôpital *Santa-Maria della morte.* Nommé plus tard professeur public de médecine, il ne se montra pas moins supérieur dans ses leçons qu'il l'était dans sa pratique. Mazzuchelli, auquel nous empruntons ces détails, n'indique pas la date de sa naissance, et dit seulement qu'il était mort depuis peu d'années, quand il écrivait cette notice (1760). Il a laissé les deux ouvrages suivans :

Animadversiones super quibusdam difficilis respirationis vitiis à læsâ cordis et præcordiorum structurâ pendentibus.

De cortice peruviano commenta- *tiones quædam, etc.* La date de l'impression de ces deux ouvrages n'est pas indiquée par Mazzuchelli : ils font partie l'un et l'autre de l'histoire de l'Institut de Bologne.

ALBINUS (Bernard), médecin célèbre par ses talens, mais plus célèbre encore pour avoir donné le jour à l'un des plus grands anatomistes du dix-huitième siècle, naquit le 7 janvier 1653, à Dessau, où son père était bourgmestre. Son vrai nom de famille, Weiss, mot allemand qui signifie blanc, avait été latinisé depuis trois générations. Il fit ses humanités à Brême, et commença dans cette ville l'étude de la médecine. Il alla continuer à Leyde, où il sut mettre à profit les leçons du savant Drelincourt, de Théodore Kranen et de Schacht, et fut reçu docteur en 1676. Il voyagea dans les Pays-Bas, en France et en Lorraine, et retourna dans sa patrie en 1680. La même année, il fut appelé à Francfort-sur-l'Oder comme professeur en médecine. Il remplit cette chaire avec éclat. Des succès non moins brillans dans la pratique contribuèrent encore à étendre sa réputation. L'électeur de Brandebourg, Frédéric-Guillaume, atteint d'un commencement d'hydropisie, réclama les soins d'Albinus; ils eurent un heureux résultat. Le prince lui en témoigna sa satisfaction en lui conférant le titre de premier médecin et de conseiller privé. Albinus en remplit les fonctions jusqu'à la mort de Frédéric, en 1688 : il se retira alors à Francfort, où il réprit la charge de professeur. En 1697, le roi de Prusse l'appela à Berlin pour le faire son médecin : il le retint auprès de lui, malgré les démarches de l'Académie de Leyde, qui desirait l'avoir dans son sein, et ne céda qu'en 1702 aux instances réitérées que lui fit le comte de Vassenaar, au nom de cette Académie. Albinus occupa à Leyde la chaire de médecine pendant dix-neuf ans, avec autant de zèle que de succès. Il mourut le 7 septembre 1721, à l'âge de 68 ans et 8 mois.

Les seuls ouvrages qu'on ait de lui sont des dissertations académiques, dont on peut voir la longue liste dans les bibliothèques de médecine et de chirurgie de Haller. Nous ne citerons que les opuscules suivans :

De ortu et progressu medicinæ. Leyde, 1697, in-4.

De incrementis et statu artis medicæ sæculi XVII. Leyde, 1711, in-4.

Oratio in obitum J. Jacobi Rau. Leyde, 1719, in-4.

(Boerhaave, *Eloge d'Albinus.*)

ALBINUS (Bernard-Sigefroy), célèbre anatomiste, fils du précédent, naquit à Francfort-sur-l'Oder, le 24 février 1697. Il suivit son père à Leyde quand les curateurs de l'Université de cette ville l'eurent appelé pour y occuper une chaire de professeur de médecine. Ce fut là que le jeune Albinus commença ses études, et qu'il suivit d'abord avec ardeur les leçons de Gronovius et de Périzonius, tous deux célèbres professeurs de littérature à Leyde; mais la grande réputation et les leçons de son père ne tardèrent pas à donner une autre direction à ses idées, et dès-lors la médecine l'occupa tout entier. Des diverses branches de cette science, la botanique et l'anatomie, professées par Boerhaave et Rau, fixèrent plus spécialement son attention, et ses travaux ultérieurs ont prouvé qu'il conserva toujours cette prédilection. Reçu à 19 ans candidat en médecine, il se rendit à Paris en 1718, et ses liaisons intimes avec Duverney, Winslow, Vaillant et De Jussieu aîné, ne contribuèrent pas peu à accroître ses connaissances en anatomie et en botanique. Son séjour à Paris était loin de s'être encore prolongé au gré de ses desirs, lorsque les curateurs de l'Université de Leyde le nommèrent à la place de lecteur en anatomie et en chirurgie, pour suppléer son premier maître, Rau, que sa santé chancelante mettait hors d'état de continuer ses leçons. De retour à Leyde, la Faculté de médecine lui conféra le titre de docteur, sans exiger qu'il soutînt une thèse, et peu après Rau succomba (le 18 septembre 1719). Le 2 octobre de la même année, le jeune Albinus fut installé à l'Université, comme lecteur en anatomie, et prononça à cette occasion un discours sur l'anatomie comparée, qui fut couvert d'applaudissemens : ce discours a été imprimé. Le talent supérieur qu'il développait dans ses leçons l'appelait depuis long-temps à faire partie du corps académique : aussi fut-il nommé professeur en anatomie et en chirurgie, et inauguré dans cette nouvelle dignité le 9 novembre 1721, deux mois après la mort de son père. Il prononça, suivant l'usage, un discours ayant pour objet la marche la plus convenable pour arriver à une connaissance précise de la structure du corps humain : cette pièce académique a été imprimée.

Rau, en mourant, avait légué son cabinet d'anatomie à l'Université. Albinus fut chargé d'en faire un catalogue raisonné, auquel il joignit un éloge de son maître, où il fit connaître le procédé que Rau employait en pratiquant l'opération de la taille, et dont ce dernier avait toujours fait un secret : cet opuscule parut en 1725. L'année suivante, il publia son Traité d'ostéologie, pour lequel il fit une suite de préparations anatomiques très-remarquables; il travaillait en même temps avec Boerhaave à l'édition des œuvres de Vésale, qui fut imprimée en 1725, avec une préface dans laquelle ces deux savans éditeurs ont placé une notice sur la vie et les ouvrages du célèbre anatomiste de Bruxelles. La considération dont jouissait Albinus augmentait chaque jour, et dès l'année 1726, il fut élu recteur de l'Académie. Le discours qu'il prononça dans cette solennité n'a pas été imprimé. En 1731, il occupa la place de secrétaire du sénat académique, à laquelle il fut appelé pour la seconde fois en 1759. Mais ces emplois honorables ne ralentirent pas son zèle pour la science, et en 1734 il fit paraitre son Histoire des muscles du corps humain, ouvrage magnifique par son exécution, et remarquable par l'exactitude et la finesse des détails qu'offrent les figures qui le composent. En 1736, parut sa Dissertation sur les veines et les artères des intestins; en 1737, celle sur le siége et la cause de la couleur de la peau chez les nègres et les autres races. Cette même année fut celle où il publia son Traité des os des fœtus humains, accompagné de planches gravées, tandis qu'il ajoutait une préface à une nouvelle édition du livre d'Harvey sur la circulation du sang, et à un recueil des œuvres anatomiques de Fabrice d'Acquapendente. En 1738, il succéda à Boerhaave dans la place de président du Collége des chirurgiens de Leyde, et fut nommé pour la seconde fois recteur de l'Académie. Au milieu de ces nombreux travaux, Albinus s'occupait sans relâche de deux de ses ouvrages les plus importans : l'un était un commentaire sur Eustachi, et l'autre, les grandes planches anatomiques qu'il publia plus tard. On sait qu'Eustachi professa l'anatomie à Rome, et laissa des planches anatomiques qui étaient restées ensevelies dans l'obscurité depuis l'année 1552, quand on les retrouva en 1712, mais sans aucune explication. En 1714, Lancisi les publia avec un texte qui contenait des fautes assez nombreuses. Albinus en donna une nouvelle édition en 1744, qu'il augmenta de plusieurs planches, et d'explications plus détaillées. Cependant, quelque exactes que fussent les planches d'Eustachi, elles n'offraient pas le degré de perfection desirable dans un travail de ce genre : aussi, dès l'année 1725, Albinus avait formé le projet de publier des planches anatomiques exemptes, autant que possible, de tous les défauts que pouvaient avoir celles publiées jusqu'alors. Dans ce but, il multiplia ses dissections de toute manière, et ce fut après un travail de plusieurs années, fait avec une assiduité incroyable, qu'il termina (en 1747) cet ouvrage remarquable, qui fait honneur au talent de Wandelaar, qui en a gravé les figures. L'année suivante, parurent sept planches relatives à l'utérus renfermant le produit de la conception, auxquelles il en joignit une huitième en 1751. En 1753, il publia sur les os un ouvrage analogue à celui qu'il avait donné sur les muscles. Cependant des recherches aussi longues et aussi pénibles au milieu des débris de cadavres, altérèrent sa santé de manière qu'il ne put achever complétement le cours d'anatomie figurée qu'il avait commencé, en faisant représenter les viscères, les vaisseaux et les nerfs du corps. Frappés de l'influence nuisible qu'exerçaient sur lui de semblables travaux, et dans le but de l'en détourner, les curateurs de l'Université le nommèrent, en 1745, professeur en médecine, en mettant à sa place, dans la chaire d'anatomie qu'il avait illustrée pendant vingt-cinq ans, son frère cadet, Frédéric-Bernard Albinus.

Depuis l'époque où il prit possession de sa nouvelle chaire (25 octobre 1746), il ne donna plus que des leçons de physiologie, et, pouvant alors se livrer au travail de cabinet, il rassembla les observations importantes qu'il avait recueillies dans le cours de sa longue pratique et au milieu de ses recherches anatomiques, physiologiques, zoologiques et botaniques, et il les publia successivement par fascicules, sous le titre d'*Annotationes academicæ* : le dernier fascicule fut imprimé en 1768; le premier avait paru en 1754. Dans cet intervalle, il publia encore une planche sur le canal thoracique et ses nombreux rapports (1757); il en avait fait depuis long-temps le dessin, puisqu'il le communiqua, comme on le verra ci-dessous, à Arent Cant, en 1721.

Toutes les productions littéraires d'Albinus sont écrites en latin, langue qu'il parlait avec autant d'élégance que de clarté et de facilité; toutes ont un tel degré d'importance et d'utilité, et annoncent un talent si supérieur, qu'une seule eût suffi pour fonder la réputation de son auteur. Ajoutons, au sujet des planches nombreuses et si belles que renferment les ouvrages d'Albinus, que s'il sut dans ses écrits peindre la nature avec la plus grande fidélité, il eut le rare bonheur de rencontrer dans le fameux Wandelaar un graveur qui la copia avec une habileté étonnante et un discernement peu commun : aussi l'interprète exact du maître a-t-il sa part dans la gloire que ce dernier s'est acquise. Albinus fut réellement le créateur de l'anatomie descriptive, et, considéré comme art, cette partie de la science fut portée par lui au plus haut degré de perfection. Il mourut le 9 septembre 1770, âgé de 73 ans et 6 mois. Nous avons déjà fait connaître en partie ses nombreux ouvrages; nous allons en donner l'indication bibliographique.

Oratio inauguralis de anatome comparatâ. Leyde, 1719, in-4. Il y traite de la génération des animaux ovipares, et la compare à celle des plantes.

Oratio quâ in veram viam, quæ ad fabricæ corporis humanis cognitionem ducat, inquiritur. Leyde, 1721, in-4. Ce discours renferme une histoire abrégée de l'anatomie, un tableau des rapports de cette partie de la science avec les autres branches de la médecine, des remarques sur la structure intime des muscles, sur l'art des injections et les effets de l'insufflation, sur l'anatomie comparée et l'anatomie figurée.

Index supellectilis anatomicæ, quam academiæ Batavæ quæ Leidæ est, legavit vir clarissimus Joh. Jacob. Rau, rogatu illustriss. et amplissim. academiæ istius curatorum et urbis consulum confectus à Bernardo Siegfried Albino, qui et vitam ejus et curationem quam calculosis adhibuit, instrumentorumque figuras addidit. Leyde, 1725, in-4. Ce catalogue renferme la description d'un grand nombre de pièces anatomiques, particulièrement d'injections.

De ossibus corporis humani ad auditores suos libellus. Leyde, 1726, in-8; Vienne et Leipsick, 1746, in-8; Vienne, 1756, in-8; réimprimé par Albinus en 1762, in-4, sous ce titre: *B. S. Albini de sceleto humano liber.* Cette édition, bien plus complète, n'est pas moins remarquable par la beauté des gravures que par la rédaction du texte.

Historia musculorum corporis humani. Leyde, 1734, in-4; *ibid.*, 1736, in-4; Francfort, 1784, in-4. Ce traité de myologie est incontestablement l'ouvrage qui a placé Albinus au rang des premiers anatomistes. Toutes ses descriptions, qui ont été faites le cadavre sous les yeux, sont aussi remarquables par leur clarté que par leur grande exactitude. Tarin, dans sa *myographie*, a copié, en les réduisant des deux tiers, les planches de cet ouvrage.

Dissertatio de arteriis et venis intestinorum hominis. Leyde, 1736 et 1738, in-4. Cette dissertation est accompagnée d'une planche coloriée, dans laquelle il a fait représenter la membrane celluleuse, dite nerveuse, de l'intestin grêle, et les vaisseaux artériels et veineux qui s'y distribuent. Albinus a consigné ce travail dans le livre III de ses *Annotationes academicæ*, avec deux planches non coloriées.

Dissertatio secunda de sede et causâ coloris æthiopum et cæterorum hominum. Leyde, 1737, in-4, avec une planche coloriée. On retrouve une partie de ce travail dans les *Annotationes academicæ*, lib. VI.

Icones ossium fœtus humani : accedit osteogeniæ brevis historia. Leyde, 1737, in-4. — Les planches qui composent cet ouvrage sont d'un fini admirable, et représentent tous les os du fœtus isolément, ainsi que les pièces partielles qui les composent. Il y décrit avec la plus grande exactitude l'état des os aux diverses époques de la vie fœtale.

Explicatio tabularum anatomicarum Bartholomæi Eustachii. Leyde, 1744 et 1761, in-fol. — Dans cette édition des planches anatomiques d'Eustachi, Albinus en a joint de nouvelles au simple trait, et il a pu y insérer, sans qu'il y eût confusion, les nombreuses lettres de renvoi qui servent à l'indication des objets représentés. Suivant Haller, la date de la première édition est 1743.

Tabulæ sceleti et musculorum cor-

poris humani. Leyde, 1747, grand-in-fol. —Tel est le titre de la collection des planches magnifiques, qu'Albinus publia à ses frais, et pour lesquelles il dépensa plus de 60,000 livres. En 1749 et 1752, on en a publié à Londres une copie, mais qui est bien inférieure à l'original.

Uteri mulieris gravidæ, cùm jam parturiret mortuæ, tabulæ VII. Leyde, 1748, et *appendix,* 1751, grand in-fol.

Tabulæ ossium humanorum. Leyde, 1753, grand in-fol. Cet ouvrage consiste en trente-quatre planches ombrées, accompagnées d'autant de planches au simple trait, sur lesquelles sont les lettres de renvoi pour l'explication de chaque figure. Ces planches gravées n'ont pas moins de beauté que les précédentes, et représentent avec la plus grande fidélité jusqu'aux moindres particularités anatomiques appartenant à la conformation extérieure des os. Cet ouvrage est au nombre de ceux dont on peut dire avec Haller: *Albinus seu natura.*

Tabula vasis chyliferi, cum vena azyga, arteriis intercostalibus, aliisque vicinis partibus. Leyde, 1757, grand in-fol. Albinus est le premier anatomiste qui ait fait un dessin du canal thoracique et de ses principaux embranchemens; il l'avait communiqué en 1721 à Arent Cant, qui l'inséra dans sa *Dissertation inaugurale* et dans ses *Impetus primi anatomici,* en 1726. Palfyn en a reproduit une copie dans son *Anatomie chirurgicale.* Albinus a donné une description détaillée de cette planche magnifique dans ses *Annotationes acad.,* lib. IV, cap. IX.

Academicarum annotationum, lib. VIII, grand in-4, avec planches. Leyde, 1754-68. Cet ouvrage est une collection précieuse d'un grand nombre de faits importans, ou des remarques curieuses sur l'embryogénie, l'anatomie, la physiologie, la pathologie, la zoologie et la botanique.

Enfin, ainsi que nous l'avons déjà dit, Albinus a donné en 1725, avec Boerhaave, une édition des œuvres de Vésale, et en 1737, une édition des œuvres de Guillaume Harvey et de Fabrice d'Acquapendente.

(*Bibliothèque des Sciences et des Beaux-Arts,* tom. XXXVI, 2ᵉ partie, 1777. — Haller. — Portal.)

ALBINUS (Chrétien-Bernard), fils de Bernard, et frère de Bernard-Sigefroi, fut professeur d'anatomie et de chirurgie dans l'Université d'Utrecht. Il mourut le 5 avril 1752, à l'âge de 56 ans, d'une maladie singulière : le sens de l'ouïe était devenu chez lui tellement délicat, que le bruit le plus léger et le plus éloigné lui faisait une impression insupportable. Cette affection amena une véritable consomption. Il a laissé :

Specimen anatomicum exhibens novam tenuium hominis intestinorum descriptionem. Leyde, 1722, in-4; ibid., 1734, in-8.

De anatome prodente errores in medicis. Utrecht, 1723, in-4.

(*Comment. de reb. in med. gestis.* — Haller, *Bibl. anat.*)

ALBINUS (Jacques), de Hambourg, reçu docteur médecin à

Bâle, l'an 1614, après avoir long-temps voyagé en Allemagne, en France, en Italie et en Espagne, exerça la médecine dans sa patrie. Les seuls ouvrages qu'il ait laissés sont :

De preservatione à peste disp. (*præsid. Arnisæo.*) Francfort-sur-l'Oder, 1611, in-4.

Præcidanea. de scorbuto. Bâle, 1614, in-4. Inséré dans la quatrième décade des *disputat. med. Basil.* Bâle, 1620, in-4.

(Moller, *Cimbria litterata.*)

ALBUCASIS. ABUL-CASEM-KHALAF-EBN-ABBAS, plus connu sous le nom qui nous le fait placer en cet endroit, est le dernier médecin arabe dont les écrits aient été traduits en latin et publiés parmi nous. Né à Zahara, près de Cordoue, il fleurit, quoi qu'en dise Freind, au commencement du douzième siècle, et mourut en 1122, selon les témoignages rassemblés par Casiri. L'historien anglais est plus exact lorsqu'il prouve qu'Alsaharavi, l'auteur d'un grand traité de médecine théorique et pratique, intitulé : *al Tasrif*, n'est point différent d'Albucasis ; seulement il aurait dû ajouter qu'avant lui, Schenck, dans sa *Biblia iatrica*, avait établi la même opinion. L'ouvrage entier d'Albucasis n'a été imprimé que trois fois ; mais quelques-unes des parties qui le composent ont eu un assez grand nombre d'éditions que nous allons indiquer.

Liber XXVIII. Bylchasi Benaberazerin translatus à Simone Januensi; interprete Abram Judæo Tortuosiensi. Venise, *Nic. Jenson*, 1471, in-4; *ibid.*, 1479, in-fol.; 1483, in-fol.; 1484, in-fol.; 1490, in-fol.; 1495, in-fol.; 1497, in-fol.; 1502, in-fol.; 1527, in-fol.; 1538, in-fol.; 1558, in-fol.; 1561, in-fol.; 1602, in-fol. Cet ouvrage, qui traite de la préparation des médicamens, n'est point une simple compilation : Haller en fait l'éloge.

Albucasæ chirurgi methodus medendi, lib. III. Venise, 1500, in-fol.; *ibid.*, 1506, in-fol.; *ibid.*, 1520, in-fol.; Strasbourg, 1532, in-fol.; Bâle, 1541, in-fol. Dans les dernières éditions, le titre est un peu différent de celui que nous donnons d'après la première. Cet ouvrage, comme le précédent, n'est qu'un fragment de celui que nous allons indiquer sous les deux titres qui suivent :

Alzaharavii compendium artis medicæ. Augsbourg, 1490, in-fol.; 1530, in-fol. *Libri theoricæ nécnon practicæ Alzaharavii, qui vulgò Alzararius dicitur.* Augsbonrg, 1519, in-fol.—Quoique la partie de cet ouvrage relative à la médecine proprement dite, contienne peu de choses originales, ce n'est pourtant pas, comme le dit Freind, une simple copie de Rhazès. Albucasis a, le premier, décrit la croûte laiteuse des enfans, la dysphagie, la salivation causée par l'usage du mercure; il a bien connu les aphthes des enfans, la lèpre, et en particulier une altération des ongles, qui survient quelquefois dans cette maladie, plusieurs genres d'aliénation mentale, le tétanos et la variole. Les trois livres de chirurgie sont l'un des monumens les plus précieux du douzième siècle. La raison qui détermina Albucasis à les écrire, fut, comme il nous l'apprend lui-même dans la préface de son ouvrage, l'abandon total dans lequel la chirurgie languissait de son temps, et qu'il attribue à l'ignorance des médecins en anatomie. Partisan enthousiaste de l'emploi du feu, il indique plus de quarante maladies contre lesquelles il ne voit pas de meilleur remède. Nous n'en citerons que deux : il cautérisait les environs de l'articulation dans les luxations spontanées ; il avait recours au même moyen dans la gibbosité commençante, ou *mal de Pott*. Il enseigne quatre méthodes d'arrêter l'hémorrhagie produite par la lésion d'une artère : la cautérisation, la section entière du vaisseau, dont les extrémités, en se retirant, diminuent le diamètre ; la ligature *aut ligetur arteria cum filo ligatione forti* (lib. i, cap. 57), ou la compression *et stringatur cum pulvinaribus strictione decenti* (*ibid.*).

ALCADINO, poëte et médecin des douzième et treizième siècles, était Sicilien, et probablement de Syracuse. Après avoir fait ses études à Salerne, il y professa lui-même avec éclat la philosophie et la médecine. Il joignait à des connaissances étendues une grande habileté pratique ; aussi plusieurs princes firent-ils des tentatives pour l'appeler auprès d'eux. L'empereur Henri VI, arrivé à Naples, atteint d'une maladie qu'on croyait mortelle, dut aux soins d'Alcadino le rétablissement de sa santé : il l'en récompensa avec magnificence. Après la mort de Henri, Alcadino fut médecin de son successeur, Frédéric II, et ce fut à la prière de l'empereur qu'il composa le poëme suivant, le seul ouvrage, parmi ceux qu'il a laissés, qui soit relatif à la médecine :

De balneis puteolanis. Naples, 1505, in-4 ; *ibid.*, 1587, in-4. Réimprimé dans la collection qui a pour titre : *De balneis omnia quæ exstant,* etc. Venise, chez les Juntes, 1553, in-fol.

(Manget, *Biblioth. scriptorum medicorum.*)

ALCAZAR ou VALCAZER (André), de Guadalaxara, fut premier-professeur en médecine de l'Université de Salamanque. C'est tout ce que dit de lui Nic. Antonio. Il a écrit :

Chirurgiæ libri VI, in quibus multa antiquorum et recentiorum subobscura loca hactenüs non declarata interpretatur. Salamanque, 1575, in-fol.

De vulneribus capitis liber. Salamanque, 1582, in-fol.

ALCHIMIE. La recherche de la pierre philosophale, la chimie par excellence, suivant l'étymologie du mot *alchimie*, a été une des maladies qui, avec la magie, l'astrologie judiciaire et toutes les autres branches de divination, ont affligé long-temps l'esprit humain. Si l'alchimie a tiré sa source d'un sentiment plus vil, de

la cupidité, ses erreurs du moins n'ont pas été entièrement stériles. Elles ont conduit à des découvertes importantes. Les adeptes,
en travaillant les métaux qu'ils appelaient impurs, imparfaits, pour
les perfectionner et les convertir en or, ont composé et décomposé les corps, ont trouvé des préparations utiles. La chimie
philosophique et la chimie pharmaceutique sont nées de leurs travaux informes. Cette considération suffirait pour montrer les rapports qui existent entre la médecine et l'alchimie, et nous justifierait de consacrer un article aux chimères de cette prétendue
science, lors même qu'elle n'y serait pas liée directement par la
vaine recherche qu'elle fit d'un remède universel.

L'histoire de l'alchimie est très-difficile, pour ne pas dire impossible à faire. Tout est mystère, obscurité, déception, dans ce
qui concerne les alchimistes, dans leurs principes comme dans
leurs personnes. C'est tantôt sous des noms supposés, tantôt sous
ceux des hommes les plus célèbres, qu'ils publient leurs obscurs
et inintelligibles écrits. Ce serait également sans fruit qu'on tenterait de donner un aperçu de leurs doctrines. Comment auraientils pu transmettre des principes tirés d'essais multipliés sans aucune
règle, qu'ils auraient en vain cherché à répéter lorsqu'ils en avaient
obtenu quelques résultats spécieux, et auxquels se mêlaient les pratiques les plus superstitieuses?

Les alchimistes font remonter l'origine de leur science à la plus
haute antiquité. Les moindres documens qui annoncent qu'on a
travaillé les métaux sont pour eux des preuves que l'alchimie a
été cultivée. Suivant eux, elle aurait été inventée par les premiers
descendans de Noé, par les fils de Cham, qui s'établit en Égypte,
et y porta les sciences et les arts. C'est surtout au roi Siphoas, le
second thaut des Égyptiens, l'Hermès ou le Mercure des Grecs et
des Latins, et qui vivait plus de dix-neuf cents ans avant l'ère chrétienne, que devrait être rapportée l'origine de l'art appelé, à cause
de cela, hermétique. Suivant ces mêmes historiens, l'art hermétique, cet art sacré, cette science divine, aurait été communiqué
par les Égyptiens à Moïse, et plus tard à Démocrite, qui se fit initier à leurs mystères. Le père Martini rapporte aussi dans son *Histoire de la Chine* que l'alchimie y était connue deux mille cinq cents
ans avant notre ère. Mais les chimères de l'alchimie paraissent avoir
pris naissance dans les premiers siècles de l'ère chrétienne. Les livres
attribués à Hermès sont dus aux pythagoriciens modernes de l'école
d'Alexandrie; et ceux qui sont sous les noms du mage Ostanès, du

prêtre Jean, de Démocrite, de la juive Marie, de la reine Cléopâtre et de Comarius, son maître, ont certainement une date postérieure à l'existence de ces personnages. On rapporte que Caligula fit fabriquer de l'or devant lui, et que cet empereur abandonna ces essais dont la dépense surpassait les résultats. Suidas dit aussi que Dioclétien ordonna par un édit de brûler tous les livres des Égyptiens qui traitaient de l'alchimie, de l'or et de l'argent, parce que les richesses qu'ils créaient à volonté favorisaient les séditions; et que c'est cette destruction des livres d'alchimie des Égyptiens qui nous a privés des monumens les plus précieux qu'ils avaient laissés sur cet art, et de la connaissance des procédés propres à fabriquer l'or, l'argent, et les pierres précieuses. Le motif de l'édit de Dioclétien est plus qu'illusoire. Déjà cet empereur avait défendu de pratiquer l'astrologie et la magie; il n'est pas étonnant que l'alchimie ait été enveloppée dans la même proscription. C'est, en effet, vers ce temps, c'est-à-dire vers la fin du troisième siècle, qu'on vit des fourbes vendre des manuscrits décorés de noms célèbres dans l'antiquité, dans lesquels on enseignait les opérations mystiques nécessaires pour parvenir à la découverte de la pierre philosophale. A cette époque, régnaient tous les arts occultes et la philosophie mystique de l'école d'Alexandrie. L'alchimie en était une branche, ou plutôt elle s'y confondait par les pratiques superstitieuses dont ses opérations étaient accompagnées. L'abnégation de tous les objets extérieurs, la pureté du cœur, et la réunion à la divinité, étaient des conditions nécessaires pour parvenir au but qu'elle se proposait. On masquait le grand œuvre sous le voile d'énigmes inintelligibles et de mots barbares. Ces ténèbres, dont les alchimistes s'enveloppaient, avaient pour but de dérober au vulgaire les mystères d'une science sublime. C'est ainsi qu'écrivait dans le cinquième siècle Synésius, qui fut évêque de Ptolémaïde, et qui, initié aux secrets de la philosophie des nouveaux platoniciens, commenta obscurément le livre très-obscur de Démocrite sur la physique secrète, si toutefois ce commentaire n'est pas apocryphe comme ce livre lui-même, et s'il n'a pas été composé par des adeptes des quatorzième ou quinzième siècles. Un autre évêque, ami de Synésius, Héliodore, qui fit le roman des *Amours de Théagènes et de Chariclée*, est supposé l'auteur d'un traité en vers sur la science hermétique. On cite également les écrits d'un Zozime, de Panopolis; d'un Archélaüs, d'un Pélage, d'un autre Ostanès, d'un Olympiodore, et d'un Théophraste, que les historiens de l'alchimie rapportent au même temps que Synésius, et sur le compte desquels on n'a pas de documens plus certains.

Jusqu'au milieu du septième siècle, il exista encore plusieurs *philosophes* (car c'est de ce nom que se sont décorés les alchimistes). Mais ce zèle pour la science hermétique parait s'être éteint alors chez les Grecs. On la retrouve plus brillante que'jamais chez les Arabes. C'est chez eux qu'elle prit plus communément la dénomination pompeuse d'alchimie, qui ne se trouve qu'au quatrième siècle dans les ouvrages de Julius Firmicus Maternus, et qui fut peu usitée jusqu'au neuvième siècle, où parut Géber. Les nombreux écrits de cet homme, célèbre par ses vastes connaissances, propagèrent la croyance à la transmutation des métaux parmi les Arabes, qui n'étaient déjà que trop portés à accueillir les choses merveilleuses. Ils comptèrent un assez grand nombre d'alchimistes. Les plus fameux furent Farabi ou Alfarabi, le solitaire Morien, sur le compte desquels sont débitées beaucoup de fables, et Avicenne, qui a laissé plusieurs traités d'alchimie, et à qui on en attribue qui ne sont probablement pas de lui. C'est à tort qu'on a rangé Rhazès parmi les alchimistes Arabes, parce qu'il appliqua quelques préparations chimiques à la médecine.

L'alchimie pénétra au treizième siècle en Occident avec les livres et la philosophie des Arabes. Cet art futile se lia bientôt plus ou moins intimement avec l'astrologie et la magie qu'elle y trouva établies. La plupart des nations de l'Europe participèrent à cette folie. Mais la même obscurité s'étend sur les travaux des alchimistes. Les noms les plus célèbres de ces époques, où la lumière luttait avec les ténèbres, sont mis en tête des livres alchimiques, et sont invoqués comme autorités par les adeptes, sans qu'on puisse nier ou affirmer d'une manière absolue la coopération des hommes qui en sont déclarés les auteurs. Des aventures extraordinaires, des prodiges, sont publiés et accrédités. Des savans recommandables sont rangés sur la même ligne que des fourbes ou d'ignorans illuminés. La superstition et le fanatisme s'allient avec la science; les chimères les plus ridicules naissent en même temps que les découvertes les plus importantes. C'est là le spectacle que nous offre tout à la fois le chaos de l'alchimie. Les premiers hommes qui en Occident cultivèrent cette prétendue science, furent, dit-on, Albert-le-Grand et son disciple Thomas d'Aquin, Raymond Lulle, Roger Bacon, le moine Alain de Lisle, surnommé le docteur universel, Arnaud de Villeneuve, maître de Raymond Lulle. Presque en même temps,

ou un peu plus tard, parurent Jean do Meun, continuateur du roman de *la Rose*, qui composa un miroir d'alchimie ; l'anglais
Cremer, abbé de Westminster, et disciple de Raymond Lulle ; le
cordelier français Rupescissa ou de la Roquetaillade, fameux par
ses sermons hardis contre la cour de Rome, et par le sort funeste
qu'ils lui attirèrent, et qui écrivit plusieurs livres sur l'alchimie ; le
fourbe ou l'illuminé Flamel, dont les richesses immenses ont été
attribuées à la connaissance du grand œuvre puisée dans l'interprétation d'un prétendu livre juif, dans lequel étaient des figures
mystiques ; d'autres, qu'il serait inutile de nommer, sont connus
par les adeptes. Les quinzième et seizième siècles virent un plus
grand nombre de philosophes hermétiques. Le goût de l'alchimie
devint en quelque sorte général. Il fut favorisé par tous les genres
de superstition qui régnaient alors et auxquels elle s'allia, et
par la faveur qu'accordaient à cet art misérable les souverains
qui croyaient y trouver les moyens d'accroître leurs richesses et
leur puissance. Chaque prince avait ses alchimistes. Ils avaient le
rang d'officier à la cour des princes allemands. Les fabriques, les
mines et les fonderies, qui s'étaient multipliées à l'infini, étaient le
théâtre d'une foule d'essais sans règles, qui avaient quelquefois des
résultats utiles ou au moins étonnans. Qu'on se figure, dit Sprengel,
la surprise d'un fondeur ignorant du quinzième siècle, qui, après
avoir par hasard dissous du borax et de la crème de tartre ensemble, avoir mêlé cette dissolution avec du sublimé corrosif et
avoir fait sublimer le sel qui en résultait sur la surface d'une
plaque d'argent, voyait cette dernière prendre l'aspect et la couleur de l'or. Il n'en fallait pas davantage pour faire croire qu'on
avait découvert le grand secret, qu'on avait trouvé la pierre philosophale, et qu'on était sur le point de fabriquer l'or à volonté.
En effet, on trouve dans la plupart et les plus anciens des ouvrages sur l'alchimie, que le borax, le tartre, le mercure et le
sel marin sont des ingrédiens indispensables pour le grand œuvre.
L'alchimie fut long-temps dans les mains d'ignorans fondeurs et
fabricans. Le rétablissement des nouveaux Platoniciens, et celui
des arts cabalistiques, la firent ranger, comme elle l'avait été jadis,
parmi les branches de la théosophie. Ceux qui s'y adonnèrent ne
se contentèrent pas de chercher à opérer la transmutation des métaux, leur ambition et leur délire furent portés au point d'espérer
de trouver un remède universel. La croyance aux absurdités de la
cabale leur permettait de concevoir d'aussi folles espérances. Basile

Valentin, dans son *Char triomphal de l'antimoine*, fournit de nombreuses preuves de cette alliance de l'alchimie avec la cabale. Il cherche dans tous les métaux et dans toutes les plantes des esprits élémentaires, de qui dépendent leurs vertus et leurs effets, qui ont une vie occulte, et qu'on peut attirer à volonté lorsqu'on s'entend avec Vulcain. Les moines oisifs, et les scolastiques ambulans, se livrèrent, au commencement du seizième siècle, aux opérations alchimiques, de même qu'à l'horoscopie et à toutes les sciences futiles. Ordinairement ils entreprenaient de grands voyages dans l'Orient, parce que la tradition attribuait une sagesse surnaturelle aux anachorètes des monts Sinaï, Oreb et Athos; ou bien, ils se rendaient en Suède, pour y examiner les montagnes d'aimant et autres merveilles non moins illusoires. Ce fut dans ces temps que l'imprimerie, récemment découverte, reproduisit les traités attribués à Hermès, à Démocrite, etc., et qu'il en fut même composé sous des noms célèbres. Les alchimistes de cette époque prenaient souvent d'autres noms que les leurs, quand ils écrivaient des ouvrages. C'est ainsi qu'on présume que, sous le nom de Basile Valentin, plusieurs adeptes publièrent leurs rêveries. Toutes ces circonstances, jointes au soin qu'ils avaient d'écrire dans des termes obscurs et mystiques, de présenter même des faits faux ou imaginaires, et de ne dévoiler qu'une partie de leur prétendue science aux adeptes qui devaient, par leurs travaux, achever de découvrir le secret; toutes ces circonstances, disons-nous, rendent très-incertains les documens qu'on pourrait tirer de leurs ouvrages. La connaissance de leurs noms ne sert souvent qu'à indiquer le titre auquel se rattachent un grand nombre de ces livres. Nous citerons seulement ici Bernard de Trévisan, les deux Isaac Hollandais, l'Anglais Georges Ripley, Augurelli, auquel, pour prix de la dédicace de son poëme de *la Chrysopée*, le pape Léon X, conséquent dans le don qu'il lui offrit, envoya une bourse de soie vide.

Au commencement du seizième siècle, parut Paracelse, qui changea la direction de l'alchimie. Nous ne parlerons pas ici du système médico-théosophique de ce célèbre fanatique, dont il sera fait mention en un autre endroit de cet ouvrage. Nous n'avons qu'à mentionner le rôle qu'il fit jouer à l'alchimie dans ce système composé de tous les élémens hétéroclites que lui fournirent en même temps l'astrologie et la cabale. Déjà Géber, en donnant aux prétendus moyens d'opérer la transmutation des métaux les mêmes noms qu'aux moyens médicinaux, avait suggéré l'idée que la substance propre à faire l'or devait guérir toutes les maladies. Basile Valentin, si toutefois le *Char triomphal de l'antimoine*, publié sous ce nom, n'est pas postérieur à Paracelse, et n'a pas pour auteur quelqu'un de ses sectateurs, comme Sprengel pencherait à le croire, Basile Valentin avait déjà fait une application d'un grand nombre de substances minérales à la médecine. Paracelse proclama que le véritable but de l'alchimie était de préparer les arcanes, et non de fabriquer de l'or. Par l'usage des médicamens chimiques qu'il introduisit dans la thérapeutique, il attira l'attention sur les procédés employés pour les préparer, et contribua à la création de la chimie, qui ne devait apparaître que beaucoup plus tard encore sous la forme de science, mais qui, dès cette époque, amassa beaucoup des matériaux dont elle se composa. Ceux qui ne suivirent pas le système de Paracelse, continuèrent à s'occuper de la transmutation des métaux comme devant. D'autres soutinrent et étendirent la doctrine ou plutôt la pratique empirique et superstitieuse de ce hardi novateur, comme Dorneus et Hurneysser, en Allemagne, Duchesne, en France. Un grand nombre, depuis Paracelse, allièrent les deux chimères de la transmutation des métaux et de la médecine universelle, et regardèrent la poudre de projection et le remède universel comme une seule et même chose. Tels furent les personnages réels ou supposés connus sous les noms de Drebellius, Zachaire, Gaston de Claves, Bernard-Georges Penot, qui mourut à l'hôpital, et qui, après avoir dépensé de grosses sommes, chercha sur la fin de sa vie à démontrer la futilité des recherches alchimiques, et à détourner ceux qui voudraient s'y livrer de travaux qui l'avaient réduit à la misère; tels furent encore le cosmopolite ou l'Écossais Sethon, le Polonais Sendivogius.

Jamais il n'y eut un plus grand nombre de prétendus adeptes que dans le cours du dix-septième siècle. Ce fut au commencement de ce siècle que se forma une société secrète d'enthousiastes, connus sous le nom de Roses-Croix, qui exagérèrent les extravagances mystiques de Paracelse. Ils ne prétendaient à rien moins qu'à la réforme de l'univers, connaissaient toutes les choses par la lumière de la nature, et possédaient la pierre philosophale et la médecine universelle. Un autre sectateur de Paracelse, mais qui a plus de droits à la considération, Van-Helmont, poursuivit les chimères de l'alchimie, et acquit parmi les adeptes la réputation d'être parvenu au grand œuvre. On cite aussi parmi la foule un personnage mystérieux sous le nom d'Eirenée Philalète, mais dont le nom véritable était, à ce que l'on croit, Thomas Vagan, qui devint célèbre à cette époque. C'est de cet adepte qu'Helvétius reçut de la poudre de projection avec laquelle il fit de l'or. Des fourberies de ce genre paraissent s'être renouvelées assez souvent, pour que Geoffroy en ait fait l'objet d'un mémoire intitulé : *Des Supercheries concernant la pierre philosophale*, et inséré parmi les mémoires de l'Académie des sciences, pour l'année 1722. Cependant, tout en ajoutant foi au dogme de la transmutation des métaux, et en travaillant même dans ce but, tout en croyant à la puissance de remèdes spécifiques pour la guérison de toutes les maladies, à l'efficacité des préparations d'or, des poudres sympathiques, des élixirs de longue vie, des emplâtres magnétiques, les partisans et les successeurs de Paracelse s'étaient livrés à une foule d'opérations chimiques, qui donnèrent des résultats utiles, et préparèrent la naissance de la chimie philosophique : tels furent Crollius, Glaser, Glauber, Cassius, Libavius, Borrichius et beaucoup d'autres. Si les Éraste, les Smétius, les Kircker, les Conringius, hommes de bons sens, au milieu de la folie de leur siècle, ne parvinrent pas à l'en guérir, du moins ils contribuèrent par leurs efforts à lui arracher quelques partisans dès cette époque, et à préparer sa destruction. Long-temps encore confondue avec l'alchimie, la chimie s'en sépara, et, par ses progrès, parvint à dissiper les prestiges et les erreurs dont son berceau avait été environné.

(Lenglet-Dufresnoy, *Histoire de la philosophie hermétique.* — *Encyclop. méthod.* part. *Chimie*, art. *Alchimie* et *Chimie*. — Sprengel. — Les principaux écrits sur l'alchimie ont été rassemblés sous le titre de *Theatrum chimicum ;* Ursel, 1602, 3 vol. in-8 ; Strasbourg, 1613-32-61, 6 vol. in-8 ; *ibid.*, 1659-61 ; et par Mangel, dans sa *Bibliothèque chimique*. Le troisième volume de Lenglet-Dufresnoy en contient une énumération très-détaillée. On en trouve également une indication à la fin de l'art. *Chimie* de l'*Encycl. méthod.*)

ALCMÉON, de Crotone, fut un des élèves les plus distingués de l'école de Pythagore. Il est, au rapport de Clément Alexandrin, le premier parmi les philosophes qui ait fait un traité *de la nature*. Chalcidius, commentateur de Platon, qui vivait au troisième siècle, le regarde comme le premier qui ait écrit sur l'anatomie et disséqué des animaux. Alcméon est repris par Aristote pour avoir cru que les chèvres respiraient par l'oreille ; cela suffit peut-être pour autoriser à penser qu'il connaissait le canal qui fait communiquer l'oreille interne avec la bouche. Selon lui, tout vide a la propriété de retentir ; et c'est en vertu de cette propriété que la cavité de l'oreille, recevant le son extérieur, produit une sorte d'écho qui constitue l'audition. Il regardait le sperme comme une émanation du cerveau, et pensait que le fœtus absorbe par toute la surface de son corps les matériaux de sa nutrition. Il faisait consister la santé dans l'équilibre ou dans l'exacte proportion de l'humide, du chaud, du froid, du sec, de l'amer, du doux, et des autres propriétés qu'Hippocrate admit après lui. Une de ces facultés venait-elle à prédominer, il s'ensuivait une maladie. Les opinions d'Alcméon sont éparses dans Aristote, Plutarque, Diogène de Laërce, Clément d'Alexandrie, etc. Nous ne possédons aucun fragment des ouvrages qu'il avait écrits.

ALDRIGHETTI (Aldrighetto) naquit à Padoue le 3 février 1573. Après avoir étudié plusieurs années à Bologne, il revint à Padoue, où il suivit avec ardeur les leçons de philosophie du professeur Zabarella, et celles de médecine de Fabrizio d'Acquapendente. Quelques années plus tard, il accompagna en France, comme médecin, Agostino Nani et Vincenzio Gussoni, ambassadeurs Vénitiens. Il fit ensuite un voyage semblable en Allemagne. De retour dans sa patrie, le 7 mars 1598, on lui conféra la chaire de médecine, où ses leçons attirèrent toujours une foule nombreuse d'auditeurs. Il mourut de la peste le 26 juin 1631. Il n'a publié que les ouvrages indiqués ci-après :

Herculis Saxoniæ tractatus perfectissimus de morbo gallico, seu lue venereâ, privatim primò prælectus, postmodùm in capita distinctus, etc. Francfort, 1600, in-8.

Oratio qua illustrissimo ac reverend. Petro Valerio Patavium accedenti gratulabatur, etc. Padoue, 1633, in-4. Tomasini (*Athen. Patav.*, p. 35) ajoute qu'Aldrighetti a laissé beaucoup de travaux manuscrits, dont nous croyons inutile de rapporter ici les titres qu'on trouvera dans Mazzuchelli.

ALESSANDRI (François degli), qui devint médecin du duc de Savoie, naquit à Vercelli, en 1529, et mourut le 22 octobre 1587. Il a publié les ouvrages suivans :

Apollo omnem compositorum, et simplicium normam suo fulgore itâ irradians, ut ejus meridiana luce contenti medici, et pharmacopolæ, omni librorum copia neglecta, omni denique erroris nebula fugata, ad quævis opera facillimè se accingere valeant. Opus præclarissimum tùm utile quàm maximè necessarium, Matthioli potissimùm et Brassavoli, aliorumque errores insectans, multò insignius quàm dici aut scribi possit. Venise, 1565, in-fol.; Francfort, 1604, in-4; *ibid.*, 1613, in-4. Dans cette dernière édition, on a apporté quelques changemens dans le titre de l'ouvrage.

De peste, seu pestis et pestilentium febrium tractatus. Vercelli, 1578, in-8. L'auteur a traduit cet ouvrage en italien, en y ajoutant beaucoup de notes, et l'a publié de nouveau sous ce titre : *Trattato della peste et* *delle febri pestilenti.* Turin, 1586, in-8.

(Mazzuchelli, *Gli scrittori d'Italia.*)

ALESSANDRINI (JULES), médecin et philosophe célèbre, naquit à Trente en 1506. Il fit ses études à Padoue, et son profond savoir le plaça bientôt au premier rang des médecins de son époque; il s'était livré en même temps, et avec le plus grand succès, à l'étude des mathématiques, et surtout de la langue grecque, comme le prouvent ses traductions et ses commentaires sur Galien. Il démontra le premier que le médecin de Pergame n'était pas l'auteur du livre intitulé : *de Theriacâ ad Pisonem*, qu'on lui attribuait généralement. L'empereur Ferdinand I.er le choisit pour son médecin; il occupa la même place auprès de Maximilien II et Rodolphe II, qui ajoutèrent encore aux honneurs et aux titres dont Alessandrini était revêtu, en lui conférant des lettres de noblesse, et en l'autorisant à prendre le nom *de Neustain.* Il mourut dans sa patrie, à l'âge de 84 ans, le 25 août 1590. Partisan enthousiaste de Galien, Alessandrini eut à soutenir contre le vigoureux agresseur du galénisme, J. Argenterio, une dispute dans laquelle la victoire ne fut pas de son côté. On lui doit les ouvrages suivans :

Enantiomatûm sexaginta quatuor Galeni liber ; item Galeni Encomium. Venise, 1548, in-8 ; Francfort, 1598, in-fol.—Il cherche à concilier les contradictions qu'on rencontre dans les écrits de Galien. Il le loue d'avoir rempli les lacunes qu'Hippocrate avait laissées dans la science.

Ant-Argenterica pro Galeno. Venise, 1552, in-4. C'est une diatribe contre le traité *de morbis* d'Argenterio. Il parut une réponse à laquelle Alessandrini répliqua par l'ouvrage suivant :

Ant-Argentericorum suorum adversùs Galeni calumniatores defensio. Venise, 1564, in-4.

De medicinâ et medico dialogus, libris V distinctus. Zurich, 1557, in-4, 356 p. et ind.

Pædotrophia, carmen. Zurich, 1559, in-8.

Salubrium, sive de sanitate tuendâ libri XXXIII. Cologne, 1575, in-fol.

. In Galeni præcipua scripta, annotationes, quæ commentariorum loco esse possunt. Accessit trita illa de theriacâ quæstio. Bâle, 1581, in-fol.

Epistola apologetica ad Remb. Dodonæum. Francfort, 1584, in-8.

Epist. ad Pet. And. Matthiolum, etc. Au premier livre des lettres de Matthioli, pag. 20. — C'est dans cette lettre qu'Alessandrini prouve que le traité *De theriacâ ad Pisonem* n'est pas de Galien.

Consilia medica. Dans la collection de Scholzius.

Alessandrini a traduit une partie des œuvres de Galien et d'Actuarius.

(De Thou, *éloges.* — Mazzuchelli.)

ALESSI (Alexandre), médecin, natif de Padoue, vécut dans le dix-septième siècle. Suivant Tomasini (*Athenæ Patavinæ*, p. 15.), il jouissait d'une grande réputation à Este, en 1630, et c'est pour cela que quelques biographes l'ont placé parmi les hommes illustres de cette ville. On ne doit pas le confondre avec Alexandre Alessi, de Pérouse, qui fut, en 1561, un des fondateurs de l'Académie *degli unisoni*, et dont parle Quadrio. Le médecin dont il est ici question a publié les ouvrages suivans :

Consilia medica, et epitome pulsuum, in quibus methodus accurata cum praxi theorica conjungitur. Padoue, 1627, in-4; *ibid.*, 1660, in-4.

De syrupo rosato solutivo. Padoue, 1630, in-8.

Cratylus morborum. Padoue, 1657; *ibid.*, 1660, in-4.

ALESSI (Alessio degli), médecin romain, vivait au commencement du dix-septième siècle. Jean Nicius Erythræus (*Vittorio Rossi*), qui a laissé une notice assez détaillée sur ce médecin (*Pinacotheca III*, num. LX), rapporte plusieurs actes de sa vie qui prouvent chez lui une singulière exaltation dans les idées, si même ce n'était pas de la folie. Il avait appris la médecine dans les leçons du célèbre Marsilio Cagnati, et il l'exerçait depuis quelque temps, quand il reçut une injure grave de la part d'un officier du pape Paul V. Dans l'intention de s'en venger, il quitte l'habit et la profession de médecin, ceint l'épée, et, réunissant un certain nombre d'amis qui lui étaient dévoués, il se mit à leur tête, et parcourut la campagne de Rome en débitant des harangues et donnant des conseils à la manière des charlatans. Au bout d'un certain temps, il abandonna cette existence peu honorable, revint à Rome, où il se livra de nouveau avec ardeur à l'étude de la médecine, et fut pendant un grand nombre d'années le médecin des Pères de Saint-Jean-de-Dieu, dans l'île de Tévérina. Il avait particulièrement étudié les œuvres d'Hippocrate, et, selon Nicius Erythræus, il était, de tous les médecins de son temps, celui qui en avait le mieux saisi l'esprit. Il eut pour élèves plusieurs médecins distingués, parmi lesquels on peut citer Pierre Servio de Spolette et Bénédict Aquilano. Alessi mourut à l'âge de 42 ans, et a laissé, manuscrits, les ouvrages suivans (*Biblioth. Roman.*; t. II, p. 187.) :

De mulierum vulvá. — De membro virili. — De testiculis ac de omnibus organis ad generat. necessariis. — De remediis pro impotentiá coëundi. —

—Violatæ pudicitiæ restitutio.— Doctrina amoris medico necessaria. — Ad pseudomedicinæ professorem parænesis.—Modi et maniere da prasti•

carsi dal medico per rendersi grato. *bellezza feminile. — Quæstiones ex-*
— Secreti curiosi per conservarse la *travagantes in mediciná.*

(Mazzuchelli.)

ALEXANDRE, né à Tralles, ville de Lydie, vivait au milieu du sixième siècle, sous l'empire de Justinien. Après avoir voyagé en Italie, en Espagne, en Egypte, et joui partout de la réputation d'excellent médecin, il vint se fixer à Rome, où il employa les dernières années d'une longue vie consacrée tout entière à l'exercice de son art, à consigner dans plusieurs ouvrages le résultat de ses observations. Pour apprécier tout le mérite de cet auteur, il faut se reporter au temps où il écrivait, et voir quel fut alors l'état de la médecine. Nous exposerons ailleurs quelques-unes des causes qui, à dater du second siècle de notre ère, firent tomber toutes les sciences en décadence, et amenèrent enfin le règne de la barbarie. Un des caractères qui signalèrent, dans les ouvrages des philosophes, cette révolution désastreuse, fut un syncrétisme ridicule, c'est-à-dire un mélange de principes incompatibles, formé par un aveugle dogmatisme. Ils se déclaraient non-seulement les adorateurs de tous les dieux, les partisans de tous les mystères; mais la magie, l'astrologie, la thaumaturgie et la théurgie s'unissaient dans leur imagination altérée. Esséniens, Thérapeutes, Pythagoriciens, ils avaient l'esprit ouvert à toutes les opinions ridicules, à toutes les absurdités. Sous ce rapport, les médecins furent *philosophes.* Galien est le dernier médecin grec dont l'antiquité puisse se glorifier; le génie de la médecine descendit avec lui dans la tombe. Oubliant l'anatomie que le médecin de Pergame avait cultivée avec tant de soin, ne conservant de la physiologie que ce qu'elle avait de plus défectueux, la théorie des quatre humeurs et des quatre qualités, se bornant presque à nommer les maladies au lieu de les décrire, ne comprenant même pas l'importance de la science des indications, les indignes successeurs de ce grand homme ne surent que compiler des noms de drogues, des formules de médicamens, et dresser le catalogue des pratiques superstitieuses qu'on peut opposer à chacune de nos infirmités. Méthodistes, Empiriques ou Dogmatistes, ils débitaient, sous le nom de chacune de ces doctrines, les opinions les plus contradictoires à son esprit. A peine trois ou quatre auteurs doués de talens remarquables, mais pourtant incapables de s'élever entièrement au-dessus des préjugés de leur siècle, méritent-ils d'arrêter les regards de la postérité. Oribase, Aëtius, Alexandre, Paul d'Égine, semblent avoir vécu dans un autre temps; Alexandre surtout, qui n'a voulu traiter dans ses ouvrages que les sujets sur lesquels sa longue expérience l'avait éclairé, et qui a su trouver, dans plusieurs circonstances, contre l'idole qu'on a encensée pendant quinze siècles, une indépendance de jugement qu'on n'aurait point osé espérer de lui. Ses ouvrages méritent encore aujourd'hui d'être médités par les praticiens. Il fit pourtant des sacrifices à la mode. Il a multiplié les recettes à l'infini, et prodigué des éloges à des compositions monstrueuses ou absurdes.

De arte medica libri XII; en grec, avec des notes et des corrections de Jacques Goupyl, et le traité de Rhazès *de pestilentia*, traduit du syriaque par le même. Paris, 1548, in-fol.

Grec et latin, de la traduction de Gonthier d'Andernach. Bâle, 1556, in-8.

En latin, sous ce titre : *Practica iatros cum expositione glosæ interlinearis Jacobi de Partibus et Simonis Januensis in margine positæ*. Lyon, 1504, in-4; Pavie, 1520, in-fol.; Venise, 1522, in-fol.

De corporis partium ægritudinibus. (traduction corrigée par Albano Torino.) Bâle, 1533, in-fol.

Autre édit. sous ce titre : *Paraphrases in libros omnes Alexandri Tralliani*, etc. Bâle, 1541, in-fol.

De arte medica libri XII, trad. de Gonthier d'Andernach. Strasbourg, 1549, in-8; avec des notes d'Ant. Molinæus, Lyon, 1560, in-12; *ibid.*, 1575, in-12. Cette traduction fut insérée dans la collection des *artis medicæ principes* d'Henri Etienne; elle forme les tomes 6 et 7 de la collection publiée sous le même titre par Haller. —Dans la pleurésie, Alexandre fait des scarifications sur le côté douloureux. Dans la fièvre hectique, il recommande les fruits bien mûrs, les bains et les calmans. Il traite la dysenterie par la même méthode. Il préfère aux drastiques les purgatifs les plus doux. Il connaissait les calculs biliaires, etc.

Pratique et méthode de guérir la goutte. Poitiers, 1556, in-8. C'est la traduction du douzième livre de l'ouvrage précédent, faite par Sébastien Colin.

De lumbricis (edidit Mercurialis). Venise, 1570, in-4; grec-latin, Francfort, 1584, in-8.

On attribue assez généralement à Alexandre d'Aphrodisée les deux ouvrages suivans, qui sont probablement d'Alexandre de Tralles : c'est du moins l'opinion de Sprengel; c'était aussi celle de Mercuriali, qui ne l'appuie que sur d'assez faibles raisons.

Problematum medicorum et naturalium libri duo. En grec (avec les œuvres d'Aristote), Venise, 1497, in-fol; Francfort, 1585, in-4; grec et latin, Paris, 1540, in-16.

Libellus de febribus. Venise, 1498, in-fol.; Lyon, 1506, in-8; Bâle, 1542, in-8; Genève, 1612, in-8.

(Freind et Haller dans *Alexandri Tralliani opera*, édit. de Lausanne, 1772, in-8, 2 vol.—Matter, *Hist. de l'école d'Alexandrie*. — Ackermann, *Institutiones Hist. medic.* — Mercuriali, *variæ lect. lib.* 1, *cap. XI*.)

ALEXANDRE (Williams), médecin distingué d'Édimbourg, sur la vie duquel nous ne trouvons aucun renseignement, est du moins connu par ses ouvrages :

Experimental essays on the external application of antiseptiks in putrid diseases. (Essai expérimental sur l'application à l'extérieur des antiseptiques dans les maladies putrides.) Londres, 1768, in-8; *ibid.*, 1770, in-8 ; avec quelques autres opuscules. —Le nitre, dissous dans l'eau et appliqué à l'extérieur, pénètre dans l'économie, et se retrouve dans les urines. Le quinquina, ainsi employé, exerce sa vertu antiseptique; il pourrait aussi guérir les fièvres intermittentes. Expériences de l'auteur sur la teinture de cantharides, le camphre, le castoréum, etc.

Diss. de cantharidum historiâ et usu. Edimbourg, 1769, in-8.

Experimental inquiry concerning the causes which have generally been said to produce putrid diseases. (Recherches expérimentales sur les causes des maladies putrides.) Londres, 1771, in-8.

Diss. de partibus corporis humani quæ viribus opii parent. Edimbourg, 1790, in-8. — Alexandre conclut de ses expériences que l'opium diminue l'irritabilité.

(*Comment. de rebus in medic. gestis. — Catalogue of the library of the medical and chirurgical society of London.*)

ALGAROTTO (Victor), connu aussi sous le nom d'Algaroth, médecin de Vérone, était président du Collége des médecins de cette ville, en 1593, ainsi que nous l'apprend André Chiocco. Il attacha son nom à un médicament de sa composition, qui fut long-temps très-répandu, et connu dans les pharmacopées sous le nom de *Poudre* ou *Pilules d'Algaroth*, remède sur lequel un écrit fut publié à Anvers en 1603. Suivant Louis Moscardo, Algarotto mourut empoisonné en 1604, victime de la jalousie dont il devint l'objet, à cause de la réputation que lui donna son remède. Long-temps après sa mort, son petit-fils, Victor Algarotto, publia l'ouvrage suivant :

Compendio della natura, virtù, e modo d'usare una polve quint'essenza d'oro medicinale, etc. Vérone, 1667, in-8, et Venise, 1671, in-8. Chiocco rapporte qu'Algarotto publia de son vivant une dissertation sur la nature des fongus, à l'occasion d'une discussion qu'il avait eue sur ce sujet avec un médecin étranger; nous ignorons où elle a été imprimée.

(Mazzuchelli.)

ALGHISI (Thomas), célèbre lithotomiste, naquit à Florence le 17 septembre 1669. Son père, professeur de chirurgie très-distingué, lui donna les premières leçons; il continua ses études dans le grand hôpital de *Santa-Maria-Nuova*, où il apprit l'anatomie sous les yeux de Bellini. Ses progrès furent tellement rapides, qu'il ne tarda pas à être nommé maître et lecteur en chirurgie, titre qu'il conserva long-temps, puisqu'il se le donne encore dans la première édition de son *Traité de la Taille*, publié en 1707. Se trouvant à Rome dans le commencement du pontificat de Clément XI, il fut appelé pour lui donner des soins, et la prompte guérison du pontife ne contribua pas peu à augmenter sa réputation, que les nombreuses opérations de taille qu'il pratiqua avec le plus grand succès dans diverses parties de l'Italie, étendirent encore davantage.

Le 15 avril 1703, Alghisi reçut le bonnet de docteur en médecine dans l'Université de Padoue, sous la présidence de Vallisneri. Il était dans la force de l'âge et au milieu de la plus brillante carrière, quand un accident déplorable vint le priver de la main gauche. Une arquebuse éclata entre ses mains, et l'on fut obligé de pratiquer l'amputation dans l'articulation du poignet. Cette nouvelle fâcheuse fut à peine connue du pape Clément XI, qu'il se hâta de recommander Alghisi au grand-duc, qui lui envoya tous les secours dont il avait besoin, et le nomma lecteur public en chirurgie à l'école de Pise. Alghisi ne put profiter de ces avantages, car il succomba pendant le traitement qui suivit l'opération, le 24 septembre 1713. Il a laissé les ouvrages suivans :

Litotomia, ovvero del cavar la pietra, etc. Florence, 1708, in-4. Il préconise la méthode de Jean de Romani.

Lettera del Sign. Tommaso Alghisi al Sign. Anton. Vallisneri, etc., nella quale si discorre: 1°. *De' vermi uscite per la verga, e di qual sorta;* 2°. *Di un nuovo liquore da Schizzare dentro i vasi di corpi, per rintracciarne tutte le diramazioni anche capillari;* 3°. *Della fasciatura ingegnosissima de popoli d'Egitto nell' imbalsamare i loro cadaveri, ricavata d'all' antiche mummie.* — Cette lettre est insérée dans le tom. VI du *giornale de' letterati d'Italia*, pages 149 et suiv. Elle a été réimprimée à Padoue en 1729, à la fin des *Nuove esperienze ed osservazioni intorno alla storia medica e naturale*, publiées par Vallisneri. Alghisi préparait un ouvrage sur les diverses excrétions et sur la poudre d'ipécacuanha, quand il mourut.

(Mazzuchelli.)

ALI-EBN-ABBAS, ou HALY-ABBAS, fleurissait vers la fin du dixième siècle. Il était originaire de Perse, et avait fait ses études sous le Persan Abou-Maher. Il composa son *Almalchi* (ouvrage royal) à la prière de Adhad-Ed-Daulah, prince Bouïde. C'est un système complet de médecine, d'après Galien et ses successeurs. Les Arabes l'eurent en grande estime jusqu'à la publication du *Canon* d'Avicenne; ils continuèrent même à le regarder comme *supérieur, pour la pratique*, à ce dernier, qui leur paraissait *plus savant.* L'ouvrage d'Ali se compose de dix livres théoriques et de dix livres pratiques, écrits avec beaucoup de méthode. Les descriptions des maladies y sont courtes, comme dans tous les livres arabes; mais s'il y est peu question de symptômes, l'auteur disserte longuement sur les causes, qu'il déduit des quatre qualités et surtout des quatre humeurs. Le nombre des remèdes qu'il indique est presque infini. L'ouvrage d'Ali-Ebn-Abbas n'a pas été imprimé en arabe. Il fut mal traduit en latin, par Étienne.

Liber totius medicinæ necessarius. Venise, 1492, in-fol. *Liber totius medicinæ necessaria continens.* Lyon, 1523, in-4. — Constantin l'Africain avait fait un abrégé de cet ouvrage, qui fut publié sous ce titre : *De communibus locis medico scitu necessariis.* Bâle, 1539, in-fol. — Selon Sprengel, la partie théorique de cet ouvrage est bien supérieure au *Canon* d'Avicenne; quant aux principes pratiques d'Ali, son traité de la diététique peut être considéré comme un chef-d'œuvre pour le temps où vivait l'auteur. Il donne avec une rare précision les règles auxquelles on doit soumettre le régime, suivant les différences du climat, de la saison et de la constitution individuelle. Il ne consacre pas moins d'attention qu'Hippocrate aux habitudes contractées, et son livre *de speculatione consuetudinis* est digne d'être consulté même aujourd'hui.

(Haller, *Bibl. med. pract.* — Ackermann, *Institut. hist. med.* — Amoreux , *Hist. de la méd. des Arabes.*)

ALIDIO (Charles-Antoine), professeur de médecine pratique à Lodi, a publié les ouvrages suivans:

Somnia medica, varia doctrina referta, necdum medicis, verum et infirmis, atque omnibus viventibus scitu necessaria, ubi quæstiones multæ seu animadversiones, ab antiquis et recentioribus medicis partim omissæ, partim non integrè solutæ, partim vetustate sepultæ, proponuntur ac enodantur, etc. Lodi, 1720, in-4.

Tre verità fondate su la ragione, su l' autorità e su l' esperienze, per un longo e ben vivere nel mondo: 1° *Quale stato di vità sia più confacevole all' uomo per vivere longamentè e vivere sano ?* 2° *Per qual cagione succedino in molte case, le sterilità, o abbondino più femine ?* 3° *Disinganna a chi teme nocimento d'all' uso de cibi magri, e dal digiuno quaresimale ?* Lodi, 1723, in-8.

(Mazzuchelli. *Scrittori d'Italia.*)

ALIX (Mathieu-François), né à Paris en 1738, mort le 31 mai 1782 à Bruckenau, fut professeur en médecine et en chirurgie dans l'Université de Fulde, directeur de l'École d'accouchement de cette ville, et inspecteur des eaux minérales de Bruckenau. Il publia :

De duabus propè perinæum fistulis urinam purulentam excernentibus. Erford, 1769, in-4.

Institutions de chirurgie, etc. (En allemand, sans nom d'auteur.) Riga 1772, in-8.

De nocivá mortuorum intra sacras ædes urbiumque muros sepulturá. Erford, 1773, in-8.

Quæstiones medico-legales ex chirurgiá declarandæ. Erford, 1774, in-4.

Observata chirurgica. Fasciculus I. Altembourg, 1774, in-8. *Fasc. II.* Ibid., 1776. *Fasc. III.* Ibid., 1777. *Fasc. IV.* Ibid., 1778.

Cet ouvrage renferme un grand nombre de faits intéressans. Nous en citerons quelques-uns :

Fasc. I. Ouverture et guérison d'un abcès énorme dans la région lombaire, d'où il sortit huit livres de pus. Grenouillette congénitale, guérie par excision. Gangrène du scrotum. Fistule urinaire du périnée, suite d'une chute sur cette région, guérie par l'incision, après cinq ans de durée. Fistule salivaire guérie par la compression. *Fasc. II.* Anus pratiqué chez un enfant trois jours après sa naissance. Autre cas analogue. Histoire d'un enfant qui avait deux anus, l'un naturel, l'autre situé à deux doigts au-dessous de l'ombilic : cet enfant étant mort à sept mois, l'autopsie montra le colon s'ouvrant à l'endroit indiqué, et les muscles de l'abdomen y formant une espèce de sphincter. Accouchement difficile, dans lequel un chirurgien ignorant amputa le bras qui se présentait le premier ; puis, introduisant sa main dans l'uté-

rus, arracha la mâchoire inférieure de l'enfant. *Fasc. III.* Dénudation très-considérable du crâne ; réunion incomplète des lèvres de la plaie, suivie de l'exfoliation des os qui n'avaient pu être recouverts. Hydrophobie survenue chez un enfant de 14 jours après la morsure d'un chien enragé, et guérie après l'application d'un vésicatoire sur la plaie déjà cicatrisée, et l'administration intérieure du nitre et du camphre, et enfin de la mixture mercurielle de Plenck. Caries guéries par le cautère actuel. Disjonction considérable des os du bassin, observée chez une jeune femme après un accouchement difficile, et guérie par le repos. *Fasc. IV.* Histoire d'un individu qui se coupa les parties génitales au niveau du pubis, et arrêta l'hémorrhagie sans autre moyen que l'application de quelques compresses. Hémorrhagie considérable après la résection d'un ptérygion. Rétention d'urine, rupture de la vessie au bout de 9 jours, mort du malade.

Nouvelles instructions sur les eaux minérales de Bruckenau, en la principauté de Foulde, traduites de l'allemand de M. Weikard. Erford, 1776, in-8.

(Hamberger et Mensel, *Allemagne savante.* — Hyeronimus de vigiliis Van Creutzenfeld, *Bibl. chir.*)

ALLEMANT ou ALEMAN (Adrien l'), né à Sorcy-sur-Meuse en 1527, exerçait avec distinction la médecine à Paris, et mourut dans cette ville en 1559. Il travailla beaucoup sur les œuvres d'Hippocrate, et publia les ouvrages suivans :

De optimo disputandi genere, libri III. Paris, 1546, in-8 ; trad. en français, Paris, 1553, in-12.

Hippocratis, medicorum omnium

principis, de aere, aquis et locis, liber olim mancus, nunc integer, qui, Galeno, de habitationibus et aquis, et temporibus, et regionibus inscribi-

tur, commentariis quatuor illustratus. Paris, 1557, in-8; Genève, 1571, in-8. — Coray fait l'éloge de ces Commentaires.

Hippocratis, medicorum omnium principis, de flatibus liber, commentariis illustratus. Paris, 1557, in-8.

(Dom Calmet, *Biblioth. de Lorr.*)

ALLEN (Jean), nom supposé, suivant les *Acta Lipsiensia* et Manget, sous lequel un médecin anglais publia l'ouvrage suivant :

Synopsis universæ medicinæ practicæ, sive doctissimorum virorum de morbis eorumque causis ac remediis judicia. Londres, 1719, in-8; *tertia edit. accesserunt casus nonnulli oppido rari.* Londres, 1729, in-8, 2 part.; Amsterdam, 1720, in-8; *ibid.*, 1723, in-8; *ibid.*, 1729, in-8; Venise, 1732, in-8; *ibid.*, 1748, in-8; Francfort, 1749, in-8; *ibid.*, 1753, in-8; en français, sous ce titre : *Abrégé de toute la médecine pratique, où les sentimens des plus habiles médecins sur la nature des maladies, sur leurs causes et sur les remèdes qui leur conviennent, sont confirmés par des observations ;* trad. par un chirurgien de Paris (J. Devaux). Paris, 1728, in-12, 3 vol.; nouvelle édit. *revue, corrigée* et *augmentée de plus du double, tant des additions contenues dans la dernière édit. de l'auteur, que de celles du traducteur.* Paris, 1730, in-12, 6 vol., nouv. édit. (par Boudon). Paris, 1737, in-12, 6 vol.; *ibid.*, 1741 et 1752, in-12, 7 vol. — Dans cet ouvrage, fait à la manière de l'*Encyclopædia medica* de J. Dolæus, l'auteur expose sur chaque sujet, et l'un après l'autre, le sentiment de Cœlius Aurelianus, Sydenham, Willis, Baglivi, Ettmuller, Boerhaave; mais il donne rarement le sien. Toutes les maladies y sont comprises sous quinze classes; un dernier chapitre contient les formules des médicamens indiqués dans le cours de l'ouvrage.

ALLIONI (Charles), directeur du jardin de botanique de Turin, et professeur en cette science, jouit pendant un demi-siècle d'une réputation européenne. Il fut membre de la Société royale de Londres, de l'Institut des sciences de Bologne, des Sociétés royales des sciences de Montpellier, de Gottingue, d'Upsal, de la Société royale de médecine de Paris, et de beaucoup d'autres Académies. Allioni était né en 1725; il mourut en 1804. On lui doit un assez grand nombre d'ouvrages, parmi lesquels ceux qui ont pour objet la *Flore* du Piémont conservent le plus d'intérêt.

Rariorum Pedemontii stirpium specimen primum. Turin, 1755, in-4, fig.

Stirpium præcipuarum littoris et agri Nicæensis enumeratio methodica cum elencho aliquot animalium ejusdem maris. Paris, 1757, in-8.

Oryctographiæ Pedemontanæ specimen, exhibens corpora fossilia terræ adventitia. Paris, 1757, in-8.

Tractatus de miliarium origine, progressu, naturâ et curatione. Turin, 1758, in-8; Iéna, 1772, in-8; Turin, 1792, in-8. Cette édition est enrichie de notes et d'additions. (La première est de 144 pages, celle-ci en a 200.)

Allioni regarde la fièvre miliaire comme contagieuse, et susceptible d'être transportée d'un lieu où elle règne dans un autre. Il fait consister la nature du mal dans la présence d'un miasme spécifique, et établit pour principe fondamental du traitement la nécessité de le détruire ou de l'expulser de l'économie.

Flora Pedemontana, sive enumeratio methodica stirpium indigenarum Pedemontii. Turin, 1785, in-fol.; tom. I, 344 p.; t. II, 366 p.; t. III, 92 planches avec 13 pages d'explication.

Cette Flore comprend deux mille huit cents espèces; les descriptions sont exactes, les figures de grandeur naturelle, et bien exécutées.

Auctarium ad Floram Pedemontanam. Turin, 1789, in-4.

Conspectus præsentaneæ morborum conditionis. Turin, 1793.

Ragionamento sopra la pellagra. Turin, 1795, in-8.

On trouve plusieurs mémoires d'Allioni dans les *Mélanges de philos. et de mathém. de la soc. roy. de Turin;* dans les *Acta helvetica,* etc.

(*Commentarii de rebus in scientia naturali et medicina gestis.*)

ALLIOT. Quatre personnages de ce nom durent une célébrité qui n'est pas encore oubliée, des gratifications considérables, et des honneurs près des grands de leur siècle, à la possession d'un prétendu spécifique contre le cancer. Pierre, le plus ancien d'entre eux, médecin à Bar, fut successivement médecin ordinaire du duc Charles IV, premier médecin de la reine Anne d'Autriche, mère de Louis XIV, etc. Jean-Baptiste, son fils, fut choisi par le roi de France pour être son médecin ordinaire, et médecin de la Bastille, poste de confiance, auquel était attachée une pension de mille écus. Il fut nommé pour accompagner en Lorraine la princesse Charlotte-Élisabeth d'Orléans, future épouse du duc Léopold Ier, qui lui accorda des lettres de noblesse. Les deux derniers, l'un frère de Jean-Baptiste, et l'autre son fils, tous deux Bénédictins de la congrégation de Saint-Vanne, ne renoncèrent point, malgré leur état, à la médecine. C'est au plus jeune que l'on doit l'ouvrage suivant :

Traité du cancer, où l'on explique sa nature, et où l'on propose les moyens les plus sûrs pour le guérir méthodiquement, avec un examen du système et de la pratique de M. Helvétius. Paris, 1698, in-12. — Ces moyens consistent en une préparation arsénicale et saturnine.

Pierre Alliot avait donné d'autres ouvrages :

Epistola ad B. D. de Cancro apparente. Bar-le-Duc, 1664, in-12.

Nuntius profligati sine ferro et igne carcinomatis missus, ducibus itineris Hippocrate et Galeno, ad chirurgiæ studiosos. Paris, 1664, in-4.

Theses medicæ de motu sanguinis circulato, et de morbis ex acre præsertim de arthritide. Pont-à-Mousson, 1663, in-4.

(Dom Calmet, *Bibliothèque de Lorraine.*)

ALLMACHER (Jean-Frédéric), né à Meisenheim dans le Palatinat, le 5 décembre 1648, étudia la médecine à Giessen, à Iéna et à Leyde. Après avoir reçu les degrés dans l'Université de cette dernière ville, il fut fait physicien à Aschaffenbourg, puis médecin de la ville à Wertheim ; il devint enfin médecin pensionné de Francfort-sur-le-Mein, où il mourut en 1686. Il était membre de l'Académie des Curieux de la nature depuis 1679. Nous avons d'Allmacher :

De morbis castrensibus. Leyde, 1672, in-4.

Observatio de luxatione vertebrarum dorsi. Francfort, 1683, in-4.

De tumore genu ex lapsu, pro luxatione malè curato. Francfort, 1685, in-8.

De enterocele desperatâ, curatâ Francfort, 1685.

Ces trois derniers opuscules sont insérés dans les Ephémérides des Curieux de la nature.

(Roques, *Supp. au Dict. hist.* — Carrère.)

ALLOUEL, maître en chirurgie et docteur en médecine du milieu du dernier siècle, a publié deux ouvrages depuis longtemps oubliés, et qui ne méritent peut-être pas qu'on les rappelle ici :

Abrégé d'ostéologie. Paris, ... in-12.

Etymographie ou véritable origine des mots d'usage en anatomie et en chirurgie, *avec un tableau des maladies en général.* Monaco et Paris, 1776, in-12.

(Ersch, *la France littéraire.*)

ALMELOVEEN (Théodore-Jansson van), habile médecin et savant littérateur, naquit à Midrecht, village du territoire d'Utrecht, le 24 juillet 1657. Sa mère était fille du célèbre imprimeur Jansson, qui, n'ayant point d'enfant mâle, lui communiqua son nom. Après avoir fait ses humanités à Tergow, à Nordwyk sous Tollius, à Utrecht sous J.-G. Grœvius, et appris l'hébreu sous Jean Leusden, Almeloveen se préparait à étudier en théologie; mais les disputes et les querelles qu'il remarqua parmi ceux qui professaient cette science l'en dégoûtèrent. Il se tourna alors vers la médecine, et reçut les honneurs du doctorat le 23 juin 1681. Il pratiqua l'art de guérir à Amsterdam jusqu'en 1687, et ensuite à Tergow jusqu'en 1697, époque où il fut appelé à l'Académie de Harderwyk pour y professer l'histoire et la langue grecque; on joignit à cet emploi une chaire ordinaire de médecine, en 1702. Il remplit ces deux postes avec beaucoup de réputation, et mourut à Amsterdam en 1712. L'Académie des Curieux de la nature l'avait admis au nombre de ses membres, sous le nom de Celse II. Almeloveen est auteur d'un assez grand nombre d'ouvrages savans, curieux et estimés, mais tous étrangers à la médecine, si l'on excepte le suivant :

Inventa nov-antiqua, id est brevis narratio ortûs et progressûs artis medicæ, ac præcipuè de inventis vulgò novis, aut nuperrimè in eá repertis; subjicitur ejusdem rerum inventarum onomasticon. Amsterdam, 1684, petit in-8. Le dernier de ces deux ouvrages avait été imprimé séparément.

Almeloveen a traduit en flamand l'*Anatome Mituli* d'Antoine de Heyden, et donné d'excellentes éditions des aphorismes d'Hippocrate, de Celse, d'Apicius, de Cælius Aurelianus et de Strabon. Il a eu part à l'édition de l'*Hortus Indicus Malabaricus.*

(Paquot, *Hist. litt. des Pays-Bas.*)

ALPAGO (ANDRÉ), médecin distingué de Bellune, vivait au commencement du seizième siècle. Quelques biographes le désignent simplement sous le nom d'*Andreas Bellunensis*; aussi plusieurs écrivains en ont parlé comme de deux auteurs différens. Il se livra spécialement à la médecine, et s'appliqua surtout à vérifier et à rectifier les versions données jusqu'alors des écrits d'Avicenne. Il voyagea long-temps dans l'Orient, parcourut la Syrie et l'Égypte, où il apprit parfaitement la langue arabe. Il habita la Syrie pendant trente années : il paraît qu'il avait fixé sa résidence à Damas. De retour dans sa patrie, la république de Venise le nomma à la chaire de médecine à Padoue. Il mourut subitement quelques mois après. On lui doit les traductions suivantes :

Avicennæ liber canonis, de medecinis cordialibus, et cantica, jam olim quidem à Gherardo cremonensi ex arabico sermone in latinum conversa, etc. Venise, 1544, 1546 et 1555, in-fol.; Bâle, 1556; réimprimé avec des additions. Venise 1595 et 1608, 2 vol. in-fol.

Averrois colliget libri VII. Cantica item Avicennæ cum ejusdem Averrois commentariis, et tractatus de theriacá etc., ex arabicá in latinum translatis. Cette traduction se trouve dans le volume X des œuvres d'Aristote avec les commentaires d'Averroès, et avec les autres ouvrages de ce médecin, Venise, 1552, in-fol., p. 101.

Johannis Serapionis practica dicta breviarium, etc.; Andrea Alpago interprete. Lyon, 1525, in-4; Venise, 1550, in-fol.

Embitaris tractatus de Limonibus ab Andrea Alpago latinitate donatus. Paris, 1602, in-4.

Il avait traduit en latin la biographie arabe d'Abi-Oseihbah, des philosophes et médecins arabes et grecs, ainsi qu'il le dit dans la préface de ses observations sur Avicenne. Il avait également traduit les ouvrages de plusieurs autres auteurs arabes, et entr'autres les suivans : *De venenis; de correctione eorum quæ accidunt in regimine sanitatis; de medicinis prin-*

cipum non horribilibus ; de lapidibus pretiosis. Paul Alpago, son fils, avait promis de publier ces diverses traduc-tions; nous ignorons s'il a réalisé sa promesse.

(Mazzuchelli, *Gli scrittori d'Italia.*

ALPHONSE DE CORELLA ou **LOPEZ DE CORELLA**, ainsi nommé du lieu de sa naissance, Corello, dans la Haute-Navarre, après avoir enseigné la médecine dans l'Université d'Alcala de Henarès, avec une grande réputation de talent et de savoir, fut appelé dans sa patrie pour y occuper une chaire publique. Il y exerça l'art de guérir, ainsi qu'à Tarazona, et publia les ouvrages suivans :

Secretos de filosophia, astrologia, y medicina, etc. Valladolid, 1546; Saragosse, 1547, in-fol.

Enchiridion, seu methodus medicinæ. Saragosse, 1549, in-12; Valence, 1581, in-16.

De arte curativâ libri IV. Estella, 1555, in-8.

Naturæ quærimonia. Saragosse, 1564, in-8; réimp. dans la première édit. du suivant :

Annotationes in omnia Galeni opera. Saragosse, 1565, in-fol.; Madrid, 1582, in-4.

De naturâ venæ. Sarag., 1573, in-8.

De febre malignâ et placitis Galeni. Ibid., 1574, in-8.

De morbo pustulato liber unus. Valence, 1581, in-4.

Catalogus auctorum qui post Galeni ævum, et Hippocrati et Galeno contradixerunt. Valence, 1589, in-12.

De tuendâ valetudine liber. Il est question de cet ouvrage dans les *Annotationes in Galeni opera.* Nic. Antonio n'en indique point l'édition.

(Nic. Antonio, *Biblioth. Hispana.*)

ALPINO (Prosper) était de Marostica, petite ville de l'état de Venise, où il naquit le 23 novembre 1553. François Alpino, son père, médecin distingué de cette ville, ne négligea rien pour lui donner une excellente éducation. Dès qu'il eut terminé ses études, Prosper voulut embrasser le parti des armes, et suivre un de ses frères, qui les portait avec distinction dans les armées de l'état de Milan. Mais sa famille en avait autrement décidé, et pour ne pas déplaire à son père, qui le pressait d'étudier la médecine, il se rendit à Padoue, où il se livra avec une ardeur incroyable à l'étude de toutes les branches de l'art de guérir, et particulièrement de la botanique. Reçu docteur en 1578, il conçut le projet de voyager pour agrandir ses connaissances en histoire naturelle. Les circonstances favorisèrent son dessein : George Emo ayant été nommé consul en Égypte par la république de Venise, Alpino le suivit en qualité de médecin. Il passa trois ans dans ces contrées, livré à des recherches de toute espèce, dont il a consigné les résultats dans quelques-uns de ses ouvrages les plus importans. A son retour

7.

en Italie, il fut choisi pour médecin par André Doria, prince d'Amalfi. Il ne conserva pas long-temps cette charge, car il fut appelé à remplir une chaire dans l'Université de Padoue, et nommé directeur du jardin de botanique. Il mourut dans cette ville en 1616, après avoir professé avec éclat pendant vingt-cinq années, et composé les ouvrages suivans :

De medicina Ægyptiorum libri IV. Venise, 1591, in-4; Padoue, 1601, in-4; Paris, 1646, in-4, avec le traité *de medicinâ Indorum* de Jac. Bontius; Leyde, 1718, in-4, avec le traité d'Alpino, *de balsamo*; Leyde, 1745, in-4. —Cet ouvrage est fort curieux; tout y est exact en ce qui est relatif à l'état de la médecine au temps où il fut écrit; mais quoique l'auteur y fasse preuve d'érudition, ce n'est pas une source où l'on puisse étudier l'antique médecine des Égyptiens.

De præsagiendâ vitâ et morte ægrotantium. Padoue, 1601, in-4; Leyde, 1710, in-4, avec une préface de Boerhaave; *ibid.*, 1733, in-4, par les soins de Gaubius. Hambourg, 1734, in-4. —L'auteur montre ici une connaissance très-approfondie de tous les monumens de la médecine grecque. Il a recueilli et exposé dans un ordre méthodique toutes les observations des anciens sur les signes qui annoncent la terminaison des maladies, et mérité par ce bel ouvrage le titre de *père de la séméiotique.*

De medicinâ methodicâ libri XIII. Padoue, 1611, in-fol.; Leyde, 1719, in-4. Dans cet ouvrage, où l'auteur a montré plus d'érudition que de critique, on trouve un grand nombre de choses intéressantes; mais on ne peut point le considérer comme une source où l'on puisse étudier le méthodisme, parce qu'il mêle à cette doctrine des opinions qui lui sont étrangères, quelquefois même des principes qui sont contradictoires à son esprit.

De plantis Ægypti liber. Venise, 1591, in-4; *ibid.*, 1592, in-4, avec des notes de Vesling et d'autres; *ibid.*, 1629, in-4; *ibid.*, 1533, in-4; Padoue, 1638, in-4; *ibid.*, 1640, in-4, avec le traité *de balsamo*; Leyde, 1718, in-4, avec le traité *de medicinâ Ægyptiorum*; *ibid.*, 1735, in-4.

De Rhapontico disputatio. Padoue, 1612, in-4; Leyde, 1718, in-4.

De plantis exoticis libri II. Venise, 1627, in-4; *ibid.*, 1656, in-4.

Historiæ Ægypti naturalis pars prima, quâ continentur rerum ægyptiarum libri quatuor. Leyde, 1735, in-4, 2 vol.

(Mazzuchelli. — Carrère.)

ALSAHARAVI, *voyez* **ALBUCASIS.**

ALSARIO, que quelques biographes nomment aussi *Alsavio, Crucio* ou *dalla Croce* (Vincent), médecin célèbre, naquit à Gênes vers l'an 1576. Il se livra de bonne heure à l'étude des lettres, et publia un opuscule intitulé : *de Invidiâ et fascino veterum,* dans lequel il montre une grande érudition grecque et latine : il avait à peine alors 19 ans. Il étudia ensuite particulièrement la médecine, qu'il vint pratiquer à Bologne avec le plus grand

succès; aussi fut-il nommé proto - médecin à Ravenne. Appelé ensuite à Rome, il y professa la médecine avec éclat pendant plus de
vingt ans dans l'archigymnase, et fut médecin du pape George XV.
Autant il était distingué par ses vastes connaissances, autant sa
bienfaisance le rendait recommandable et cher aux malheureux.
L'époque précise de sa mort n'est pas connue, mais il est certain
qu'il vivait encore à la fin de l'année 1631. Les ouvrages qu'il a
publiés sont nombreux.

De invidiâ et fascino veterum libellus,
etc. Lucques, 1595, in-4 ; réimprimé
dans le tom. XII du *Thesaurus antiquitatum Romanarum* (p. 885). Imprimé
à Leyde.

*Ephemeridum, id est diuturnarum
observationum libri duo.* Bologne,
1599 et 1600, in-4.

*De epilepsia, seu comitiali morbo
lectionum Bononiensium libri III, in
quibus præter magni illius morbi theoriam, hoc est definitionem, ejusque
probationem, differentias, causas et
signa,* etc. Venise, 1603, in-4.

*Consilium de asthmate pro Bonif.
Cajetano, Cardin. Cum disputatione de
melonibus,* etc. Venise, 1607, in-4.

*Consilium de variis symptomatibus
in principibus illustrissimis ad Hyero-
nimum Mercurialem.* Venise.

*De verme admirando per nares
egresso commentarius,* etc. Ravenne,
1610, in-4.

*De sugillatione, quam græci ὑπώ-
πιον, id est sub oculis,* vocant.

Consilium de catarrho. Ravenne.

*Dissertatio de salis, et salitorum
usu in febribus.*

*De medicinæ practicæ laudibus
præfatio.* Rome.

*Præfatio in romano gymnasio ha-
bita, die VII mensis novembris an.
1612.* Rome, in-4.

*De morbis capitis frequentioribus,
quorum cognitio et curatio ità tradun-*
tur, ut ad alios etiam cognoscendos,
et curandos mirificè conducant : hoc
est de catarrho, phrenitide, lethargo,
epilepsia, etc., libri septem. Inserta
est disputatio de liquore chalchanti,
seu vitrioli, ejusque abusu in febrium
et morborum calidorum curatione.*
Rome, 1616 et 1617, in-4 ; Venise,
1619, in-4.

*De quæsitis per epistolam in arte
medicâ Centuriæ quatuor, ubi varii
casus, observationes, consilia, responsa, disputationes, atque curationes non sine promiscuâ doctrinâ describuntur.* Venise, 1622, in-fol.

*Disputatio generalis ad historiam
fœtus nonimestris quidem, et organici,
sed emortui, ac parvæ adeò molis,
ut vix quadrimestris fuit existimatus,
in adolescentulâ primiparâ.* Rome,
1627, in-4.

*Consultatio medica pro nobile ado-
lescentulo, oblivione, surditate secundùm alteram aurem, subsurditie, et ab
auditione ex tinnitu secundùm op-
positam nempè sinistram laborante,*
etc. Rome, 1629, in-4.

*Providenza metodica per preser-
varsi dall' imminente peste, discorso
prattico ove sono rimedi preservativi,*
etc. Rome, 1630, in-4.

*Consilium prophylacticum, à lue
pestiferâ grassante,* etc. Rome, 1631,
in-4.

Vesuvius ardens, sive exercitatio

physico-medica Ρεγκυριτον, *id est mo-tum et incendium Vesuvii montis in Campaniá, XVI mensis decembris anni 1631.* Rome, 1632, in-4.

De morbis pectoris frequentioribus, hæmotphtysi, phtysi, asthmate, peri-pneumonia, pleuritide, libri tres. Il n'existe plus de ce travail que l'écrit intitulé : *De hæmophtysi, hoc est san-guinis sputo, liber unus.* Rome, 1633, in-4.

Allacci (*Apes urbanæ, sive de viris illustribus, etc.*) ajoute que Alsario laissa encore manuscrits les ouvrages suivans : 1° *Consultationum varia-rum, tomus unus;* 2° *Ad Lucretii libros de naturá, commentarius iatro-physicus;* 3° *In hippocraticam faciem iatro-physico-gnomonicus commenta-rius;* 4° *Liber apologeticus in quo auctor cunctis penitùs omissis dicteriis, ac lædoriis, quæ de aliorum fama detrahant, se tantummodò, suaque modestissimè tuetur, et expiat tàm in re medicá, quàm extrà;* 5ᵈ *de mor-bis ventris.* Alsario annonce lui-même la publication prochaine de ces ou-vrages dans la préface de son traité *de morbis pectoris,* ou mieux *de hæmo-phtysi.* (Mazzuchelli.)

ALSTON (**Charles**), fils d'un petit gentilhomme de l'ouest de l'Écosse, qui avait jadis pratiqué la médecine, naquit en 1683. Il fit ses études à l'Université de Glascow, et fut destiné à suivre la car-rière du barreau. Mais son goût pour la botanique et la médecine l'emporta sur toutes considérations. Il se livra donc entièrement, dès 1716, à l'étude de cette dernière science, et se rendit à Leyde, où il suivit les leçons du célèbre Boerhaave. Pendant les trois années de séjour qu'il fit dans cette ville, il se lia avec Alexandre Monro. De retour dans leur patrie, les deux amis formèrent le projet de relever les études médicales du collége d'Édimbourg, et s'associè-rent, dans ce but, Rutherford, Sinclair et Plummer. On peut dire que c'est à leurs efforts et leur habileté, que l'école d'Édimbourg doit l'heureuse direction qui lui a acquis une si grande célébrité. Alston s'était chargé d'y enseigner la botanique et la matière médi-cale. Il remplit ses fonctions avec la plus grande assiduité jusqu'à sa mort, arrivée le 22 novembre 1760. La part qu'il prit dans la réorganisation de l'école d'Édimbourg, plutôt que ses écrits en bota-nique et en matière médicale, est le titre qui lui assure la recon-naissance de la postérité. Le docteur Mutil a dédié à Alston un nouveau genre, sous le nom d'*Alstonia,* qui a été adopté par les botanistes, et qui ne contient qu'un arbuste de la famille des Guayacanes. On a de lui les ouvrages suivans :

Index plantarum præcipuè officina-lium, quæ in horto medico Edinbur-gensi, studiosis demonstrantur. Edimb., 1740, in-8; ouvrage publié pour l'u-sage de ses élèves.

Index medicamentorum simplicium

triplex. Edimb., 1752, in-8. C'est un abrégé de la matière médicale, et un résumé des leçons de l'auteur.

Tirocinium botanicum Edinburgense, 1753, in-8. Cet ouvrage, le plus marquant de ceux d'Alston, est une réimpression de son *index*, auquel il a joint les *fundamenta botanica* de Linné, et une réfutation du système de ce naturaliste.

Lectures on the materia medica. Edimb., 1770, 2 vol. in-4. Cet ouvrage n'a été publié qu'après la mort d'Alston, par le docteur Hope, son ami et son successeur, et n'a pas beaucoup ajouté à la réputation de son auteur.

A diss. on quick-lime and lime-water, ou Dissert. sur la chaux vive et l'eau de chaux. Londres, 1752, in-8; *ibid.,* 1754, in-8; *ibid.,* 1757, in-8; trad. en français, Paris, 1754, in-12.

Alston a inséré dans les *Edinburgh medical essays,* des mémoires sur *l'étain* qu'il regarde comme anthelmintique; sur l'opium; sur un cas d'épanchement de sang dans le péricarde.

(Aikin, *general biography.* — Chalmers, *the general biographical dictionary.*)

ALTOMARE (DONAT-ANTOINE), en latin *ab Altomari*, médecin napolitain du seizième siècle, n'est plus connu que par ses ouvrages. Toppi, Merklin, Manget, et la plupart des bibliographes, se bornent à en faire l'énumération, sans rien dire de la vie de l'auteur. Voici ce qu'on peut recueillir du livre *de Medendis humani corporis malis* d'Altomare. Dans une dédicace au pape Paul IV, datée du 5 des calend. de février 1558 (28 janvier 1559), il nous apprend qu'il a employé la plus grande partie de sa vie à l'étude de la médecine; qu'on a essayé de le perdre par des calomnies; qu'il fut contraint de quitter Naples, et de se réfugier à Rome. Il remercie le pontife qui l'a protégé, qui l'a rendu à sa patrie et rétabli dans sa première dignité. Goulin conjecture qu'en 1561 Altomare avait de cinquante à cinquante-cinq ans; et Mazzuchelli place sa mort vers 1566. Il composa un assez grand nombre de petits traités qui furent d'abord publiés séparément. Ces traités s'étant perdus insensiblement depuis qu'on eut donné un recueil qui les contient tous, il est à peu près impossible de donner exactement la date des diverses éditions qui en avaient été faites.

De utero gerentibus, quod pro præservatione abortûs, venæ sectio non competat, ex Hippocratis et Galeni sententiâ; 1543.

Methodus de alteratione, digestione ac purgatione ex Hippocratis et Galeni sententiâ. Venise, 1547; Lyon, 1548, in-12; Venise, 1558, in-4.

Trium quæstionum nondum in Galeni doctrinâ dilucidatarum compendium. Venise, 1550, in-8.

Ars medica de medendis humani corporis malis. Naples, 1553, in-4; Venise, 1558, in-8; Lyon, 1559; Venise, 1560, in-4; *ibid.,* 1565, in-4; *ibid.,* 1570, in-4; Naples,

1661, in-4. L'auteur émet bien, à l'égard des fièvres, quelques principes qui lui sont particuliers; mais il se conforme du reste à l'usage généralement adopté de parcourir toutes les maladies du corps de la tête aux pieds, sans avoir égard à leurs différences essentielles, de les distinguer d'après la prédominance de l'une des qualités élémentaires, et d'en faire connaître les signes diagnostiques et la curation exactement d'après ses prédécesseurs. Il défend vivement l'opinion que l'épilepsie a son siége dans le ventricule postérieur du cerveau, et prétend que la cause de l'hydropisie est toujours dans le foie. La température froide prédomine dans les palpitations du cœur. Il défend la théorie d'Hippocrate, d'après laquelle les spasmes proviennent d'*accumulation* ou de *soustraction*, en disant que ce sont là les causes générales auxquelles on peut rapporter les causes particulières. Il guérit un homme du diabètes par les bains soufrés.

De medendis febribus. Naples, 1554, in-4; *ibid.*, 1562, in-4.

De mannæ differentiis ac viribus, deque eas cognoscendi viâ ac ratione. Venise, 1562, in-4. Ouvrage remarquable, en ce que l'auteur soutint un des premiers que la manne de Calabre est le suc d'un arbre, et non le produit de la rosée.

Il existe deux collections des ouvrages précédens, dont la dernière seule est complète; elles renferment l'une et l'autre quelques opuscules inédits.

Nonnulla opuscula nunc primùm in unum collecta et recognita, etc. Venise, 1561, in-4.

Donati-Antonii ab Altomari opera omnia in unum collecta, et ab eodem auctore diligentissimè recognita et aucta, etc. Lyon, 1565, in fol.; Naples, 1573, in-fol.; Venise, 1574, in-fol.; *ibid.*, 1600, in-fol.

(Mazzuchelli.— Pasch. Galli, *Bibl. médic.* — Kestner, *Biblioth. med. select.* — Goulin, dans *l'Encyclop. méthod.* — Sprengel.)

ALYON (Pierre-Philippe), né dans une commune près du Puy-de-Dôme, fut, avant la révolution, lecteur du duc d'Orléans, qui le chargea d'enseigner à ses enfans l'histoire naturelle. Peu de temps après la mort de son protecteur, Alyon fut arrêté et détenu pendant quelques mois à Nantes. Il entra ensuite dans le service de la pharmacie des armées, et fut d'abord pharmacien en chef de l'hôpital du Val-de-Grâce, puis de l'hôpital du Gros-Caillou. Malgré la faiblesse de sa constitution et ses infirmités, il suivit la garde de Napoléon dans la campagne de 1813; mais au bout d'un mois et demi, il fut obligé de solliciter son retour en France. Alyon mourut en 1816, âgé d'environ cinquante-huit ans. La Société médicale d'émulation l'avait compté parmi ses membres.

Essai sur les propriétés médicinales de l'oxigène, et sur l'application de ce principe dans les maladies vénériennes, psoriques et dartreuses. Paris, an VI, in-8; *ibid.*, an VII, in-8. On trouve un abrégé de cet ouvrage dans le tome Ier des *Mémoires de la Société médicale d'émulation.*

Cours élémentaire de botanique.
Paris, an VII, in-fol.

Cours élémentaire de chimie théorique et pratique, suivant la nouvelle nomenclature, ouvrage dans lequel on a rassemblé la plupart des procédés utiles et agréables qui dérivent de cette science. Paris, 1787, in-8; Paris, an VII (1799), in-8, 2 vol. Ces deux ouvrages avaient été composés pour les enfans du duc d'Orléans.

Alyon a traduit de l'anglais l'ouvrage de Rollo sur le diabètes, et, de l'italien, celui de Vacca-Berlinghieri sur les maladies vénériennes. Il a ajouté des notes à la traduction française du *Traité des différentes espèces de gonorrhées* de Hecker, et inséré quelques articles dans le Journal général de médecine.

(*Biographie médicale. — Journal général de médecine.*)

AMAND (Pierre), habile accoucheur français, était né à Riez, en Provence. Il fit ses études médicales à Paris, et y fut reçu maître en chirurgie. Ce fut également dans la capitale qu'il exerça son art avec éclat. Il mourut le 22 juin 1720, après avoir publié l'ouvrage suivant:

Nouvelles observations sur la pratique des accouchemens, avec la manière de se servir d'une nouvelle machine pour tirer la tête de l'enfant. Paris, 1713, in-8; *ibid.,* 1715, in-8. —L'auteur prouve par des faits multipliés que des femmes ont conçu quoiqu'elles eussent la vulve bouchée. Il parle d'une femme qui périt dans les douleurs de l'accouchement; on l'ouvrit, et on trouva le col de la matrice oblitéré. On trouve dans cet ouvrage l'observation de fractures des os chez un enfant encore dans le sein de sa mère; plusieurs exemples de grossesses extra-utérines, et la description écrite et figurée d'un tire-tête de filet assez semblable à une fronde.

(Portal, *Hist. de l'anat.* —Haller, *Biblioth. chirurg.*)

AMANTEA (Bruno), chirurgien distingué, naquit à Grimaldi, petit village dans la Calabre Citérieure, le 30 juin 1750. Il se rendit à Naples le 20 avril 1770, où il s'instruisit, dans la médecine, aux leçons des professeurs Cotugno, Sernentini et Troja. Reçu docteur le 28 avril 1773, il obtint au concours ouvert en novembre 1776, une place de chirurgien dans le grand hôpital des Incurables, et prit rang parmi les professeurs de l'Université. Depuis les travaux du célèbre M. A. Severino, véritable restaurateur de la chirurgie napolitaine, cette branche de l'art de guérir, dont on avait négligé l'étude, était retombée dans un état de décadence quand Troja parut, et commença à lui rendre son ancien lustre, que ses successeurs Mirri, Frungilli, Ferrari vinrent accroître; mais le laborieux Amantea acheva réellement la restauration commencée par Troja, et sut placer la chirurgie sur le même rang que la médecine. Professeur d'anatomie à l'Université royale de Naples, il enseigna les nombreuses applications de cette science à la pratique chirurgicale, et augmenta les sources d'instruction ouvertes aux élèves, en rendant publiques toutes les opérations qu'il pratiquait à l'hôpital des Incurables, où il fut nommé chirurgien en chef. Les places importantes qu'il occupa, et le grand nombre de sociétés savantes qui s'empressèrent de l'appeler dans leur sein, attestent la confiance et l'estime dont il jouissait. Il n'a publié aucun ouvrage, mais il a réellement rendu d'importans services à la science, en multipliant les moyens d'instruction qu'on avait, avant lui, cherché à restreindre. Amantea mourut à Naples à la suite d'une attaque d'apoplexie, le 5 juillet 1819. (Ext. de l'*Elogio del cavaliere Bruno Amantea*, etc., *da Pietro Magliari*. Aversa, 1820.)

AMAR (Joseph), médecin de la chambre du roi d'Espagne, conseiller du tribunal royal de médecine, premier médecin du royaume de Navarre, de la Société royale des sciences de Séville, et vice-président de l'Académie royale de médecine de Madrid, ne nous est connu que par les ouvrages suivans :

Instruccion curativa de las viruelas. Traité de la petite-vérole. Madrid, 1774, in-4 de 164 pp.—L'auteur commence par l'histoire de la petite-vérole et de son origine. Il explique comment elle se développe dans chaque individu, et expose sur ce point la doctrine de Rhazès, et des médecins célèbres de tous les pays. Conduit par son sujet à parler des maladies contagieuses en général, il fait connaître le système de précautions qu'on suit en Espagne pour empêcher leur propagation, et expose en particulier les fonctions et la juridiction du tribunal royal qui prononce sur la nature des épidémies et ordonne la séparation des infectés.

Instruccion curativa de los tabardillos, etc. Méthode curative des maladies éruptives. Madrid, 1775, in-4 de 327 pp. — Après avoir traité de la fièvre en général, l'auteur expose sa doctrine sur la putridité et la maligni-

té, sur les pétéchies et le millet. Il pense que les pétéchies sont presque un signe caractéristique de malignité, et que si elles sont la suite d'un traitement échauffant dans d'autres pays, cela ne peut avoir lieu en Espagne, où la méthode antiphlogistique et tempérante est généralement suivie. Il remarque que souvent des fièvres inflammatoires dégénèrent en putrides, et que plusieurs de ces dernières produisent des inflammations. La méthode du traitement est réglée sur la marche de la nature ; il faut l'aider sans interrompre les crises qu'elle excite ordinairement. L'ouvrage est terminé par une notice des fièvres pernicieuses et des diverses épidémies qui ont affligé l'Espagne.

Instruccion curativa y preservativa de dolores de costado y pulmonias, etc. Méthode curative et préservative des douleurs de côté et des pneumonies. Madrid, 1777, in-4 de 204 pp.

L'auteur s'efforce d'établir un diagnostic clair et positif des différentes maladies de la poitrine. Partisan du naturisme, il regarde l'observation de la marche et de la terminaison naturelles des maladies comme l'unique règle du praticien ; il divise la pleurésie en *ascendante* et en *descendante*, et tire de cette division et des symptômes qui en sont la base, l'indication de *saigner* ou de *purger* dans cette maladie.

(*Journal de médecine, chirurgie et pharmacie*, par Dumangin et Bacher, avril 1780.)

AMATUS LUSITANUS, dont le vrai nom était JEAN RODRIGUEZ, naquit en 1511 à Castello-Blanco, ville de Portugal dans la Beyra. Il fit ses études à Salamanque, où il eut pour condisciple André Lacuna. Il fut chargé, fort jeune encore, du service chirurgical de deux hôpitaux. Bientôt il parcourut la France, la Basse-Allemagne et l'Italie. Il professa la médecine avec succès à Ferrare, où il disséqua, en 1547, douze cadavres. Il se retira en 1549 à Ancône, et y exerça son art avec la plus grande réputation. Soupçonné d'être attaché à la religion juive qu'il avait abjurée, il échappa à l'Inquisition, en se retirant précipitamment d'abord à Pesaro, auprès du duc d'Urbino, ensuite à Raguse. Le Saint-Office se saisit, au défaut de sa personne, de sa fortune et de ses effets. Le roi de Pologne voulut l'attirer dans ses États ; mais Rodriguez refusa les offres qui lui furent faites pour se retirer à Thessalonique, capitale de la Macédoine, où les Juifs, exerçant librement leur culte, avaient une célèbre synagogue. Amatus revint alors ouvertement à la religion de ses pères. On ignore l'époque de sa mort. Médecin érudit, observateur judicieux, Amatus a laissé des monumens durables de son mérite dans les ouvrages suivans :

Index Dioscoridis ; ejusdem historiales campi cum expositione Joannis Roderici Castelli Albi Lusitani. Anvers, 1536, in-fol.

Enarrationes in Dioscoridem de medicá materiá ab Amato Lusitano cum nominibus græcis, italicis, hispanicis, germanicis et gallicis. Strasbourg, 1554, in-4 ; Venise, 1557, in-4 ; Lyon, 1558, in-8, avec des notes de Robert Constantin et des figures tirées de Fuchs, de Dalechamp et autres.

Curationum medicinalium centuriæ VII. Venise, 1566, in-8 ; Lyon, 1580, in-8 ; Bordeaux, 1620, in-12 ; Barcelonne, 1628, in-fol ; Francfort, 1646 in-fol. Ces centuries avaient été imprimées séparément : la première, à Florence, 1551, in-8. La deuxième, à Venise, 1552, in-12. La troisième et la quatrième, à Bâle, 1556, in-fol. ; Lyon, 1559, in-4, avec les précédentes. La cinquième, à Pezaro, 1556. La sixième, *ibid.*, 1558. La septième, à Thessalonique, 1561. — On trouve dans ce recueil un grand nombre d'observations curieuses. On a élevé des soupçons sur la véracité de l'auteur ; mais comme cette accusation se trouve partout liée à des reproches plus ou moins ridicules sur ses opinions religieuses, on est tenté de n'y voir qu'une calomnie dictée par l'intolérance et le fanatisme.

Amatus se plaint d'avoir perdu à Ancône, lorsqu'il fut obligé de prendre la fuite, un commentaire sur Avicenne, sous le titre de *Commentaria in quartam fen libri primi Avicennæ,* où se trouvait le texte d'Avicenne, traduit par Jacques Mantinus.

(Nicolas Antonio, *Bibliotheca Hispana nova.*)

AMBROSINI (Barthélemy), médecin de Bologne, fut, dans sa patrie, professeur de philosophie, de médecine théorique et pratique, de botanique, et succéda à Camille Baldo dans la place de directeur du Musée de l'Institut de Bologne. Il mourut en 1657, après avoir publié les ouvrages suivans :

Panacea de herbis à sanctis denominatis, cum historiá capsicorum cum suis figuris. Bologne, 1630, in-12. Linné indique une édition de 1631, mais peut-être est-ce une faute d'impression.

Modo, e facile preserva, e cura di peste a beneficio del popolo di Bologna. Bologne, 1631, in-4.

Theorica medicina in tabulas veluti digesta cum aliquot consultationibus. Bologne, 1632, in-4.

De pulsibus. Bologne, 1645, in-4.

De externis malis opusculum. Bologne, 1656.

Ambrosini fut l'éditeur d'une partie des ouvrages d'Aldrovandi.

(Mazzuchelli.)

AMICO (Diomède), médecin de Plaisance, a publié les ouvrages suivans :

De morbis communibus liber : ejusdem tractatus de variolis, et appendix ad librum de morbis communibus, in quo agitur de causá præsentis tempestatis. Venise, 1596, in-4; et 1599, in-4.

De morbis sporadibus opus novum, in quo singulari cum facilitate, exactoque judicio ea omnia quæ ad illarum corporis affectionum diagnosticen, prognosticen, therapeuticen, prophylacticen, analepticen, item ad gerocomicen; denique ad tria medica instrumenta, in universum pertinent, plenissimè explicantur. Venise, 1605 et 1607, in-4.

AMMAN (Jean-Connad), célèbre médecin philosophe, dont la vie est presque entièrement ignorée, était de Schaffhouse, et naquit vers 1663, selon les conjectures de Goulin. Après avoir reçu le grade de docteur à Bâle, en 1687, il alla s'établir dans le territoire d'Utrecht. Il vécut retiré, au sein d'une société d'amis, occupé tout entier à l'instruction des sourds-muets, et refusa une chaire de médecine qui lui fut offerte. On ignore l'époque de sa mort. Ses ouvrages sont :

Disp. inaug. de ægro pleuropneumoniá laborante. Bâle, 1687, in-4.

Surdus loquens; etc. Harlem, 1692, in-8 (en hollandais).

Surdus loquens, seu dissertatio de loquelâ quâ non solùm vox humana, et loquendi artificium ex suis originibus eruuntur; sed et tradantur media quibus ii qui ab incunabulis surdi et muti fuerunt loquelam adipisci, quique difficulter loquuntur, vitia sua emendare possunt. Amsterdam, 1700, in-12; *ibid.*, 1702, in-8; Leyde, 1727, in-8, édition corrigée et augmentée; trad. en français, à la suite du *Cours d'éducation des sourds et muets* de l'abbé Deschamps. Paris, 1779, in-12. — Haller fait de cet ouvrage un éloge qu'il termine ainsi: *non alia certè pars artis medendi majori cum generis humani gloriâ perfecta fuit; et* ailleurs: *aureus undiquè libellus.* On en trouve une fort bonne analyse dans le *Journal de Trévoux* de 174... On doit à Amman une excellente édition de Cœlius Aurelianus. Il y a mis une préface et des notes, outre celles d'Almeloveen. Amsterdam, 1709, in-4. Elle a été réimprimée dans la même ville en 1722 et en 1755, in-4, et à Venise en 1757, in-4.

(Goulin, *Encycl. méthodique.*)

AMMANN. (PAUL) était né à Breslau, le 31 août 1634. Après avoir fait ses études dans diverses universités d'Allemagne (Goulin), il voyagea en Hollande et en Angleterre. A son retour, il reçut le bonnet doctoral à Leipsick, le 21 octobre 1662. L'Université de cette ville lui conféra une chaire de botanique en 1674, et celle de physiologie en 1682. Ammann mourut le 4 février 1691, à l'âge de cinquante-sept ans. Il avait été associé à l'Académie des Curieux de la nature, sous le nom de Dryander, depuis l'an 1664. Doué d'un esprit juste, mais enclin à la satire, Ammann n'a épargné dans ses écrits ni la médecine ni les médecins. Voici les titres de ses ouvrages, parmi lesquels nous ne comprendrons point les dissertations soutenues sous sa présidence:

Medicina critica sive decisoria, centuriâ casuum medicinalium in concilio facultatis medicæ Lipsiensis resolutorum comprehensa, ac variis discursibus aucta, latinitati donata opera D. Francisci Paullini, Academici Curiosi. Stade, 1677, in-4. — L'ouvrage avait paru pour la première fois à Rudelstadt, en 1669 (presque tous les bibliographes disent à Erfort, en 1670); il était alors en partie écrit en allemand. La préface roule sur le syncrétisme médical, et présente quelques vues intéressantes. L'auteur voudrait effacer du tableau des sciences médicales tout ce qui ne se rapporte pas directement à l'art de guérir. L'anatomie et la pharmaceutique en embrassent tout le domaine. La connaissance des maladies n'est que celle de l'anatomie morbide; si les fièvres ne sont pas la lésion d'un organe, elles ne sont rien, etc. Ammann eut à soutenir les attaques de la faculté de Leipsick, pour avoir publié, sans son aveu, des décisions tirées de ses archives, et dont quelques-unes ne lui font pas d'honneur.

Parænesis ad discentes circà institutionum medicarum emendationem occupata. Rudolstadt, 1773, in-12; Leipsick, 1677, in-12, avec l'opuscule suivant. Après avoir montré l'étroite liaison qui existe entre la théorie et la pratique, Ammann fait sentir la nécessité de débarrasser la première des erreurs qui la déshonorent. Il reproche aux *Institutions de médecine* l'incertitude et la prolixité ; et parcourant leurs principales divisions, il efface, comme inutile, tout ce qu'on y trouve sur l'origine des êtres, sur la nature, sur la définition et les divisions de l'art, etc. Il affirme que le médecin perd son temps à étudier les facultés de l'entendement, leur origine et leurs différences, puisqu'elles ne sauraient être lésées par elles-mêmes, et que leurs dérangemens ne sont que l'effet d'une lésion organique. L'esprit ou le calorique inné, le principe animateur, etc., sont pour lui des mots vides de sens. La doctrine physiologique reçue traditionnellement depuis Galien, n'est qu'un tissu d'hypothèses imaginaires et inutiles. La pathologie est encore plus incertaine, la séméiotique purement conjecturale, et la thérapeutique encore à découvrir.

L'ouvrage d'Ammann fut attaqué par Ecchard Leichner dans un écrit intitulé : *Archæus synopticus, sive duodecim tabulæ de legibus medicæ reipublicæ fundamentalibus contrà Ammani parænesin.* Erfort, 1674, in-12. Ammann répondit à son adversaire dans l'écrit suivant : *Archæus synopticus, Eic. Leichneri Archæo synoptico contrà Parænesin ad discentes oppositus.* Leipsick, 1674, in-12 ; *ibid.*, 1677, in-12.

Suppellex Botanica, hoc est, enumeratio plantarum quæ non solùm in horto medico academiæ Lipsiensis, sed etiam in aliis circà urbem viridariis, pratis ac sylvis, etc. progerminare solent, accessit brevis ad materiam medicam in usum philiatrorum manuductio. *Leipsick, 1675, in-8.*

Character plantarum naturalis ab ultimo fine, videlicet fructificatione desumptus, et in gratiam philiatrorum per canones et exempla digèstus. Leipsick, 1676, in-12 ; *ibid.*, 1686 ; Francfort, *cum notis Dan. Nebolii,* 1701, in-12.

Hortus Bosianus quoàd exotica descriptus. Leipsick, 1686, in-4.

Irenicum Numæ Pompilii cum Hippocrate, quo veterum medicorum et philosophorum hypotheses in corpus juris civilis et canonici hactenùs transsumptæ, à præconceptis opinionibus vindicantur. Francfort et Leipsick, 1689, in-8.

Satire mordante et spirituelle, où l'auteur se livre à son penchant pour le scepticisme.

Praxis vulnerum lethalium sex decadibus historiarum rariorum cum cribrationibus adornata. Francfort, 1690, in-8 ; *ibid.*, 1701, in-8. — L'auteur de ce traité (dit Eloy) est rigide dans ses décisions, mordant dans sa critique, peu mesuré dans ses reproches. Il a cependant quelquefois raison de s'échauffer, et l'on ne peut qu'applaudir à son indignation, lorsqu'il déclame contre les couleurs que donnent au crime ceux qui veulent excuser le coupable.

On trouve quelques observations d'Ammann dans les mémoires de l'Académie des Curieux de la nature.

(Georg. Matthiæ *chronol. conspect. hist. medicor.* — Goelicke, *introd. in hist. litt. institut. med.* — Préface de la *Medicina critica.*)

AMOREUX (Pierre-Joseph), né à Baucaire, vers le milieu du dix-huitième siècle, d'un père qui exerçait avec distinction l'art de guérir, fît ses études médicales à Montpellier. Il se distingua de bonne heure dans les concours académiques, et fut couronné plusieurs fois par les principales Sociétés savantes de l'Europe. Devenu bibliothécaire de la Faculté de Montpellier, il se livra tout entier aux recherches bibliographiques, pour lesquelles il avait toujours eu beaucoup de goût. L'histoire de la médecine et de l'art vétérinaire, et l'histoire naturelle, furent toujours l'objet de prédilection de ses travaux, dont le public est loin de posséder les résultats les plus importans. C'était un homme laborieux, qui avait de l'érudition, mais peu de critique, et qui était entièrement dépourvu du talent d'écrire. Ses ouvrages ne sont pas pourtant sans utilité, et l'on doit regretter qu'il n'ait pas mis au jour la *Bibliographie raisonnée de l'art vétérinaire*, qu'il annonçait, en 1805, comme devant bientôt paraître en deux volumes in-8°, et qui, en 1810, avait été enrichie au point d'en pouvoir former quatre. On doit également regretter les éditions qu'il a aussi long-temps et aussi inutilement promises des *Histoires de la médecine* de Leclerc et de Freind. Plusieurs de ses ouvrages sont relatifs à l'agriculture, à l'économie rurale, etc. On en peut voir l'indication dans la *France littéraire* de M. Quérard. Nous n'indiquerons que les suivans :

Lettre d'un médecin de Montpellier sur la médecine vétérinaire. (Avignon) 1771, in-8, (anonyme).

Seconde lettre. . . . . contenant la bibliothèque des auteurs vétérinaires. Ibid., 1772, in-8, (anonyme).

Recherches et expériences sur les divers lichens *dont on peut faire usage en médecine et dans les arts.* Lyon, 1787, in-8.

Notice des insectes de la France, réputés venimeux, etc. Paris, 1789, in-8, fig. — Ouvrage couronné.

Essai historique et littéraire sur la médecine des Arabes. Montpellier, 1805, in-8. — Ouvrage mal fait, mais qui prouve néanmoins que ce n'est pas l'étude qui manquait à l'auteur, pour faire une histoire de la médecine des Arabes.

Précis historique de l'art vétérinaire. Montpellier, 1810, in-8.

Il ne faut point juger de la nature de l'ouvrage par le titre dont il est décoré. Des dissertations sur le cheval, sur l'âne, sur les oiseaux domestiques, etc., ne constituent point une histoire de l'art vétérinaire.

Notice historique et bibliographique sur la vie et les ouvrages de L. Joubert. 1814, in-8.

Amoreux a donné (Montpellier, 1816) une édition de l'*Apologie pour les médecins, contre ceux qui les accusent de n'avoir point de religion;* par Lassauld. Il l'a enrichie d'une Introduction de 144 pages, et de notes qui en forment 42 ; et l'ouvrage, dont le fond est fort peu intéressant, est devenu assez curieux, par les recherches très-variées que l'éditeur y a rassemblées.

AMPZING (Jean Assuenus), natif de la province d'Ower-Issel. Il étudia d'abord la théologie, devint ministre de Harlem, après quoi il quitta cette étude et s'appliqua à la médecine, dans laquelle il obtint le degré de docteur, et devint médecin du prince d'Ost-Frise. De là il se retira en Suède. Les succès de sa pratique le firent créer médecin de la ville de Wismar. Enfin il obtint une chaire de médecine, avec le physicat à Rostock, et fut choisi par le duc de Mecklembourg pour être son médecin. Il mourut en 1642, à l'âge de quatre-vingt-trois ans, laissant les ouvrages suivans :

Diss. iatromathematica de medicinæ et astronomiæ præstantiá et utriusque indissolubili conjugio, etc. Rostock, 1602, in-4; 1618, in-4 ; 1630, in-8.

Oratio de theriacá senioris Andromachi. Rostock, 1611, in-4 ; 1619, in-8.

Theses de alopecia et ophiasi. Rostock, 1616, in-4.

Disputatio de calculo. Rostock, 1617, in-4.

De morbo in genere considerato. Rostock, 1616, in-4. (Haller.)

De morbo in specie considerato. Ibid., 1616, in-4. (Haller.) *Dialexis de morborum differentiis.* Rostock, 1619, in-4 ; *ibid.*, 1623, in-8. On trouve à la fin de cet ouvrage le discours sur la thériaque.

De dolore capitis. Rostock, 1618, in-4. *De hydrope.* Rostock, 1622, in-4. *Hectas affectionum capillos et pilos humani corporis infestantium.* Rostock, 1623, in-8 ; Wittemberg, 1623, in-8. Il avait en outre publié : *De fidelium infantibus in utero regeneratis.* — *De Syrtibus Calvinistarum.* — *Disputationes contra Anabaptistas.*

(Wittenius, *Diarium biographicum.*)

AMUSCO, *voyez* VALVERDE.

ANATOMIE. Quand on interroge les monumens historiques de cette science, on reste convaincu que son origine est bien postérieure à celle de la médecine, qui consista uniquement, pendant long-temps, dans l'observation des maladies et des effets que produisaient tels ou tels moyens employés pour les combattre. L'on conçoit, en effet, qu'il a fallu que les connaissances humaines eussent déjà fait quelques progrès pour qu'on pût sentir qu'il est nécessaire d'approfondir la structure du corps de l'homme, quand on veut remédier aux maladies qui en troublent les fonctions. C'est inutilement qu'on cherche chez les Indiens et les Chinois quelques traces de l'anatomie ; l'art des embaumemens, si perfectionné chez les anciens Égyptiens, ne prouve en aucune manière qu'ils eussent non plus des notions raisonnées sur l'organisation animale. Bien plus, lorsqu'on examine dans tous ses détails cette pratique à la fois hygiénique et religieuse, on y voit la preuve d'une ignorance absolue des procédés anatomiques. D'ailleurs, la vénération que ces peuples avaient pour les morts leur eût fait regarder comme une profanation toute espèce d'investigation sur le cadavre.

Il faut arriver jusqu'aux philosophes grecs, et particulièrement à ceux de la secte de Pythagore, pour rencontrer quelques notions d'anatomie dont les auteurs postérieurs nous ont conservé plusieurs fragmens, incomplets d'ailleurs et remplis d'inexactitudes. Les principes professés par Pythagore permettent de douter qu'il se soit lui-même livré à la dissection des animaux ; mais il paraît qu'Anaxagore, Démocrite, Empédocle, Alcméon de Crotone, etc., se sont occupés de ce genre d'étude, le seul que permettaient les lois sévères sur la sépulture des cadavres humains. Selon Galien, les Asclépiades du temple de Cos y cultivèrent et enseignèrent l'anatomie de père en fils. Mais cette assertion du médecin de Pergame doit paraître bien exagérée, quand on remarque le vague des indications anatomiques que renferment quelques-uns des ouvrages attribués à Hippocrate. Tout annonce, au contraire, que les Asclépiades n'ont acquis quelques notions grossières sur plusieurs parties du corps des animaux, qu'en sacrifiant les victimes dont ils versaient le sang pour rendre la divinité propice aux malades qui les consultaient. C'est donc à tort que certains écrivains parlent de l'anatomie des Asclépiades, à moins qu'on n'entende désigner sous ce nom les derniers descendans de cette famille. Cette réflexion nous conduit à parler du plus célèbre d'entre eux, Hippocrate, que différens auteurs anciens et modernes ont considéré comme très-versé dans la science de l'organisation, tandis qu'un examen approfondi des œuvres de cet homme remarquable, prouve que tous les écrits dont il est bien évidemment l'auteur, contiennent à peine des traces d'anatomie, et que ceux où l'on en trouve des fragmens, pleins d'erreurs et de contradictions, lui sont faussement attribués. Cependant beaucoup de médecins, depuis Galien, et Haller entre autres, ont avancé qu'Hippocrate s'était livré aux dissections sur le corps humain. On peut voir dans une dissertation savante de Gruner, placée à la suite de sa *Censura librorum Hippocrateorum*, des preuves décisives du contraire: il n'est pas même certain qu'Hippocrate ait disséqué des animaux. Au moins pourrait-on s'appuyer, pour le contester, de l'autorité d'Aristote, qui vécut peu de temps après lui, et dont le témoignage doit prévaloir à cet égard sur celui de Galien qui n'écrivit que six cents ans plus tard.

Ce sont évidemment les travaux du philosophe de Stagyre qui ont commencé à dissiper l'ignorance où l'on était sur la structure du corps des animaux, et dans le nombre de ses observations, il en est qui pourraient faire présumer qu'il étudia comparativement leur organisation et celle de l'homme. Ainsi, dans son histoire des animaux, où il décrit d'abord les parties extérieures du corps, puis les parties intérieures contenues dans la tête, le cou, la poitrine et le bas-ventre, il établit souvent des comparaisons entre les organes de l'homme et les mêmes parties chez les animaux; mais, s'il n'existe aucun fait qui démontre qu'Aristote ait véritablement étudié la composition du corps humain, il est toujours certain que les descriptions qu'il en a données sont bien plus précises que toutes celles qu'on avait présentées jusqu'alors. En outre, elles contiennent plusieurs découvertes remarquables : celle des nerfs, entre autres, qu'il appelle *conduits du cerveau* (πόροι τοῦ ἐγκεφάλου), et qu'il n'a point confondus, comme on l'a dit à tort, avec les tendons et les ligamens, sous le nom commun de νεῦρα: à la vérité, il ne paraît pas avoir reconnu leurs usages. Ses connaissances en angéiologie n'étaient pas très-exactes; cependant il considéra le cœur comme l'origine de tous les vaisseaux. Il n'est pas probable qu'il ait su distinguer les artères des veines, parce qu'il emploie dans tous ses ouvrages le mot ἀρτηρία pour désigner la trachée-artère; mais, le premier, il a nommé aorte, ἀορτή, la plus grosse artère du corps. Il ne lui attribuait pas d'autres fonctions qu'aux veines, et il la désigne également sous cette dernière dénomination. D'un autre côté, la description qu'il donne de l'origine des vaisseaux dans le cœur, montre qu'il n'a point étudié cette disposition sur l'homme, et la manière dont il expose leur distribution ne peut que confirmer dans cette opinion. Les erreurs nombreuses que les écrits d'Aristote renferment sur ces divers points, de même que sur beaucoup d'autres, annoncent aussi qu'il n'a pas eu une grande expérience en *anatomie* proprement dite, et qu'il a simplement employé cette expression comme synonyme de *couper*, d'*inciser*. En un mot, c'est moins comme anatomiste que comme historien de la nature, qu'il s'est illustré; et cependant on peut le considérer comme le fondateur de l'anatomie comparative. Il a établi, le premier, les caractères physiques différentiels de l'homme et du singe;

il a décrit avec exactitude l'oreille de la baleine, l'organisation intérieure de l'éléphant, les quatre estomacs des ruminans, plusieurs variétés de mammifères, le développement du poulet, les caractères propres aux oiseaux, ceux des poissons qu'il partagea en deux classes, ceux des reptiles et même des mollusques. Nous nous bornerons à ces seules indications, qu'un article de ce genre nous oblige d'abréger. Ce n'est pas non plus ici le lieu de faire connaître les opinions d'Aristote relatives aux principes de l'art de guérir et à la physiologie, qui trouveront leur place ailleurs (*voyez* Aristote, Galénisme); mais l'aperçu rapide que nous venons de tracer suffira pour donner une idée de l'influence immense qu'il exerça sur cette partie des sciences physiques, et combien les recherches de ce philosophe contribuèrent à agrandir le cercle des connaissances acquises avant lui.

Après Aristote, les philosophes et les médecins grecs continuèrent l'étude de l'anatomie sur les animaux, et l'impulsion qu'il avait donnée mit sur la voie de nouvelles découvertes. Il paraît que Praxagoras de Cos put scruter la nature assez profondément pour reconnaître que le mot *cotylédon* n'indique pas autre chose que les orifices des vaisseaux dans l'utérus, et que les cotylédons de la femme n'offrent aucune analogie avec ceux des animaux, remarque qui atteste d'une manière assez plausible que déjà on disséquait des cadavres humains. Mais la découverte la plus importante que ce philosophe ait faite, est celle des artères et des veines, qu'il sut distinguer les unes des autres: avant lui, les artères n'étaient désignées que sous le nom de φλέβες, vaisseaux sanguins. Il fit voir que les ramifications de l'aorte seules offrent des pulsations sensibles. Il admettait aussi dans les muscles les pulsations propres au cœur et aux artères, mais seulement dans des états contre nature. A l'exemple d'Aristote, il pensait que les ligamens avaient leur origine commune dans le cœur, considérant comme les racines de ces organes les cordes tendineuses de l'intérieur des ventricules; enfin, il envisageait le cerveau comme une simple excroissance de la moelle épinière, opinion reproduite de nos jours par M. Tiedemann. Ce fut plus tard, à Alexandrie, 280 ans environ avant Jésus-Christ, sous le règne de Ptolémée Soter, prince qui protégea et encouragea les sciences avec tant de munificence, qu'un des disciples de Praxagoras vint agrandir le champ des connaissances anatomiques. Hérophile, pouvant disséquer des cadavres humains, puisa ses descriptions dans la nature même, rectifia celles qui n'avaient été faites que d'après l'analogie, et fit de nombreuses découvertes. Celse et Tertullien disent que ce célèbre anatomiste eut la barbarie, ainsi qu'Érasistrate, probablement son contemporain, de disséquer vivaus des criminels condamnés à mort : mais rien ne justifie une aussi odieuse imputation; au contraire, Érasistrate, en soutenant que les artères ne contiennent pas de sang, prouve incontestablement qu'il n'examina pas ces vaisseaux sur des êtres vivans, et cette erreur suffit à sa justification. C'est par Hérophile et Érasistrate que commence l'école d'Alexandrie, dans laquelle l'anatomie fut tellement favorisée par les rois fondateurs de cette institution libérale, que, suivant Pline, non-seulement ils abandonnaient des cadavres aux anatomistes, mais qu'ils se livraient eux-mêmes aux dissections, autant pour s'instruire que pour faire respecter du peuple cette sorte d'innovation.

Au milieu des découvertes que fit Hérophile, une des plus importantes est celle qui est relative aux fonctions du système nerveux : il considéra les nerfs comme les organes des sensations, quoiqu'à l'exemple d'Aristote il les appela toujours des *canaux*, *πόροι*; il dit que ceux qui sont soumis à la volonté tirent leur origine du cerveau et de la moelle épinière; mais il confondit encore ces organes avec les ligamens qu'il regardait comme un second ordre de nerfs destinés seulement aux os et aux muscles. Il décrivit les plexus choroïdes, nomma *pressoir* le sinus droit de la dure-mère, et *calamus scriptorius* la terminaison anguleuse du quatrième ventricule. Il sut distinguer dans le mésentère les vaisseaux qui se rendent au foie, de ceux qui se terminent dans les ganglions mésentériques, et qu'Aselli décrivit plus tard sous le nom de veines lactées. Il a laissé une description fort exacte de la choroïde, de l'hyoïde, et du foie, dont il démontra la différence chez l'homme et chez les animaux; il désigna le premier, sous le nom de *duodénum*, le commencement de l'intestin grêle, et dans le tableau qu'il a tracé des parties génitales, on voit qu'il découvrit les épididymes, sans apprécier d'ailleurs leurs usages. Les phénomènes respiratoires lui ont également fourni des observations curieuses que les modernes ont confirmées; je veux parler des mouvemens de systole et de diastole qu'il attribuait avec raison aux poumons. Il étudia avec non moins d'exactitude les pulsations artérielles, dont il indiqua les différences principales, et dont la cause résidait, suivant lui, dans le cœur et non dans les vaisseaux. On trouvera ailleurs ses opinions médicales. (*Voyez* HÉROPHILE.)

Ainsi que nous l'avons déjà dit, Érasistrate vivait à Alexandrie, vraisemblablement à la même époque qu'Hérophile, après avoir demeuré long-temps à la cour de Séleucus-Nicanor. Il quitta la pratique de la médecine pour se livrer à l'anatomie, et ses recherches concoururent également à éclairer la physiologie du système nerveux. Il crut d'abord que les nerfs naissaient de la dure-mère, parce qu'il les confondait aussi avec les organes ligamenteux; mais il reconnut plus tard leur liaison directe avec l'encéphale, dont il décrivit les circonvolutions plus exactement qu'on ne l'avait fait jusques-là : il fit aussi mieux ressortir les différences qui distinguent cet organe chez l'homme de celui des animaux. De même qu'Hérophile, il crut que les nerfs destinés au mouvement naissaient des membranes, tandis que ceux qui président aux sensations sortaient du cerveau; il vit, comme lui, un liquide blanc dans des vaisseaux du mésentère, mais il ne poussa pas plus loin cette observation. Il découvrit dans le cœur les valvules qu'il appela *triglochines*, nom qu'elles ont conservé depuis. Ses opinions sur la respiration seront exposées dans un autre article. (*Voyez* Dogmatisme ancien.) Il a décrit le parenchyme du foie, et la sécrétion de la bile, qui, suivant lui, s'écoulait dans la vésicule par des voies inconnues. Il distingua la trachée-artère des artères proprement dites, en y ajoutant l'épithète τραχεῖα, âpre au toucher, et fit voir que les boissons ne s'insinuent pas par ce conduit dans les poumons, ainsi que Platon l'avait avancé. Aristote avait déjà rejeté cette opinion.

On voit quel pas immense Hérophile et Érasistrate avaient déjà fait faire à l'anatomie; leurs ouvrages ne sont point venus jusqu'à nous, et ces découvertes importantes, qu'ils firent connaître à leurs nombreux disciples, ne nous ont été transmises que par fragmens dans les écrits de Rufus et de Galien. On ignore si l'on continua d'enseigner l'anatomie sur les cadavres humains après leur mort, ou si l'on se borna, comme le dit Galien, à de simples démonstrations sur le squelette. Quoi qu'il en soit, l'accroissement des connaissances et la diversité des opinions divisèrent alors l'art de guérir en deux sectes : les empyriques et les dogmatiques : les premiers rejetant l'anatomie comme une science inutile et sans intérêt pour la médecine pratique; les seconds, au contraire, soutenant qu'on ne peut guérir les maladies qu'autant qu'on connaît la structure du corps et le mécanisme de ses fonctions. On conçoit toutes les entraves que de semblables disputes appor-

tèrent aux progrès de l'anatomie, qui resta dès-lors stationnaire chez les Grecs; et, comme nous venons de le dire, il paraît
qu'on cessa de pratiquer des dissections de cadavres humains
à Alexandrie, car Galien, qui y fit une partie de ses études, ne
dit pas qu'il y ait disséqué ou vu disséquer. Jusqu'à l'époque où
parut ce grand homme, on ne trouve plus à signaler aucune de
ces grandes découvertes qui donnent à la science une impulsion
nouvelle. Quand la domination romaine se fut étendue en Grèce et
en Asie, les médecins et les philosophes grecs qui se répandirent
dans l'Italie, se livrèrent d'autant moins à cette étude qu'elle n'était
pas permise à Rome. Cependant Soranus d'Éphèse, l'un des
principaux sectateurs de l'école méthodique, prouve, dans sa des
cription des parties sexuelles de la femme, des connaissances anatomiques fort étendues et puisées non dans les animaux, mais chez
l'homme, ainsi qu'il le dit lui-même. Il indique les rapports de
l'utérus avec les os des îles et le sacrum, les changemens que son
orifice éprouve pendant la grossesse; il parle de la sympathie qui
existe entre cet organe et les mamelles, et donne une description exacte de l'hymen et du clitoris. Deux autres anatomistes,
Rufus d'Éphèse et Marinus, méritent également d'occuper une
place dans l'histoire de cette science. Le premier, qui vivait sous
le règne de Trajan, s'occupa beaucoup de l'organisation des animaux; il donna la première description de la réunion des nerfs
optiques au niveau de l'*infundibulum* et des fibres qu'ils reçoivent
de cette partie de l'encéphale; il désigne clairement la capsule
membraneuse du cristallin, et les différences d'ampleur et d'épaisseur des deux ventricules du cœur; il distingua très-bien le pancréas des glandes mésentériques, et le thymus, qu'il dit ne pas
exister chez tous les sujets. Il donna le premier une attention particulière à la nomenclature anatomique. Quant à Marinus, que
Galien considère comme le restaurateur de l'anatomie, il paraît
s'être occupé exclusivement de cette science : il fit des recherches
sur les glandes, et sur celles du mésentère en particulier, et
ajouta aux connaissances qu'on avait en névrologie : ainsi, il
fixa à sept le nombre des paires de nerfs; il connut, le premier, les
nerfs palatins qu'on regardait alors comme la quatrième paire, et
comprit, sous le nom de cinquième, les nerfs auditif et facial qu'il
réunissait en un seul nerf. Il a décrit aussi le grand hypoglosse
comme le nerf de la sixième paire, et signalé les différences qu'il
offre chez les animaux.

Ici se présente un médecin célèbre, qui vivait probablement sous le règne de Trajan, et dont les écrits annoncent des connaissances anatomiques supérieures à celles de son siècle. Arétée de Cappadoce, en présentant un tableau de chaque maladie, décrit d'une manière remarquable les organes où siége l'altération ; le tissu du poumon, qu'il compare à un amas de laine, est absolument dépourvu de muscles, et insensible, suivant lui, à cause du petit nombre de nerfs qu'il reçoit. La plèvre, au contraire, jouit d'une grande sensibilité. Il considérait le foie comme l'organe chargé de la préparation du sang, et les intestins comme étant composés de deux membranes, dont l'interne était quelquefois ulcérée et entraînée au dehors par lambeaux dans la dysenterie. La description qu'il donne des reins annonce qu'il soupçonnait déjà l'existence des canaux dont on doit une connaissance exacte à Bellini, et il admet dans l'utérus, pendant la gestation, une double membrane, dont l'interne répond probablement à la membrane villeuse de Hunter. Nous n'oublierons point un médecin probablement antérieur à Arétée, dont nous avons un recueil important, quoique peu volumineux, de problèmes de médecine et de physique : nous voulons parler de Cassius l'Iatrosophiste. Son livre renferme une exposition anatomique digne de remarque, au sujet des effets des plaies de tête qui sont suivies de la paralysie des parties situées du côté opposé à la lésion cérébrale. Ce phénomène résulte, dit Cassius, de ce que les nerfs, qui tirent leur origine de la base du cerveau, se croisent, en sorte que ceux qui naissent de la partie droite de cette base se portent au côté gauche de la tête, et réciproquement.

Dans cet exposé sommaire des connaissances anatomiques chez les anciens Grecs, nous avons négligé de rappeler toutes les théories, tous les systèmes enfantés alors pour expliquer les fonctions de l'économie animale, celle de la génération entre autres, nous bornant à l'énumération des faits, puisque ce sont eux seuls qui constituent l'anatomie. Tel était l'état de cette science à l'époque où Galien parut. La considérant comme le fondement de l'art de guérir, le médecin de Pergame se livra avec ardeur à son étude; et s'il paraît avoir eu rarement l'occasion d'ajouter aux découvertes de ses prédécesseurs par des ouvertures de cadavres, il s'attacha du moins à rassembler et à coordonner tous les matériaux laissés par Aristote, Érasistrate, Hérophile et leurs successeurs, et son anatomie devint le guide principal qu'on suivit jusqu'au quatorzième siècle. Il a donné la description de différens muscles in-

connus avant lui, et complété ainsi plusieurs parties de la myologie;
il ajouta peu aux observations d'Hérophile et d'Érasistrate sur
l'appareil circulatoire : suivant lui, les veines naissaient du foie,
et les artères du cœur; il connaissait très-bien les anastomoses
de ces deux ordres de vaisseaux, ainsi que l'existence du trou
inter-auriculaire chez le fœtus, son usage, et les changemens qu'il
subit avec l'âge. Il considérait le cerveau comme l'origine des nerfs
des sensations, tandis que ceux des mouvemens avaient la leur
dans la moelle épinière : il a décrit les éminences qu'on nomma
plus tard *nates* et *testes*, et indiqué le *septum lucidum* et le
corps calleux. Galien a fort bien exposé la distribution de la paire
vague et ses connexions avec le grand sympathique, qu'il fait dériver presque uniquement de cette paire de nerfs; il donna une
description très-exacte de l'œil, mais il est aisé de voir dans les
détails qu'il expose, qu'il a disséqué cet organe seulement sur la
brebis ou le veau : nous avons déjà dit que toutes ses observations anatomiques furent puisées exclusivement dans l'examen des
animaux, et qu'il ne disséqua point de cadavres humains. Enfin,
il paraît être le premier qui se soit livré à des expériences
physiologiques pour découvrir le mécanisme des fonctions organiques, et spécialement l'influence des nerfs sur le mouvement des
muscles, sur la voix et la respiration.

Galien est, parmi les médecins grecs, le dernier dont l'antiquité
puisse se glorifier: l'état de décadence dans lequel les sciences commencèrent à tomber dès le second siècle de notre ère, décadence
qui résulta de l'asservissement des peuples de l'Asie et de la Grèce
par les Romains, fit de rapides progrès dans le cours du troisième
et du quatrième siècles, par suite de l'influence funeste que l'intolérance du christianisme exerça sur l'esprit humain. Aussi ne trouve-
t-on, dans ce laps de temps, que des compilateurs plus ou moins
exacts des écrits d'Aristote et du médecin de Pergame. L'auteur
anonyme de l'*Introduction à l'Anatomie*, ouvrage que plusieurs
historiens attribuent à Oribase, écrivit dans le quatrième siècle. Ce
livre, qui n'est, en général, qu'un extrait des travaux d'Aristote,
renferme des remarques judicieuses sur les usages du péritoine, et
une très-bonne description de la membrane du tympan. Quant au
traité de Némésius, *sur la Nature de l'Homme*, on y trouve seulement
une répétition des idées de Galien sur la physiologie, une distinction établie entre les nerfs et les tendons, en accordant la sensibilité aux premiers, et en la refusant aux seconds : mais c'est sans raison

qu'on a prétendu trouver dans cet ouvrage la découverte de la circulation du sang. Pendant les cinquième et sixième siècles, les disputes théologiques occupèrent tous les esprits, on persécuta sans relâche ceux qui ne partageaient pas les idées dominantes, les monumens des sciences et des arts devinrent la proie de l'ignorance et de la dévastation, et l'on rencontre à peine quelques vestiges de connaissances anatomiques dans ces temps de barbarie. Aëtius, qui vivait au milieu du sixième siècle, a copié ses descriptions dans les ouvrages de Rufus, de Galien, d'Oribase; pourtant il paraît avoir fait quelques observations par lui-même : c'est du moins ce que peuvent faire présumer sa description de la troisième branche de la cinquième paire de nerfs, son opinion que la substance des dents est parsemée de filets nerveux, et que ces os sont les seuls du corps qui jouissent de la sensibilité, enfin la différence qu'il indique entre les glandes parotides et sous-maxillaires.

Les septième et huitième siècles ne nous offrent pas non plus de travaux remarquables sur l'anatomie; les seuls écrivains de cette époque, formés à l'école d'Alexandrie, dans les ouvrages desquels on trouve des notions sur cette science, sont Théophile, nommé aussi *Philarète*, et Paul d'Égine : tous deux ont vécu à peu près dans le même temps, au septième siècle. Le premier, qui compila Rufus et Galien, a mis dans plusieurs de ses descriptions plus d'exactitude que le médecin de Pergame; il reconnut cinq os dans le métatarse, où Galien n'en avait admis que quatre; il indique avec précision les fibres musculaires des intestins et les ligamens des articulations du bassin : il commet d'ailleurs des erreurs assez grossières pour qu'on puisse mettre en doute qu'il ait disséqué des animaux. Le second, Paul d'Égine, a laissé un ouvrage remarquable sous le rapport chirurgical, et où il fait preuve de connaissances positives en anatomie. Enfin, depuis le neuvième siècle jusqu'au treizième, rien n'annonce que l'anatomie ait été cultivée : les connaissances acquises jusques-là furent en quelque sorte frappées de mort par la direction vicieuse suivie dans l'étude de la médecine, qui redevint un tissu de pratiques empyriques ou superstitieuses.

Pendant que l'Europe et l'empire d'Orient voyaient les sciences languir au milieu des entraves que le fanatisme opposait aux progrès de l'esprit humain, les Arabes s'appliquaient à l'étude, mais sans ajouter de découvertes à ce qu'ils avaient puisé chez les Grecs.

La partie fondamentale de l'art médical, l'anatomie, fut précisément celle qu'ils cultivèrent le moins, ce qu'expliquent d'ailleurs très-bien plusieurs dogmes de leur religion, qui leur défendaient rigoureusement toute profanation des cadavres humains. Il n'est donc point surprenant que parmi le grand nombre de médecins arabes que l'histoire nous a fait connaitre, il ne se trouve pas un anatomiste. Quelques notions nouvelles sur cette science sont seulement éparses çà et là dans les écrits qu'ils nous ont laissés. Ainsi, Mésué l'ancien, qui vivait au neuvième siècle, et dont les ouvrages ne nous sont connus que par plusieurs fragmens contenus dans les œuvres de Rhazès, observa que l'embryon humain est pourvu d'un véritable ouraque qu'on peut retrouver, dit-il, en ne coupant pas le cordon ombilical après sa naissance. Rhazès, qui vécut aussi dans le neuvième siècle et au commencement du dixième, montre des connaissances anatomiques assez précises, sur quelques points particuliers; car, en parlant de l'opération de la fistule lacrymale, il recommande de ne point léser le rameau externe ou antérieur de la branche nasale du nerf ophthalmique, dont aucun auteur grec n'a fait mention; il distingue le nerf laryngé du nerf récurrent, qu'il dit être quelquefois double du côté droit, disposition qu'on a considérée comme une découverte moderne. Il admettait l'ouraque chez l'homme, et lui attribuait la fonction d'évacuer l'urine du fœtus. En résumé, les ouvrages de Rhazès ne renferment qu'une anatomie très-incomplète et copiée sur Oribase. Plus tard, parut Avicenne, qui, après Aristote et Galien, est sans contredit l'homme qui régna le plus long-temps et le plus despotiquement dans l'empire des sciences; mais il ne fit faire aucun progrès à l'anatomie, qu'il n'étudia que très-superficiellement : néanmoins, il place le siége de la vision dans le nerf optique, et non dans le cristallin, ainsi que l'avaient fait quelques-uns de ses prédécesseurs. En dernière analyse, on voit que les Arabes n'ont rendu d'autres services à la science qu'en conservant les connaissances que les Grecs leur avaient transmises, que l'anatomie, en particulier, ne leur doit aucun progrès, et que si quelques-uns d'entre eux ont décrit plus exactement que Galien certaines parties du corps, ce ne peut avoir été qu'en étudiant divers auteurs grecs dont les écrits ne sont pas venus jusqu'à nous.

Dans l'Occident, la médecine fut, jusqu'au treizième siècle, infectée des visions de l'astrologie et des subtilités de la scolastique. A cette époque, l'empereur Frédéric II, si célèbre par sa valeur et par son génie, fonda plusieurs Universités en Italie, protégea particulièrement la médecine, et ordonna d'une manière très-expresse que personne ne pratiquerait la chirurgie sans avoir été instruit en anatomie. Réveillés par les encouragemens d'un prince qui donnait lui-même l'exemple d'une grande instruction, quelques médecins s'efforcèrent de s'arracher à la barbarie du siècle, et de s'affranchir du joug monacal. Toutefois, ce n'est que du siècle suivant que date le rétablissement de l'anatomie : on ne l'avait étudiée jusques-là que dans Galien ou sur des animaux. En 1315, Mondini de Luzzi, professeur de Bologne, disséqua publiquement deux cadavres de femmes, et publia peu de temps après une description du corps humain, faite d'après nature. Depuis cette époque, l'étude de l'anatomie sur l'homme se fit dans les Universités une ou deux fois par an, ce qui donna les moyens de rectifier quelques-unes des erreurs qu'on avait admises comme autant de vérités. Toutefois, le traité d'anatomie de Mondini, qui fut pendant long-temps l'ouvrage élémentaire sur cette matière, n'empêcha pas encore les idées de Galien de prévaloir aux yeux du plus grand nombre; seulement il est certain que l'anatomiste italien ajouta beaucoup aux connaissances qu'on avait avant lui sur la splanchnologie. On arrive ensuite jusqu'au seizième siècle sans observer aucun progrès remarquable dans la science de l'organisation, quoique les ouvertures de cadavres humains, qu'on pratiquait plus fréquemment, eussent dû répandre de nouvelles lumières sur cette branche importante de la médecine, si tous les auteurs, pendant cette période, avaient cherché à puiser dans la nature même des notions plus précises sur la disposition des différentes parties du corps, au lieu de s'attacher uniquement, comme leurs écrits l'attestent, à rapporter les opinions de ceux qui les avaient précédés.

Cependant l'impulsion donnée à l'étude des lettres et des sciences au quatorzième siècle, et qui s'agrandit encore pendant la durée du quinzième, ne pouvait manquer d'exercer une influence favorable sur l'anatomie : aussi ne voyons-nous plus, dans le seizième siècle, les écrivains se copier aussi servilement les uns les autres; ceux qui paraissent alors annoncent une instruction plus étendue, et fondée sur un examen plus répété des organes chez l'homme. Des cours publics d'anatomie s'ouvrirent en Italie, où de nombreux élèves vinrent se former aux leçons des Benedetti, Bérenger de Carpi, Massa, Achillini, et en France à celles des Sylvius (Jacques Dubois), Gonthier d'Andernach, Charles Étienne. Néanmoins, mal-

gré les connaissances plus positives qu'on possédait sur l'organisation animale, on osait à peine encore apporter quelques modifications
à l'anatomie du médecin de Pergame, quand Vésale, s'affranchissant d'une dépendance qui entravait la science, en reconstruisit
pour ainsi dire tout l'édifice, et fit voir que l'anatomie humaine ne
se prêtait qu'imparfaitement aux écrits de Galien, dont les descriptions se trouvaient basées sur la structure des animaux et non sur
celle de l'homme. Vésale est réellement le restaurateur, ou mieux,
le créateur de l'anatomie descriptive; la réforme qu'il opéra, et à
laquelle Eustachi contribua de son côté, tandis que les travaux de
Colombo, de Fallopio, d'Ingrassia, d'Aranzi, vinrent rectifier et
ajouter de nouveaux traits au tableau tracé par Vésale, leur maitre,
donna dès-lors une nouvelle face à la science de l'organisation.
L'étude de l'anatomie se répandit dans les contrées voisines : dans
l'Allemagne, la Hollande, le Nord et l'Angleterre, où les connaissances anatomiques étaient bien moins avancées. En France, depuis
Jacques Dubois, Gonthier d'Andernach, Charles Étienne, elle
n'avait pas cessé d'être cultivée avec ardeur.

Jusqu'ici nous avons vu l'anatomie se former en quelque sorte
pièce à pièce, et le petit nombre des matériaux apportés par chacun des auteurs qui se sont livrés à son étude, nous a permis de les
signaler successivement; mais à l'époque où nous sommes arrivés,
une semblable indication devient impossible, à cause de la multiplicité des travaux entrepris sur la structure du corps de l'homme.
D'ailleurs, un article du genre de celui-ci ne peut présenter qu'un
aperçu général sur l'histoire de l'anatomie; on trouvera dans les
notices biographiques des principaux anatomistes que nous ne
faisons que citer, les faits de détail que nous ne mentionnons pas.
Au milieu des recherches sans nombre faites pendant le seizième
siècle sur toutes les parties de l'anatomie, et qui enrichirent de
notions plus précises, ou qui rectifièrent ce qu'on savait déjà,
nous devons signaler les observations de Sylvius (Jacques Dubois),
Cannani, Charles Étienne, Vésale, Posthius, Fabrizio d'Aquapendente, etc., sur les valvules des gros troncs vasculaires qui
sortent du cœur, et sur celles des veines elles-mêmes; car ces
observations ont conduit insensiblement à l'une des découvertes
les plus importantes dont l'anatomie pouvait s'enrichir, la théorie
de la circulation pulmonaire, décrite d'abord par Michel Servet,
puis par Colombo et André Césalpin, et qui fut admise vers la fin
de ce siècle par la plupart des anatomistes : elle prépara la connais-

sance·de la circulation générale qui opéra une révolution si remarquable au commencement du dix-septième siècle.

Cette dernière découverte, due à Harvey, disciple de Fabrizio d'Aquapendente, forme réellement une époque nouvelle dans l'histoire de l'anatomie, par l'influence immense qu'elle exerça sur la pratique et les théories médicales. A peu près dans le même temps, Aselli découvrait les vaisseaux lactés, que les recherches ultérieures de Wesling, Rolfinck, Higmore, Gassendi, Pecquet, firent mieux connaitre; qu'Olaüs Rudbeck, Th. Bartholin et Jolyff distinguèrent les premiers des vaisseaux lymphatiques des autres parties du corps, et à l'histoire desquels Ant. Nuck ajouta plus tard des faits importans. Deux découvertes aussi capitales, qui changeaient presque complétement la face de la science, et qui répandaient une si vive lumière sur l'une des principales fonctions de l'économie animale, dont le mécanisme avait été jusqu'alors l'objet d'explications plus ou moins erronées, mirent également sur la voie de plusieurs perfectionnemens dans l'art des dissections, et contribuèrent ainsi à étendre le champ des connaissances anatomiques. Les injections, dont Sylvius avait eu la première idée, furent portées au plus haut point de perfection par Ruysch, qui mourut, à la vérité, sans avoir communiqué son procédé; mais Swammerdam, Regnier de Graaf, Nichols, professeur à Oxford, etc., etc., enseignèrent les moyens d'exécuter ce mode de préparation, tandis que Riolan, Gaspard et Thomas Bartholin, Lyser, Simon Paulli, Van Horne, Van der Wiel, Léonard Tassin, Cowper, perfectionnaient, sous d'autres rapports, différentes parties de l'anatomie pratique. Toutefois, il est à remarquer que pendant quarante ans environ, on se livra moins aux dissections sur les cadavres humains que sur les animaux vivans et morts, et c'est à cette direction dans les recherches anatomiques que l'on dut la découverte de la circulation. C'est de ce siècle que datent les travaux de Lower, Willis, Wieussens, Ridley, sur le système nerveux, travaux qui jetèrent un nouveau jour sur la médecine théorique et pratique. Dans cette même période, nous trouvons encore les recherches importantes du célèbre Malpighi, dont les investigations microscopiques créèrent cette anatomie délicate qui apprend à connaitre la structure intime des organes, et qui fit plus tard l'objet des observations remarquables de Leeuwenhoeck; celles de Warthon, Stenon, Bellini, Regnier de Graaf, Brunner (J. C. de Brunn), Peyer, sur les organes glanduleux et folliculeux; l'application des mathématiques à la statique animale faite par Borelli, qui fonda ainsi, en quelque sorte, les doctrines mécaniques qui régnèrent dès-lors dans l'explication des phénomènes organiques, etc., etc. Enfin, c'est à cette même époque que se rattachent les noms de Maur. Hoffmann, Mery, Schelhammer, Bidloo, Fréd. Hoffmann, Gagliardi, Clopton Havers, Littre, Verheyen, Rau, Baglivi, Fantoni, Lancisi, etc.

Au milieu de ce concours des savans de tous les pays, la France n'avait pas à citer un seul anatomiste depuis Riolan, quand Duverney vint se placer au premier rang par ses recherches remarquables sur l'organe de l'ouïe. Embrassant la science tout entière, il l'agrandit par ses découvertes, s'attacha à vérifier toutes les observations faites avant lui, à rectifier les descriptions qui offraient des inexactitudes, et fut pour son pays le restaurateur de l'anatomie, dont l'étude y avait été assez long-temps négligée. La fin du dix-septième siècle vit, pour ainsi dire, refleurir cette science, dont on chercha à approfondir toutes les parties, non plus seulement sur les animaux, comme on le faisait depuis long-temps, mais bien sur l'homme. Le manque presque absolu de cadavres humains dans l'Université de Leyde et dans toute l'Allemagne, avait, jusqu'à cette époque, forcé les élèves à se porter en foule à l'école de Padoue; mais ils trouvèrent bientôt cette source féconde d'instruction également ouverte en France, en Angleterre, en Allemagne, et surtout à Leyde, dont l'Université ne tarda pas à acquérir la plus haute célébrité, par les leçons que le grand Boerhaave y professait.

Dans cette esquisse rapide de l'état de l'anatomie au dix-septième siècle, on voit l'Italie conserver toujours la prééminence; sa supériorité est encore marquée dans la période suivante, quoique l'émulation, devenue alors générale, ait produit dans chaque nation des hommes remarquables, et que l'Allemagne, qui n'avait fourni jusqu'alors aucun anatomiste, soit venue rivaliser de gloire avec cette terre classique des sciences et des arts, où brilla l'école de Vésale. L'élan était imprimé à l'Europe entière; tout concourait à seconder la marche de la science qui faisait chaque jour de nouveaux pas vers la perfection. Au commencement du dix-huitième siècle, l'histoire de ses progrès se trouve liée à celle des travaux de Pacchioni, Valsalva, Morgagni, Fr. Petit, Bianchi, Cheselden, Walther, Trew, Zach. Platner, tandis que Heister et Winslow, tous deux riches de leurs propres découvertes, présentaient un tableau des différentes parties de l'anatomie, auquel ce dernier joignait une description exacte des rapports de tous les organes entre eux. D'un autre côté, les observations de Santorini, Douglas, Muys, sur la disposition et l'organisation du système musculaire, précédaient celles du célèbre Albinus, qu'aucun anatomiste ne surpassa en précision, et qui fit, sous ce rapport, prendre à la science une direction nouvelle. L'art du dessin et de la gravure en anatomie, à peine cultivé depuis Eustachi et Vésale, lui dut les plus grands progrès, et ses planches anatomiques seront long-temps considérées comme autant de modèles en ce genre. Nous arrivons rapidement à l'époque où parut Haller : formé aux leçons de Boerhaave, d'Albinus, de Winslow, cet homme extraordinaire devint bientôt le créateur d'une école dont les nombreux élèves, répandus dans toutes les contrées de l'Europe, portèrent les connaissances anatomiques à un degré de perfection presque absolue. Anatomiste profond, et possédant une érudition immense, aucun médecin, depuis Galien, n'écrivit autant que lui, et n'enrichit la science d'un aussi grand nombre de faits positifs. Haller ne borna pas ses recherches à l'examen des instrumens de la vie; il chercha à pénétrer les secrets de leur mécanisme; et, sans indiquer tout ce que la physiologie lui doit, qu'il nous suffise de rappeler l'influence prodigieuse que ses travaux sur l'irritabilité exercèrent sur la médecine toute entière, influence qui s'est prolongée jusqu'à nos jours. Pendant que Haller étonnait le monde savant par ses immortelles productions, une foule d'hommes dont les noms vivront aussi dans la postérité, concouraient au perfectionnement de l'anatomie : tels sont, entre autres, Sénac, Alex. Monro, Hunauld, Cassebohm, Ferrein, Jac. Huber, Lieutaud, Boehmer, Ludwig, Lieberkuhn, Bertin, Bordeu, G. Hunter, De Lassone, Sue, Camper, Pourfour du Petit, J.-F. Meckel, Tarin, Zinn, Hewson, Caldani, Th. Walter, Wolf, Fontana, etc., etc. Il suffit de citer ces auteurs pour indiquer les points de la science qu'ils ont éclairés par leurs recherches ou leurs découvertes, et pour faire connaître la part qu'ils ont eue à ses progrès.

En approchant ainsi de la fin du dix-huitième siècle, nous voyons paraître des anatomistes non moins recommandables, dont plusieurs se rattachent par leurs travaux à notre époque, au dix-neuvième siècle, comme Cotugno, Wrisberg, Tenon, Sabatier, Blumenbach, Prochaska, Scarpa, Malacarne, Gall, Mascagni, Boyer, Chaussier, Reil, Sœmmering, tandis que quelques-uns, tels que Spallanzani, Cruikshank, Vicq-d'Azir, Desault, terminèrent leur carrière avec le siècle qui les avait vus naître. Ce dernier surtout, s'il n'ajouta rien à la science, sut du moins la présenter sous un jour nouveau, et contribua plus que tous les autres anatomistes français à en propager le goût, et à démontrer qu'elle est la véritable base de la médecine opératoire : sa méthode d'enseignement créa chez nous l'anatomie chirurgicale, dont Gavard, MM. Boyer, Roux, mais particulièrement Béclard, ont depuis fait sentir toute l'importance dans leurs savantes leçons. C'est à son école que se forma Bichat, le plus célèbre de ses élèves, que des travaux impérissables font considérer à juste titre comme le premier des anatomistes du commencement du dix-neuvième siècle. Avant d'avoir atteint sa trentième année, il reconstruisit la science médicale sur de nouvelles bases, reforma le langage anatomique, et, fécondant une idée lumineuse de Pinel, il décrivit dans leur ensemble les organes semblables par leur texture, fit ressortir leurs analogies de fonctions et d'altérations, et créa ainsi l'anatomie générale, dont il existait seulement quelques traces dans les écrivains antérieurs. L'influence prodigieuse qu'il exerça sur la science ne se borna pas à la France : l'Allemagne, l'Italie et l'Angleterre en reçurent aussi une impulsion nouvelle, dont les résultats futurs sont incalculables.

En même temps que cette généralisation des faits, œuvre caractéristique d'un génie supérieur, offrait une source d'aperçus nouveaux sur l'organisation de l'homme, l'anatomie comparative, dont nous avons vu l'origine dans les recherches des premiers anatomistes, et qui ne fut cultivée, à proprement parler, que depuis Vésale, était portée à son plus haut degré de perfection par M. Cuvier. Toutefois, nous devons dire que l'on s'attachait peu encore à étudier les applications nombreuses que l'on peut faire de la structure des animaux à celle de l'homme, pour acquérir une connaissance plus approfondie de l'organisation ; la zoologie n'avait pour objet que la connaissance des formes diversifiées sous lesquelles la vie se reproduit. L'homme était, pour les médecins, le seul sujet des études anatomiques ; et il faut se rapprocher davantage de l'époque actuelle, pour voir l'anatomie suivre une marche plus grande et plus philosophique. Nous ne chercherons pas à tracer ici un tableau des progrès de l'anatomie comparative ; ce que nous avons dit des recherches faites dans le cours des siècles que nous venons de parcourir, pourra en donner une idée : nous devons nous borner à indiquer l'esprit dans lequel marche aujourd'hui la science, en faisant ressortir quelques-uns des travaux qui ont concouru à lui imprimer cette direction nouvelle. Les phénomènes admirables du développement des animaux avaient fixé depuis long-temps l'attention des anatomistes et des physiologistes, et Harvey avait été frappé de l'identité de leur forme à l'époque où ils ne sont encore qu'une ébauche imparfaite ou rudimentaire. Dans le dernier siècle et dans celui-ci, les recherches nombreuses faites sur l'organogénie, qui ont tant éclairé cette partie si obscure de l'anatomie, ont en même temps confirmé la remarque de Harvey, que Wolf avait également signalée, en faisant voir que l'embryon humain, dans les diverses périodes de sa formation, présente successivement des formes qui correspondent à autant d'états permanens d'organisation dans les différentes classes d'animaux. On voit déjà toutes les conséquences qui découlent d'une pareille observation, et les lumières qu'elle doit répandre sur l'anatomie normale et anormale de l'homme. Ce fait capital résulte des travaux des anatomistes modernes, tels que Vicq-d'Azir, Cuvier, Gall, Oken, les frères Wenzel, Geoffroy-Saint-Hilaire, Meckel, Carus, Dollinger, Tiedemann, de Blainville, Béclard, Tréviranus, auxquels on doit cet esprit philosophique qu'on porte aujourd'hui dans l'étude de l'organisation et de la vie. Elle ne se borne plus à l'examen de quelques espèces isolées; elle étend ses investigations à l'immense série des êtres organisés qui, au milieu de leurs formes variées, ont laissé voir à l'œil de l'observateur un plan général, dont on retrouve des traces dans ceux que l'on croirait s'en éloigner davantage. Ainsi, on est arrivé à reconnaitre, comme l'a dit M. Cuvier, que les diversités mêmes ne sont pas jetées au hasard parmi les êtres, mais que celles de chaque partie s'enchaînent à celles des autres parties d'après certaines lois, et que la nature et la destination de chaque être, dans l'univers, sont déterminées par la combinaison des diversités qui le caractérisent. L'anatomie comparative s'occupe donc spécialement de ces ressemblances, de ces différences, et des lois de leurs combinaisons; Aristote, qui fut le créateur de cette science, l'avait envisagée de ce point de vue élevé. (*Voyez* ARISTOTE.) Après lui, on négligea complétement de se livrer à des observations qui pouvaient donner de l'extension à ses idées, et depuis le renouvellement des sciences, on s'était moins occupé de méditations générales que de faits de détail. C'est aux travaux des savans que nous venons de citer qu'il faut attribuer ce retour des esprits à une étude aussi féconde en résultats nouveaux qu'en applications de la plus haute importance. Mais l'impartialité sévère que nous impose le rôle d'historiens, nous oblige de nous arrêter ici; nous ne préjugerons rien avant que l'observation et l'expérience aient prononcé si l'imagination a devancé les faits sous quelques rapports, et si les lois générales qu'on veut établir sont bien, dans tous les cas, l'expression de ce qui existe dans la nature.

En dernière analyse, si nous jetons un coup-d'œil rapide sur la marche que l'on a suivie dans l'étude de l'anatomie depuis le dix-neuvième siècle, nous voyons à la méthode chirurgicale de Desault succéder celle de Bichat. Ce grand homme a enrichi l'anatomie de perfectionnemens importans en la rendant plus physiologique, et multiplié les lumières qu'elle peut répandre sur la pathologie, en considérant les tissus généraux qui composent les organes avant de procéder à l'examen de ces derniers, dont on a étudié en même temps les périodes d'accroissement et de décroissement pendant la durée de la vie. Aucune nation ne peut disputer à l'école française cette innovation qui a surtout contribué à généraliser les faits qui constituent la science de l'organisation. Vicq-d'Azir en doit partager la gloire avec Bichat; car il a le premier conçu tout ce que peut fournir l'examen des organes rudimentaires, et les conséquences qui découlent de l'analogie des organes entre eux. Les traces de ces grands maîtres ont été suivies depuis, tantôt successivement, tantôt, et le plus souvent, à la fois, particulièrement par les anatomistes dont la France s'honore, ainsi que par ceux de l'Allemagne et du Danemarck; et tout annonce qu'en suivant une telle direction, la science doit arriver au degré de perfection que sa nature la rend susceptible d'atteindre. (*Voyez* PHYSIOLOGIE.)

(On peut consulter: And. Ott. Gœlicke, *Histor. anatom. nov. æquè ac antiq.*, etc. Halle, 1713, in-8; *secunda ed. auct.* (*introd. in hist. litter. anatomes*). Francfort-sur-l'Oder, 1738, in-4. — Jac. Douglas, *Bibliographiæ anatomicæ specimen*, etc. (*ab Hippocrate ad Harvæum*); *secunda edit.* Leyde, 1734, in-8.—J. Henr. Schulze, *Specimina historiæ anatomes* (*antiq.*) in Ern. God. Kurellœ, *fascicul. diss. histor. anat. spectant.* Berlin, 1754, in-8. — Portal, *hist. de l'anat. et de la chirurg.* Paris, 1770-73, in-8, 6 vol.— Haller, *Biblioth. anatomica.* Zurich, 1774-77, in-4, 2 vol. — Lassus, *Disc. hist. et critiq. sur les découvertes faites en anat.*, etc. Paris, 1783, in-8. — Sprengel, *Hist. de la méd.*, etc., tom. IV. — Lauth, *Hist. de l'anat.*, tom. I. Strasbourg, 1815, in-4.)

ANATOMIE PATHOLOGIQUE. Ce nom ne figurerait point dans notre Dictionnaire, comme formant un article à part, si nous n'avions craint que quelques lecteurs prissent pour une lacune un renvoi prescrit par la nature des choses, et par l'obligation que nous nous sommes imposée d'éviter toute répétition. L'anatomie pathologique ne forme point, en effet, une science particulière : dépendance de l'anatomie quand elle étudie les organisations anormales ; instrument de la pathologie quand elle cherche, après la mort, le siége et la forme des lésions qui ont arrêté le jeu des organes, elle n'a point une existence isolée parmi les connaissances médicales, et elle ne constitue point une science. Aussi peut-on dresser le répertoire des faits qui composent son domaine, mais non écrire son histoire. Celle des hommes qui l'ont cultivée n'est pas plus susceptible d'être isolée de l'exposition de leurs autres travaux. L'une et l'autre trouveront ailleurs une place plus avantageuse. Quand nous ferons l'histoire de la pathologie, l'anatomie pathologique figurera parmi les circonstances qui ont exercé sur ses progrès l'influence la plus puissante. En présentant ainsi notre sujet sous son vrai point de vue, nous pourrons être concis sans être incomplets, et nous aurons ménagé doublement l'espace. Les observations les plus importantes d'anatomie pathologique se trouvent indiquées dans les notices bibliographiques des médecins qui se sont particulièrement livrés à ce genre de recherches.

ANAXAGORE, philosophe célèbre de l'école Ionienne, naquit à Clazomène, la première année de la soixante-dixième olympiade (5oo ans avant J.-C.). Sa famille possédait des biens considérables ; il les négligea pour aller chercher loin de sa ville natale l'instruction dont il faisait plus de cas. Regardant, à son retour, d'un œil assez froid, le désastre que son absence avait mis dans sa fortune, il disait : *Non essem ego salvus nisi ista periissent.* Il vint à Athènes, à l'âge de 20 ans, se perfectionner dans l'éloquence et la poésie. Il n'y avait point encore dans cette ville d'école de philosophie. Anaxagore revint à Milet, où brillait alors Anaximène : A peine eut-il connu ce philosophe célèbre, qu'il s'écria dans l'enthousiasme : « Je sens que je suis né pour contempler la nature, le ciel, le soleil et les astres. » Ses succès ne furent point au-dessous de ses espérances. Il était venu la première fois à Athènes pour apprendre ; il y reparut pour enseigner : il eut pour auditeurs Périclès, Euripide, Socrate même, et Thémistocle. L'envie ne tarda pas à le poursuivre : il fut accusé d'impiété pour avoir combattu les superstitions du temps, mis en prison, et prêt à être condamné ; l'autorité de Périclès le sauva, non sans peine, de la fureur des prêtres. Il se retira à Lampsaque, où le reste de sa vie fut consacré au culte des

Muses, à l'étude, et à l'instruction de la jeunesse. Il mourut, honoré de la plus grande estime, dans la quatre-vingt-huitième olympiade, à l'âge de 72 ans.

Partant du principe fondamental de la philosophie de Thalès, que *rien ne se fait de rien*, il reconnaissait l'éternité des élémens. Il en admettait un nombre égal à celui des corps qui sont essentiellement distincts; et, dans chaque corps en particulier, un nombre infini de parties similaires ou *homéomeries*. Il passe pour être le premier qui, considérant ces élémens matériels comme passifs en eux-mêmes, supposa qu'un principe actif, intelligent et éternel, avait donné le mouvement à la matière et débrouillé le chaos. Voici quelques-uns des principes d'Anaxagore, relatifs à la physiologie : Une émanation du principe intelligent et éternel, l'âme, donne aux corps organisés le mouvement et la vie. — Quand il fallut assembler en masse, sans aucune organisation ordonnée, les élémens similaires, le seul triage, joint à l'impulsion, suffit, sans autre opération de la part de l'être intelligent, pour les réunir : mais pour former les végétaux ou les animaux, il fallut dessiner, figurer avec intelligence au dedans et au dehors, des machines capables d'opérer la nutrition et la reproduction. — Pour opérer la nutrition, la cause intelligente mit dans chaque individu des organes ou instrumens propres à extraire des composés les parties qui lui seraient similaires, et à les lui approprier. — Pour opérer la reproduction, la même cause soumit les parties adoptées dans l'individu par les organes de la nutrition, à une seconde organisation plus parfaite, qui les fit passer par un état de germes pour reproduire la même espèce de machine dans un nouvel individu. — Les végétaux, fournissant aux animaux des parties similaires qui les nourissent, sont composés à peu près des mêmes homéomeries ; les différences spécifiques de ces derniers dépendent de la combinaison, de la quantité et de l'arrangement de ces homéomeries. — La semence du mâle, douée d'une force plastique, en vertu de laquelle son existence future, comme individu, se trouve prédéterminée, n'emprunte à la femelle qu'un réceptacle qui la protège, et les matériaux de son accroissement. Anaxagore enseigna le premier que le fœtus se nourrit par l'ombilic; il croyait que les garçons occupent le côté droit de la matrice, et les filles le côté gauche. Suivant lui, le cerveau est le premier organe formé dans l'embryon. Anaxagore appelait les semences des plantes, des *œufs*, et les plantes mêmes, des *pondeuses d'œufs*. Il disait que les végétaux étaient particulièrement distingués des animaux, en ce qu'ils réunissaient en eux les deux sexes. Il prétendait que les mains sont le seul avantage que l'homme ait sur les animaux, et que c'est par elles qu'il devient le plus raisonnable de tous les êtres sensibles. Il avait écrit un traité de la philosophie naturelle, et plusieurs autres ouvrages, dont aucun n'est parvenu jusqu'à nous.

Nous devons faire observer que les monumens historiques qui nous restent de la philosophie Ionique, et de celle d'Anaxagore en particulier, ne sont peut-être pas suffisans pour qu'on puisse garantir l'authenticité des diverses opinions que nous venons de rapporter. Mais il fallait les faire connaître, parce que leur antiquité est incontestable, et qu'elles sont la base de doctrines médicales que nous exposerons ailleurs. (*Voyez* ATHÉNÉE, PNEUMATISME, etc.)

(Bayle, *Dict. hist.*, art. *Anaxagore.* — Brucker, *Hist. philos.* — Schulze, *Hist. medic.* — Diderot, dans *Encycl.*, art. *Ionique.* — Batteux, *Hist. des causes premières.* — Meiners, *Hist. des sciences dans la Grèce.*)

ANDALORO (ANDRÉ), médecin de Messine, vivait au commencement du dix-huitième siècle. Il se livra à l'étude de l'histoire naturelle et de la médecine, et il a publié l'ouvrage suivant :

Il cafè descritto, ed esaminato, nel quale pruova con ragioni, che la virtù della bevanda del cafè dependè piuttosto dall' acqua calda, che dal seme del cafè abrustolito. Messine, 1702, in-12. — Mongitore cite plusieurs autres ouvrages qu'Andaloro préparait pour l'impression quand il mourut, et dont un entre autres était relatif aux antiquités de Messine.

(Mazzuchelli, *Gli scrittori d'Italia.*)

ANDRÉ (NICOLAS), né à Dijon, le 15 octobre 1704, fut chirurgien de la Maison royale de Saint-Cyr, et chirurgien de la charité de la paroisse de Versailles. Il publia, vers le milieu du siècle dernier, une multitude de brochures pour indiquer son adresse au public, et pour vanter les bougies dont il était l'inventeur et dont il conservait le secret. Voici le titre de la première:

Dissertation sur les maladies de l'urètre qui ont besoin de bougies. Paris, chez Pecquet, libraire, etc. ; et à Versailles, chez M. André, rue de l'Orangerie ; in-12 de 226 pages.

M. André condamne sans appel les méthodes de ses devanciers, de ses contemporains, et, qui plus est, de ses successeurs ; la sienne est seule bonne par excellence. Selon lui, ceux qui se servent de bougies de différentes qualités, selon la diversité des cas, ne sont que des malavisés et des ignorans. Il a trouvé le secret de rendre les siennes à la fois digestives, suppuratives, moudificatives, détersives et dessiccatives; elles conviennent à tout le monde : car c'est en quoi consistent la singularité, la bonté et la vertu de ses bougies. Enfin, il a eu une gratification du roi: il a guéri des malades; il entreprendra tous ceux qui se présenteront. Son secret n'est su de personne: donc il est bon, donc il est excellent, donc il est meilleur que tous les autres, etc. Quand on a lu cet ouvrage d'André, on peut se dispenser de lire les autres (on en peut voir les titres et l'analyse dans *la Bibliographie des maladies vénériennes de Lefebure de Saint-Ildefont*); nous excepterons néanmoins le suivant qui, outre l'inévitable éloge des bougies, contient un assez grand nombre d'observations, dont plusieurs sont intéressantes.

Observations pratiques sur les maladies de l'urètre, et sur plusieurs faits convulsifs, et la guérison de plusieurs maladies chirurgicales, avec la composition d'un remède propre à réprimer la dissolution gangréneuse et can- céreuse, et à la réparer; avec des principes qui pourront servir à employer les différens caustiques. Paris, 1756, in-8 de 455 pages. — André est le premier, parmi les modernes, qui ait étudié et décrit le tic douloureux de la face, maladie souvent observée par les Arabes, mais que des recherches multipliées ont appris de nos jours à mieux connaître et à mieux traiter. Une femme avait été atteinte d'une fistule lacrymale à la suite d'une plaie au grand angle de l'œil: cette fistule ayant été guérie, fut suivie de convulsions douloureuses qui se propageaient du nerf sous-orbitaire dans les muscles de la joue. L'incision du nerf soulagea moins que l'application de la pierre infernale. André rencontra encore plusieurs autres cas semblables.

(Lefebure de Saint-Ildefont, *le médecin de soi-même* (continuation de la Bibliographie d'Astruc). — Sprengel, *Hist. de la méd.*, tom. V.)

ANDREÆ (TOBIE), fils d'un apothicaire de Brême, naquit en cette ville le 11 août 1633. Il fut successivement professeur en médecine à Duisbourg, à Bois-le-Duc, à Francfort-sur-l'Oder, et professeur en philosophie à Franeker, où il mourut le 5 janvier 1685. On a de lui:

Breve extractum actorum in cadaveribus Bilsiand methodo præparatis. Duisbourg, 1659, in-4. *Id. acc. Ludovici de Bils responsio ad epist. Tob. Andreæ, quâ ostenditur verus usus vasorum lymphaticorum.* Marbourg, 1678, in-4.

Bilanx exacta Bilsianæ et Clauderianæ balsamationis, quâ ostenditur D. Clauderi inventam balsamationem, non minùs ac veterum, longè à Bil- *sianâ differre, etc.* Amsterdam, 1682, in-12.

Exercitationes philosophicæ de angelorum malorum potentiâ in corpore. Amsterdam, 1691, in-12.

Andreæ est encore auteur de six dissertations académiques qu'il est inutile d'indiquer ici, et dont on peut voir les titres dans;

(Paquot, *Histoire littéraire des Pays-Bas*).

ANDRÉE (JEAN), chirurgien de l'hôpital de la Magdelaine, à Londres, est auteur des ouvrages suivans:

Observations upon a treatise, etc., c'est-à-dire, observations sur le traité du docteur Storck sur les vertus de la ciguë dans le traitement du cancer, où l'on examine avec candeur les faits rapportés par le médecin de Vienne en faveur de ce végétal, et l'on prouve son insuffisance dans beaucoup de cas; suivies de remarques sur le cancer en général, et de conseils aux personnes qui en sont affectées. Londres, 1761, in-8.

An essay on the theory and cure, etc., ou Essai sur la théorie et le traitement de la gonorrhée vénérienne, et des maladies qu'elle entraine à sa suite. Londres, 1777, in-8.

Observations on the theory and cure of the venereal diseases. Observations sur la théorie et le traitement des maladies vénériennes. Londres, 1779, in-8.

Account of an elastic trochar constructed on a new principle for topping the hydrocele or watery rupture, etc. Lond., 1781, in-8, pp 41, fig. (Description d'un trois-quarts élastique, construit d'après un nouveau principe, pour l'opération de l'hydrocèle).

Account of the Tilbury water, etc., ou Traité de l'eau de Tilbury, sa découverte, ses propriétés, etc. Lond. 1781, in-8, 5e édit.

Considerations on bilious diseases and forme particular affections of the liver and gall bladder. (Considérations sur les maladies bilieuses et sur quelques affections particulières du foie et de la vésicule.) Hertford, 1788, in-8; Lond. (?), 1790, in-8. Portal donne beaucoup d'éloges à cet ouvrage.

ANDRIA (NICOLAS) naquit le 10 septembre 1748, à Nassafra, dans la terre d'Otrante, où il étudia la langue latine, les belles-lettres, la philosophie, et où il se livra surtout avec ardeur aux mathématiques. En 1766, conduit à Naples par son frère, pour étudier la jurisprudence, le jeune Andria, tout en s'occupant d'atteindre le but auquel on le destinait, ne négligeait pas la science des Euclide et des Archimède. Son goût naturel, et de plus en plus prononcé, pour les mathématiques, l'amena insensiblement à l'étude des sciences physiques, et bientôt à celle de la médecine. Possédant déjà de vastes connaissances, et préparé par l'habitude de la méditation et de l'observation des grands phénomènes de la nature, il entra avec avantage dans cette nouvelle carrière, où il eut pour premier maître le célèbre Cotugno. Sous un tel maître, ses progrès ne pouvaient qu'être rapides: aussi à 23 ans devint-il professeur, n'étant pas même encore reçu docteur en médecine. Dès-lors commença sa réputation, et bientôt il fut compté au nombre des professeurs distingués de l'école de médecine de Naples. Le premier il fit un cours de chimie expérimentale en même temps qu'il professait la médecine, et il occupa long-temps ces deux chaires à la fois. Le zèle qu'il portait dans l'enseignement ne pouvait rester long-temps sans récompense: aussi fut-il appelé à la chaire d'agriculture de l'Université de Naples, en 1777, lorsqu'il terminait à peine sa trentième année.

En 1801, il passa de la chaire d'agriculture à celle de physiologie, qu'il remplit jusqu'en 1808, époque où elle fut occupée par Sementini. Andria professa dès-lors la médecine théorique. Enfin, en 1811, quand on effectua la restauration de l'Université, il fut nommé à la chaire de pathologie et de nosologie, et à la place de doyen de la Faculté de médecine, place que sa santé chancelante l'obligea de quitter bientôt, et qui fut confiée à Ruggiero. En 1814, il avait été mis au rang des professeurs émérites de l'Université, quand la mort vint le frapper, le 9 décembre de cette année, à l'âge de 67 ans. On a de lui les ouvrages suivans :

Trattato delle acque minerali. Naples, 1775 ; réimprimé avec de nombreuses additions ; *ibid.*, 1783, P. I, p. 208, P. II, p. 329, in-8. Dans cet ouvrage, l'auteur a particulièrement cherché à déduire les propriétés curatives des eaux minérales de leurs élémens chimiques, et spécialement celles des eaux thermales. Ce travail fut accueilli avec distinction par les savans de l'Italie et de l'Allemagne.

Elementi di chimica filosofica. Naples, 1786, 1 vol. ; réimprimé en 1792, puis en 1805, avec les modifications que nécessitaient les découvertes de Lavoisier. Ces trois premières éditions furent publiées en latin, et, en 1812, Andria en donna une traduction italienne avec des notes : cette dernière, promptement épuisée, a été réimprimée en 1813.

Institutiones physiologicæ. Naples, 1786, 2 vol. ; *ibid.*, 1801. Andria a suivi une classification semblable à celle de Haller.

Dissertazione sù la teoria della vita. Naples, 1804 ; *ibid.*, 1805. Dans cette dissertation, qui a été traduite en français par le docteur Pitaro, élève d'Andria (Paris, 1805, in-8), l'auteur établit, d'après une analyse rigoureuse, que la vie doit dépendre d'une force ou d'un principe inhérent à l'organisation, dont les sensations et le mouvement ne sont que la manifestation. Selon lui, ce principe n'est autre que le galvanisme, dont le siège est dans le cerveau et les nerfs qui sont des matières analectriques.

Elementa medicinæ theoricæ. Naples, 1787. Cet ouvrage a été traduit en italien, en 1813 ou 14, par Gennaro Andria, fils de l'auteur, qui y a fait quelques additions et changemens.

Materia medica. Naples, 1787. Cet ouvrage resta incomplet jusqu'en 1811, où le docteur Tauro, élève d'Andria, en publia une traduction italienne, et compléta ce travail d'après le plan de l'auteur, qui divise les médicamens en trois grandes classes : 1° évacuans ; 2° excitans ; 3° débilitans. Un appendice est relatif aux bains.

Institutiones medicinæ practicæ. Naples, 1790 ; deuxième édition, avec beaucoup de modifications, *ibid.*, 179... Le docteur Tauro en a donné une excellente traduction italienne en 1812. L'auteur ne divise pas les maladies en sthéniques et asthéniques, mais en *générales* et *particulières*. Dans la première classe, on trouve les fièvres, les exanthèmes febriles, les rhumatismes, la goutte, le scorbut et la syphilis. La seconde est subdivisée en maladies de la tête, de la poitrine et de l'abdomen. Les maladies du diaphragme, jusqu'alors mal connues, y sont décrites avec beaucoup de soin, sous le rapport de leur diagnostic, comme sous celui du traitement.

Enfin, Andria a laissé manuscrit un dernier travail intitulé : *Instituzioni di agricultura.*

(*Elogio storico di Andria dal prof. di med.* Benedetto Vulpes. Naples, 1815, in-8.)

ANDRIOLI (MICHEL-ANGE), médecin de Vérone, vivait vers la fin du dix-septième siècle et au commencement du dix-huitième. Il fut membre de l'Académie des Curieux de la nature, et publia les ouvrages suivans :

Consilium veterum et neotericorum de conservandâ valetudine, seu de morborum causis procatharticis, in quo rationes experimentorum suffragiis discussæ exarantur. Lyon, 1693, in-4. Il paraît, d'après l'extrait inséré dans la *Galleria di Minerva*, t. I, p. 123, qu'une autre édition de cet ouvrage a été publiée en même temps à Venise en 1693, in-4.

Novum et integrum systema physico-medicum. Bâle, 1694, in-fol.

Domesticorum auxiliorum, et facilè parabilium remediorum. Venise, 1698, in-4; ibid., 1706, 2 vol. in-4. Cet ouvrage est divisé en cinq parties, dans lesquelles l'auteur traite successivement du régime dans les maladies aiguës, des boissons propres aux malades, des maladies chroniques, de la vieillesse et de la convalescence, et des moyens de prolonger la vie; enfin de la grossesse, de l'accouchement et de l'éducation sanitaire des enfans.

Enchiridium medicum practicum, seu appendix ad libellum de conservandâ valetudine. Venise, 1700, in-4.

Physiologia. Clagenfurt, 1701.

Philosophia experimentalis. Clagenfurt, 1705, in-fol.; *ibid.*, 1708, in-fol.; Venise, 1718, in-4.

De febribus et morbis acutis. Venise, 1711, in-fol.

(Mazzuchelli, *Gli scrittori d'Italia.*)

ANDROMAQUE (l'ancien), médecin de Néron, et le premier qui ait été décoré du titre d'archiâtre, était natif de Crète. Ce n'est point aux titres qu'il posséda qu'il doit la célébrité attachée à son nom, mais à l'invention de cette panacée universelle dont l'histoire serait presque celle de l'art de guérir pendant le moyen-âge. Andromaque composa un poëme grec en vers élégiaques, qu'il dédia à Néron, et qui nous reste encore aujourd'hui, où il enseigne la manière de composer son *Galene*, que depuis on appela *Thériaque.*

Edit. gr. lat. Thorn, 1607, in-4, par François Tidicæus; gr. lat. Nuremberg, 1754, in-4; trad. en français par Moïse Charas. Paris, 1668, in-8.

Andromaque indique dans cet ou-

vrage les maladies auxquelles la thériaque est propre. Il la donne premiè-
rement contre tous les poisons et venins, de quelque nature qu'ils soient.
Il en fait ensuite un remède pour les
douleurs et pour les faiblesses d'estomac, pour l'asthme et l'oppression de
poitrine, pour la phthisie commençante, pour l'empyème, pour la colique, la jaunisse, l'hydropisie, la
faiblesse de vue, les convulsions, les
ulcères de la vessie, l'impuissance vénérienne, les douleurs de reins et la
peste. « Elle est, dit Bordeu, suivant
le cœur, suivant l'instinct et suivant
le goût de tous les hommes. . . ; elle
réussit dans mille cas qui semblent
opposés, parce qu'elle a mille côtés
favorables à la santé ; elle réunit, pour

ainsi dire, tous les goûts possibles de
tous les estomacs. . . . Andromaque
fit un chef-d'œuvre nécessaire à l'espèce humaine. . . . Ce médecin serait
bafoué parmi nous, s'il voulait répondre à toutes les objections de théorie
qu'on pourrait faire à sa composition ;
il ne serait pas reçu bachelier dans
nos écoles ; mais son remède est en
vogue partout. J'ai vu pendant plusieurs années donner chaque soir un
bol de thériaque à tous les malades de
l'hôpital de Montpellier, tandis que
les écoles de cette métropole de la
médecine retentissaient d'invectives
contre cette composition, etc. »

(Bordeu, *Rech. sur l'hist. de la médecine.* — Leclerc, *Hist. de la méd.*)

ANDRY (NICOLAS), fils d'un marchand de Lyon, naquit dans
cette ville en 1658. Après avoir fait ses humanités, il vint à Paris,
et y fit sa philosophie au collége des Grassins. Son cours fini, il prit
la tonsure ecclésiastique, étudia deux ans dans les écoles de théologie, prit le degré de maître-ès-arts en 1685, et se fit immatriculer
dans le temps convenable. En 1690, il quitta l'habit ecclésiastique,
prit le surnom de Boisregard, et commença à s'appliquer à l'étude
de la médecine. Dès 1693, il obtint le degré de docteur en médecine à Reims ; après quoi il se fit recevoir à la chambre royale de
Paris, qui donnait droit de pratiquer, aux médecins qui n'étaient
pas de la Faculté même de Paris. Cette chambre ayant été supprimée par une déclaration de Louis XIV, du 9 juin 1694, Andry
se présenta à la Faculté de Paris, y fut reçu bachelier la même
année, et docteur en 1696. En 1701, il fut nommé professeur-adjoint
au collége royal de France, et titulaire en 1717. Il était censeur
royal, avec la pension de 400 livres, depuis 1702, et associé à la
rédaction du *Journal des Savans.* Enfin, en 1725, il fut doyen de
la Faculté de médecine de Paris. Il mourut le 14 mai 1742, âgé de
84 ans. Le décanat de Nicolas Andry conservera long-temps une
honteuse célébrité, pour les disputes déplorables qu'il excita entre
la Faculté de médecine et les chirurgiens. Etait-il bien digne de la
prééminence qu'il demandait pour son ordre, celui qui fit tant de

démarches pour obtenir de l'archevêque de Paris ce mandement qui défendait aux chirurgiens de donner des dispenses de carême? Et ne fit-il pas preuve de la vanité la plus ridicule, quand il voulut interdire aux Morand, aux Garengeot, aux Boudou, etc., le droit de pratiquer l'opération de la taille sans l'assistance d'un médecin? Nous n'indiquerons que les ouvrages d'Andry qui sont relatifs à la médecine. On peut consulter, sur ses productions littéraires, les Mémoires historiques de Gouget sur le collége de France, et le Journal des Savans:

De la génération des vers dans le corps de l'homme. Paris, 1700, in-12; 3e édit., Paris, 1740, in-12.

Le régime de carême, considéré par rapport à la nature du corps et des alimens; en trois parties. Paris, 1710, in-12; *ibid.*, 1713, 2 vol. in-12; *ibid.*, 1730, in-12. C'est une critique assez vive, mais bien faite, du traité des dispenses de carême do Hecquet.

Remarques de médecine sur différens sujets, particulièrement sur ce qui regarde la saignée, la purgation et la boisson. Paris, 1710, in-12. C'est une réfutation des idées de Hecquet sur les effets de la saignée, etc.

Le thé de l'Europe, ou les propriétés de la véronique. Paris, 1712, in-12.

Lettre à l'auteur de l'article second du Journal des Savans, du mois de mars 1724, écrite au sujet du traité des maladies des os. Paris, 1725, in-12.

Examen de divers points d'ana-tomie, de chirurgie, de physique, de médecine, etc. Paris, 1725, in-12. Critique souvent injuste du traité des maladies des os de Petit.

Remarques de chimie touchant la préparation de différens remèdes usités dans la pratique de la médecine. Paris, 1735, in-12.

Cléon à Eudoxe, touchant la prééminence de la médecine sur la chirurgie. Paris, 1739, 2 vol. in-12.

L'orthopédie, ou l'art de prévenir et de corriger dans les enfans les difformités du corps. . . . . avec la suite. Paris, 1741, 2 vol. in-12. C'est le meilleur ouvrage d'Andry.

Après la mort d'Andry, Dionis, son gendre, fit imprimer un *Traité sur la Peste*, qu'il avait dicté au Collége royal de France.

(Gouget. — Andry, dans *Encyclop. méthod.* part. *Médecine*, tom. II, pag. 770-74.)

ANEL (DOMINIQUE). On a peu de documens sur sa vie. On sait seulement qu'après avoir été chirurgien-major aux armées, il devint chirurgien ordinaire de la mère du duc de Savoie, roi de Sicile, et depuis roi de Sardaigne, et qu'il exerça son art à Turin dans le commencement du dix-huitième siècle. Anel est connu par la méthode qu'il a préconisée pour le traitement de la fistule lacrymale, et surtout pour avoir proposé, le premier, d'opérer les anévrysmes d'après la méthode attribuée à tort à Hunter. Ses écrits portent les titres suivans:

L'art de sucer les plaies sans se servir de la bouche d'un homme ; avec un spécifique propre à prévenir les maladies vénériennes. Amsterdam, 1707, in-12 ; *ibid.*, 1716 et 1732, in-12. Anel donne la description d'une espèce de seringue propre à pomper les liquides, le sang et le pus extravasés dans diverses parties du corps. Il préconise principalement ce moyen dans le cas d'abcès formés à la suite de plaies dans les interstices des muscles. Sancassani reproduisit cet ouvrage en italien, et combattit la méthode proposée par Anel.

Observation singulière sur la fistule lacrymale, dans laquelle on apprendra la méthode de la guérir radicalement. Turin, 1713, in-4.

Nouvelle méthode de guérir les fistules lacrymales. Turin, 1713, in-4.

Suite de la nouvelle méthode de guérir les fistules lacrymales. Ibid., 1714, in-4.

Dissertation sur la nouvelle découverte de l'hydropisie du conduit lacrymal. Paris, 1716, in-12.

Précis de sa nouvelle manière de guérir les fistules lacrymales, présenté à l'Académie des Sciences de Paris en 1717.

Ces ouvrages ont trait à la méthode proposée par l'auteur pour traiter la fistule lacrymale, et aux discussions auxquelles donna lieu cette méthode. Elle consiste à sonder les points lacrymaux avec un stylet très-fin, et à injecter par cette voie, à l'aide d'une seringue à syphon très-délié, divers liquides propres à désobstruer le sac lacrymal. Cette méthode d'Anel fut combattue avec acharnement par divers chirurgiens; mais elle fut défendue par Fantoni, Manget, Woolhouse, Molinetti, Lancisi, Valisneri, Morgagni, etc. C'est sans raison qu'à l'aide de quelques passages obscurs d'anciens auteurs, on a voulu contester à Anel l'honneur de sa découverte.

Relation d'une énorme tumeur occupant toute l'étendue du ventre d'un homme cru hydropique, et remplie de plus de 7000 corps étrangers. Paris, 1722, in-8.

Observation singulière d'un fœtus trouvé dans une masse membraneuse, rendue par une dame au sixième mois de sa grossesse. Cette observation fut communiquée à l'Académie des Sciences de Paris en 1714.

(Portal, *Hist. de l'anat. et de la chirurgie*, t. IV, p. 396. — Eloy, *Dict. hist.* — Haller, *Biblioth. chir.*, t. II, p. 578.)

ANGELUCCI (THÉODORE) vivait vers la fin du seizième siècle et au commencement du suivant; il n'était pas né à Ravennes, comme le dit Jacq. Cescato, ni à Trévise, ainsi que l'indique J. Bonifacia : le lieu de sa naissance était Belforte Castello, dans la Marche d'Ancône, près de Tolentino. Il exerça la médecine dans plusieurs villes, et particulièrement à Trévise, où il se maria. Ses écrits sur Aristote contre Fr. Patrizzi rendirent surtout son nom célèbre. Quelques biographes disent qu'il fut professeur à l'Université de Padoue; mais cette assertion repose sur des documens qui ne sont rien moins que certains. Il mourut en 1600. Il a publié les ouvrages suivans sur la médecine : nous omettons ceux de ses écrits qui sont étrangers à cette science.

Ars medica ex Hippocratis et Galeni thesauris potissimùm deprompta, ac singulari quodam, et perspicuo sententiarum ordine exposita. Venise, 1588, in-4 ; *ibid.*, 1593, in-4.

De naturâ et curatione malignæ febris, lib. IV. Venise, 1593, in-4. —Cet ouvrage fut critiqué amèrement par Donatelli de Castiglione, qui publia à ce sujet, la même année, un écrit intitulé : *De febre malignâ disputatio cum Theod. Angelutio, etc., de ejusdem malignæ febris naturâ, et curatione disserente.* Angelucci répondit par la dissertation suivante :

Bactria, quibus rudens-quidam, ac falsus criminator validè repercutitur, et de malignæ naturâ febris disseritur. Venise, 1593, in-4.

(Mazzuchelli.)

ANTHONY (François), célèbre charlatan, né à Londres en 1550. Son père, orfèvre distingué, et qui avait une charge lucrative dans la maison de la reine Elisabeth, après lui avoir donné une bonne éducation, l'envoya à l'Université de Cambridge. Anthony y prit, en 1574, les degrés de maitre-ès-arts, et s'y livra avec ardeur aux opérations chimiques qui étaient tant en vogue à cette époque. Il resta assez long-temps à Cambridge, et ne revint à Londres que vers l'âge de 35 à 36 ans. Il y publia le résultat de ses recherches chimiques dans un traité sur une panacée extraite de l'or, et entreprit, à l'aide de ce remède et de quelques autres, la guérison de plusieurs malades. Cet exercice illégal de la médecine lui attira la censure du Collège des Médecins de Londres. Il fut condamné plusieurs fois à des amendes et à la prison. Son ignorance et les événemens malheureux attribués à ses remèdes, lui firent interdire la pratique de la médecine. Mais, comme les charlatans de toutes les époques qui flattent les préjugés vulgaires, Anthony gagna la faveur de plusieurs personnes de marque, et mit le public dans ses intérêts. Il parvint à triompher, tantôt par son humilité, tantôt par son audace et son opiniâtreté, des attaques des médecins, et de l'opposition du collège. Il faut l'avouer, des mœurs douces et charitables ne contribuèrent pas moins que l'adresse aux succès d'Anthony. On dit qu'il fut libéral envers les pauvres, et qu'il vécut honorablement dans son intérieur. Cet exemple prouverait donc que certaines vertus peuvent s'allier au défaut de délicatesse et de dignité dans le caractère. Anthony mourut à Londres, en 1623, âgé de 74 ans. Il laissa deux fils, tous deux médecins. L'un d'eux continua à exploiter avec profit l'arcane de son père; l'autre exerça la médecine avec distinction à Bedford. Anthony a laissé :

Panacea aurea, seu de auro potabili. Hambourg, 1598.

Medicinæ chimicæ et veri potabilis auri assertio. Cambridge, 1610, in-8. — C'est une défense de l'arcane qu'il avait annoncé pour la première fois dans l'ouvrage précédent. Ce livre n'est dépourvu ni d'art ni d'instruction, quoique l'état actuel de la chimie montre le peu de solidité des raisonnemens qui y sont employés. L'auteur cherche à établir la possibilité de faire de l'or potable, à démontrer les grandes ressources qu'offrent à la médecine les productions du règne minéral; il exalte les propriétés merveilleuses de l'or, qui mérite, selon lui, le titre de médecine universelle. Du reste, il affecte une probité extrême, et se donne les honneurs de la franchise en révélant la composition de son remède; mais il garde les avantages du secret, en cachant, comme l'ont fait presque tous les charlatans, les circonstances essentielles de sa préparation. Anthony débitait son remède sous trois formes, auxquelles il donnait les noms de *teinture d'or, d'or potable et de quintessence d'or.* Suivant lui, la teinture, étendue dans seize fois sa quantité de vin, constituait l'or potable; la troisième forme était le résidu sec de la distillation de la teinture.

Apology in defense of his medicine stiled aurum potabile. Londres, 1616. — C'est la traduction en anglais de l'apologie indiquée ci-dessus. L'auteur y a fait seulement quelques additions; il y a surtout ajouté des raisonnemens vulgaires à l'appui de son idée de médecine universelle, et une abondante collection d'attestations des cures qu'il avait faites. Il fut poussé à composer ce nouvel ouvrage par suite des attaques dirigées contre son remède, surtout par celle du docteur Mathieu Gwine, intitulée: *Aurum non aurum, sive adversaria in assertorem chimiæ, sed veræ medicinæ desertorem, Fran. Anthonium.* L'année même de la mort d'Anthony, Jean Cotta, médecin de Northampton, publia: *Ant. Anthony or ant-Apology.*

(*Biographia Britannica.—J. Aikin, Biographical memoirs.*)

ANTYLUS, ou ANTYLLUS. On ne possède que des notions très-confuses sur l'existence de ce médecin. Quelques biographes pensent qu'il est le même qu'*Antilis,* ou *Antyles.* Il est mentionné par Stobée, écrivain de la fin du quatrième siècle, et cité par Oribase, Aëtius, Paul d'Égine, qui lui donne le titre de grand chirurgien, ainsi que par Avicenne et Rhazés. On croit qu'il appartenait à la secte méthodique, et qu'il a été, par conséquent, antérieur à Galien, puisque cette secte s'est éteinte vers le temps où vécut ce dernier. Toutefois, s'il en était ainsi, il y aurait lieu de s'étonner que Galien n'en ait fait aucune mention.

Aucune des productions d'Antylus n'est parvenue jusqu'à nous. Mais l'on doit croire, d'après les éloges qu'en font les anciens auteurs, en s'appuyant de son autorité dans quelques sujets qu'ils traitent, qu'il avait composé plusieurs ouvrages, et qu'il y avait embrassé toutes les parties de l'art de guérir. Il n'en reste que des fragmens conservés par les compilateurs. On ne sait pas à quelle époque ont disparu les originaux; seulement il est probable qu'ils furent connus de Paul d'Égine, que par conséquent ils existaient encore au 7e siècle. Ils auraient vu le 10e, s'il était vrai qu'Antilis, l'un des auteurs favoris de Rhazès, fût le même qu'Antylus dont il est question maintenant. Comme la plupart des biographes ont négligé de parler de cet auteur, nous mentionnerons ce qui nous reste de lui avec un peu plus de détails que nous n'avons coutume de le faire.

Antylus décrit la saignée qui se pratiquait anciennement sur les veines du front, sur celles qui rampent derrière l'oreille, sous la langue, au pli du bras, à la main, au jarret, aux malléoles. Il indique quelles sont les veines qu'on doit ouvrir, dans quelles circonstances il faut le faire, quels avantages ou quels inconvéniens peut avoir le choix de telle ou telle veine située dans la même région. Le manuel de la saignée est décrit avec exactitude. (Oribase, *medicin. collect. lib.* 7, *cap.* 7 *et cap.* 11.) Il n'est pas moins exact dans la description de l'artériotomie. Mais comme cette opération était plus connue avant lui, si quelque chose lui est propre, c'est d'avoir prescrit d'éviter la division du muscle crotaphyte en ouvrant les artères des tempes, et de ne point ouvrir celles qui sont au devant des oreilles. (Oribase, *id.*, *lib.* 7, *cap.* 14.) Il donne des préceptes sur l'application des ventouses, avec ou sans scarifications, et sur les cas où cette application est indiquée. (Oribase, *id.*, *lib.* 7, *cap.* 16 *et* 17.) On lui doit deux observations sur les fistules. (Oribase, *id.*, *lib.* 10, *cap.* 33.) Il a parlé de l'hydrocéphale, et sa doctrine sur ce point est conforme à celle de Léonide; seulement il n'attend rien de l'incision et la rejette quand l'eau est amassée entre le crâne et les méninges, tandis que Léonide conseille l'opération. Il signale l'hydrocéphale comme une affection au-dessus des ressources de l'art, lorsque l'eau est entre les méninges et le cerveau. (*Collect. Nicetæ*, *p.* 121.) Il propose pour le traitement de l'ectropion l'excision du bourrelet formé par la conjonctive. Lorsque le renversement de la paupière est trop considérable, il recommande d'exciser une portion de la conjonctive en forme de V, et de rapprocher les bords de la plaie. (Aëtius, *tetr.* 11, *serm.* 3, *cap.* 72.) Enfin il a décrit l'opération de la trachéotomie dans le cas d'esquinancie. (Paul d'Égine, *lib. VI, cap.* 33.)

(Haller, *Biblioth. chir.*, *t. I, p.* 80. — Dujardin et Peyrilhe, *Hist. de la chirurgie, t. II, p.* 470.)

APINUS (JEAN-LOUIS) naquit à OEhringen, en Franconie, le 20 novembre 1668. Il perdit de très-bonne heure son père, qui était ministre évangélique dans cette ville. Son éducation n'en fut pas moins soignée, quoique sa mère fût sans fortune. Apinus embrassa la médecine, et, pour fournir aux frais de ses études, il se fit correcteur dans une imprimerie, à Altdorf. Il obtint la licence en 1690, et devint d'abord médecin des princes de Hohenlohe. Il prit le bonnet de docteur en 1691, après quoi il pratiqua onze ans dans la petite ville d'Hersbruck. Il fut fait, en 1697, médecin du prince de Sultzbach, et agrégé, en 1699, à la société des médecins de Nuremberg. Il mourut le 28 octobre 1703, à Altdorf, où il occupait, depuis l'année précédente, la chaire de philosophie et de chirurgie. L'Académie des Curieux de la nature l'avait admis dans son sein, sous le nom de *Nonus*. On a de lui :

Æolus microcosmo commodans et incommodans, seu disquisitio physico-pathologica de flatibus. Altdorf, 1687, in-4.

Disputatio inauguralis de syncope. Altdorf, 1690, in-4.

Febris epidemicæ annis 1694 et 1695 in Noricæ ditionis oppido Hersbruccense et vicino tractu grassari deprehensæ, tandemque petechialis redditæ, historica relatio, in observationum semi-centuriam digesta, prævioque discursu, morbi ætiologiam et curandi rationem novam, eam verò expeditissimàm complexo illustrata. Nuremberg, 1697, in-8.

Programma de περιεργία hippocratica, magno, ad faciendos in arte medicâ progressus, impedimento. Altdorf, 1702, in-fol.

Oratio inauguralis de origine diversitatis temperamentorum in homine. Altdorf, 1702, in-4.

Disputationes V de principio vitali. Altdorf, 1702 et 1703, in-4.

Tous ces opuscules, le deuxième excepté, furent réimprimés (à Altdorf, 1713, in-8) par les soins de Sigismond-Jacques Apinus, fils de notre auteur, et de J. J. Baier qui y mit une préface.

Collectanea de febribus, præcipuè intermittentibus. Altdorf, 1726, in-4. J. Christ. Goetz, médecin de Nuremberg, fut l'éditeur de cet ouvrage.

On trouve plusieurs observations d'Apinus dans les Éphémérides des Curieux de la nature.

(V. Baier, *Biogr. profess. Altorf.* — Roques, *Supp. au dict. hist.*)

AQUILA (Sébastien dell'), ou Aquilanus, du nom de sa ville natale, située dans le royaume de Naples, était en réputation dans la première moitié du seizième siècle. Il fut professeur en médecine à Padoue, et mourut à Aquila en 1543, selon l'épitaphe qui se voyait sur son tombeau, dans l'église de Sainte-Maxime. Sébastien, zélé partisan du Galénisme, a laissé les ouvrages suivans :

Interpretatio morbi gallici et cura. Ce traité, adressé d'abord en forme de lettre à Louis de Gonzague, marquis, etc., évêque de Mantoue, doit avoir été écrit, selon Astruc, vers l'an 1498. Il fut imprimé à Lyon en 1506, in-4; Bologne, 1517, in-8, (avec quelques ouvrages de Gattinaria, Gentilis de Foligno, Blaise Astari). Lyon, 1525, in-8; Bâle, 1537, in-fol.; Lyon, 1539, in-8; Paris, 1570, in-8.

L'auteur cherche à prouver l'ancienneté de la maladie et son identité avec l'éléphantiasis des Grecs. Il distingue le traitement en diététique, pharmaceutique, et en chirurgical. Ce dernier consiste dans la saignée, et le pansement des ulcères ou des pustules

avec un onguent où le mercure entre
pour une quinzième partie. *Ab hac tamen unctione caveant* (dit-il) *qui sunt
debilis complexionis; etenim potiùs so-
phistica invenitur quàm vera : nam
vidi ferè omnes recidivisse ut priùs. Si
quis hoc pati potest , curatur.*

*Quæstio de febre sanguineâ ad men-
tem Galeni.* Lyon , 1525 , in-8; 1538,
in-8 ; Bâle , 1537 , in-fol.; Francfort,
1604 , in-8.

(Toppi, *Bibl. Neapolit.* — Astruc,
De Morbis, venereis, tom. II.)

AQUIN (Joseph d'), ou Daquin, docteur médecin de l'Université de Turin, médecin de l'Hôtel-Dieu de Chambéry, secrétaire
perpétuel de la Société d'agriculture de cette ville, membre de l'Académie des sciences de Lyon, a publié les ouvrages suivans :

*Analyse des eaux thermales d'Aix en
Savoie.* Chambéry et Paris, 1773, in-8.

*Essai météorologique sur la véri-
table influence des astres , des saisons
et des changemens de temps , par Jos.
Toaldo.* trad. de l'italien. On y a joint
la traduction franç. des prognostics
d'Aratus, trad. du grec en italien (par
Ant. L. Bricci) 178.., in-8 ; nouv.
édit. , 1784 , in-4.

*Topographie médicale de Cham-
béry et de ses environs , à laquelle la
soc. roy. de méd. de Paris a décerné
un prix.* Chambéry , 1787, in-8.

*La philosophie de la folie , ou essai
philosophique sur les personnes attaquées de folie.* 1792 , in-8.

(Ersch, *La France littéraire,* t. I,
et *Supplément.*)

ARABES (Aperçu historique sur l'origine et les progrès de la
médecine chez les). Les sciences s'éteignaient partout ; une longue
suite de conquérans divers avaient bouleversé les empires subsis-
tans, et laissé après eux l'ignorance et la misère; les Chrétiens
s'étaient abrutis, lorsque les Arabes feuilletèrent les livres d'Aristote, et relevèrent la philosophie défaillante. Quelques savans
veulent que les anciens habitans de l'Arabie-Heureuse se soient
livrés aux spéculations philosophiques ; et, pour prouver leur opinion, ils imaginent des systèmes qu'ils leur attribuent, et font venir
à leur secours la religion des Zabiens, qu'ils prétendent être le
fruit de la philosophie. Tout ce qu'ils disent n'a pour appui que des
raisonnemens et des conjectures : mais que prouve-t-on par des
conjectures, quand il faut des témoignages? Les Arabes n'ont
connu l'écriture que peu de temps avant la fondation de l'hégire.
Antérieurement à cette époque, on peut les considérer comme des
idolâtres grossiers, sur lesquels un homme qui avait quelque éloquence naturelle pouvait tout. Ceux qu'ils désignèrent par le titre
de *chated* étaient astrologues, musiciens, médecins, poëtes, législateurs et prêtres, caractères qu'on ne trouve jamais réunis dans

une même personne que chez les peuples barbares et sauvages. Les Arabes avaient peut-être, avant l'islamisme, quelque teinture de poésie et d'astrologie, telles qu'on peut les supposer à un peuple qui parle une langue fixée, mais qui ignore l'art d'écrire. Ce fut un habitant d'Ambare, appelé Moramed, qui inventa les caractères arabes, peu de temps avant la naissance de Mahomet; et cette découverte demeura si secrète entre les mains des Coraïshites, qu'à peine se trouvait-il quelqu'un qui sût lire l'Alcoran lorsque les exemplaires commencèrent à s'en multiplier. Le saint prophète ne savait ni lire ni écrire : de là la haine des premiers Musulmans contre toute espèce de connaissances, le mépris qui s'en est perpétué chez leurs successeurs, et la plus longue durée garantie aux mensonges religieux dont ils sont entêtés. Mahomet fut si convaincu de l'incompatibilité de la philosophie et de sa religion, qu'il décerna peine de mort contre celui qui s'appliquerait aux arts libéraux. C'est le même pressentiment dans tous les temps et chez tous les peuples qui a fait hasarder de décrier la raison. Le peu de lumière qui existait s'affaiblit au milieu du tumulte des armes, et s'éteignit au sein de la volupté; l'Alcoran fut le seul livre; on brûla les autres, ou parce qu'ils étaient superflus s'ils ne contenaient que ce qui est dans l'Alcoran, ou parce qu'ils étaient pernicieux s'ils contenaient quelque chose qui n'y fût pas. Les Ommiades qui gouvernèrent jusqu'au commencement du second siècle de l'hégire (jusqu'en 134), furent des défenseurs rigoureux de la loi d'ignorance et de la politique du saint prophète. L'aversion pour les sciences et pour les arts s'affaiblit un peu sous les Abbassides. Aboul-Abbas et ses successeurs instituèrent des pélerinages, élevèrent des temples, prescrivirent des prières publiques, et se montrèrent si religieux, qu'ils purent accueillir la science et les savans sans redouter les fureurs d'un peuple fanatique. Abou-Giaffar-Almansor osa attacher auprès de lui un astrologue et deux médecins chrétiens, et étudier les mathématiques et la philosophie. On vit paraître sans scandale Homère traduit en syriaque, et quelques autres ouvrages. Aroun-Al-Raschid marcha sur les traces d'Almansor, aima la poésie, proposa des récompenses aux hommes de lettres, et leur accorda une protection ouverte. Mais le règne d'Al-Mamoun fut celui des sciences, des arts et de la philosophie; il donna l'exemple, il s'instruisit. Ceux qui prétendaient à sa faveur cultivèrent les sciences. Il encouragea les Sarrasins à étudier; il appela à sa cour ceux qui passaient pour versés dans la littérature grecque, Juifs, Chrétiens, Arabes ou autres, sans aucune distinction. Un grand nombre de savans chrétiens, chassés de Constantinople par les querelles de religion et par les troubles de l'Empire, se réfugièrent à Bagdad, emportant un grand nombre de livres, et les sciences qui avaient fait si long-temps la gloire de leur patrie. La Syrie, l'Arabie, la Perse, l'Égypte se peuplèrent de philosophes ; et la lumière, échappée de ces contrées, commença à poindre en Europe. Les contemporains et les successeurs d'Al-Mamoun se conformèrent à son goût pour les sciences; elles furent cultivées de toutes parts. L'Espagne fut le plus éclairé de tous les états mahométans, parce que le commerce, les manufactures, la population et l'aisance y parvinrent, sous la domination des califes, à un degré tel, qu'on a peine à croire les récits que nous font les historiens. Les trois Abdérame et Alhaken portèrent au plus haut point de splendeur les pays soumis au califat de Cordoue. Ils protégèrent les sciences et gouvernèrent avec tant de douceur, que l'Espagne ne put se vanter d'avoir jamais été aussi heureuse sous le règne des princes chrétiens. Alhaken établit à Cordoue une académie qui, pendant plusieurs siècles, a été la plus célèbre du monde entier, et a fourni des savans très-distingués. Tous les Chrétiens de l'Occident se rendaient dans cette ville pour y puiser des connaissances. On y voyait déjà au dixième siècle une bibliothèque, la plus riche de tout l'Occident, qui renfermait deux cent vingt-quatre mille volumes. Séville, Tolède et Murcie avaient aussi des écoles savantes, qui conservèrent leur éclat jusqu'à la fin de la domination des Arabes. Si les progrès des sciences eussent été proportionnés au nombre de ceux qui les cultivaient, nous pourrions rendre grâce aux destins qui appelaient les Sarrasins à être les sauveurs de la véritable érudition, pendant qu'à la même époque les Chrétiens étaient plongés dans la plus profonde ignorance; mais il faut avouer que, malgré les lumières des princes, la multiplicité des académies et des bibliothèques, et la quantité prodigieuse des écrivains, l'état des sciences s'améliora fort peu sous la domination des Arabes. Il n'y a qu'un très-petit nombre d'auteurs de cette nation, dans les écrits desquels on trouve des idées philosophiques, des recherches faites avec goût, des découvertes nouvelles et de grandes vérités inconnues jusqu'alors. Mais le mérite qu'on ne saurait leur contester, et qui leur garantit l'éternelle reconnaissance de la postérité, c'est d'avoir transporté chez eux, et conservé jusqu'à nous le trésor des connaissances de la Grèce, qui aurait infailliblement péri au milieu des ruines et des bouleversemens du moyen-âge. Cet aperçu sur les circonstances politiques auxquelles l'étude des sciences dut son origine et ses progrès, nous permettra maintenant de suivre avec facilité l'introduction et les développemens successifs de la médecine chez les Sarrasins.

Ce serait s'abuser volontairement que de prétendre remonter, dans l'histoire de la médecine des Arabes, à une époque antérieure aux monumens écrits qu'ils nous en ont laissés. Nous n'essayerons point de suppléer au défaut de renseignemens, par des conjectures tirées de la tournure particulière de l'esprit oriental, de son penchant à la superstition, et fondées sur la certitude que ces peuples n'avaient pu, jusqu'à l'islamisme, abandonner leurs malades sans secours. Il faut se résoudre à ignorer ce que fut la médecine indigène de l'Arabie, et se borner à rechercher comment celle des Grecs s'introduisit parmi les Sarrasins. On a prétendu que, dès le troisième siècle de notre ère, elle avait été importée en Perse et chez les autres peuples de l'Orient. Freind a dit, d'après le témoignage d'Abul-Pharage, et on a répété après lui que Sapor ayant obtenu en mariage la fille de l'empereur Aurélien, avait bâti en son honneur la ville de Jondisabour, et placé auprès de son épouse des serviteurs venus de son pays, et en particulier des médecins grecs; que ceux-ci formèrent à Jondisabour une école qui se perpétua sans interruption pendant une longue série de siècles. Mais il est faux qu'Aurélien ait donné sa fille à Sapor; il est faux par conséquent qu'il l'ait fait accompagner en Perse par des médecins grecs (*V.* Bayle, *Dict. hist.*, art. *Aurélien*, et Sprengel, *Hist. de la méd.*, t. II, p. 249); et l'école de Jondisabour est beaucoup plus moderne. Hareth-Ebn-Calda, de Takif, est, de tous ceux qui furent élevés à la doctrine des Grecs dans cette école, le plus ancien dont l'histoire nous soit attestée par des monumens authentiques. Il exerçait son art à la Mecque vers le commencement de l'hégire; il s'établit ensuite à Al-Tayef, où il se rendit tellement utile à ses compatriotes, que Mahomet lui-même le recommandait à cause de son habileté. Il vivait encore au temps d'Aboubecre, dont il était médecin, et mourut empoisonné à la même époque que lui. Vers la fin du septième siècle, Théodocus et Théodunus, tous deux médecins grecs, s'établirent dans l'Irak, et eurent pour disciples un grand nombre d'Arabes, qui se distinguèrent ensuite par leurs connaissances en médecine. Après la conquête de l'Egypte par les Arabes, les Chrétiens grecs et les Juifs, qu'ils avaient vaincus, devinrent leurs

maitres. Ils traduisirent du grec ou du syriaque (*V.* Aaron) les ouvrages de médecine ; et, dès la fin du septième siècle, les Sarrasins
en possédaient un grand nombre dans leur langue maternelle. La
famille des Bactischua rendit des services à la science. Élevés à
l'école des Grecs à Jondisabour, formés à l'observation dans l'hôpital de cette ville, dont le service médical leur fut confié, ils donnèrent à plusieurs califes des preuves de leur habileté, et en reçurent les plus magnifiques récompenses. Les faveurs dont ils furent
comblés s'étendirent à tous les médecins ; et si quelque chose
manqua aux progrès de l'art de guérir, ce ne furent point les encouragemens du pouvoir. Les premières traductions arabes des ouvrages grecs avaient été faites sur des traductions syriaques ; le
neuvième siècle en vit paraître plusieurs qui furent faites sur les
originaux (*V.* Honain), et dès-lors la médecine grecque fut natu-
ralisée chez les Arabes. Les travaux de Rhazès datent de cette
époque, après laquelle les progrès de la science furent à peine sensibles (*V.* Ali-Abbas, Avicenne, Avenzohar, Averrhoes, Albucasis, etc.). Nous terminerons cette esquisse en jetant un coup-
d'œil sur les travaux des Arabes dans chacune des branches de l'art
de guérir.

Les Arabes se bornèrent à copier servilement l'anatomie de
Galien et d'Aristote, sans rien ajouter à ce qu'on trouve dans les
deux écrivains grecs. Quels progrès les Musulmans auraient-ils pu
faire faire à la science sous le règne d'une loi qui aurait considéré
l'ouverture d'un cadavre comme un sacrilége, et qui ne permettait
même pas la dissection des animaux? Les Juifs, et les Chrétiens
eux-mêmes, vivant au milieu des sectateurs de Mahomet, n'auraient
pu, sans danger, braver les préjugés de ce peuple superstitieux.
Un fait qui prouve combien peu on cultivait l'anatomie à Bagdad,
au milieu d'un collége de médecine et d'un hôpital important, c'est
l'avidité avec laquelle Gabriel Bactischua suivit les leçons que fit
sur quelques points de cette science le jeune Honain, à son retour
de la Grèce.

Dans l'étiologie des maladies, les Arabes prirent pour guide le médecin de Pergame, comme avaient fait les médecins grecs qui suivirent
ce grand homme ; mais ils eurent cela de particulier, que ce que Galien
expose avec une grande prolixité, ils le développèrent plus longuement encore ; en sorte qu'au milieu d'une multitude d'explications
inutiles, il est souvent fort difficile de démêler ce qu'ils veulent
dire. L'histoire des maladies, et la séméiotique, dont la décadence

commença en même temps que le dogmatisme des successeurs
d'Hippocrate, et dont nous verrons l'étude se perdre si rapidement après Galien, ne furent pas mieux cultivées par les Arabes
que par les derniers médecins grecs. Se bornant, le plus souvent,
pour toute description, à la dénomination des maladies, ils s'em-
pressent d'arriver à l'explication de leur origine, qu'ils déduisent
de la prédominance de telle ou telle humeur, de telle ou telle qualité. Soigneux de rassembler pour chaque cas une énorme quantité
de médicamens, ils faisaient presque consister en cela toute la médecine pratique. Toutefois, on doit aux Arabes la connaissance
d'un certain nombre de maladies, que les médecins grecs n'avaient
pas vues, ou avaient mal décrites, comme les aphtes des enfans, la
croûte laiteuse, la dysphagie, *l'essera* (variété de l'urticaire), l'hydropisie du péricarde, l'inflammation du médiastin, l'induration
cartilagineuse du péricarde, la lépre et les maladies cutanées en général, la rougeole, la variole, le spina ventosa, etc.

Le sort de la chirurgie est toujours étroitement et inévitablement lié
à celui de l'anatomie. Elles ne furent pas moins négligées l'une que
l'autre; et Albucasis ne les sépare point dans les regrets qu'il forme
sur le discrédit où elles étaient tombées de son temps. Quelques
causes particulières contribuèrent à amener la décadence de l'art
des opérations chez les Arabes. Un respect pour les convenances de
la pudeur, poussé jusqu'à la superstition, fit interdire aux médecins
toutes celles qui se pratiquent sur les parties génitales de la femme.
Les circonstances les plus graves et les plus pressantes ne levaient
point cette interdiction; et l'accouchement le plus laborieux n'autorisait point un homme à porter ses regards ou sa main sur les
parties secrètes de la malade. Le secours d'une sage-femme était le
seul qui pût être agréé. Une chose qui fait regarder à Albucasis
l'opération de la taille chez l'autre sexe comme à peu près impossible, c'est la difficulté de trouver une femme-médecin qui ait le
courage et l'habileté nécessaires pour la pratiquer. Peut-on regarder
comme un progrès de la chirurgie l'usage prodigieusement fréquent que firent les Arabes de l'application du feu? (*V.* Albucasis.)

Ils enrichirent la matière médicale de plusieurs médicamens
simples que les Grecs n'avaient pas connus. Tels sont entre autres
quelques purgatifs végétaux, comme la casse, les tamarins, les myrobolans, la manne, le séné, qui sont beaucoup plus doux que ceux
dont les Grecs faisaient usage. Ils rendirent très-commun l'usage du
sucre, avec lequel ils firent des sirops, des juleps, des électuaires

ou confections, etc. Ils mirent les premiers en usage plusieurs espèces d'aromates, comme la noix muscade, le macis, les clous de girofle. Ils employèrent également les premiers le musc, le nitre et le mercure.

Les Arabes cultivèrent aussi la chimie avec beaucoup de soin. On leur doit probablement l'invention de l'eau-de-vie. Ils connaissaient le sublimé, et paraissent avoir su faire les eaux distillées,

(Brucker, *Hist. philos.* — Diderot, *Philos. anc. et moder.* — *Hist. univers.* — Freind. — Deslandes, *Hist. crit. de la Philos.* — Barchusen. — Ackermann. — Sprengel. — Amoreux, *Essai hist. et litt. sur la médecine des Arabes.*)

ARANZI ou **ARANZIO** (Jules-César), en latin *Arantius*, l'un des anatomistes les plus habiles du seizième siècle, était de Bologne, où il naquit vers l'an 1530. Il eut pour maître, dans l'étude des sciences médicales, son oncle Barthélemy Maggi, chirurgien célèbre, et professeur à Bologne, qui devint médecin du pape Jules III, et l'illustre Vésale, professeur d'anatomie à Padoue, chef de cette admirable école italienne qui rétablit, ou plutôt qui créa l'anatomie chez les modernes. Peu de temps après avoir obtenu le titre de docteur à Bologne, Aranzi y fut nommé professeur de médecine, de chirurgie et d'anatomie. Il remplissait ces fonctions depuis trente-trois ans, quand il mourut, en 1589. On lui doit un grand nombre de découvertes anatomiques, dont nous allons signaler les principales, après avoir indiqué chacun des ouvrages où elles sont consignées :

De humano fœtu opusculum. Rome, 1564, in-8 ; Venise, 1571, in-4 ; Bâle, 1579, in-8 ; Venise, 1587, in-4, avec les *observationes anatomicæ* du même auteur; *ibid.*, 1589, in-4 ; *ibid.*, 1595, in-4, avec les *observationes anatomicæ* et le livre *de tumoribus*. Leyde, 1664, in-12, avec les traités de Plazzoni, *de partibus generationis*, et de Greg. Nyman, *de vitâ fœtûs in utero.* —Aranzi est, avec Colombo, un des premiers qui ait observé la matrice dans l'état de grossesse, et qui l'ait décrite avec exactitude. Il vérifia les opinions contradictoires des anciens sur l'existence des cotylédons, et reconnut qu'il n'y en a point dans la matrice de la femme, ni dans celle de la vache, de la truie, de la chienne et de quelques autres femelles d'animaux ; mais il en trouva constamment dans celle de la chèvre et de la brebis. Il connut bien les artères et les veines de l'utérus, leurs anastomoses, et la dilatation qu'elles éprouvent durant la gestation; il réfute l'opinion de ceux qui admettent une continuité ou communication directe entre ces vaisseaux et ceux du placenta; il décrit avec autant d'exactitude que de précision le cordon ombilical, les artères et la veine qui le forment, leur distribution dans le placenta; il n'admet ni l'allantoïde, ni l'ouraque dans le cordon humain, où ce dernier est remplacé par le ligament supérieur de la vessie. La description du fœtus présente un grand nombre de remarques neuves et importantes. Aranzi décrit parfaitement les différences du cœur du fœtus comparé à celui de l'adulte, la disposition du canal artériel, le trou ovale et sa valvule, leur occlusion après la naissance, la communication de la veine ombilicale avec la veine-porte, etc.

Observationes anatomicæ (avec l'ouvrage précédent). Bâle, 1579, in-8 ; Venise, 1587, in-4 ; *ibid.*, 1595, in-4. Au milieu des choses neuves que contient cet opuscule, on remarque la description de l'apophyse arrondie de la branche antérieure de l'enclume, celle du muscle releveur de la paupière supérieure, qu'Aranzi découvrit dans le temps qu'il étudiait encore sous Maggi, c'est-à-dire, vers 1548, par conséquent avant Fallopio (1553); la description du coraco-brachial, de l'extenseur propre de l'indicateur et des lombricaux, de l'obturateur externe, des muscles droits de l'abdomen, du *fascia lata* et du muscle tenseur de cette aponévrose, du larynx, de la glotte et de ses diverses parties, de la moitié postérieure des ventricules latéraux du cerveau, du pied d'Hippocampe, du quatrième ventricule ou *citerne* du cervelet, des petits tubercules placés à la partie moyenne du bord des valvules sigmoïdes. Les travaux d'Aranzi sur la circulation sont dignes de remarque. Enhardi par les recherches de Colombo, il affirma d'un ton plus assuré qu'il n'y avait point de voie directe de communication entre le ventricule droit et le ventricule gauche, que par conséquent le sang porté au cœur par la veine

cave était obligé de sortir par une autre voie que celle que les anciens lui assignaient : cette voie ne peut être, dit-il, que l'artère pulmonaire ; le sang se mêle avec l'air, pénètre dans les veines pulmonaires qui le versent dans le ventricule gauche. Aranzi appuie son opinion en faisant remarquer que, quand bien même on accorderait la possibilité ou la réalité du passage du sang à travers la cloison des oreillettes, il serait impossible d'expliquer pourquoi ce liquide ne rentre point par les porosités hypothétiques qu'il aurait traversées, et ne vient pas ainsi troubler la marche de la nature; qu'on ne saurait concevoir à quoi serviraient les artères coronaires, et moins encore l'artère pulmonaire ; pourquoi les veines pulmonaires auraient autant de diamètre; si elles ne devaient rapporter que de l'air du poumon, pourquoi ces vaisseaux se trouvent souvent pleins de sang après la mort. Aranzi connut donc la circulation pulmonaire, mais il s'arrêta là, et la grande circulation lui fut inconnue.

De tumoribus secundùm locos affectos. Bologne, 1571, in-8 ; et avec les ouvrages précédens. (Voyez plus haut). L'auteur en appelle continuellement à son expérience; il imagina, dans un cas, une pince pour arracher un polype des fosses nasales contre lequel tous les moyens employés étaient impuissans; il a vu un cancer commençant guéri par des médicamens, sans opération ; il décrivit le premier la distorsion du pénis, suite des excès du coït; il guérit fréquemment la fistule à l'anus par l'opération avec l'instrument tranchant ; il veut que dans l'ascite on vide l'abdomen lentement et à plusieurs reprises, et qu'on laisse la canule en place.

In Hippocratis librum de vulneri-
bus capitis commentarius. Lyon, 1579,
in-8; Leyde, 1639, in-12; *ibid.*,
1641, in-12. Aranzi supplée quelques
omissions d'Hippocrate relativement
aux contusions de la tête chez les eu-
fans; il ne veut point qu'on se presse
d'ouvrir ces sortes de tumeurs: les
cataplasmes émolliens suffisent ordinairement pour les guérir.

Consilia et epistolæ medicæ; dans
le recueil de Scholzius. Francfort, 1598,
in-fol.; Hanau, 1610, in-fol.

(Douglas. — Mazzuchelli. — Portal. — Haller. — Brambilla. — Sprengel.)

ARBUTHNOT (JEAN) est regardé comme un des hommes les
plus distingués qui aient vécu en Angleterre sous le règne de la reine
Anne. Mais il doit cette réputation plutôt à ses ouvrages littéraires
qu'à ses travaux en médecine, qui ne s'élèvent guère au-dessus de
la médiocrité. Il naquit à Arbuthnot, près de Montrose: Les biographes anglais ne précisent pas l'époque de sa naissance. Il fit ses
études à l'Université d'Aberdeen, et y prit le degré de docteur en
médecine. Abandonné à ses propres efforts par son père, ministre
de l'église épiscopale d'Écosse, que la révolution avait dépouillé de
son bénéfice, il se rendit à Londres. Il fut d'abord obligé, pour
subsister, d'y enseigner les mathématiques. Bientôt il se fit avantageusement connaître comme savant littérateur, en réfutant, dans
un écrit publié en 1697, l'opinion émise par le docteur Woodward
sur le déluge, dans un *Essai sur l'Histoire naturelle de la terre*, et
surtout par la publication d'un excellent discours *Sur l'utilité de
l'étude des mathématiques*, 1700. Sa pratique médicale s'étendit
rapidement, et il devint successivement médecin extraordinaire du
prince Georges de Danemarck, et l'un des médecins de la reine
Anne. Il avait déjà été admis dans la Société royale des sciences, et
fut depuis nommé agrégé au Collége des médecins. Ce fut vers ce
temps, en 1710, qu'il forma avec les hommes les plus célèbres de
l'époque, Pope, Swift et Gay, une étroite liaison qui dura toute sa
vie. En 1714, il conçut, avec les deux premiers, le plan d'une satire
sur les abus de l'érudition, présentée sous la forme ironiquement
sérieuse des aventures supposées d'un personnage infatué de la
manie qu'ils voulaient combattre. Ce projet ne reçut pas une entière
exécution. Il ne parut de cette satire qu'une partie, publiée dans
les œuvres de Pope, sous le titre de *Mémoire de Martin Scriblerus.*
Elle est presque entièrement attribuée au docteur Arbuthnot, surtout pour ce qui concerne l'anatomie, la logique et les mœurs et
coutumes des anciens. La profonde érudition qui s'y montre, les
idées ingénieuses et le sel dont elle est semée, en font une des pro-

ductions les plus originales qui soient écrites en anglais. Plus tard, de 1727 à 1733, il publia l'ouvrage qui lui fit le plus d'honneur comme savant, et qui est intitulé : *Tables des monnaies, poids et mesures des anciens, avec des dissertations explicatives*, et fit paraitre les deux principaux ouvrages qui ont rapport à sa profession. Quant à ses autres écrits satiriques, qui tombaient en quelque sorte de sa plume dans ses momens de loisirs, ils sont tellement confondus avec ceux de ses illustres amis, qu'il serait difficile de les indiquer avec certitude. Toutefois, on s'accorde à lui attribuer l'*Histoire de John Bull*, roman allégorique, dans lequel le peuple anglais est représenté sous ce nom, et qui offre, sous la forme la plus originale, une heureuse peinture de mœurs. On lui attribue encore un *Traité sur la manière de quereller chez les anciens*, et l'*Art de mentir en politique*. Plusieurs pièces qui ne sont pas de lui ont été imprimées dans un ouvrage publié en 1751 sous le titre d'*Œuvres mêlées du docteur Arbuthnot*. Arbuthnot mourut à Londres en 1734 ou 1735, à la suite de continuelles et progressives souffrances produites par un *asthme*. C'est un des hommes qui honorèrent le plus son pays. On a dit de lui qu'il avait autant d'esprit que Swift et Pope, et qu'il avait une instruction plus profonde. On doit ajouter à sa louange qu'il leur était supérieur par la douceur et la régalarité de ses mœurs, et que son humanité et sa bienfaisance égalaient son esprit. Les ouvrages d'Arbuthnot qui ont rapport aux sciences médicales, sont les suivans :

On the regularity of the births of both sexes ; c'est-à-dire, Sur la régularité des naissances des deux sexes ; opuscule qu'il lut à la société royale des sciences, et dans lequel, après avoir prouvé cette proportion régulière sur les documens les plus authentiques, il en déduit les conséquences morales et politiques les plus judicieuses.

Essay concerning the nature and choice of aliments ; c'est-à-dire, Essai sur la nature et le choix des alimens. Lond., 1731, in-8 ; *ibid.*, 1732, in-8; *ibid.*, 1737, in-8 ; traduit en français par Boyer de Prébandier, 1741, 2 v. in-12 ; *ibid.*, 1755, in-12. (C'est la même édition que la précédente.)

Essay concerning the effects of air in human body; c'est-à-dire, Essai sur les effets de l'air sur le corps humain. Lond., 1733, in-8 ; *ibid.*, 1751, in-12 ; trad. en français par Boyer de Prébandier. Paris, 1742, in-12.

(Aikin, *gener. Biography*. — Chalmers, *biogr. Dictionary*.)

ARCE (François de), *Arcœus*, naquit à Fresno (*Fraxinum*), bourg de l'Arragon, vers l'an 1494. En 1516, il était à la Guadeloupe, d'après la *Biographie médicale*. Haller dit qu'il pratiqua la médecine à *Methymne*. Quoi qu'il en soit, il était à Lerin en 1573, où il exerçait la médecine et la chirurgie; et quoiqu'il fût alors âgé de près de quatre-vingts ans, il avait encore la même dextérité qu'à quarante. Contemporain du restaurateur de la chirurgie française, *Arcæus* fut le Paré de l'Espagne : il combattit les préjugés de son siècle, et chercha presque toujours ses armes dans l'observation. Il fut le restaurateur de la méthode de traiter les plaies par la réunion immédiate; il rejeta l'usage des tentes, restreignit beaucoup celui de la suture, et pratiqua souvent avec succès le trépan et d'autres grandes opérations. C'est sans raison que Portal, et d'autres critiques après lui, reprochent au style d'*Arcæus* d'être diffus et languissant; il est, au contraire, fort concis. L'ouvrage ne contient presque que des faits, et la lecture en est encore aujourd'hui fort intéressante. (Cela ne doit s'entendre que du premier des deux ouvrages que nous allons indiquer):

De rectâ curandorum vulnerum ratione, et aliis ejus artis præceptis libri II.

De febrium curandarum ratione, (avec des notes d'Alvarès Nunnez). Anvers, 1574, in-8 ; Amsterdam, 1658, in-12.

Les chapitres 9, 10, 11 et 12 du second livre du traité *De rectâ curand. vuln. rat.,* ont pour objet la maladie vénérienne. Astruc n'en parle pas dans sa bibliographie, non plus que Lefebûre de Saint-Ildefont, son continuateur.

(Voy. l'ouvrage d'Arcæus, et la préface, de Benoit-Arias Montanus, qui est placée en tête.)

ARCET (D'), *voyez* DARCET.

ARCHAGATUS, *voyez* ROMAINS (Médecine chez les).

ARCHIATRE. (*Archiater*, ἀρχίατρος.) On a beaucoup discuté sur l'étymologie et la signification de ce titre des médecins sous le règne des empereurs romains; mais on est à peu près d'accord maintenant pour reconnaître que la dénomination d'archiâtre, semblable à toutes celles qui se composent de la racine ἀρχὸς, indique une idée de prééminence, de supériorité, (ἀρχὸς τῶν ἰατρῶν, chef des médecins, médecin du premier ordre), et qu'elle ne désigne pas, comme l'a soutenu Mercuriali, le médecin du prince, en la faisant dériver des mots τοῦ ἄρχοντος ἰατρός. Ces discussions n'ont pu s'élever que par suite de l'obscurité qui règne sur les commencemens de l'institution des archiâtres, obscurité qui s'étend même en partie à des époques plus avancées. Voici, du reste, les notions que l'histoire, et surtout les divers codes et interprétations des lois romaines, nous fournissent

sur ce titre d'archiâtre dans l'empire romain. — Le premier archiâtre dont il soit fait mention, est Andromaque l'Ancien, médecin
de Néron. Depuis les faveurs accordées par Auguste à Antonius
Musa, qui lui avait sauvé la vie, faveurs qui s'étaient même étendues
à la classe entière des médecins, les successeurs de cet empereur prirent la coutume de confier leur santé à des premiers médecins : mais
ceux-ci ne jouissaient d'aucune prérogative particulière. Néron, en
donnant le titre d'archiâtre à Andromaque, y attacha, si l'on en
croit Galien, (*De theriac. ad Pison.*, chap. 1er.) le soin de surveiller
les autres médecins. Toutefois, ces fonctions ne parurent pas rester
long-temps dans les attributions des médecins du prince, et il
leur arriva quelquefois même de n'être plus désignés sous le
titre d'archiâtre. La liberté illimitée laissée à l'exercice de la médecine, le nombre croissant de médecins de toutes sectes, firent bientôt sentir le besoin d'une surveillance sur cette classe, et d'une sorte
de garantie légale pour le public. Un seul archiâtre ne pouvait
suffire : on créa donc des médecins publics, médecins salariés par
l'état, et jouissant de priviléges particuliers, sous le nom d'archiâtres
populaires (*archiatri populares*). Les premières ordonnances relatives à cette institution ne nous sont pas parvenues : la première loi
importante connue sur ce sujet fut rendue vers le milieu du deuxième
siècle, par Antonin-le-Pieux. Les petites villes de l'empire devaient
avoir cinq archiâtres populaires; les grandes, sept; les plus grandes,
dix : Rome en possédait quatorze, d'après le nombre des quartiers
qui formaient la division de cette ville; il y en avait, en outre, un
pour les vestales et un autre pour les gymnases. Ces médecins étaient
choisis par les citoyens ayant droit de voter, et par les propriétaires
de biens-fonds. Leur nomination devait être confirmée par les
archiâtres, sur le vote de sept au moins d'entre eux, et à la suite
d'une sorte d'examen, suivant toute vraisemblance. Alors ils prenaient, non la place vacante, mais la dernière, et avançaient
d'après leur ancienneté de service; ce qui fait présumer que le traitement et les prérogatives étaient plus considérables pour ceux qui
avaient les premières places que pour les autres. Plus tard, la sanction de l'empereur fut nécessaire, surtout pour les archiâtres d'un
rang supérieur. Outre le traitement qui consistait en productions
naturelles délivrées par les villes qu'ils servaient, et les salaires qui
leur étaient comptés par les décurions, ces médecins jouissaient de
prérogatives très-étendues. Depuis Auguste et son médecin Musa,
des priviléges excessifs avaient été accordés à la classe entière des

médecins; mais des principes plus justes d'économie politique firent successivement restreindre ces priviléges, de sorte que les archiâtres en eurent de plus grands, et finirent même par être les seuls à en avoir. Ils étaient exempts des impôts et de charges publiques, telles que le logement des gens de guerre, le service militaire, et tout autre service onéreux. Leurs veuves et leurs enfans héritaient de l'exemption illimitée du logement des gens de guerre; leurs biens, dans les villes, n'étaient soumis à aucun impôt ni redevance, même aussi long-temps qu'ils étaient entre les mains de leur postérité immédiate; ils pouvaient refuser les charges civiles que les autres citoyens étaient tenus d'accepter, telles que le décemvirat, l'édilité, le tribunat populaire, le sacerdoce, etc. S'ils étaient promus à des titres plus élevés, par exemple à la dignité sénatoriale, à la comitive, etc., ils ne payaient ni les frais, ni les droits très-onéreux qu'entrainaient quelques-unes de ces charges; enfin leurs fils étaient exempts du service militaire. Les prérogatives dont ils jouissaient en justice n'étaient pas moins grandes : comme tous les médecins, ils étaient soustraits à toute juridiction extraordinaire; de plus, les offenses qu'on leur faisait étaient punies plus sévèrement que dans les cas ordinaires. On ne pouvait les mettre en prison, ni même les forcer de paraître en justice.

On manque de documens pour indiquer avec précision les fonctions des archiâtres. Il parait que les colléges qu'ils composaient exerçaient, autant qu'il était permis de le faire, une surveillance sur les autres médecins dans leur pratique. Cette institution tendait du moins à diminuer les inconvéniens de l'absence de toute garantie légale préliminaire pour l'exercice de la médecine. Ils devaient soigner gratuitement les pauvres dans leurs maladies. Plusieurs ordonnances leur prescrivaient de les traiter avec humanité, et *gratis*. Du reste, il ne leur était pas interdit d'accepter les honoraires des personnes qui les avaient appelés. Mais la fonction la plus importante des archiâtres était de former des élèves, de les instruire dans toutes les parties de la médecine. On voit, par une ordonnance de Constantin, que le traitement alloué aux archiâtres avait pour but principal de leur donner toute facilité de se livrer à l'étude et à l'instruction de nombreux élèves, en remplaçant les salaires que leur aurait procurés la pratique exclusive de leur art : mais cette mesure ne parait pas avoir eu les résultats qu'on pouvait en attendre. L'histoire ne cite pas un seul archiâtre de ville qui ait acquis une certaine réputation dans l'enseignement. Le mépris dans lequel tombèrent et la science et les institutions savantes au milieu de la décadence de l'empire, s'opposa à ce que la corporation des archiâtres remplît parfaitement sa destination.

La dignité d'archiâtre subsistait à la cour depuis Andromaque; mais elle était très-distincte de celle d'archiâtre populaire. Les archiâtres palatins (*archiatri palatii*, *qui militabant intra palatium*) exerçaient leurs fonctions dans l'intérieur du palais, comme leur nom l'indique. Ils n'avaient aucune prééminence sur les archiâtres populaires; et, pour prendre rang parmi ces derniers et porter le même titre, ils étaient assujétis aux mêmes formalités que les autres. Il est à croire, d'après les exemples nombreux d'archiâtres palatins qui recherchèrent les places d'archiâtres populaires, que les avantages résultant de celles-ci étaient plus considérables. Cependant les faveurs de la cour se répandaient plus particulièrement sur eux : ils obtenaient, comme les autres officiers du palais, des titres et des honneurs, auxquels étaient attachées de grandes prérogatives, telles que le préfectissimat et la comitive de première, seconde et troisième classes. C'est ainsi que quelques-uns, décorés de la comitive de premier ordre, s'appelaient comtes et archiâtres du sacré palais, comtes des archiâtres (*comites et archiatri sancti palatii*, ou *comites archiatrorum*), et marchaient de pair avec les ducs et les vicaires; enfin, lorsque les archiâtres du palais cessaient leurs fonctions, ils conservaient, de même que les archiâtres populaires, le titre d'*ex-archiatris*, avec les honneurs et prérogatives dont ils avaient joui. D'abord, les dignités de la comitive étaient communes à plusieurs archiâtres; il y avait plusieurs de ces comtes en même temps. Mais sous le règne des rois ostrogoths qui succédèrent à l'empire d'Occident, il n'y eut plus qu'un seul comte et archiâtre qui avait sous sa dépendance les autres archiâtres, et même tous les médecins. D'après la formule de son installation, ce chef des médecins, qui était chargé particulièrement de la santé du souverain et avait un libre accès auprès de sa personne, devait être l'arbitre et le juge de toutes les contestations médicales. C'était, comme le dit plaisamment Leclerc, une manière de pape dans la médecine, auquel il ne manquait plus que l'infaillibilité.

Il y a lieu de s'étonner que Galien et quelques autres médecins célèbres n'aient point été revêtus du titre d'archiâtre, si ce titre avait été réellement établi dès le règne de Néron, et si l'institution des archiâtres populaires datait de celui d'Antonin-le-Pieux. Galien a écrit qu'il avait suivi Marc-Aurèle et Lucius Verus dans un voyage, et que le soin de la santé du premier de ces empereurs et de ses fils lui avait été confié pendant quelque temps. Il est encore plus étonnant que, si l'on excepte un passage du livre *des Antidotes* de Galien, et une dédicace d'Érotien, aucun auteur n'ait parlé des archiâtres avant le règne de Constantin. C'est ce qui fait douter Leclerc que les archiâtres aient été établis avant cette époque. Mais les divers recueils de lois et d'ordonnances qui nous sont parvenus déposent contre cette opinion.

Les médecins de l'empire romain n'ont pas été les seuls qui ont porté le titre d'archiâtre. Ce nom a été donné, dans la suite des temps, aux premiers médecins de plusieurs souverains. Grégoire de Tours, parlant de quelques médecins des rois de France, les appelle *archiatri*. Cet historien cite un Marileifus, un Armentarius et un Réovalis, dont le premier était médecin de Chilpéric, roi de France, dans le sixième siècle; le second, de Sigebert, roi d'Austrasie, dans le même temps; et le troisième possédait le même office sous Childebert, autre roi d'Austrasie, fils du précédent. Depuis, Marc Miron, médecin de Henri III, fut le seul qui prit en France le titre de *comes archiatrorum*.

(Leclerc, *Hist. de la méd.*, part. 3, liv. 2, chap. 1. — Sprengel, *Hist. de la méd.*, tom. II, pag. 161. — Hecker, *Consid. histor. sur l'état de la médecine chez les Romains, dans le Journal complémentaire du Dictionnaire des sciences médicales*, tom. XXI, pag. 221.)

ARCHIGÈNE, d'Apamée, ville de Syrie, s'établit à Rome sous l'empire de Domitien. Disciple d'Agathinus, de l'école pneumatique, il adopta, en les modifiant, les principes de son maître, et les développa dans de nombreux traités sur les fièvres et sur d'autres sujets de médecine qui ne sont pas parvenus jusqu'à nous, mais dont Aëtius a conservé de nombreux fragmens. Archigène mourut sous l'empire d'Adrien. Il avait joui, dans l'exercice de son art, d'une grande célébrité, ainsi qu'on peut l'induire de quelques vers de Juvénal qui le concernent. Quant à ses talens comme écrivain, ils sont attestés par les éloges que lui a donnés Galien, qui, comme on sait, n'en était pas prodigue. On a considéré Archigène comme le chef d'une école qu'on a nommée éclectique. Nous ne pensons point qu'il ait jamais existé une telle école. En tout cas, le syncrétisme pratique des derniers pneumatistes, et d'Archigène en particulier, est loin de mériter la qualification d'éclectisme que lui ont donnée les historiens. (Leclerc. — Ackermann.)

ARCOLANI ou **ERCOLANI** (JEAN), en latin *Herculanus*, mé-decin distingué du quinzième siècle, était né à Rome suivant Mandosio (*Biblioth. romana*, cent. I, num. 10, p. 14); mais le plus grand nombre des biographes disent, au contraire, qu'il était de Vérone. Au rapport d'Alidosi, il fut d'abord professeur public à Bologne depuis 1412 jusqu'en 1427, où il enseigna successivement la logique, la philosophie morale, et en dernier lieu la médecine. Il paraît qu'il alla ensuite occuper la chaire de médecine de l'Université de Padoue; et plus tard la même chaire à Ferrare, où il mourut en 1460, suivant les uns, et en 1484, suivant les autres. Il a publié les ouvrages suivans :

Practica medica, etc., sive expositio vel commentarii in nonum Rhazis Arabis ad regem Almansorem librum, ubi loci etiam affecti, morborum species, et præsidiorum natura, explicantur. Venise, 1483, 1493, 1497 et 1504, in-fol.; Bâle, 1540, in-fol.; Venise, 1542, 1557, in-fol.; avec des additions par J. Marinelli, Venise, 1560, in-fol.

Expositio perutilis in primam fen quarti Canonis Avicennæ. Ferrare, 1488, en caract. gothiques, in-fol. réimprimé avec des additions par Symphorien Champier. Lyon, 1518, in-fol.; puis à Venise en 1560, in-fol.; enfin, publié sous ce titre : *De febribus Joannis Arculani in Avic. II canonis fen primam dilucida atque optima expositio nunc denuò accuratissinè expurgata, ac duplici Avicennæ textu exornata, etc.* Padoue, 1634, in-4. (Mazzuchelli.)

ARDERN (JEAN) paraît être le premier qui ait donné quelque essor à la chirurgie en Angleterre; car ceux de ses compatriotes qui ont écrit avant lui sur cet art, s'étaient peu exercés à la pratique des opérations, et n'avaient fait que transcrire les auteurs les plus modernes. Ardern résida dans la ville de Newark depuis l'année 1349 jusqu'en 1370; de là il se rendit à Londres, où la réputation de son habileté l'avait devancé. On ignore l'époque de sa mort.

Il a laissé, dit Freind, un gros volume de médecine et de chirurgie, mais surtout de chirurgie (écrit en latin). Il y en a plusieurs manuscrits; cependant il n'a pas encore été imprimé; ce qui doit d'autant plus étonner, que cet ouvrage est peut-être aussi utile qu'aucun de ceux qui aient été écrits sur cette profession dans ces temps-là, excepté celui de Guy de Chauliac. Ardern était certainement un praticien expérimenté, comme le prouvent les différens cas décrits dans son livre. Il s'y montre souvent empirique, et quelquefois superstitieux; mais, eu égard à l'état où étaient alors la médecine et la chirurgie, on peut le regarder comme un chirurgien assez habile et rempli de probité. Il indique un grand nombre de remèdes, dont la plupart sont de sa composition. Il a inventé un nouvel instrument pour les clystères, dont il traite amplement; il insiste beaucoup sur les avantages de ce remède pour guérir ou pour prévenir les maladies; et on croirait, par les précautions et les difficultés qu'il signale pour cette opération, qu'elle était fort peu en usage et peu connue parmi les Anglais d'alors. Il y a dans cet ouvrage un long traité sur la fistule à l'anus, qui a été traduit et publié par John Read en 1588 : *On the fistula in ano.* Ardern décrit dans ce traité les deux méthodes de faire l'opération par incision ou par ligature, telles qu'elles sont indiquées par Paul d'Egine et Celse; il semble les avoir prises du premier de ces auteurs. Ardern paraît avoir eu de nombreux succès dans le traitement de cette maladie, dont on tentait rarement la guérison alors, et même longtemps encore après lui.

(Freind, *Hist. de la médec.*)

ARDOINI (Sante), de Pesaro, médecin et philosophe célèbre, vivait en 1430. Il a laissé l'ouvrage suivant :

Opus de venenis, in quo naturalis primùm historia venenorum omnium, et deindè verò alexifarmacia, hoc est ratio tùm præcavendi venena, tùm curandi, etc., traditur. Additus est ejusdem generis commentarius Ferdin. Pozetti. Venise, 1492, in-fol.; Bâle, 1552 et 1562, in-fol. Cette dernière édition a été revue par Théod. Zwinger, qui y a joint une préface sur les poisons en général. On dit qu'Ardoini est aussi auteur d'un livre intitulé: *De odoratione*, et d'un autre : *De prolificatione.* Tomasini rapporte qu'il composa à Venise, en 1412, un ouvrage intitulé : *Contrà sterilitatem,* qui paraît être le même que celui *De prolificatione.* (Mazzuchelli.)

ARELLANO (Pierre-François), d'Aliano, dans le Piémont, exerçait la médecine à Asti vers la fin du seizième et au commencement du dix-septième siècle. Il a laissé plusieurs écrits de théologie et de médecine : nous n'indiquerons ici que ces derniers :

Trattato di peste. Asti, 1598, in-4. *Avvertimenti sopra la cura della contagione.* Asti, 1599, in-8. *Praxis Arellana super tribus instrumentis totius medicinæ, victus in quem ratione, sanguinis missione, et pharmacorum administratione; item super principalibus affectibus tàm particularibus, quàm universalibus, una cum quæstionibus medicis illustrata, etc.* Turin, 1610, in-8.

Praxis Arellana, theoremata, præcepta, et remedia universalis medicinæ. Ces différens ouvrages sont indiqués par Mazzuchelli, d'après Rossotto. (*Syllab. script. pedemont.,* p. 485.)

ARENT CANT, disciple distingué d'Albinus, mort à la fleur de l'âge, a laissé :

De receptaculo et ductu chyli disput. Leyde, 1721, in-4., réimprimé dans l'ouvrage suivant :

Impetus primi anatomici ex lustratis cadaveribus nati. Leyde, 1721, in-fol. On y trouve des figures du réservoir du chyle, des muscles de la face, de la carotide, de la dure-mère crânienne, et de quelques-uns des sinus, des muscles de l'œil, de quelques-uns des muscles du pharynx et de la mâchoire inférieure. Il y a de bonnes planches du cœur et du péricarde vus en place, et de plusieurs autres organes.

(Haller, *Bibl. anat.*)

ARÉTÉE. Il y a eu de grandes discussions entre les érudits sur l'époque où vécut ce médecin célèbre. Nous ne pouvons exposer ici leurs opinions diverses; mais nous engageons le lecteur à consulter, sur ce sujet, l'excellent article sur Arétée, fourni par J. Chrét. Théoph. Ackermann à l'édition publiée par Harles, de la *Bibliotheca græca* de J. Alb. Fabricius; ou la préface de Wigan, placée en tête de l'édition qu'il donna des œuvres d'Arétée, et reproduite par Haller dans le tome V des *Artis medicæ principes.* L'opinion la plus probable est celle qui fait vivre le médecin dont nous esquissons l'histoire, depuis le milieu du premier siècle jusqu'à l'an 138 de notre ère. On n'est pas plus d'accord sur le lieu où il exerça son art. Il était de Cappadoce; mais il vécut probablement en Italie, puisqu'il ordonne souvent des vins de cette contrée. Ce ne fut pourtant pas à Rome, car la célébrité que ses talens n'auraient pas manqué de lui concilier, eût été toute récente au temps de Galien; et ce dernier, qui nous a conservé les noms de tant de médecins obscurs, n'aurait pas oublié celui qui brille encore à côté d'Hippocrate.

Si les documens historiques sur la vie d'Arétée sont perdus depuis long-temps, les monumens de son génie ne périront jamais. Nous possédons à peu près complet son *Traité des maladies aiguës et chroniques.* Faut-il chercher ailleurs de quoi honorer sa mémoire? Tout le monde est d'accord sur le mérite éminent de cet ouvrage; mais on ne l'est pas également sur la doctrine qui en fait le fond. Leclerc et beaucoup d'autres après lui ont rangé Arétée dans l'école des pneumatistes; Goulin va plus loin, et, s'appuyant sur des raisons que lui seul peut trouver solides, il conjecture qu'Arétée pourrait bien n'être pas différent d'Athénée : ainsi, par le seul retranchement d'une lettre et le changement de deux autres, il élève au rang de chef de l'école pneumatique celui que Leclerc se contentait de regarder comme le disciple de cette école. Wigan incline à faire un méthodiste de notre auteur. On pourrait, avec autant de raison, faire honneur à l'ancien dogmatisme d'un sectateur aussi distingué. S'il y a du pneumatisme dans l'ouvrage d'Arétée, c'est qu'il est difficile de ne pas prendre, jusqu'à un certain point, la couleur de la doctrine qui domine à l'époque où l'on écrit; mais il faut bien remarquer que

son πυεῦμα est loin de représenter exactement le principe animateur de l'école pneumatique. Quant aux opinions *méthodiques* qui
se trouvent dans Arétée, elles ne prouvent en aucune manière qu'il
ait été le disciple des sectateurs de Thémison. Quiconque entreprendra de déterminer la nature des maladies, sans emprunter des
explications aux sciences étrangères à la médecine, et sans imaginer des doctrines *à priori*, sera conduit au méthodisme. Sous
quelque forme que sa pensée se déguise, on y reconnaitra le méthodiste : l'histoire est là pour l'attester. (*V.* MÉTHODISME.) Au
reste, s'il faut trancher toute discussion, nous dirons qu'Arétée
n'est point un auteur systématique, et qu'il ne faut pas chercher
dans son ouvrage une doctrine suivie et toujours conséquente. Ce
qu'on y cherchera en tout temps avec fruit, ce sont des modèles
d'observation et de nosographie.

L'ouvrage d'Arétée est divisé en huit livres; deux sur les
causes et les signes des maladies aiguës; deux sur les signes
et les causes des maladies chroniques; deux sur le traitement
des maladies aiguës; enfin, deux sur le traitement des maladies
chroniques. L'histoire de chaque maladie est ordinairement précédée de la description anatomique de l'organe qui en est le
siège. Ces descriptions sont faites avec soin, et l'auteur y a placé
quelques observations qui lui sont propres. (*V.* ANATOMIE.)
Le tableau de chaque affection est tracé avec des couleurs dont la
vivacité et la vérité ne le cèdent à aucun des modèles de la nosographie ancienne, pas même à ceux d'Hippocrate. Le diagnostic
y est souvent porté à un degré de précision qui ne permet guère
de douter que les médecins grecs se soient instruits par l'ouverture des cadavres de la diversité du siége de quelques affections,
qu'aucun autre moyen ne saurait faire distinguer. (Cette opinion,
qui a en sa faveur le témoignage de Pline, sera discutée quand
nous ferons l'histoire de la PATHOLOGIE.) La thérapeutique d'Arétée
est généralement énergique. Il avait souvent recours à la saignée,
qu'il pratiquait au bras, au pied, sous la langue, au front, dans les
narines; il employait les ventouses scarifiées, les sangsues, l'artériotomie. Quelques médecins plus anciens que lui recommandaient
d'ouvrir la veine externe du bras, préférablement à l'interne, dans
certaines maladies, de saigner sur le rameau veineux situé entre
le doigt annulaire et le petit doigt de la main gauche, dans les maladies de la rate; Arétée prouve la futilité de ce précepte, en montrant que ces diverses branches appartiennent à un même tronc.

La méthode révulsive lui était parfaitement connue; il employait les sinapismes, les vésicatoires par les cantharides, l'ustion. Il prescrivait, dans les maladies aiguës, une diète sévère; enfin, il ne redoutait point l'usage de quelques remèdes héroïques.

Il existe dans les bibliothèques publiques de l'Europe un grand nombre de manuscrits des ouvrages d'Arétée, mais aucun n'est complet. Tout ce qu'il avait écrit sur les diverses espèces de fièvres, sur les maladies des femmes, sur la pharmacie, est perdu depuis long-temps. Les seuls ouvrages qui nous restent sont ceux que nous avons indiqués. Les éditions n'en sont pas fort nombreuses. La seule édition grecque est celle de Jac. Goupyl (Paris, chez André Turnèbe, 1554, in-8); elle fut faite sur trois manuscrits, dont l'un appartenait à la Bibliothèque royale, un autre au cabinet de Capel : le savant éditeur s'était procuré le troisième à ses frais. Cette édition est très-correcte; Goupyl l'a enrichie des variantes des trois manuscrits, et de conjectures sur divers passages obscurs ou altérés, qui ne sont pas à dédaigner. Deux ans auparavant, Junius-Paul Crasso, professeur à Padoue, ayant découvert un manuscrit d'Arétée, en avait donné une traduction latine sous ce titre :

De acutorum ac diuturnorum morborum causis signis et curatione. Venise, 1552, in-4. Les chapitres II, III, V, VI, VII du 2ᵉ livre du traitement des maladies chroniques, manquent dans cette traduction, faite sur un manuscrit mutilé; ils y furent ajoutés d'après l'édition de Goupyl, dans la réimpression qui fut faite à Paris, 1554, in-8. Cette traduction fut insérée dans les *Artis medicæ principes.* Paris, 1567, in-fol. Enfin parut à Bâle, en 1581, la traduction complète de J.-Paul Crasso, dans une collection qui se compose d'Arétée, de Palladius, de Rufus et de Théophile. Voici les éditions qui ont paru depuis cette époque :

Αρεταιου Καππαδοκης ιατρικα. *Aetiologica, semeiotica, et therapeutica morborum acutorum et diuturnorum Aretæi Cappadocis, græcè et latinè conjunctìm editã, tribus manuscriptis codicibus Veneto, Bavarico, Augustano* collatis; cum commentario, quo obscura doctrina de nominibus et parte affectã morborum singulorum cum suis signis perspicatã methodo illustratur auctore Georgio Henischio B. medico Augustano.. Augsbourg, 1603, in-fol. L'exécution ne répond pas aux promesses de l'éditeur. La partie la plus importante du travail qu'il avait entrepris consistait à restituer à Arétée les fragmens de cet auteur conservés par des médecins postérieurs; mais il l'a fait sans critique, comme aussi il a rempli quelques lacunes sur l'autorité d'un manuscrit dont l'authenticité est suspecte. La traduction est celle de J.-P. Crasso.

Αρεταιου περι αιτιων, etc. *Aretei Cappadocis de causis et signis acutorum et diuturnorum morborum libri quatuor; de curatione acutorum et diuturnorum morborum libri quatuor. cum manuscriptis duobus Harleyano*

*et Vaticano contulit, novamque ver-
sionem dedit, Johannes Wigan; Acced. præfatio; dissertationes in Are-
tæum; variæ lectiones; notæ et emendationes; tractatus de Ionicâ Aretæi
dialecto, quodque difficiliores hujus
auctoris voces exponit lexicon.* Oxford,
de l'imprimerie de Clarendon, 1723,
in-fol. Excellente édition grecque et
latine qu'on devrait peut-être préférer
à celle de Boerhaave, à cause de la traduction de Wigan, qui est bien plus
élégante et bien plus fidèle que celle de
J.-P. Crasso.

*Arætei Cappadocis de causis et sig-
nis, etc., cum commentariis integris
Petri Petiti medici Parisiensis, atque
clariss. Joan. Wiggani, doctis et laboriosis notis eruditiss. Dan. Guil. Tril-
leri, observationibus, etc., etc.; edi-
tionem curavit Her. Boerhaavius.* Leyde,
1735 (1731) in-fol. Cette édition,
dans laquelle le texte grec est accompagné de la traduction de J.-P. Crasso,
est la plus estimée de toutes.

*Aretæus Cappadox, ex interpreta-
tione Jun. Pauli Crassi.* Padone, 1700,
in-8; Venise, 1763, in-8; Strasbourg,
1768, in-8; Lausanne, 1772, in-8.
Cette dernière édition forme le tome V
des *Artis medicæ principes* de Haller.

*Aretæi Cappadocis de causis et sig-
nis acutorum et diuturnorum morborum libri quatuor; de curatione acutorum et diuturnorum morborum libri
quatuor.* Vienne, 1790, in-8 de 506
pages. C'est une simple réimpression
de la traduction de la préface et des
notes de Wigan.

ARGELLATA (Pierre d'), appelé ausssi Pierre ARGELATA,
Pierre de LARGELATA, Pierre de la CERLATA, fut un des
restaurateurs de la chirurgie, au commencement du quinzième
siècle. Il était de Bologne, où il occupa pendant long-temps avec
éclat la charge de lecteur public en logique, en astronomie et en
médecine. Après sa mort, arrivée le 20 janvier 1423, on lui érigea
une statue, qui fut placée dans l'amphithéâtre d'anatomie de l'Université de Bologne, avec une inscription qui témoigne encore aujourd'hui de la réputation dont il jouissait. L'ouvrage suivant, de
Pierre d'Argellata, prouve qu'elle était méritée.

De chirurgiâ libri sex. Venise, 1480,
in-fol.; *ibid.*, 1492, in-fol.; *ibid.*,
1497, in-fol.; *ibid.*, 1498, in-fol.;
ibid., 1513, in-fol.; *ibid.*, 1520,
in-fol. L'auteur a beaucoup emprunté
à Gui de Chauliac; mais il joint très-
fréquemment ses propres observations
à celles de ses prédécesseurs. Il veut
qu'on n'emploie les sarcotiques qu'a-
vec beaucoup de circonspection. Il expose d'une manière très-détaillée le traitement des différentes espèces de lésions, telles que les contusions, les
commotions, l'attrition, l'entorse, etc.,
et conseille la compression pour favoriser la cicatrisation des anciens ulcères. Dans la gangrène, il conseille des
scarifications, et l'usage d'une lessive
fortement chargée. Quoique partisan
de la suture, il s'élève avec force contre
celle des plaies qui intéressent les nerfs.
Après avoir longuement décrit les loupes de la tête, il recommande de les
extirper. Il fait remarquer qu'on peut

facilement prendre un hydrocèle pour un sarcocèle. Il décrit très en détail les ulcères de la verge provenant d'un commerce impur; il les traite par les fumigations avec la myrrhe, les fomentations avec le lierre, et l'application de l'onguent de vert-de-gris. Après avoir épuisé toutes ses ressources pour guérir les squirres du testicule, il ne balance pas à extirper l'organe.

Il traitait la fistule à l'anus en incisant tout son trajet. Il a vu une plaie du bras produire dans ce membre la paralysie du mouvement, quoique la sensibilité y fût conservée. L'auteur rapporte partout un grand nombre de faits généralement bien observés.

(Mazzuchelli. — Haller, *Biblioth. chirurg.* — Sprengel.)

ARGENTERIO (Jean), ou ARGENTERO, ARGENTERIUS, ARGENTIER, L'ARGENTIÈRE, vint au monde en 1513, à Castel-Nuovo, ville de Piémont, dans le district de Quiers. Il s'adonna à la médecine, à l'exemple de son frère aîné Barthélemy, qu'il alla trouver, en 1538, à Lyon, où celui-ci demeurait alors. Quoiqu'il n'eût encore que 25 ans, il se fit bientôt connaître par son habileté et ses succès. De Lyon il passa à Anvers en 1543. Il fut ensuite appelé en Italie, où il enseigna la médecine, d'abord à Naples, et ensuite à Pise. Emmanuel-Philibert, duc de Savoie, ayant recouvré, en 1559, par la paix de Cateau-Cambresis, ses États, que son père avait perdus, et voulant remettre sur pied l'Université de Mondovi, y appela des savans de toutes parts. Argenterio fut chargé d'y enseigner la médecine. Quelque temps après, l'Université de Mondovi ayant été transférée à Turin, il y alla fixer sa demeure, et mourut dans cette ville, le 13 mai 1572, à l'âge de 59 ans.

Doué d'un esprit subtil et d'un jugement solide, Argenterio fut l'un des premiers et des plus puissans antagonistes du Galénisme. Du reste, il fut professeur célèbre, profond érudit, mais, s'il en faut croire Huarte, fort mauvais praticien. Ses ouvrages sont:

Varia opera de re medicâ. Florence, 1550, in-fol.

De consultationibus medicis, seu de collegiandi ratione liber. Florence, 1551, in-8; Paris, 1557, in-8. — Généralités dans le goût de l'école.

De erroribus veterum medicorum. Florence, 1553, in-fol.

In artem medicinalem Galeni commentarii III, nempè de corporibus, de signis et de causis salubribus. Paris, 1553, in-8; Montréal, 1556, in-fol.; ibid., 1568, in-fol.; Paris, 1578, 2 tomes in-8; *ibid.*, 1618, in-8.

De morbis libri XIV. Florence, 1556, in-8; Lyon, 1558, in-8. — Theoria mera, cujus nullus sit usus. (Haller.)

De somno et vigiliâ, de spiritibus et calido innato lib. II. Florence, 1556; Lyon, 1560, in-4; Paris, 1568, in-4.

De urinis. Lyon, 1591, in-8; Leipsick, 1682, in-8. Trois autres opuscules ont été réunis aux ouvrages précédens , dans l'édition des œuvres complètes d'Argentier, publiées d'abord par son fils Hercule, et réimprimées plusieurs fois depuis :

Opera omnia. Venise, 1592, in-fol., 2 tomes ; *ibid.* , 1606 , in-fol.; Hanau, 1610, in-fol.; Francfort, 1615, in-fol. (*Mémoires du P. Nicéron.*)

ARISTOTE, le philosophe le plus célèbre de l'antiquité, est aussi celui dont la doctrine a exercé sur la médecine le despotisme le plus long et le plus absolu. La nature de notre ouvrage nous fait donc un devoir de lui consacrer un article; mais la forme de sa composition, et les limites dans lesquelles nous devons nous renfermer, nous obligent à n'y admettre que ce qui se rattache plus ou moins directement à notre objet. On ne doit donc point s'attendre à trouver ici un tableau complet des travaux d'un homme qui embrassa dans sa vaste pensée l'universalité du savoir humain, et qui s'exerça tour à tour sur chacune des branches de nos connaissances.

Aristote naquit à Stagyre, la première année de la 99ᵉ olympiade, ou l'an 384 avant Jésus-Christ. Son père, Nicomachus, médecin d'Amyntas III, roi de Macédoine, fut son premier maître. Orphelin de bonne heure, Aristote trouva, dans son tuteur Proxenus, un protecteur aussi éclairé que bienveillant, qui lui donna les principes de tous les arts et de toutes les sciences. Sa reconnaissance fut sans bornes, et l'homme que l'on n'a pas craint d'accuser d'ingratitude envers un maître beaucoup plus célèbre, éleva à celui-ci des statues après sa mort. En 367 avant Jésus-Christ, il vint à Athènes étudier la philosophie sous le successeur de Socrate. Il fut, pendant près de vingt ans, le disciple le plus assidu de Platon; et l'ornement de l'Académie. Après la mort de Platon, Aristote se retira à Atarné, près d'Hermias, qui y avait l'autorité souveraine. Quand la trahison de Mentor et la cruauté d'Artaxercès lui eurent enlevé cet ami, il chercha à éterniser sa mémoire par un hymne qui est un des plus beaux morceaux de poésie de l'antiquité; et il acquitta la dette de l'amitié en épousant la sœur d'Hermias, qui se trouvait dénuée de tout secours par la mort de son frère. Ce fut vers l'an 345 avant J. C. que Philippe appela Aristote à sa cour, pour lui confier l'éducation d'Alexandre. Le philosophe y employa huit années, retiré habituellement dans une campagne à côté de la ville de Mieza, loin du tumulte de la cour. L'étude de la nature, celle de la médecine en particulier, entrèrent dans le plan de cette éducation, selon le témoignage de Plutarque. Aristote demeura à la cour d'Alexandre jusqu'à ce que ce prince, destiné

à conquérir la plus belle partie du monde, porta la guerre en Asie
(d'autres disent jusqu'après la conquête de l'Asie); le philosophe
reprit alors le chemin d'Athènes. Il y fut reçu avec la plus grande
distinction, et on lui donna le Lycée pour y fonder une nouvelle
école de philosophie. Ce fut alors qu'il composa ses principaux ouvrages, et qu'il enseigna une doctrine souvent en opposition avec le
Platonisme. Mais si Aristote combattait quelques-unes des opinions
de son maitre, il attaquait avec bien plus de force les préjugés vulgaires. Le fanatisme se contenta de le maudire en silence, tant qu'il
eut pour protecteur le plus grand monarque du monde; mais
aussitôt après la mort d'Alexandre, il fut attaqué par un prêtre de
Cérès, qui l'accusa d'impiété, et le traduisit devant les juges. Cette
accusation pouvait avoir des suites fâcheuses. Pour *épargner aux
Athéniens un second attentat contre la philosophie*, Aristote se
retira secrètement à Chalcis, où il mourut peu de temps après,
consumé par l'excès du travail et de la méditation, l'an 322 avant
J. C. Nous ne devons point exposer ici les travaux de ce génie
encyclopédique qui sont étrangers aux sciences physiologiques et
médicales; nous dirons seulement un mot de sa méthode, et nous
rappellerons, de ses doctrines philosophiques, les principes qui
exercèrent quelque influence sur les nôtres.

Platon avait placé dans l'âme elle-même l'origine ou le principe
de toute connaissance, et dans ses idées innées et immanentes,
l'unique fondement de la véritable science. Selon ce philosophe,
les sens, organes matériels de l'enveloppe imparfaite où se trouve
emprisonnée cette émanation divine qui fait notre nature, sont
moins propres à faire pénétrer dans l'entendement des connaissances réelles que de trompeuses illusions; et l'expérience est
plus capable d'offusquer les notions générales dont l'esprit est riche
de sa nature, que de lui fournir des lumières nouvelles. Aristote
partit d'un principe entièrement opposé. Suivant lui, l'âme n'a,
d'elle-même, aucun principe de connaissance; elle n'en acquiert
que par l'exercice des sens, qui sont comme autant de messagers
établis pour lui rendre compte de ce qui se passe hors d'elle.
Nihil est in intellectu quod non fuerit priùs in sensu. Des connaissances particulières qui lui viennent par le ministère des sens, elle
forme, par une opération qui lui est propre, les notions générales
qui constituent la science. Il faut donc, pour parvenir à la science,
observer d'abord les phénomènes, et fournir des matériaux à l'entendement. Voilà la première partie de la méthode d'Aristote; voici

maintenant la seconde. Mais les sens sont sujets à l'erreur, et l'esprit a besoin de règle pour ne pas s'égarer au milieu des impressions qu'il perçoit. Il faut donc soumettre les sens à une méthode infaillible d'observation, et astreindre l'entendement à des procédés réguliers et sûrs, et qui rendent l'erreur impossible. À l'époque où vivait Aristote, la fureur de dispute, les arguties et les sophismes de la secte mégarique avaient rendu cette dernière tâche fort difficile. Notre philosophe y employa des efforts prodigieux d'esprit : c'est de là que naquit son *organum* universel, dont l'art du syllogisme forme la base. Mille auteurs ont exposé les avantages de cette méthode ; personne n'en a mieux dévoilé l'insuffisance et les inconvéniens que Bacon ; le *novum organum* de l'illustre chancelier nous dispense d'en dire davantage. La physique d'Aristote n'a de rapport avec notre objet que par ses principes généraux; nous allons les indiquer. Un phénomène quelconque, dans l'univers, envisagé de la manière la plus générale, a nécessairement trois principes : *la matière, la forme*, et *la privation*. On a attaqué de mille manières cette opinion d'Aristote; elle n'est pourtant que l'expression énergique et concise de l'existence incessamment variable de l'univers. Ce ne sont point trois principes capables d'exister isolés; mais ce sont trois conceptions essentiellement distinctes, qu'imprime dans notre esprit la contemplation d'un objet ou d'un acte quelconque de la nature. On a regardé comme une absurdité l'idée de faire de *la privation* un principe. Oui, *la privation* est le principe de toute activité : c'est *la tendance* d'un corps à se placer *où il n'est pas*, à se combiner avec un second, et à revêtir une *autre forme que la sienne*; c'est *le besoin* qu'éprouve un être organisé de passer dans des circonstances qui deviennent nécessaires à son existence; c'est *le desir* chez celui qui a volonté, ..., etc., c'est, nous le répétons, le principe de toute action et de tout mouvement, et par conséquent de toute existence; car l'inertie et le repos absolus ne diffèrent point du néant. Considérés en eux-mêmes et dans leurs formes propres, les élémens de la nature sont au nombre de cinq: la terre, l'eau, l'air, le feu et l'éther. Les quatre premiers ont seuls des qualités variables et susceptibles de se modifier les unes par les autres. Ces qualités, qui sont le chaud, le froid, le sec et l'humide, sont la cause prochaine, immédiate, de tous les phénomènes de l'univers. Galien transporta ce système dans la physiologie, et fonda là-dessus la théorie des êtres organisés : c'est donc à l'article GALIEN qu'il faut chercher de plus longs détails sur ce sujet. Les travaux d'Aristote en zoologie ont pour nous bien plus d'importance et doivent nous arrêter plus long-temps. Non-seulement il a connu un grand nombre d'espèces d'animaux, mais il les a étudiés et décrits d'après un plan vaste et lumineux, dont peut-être aucun de ses successeurs n'a approché, rangeant les faits, non point selon les espèces, mais selon les organes et les fonctions, seul moyen d'établir des résultats comparatifs. Aussi peut-on dire qu'il est non-seulement le plus ancien auteur d'anatomie comparée dont nous possédions les écrits, mais encore un de ceux qui ont traité avec le plus de génie cette branche de l'histoire naturelle, et celui qui mérite le mieux d'être pris pour modèle. Le règne animal entier n'est, pour ainsi dire, à ses yeux, qu'un objet unique. C'est l'animal en général dont il fait l'histoire. Il commence par l'homme, plutôt parce qu'il est le mieux connu, que parce qu'il est le plus parfait; il le décrit par toutes ses parties extérieures et intérieures; et cette description est la seule qui soit complète : au lieu de décrire chaque animal en particulier, il les fait connaître tous par les rapports que les parties de leurs corps ont avec celles du corps de l'homme. Lorsqu'il décrit, par exemple, la tête humaine, il compare avec elle la tête de toutes les espèces d'animaux; à la description du poumon de l'homme, il rapporte tout ce qu'on savait des poumons des animaux, et il fait l'histoire de ceux qui en manquent; à l'occasion des parties de la génération, il rapporte toutes les variétés des animaux dans la manière de s'accoupler, d'engendrer, de porter et d'accoucher; et, suivant ainsi ce plan de comparaison dans lequel l'homme sert de modèle, et ne donnant que les différences qu'il y a des animaux à l'homme, il évite toute répétition, il accumule les faits, et il n'écrit pas un mot qui soit inutile : aussi a-t-il compris dans un petit volume un nombre de faits vraiment prodigieux. Nous citerons quelques-unes des observations qui lui sont propres. Il a enrichi l'histoire naturelle des oiseaux en donnant une explication physiologique du phénomène de l'incubation, et en fixant les caractères essentiels qui distinguent les genres. Ses observations sur le développement du poulet sont tellement exactes, qu'on ne peut mieux les comparer qu'à celles du grand Harvey. Schneider a prouvé combien ses idées étaient justes et précises sur les caractères des animaux de cette classe. Aristote savait que les oiseaux de proie qui se nourrissent de chair et de sang ne boivent jamais. On ne saurait prodiguer trop d'éloges à ses précieux travaux sur l'ichthyologie. Il a le premier cherché à établir les caractères essentiels des poissons; et, pour parvenir à ce but, il les partage en deux classes : la première renferme ceux dont le corps est recouvert d'une peau, et qui ont de simples cartilages en place d'arètes; la seconde embrasse ceux qui ont le corps couvert d'écailles. Il reconnut que les poissons cartilagineux n'ont point de poumons, mais sont pourvus de branchies qui n'exécutent aucun mouvement volontaire : à cet égard, il était réellement plus avancé que Linné. Schneider a fait voir avec quel soin Aristote avait disséqué les poissons, et combien sont exactes ses remarques sur la structure de ces animaux; il connaissait même très-bien les canaux qui se rendent des branchies au cœur. Il s'est attaché surtout à combattre les préjugés de ses contemporains qui croyaient tous les poissons du sexe féminin. Cependant il avoue que très-souvent il n'est pas possible de déterminer leur sexe. Ces animaux sont privés des voies urinaires et des testicules; mais ils ont un canal excréteur de la semence, qui est divisé en deux portions, et qui s'ouvre près de l'anus. Les œufs de ces animaux diffèrent de ceux des oiseaux en ce que, chez ces derniers, le blanc est séparé du jaune. L'habitude où sont plusieurs poissons, comme le thon et l'esturgeon, de se cacher pendant l'hiver, n'a pas échappé à la sagacité de l'excellent naturaliste grec. Il n'a pas étudié moins soigneusement les autres classes d'animaux. Il a disséqué des serpens, des tortues, plusieurs autres amphibies, des écrevisses, des insectes même; et quelques modernes ont reconnu l'exactitude de ses observations. Il décrit fort bien la génération du scorpion, dont il assure que les petits ont la forme d'un ver. On est étonné du nombre prodigieux d'observations qu'il a recueillies sur l'accouplement et la procréation des insectes; les mollusques mêmes n'échappèrent pas à son attention. Il a laissé de précieuses remarques sur la pinne-marine, le nautile et plusieurs autres testacés. Il s'était aperçu déjà que la classe des vers forme en quelque sorte le passage entre les règnes végétal et animal. Tant d'éminens services rendus à l'anatomie comparée et à la zoologie doivent bien faire pardonner les erreurs qu'il n'a pu éviter. (*Voy.* ANATOMIE.) Aristote fit aussi, sur les maladies des animaux, un grand nombre de recherches que Gruner a parfaitement bien recueillies. (*Bibliothek*, etc., c'est-à-dire, Bibliothèque des anciens médecins. Leipsick, 1781-82, in-8°, 2 vol.) Il a observé la morve chez les ânes, la ladrerie des cochons, l'hydrophobie que l'homme ne contracte jamais, suivant lui, la fourbure des chevaux, et même quelques maladies de l'éléphant et des poissons.

Aristote a beaucoup écrit; la plupart de ses ouvrages ont eu de nombreuses éditions séparées, dont l'indication remplirait un grand nombre de pages, et serait déplacée dans ce Dictionnaire. On peut consulter à cet égard l'édition publiée par Harles de la *Bibliotheca græca* de J. A. Fabricius; les *Annales typographici* de Maittaire, et l'*Onomasticon litterarium* de Saxe, qui renvoie aux meilleures sources. Nous n'indiquerons que les principales éditions des œuvres réunies, et celles des ouvrages qui se rapportent directement à notre objet.

Aristotelis philosophi opera omnia, græcè, ex recensione Aldi Manutii. Venise, *Alde*, 1495-98, in-fol., 5 vol. Cette édition, que les curieux recherchent parce qu'elle est rare, ne contient ni la rhétorique, ni la poétique; mais on y trouve l'*historia plantarum* et le traité *de causis plantarum* de Théophraste. La meilleure édition grecque est celle que donna Fred. Sylburge. Francfort, 1584 - 1587, in-4, ordinairement réunie en 5 vol. Cette édition se trouve rarement complète; elle est très-recherchée par les savans. Parmi les éditions grecques-latines, nous indiquerons les suivantes : *Aristotelis operum nova edit. gr. lat. ex bibliothecâ Is. Casauboni.* Lyon, 1590, 1596, 1605, 2 vol. Ces éditions, qui portent tantôt le titre de Lyon, tantôt celui de Genève, tantôt celui de *Coloniæ Allobrogum* (Cologny, petite ville dans le voisinage de Genève), sont également bonnes.—*Aristotelis opera omnia, gr. lat., edente Gul. Duval.* Paris, 1619, 1629; in-fol., 2 vol.; ibid., 1639, 1654, in-fol., 4 volumes. Les deux dernières sont un peu plus amples que les autres. J. C. Buhle avait entrepris de donner une édition avec des notes, et une traduction nouvelle qui n'a pas été achevée. Deux-Ponts, 1791, in-8, tom. I à IV; Strasbourg, an VIII, tom. V.

Il ne nous reste plus qu'à indiquer les éditions séparées des ouvrages d'Aristote qui sont relatifs à la zoologie.

De animalium generatione lib. V, cum J. Philopponi (grammatici) commentariis, græcè. Venise, 1526, in-fol.

De animalibus lib. IX ; de partibus lib. IV ; de incessu lib. I , etc. , græcè. Florence, 1527, in-4.

Historia de animalibus, græcè et latinè ; Jul. Cæs. Scaligero interprete, cum ejusdem commentariis. Toulouse, 1619, in-fol.

De animalibus historiæ lib. X, græcè et latinè. Textum recensuit, J. C. Scaligeri versionem diligenter recognovit, commentarium amplissimum, indicesque locupletissimos adjecit J. G. Schneider. Leipsick, 1811, in-8, 4 vol. Excellente édition, comme toutes celles qu'on doit à Schneider.

Libri de animalibus , interprete Theodoro Gazâ (en latin seulement). Venise, 1476, in-fol.

De naturâ animalium lib. IX; de partibus animalium lib. IV ; de generatione animalium lib. V; Theophrasti historia plantarum, etc. Venise, 1504, in-fol.; ibid., 1513, in-fol.

Histoire des animaux d'Aristote. traduite en français, avec le texte grec à côté, et des notes, par Camus. Paris, 1783, in-4, 2 vol.

(J. Henr. Schulze, *Historia medicinæ.* — Brucker, *Inst. hist. philosoph.* — Diderot, dans *Encyclop. méthod. part. philos. anc. et moderne*, art. *Aristotélisme et Péripatétisme.* — Deslandes, *Hist. crit. de la philos.* — Sprengel. — *Biogr. univ.*)

ARMSTRONG (JEAN) naquit vers l'année 1709, à Castleton, dans le comté de Roxburg, où son père était ministre. Il fit ses études et fut reçu docteur en médecine à l'Université d'Édimbourg. L'époque où il se rendit à Londres est incertaine; seulement on sait que ce fut en 1735 qu'il y publia son *Essai sur l'art d'abréger l'étude de la médecine*, et qu'il s'y fit distinguer alors plutôt comme littérateur et poëte que comme médecin. Quelques années après, il fit paraître un poëme, *Économie de l'amour*, dont le succès, uniquement dû aux peintures licentieuses qui s'y rencontraient, ne fut pas favorable à son auteur. Mais bientôt il répara les torts qu'avait faits à son caractère cette dernière production, et releva sa réputation de poëte par la publication de son poëme sur *l'Art de conserver la santé*, qui parut en 1741. Il fut nommé, en 1746, l'un des médecins de l'hôpital institué pour les soldats malades et blessés, et, en 1760, médecin des armées en Allemagne. Il y resta trois ans, et revint après la paix à Londres, où sa pratique médicale fut peu étendue. Quoique Armstrong ait été regardé par ses contemporains comme très-habile dans sa profession, et que son caractère fût généreux, il n'obtint pas de succès dans la carrière qu'il avait embrassée. Il ne put se plier à tous les moyens qu'il faut mettre en usage pour y réussir au milieu de nombreux rivaux; la raideur et la froideur de ses manières ne contribuèrent pas peu à ce défaut de succès, qui le jeta dans une sorte de misanthropie. Aussi se livra-t-il particulièrement à la littérature. Il recherchait avidement la société des hommes d'esprit et de talent, et conserva toute sa vie l'estime et l'attachement du docteur Pringle, du poëte Thomson et d'autres gens de mérite. On lui attribue les belles stances du poëme de Thomson : *le Palais de l'indolence*, dans lesquelles sont décrits les effets funestes de cette fâcheuse situation de l'âme. Armstrong mourut le 7 septembre 1779, des suites d'une chute qu'il fit en descendant de voiture. A la surprise de ses amis qui attribuaient à la pauvreté la continuité de ses plaintes chagrines, il laissa plus de 3,000 livres sterling, économisées sur un léger revenu, dont la principale partie provenait de sa pension de retraite. Les ouvrages publiés par Armstrong sont presque tous littéraires :

De tabe purulentâ, dissert. inaug.
Edimb. 1732, in-4. •

An essay for abridging the study of physic, to wich is added a dialogue betwixt Hygeia, Mercury and Pluto, relating to the practice of physic, as it is menaged by a certain illustrious society, and an epistle from Usbeck the persian to Joshua Ward, esq. (Essai d'une méthode abrégée d'étudier la médecine, à laquelle on a joint un dialogue entre Hygie, Mercure et Pluton, relativement à la pratique de la médecine selon l'usage d'une illustre société, et une épître du persan Usbeck à Josué Ward.) Lond., 1735, in-8.—Cet essai, qui a été depuis imprimé dans le répertoire de Dilly, est une satire ingénieuse dirigée contre les charlatans et le charlatanisme. Le dialogue et l'épître n'ont pas le même mérite.

A synopsis of the history and cure of venereal disease. (Tableau de l'histoire et du traitement de la maladie vénérienne.) Londres, 1737, in-8. C'est une histoire abrégée de la syphilis. Astruc reproche à l'auteur de ne parler que des écrivains renfermés dans l'*Aphrodisiacus Luisini.*

The economy of love. (L'économie de l'amour.) Londres, 1739, in-12. En 1768, l'auteur, dans une autre édition, a retranché ou corrigé les passages trop libres de ce poëme.

The art of preserving health, a poem. (L'art de conserver la santé, poëme.) Londres, 1744, in-8. — C'est sur ce poëme que se fonde uniquement la réputation d'Armstrong ; car ses autres productions s'élèvent à peine au-dessus de la médiocrité. Les critiques anglais le rangent parmi leurs ouvrages classiques, et il a eu de nombreuses réimpressions, soit séparé-

ment, soit dans des collections. L'auteur a traité son sujet dans quatre chants, sous les titres : l'air, les alimens, l'exercice, les passions. Le goût lui défendait d'adopter un ordre plus scientifique, et de parcourir tous les détails de l'hygiène. Les Anglais admirent le style pur, élégant et concis de ce poëme. Le sujet est relevé par de nombreuses images poétiques, et par des descriptions pittoresques convenablement placées. M. Marquis a donné dans le tome VI du Journal complémentaire des sciences médicales, page 62, une analyse et des fragmens d'une traduction inédite de ce poëme d'Armstrong.

Poem on benevolence. (Poëme sur la bienveillance.) Lond., 1751, in-12.

Taste, an epistle to a young critic. (Le goût, épître à un jeune critique.) Londres, 1753. C'est dans cette épître en vers, dans le même genre que celles de Pope, qu'Armstrong commença à manifester son penchant à considérer les hommes et les choses d'un œil chagrin.

Sketches or essays on various subjects, by Lancelot Temple, esq., in two parts (Esquisses ou essais sur divers sujets, par Lancelot Temple, en 2 parties). Londres, 1758.—Le célèbre Wilkes, avec lequel Armstrong était alors intimement lié, passe pour avoir coopéré à plusieurs pièces de ce recueil. Production déparée par un mauvais goût et un mauvais ton.

Day, an epistle to John Wilkes of Aylesbury, esq. (Le jour, épître à J. Wilkes d'Aylesbury.) Londres, 1760. Cette pièce, dont la versification est assez négligée, fut composée en Allemagne.

Miscellanies (mélanges). Londres, 1770, 2 vol. in-8. Ces deux volumes renferment les productions littéraires indiquées ci-dessus, à l'exception de *l'Economie de l'amour;* l'auteur y a joint quelques pièces, telles que des imitations de Shakespeare et de Spencer, et une tragédie intitulée : *The forced marriage* (le Mariage forcé) que Garrick refusa de jouer.

A Short ramble through some parts of France and Italy, by Lancelot Temple. (*Courtes excursions dans quelques parties de la France et de l'Italie,* par Lancelot Temple.) Lond., 1770.

Medical essays (Essais de médecine). Londres, 1773, in-4.—Dans cet opuscule, Armstrong, qui y condamne tout système, se livre aux hypothèses contre lesquelles il déclame. Il se plaint du dédain et des déboûts qu'il a éprouvés dans sa profession de médecin et dans sa carrière littéraire, avec le ton amer d'un homme profondément aigri par l'insuccès.

(Aikin , *General biogr.* — Chalmers, *General biogr. diction.*)

ARNAUD DE NOBLEVILLE (Louis-Daniel), correspondant de la Société royale de médecine, doyen du Collége de médecine d'Orléans, naquit dans cette ville, le 24 décembre 1701. Après quelques années partagées entre l'étude des lettres et la direction d'une raffinerie, le goût qu'Arnaud avait pris aux mathématiques le détermina à venir à Paris se livrer à cette étude. Il fut reçu chez M. Clairaut, père du célèbre académicien de ce nom, où il trouva tout ce qui pouvait exciter son émulation et perfectionner ses connaissances. Il suivit, en 1732, un cours de chimie de Lemery, et les leçons de botanique de MM. de Jussieu. Le cours d'anatomie de Ferrein fixa à son tour sa curiosité. Ainsi versé dans toutes les branches de la physique relatives à la médecine, il se trouva conduit, sans en avoir fait le projet, à l'étude de cette science. Il y consacra onze années, et reçut le bonnet doctoral à la Faculté de Reims, en 1743. L'année suivante, les médecins d'Orléans l'agrégèrent à leur Collége. Arnaud s'annonça dans cette ville comme le médecin des pauvres. « Que mes confrères, disait-il, se chargent « du traitement des personnes opulentes, je me dévoue entièrement « à celles qui sont dans l'indigence. » Mais Arnaud savait que les pauvres ont besoin qu'on les nourrisse avant de les traiter ; il s'épuisait en charités. Il voulut que ses bienfaits lui survécussent, et il les perpétua en achetant une maison grande et commode, qu'il destina aux assemblées du Collége de médecine, et surtout aux consultations gratuites, sous la condition que, si le Collége cesse ou néglige ces consultations, la maison appartiendra à l'hôpital de la ville. Nommé administrateur de l'Hôtel-Dieu d'Orléans, Arnaud établit dans cette maison une économie qui ne pouvait être que le fruit de l'activité la plus grande et du zèle le plus éclairé. Ce médecin respectable mourut d'apoplexie le 29 janvier 1778. Il avait publié les ouvrages suivans :

Manuel des Dames de charité, ou *formules de médecines faciles à préparer*. Orléans, 1747, in-12, 4ᵉ édition; Paris, 1768, in-12; *ibid.*, 1816, in-8. Edition donnée par Caperon.

Suite de la matière médicale de Geoffroy (végétaux). Paris, 1756, 3 vol. in-12. *Histoire naturelle des animaux*. Paris, 1762, 6 vol. in-12. Cet ouvrage fut fait en commun avec Salerne, de même que le suivant.

Description abrégée des plantes usuelles employées dans le manuel des Dames de charité. Paris, 1767, in-12.

Œdologie, ou *Traité du rossignol franc ou chanteur, contenant la manière de le prendre au filet, de le nourrir facilement en cage, et d'en avoir le chant pendant toute l'année*. Paris, 1751, in-12. — L'auteur décrit avec sagacité les maladies dont cet oiseau est attaqué, et fait connaître des procédés simples et ingénieux pour les guérir.

Cours de médecine pratique, rédigé d'après les principes de Ferrein. Paris, 1769, in-12.

(Vicq-d'Azyr. *Éloges*.)

ARNAUD (Georges), dit DE RONSIL, l'un des chirurgiens français les plus distingués du dix-huitième siècle, était né vers l'an 1698. Son père, Paul Roland Arnaud, émule de Duverney, occupa long-temps avec honneur la place de démonstrateur d'anatomie et de chirurgie au Jardin-du-Roi, et jouit d'une grande réputation dans l'exercice de la chirurgie. Il passait, ainsi que son frère, pour l'homme qui connaissait le mieux la chirurgie des hernies, et ce fut lui qui observa le premier la hernie par le trou ovalaire. Georges hérita des talens de son père et de son oncle, et de leur goût pour cette partie de l'art qu'on cultivait avec tant de succès dans sa famille depuis près de deux siècles. Il alla, en 1719, à Montpellier, pour y étudier la chirurgie et la médecine sous Chicoyneau, Deidier, Astruc et Soullier. Son cours fini, il revint à Paris se perfectionner dans la pratique de la chirurgie, à l'hôpital de la Charité. Il prit ensuite ses grades, et fut reçu maître en chirurgie à Saint-Côme en 1725. Dès-lors il se livra particulièrement à l'étude et à la pratique de la chirurgie herniaire. Il lut tout ce qui avait été écrit sur cette matière, et fit des recueils, dont le volume ne s'élevait pas à moins de 3,000 pages in-4°. Quant à la pratique, il trouva, dans les liaisons de son père avec M. Bonnet, général des sœurs-grises de Saint-Lazare, une circonstance qui lui fournit les moyens d'acquérir en peu de temps une expérience consommée. M. Bonnet ordonna à toutes les sœurs qui étaient commises dans les paroisses de Paris et des environs pour le soin des pauvres malades, d'avertir Arnaud quand il s'en trouverait quelqu'un attaqué de hernie avec étranglement. L'habileté qu'il eût bientôt acquise, et les succès de sa pratique, lui méritèrent une pension du duc d'Orléans. Il fut chargé de faire, pour les pauvres de presque toutes les paroisses de Paris, les bandages nécessaires aux hernies. Les hôpitaux des Incurables et des Invalides, et l'Hôtel-Dieu, lui furent confiés pour les mêmes soins. Il fut nommé, en 1736, professeur d'ostéologie et des maladies des os dans l'École de Saint-Côme. En 1740, l'Académie royale de chirurgie, dont Arnaud était membre, lui remit les observations relatives aux hernies, qui lui avaient été communiquées, et le chargea d'en faire un mémoire pour être inséré dans le premier volume des actes de cette Société. Le travail d'Arnaud se trouva trop étendu pour y trouver place; mais il fut publié plus tard séparément, et par parties. Enfin, vers 1746, des sujets de chagrin, et la calomnie à laquelle Arnaud fut en butte, ou d'autres motifs que nous ignorons, le déterminèrent à quitter la France. Il se retira en Angleterre, devint membre du Collége des chirurgiens de Londres, et mourut dans cette ville le 27 février 1774. Dans la dédicace du premier volume de ses *Mémoires* à la Faculté de médecine de l'Université de Tubingue; Arnaud prend le titre de médecin de cette Faculté. Nous ignorons à quelle époque ce titre lui fut conféré; mais il nous apprend lui-même que, dans un âge avancé, il s'occupa beaucoup de l'étude de la médecine. Nous avons de lui les ouvrages suivans :

Dissertations on hernias or ruptures in two parts translated from the original manuscript. Londres, 1748, in-8. —C'est sans raison que plusieurs bibliographes ont pris cette édition anglaise pour l'ouvrage original; ils n'auraient pas commis cette erreur s'ils avaient connu tout entier le titre que nous venons de rapporter. « L'édition anglaise, dit Arnaud lui-même (*Mémoires*, page 50), excepté le mémoire sur les rétrécissemens du col du sac herniaire, a été si mal rendue par la traduction, que la lecture n'en est pas supportable. Ces raisons m'ont déterminé à en donner une autre édition qui, refondue et augmentée, paraîtra sous une autre forme aussitôt qu'il me sera possible. » Cette autre édition n'a point paru. Arnaud n'était guère plus content de l'édition française qui fut publiée sous ce titre : *Traité des hernies ou descentes, divisé en deux parties. La première contient les instructions nécessaires pour se garantir de ces maladies, et la manière de les guérir. On trouve dans la seconde deux mémoires très-intéressans pour les gens de l'art : l'un sur les étranglemens de l'intestin par le sac herniaire, l'autre sur les hernies avec adhérence. Cet ouvrage est précédé d'une préface où* l'on voit l'histoire de ces maladies et les *progrès de la chirurgie moderne en ce genre*, etc. Paris, 1749, in-12, 2 vol. — Arnaud, dans ses mémoires, reproche au libraire d'avoir donné à sa dissertation le nom de traité, qui ne convient qu'à un ouvrage complet, et de l'avoir mutilée en retranchant toute la partie anatomique. L'ouvrage n'en est pas moins supérieur à tout ce qui avait été publié jusqu'alors sur la même matière. Personne n'a mieux senti que notre auteur toute l'importance de l'anatomie pathologique des hernies : Scarpa lui a rendu parfaitement justice à cet égard.

On eannrisms, in-8, sans date. Traduit en français. Paris, 1760, in-8, réimprimé dans les *Mémoires*. On y trouve la description d'un bandage propre à comprimer l'artère, au moyen duquel Arnaud a guéri plusieurs anévrismes faux. On lit dans ce mémoire une observation sur un individu mort d'hémorragie par suite de la rupture d'un anévrisme au jarret, et chez lequel on trouva, à l'ouverture du corps, cinq autres anévrismes.

Treatise on hermaphrodites. Londres, 1750, in-8 ; traduit en français, Paris, 1765, in-8.

Instructions claires et familières sur l s hernies (en anglais). Londres, 1754, in-8. — Cet ouvrage a eu un grand nombre d'éditions ; Arnaud, dans ses Mémoires (1768), cite la cinquième.

Plain and easy instructions on the diseases of the urethra, etc., Instructions simples et aisées sur les maladies de l'urètre et de la vessie. Londres, 1763, in-8., traduit en français ; Amsterdam, 1764, in-12.—L'auteur recommande l'emploi des bougies.

Remarks on the composition use and effects of the extract of lead of M. Goulard, and of his vegeto-mineral water. Remarques sur la composition, l'usage et les effets de l'extrait de saturne de M. Goulard, et de son eau végéto-minérale. Londres, 1770, in-12.

Mémoires de chirurgie, avec quelques remarques historiques sur l'état de la médecine et de la chirurgie en France et en Angleterre. Londres, 1768, in-4, deux parties. — Ce n'est point, comme le disent plusieurs bibliographes, le recueil de tous les ouvrages d'Arnaud ; on y trouve (première partie) : Vie de Hunter. — Recherches sur la hernie de naissance, traduit de l'anglais du Hunter, avec des réflexions du traducteur. — Inconvéniens des descentes particuliers aux prêtres de l'église romaine. — Des différences de position des testicules et de leur nombre indéterminé. — Observations sur les anévrismes. — Anévrisme variqueux.— Dissertation sur les hermaphrodites. (Deuxième partie) : Recherches sur les hernies de l'épiploon. — Description d'une chaise chirurgicale. — Description d'un *speculum uteri*. — De l'opération de la hernie crurale dans l'homme. — Description d'un instrument propre à couper la luette.— Discours sur l'anatomie, prononcé dans l'amphithéâtre des chirurgiens de Londres, le 21 janvier 1767 (en français et en anglais). — Additions à la deuxième partie : Appendice de 13 pages. — Les mémoires relatifs aux hernies sont très-importans.

(Arnaud, préface du *Traité des hernies*. — *Mémoires de chirurgie*, passim.)

ARNAUD DE VILLENEUVE, Arnaldus Villanovanus

ou DE VILLANOVA, désigné encore sous les noms de ARNALDUS PROVINCIALIS, CATALANUS, et par altération, CATHELANUS. Haller, Gmelin et Sprengel lui donnent aussi celui de BACHUONE. On est incertain sur le lieu et sur l'époque précise de la naissance de cet homme célèbre. Le surnom de Villeneuve, qui se trouve dans le titre de tous ses ouvrages, lui vient de la ville ou du village où il a vu le jour. Mais comme il y en a plusieurs de ce nom en Catalogne, en Languedoc, en Provence et près de Montpellier, chacun de ces pays revendique l'honneur de l'avoir vu naître. D'après les diverses raisons des auteurs qui ont débattu ce point de biographie, on penche à croire qu'Arnaud est né à Villeneuve, bourg à deux lieues de Montpellier, bien avant l'an 1295, époque assignée par Symphorien Champier, et contredite avec raison par Freind et quelques autres. Après avoir exercé la médecine, Arnaud vint à Paris étudier la philosophie et la théologie, et séjourna dans cette ville plus de dix ans. Il se rendit ensuite à Montpellier, où il se livra avec ardeur à l'étude de la médecine. On prétend même qu'il professa cette science dans l'Université qui y était établie dès ce temps. Il passa ensuite en Espagne pour prendre une connaissance plus approfondie des médecins arabes qui florissaient alors. Ce fut pendant ce voyage que sa grande réputation le fit appeler, de Barcelonne, où il était en 1285, à la cour de Pierre III, roi d'Arragon, pour soigner ce prince, qui mourut cette même année à Villefranche, ville de Catalogne. Arnaud, après avoir visité Rome, revint à Paris, et y enseigna la médecine et la Botanique avec éclat. Mais les doctrines hétérodoxes qu'il afficha ne tardèrent pas à attirer sur lui l'attention et la haine du clergé. Entre autres opinions hardies, et par conséquent dangereuses pour cette époque, il osa soutenir que les œuvres de charité et de pratique de la médecine sont plus agréables à Dieu que le sacrifice de la messe; qu'il n'y avait de damnés que ceux qui donnent de mauvais exemples; que les bulles des papes sont des ouvrages d'homme. Il s'éleva contre les établissemens d'ordres religieux. En même temps, livré aux pratiques absurdes de l'astrologie, il crut ou prétendit faire croire à la fin prochaine du monde. Pour éviter la persécution dont il était menacé, Arnaud quitta la France en 1289, et se retira à la cour du roi de Naples. Il paraît qu'il se rendit ensuite à Bologne, à Florence, à Milan, et enfin en Sicile, près de Frédéric II. Ce prince l'envoya, pour une mission politique, auprès de Robert, roi de Naples, en 1309 : ce fut probablement dans ce temps qu'il gagna l'affection du pape Clément V, qui le nomma son médecin. La négociation dont il était chargé ayant échoué, il retourna en Sicile. En 1313, il fut appelé près de Clément V, malade à Avignon, et mourut dans la traversée : c'est à tort qu'on a dit qu'il avait péri par le naufrage du vaisseau qui le transportait en Provence. Son corps fut enterré avec pompe à Gênes. Clément V manifesta le cas qu'il faisait de ce médecin, et les regrets que lui causait sa perte, en ordonnant à tous les évêques et à tous les chefs d'universités de chercher le traité de *Praxi medicâ*, qu'Arnaud lui avait promis, et en menaçant d'excommunication ceux qui retiendraient cet ouvrage. Déjà, en 1309, les théologiens de Paris avaient condamné les doctrines d'Arnaud. Après sa mort, un concile, tenu à Tarragone en 1317, condamna également quinze propositions tirées de ses œuvres, et proscrivit un grand nombre de traités composés par cet auteur.

Arnaud de Villeneuve fut un des hommes les plus savans de son époque : il savait l'arabe, le grec et l'hébreu. S'il paya un tribut à son siècle, en se livrant aux vaines théories de l'astrologie et aux recherches non moins absurdes de l'alchimie, il montra une supériorité d'esprit peu commune dans ce qui concerne les opinions théologiques, et peut être considéré en quelque sorte, suivant la remarque de M. Jourdan, comme le précurseur des réformateurs de la religion chrétienne. Ses contemporains lui accordèrent une grande considération comme savant et praticien. Il n'en est pas de même des auteurs modernes. Le jugement qu'ils ont porté sur son compte varie beaucoup. Les uns, comme Sprengel, tout en lui accordant de vastes connaissances, ne voient dans ses écrits qu'une preuve évidente de l'état déplorable qu'offrait la médecine au quatorzième siècle. Ses idées sur la nature des maladies, sur l'action des médicamens, sont puisées dans les subtilités de la scolastique; sa pratique est subordonnée aux chimères de l'astrologie, qui formait alors une branche essentielle de l'art de guérir. Ce n'est que rarement qu'on rencontre dans ses ouvrages des observations qui lui soient propres, et qu'il ait recueillies dans sa pratique. Le moindre tort qu'on peut lui reprocher serait d'avoir adopté les doctrines humorales de Galien. D'autres, au contraire, et tel est M. Jourdan, auteur d'un très bon article biographique sur Arnaud, pensent qu'on a été injuste envers ce médecin; que l'on trouve dans ses œuvres des descriptions très-soignées de plusieurs maladies, beaucoup de méthode, peu de théories hypothétiques toutes les fois qu'il s'agit du traitement, et d'excellens préceptes de thérapeutique. Du reste, on s'accorde à regarder ses ouvrages comme écrits d'un style incorrect, ce qu'on attribue soit à la vivacité de son caractère, soit à la faiblesse de sa vue, qui ne lui permettaient pas de les relire et de les corriger. Ils sont nombreux, mais très-courts; ce sont plutôt des mémoires, des consultations, que des traités complets. Si ses recherches alchimiques, dont on a exagéré les résultats, et qui ont donné lieu à d'absurdes accusations contre lui, ne l'ont pas conduit à la possession de la pierre philosophale, il ne paraît pas avoir perdu tout-à-fait son temps et ses peines : ainsi on lui doit la découverte de l'esprit de vin, de l'huile de térébenthine, des esprits composés et des eaux spiritueuses, et de quelques autres préparations dont il spécifie les propriétés. Nous n'avons pas tous les traités composés par Arnaud; aucun de ceux qui furent proscrits par la sentence de Tarragone, et dont Eymeric fait le dénombrement, n'est parvenu jusqu'à nous. Il en est aussi quelques-uns qui ont été mis sous son nom, quoiqu'ils ne soient pas de lui: tels sont surtout, à ce qu'on présume, divers écrits sur l'alchimie, auxquels les adeptes auraient voulu donner plus de crédit à la faveur d'un nom célèbre. Les ouvrages d'Arnaud ont été réunis sous ce titre :

Opera omnia. Lyon, 1504, in-fol. avec une préface de Marchius; Venise, 1505, in-fol.; Paris, 1509, in-fol.; *ibid.*, 1514; *ibid.*, 1520, avec la vie de l'auteur, par Symphorien Champier; Venise, 1527, in-fol.; Lyon, 1532, in-f.; *ibid.*, 1586; Bâle, 1581; in-fol.; *ibid.*, 1585. Cette édition, qui est la plus estimée, a été donnée par Nicolas Taurellus.

On a imprimé à part les traités suivans :

De regimine sanitatis. Lausanne, 1482, in-8; Paris, 1483, in-12; Lausanne, 1486, in-4; Paris, 1524, in-12; Lyon, 1717, in-4.

De conservatione sanitatis. Arnaud traite dans cet ouvrage de tous les genres d'alimens; il a été subdivisé en plusieurs parties, dont une a été publiée isolément sous ce titre :

De salubri hortensium usu. Cologne, 1472, in-8.; Paris, 1572, in-8 ; Cologne, 1586, in-8; Paris, 1617, in-8; *ibid.*, 1617, in-8; 2e édit.

De conservandâ juventute et retardandâ senectute. Paris, 1617, in-8.

Parobola meditationis : quæ alio nomine à medicis appellantur regulæ generales seu canones generaes curationis morborum. Bâle, 1565, in-8 ; Altembourg, 1638, in-12.

De aphorismis. Bâle, 1560, in-8 ; *ibid.*, 1565, in-8.

Commentum in regimen Salernitanum, imprimé sous le titre de *Notulæ ad scholam Salernitanam.* Lyon, 1482 in-4; Pise, 1484, in-4; Paris, 1484, in-4; Cologne, 1507, in-4; Francfort, 1551, in-8; *ibid.*, 1558, in-8; Paris, 1625, in-8; Rotterdam, 1657, in-12.

Breviarium practicæ cum capitulo generali de urinis, et tractatis de peste et de omnibus febribus. Milan, 1483, in-fol.; Lyon, 1527, in-8. — On pense que cet ouvrage n'est pas d'Arnaud.

De regimine podagræ, 1576, in-8.

De venenis. Milan, 1475, in-4; Padoue, 1487, in-4.

De simplicibus. Venise, 1520, in-4. On pense que cet ouvrage n'est pas d'Arnaud, qui y est cité.

De vinis, in-4.

De conservantibus et nocentibus principalibus membris nostri corporis. Bâle, 1560, in-8; *ibid.*, 1565, in-8.

Rosarius philosophorum. Lyon, 1572, in-12.

Flos florum. Lyon, 1572, in-12; Francfort, 1603, in-8.

De usu carnium pro sustentatione ordinis Cartusiensium contrà Jacobitas. Paris, 1617, in-8. Consultation faite par Arnaud en faveur des chartreux et contre les frères prêcheurs, pour prouver que l'usage de la viande n'est pas nécessaire, même quand on est malade.

Plusieurs autres traités, dans lesquels il est question d'alchimie et d'astrologie, et qu'on attribue à Arnaud, ne sont pas dans le recueil de ses œuvres; nous croyons inutile de les indiquer. Notre auteur avait encore traduit le *Tractatus de syrupo acetoso*, d'Avicenne; le *Tractatus de viribus cordis*, du même auteur, et celui d'Avenzoar, *De conservatione corporis*. Le *Trésor des pauvres*, qu'on lui attribue, n'est pas de lui. Postel l'a accusé d'être l'auteur du fameux livre *de Tribus impostoribus*, que Ramus attribue à Postel lui-même. La vie d'Arnaud de Villeneuve a été écrite par Nicolas Antonio (*Bibl. Hispana vetus*), par Symphorien Champier (dans l'édition des œuvres d'Arnaud, de 1520), par Lenglet-Dufresnoy (*Hist. de la philosophie hermétique*), par Astruc (*Mém. sur la faculté de Montpellier*), par Niceron (*Mémoires*), et par beaucoup d'autres.

(Moréri. — Eloy. — *Encyclop. méth. médec.* — *Biographie médic.*)

ARNEMANN (Just) naquit à Lunébourg le 23 juin 1763. Reçu docteur à Gœttingue en 1786, il fut nommé, le 25 septembre de l'année suivante, professeur extraordinaire de médecine dans la Faculté de cette ville. Il voyagea en Allemagne, en Italie, en France et en Angleterre; revint à Gœttingue, où il fut nommé professeur ordinaire en 1792; quitta cette ville pour aller se fixer à Hambourg, et se brûla la cervelle le 25 juillet 1807 (Jourdan). Les principaux ouvrages d'Arnemann sont les suivans :

Commentatio de oleis unguinosis. Gœttingue, 1785, in-4. — C'est un Mémoire sur la question mise au concours par la société des médecins de Gœttingue. J.-D. Brandis gagna le prix, Arnemann obtint l'*accessit*.

Experimentorum circà redintegrationem partium corporis in vivis animalibus institutorum. Gœttingue, 1786, in-4.

Versuch ueber die regenerationen, etc. Essai sur la régénération chez les animaux vivans, suivi d'un essai sur le cerveau et la moelle épinière. Gœttingne, 1787, in-8, 2 vol. avec onze planches. — Contre les assertions de Frédéric Michaelis, Arnemann ne trouva jamais, à l'endroit de la section d'un nerf, qu'une substance celluleuse fort différente de la substance du nerf. Dans le second volume de l'ouvrage, où l'on trouve indiquées les suites qu'entraîne la perte d'une portion de l'encéphale, l'auteur fit part de plusieurs observations microscopiques fort intéressantes sur la structure du cerveau et des nerfs. Il assura que les nerfs, lorsqu'ils agissent, éprouvent une diminution ou une augmentation de longueur; et cette assertion, qui contredisait directement les expériences de Haller, engagea par la suite Brandis et Reil à soutenir que dans l'acte de la sensation, les nerfs subissent un mouvement dont il est cependant impossible de démontrer la réalité.

Commutatio de aphtis. Gœttingue, 1787, in-8; et dans le *Sylloge opuscul. de Franck.* — Mémoire pour lequel Arnemann partagea avec Lentin le second prix sur la question proposée par la société royale de médecine de Paris, en 1786.

Entwurf einer praktischen arzneymittellehre. Essai d'une matière médicale pratique. Gœttingue, 1791-1792, in-8, 2 vol.; *ibid.*, 1795, in-8; *ibid.*, 1797, in-8; *ibid.*, 1803. — C'est un des meilleurs manuels que l'on possède. Ses avantages consistent dans la division basée sur les principes du solidisme, l'ordre exact et lumineux qui y règne, le choix de la littérature, et l'indication précise de l'action des médica-

mens, d'après les résultats de l'expérience et de l'observation.

Chirurgische arzneymittellehre, etc. Matière chirurgicale. Gœttingue, 17.., troisième édition; *ibid.*, 1799, in-8. — On peut voir une longue analyse de cet ouvrage dans le *Recueil périodique de littérature médicale étrangère*, par Sédillot, tome I, pag. 430-445.

Bemerkungen ueber die durchbohrung der processus mastoideus in gewissen fallen der taubheit. Traité de la perforation de l'apophyse mastoïde dans certains cas de surdité. Gœttingue, 1792, in-8 avec 3 planches.

Synopsis nosologiæ in usum prælectionum academicarum. Gœttingue, 1793, in-8.

Uebersicht der .... chirurgischen instrumente, etc. Aperçu des instrumens de chirurgie anciens et modernes les plus usités. Gœttingue, 1796, in-8.

System der chirurgie. Gœttingue, 1798, in-8 (Sprengel); Gœttingue, tome I, 1800; tome II, 1801, in-8 (Jourdan). — Cet ouvrage utile occupe une place honorable parmi les manuels de chirurgie, quoiqu'on puisse faire plus d'une objection tant contre l'ordre adopté par l'auteur, que contre certaines théories pathologiques.

Handbuch der praktischen medicin. Manuel de médecine pratique. Gœttingue, 1800, in-8 (Jourdan).

Arnemann a coopéré à la publication de plusieurs journaux où se trouvent des observations et des mémoires qu'il y a fournis.

(*Comment. de rebus in scient. natur. et medic. gestis.* — Sprengel.)

ARNISÆUS (Henning), natif d'Halberstadt, ville de la Basse-Saxe, jouissait d'une grande estime comme médecin et comme philosophe, vers le commencement du dix-septième siècle. Après avoir voyagé en France et en Angleterre, et fait des leçons de morale dans l'Académie de Francfort-sur-l'Oder, il fut nommé professeur de médecine dans celle de Helmstadt. Cette Université n'avait point alors d'endroit propre à l'enseignement; Arnisæus fit construire à ses frais un laboratoire de chimie, et forma un jardin de botanique. Pour suppléer à la rareté des dissections publiques, il entreprit, sur l'invitation du duc de Brunswick, des planches anatomiques, qui pussent, en quelque façon, les remplacer quand on manquait de cadavres. On conserve ces planches à Helmstadt, elles sont au nombre de vingt-cinq, et représentent les muscles, de grandeur et de couleur naturelles. Il en avait fait d'autres sur les parties génitales de la femme, qui ne se sont pas aussi bien conservées. Haller, qui les avait vues, dit que le nombre en était diminué de son temps. Arnisæus fut appelé, en 1630, à Copenhague en qualité de conseiller et de médecin du roi. Il mourut au mois de novembre de l'an 1635.

Arnisæus écrivit beaucoup sur la politique et l'histoire. On lui doit, en médecine, outre un assez grand nombre de dissertations académiques, les ouvrages suivans :

Observationes aliquot anatomicæ ex quibus controversiæ multæ medicæ et physicæ breviter deciduntur. Francfort-sur-l'Oder, 1610, in-4. — La sixième partie roule sur la diduction des os du bassin dans l'accouchement. L'auteur avait eu occasion de la constater sur le cadavre d'une fille morte six jours après un accouchement très-facile.

De partûs humani legitimis terminis. Helmstadt, 1618, in-4; Francfort, 1641, in-12, avec l'ouvrage précédent.

Epistola de observationibus quibusdam anatomicis, à la suite des observations de médecine de Grégoire. Horst. Ulm., 1625, in-4; Nuremberg, 1652, in-4.

ARNOLD (Georges-Chrétien), né à Lesnow, en Pologne, docteur en médecine et dans l'art des accouchemens de l'Université de Leipsick, a publié quelques ouvrages parmi lesquels nous nous bornons à citer ceux qu'il a écrits en latin :

Tractatus de partu serotino 324 dierum, ex œdemate uterino cum singulari graviditate et puerperio. Leipsick, 1775, in-8. — Relation faite avec le plus grand soin, d'un cas extrêmement remarquable, où l'auteur fit preuve d'habileté dans l'art des accouchemens.

Observationum physico-medicarum annus MDCCLXXII. Breslau, 1777, in-8.

(Hamberger et Meusel, *das gelehrte Teutschland.*)

ARNOLD (Thomas), médecin de Leicester, où il fonda un établissement pour les fous, qu'il dirigea jusqu'à sa mort, arrivée en 1816, était membre du Collége de Londres et de la Société royale de médecine d'Édimbourg. Il a publié :

Observations on the nature, kinds, causes and prevention of insanity, etc. Observations sur la nature, les espèces et les causes de la folie, et sur les moyens de la prévenir. Tom. I, Leicester, 1782, in-8 de 324 p. ; tom. II, *ibid.*, 1786, in-8 de 541 p. ; deuxième édition, Londres, 1806, in-8, 2 vol.

Case of hydrophobia, commonly called canine madness, from the bite of a mad dog, successfully treated. Observation d'hydrophobie, vulgairement nommée rage canine, survenue à la suite de la morsure d'un chien enragé, et traitée avec succès. Londres, 1793, in-8.

Observations on the management of the insane, and particulary on the agency and importance of humane and kind treatment in effecting their cure ; ou Réflexions sur la manière de diriger les fous, et particulièrement sur l'influence et l'importance d'un traitement doux et humain pour assurer leur guérison. Londres, 1809, in-8.

(*Commentarii de rebus in scient. natur. et med. gestis. — A Catalogue of the library on the medical and chirurgical society of London.*)

AROMATARI (Joseph Decli-), médecin distingué de son temps, naquit à Assisi dans l'Ombrie, vers l'an 1586. Son oncle Reniéro, médecin et chirurgien, fut son premier maitre, et seconda de tous ses moyens les talens qu'il voyait se développer dans son neveu. Après avoir étudié à Pérouse, il partit pour se rendre à Montpellier, afin d'y terminer ses études médicales ; mais, arrêté à Padoue par le célèbre César Cremonino, lecteur public en philosophie, il y resta, et reçut dans l'Université de cette ville le bonnet de docteur à l'âge de 18 ans. Il vint ensuite se fixer à Venise, où il exerça la médecine avec éclat pendant cinquante ans. Il refusa les offres honorables qui lui furent faites successivement par le duc de Mantoue, le roi d'Angleterre et le pape Urbain VIII, qui cherchèrent à l'attacher à leur personne. Il ne voulut pas quitter Venise, où il mourut à la suite d'une fracture de la jambe, et affaibli par les douleurs d'un calcul vésical, le 16 juillet 1660.

Disputatio de rabie contagiosâ, cui præposita est epistola de generatione plantarum ex seminibus, quâ detegitur, in vocatis seminibus contineri plantas verè confirmatas, ut dicunt, actu. Venise, 1625, in-4 ; Francfort, 1626, in-4 de 72 pages. — Le titre indique assez ce que renferme la lettre placée en tête de l'ouvrage. Quant à la dissertation sur la rage, l'auteur place le siége de cette maladie dans la trachée, et la compare à l'esquinancie. D'après cette opinion, qu'il cherche à étayer sur la nature des symptômes et les ouvertures des corps, il conclut que le traitement propre à l'angine est aussi celui qu'on doit employer contre la rage. Il ne regarde point l'hydrophobie comme un caractère spécifique de cette dernière affection, et prouvé qu'on voit quelquefois survenir l'horreur des liquides dans des angines qui n'ont point été précédées de morsures par un animal enragé.

Aromatari est encore auteur de plusieurs ouvrages purement littéraires qui ne doivent pas trouver place ici.

(Mazzuchelli.)

ARTEDI (Pierre) naquit dans l'Angermanie, province septentrionale de la Suède, le 22 février 1705. Son père, Olaüs Arctædi, ministre du saint Évangile, se plut à cultiver ses heureuses dispositions. On le destinait à la carrière théologique; mais un penchant irrésistible l'entraînait, encore enfant, à la contemplation de la nature. On l'envoya, en 1716, à l'école de Hernosand, faire ses humanités. Il passait les heures des récréations à observer des poissons ou à rassembler des fleurs. Il partit en 1724 pour se rendre à l'Université d'Upsal, et y perfectionner ses études en philosophie et en théologie. Mais sa passion pour les sciences naturelles l'y suivit, aussi bien que son goût pour l'alchimie, dont il avait cherché à débrouiller les mystères dès qu'il avait pu lire les oracles où ils sont renfermés. Ses parens furent forcés de céder à une vocation aussi décidée, et Artedi commença à étudier la médecine. Ses progrès répondirent à son ardeur pour le travail.

Ce fut en 1728 qu'il lia avec Linné cette amitié dont l'illustre naturaliste fait un tableau si touchant dans la *Vie* de son ami: *Quæ primò alteri innotescebat observatio, alterius mox excitabat invidiam; quisque sua sibi servabat arcana, ast non reticenda diù; diem vix ferre poterat amicitia nostra, quin alter sua alteri referens, lætam, et dùm quisque ignota hactenùs videret, sibi novitate perculsam amico mentem significare; et sic invida intercedens nostros nisus æmulatio excitabat mutuam industriam, novos addens ad labores stimulos; nec vergebat dies quin alter alterum adiret. Alter sua adversa vel secunda fata, quæque acciderant, alteri sincerè denuntiabat; sic solamen utrique erat socium habuisse fatorum; fata quævis et secunda et adversa æquis dividere animis jucunda sors!* Au moment de se séparer pour entreprendre de longs voyages, les deux amis se léguèrent mutuellement leurs collections et leurs manuscrits. Si la mort venait à surprendre l'un d'eux, l'autre devait honorer sa mémoire en publiant ses travaux. Après un an de séparation, ils se retrouvèrent à Leyde au milieu de l'été de 1735. L'absence n'avait fait qu'accroître leur amitié; mais la mort ne tarda pas à venir en rompre les charmes. Le 27 septembre de la même année, Artedi, qui depuis quelque temps demeurait à Amsterdam, rentrant chez lui par une nuit obscure, tomba dans un canal, et ne put être secouru à temps. Il mourut avant d'avoir fini sa trentième année, pendant qu'il mettait la dernière main à son *Ichthyologie.* Après avoir versé des larmes sur sa tombe, Linné acquitta la dette de l'amitié en publiant cet ouvrage :

Petri Artedi Succi, medici, icthyologia sive opera omnia de piscibus, scilicet : Bibliotheca icthyologica. Philosophia icthyologica. Genera piscium. Synonymia specierum. Descriptiones specierum. Omnia in hoc genere perfectiora quàm anteà ulla. Posthuma, vindicavit, recognovit, coaptavit et edidit Carolus Linnœus, med. doct. et nc. imp. N. C. Leyde, 1738, in-8. —Chaque traité a une pagination particulière, et est précédé d'une préface de Linné. On trouve en tête de la troisième partie deux dédicaces offertes par l'éditeur, l'une au doct.

George Clifford, l'autre à J. Liungberg, ministre du saint évangile, et à P. Biur, tous deux parens d'Artedi, et qui lui avaient fourni de l'argent pour ses voyages. Linné fit précéder l'ouvrage d'une *vie* de l'auteur, d'où nous avons tiré cette notice.

J. Jules Walbaum a donné une nouvelle édition des œuvres d'Artedi à Gripswald, 1788-93, 5e part., in-4, ornée de planches.

J. G. Schneider en a donné une de la quatrième partie, ou de la synonymie ichthyologique. Leipsick, 1789, in-4.

ARTHAUD, licencié en médecine, fut reçu à la Faculté de médecine de Nancy, le 12 juillet 1770. Il est connu dans la science par ses recherches sur les propriétés des artères, consignées dans l'ouvrage suivant :

Dissertations sur la dilatation des artères et sur la sensibilité, appuyées de plusieurs expériences faites sur les animaux vivans, auxquelles on a joint deux observations sur l'hydropisie du péritoine. Paris, 1771, in-8. —Dans ce travail, l'auteur a indiqué trois mouvemens différens qu'on observe dans ces vaisseaux : 1° une locomotion des artères flexueuses, d'où il résulte qu'elles tendent à se redresser pen-

dant la contraction du cœur. On sait que, parmi les modernes, Parry a également observé ce mouvement ; mais qu'il l'attribue à l'action opposée du mouvement du sang, c'est-à-dire, à l'augmentation des flexuosités des artères ; 2° un mouvement dans le sens de la longueur de ces vaisseaux, qui produit alternativement leur alongement et leur raccourcissement : ce phénomène a été confirmé par les physiologistes de nos jours ; 3º un mouvement latéral, tel que l'artère se trouve portée en totalité, par l'impulsion du sang, dans une direction perpendiculaire à son axe longitudinal. Enfin, les expériences curieuses et multipliées qu'il a faites pour connaître avec précision la cause du pouls, le conduisirent à cette conclusion très-fondée, que le pouls est un effet de l'impulsion du sang vers l'obstacle produit par le changement de figure de l'artère. La dissertation importante d'Arthaud contient à peu près tout ce que les physiologistes modernes ont écrit sur cette matière. Ce travail est la traduction française de la thèse qu'il soutint à la Faculté de Nancy, pour sa réception de licencié en médecine. Il avait eu cette question à résoudre : « Le pouls est-il produit par la dilatation des artères ? »

La seconde dissertation d'Arthaud, sur la sensibilité, n'est autre chose qu'une réfutation des assertions que Fabre avait émises contre l'opinion de Haller sur les parties sensibles du corps, opinion que l'auteur embrasse. Enfin, les deux observations d'hydropisie du péritoine sont accompagnées de remarques sur le traitement de cette maladie. A cette occasion, Arthaud parle de son frère, habitant Saint-Domingue, ce qui rendrait probable que ce dernier, également médecin, est l'auteur des ouvrages suivans qu'on trouve sous le nom d'Arthaud.

Traité des pians, broch. in-4 au Cap-Français, 1776.—Cette monographie a spécialement pour objet le pian considéré chez les nègres, et renferme une histoire détaillée de cette maladie et de son traitement.

Discours prononcé à l'ouverture de la première séance publique du cercle des Philadelphes, tenue au Cap-Français le 11 mai 1785 ; avec une description de la ville du Cap, pour servir à l'histoire des maladies qu'on y observe dans les différentes constitutions. Broch. in-8 de 55 pages. Paris, 1785, par *Arthaud, médecin du roi au Cap, président du cercle.* — Cette notice renferme un grand nombre de détails intéressans sur la topographie et la police sanitaire de Saint-Domingue.

Observations sur les lois concernant la médecine et la chirurgie, etc. etc., à Saint-Domingue. Cette brochure in-8 de 104 pages, sans date ni lieu d'impression, a paru en 1791 environ : le nom d'Arthaud est précédé du prénom de *Charles.*

Enfin, on indique encore sous le nom d'Arthaud une *Consultation médico-légale,* imprimée à Paris en 1777, in-4 de 19 pages. Cette pièce est une défense d'Arthaud et de Giraud, accusés d'avoir prolongé pendant cinq mois l'existence d'une fistule à l'anus chez un malade habitant au Cap-Français, et signée par Duchanoy, doct. rég. de la Fac. de Paris, A. Petit, Leclerc, Missa, Louis et Martin. Arthaud y est désigné avec les titres de docteur en médecine, membre de la société royale de médecine de Paris établie pour les épidémies, et correspondant de l'Acad. roy. de chirurgie.

ASCLÉPIADE, l'un des médecins les plus célèbres de l'antiquité, était de Pruse, capitale de la Bythinie. On a peu de renseignemens sur sa vie, et ceux que Pline nous fournit manquent de précision et d'exactitude. Selon l'historien de la nature, Asclépiade vivait au temps de Pompée, *ætate magni Pompeii.* Cette indication, beaucoup trop vague, a été la source d'une foule d'erreurs. On a cru, et le savant Sprengel lui-même a commis cette inadvertance; qu'Asclépiade n'était venu à Rome qu'à l'époque où les victoires de Lucullus et de Pompée introduisirent chez les Romains, avec le luxe et les richesses de l'Asie, les sciences et les arts de la Grèce. On a parlé de ses liaisons avec Pompée et avec Cicéron, sans songer que son arrivée à Rome était probablement antérieure à la naissance de ces deux grands hommes. Cicéron nous fournit lui-même la preuve qu'il ne pouvait pas avoir quinze ans quand Asclépiade mourut dans un âge très-avancé. En effet, dans un entretien entre L. Crassus, Q. Mucius, M. Antonius, C. Cotta et P. Sulpicius, qui est supposé avoir lieu à l'époque du consulat de L. M. Philippus, et vers la fin du tribunat de M. L. Drusus, c'est-à-dire l'an 91 av. J. C., Crassus parle d'Asclépiade comme d'un homme qui n'est plus. Or, comme on peut induire du récit de Pline que le médecin de Pruse exerça long-temps l'art de guérir dans la capitale du monde, il y était certainement avant l'an 106 avant J. C., époque de la naissance de Pompée et de Cicéron. S'il faut en croire Pline, Asclépiade commença d'abord par enseigner la rhétorique, et ne se tourna vers la médecine que parce que le métier de sophiste n'était pas assez lucratif. On a généralement admis cette tradition, sur laquelle on pourrait peut-être élever des doutes, mais qui n'est contredite par aucun témoignage. On a cru trouver dans un passage de Cicéron une preuve du contraire; mais ce passage n'a aucun rapport avec la question dont il s'agit, et s'il en avait, ce serait en faveur de Pline. Le voici; c'est Crassus qui parle : *Neque enim si Philonem illum architectum, qui Atheniensibus armamentarium fecit, constat, perdisertè populo rationem operis sui reddidisse, existimandum est architecti potiùs artificio disertum, quam oratoris fuisse..... Neque verò Asclepiades is quo nos medico amicoque usi sumus, tùm, cùm eloquentiâ vincebat cæteros medicos, in eo ipso quod ornatè dicebat, medicinæ facultate utebatur, non eloquentiæ.* (Cicer. de Orat. lib. *I*, p. 284 *id.* Ernesti, Halle, 1772, in8°.) Tout le monde convient de la haute réputation dont Asclépiade jouit de son vivant. Quelques biographes, il est vrai, qui semblent avoir pris à tâche de le présenter comme un charlatan, prétendent qu'il ne dut cette réputation qu'à sa molle complaisance à céder à tous les goûts et à tous les caprices de ses malades; mais l'amitié de Crassus, de Cotta, d'Antoine, etc., suffit pour prouver qu'il ne la dut qu'à ses talens. Asclépiade exerça une influence puissante sur la médecine, en donnant pour fondement à la physiologie les principes de la philosophie d'Épicure, et fut le promoteur d'une révolution dont nous essayerons de tracer le tableau à l'article Méthodisme. Pour éviter toute répétition, nous nous bornerons ici à rappeler quelques-uns des principes d'Asclépiade. Il pensait qu'il n'y a dans la nature que de la matière en activité, et que la variété infinie des phénomènes que présentent les corps est le résultat de la diversité des élémens qui les composent. Suivant lui, le corps humain résulte de la combinaison d'une multitude d'atomes, laissant entre eux des interstices ou canaux à travers lesquels circulent d'autres atomes. La juste proportion de ces derniers avec les canaux qu'ils doivent parcourir constitue la santé; leur disproportion amène la maladie. L'activité de la matière, sous quelque forme que celle-ci se présente, se réduit à la faculté de se mouvoir, ou au besoin d'être *mue*. Dans les corps organisés, les solides sont les agens du mouvement; aussi les fluides peuvent-ils être le siége des causes prédisposantes des maladies, mais non des causes prochaines ou essentielles. Tous les phénomènes qui se passent dans les corps, sont les résultats *nécessaires* de l'action mécanique des parties les unes sur les autres. Ils ne sont point réglés par une force intelligente; il n'y a point de nature vigilante et conservatrice; et la médecine, qui attend patiemment des efforts de cette prétendue nature la solution des maladies, n'est qu'une sorte de méditation de la mort, etc., etc. (*Voyez* Méthodisme.)

Quoique partisan de la médecine agissante, Asclépiade avait plus volontiers recours aux moyens hygiéniques qu'aux médicamens très-actifs. Il employait rarement les purgatifs, qu'il regardait comme ennemis de l'estomac; mais il permettait les clystères, et il en ordonnait même quelquefois de très-âcres. Il donnait beaucoup de soins à entretenir ou exciter les fonctions de la peau par des frictions ou autrement; il réglait les exercices, et prescrivait scrupuleusement toutes les particularités du régime. On peut voir dans Cœlius Aurelianus l'exposition des méthodes de traitement qu'il suivait dans la plupart des maladies.

Asclépiade avait beaucoup écrit. Tous ses ouvrages, dont Celse, Galien, Cœlius Aurelianus, Aëtius, etc., ont conservé de nombreux fragmens, sont perdus depuis long-temps. Voici les titres des principaux, d'après Fabricius :

De communibus adjutoriis. — Περι κλωπειας. — Περι ανακρνσυς και των τευγμων βιβλιων. — *De clysteribus.* — *Libri definitionum.* — Περι ελκων. — *De periodicis febribus.* — *Lib. II; explanatio aphorismorum Hippocratis. De hydrope.* — *Libri de lue (cardiacâ).* — *Libri III de celeribus sive acutis passionibus.* — *De pulsibus.* — *Libri salutarium ad Geminium.* — *De tuendâ sanitate.* — *Libri de vini datione,* etc. Il existait encore un traité de médecine adressé par Asclépiade à Mithridate, près de qui il avait refusé de se rendre.

(Fabricius , *Bibliotheca græca,* tom. 13. — Schulze, *compend. hist. med.* — Cœlius Aurelianus. — Cicéron. — Sprengel.)

ASCLÉPIADES. Ce nom, qui, dans le principe appartenait exclusivement aux descendans d'Esculape, s'étendit par la suite à tous les prêtres qui desservaient ses autels. Ministres d'une divinité bienfaisante, ils étaient les seuls dispensateurs de la vie et de la santé; ou plutôt, dépositaires des admirables découvertes de leur ancêtre, les Asclépiades furent, pendant plusieurs siècles, les seuls médecins de la Grèce. L'histoire de cet ordre serait donc bien intéressante, si le défaut de monumens ne nous condamnait à ignorer toujours ce qu'il y aurait dans cette histoire de plus essentiel à connaître. Nous allons recueillir le peu que l'on sait de l'état extérieur ou politique des Asclépiades, et les renseignemens encore plus incomplets qui nous restent sur l'exercice de la médecine dans les temples qu'ils desservaient.

Les historiens ne sont pas d'accord sur l'époque où l'on commença à rendre à Esculape les honneurs divins. Si l'hymne en son honneur, que l'on attribue à Homère, n'est pas de ce poëte, le monument le plus ancien que l'on connaisse de la divinité d'Esculape est le temple de Titane, élevé par Alexanor, fils de Machaon, environ douze siècles avant notre ère. Les temples de Cos, de Cnide et de Rhodes, bâtis par les enfans de Podalyre, n'étaient pas beaucoup moins anciens; ceux d'Epidaure, de Pergame, de Sycyone et de Smyrne, furent, avec les précédens, les plus célèbres de tous. Ces temples étaient placés dans la situation la plus propre à seconder la puissance du dieu qu'on y adorait. On les construisait hors de l'enceinte des villes, sur le sommet d'une montagne, au milieu d'un bocage sacré qui interceptait les vents malsains, et contribuait encore à purifier l'air. Nul profane n'en pouvait approcher qu'après des purifications réitérées. On ne laissait ni mourir aucun malade, ni accoucher aucune femme sur la terre sacrée qui entourait le temple.

Les descendans d'Esculape transmettaient à leurs enfans les connaissances médicales dont ils avaient hérité de leur aïeul, sans en dévoiler le secret à aucun étranger. Cette famille formait donc, comme les prêtres d'Égypte, une caste particulière, qui était en possession de la pratique de la médecine, et du culte mystérieux de son fondateur. Quand l'extension rapide de ce culte, et la multiplication des temples d'Esculape, ne permirent plus à ses descendans d'en desservir tous les autels, cette famille privilégiée admit dans son sein et fit participer à ses droits des disciples dont on éprouvait par avance la discrétion et la fidélité. Les Asclépiades obligeaient tous ceux qui étaient initiés dans les mystères de leur science, de jurer par Apollon, Esculape, Hygiée, Panacée et tous les autres dieux et déesses de ne pas profaner les mystères, et de ne les dévoiler qu'aux enfans de leurs maitres, ou à ceux qui s'engageraient par le même serment. Les élèves, ainsi instruits, sortaient rarement de l'ordre au sein duquel ils avaient puisé leurs connaissances; on en vit cependant quelques-uns; préférant la condition des périodeutes (*voy.* ce mot), aller mettre leur habileté au service des malades qu'ils rencontraient. Mais généralement ils les attendaient dans leurs temples; et là, par des cérémonies que nous trouvons fort ridicules, mais auxquelles ils savaient donner un air imposant et une apparence de merveilleux, ils obtenaient d'Esculape la guérison des malades.

Parmi toutes ces cérémonies, celle que les Asclépiades accréditèrent le plus est connue sous le nom d'incubation : elle consistait à coucher dans le temple pour obtenir la guérison de ses maux. Pour que personne ne mourût entre leurs mains, ou pour n'admettre à l'incubation que des malades susceptibles d'une guérison prompte et facile, ils exigeaient qu'on eût auparavant consulté le dieu dont on invoquait le secours; et, comme ses ministres en étaient l'âme et l'organe, ils dictaient les réponses à leur gré. Quand le malade était admis, il y avait des cérémonies préalables auxquelles on mettait un appareil propre à en imposer au peuple, toujours avide du merveilleux. Du sanctuaire ou du fond des temples il sortait quelquefois une agréable vapeur qui remplissait le lieu où se tenaient les consultans : c'était l'arrivée du dieu qui parfumait tout par sa présence. Après ces préparations cérémonielles, venaient les jeûnes, les expiations et les lustrations; car il est bon d'observer que le dieu ne se communiquait pas à des sujets impurs. A ces religieuses grimaces succédaient les sacrifices; et chaque temple avait les siens. En certains endroits, on sacrifiait à Esculape des moineaux, et en d'autres c'étaient des coqs. A Cyrène, ce dieu agréait le sacrifice des chèvres, il le rejetait à Épidaure. A Titane, on lui offrait le taureau, l'agneau et le porc : l'Esculape d'Athènes, bien plus sobre, se contentait de noix, de figues et d'autres menues denrées semblables. Tous ces dons, qui étaient de précepte légal, n'excluaient pas la générosité des dévots. Quand les ablutions et les sacrifices étaient finis, les malades se couchaient; le sacrificateur éteignait les lampes, et recommandait de dormir, ou du moins de garder un profond silence par respect pour le lieu : car le moindre bruit effarouchait la divinité qui avait de bonnes raisons pour ne pas s'exposer aux regards curieux et indiscrets des profanes. Lorsque le sacrificateur croyait tout son monde bien endormi, il saisissait ce moment pour faire sa ronde et s'emparer des noix, des figues, des gâteaux et des autres offrandes qui avaient été transportées de l'autel sur la table sacrée; car puisqu'il guérissait pour le dieu, il était juste qu'il mangeât pour lui. Le lendemain, on disait que l'immortel avait tout consommé.

Vers le milieu de la nuit, lorsque tout était calme, Esculape, ou plutôt le prêtre qui en faisait les fonctions, accompagné de plusieurs femmes, qu'on faisait passer pour les filles du dieu, visitait les malades, et leur ordonnait le remède qu'il jugeait convenable; un aide le préparait sur-le-champ, et le dieu en faisait l'application. Quelques-uns de ces malades guérissaient par hasard, et d'autres se croyaient guéris, ce qui revient à peu près au même. Des tablettes suspendues aux colonnes du temple, et sur lesquelles on gravait ces succès, en perpétuaient le souvenir. Comme les charlatans de nos jours, les prêtres d'Esculape avaient des gens affidés qui ne venaient dans leurs temples que pour faire éclater la puissance de la divinité. L'objet de ces faux miracles qu'ils publiaient de temps à autre, était de réveiller l'attention du peuple et de soumettre les incrédules. Pour l'ordinaire, ils prescrivaient des remèdes naturels, mais assaisonnés de superstition. S'agissait-il d'en consigner les bons effets sur les tablettes publiques, c'étaient toujours des maladies graves, désespérées, incurables, qu'ils avaient guéries. Long-temps la médecine des Asclépiades se borna à un empyrisme grossier. Ils donnaient au hasard ce qu'ils croyaient propre à réparer les désordres d'une machine qu'ils ne connaissaient point; car, quelque éloge que fasse Galien de leur habileté dans l'anatomie, ils n'en eurent jamais ni n'en pouvaient avoir les premières notions. Quant à une doctrine médicale, ils n'en sentirent pas même le besoin, jusqu'à l'époque où les travaux des philosophes et des périodentes (*voyez* ces mots), en détournant d'eux l'attention du public, réveillèrent leur émulation, et leur firent sentir le besoin d'acquérir des connaissances réelles, s'ils voulaient soutenir leur crédit ébranlé. Deux écoles d'Asclépiades, en particulier, celles de Cnide et de Cos, honorèrent le siècle qui précéda Hippocrate, par des travaux de quelque importance, principalement fondés sur l'observation. Les traités séméiotiques d'Hippocrate ont principalement pour base les travaux de ces deux écoles, et surtout de celle de Cos. Un médecin de Cnide (Chrysippe) avait publié les sentences de ce célèbre collége un peu avant le temps d'Hippocrate. Cet ouvrage n'est point parvenu jusqu'à nous.

On trouve rassemblé, dans les ouvrages suivans, tout ce qui concerne les Asclépiades et l'exercice de la médecine dans les temples d'Esculape.

Henr. Meibomii, præs. Herm. Coring. diss. de incubatione in fanis deorum medicinæ causá olim factá. Helmstadt, 1659, in-4. — J. H. Schulze, *Historia medicinæ, etc.* Leipsick, 1728, in-4. — Dan. Vinck, *Amœnitates philologico-medicæ, in quibus medicina à servitute liberatur.* Utrecht, 1730, in-8. — Hundertmarck, *Diss. de artis medicæ per ægrotorum apud veteres in vias publicas et templa expositionem incrementis.* Leipsick, 1739, in-4. — Walchii, *Antiquitates medicæ selectæ.* Iéna, 1772, in-8. — Dujardin, *Histoire de la chirurgie.* Paris, 1774, in-4. — Sprengel, *Histoire de la médecine, etc.*

ASELLIO (GASPARD), nommé communément ASELLI, célèbre anatomiste, naquit à Crémone vers l'an 1581. Il fut professeur public d'anatomie et de chirurgie à l'Université de Pavie, et protochirurgien en chef de l'armée royale dans la guerre cisalpine, ainsi que le prouve l'épitaphe qu'on a placée sur son tombeau. Il vivait particulièrement à Milan, ville dans laquelle il obtint le droit de cité, et où il pratiqua la médecine. Ce fut là qu'au milieu de ses recherches anatomiques, il découvrit les vaisseaux lactés; découverte importante, à laquelle son nom fut dès-lors attaché, et qu'il dut en partie au hasard, ainsi qu'il le rapporte lui-même dans l'historique qu'il a tracé de cette découverte. Le 23 juillet 1622, il disséquait un chien pour faire voir le trajet et la distribution des nerfs récurrens, et qu'on avait tué au moment du travail de la digestion ; il aperçut dans les replis du mésentère, et dans l'épaisseur des parois des intestins, un grand nombre de ramifications très-ténues, d'une couleur blanche, qui, au premier aspect, ressemblaient à des filets nerveux, mais qu'il en put aisément distinguer, en suivant ces derniers, dont la disposition était essentiellement différente. En outre, en piquant les premières avec un scalpel acéré, il en vit sortir un liquide blanc, crémeux, qui ne laissa plus de doute sur la nature vasculaire de ces ramifications blanchâtres. Frappé d'une découverte aussi imprévue, il s'empressa de la constater sous les yeux de ses nombreux auditeurs, parmi lesquels se trouvaient deux médecins célèbres, Alexandre Tadino et Settala. Pour donner à ce fait une démonstration complète, il répéta l'expérience le 26, trois jours après, sur un autre chien, et le résultat fut le même. Enfin, les autres recherches qu'il fit successivement et à la même époque sur des agneaux, des chats, des vaches, des porcs, des veaux et des chevaux, vinrent confirmer pleinement sa première observation. Il fut démontré que ces vaisseaux sont particulièrement visibles quand l'estomac est rempli d'alimens qui y subissent un commencement de digestion, et qu'ils sont les conducteurs véritables du chyle. Asellio mourut en 1626, avant de pouvoir faire connaître lui-même au monde savant cette découverte importante, qui fut publiée un an après sa mort, par ses deux amis, Alexandre Tadino et Settala. Voici le titre de la première édition de son ouvrage :

De lactibus, sive lacteis venis, quanto vasorum necessariorum genere novo invento, dissertatio, quâ sententiæ anatomicæ multæ, vel perperam receptæ convelluntur, vel parùm perceptæ illustrantur, etc.; morte præventus ut ederetur curârunt Alex. Tadinus et senator Septalius physici de Coll. Nob. Mediol., atque amplissimo, et excellentissimo senatui Mediolani dicârunt. Milan, 1627, in-4; et réimprimé successivement à Bâle, 1628 et 1640, in-4; Lyon, 1641, in-8. Ce travail a été réuni aux œuvres de Spigel, publiées à Amsterdam, 1645, in-fol., et inséré dans le deuxième volume de la *Bibliotheca anat.* de Leclerc et Manget, p. 636. Genève, 1685, in-fol. Dans cette dissertation, qu'on peut placer au premier rang parmi les travaux anatomiques du dix-septième siècle,

Asellio expose d'abord l'historique de sa découverte, et recherchant ensuite dans les écrivains de l'antiquité ce qu'ils appelaient vaisseaux lactés, il fait voir qu'on avait désigné sous ce nom beaucoup d'organes dissemblables, et auxquels cette dénomination n'était pas applicable. Moins jaloux de s'attribuer exclusivement cette découverte, que de multiplier les preuves de sa réalité, il cherche à prouver qu'Aristote, Platon, Hippocrate, Hérophyle, Galien, etc., ont parlé de ces vaisseaux d'une manière formelle, mais sans reconnaître que leurs usages étaient différens de ceux des autres vaisseaux avec lesquels ils les ont confondus, parce qu'ils ne les ont observés que dans leur état de vacuité : c'est à cette cause qu'Asellio attribue l'erreur des anciens anatomistes, dans laquelle

Galien seul paraîtrait n'être pas tombé. Considérant ensuite la structure des vaisseaux lactés, il les range dans la classe des veines, étant ramifiés comme elles, non moins multipliés et munis de valvules. Au milieu de ces vérités, Asellio commit une erreur très-grande, en disant que ces vaisseaux se réunissaient dans le pancréas pour se jeter de là dans le foie : aussi sa découverte resta-t-elle incomplète jusqu'à l'époque où le suédois Olaüs Rudbeck démontra les connexions de ces vaisseaux avec le canal thoracique, en 1650. Ajoutons encore que Asellio ayant fait ses recherches sur des animaux, et entre autres sur des chiens, il nomma *pancréas* un amas de ganglions mésentériques qui est très-prononcé chez ces derniers, et dépeignit au contraire le véritable pancréas comme une glande jusqu'alors inconnue; il est résulté de ce fait beaucoup d'obscurité dans son histoire des vaisseaux lactés. Enfin, il a pris les lymphatiques du foie pour des vaisseaux lactés, et ignoré le véritable trajet de ces vaisseaux.

Il paraît qu'il laissa manuscrits deux autres ouvrages, l'un intitulé *Observationes chirurgiæ*, et l'autre *De venenis*. Ces deux écrits, re tés entre les mains d'Alexandre Tadino et Settala, n'ont pas été publiés.

(Corte, *Medici scrittori Milanesi.* — Mazzuch Ili.)

ASTROLOGIE. L'influence des astres sur la production de certains phénomènes naturels et même d'événemens moraux, a été admise presque en même temps qu'on eut fixé son attention sur les révolutions des corps célestes. L'origine de l'astrologie remonte donc à la plus haute antiquité : elle prit naissance en Chaldée avec les premières notions de l'astronomie, fut cultivée chez les Égyptiens, et particulièrement chez les Juifs, qui la firent entrer dans leur théorie cabalistique, et de là se propagea avec les autres genres de superstition dans notre Occident, d'où à peine elle est disparue devant les lumières croissantes de la philosophie.

On conçoit que, dans des temps d'ignorance, où presque toutes les relations des phénomènes physiques et moraux échappaient, de simples coïncidences accidentelles aient frappé l'imagination, et fourni les bases d'un système dont elle fit bientôt tous les frais.

L'influence évidente des révolutions solaires sur les changemens de saison; l'apparence de rapports entre les phases de la lune et plusieurs phénomènes, fit attribuer à ces astres les effets dont on ignorait les véritables sources. Cette influence fut étendue à tous les autres astres, et leurs différens aspects, non-seulement imprimèrent une modification puissante aux conditions de l'atmosphère et aux fonctions matérielles des corps organisés, mais encore réglèrent les actions morales, et présidèrent aux plus grands événemens. La différence essentielle de ces deux sortes de phénomènes dont on chercha la prédiction dans les diverses situations des corps célestes, a fait établir deux espèces d'astrologie : l'astrologie naturelle, science des plus incertaines, mais qui, s'appuyant sur des observations plus ou moins exactes, ne choque pas la raison ; et l'astrologie judiciaire, ou astrologie proprement dite, à laquelle la superstition et la vanité humaine ont seules donné naissance.

La médecine, qui se trouve en contact avec toutes les branches de connaissances, ne pouvait manquer de participer aux croyances de l'astrologie naturelle et aux absurdités de l'astrologie judiciaire. Hippocrate croyait à l'influence des astres dans la production des maladies, mais seulement comme déterminant des modifications sensibles ou inappréciables dans l'atmosphère. C'est dans ce sens qu'il explique les maladies particulières aux saisons, et qu'il veut que le médecin connaisse l'astronomie. (*De signific. vitæ et mortis.* — *De aere, aquis et locis.* — *Aphorism.*, lib. 3.) Parmi les constellations dont l'influence lui parait plus marquée et plus importante à observer, il indique les Pléiades, l'Arcture et le Chien. Il veut qu'on fasse une plus grande attention au lever et au coucher de ces étoiles, parce que les jours où ils arrivent sont critiques dans les maladies ; ils sont remarquables par la mort ou la guérison des malades, ou par quelque métastase considérable. Galien s'occupa aussi de cette question ; mais il accorde plus d'influence à la lune que ne faisait Hippocrate. Suivant lui, les jours critiques correspondent aux diverses phases de cette planète, et il imagine un mois médicinal analogue au mois lunaire. Il admettait aussi l'influence des autres astres, des planètes et des étoiles, et son opinion était basée sur ce raisonnement assez spécieux : « Si l'aspect réciproque des astres ne produit aucun effet, et que le soleil, la source de la vie et de la lumière, règle lui seul les quatre saisons de l'année, elles seront tous les ans exactement les mêmes, et n'offriront aucune variété dans leur température, puisque le soleil n'a pas chaque année un cours différent. Puis donc qu'on observe tant de variations, il faut recourir à quelque autre cause dans laquelle on n'observe pas cette uniformité. » (*Comment. in secund. lib. Porrhetic.*)

On étendit par la suite cette doctrine ; et toutes les distinctions de l'astrologie judaïque passèrent dans la médecine. Livrés à toutes les idées hypothétiques et superstitieuses qui devaient nécessairement résulter d'une semblable association, les médecins négligèrent l'ancienne doctrine, que les écarts de la nouvelle tendirent à déconsidérer, à cause de leurs rapports apparens. Cependant on peut

concevoir que, par leur lumière et leur calorique, et par leur gravitation, les corps célestes de notre système planétaire aient quelque influence physique sur l'économie animale, et que leurs diverses
situations, amenant des modifications dans ces conditions, déterminent des effets variés. Quelques faits rapportés par les auteurs
anciens et modernes tendent à le prouver. Le retour périodique de
l'hémorrhagie des femmes, qui a lieu, en général, après un intervalle
de temps égal à celui d'une révolution lunaire, donne aussi quelque vraisemblance à cette opinion. Enfin beaucoup de phénomènes
périodiques, physiologiques ou morbides, sont probablement dus à
quelque cause générale. Il ne nous appartient pas, dans cet ouvrage,
de discuter et d'approfondir ce point de la science qui présente des
difficultés plus grandes que la météorologie elle-même, si peu
avancée encore. Nous devons nous borner à signaler les principaux
travaux entrepris pour l'éclairer. Mead, faisant une application du
système de Newton sur le flux et le reflux de la mer, chercha à
démontrer l'influence du soleil et de la lune sur les corps organisés. (*De imperio solis et lunæ in corpora humana et morbis indé
orientis*; Lond., 1704.) Il était publié presqu'en même temps,
en 1706, une dissertation de Fréd. Hoffmann, ayant pour titre:
Dissert. de siderum in corpore humano influxu medico. Sauvages,
en 1757, fit paraître une dissertation sur le même sujet; et Testa,
dans son ouvrage sur les *Maladies périodiques*, chercha à rapporter certains phénomènes au cours du soleil. D'autres auteurs ont
consigné dans leurs écrits des faits ou des opinions relatifs à l'influence des astres sur le corps humain; tels sont, entr'autres, Baillou, Ramazini, Sydenham, Diemerbroëck, Lind, Fontana, Toaldo,
Balfour; et beaucoup de points de cette doctrine ont été abordés au
sujet d'un concours établi par la société de médecine de Bruxelles,
sur cette question: *De l'influence de la nuit sur les malades*. Les
mémoires couronnés ont été rassemblés sous ce même titre dans un
volume in-8°, Bruxelles, 1806. On distingue surtout ceux de
MM. Richard de Laprade et Murat. Depuis, le même sujet a été
traité par plusieurs auteurs: nous citerons particulièrement la thèse
de M. Bally, intitulée: *De l'influence de la nuit*; Paris, 1807; et
celle de M. Virey, sous ce titre: *Éphémérides de la vie humaine,
ou Recherches sur la révolution journalière et la périodicité de ses
phénomènes dans la santé et les maladies*; Paris, 1814.

Quant à l'application de l'astrologie judiciaire, ou astrologie
proprement dite, à la médecine, elle date de l'époque où l'école

d'Alexandrie propagea ses théories théosophiques. Du temps de Pline, un médecin Marseillais, nommé Crinas, commença à l'introduire dans l'art de guérir, et tenta d'assujétir le régime au cours des astres. Elle se lia avec tous les genres de superstitions qui infectèrent depuis la médecine. Les Arabes cultivèrent l'astrologie avec ardeur, mais n'en tirèrent pas des préceptes de conduite pour le traitement des maladies. Il n'en fut pas de même en Occident, où le règne prolongé de la barbarie laissa prendre de fortes racines aux préjugés les plus absurdes. L'astrologie ne pouvait y manquer de partisans. Dès le treizième et le quatorzième siècles, elle formait une branche essentielle de la médecine ; on ne se hasardait pas à opérer le moindre changement dans l'économie animale, sans avoir préalablement consulté les astres. Le renouvellement des sciences au quinzième siècle ne fit que donner plus de vogue aux rêveries de toute espèce, en ranimant l'étude des anciens philosophes grecs, et surtout des platoniciens d'Alexandrie. L'astrologie, qui n'avait été enseignée et pratiquée que par les partisans d'Averrhoès, et surtout par les médecins, fut réduite en corps de doctrine. Les premiers savans du siècle se rangèrent sous sa bannière. C'est ainsi que le livre de Marsile Ficin, sur la vie humaine, n'est rempli que de formules indiquant la manière de conserver la santé et de prolonger la vie, à l'aide des connaissances astrologiques. Georges Ganivet exposa au long les théories astrologiques. Cet auteur ne cherche la cause des épidémies que dans la conjonction des planètes. Il attribue toutes les maladies de chaque individu à la constellation qui l'a vu naître, et cherche à découvrir cette dernière pour établir son pronostic. Malgré l'opposition de Pic de la Mirandole, de Gerson, et de la Faculté de Paris, qui condamna l'astrologie comme un art diabolique et dangereux, ces chimères furent universellement accueillies. La faveur que leur accordèrent la plupart des souverains les accrédita : on cite surtout la cour des Visconti, à Milan, comme remarquable par l'importance qu'elle y attacha.

Ce fut encore pis dans le siècle suivant ; la vogue de l'astrologie s'accrut encore : elle fut enseignée et pratiquée comme une science utile. Jamais on n'entendit plus parler de prédictions qu'à cette époque. On connaît la terreur générale qu'imprima alors l'annonce faite par un savant astrologue, de la fin prochaine du monde ; la prédiction d'une peste qui se réalisa donna du crédit aux astrologues. Leurs almanachs, qui étaient en général rédigés par des

médecins, et parmi lesquels se distingue celui du fameux Nostra-
damus, dirigeaient la conduite de chaque individu. L'almanach de
Rupaldi indiquait, pour tous les temps futurs, les jours où l'on
devait pratiquer la saignée, donner des purgatifs et appliquer des
ventouses. Ces règles, que l'on se serait fait scrupule de violer, devinrent plusieurs fois funestes. Des médecins de ce temps rapportent
des accidens causés par le retard de moyens qu'exigeait promptement la maladie. Lange, Gesner, Éraste, s'élevèrent en vain contre
cette coutume superstitieuse. Les premiers savans et les écrivains
les plus célèbres du seizième siècle étaient tous plus ou moins
portés en faveur de l'astrologie. Clément Clementinus soumit les
principales parties du corps à une planète et à une constellation
particulières. Une foule d'autres médecins adoptèrent ces rêveries,
et écrivirent sur l'astrologie médicale. Ce fut en vain qu'un assez
grand nombre de médecins cherchèrent à s'opposer à ces préjugés.
Les efforts d'Euricius Cordus, d'Éraste, de Valleriola, de Mun-
della, ne purent rien sur la disposition générale des esprits. Paracelse
vint, qui enchérit sur les absurdités de ses prédécesseurs, en les
réunissant et les coordonnant en système. L'astrologie et la cabale
en formèrent la principale base. (*V.* l'article PARACELSE et l'histoire
de son système.) Depuis, l'astrologie ne marcha guère seule avec la
médecine. Seulement, lorsque les doctrines théosophiques de Paracelse eurent disparu, quelques restes des erreurs dans lesquelles la
thérapeutique avait été entraînée par suite de la croyance à un
pouvoir occulte des astres, se montrèrent encore, mais plutôt dans
le vulgaire que dans la classe des médecins. On eut encore çà et là
quelque foi aux règles de conduite prescrites par les almanachs;
mais ces préjugés tombèrent peu à peu devant les lumières de la
philosophie. (*V.* l'article THÉOSOPHIE.)

ASTRUC (JEAN) naquit à Sauve, gros bourg du Bas-Languedoc,
diocèse d'Alais, le 19 mars 1684. Son père, ministre protestant,
ayant fait abjuration peu de temps avant la révocation de l'édit
de Nantes, embrassa la profession d'avocat, et partagea son temps
entre l'exercice de cette profession et l'éducation de ses enfans.
Jean, l'aîné des deux, après avoir fait ses humanités sous la conduite de son père, alla à Montpellier, fit sa philosophie, et fut
reçu maître-ès-arts en 1700. Son goût le porta à étudier la médecine; il s'y livra tout entier. Il fut reçu bachelier en 1702, licencié le 12 octobre de la même année, et docteur le 25 janvier 1703. Ne sortant de son cabinet que pour visiter les hôpitaux,

il fit des provisions immenses de travail et d'observation. Il lut avec la plus grande application, et analysa avec soin la plus grande partie des auteurs anciens et modernes. En 1706, lorsque Chirac suivit à l'armée le duc d'Orléans, il choisit Astruc pour le remplacer durant son absence : la Faculté y consentit. Il s'acquitta de cet emploi avec honneur jusqu'en 1710, qu'il alla concourir à Toulouse, où vaquaient trois chaires. Il obtint celle d'anatomie, qu'il desirait, et en prit possession en 1711. Il l'occupa jusqu'en 1715, que Chirac lui accorda la survivance de sa chaire à Montpellier. Mais Châtelain étant mort, Astruc, qui ne jouissait d'aucun émolument, demanda sa place, et en fut pourvu en 1716. La réputation d'Astruc, déjà bien établie, s'étendit de plus en plus, et son nom devint célèbre dans toute l'Europe. Le roi lui donna une pension de 700 livres. Il n'avait point sollicité cette grâce : elle alla le chercher à Montpellier en 1720. L'année suivante, il fut nommé inspecteur des eaux minérales du Languedoc. Quelque agrément qu'il eût à Montpellier, il s'aperçut enfin que la masse de ses recherches augmentant, il manquait de moyens pour les perfectionner; il se détermina, non sans peine, à quitter cette ville, et à venir mettre à profit les riches bibliothèques de la capitale. A peine y était-il, que le roi de Pologne, électeur de Saxe, le nomma son premier médecin en 1729. Astruc ne fit presque que se montrer à cette cour, où l'attendaient les honneurs et la fortune. Il prétexta des affaires de famille pour venir retrouver à Paris ses amis et ses livres. La ville de Toulouse le nomma capitoul en 1730 : la même année, le roi le mit au nombre de ses médecins consultans. En 1731, il obtint la chaire que la mort de Geoffroy laissait vacante au Collége de France. En 1743, il fut adopté unanimement par la Faculté, qui ne desirait pas moins de le compter parmi ses membres qu'Astruc de lui appartenir. L'ardeur pour le travail ne s'éteignit en lui qu'avec la vie. Il mourut le 5 mai 1766, à l'âge de 82 ans. Quoiqu'on ne puisse nier que les contemporains d'Astruc aient beaucoup exagéré son mérite, on ne saurait pourtant, sans une grande injustice, lui refuser des connaissances très-variées et une vaste érudition.

Tractatus de motûs fermentativi causâ. Montpellier, 1702, in-12.

Respons. crit. animadversionibus Fr. Ren. Vieussens, in tractatum de causâ motûs fermentativi. Montpellier, 1702, in-4.

Mémoires sur les pétrifications de Boutonnet, petit village près de

Montpellier, Montp., 1708, in-8.

Conjectures sur le redressement des plantes inclinées à l'horizon. (Mémoires de l'Académie de Montpellier, 1708.)

Dissertatio physico - anatomica de motu musculari. Montpellier, 1710, in-12, 189 pag. et 2 planches.

Mémoire sur la cause de la digestion des alimens. Montp., 1711, in-4.

Traité de la cause de la digestion, où l'on réfute le nouveau système de la trituration et du broiement, et où l'on prouve que les alimens sont digérés et convertis en chyle par une véritable fermentation. Toulouse, 1714, in-12.

Epistolæ quibus respondetur epistolari dissertationi Thom. Boeri de causis concoctionis. Toulouse, 1715, in-8.

Diss. chirurg. de fistulá ani. Montpellier, 1718, in-8.

Quæstio medica de naturali et præternaturali judicii exercitio. . . . . . An judicii exercitium, sive rectum, sive depravatum, à cerebri mechanismo, et quá ratione pendeat? Montpellier, 1718, in-8.

Diss. med. de hydrophobiá. Montpellier, 1719, in-12.

Diss. de sensatione. Montpellier, 1720, in-12.

Diss. sur la peste de Provence. Montpellier, 1720, in-12; *ibid.*, 1722, in-12.

Diss. sur l'origine des maladies épidémiques et de la peste. Montpellier, 1721, in-8.

Thesis med. de phantasiá et imaginatione. Montpellier, 1723, in-8.

Diss. sur la contagion de la peste, où l'on prouve que cette maladie est véritablement contagieuse, et où l'on répond aux difficultés que l'on oppose à ce sentiment. Toulouse, 1724, in-8.

De morbis venereis libri sex. Paris, 1736, in-4. *Libri novem.* Ibid., 1740, in-4, 2 vol. Traduit en français par A. F. Jault, à l'exception de la partie bibliographique, qui forme les cinq derniers livres et remplit le tome II. Paris, 1740, in-12, 3 vol.; *ibid.*, 1743, in-12, 4 vol.; *ibid.*, 1755, in-12, 4 vol., avec des additions d'Astruc et des remarques d'Antoine Louis ; *ibid.*, 1773, in-12, 4 vol.; *ibid.*, 1777, in-12, 4 vol., par Louis. Cet ouvrage est le fondement le plus solide de la célébrité d'Astruc. Il conservera longtemps à son auteur la réputation d'un homme d'une grande lecture, et d'un écrivain qui a travaillé utilement pour la littérature médicale. Ce n'est pas à nous, qui courons la même carrière, et qui profitons des travaux de ce savant médecin, qu'il appartiendrait de le méconnaître.

Mémoires pour servir à l'histoire naturelle de la province du Languedoc, divisés en trois parties, ornées de figures et de cartes en taille-douce. Paris, 1737, in-4.

Cinq lettres dans le procès des médecins contre les chirurgiens. Paris, 1737-38, in-4. Elles parurent d'abord séparément, et furent ensuite réimprimées ensemble sons ce titre :

Lettres de J. Astruc ; Jean-Louis Petit et autres, sur les disputes qui se sont élevées entre les médecins et les chirurgiens, avec leurs réponses. Paris, 1738, in-4.

Lettre d'un médecin de Paris à un médecin de province, sur la place d'un médecin consultant, occupée par M. Lapeyronie, (sans nom d'auteur). Paris, 1738, in-4.

Réflexions sur la déclaration du roi. 1743, in-8 de 12 pages.

Sommaire pour la Faculté de médecine. Paris, 1743, in-fol.

An sympathia partium à certâ nervorum positurâ in interno sensorio? Paris, 1743, in-4.

An ex anatome subtiliori ars medica certior? Paris, 1743, in-4.

Tractatus pathologicus. Genève, 1743, in-8; *ibid.*, 1753, in-8; Paris, 1766, in-12.

Tractatus therapeuticus. Genève, 1743, in-8; *ibid.*, 1750, in-8. Une traduction de cet ouvrage, par Isaac G*** (Garcelon), publiée en 1755, in-12, sans nom de ville ni d'imprimeur, donna lieu, après l'examen qui en fut fait par quatre commissaires examinateurs pris dans le collége des médecins de Bordeaux, à un arrêt du parlement de cette ville, qui ordonne *que ledit livre sera et demeurera supprimé, etc., comme dangereux par les changemens et les additions qu'y a faits l'ignorant traducteur.*

État des contestations entre la Faculté de médecine et la communauté des chirurgiens. Paris, 1747, in-4.

La nécessité de maintenir dans le royaume les écoles de chirurgie qui y sont établies dans la Faculté de médecine. Paris, 1749, in-4.

An morbo, colicæ pictorum dicto, venæ sectio in cubito? Paris, 1752, in-4.

Conjectures sur les mémoires originaux dont il paraît que Moïse s'est servi pour composer le livre de la Genèse, avec des remarques qui appuient ou qui éclaircissent ces conjectures. (Paris), 1753, in-12.

Diss. sur l'immatérialité et l'immortalité de l'âme. Paris, 1755, in-4.

Doutes sur l'inoculation de la petite-vérole, proposés à la Faculté de médecine de Paris. Paris, 1756, in-12.

An saccharum alimentum? Paris, 1759, in-12.

Traité des tumeurs et des ulcères, etc. Paris, 1759, in-12, 2 vol.

Recueil de plusieurs pièces concernant le traité des tumeurs et des ulcères, etc. Paris, 1769, in-12.

Traité des maladies des femmes. Paris, 1761-65, in-12, 6 vol.

L'art d'accoucher réduit à ses principes. Paris, 1766, in-12.

Mémoires pour servir à l'histoire de la Faculté de médecine de Montpellier, revus et publiés par Lorry. Paris, 1767, in-4.

(*Éloge d'Astruc par Lorry dans les mémoires précédens.* — Lefébure de Saint-Ildefont, *suite de la bibliographie d'Astruc.*)

ATHALIN (CLAUDE-FRANÇOIS), professeur de médecine, doyen de l'Université de Besançon et de l'Académie de cette ville, mort le 15 mai 1782, a laissé:

Lettre à un médecin de province au sujet d'une observation rare et intéressante, sur les accidens survenus seulement au bout de 54 jours, à la suite d'un coup reçu à la tête, qui n'avait occasionné aucun accident primitif. Besançon, 1746, in-8.

Institutiones anatomicæ. Besançon, 1753, in-8. Abrégé de peu de valeur. Athalin communiqua à l'Académie des sciences plusieurs observations qui ont été insérées dans les mémoires de cette société: *Histoire d'une catalepsie,* an. 1738, hist., pag. 40-43, *d'une hydropisie de l'ovaire,* 1738, etc.

AUBERT (B.), médecin du Roi à Marseille, naquit à Oullioules en Provence, le 21 juillet 1692. Elevé à Marseille par un oncle alors curé de la paroisse de Saint-Martin, il fit ses humanités chez les Pères de l'Oratoire, et se livra ensuite à l'étude de la médecine. Il acquit de bonne heure dans cette carrière une réputation qui n'est ordinairement que le fruit des années et de l'expérience, et qui le fit appeler au service de la marine royale à Brest, d'où il revint à Marseille remplir les mêmes fonctions, et il en conserva le titre et la pension lorsque les galères furent retirées de cette ville. Dès-lors il se fixa à Marseille, que les souvenirs de sa jeunesse lui faisaient considérer comme sa patrie, et où les pauvres furent toujours les objets les plus chers de son zèle et de ses soins. Ses charités journalières, quoique très-abondantes, ne mirent point obstacle aux grands établissemens qu'on doit à sa générosité. Le premier est la place de médecin à l'hôpital du Saint-Esprit, pour en soigner jour et nuit les malades : un don de 20,000 fr. de ses épargnes forma le fonds sur lequel sont assignés les émolumens attachés à cette place. L'*hôpital des pauvres malades abandonnés* est un autre monument de sa bienfaisance : 100,000 francs qu'il plaça sur la communauté de la ville d'Antibes en furent les premiers fonds qu'il s'occupa sans relâche à augmenter, en y ajoutant ses épargnes annuelles. L'étendue considérable des bâtimens, et le nombre des malades qu'on peut y recevoir, prouvent assez les grands frais que nécessita la formation de cet établissement. Aubert mourut subitement au milieu de ses occupations philantropiques; à l'âge de quatre-vingt-quatre ans, emportant avec lui la considération publique, le respect général et les regrets des malheureux sans nombre qu'il soulagea pendant sa vie. Foucou, sculpteur du Roi, fut chargé par les administrateurs de l'hôpital qu'il avait fondé, d'exécuter en marbre le buste de ce médecin bienfaisant.

L'histoire de la médecine ne doit pas seulement renfermer les noms des savans qui ont contribué à ses progrès; elle s'honore également des vertus de ceux qui, comme Aubert, se sont rendus chers à l'humanité, en montrant un aussi louable désintéressement pour soulager leurs concitoyens. On lui attribue :

Consultation médicale sur la maladie noire, 1745, in-4. Cette brochure est indiquée ainsi sans le lieu de l'impression, par Ersch (*La France littéraire*, tome I), et par Desessarts (*Siècles littéraires de la France*); tandis que les auteurs de la *Biographie médicale* l'attribuent à un médecin champenois nommé François Aubert, et désignent Châlons comme le lieu de l'impression.

Ersch attribue encore à Aubert l'édition de l'ouvrage intitulé :

Ant. Storck, necnon H. Jos. Collin, anni medici, etc. ; edit. novissim. præfatus est.* Amsterdam et Lyon, 1779, in-8.

(*Ancien Journal de Médecine, Chirurgie, Pharmacie,* etc., novembre 1782, tome LVIII.)

AUBERT (JACQUES). On trouve dans la bibliothèque française de Lacroix du Maine deux médecins de ce nom, qui fleurirent dans la seconde moitié du seizième siècle. L'un, né à Vendôme, vécut dans sa patrie; l'autre, natif de Laval, dans le Maine, exerça la médecine à Lausanne. Les bibliographes modernes attribuent à un seul Aubert les ouvrages que Lacroix du Maine partage entre ces deux : c'est à celui qui habita Lausanne; mais ils veulent que ce soit celui de Vendôme qui soit allé se fixer en Suisse. Lacroix du Maine dit au contraire que c'est le Manceau, et il est plus sûr de s'en rapporter à lui, puisqu'il parle de son compatriote et de son contemporain.

Libellus de peste. Lausanne, 1571, in-8.

Des natures et des complexions des hommes, et d'une chacune partie d'iceux, et aussi des signes par lesquels on peut discerner la diversité d'icelles. Lausanne, 1571, in-8. de 190 pages.

Progymnasmata in Jo. Fernelii librum de abditis rerum causis, quibus adduntur quorumdam gravissimorum morborum curationes. Bâle, 1579, in-8 de 295 pages.

Semeiotice sive ratio dignoscendarum sedium malè affectarum, et affectuum præter naturam. Lausanne, 1587, in-8; Lyon, 1596, in-8.

Les ouvrages suivans pourraient bien n'être pas du même auteur :

De metallorum ortu et causis, brevis et dilucida explicatio. Lyon, 1575, in-8. Cet ouvrage est écrit contre les chimistes.

Responsiones apologeticæ de paracelsicorum ladano et calcinatis cancrorum oculis, et de chemia vanâ. Lyon, 1576, in-8 de 59 pages.

Institutiones physicæ instar commentariorum in libros physicæ Aristotelis. Lyon, 1584, in-8.

(Lacroix du Maine, *Bibliothèque française.*)

AUBERY (JEAN), connu en latin sous le nom d'Albericus, natif du Bourbonnais, vivait au commencement du dix-septième siècle. Il étudia la médecine à Montpellier, et fut dans la suite médecin du duc de Montpensier. Il est auteur des livres suivans :

I. *L'antidote de l'amour; plus, un discours de la nature et des causes d'icelui, et les remèdes pour se préserver et guérir des passions amoureuses.* Paris, 1599, in-12; Delft, 1663. Cet ouvrage est curieux et savant; il est plus utile que le titre ne parait le promettre.

II. *Les bains de Bourbon-Lancy et l'Archambaut.* Paris, 1604, in-8. — Un extrait de cet ouvrage n'apprendrait rien, dit Carrère, sur les eaux dont il y est question : on n'y trouverait ni analyses chimiques, ni observations pratiques; on n'y apercevrait que préjugés populaires, prévention, enthousiasme et superstition.

III. *De restituendâ et vindicandâ medicinæ dignitate.* Paris, 1608, in-3.

(Carrère, *Bibliothèque*, etc. — Le même, *Catalogue raisonné des ouvrages publiés sur les eaux minérales.*)

AUBIN (Jean de Saint-), savant médecin de Metz, fut le contemporain et l'ami de Foës. Livré tout entier à ses travaux littéraires, le célèbre traducteur d'Hippocrate obtint des magistrats de faire partager à son ami la charge de médecin de la ville, dont il était revêtu. Saint-Aubin acquitta la dette de l'amitié en traduisant les Scholies de Palladius sur le livre *de Fracturis*, et, prévenant ainsi le retard que cet ouvrage aurait mis à l'impression des œuvres d'Hippocrate. Il avait entrepris un traité sur la peste, que sa mort, arrivée en 1597, l'empêcha de terminer. Cet ouvrage fut publié par les soins de Bucelot, médecin de Metz et ami du défunt, sous ce titre :

Nouveau conseil et avis pour la préservation et guérison de la peste, par M. J. de S.-Aubin, médecin ordinaire de la ville de Metz, et dédié aux seigneurs de ladite ville. Metz, 1598, in-8.

(Dom Calmet, *Bibl. de la Lorraine.*)

AUBRY (Jean-François). On n'a aucun document sur la vie de ce médecin : il était médecin-conseiller du Roi, et intendant des eaux minérales de Luxeuil, sa patrie, où il est mort en 1795, suivant MM. Chaussier et Adelon (*Biogr. univers.*), et en 1781, suivant Ersch. Il est connu par l'ouvrage suivant :

Les oracles de Cos, ouvrage de médecine clinique, à la portée de tout lecteur capable d'une attention raisonnable, intéressant pour les jeunes médecins, et utile aux chirurgiens, curés et autres ecclésiastiques ayant charge d'âmes. Paris, 1776, in-8; *ibid.*, avec une *Introduction à la thérapeutique de Cos*, 1781, in-8; Montpellier, 1810, in-8. Cet ouvrage est plus estimable que ne pourrait le faire penser son titre ridicule. C'est une sorte de commentaire des règles de pronostic consignées dans presque tous les ouvrages d'Hippocrate, principalement dans les *pronostics*, les *prorrhétiques*, les *coaques* et les *aphorismes*. L'auteur explique ces règles, en démontre la justesse, en les rapprochant de faits pratiques d'où elles découlent; il se sert pour cela des quarante-deux histoires du premier et du troisième livre des *épidémiques*, comme étant les faits les plus avérés; il y joint, suivant l'occasion, des faits observés par lui-même, propres à corroborer les maximes d'Hippocrate ou à en donner l'intelligence : c'est là ce qu'il appelle expliquer les oracles de Cos. Le livre est précédé d'un discours où l'auteur, après avoir jeté un coup-d'œil rapide sur les premiers âges de la médecine, caractérise la doctrine d'Hippocrate et de quelques autres médecins célèbres qui ont marché sur ses traces ; il présente ensuite un tableau des divers systèmes de médecine, proposés soit avant, soit après Hippocrate, et de leur diversité conclut leur insuffisance et leur fausseté. Il penche pour un empirisme éclairé, celui qui est dirigé par la comparaison des faits passés avec les faits présens. Dans la deuxième édition, l'auteur ajouta un traité intitulé : *Introduction à la thérapeutique de Cos.* C'est un travail analogue à celui qu'il avait fait sur les maximes pronostiques d'Hippocrate, et appliqué à ses règles de traitement. Cependant il ne s'est pas borné aux moyens thérapeutiques ni aux maladies connues du temps d'Hippocrate ; il a ajouté des réflexions sur les avantages des *bains froids* dans le traitement de quelques maladies chroniques ; sur les cancers, sur les *vieux ulcères*, sur les *dangereux effets du sublimé corrosif*, sur le *traitement de la rage, des piqûres ou morsures faites par les animaux venimeux.* Le livre est terminé par la traduction de deux histoires de *petite-vérole maligne*, traitée par Boerhaave.

AUDOIN DE CHAIGNEBRUN (Henri) naquit vers 1713 ou 1714 à Chefboutonne, département des Deux-Sèvres. Il vint faire à Paris ses études en chirurgie. Il s'appliqua sérieusement à l'anatomie, et en fit des leçons. Après sa réception, il retourna dans sa patrie. Il avait le dessein de s'y fixer ; mais ses anciens maîtres, qui étaient devenus ses amis, l'ayant pressé de revenir dans la capitale, il se rendit à leurs instances. En 1745, il était à l'armée en qualité de chirurgien. Au retour de cette campagne, il fut chargé, par l'intendant de Paris, du traitement des maladies épidémiques de la Généralité. Ce fut alors qu'il prit des inscriptions en médecine. Lorsqu'il eut le temps d'études exigé, il alla à Montpellier se faire recevoir docteur. On lui expédia à son retour le brevet de médecin pour les épidémies de la généralité de Paris. Il en remplit les fonctions pénibles durant trente-cinq ans avec un zèle et une habileté au-dessus de tout éloge. Cinq à six fois il contracta les maladies qu'il avait heureusement traitées ; il fut même attaqué d'un charbon à la cuisse. Comme il était d'un tempérament robuste, il recouvrait promptement ses forces, et retournait courageusement à son poste.

Audoin mourut le 28 février 1781, d'une tumeur carcinomateuse à la joue, dans laquelle on avait plongé un bistouri, croyant y reconnaître une fluctuation profonde. Il n'a publié que les opuscules suivans :

Parallèle nouveau ou abrégé des différentes méthodes de tailler. Paris, 1749, in-4 de 6 pages.

Lettre à M. Guattani, sur la cautérisation des plaies d'armes à feu. Paris, 1749, in-4 de 8 pages.

Relation d'une maladie épidémique qui a régné en 1757 sur les animaux de la Brie. Paris, 1762, in-12.

Cartes microcosmographiques, ou description du corps humain. Paris,

in-4. Quoiqu'on voie à la fin la date de 1768, elles ne parurent qu'en 1770.

On trouve des observations de Chaiguebrun dans le *Journal de médecine* et dans les *Mémoires* de Goulin. Il en avait recueilli un très-grand nombre dont il préparait l'impression quand la mort le surprit. La *relation* ci-dessus indiquée en doit faire regretter la perte.

(Goulin.)

AUENBRUGGER (Léopold), né à Graetz dans la Styrie, le 19 novembre 1722, devint médecin ordinaire de l'hôpital espagnol de Vienne. Il n'a publié que quelques opuscules, mais dont un seul suffit pour lui assurer une juste célébrité.

Inventum novum ex percussione thoracis humani ut signo abstrusos interni pectoris morbos detegendi. Vienne (1761), 1763, in-8, traduit en français par Rosière de la Chassagne (à la suite du *Manuel des pulmoniques*), Paris, 1770, in-12, et par Corvisart (avec des commentaires), Paris, 1808, in-8. Quoique tout le monde connaisse la méthode d'Auenbrugger, son ouvrage, devenu rare en librairie, mériterait d'être plus répandu.

Experimentum noscens de remedio specifico sub signo specifico in manià virorum. Vienne, 1776, in-8.

Von der stillen wuth, etc. *De la rage mue, ou du penchant au suicide, comme véritable maladie, avec des observations et des remarques.* Dessau, 1783, in-8 de 71 pages. L'auteur range cette

maladie dans la classe des démences, et place son siége dans le plexus splénique et dans la courbure gauche du colon. Pour la guérir, il faut, suivant lui, avoir recours à l'eau de fontaine pure, à la ligature du ventre, à l'application d'un vésicatoire de neuf pouces de long sur six pouces de large sur la région de la rate; il conseille, en outre, plusieurs autres moyens analogues à ceux qui sont ordinairement prescrits dans le traitement général des aliénés. Les observations jointes à ce mémoire ne justifient d'ailleurs en aucune manière les avantages que l'auteur veut faire concevoir du traitement qu'il indique.

(Hamberger et Meusel, *das gelehrte teutschland.* — Ersch, *handbuch der deutschen literatur.*)

AUGENIO (Horace), né à Monte-Sancto, dans la marche d'Ancône, vers l'an 1527, succéda à la réputation de son père, Louis Augenio, qui avait exercé la médecine avec célébrité pendant soixante-dix ans, et qui avait été médecin du pape Clément VII. L'étude de la philosophie occupa les premières années de sa jeunesse; il s'appliqua ensuite à la médecine, et y fit de rapides progrès. Après avoir reçu le bonnet de docteur dans l'université de Bologne, selon quelques biographes, ou dans celle de Pise, selon quelques autres, il fut nommé, quoique fort jeune encore, professeur de logique à Macerata, où il enseigna pendant deux ans. Il fut alors choisi pour remplir la chaire de médecine théorique à Rome. Il la quitta en 1563, et exerça successivement son art en diverses villes : à Osimo, jusqu'en 1570; à Cingoli, jusqu'en 1573, et à Tolentino, jusqu'en 1576, époque où il alla professer la médecine pratique à l'Université de Turin, et non pas à celle de Pavie, comme on l'a dit. Il remplit cette dernière place pendant seize ans, au bout desquels il céda aux sollicitations de la république de Venise, qui l'appelait à Padoue, en lui offrant 1100 florins de pension pour succéder non à Capivaccio, comme le dit Conring, mais à Bernardin Paterno. Il mourut dans cette ville, en 1603, à l'âge de soixante-seize ans, laissant les ouvrages suivans :

De sanguinis missione libri III. Venise, 1570, in-8.

De curandi ratione per sanguinis missionem libri X. Gènes, 1575, in-fol.; Turin, 1584, in-4; Venise, 1597, in-folio.

De curandi ratione per sanguinis missionem libri XVII, in quibus extirpatis erroneis opinionibus apud novatores vigentibus, omnia secundùm Galeni doctrinam explicantur. Francfort, 1598, in-fol.; *ibid.*, 1605, in-fol.

Quod homini non sit certum nascendi tempus libri duo. Venise, 1595, in-8; Francfort, 1597, in-fol. Contre l'opinion d'Hippocrate, encore accréditée de son temps, l'auteur soutient que l'enfant de huit mois n'est pas moins viable que celui de sept.

*De febribus, febrium signis, symptomatibus, et prognostico libri septem ab ipso auctore ab anno 1568 usque ad 1572, singuli conscripti : nunc verò post ejus obitum ab Hilario Augenio filio in lucem emissi. His septem libris accesserunt postmodùm alii tres ejus-*dem *materiæ. I. De curatione symptomatum febrium pestilentium. II. De febribus pestilentibus. III. De curatione variolarum ac morbillorum.* Venise, 1605, in-fol.; Francfort, 1607, in-fol.

Epistolarum et consultationum medicinalium libri XII. Turin, 1580, in-4; Venise, 1592, in-fol.

Epistolarum, etc., libri XXIV in II vol. distribut. Francfort, 1597, in-folio.

Epistolarum, etc., tomi tertii libri XII. Francfort, 1600, in-fol.—Au jugement de Conring, ce sont moins des lettres que des traités souvent fort diffus, mais où l'on trouve bien des choses intéressantes. L'auteur soutient que l'état de grossesse ne doit pas empêcher de pratiquer la saignée quand elle est indiquée. Il a vu une femme perdre au troisième mois de sa grossesse huit livres de sang sans avorter.

De medendis calculosis ex exulceratis renibus. Camerino, 1575, in-4.

De modo præservandi à peste. Fermo, 1577, in-8; Leipsick, 1598, in-8.

Compendium totius medicinæ. Turin, 1580, in-8.

Consilia medica quædam : dans le recueil publié sous ce titre par Lautenbach. Francfort, 1605, in-4.

Les œuvres d'Augenio ont été réunies sous le titre d'*Opera omnia.* Francfort, 1597-1607, 4 vol. in-fol.; Venise, 1607, 4 vol. in-fol. (Mazzuchelli.)

AUMONT (Arnulphe d'), docteur-médecin de l'université de Montpellier, professeur royal unique, et premier médecin agrégé de la Faculté de médecine en l'université de Valence, dé l'Académie des Sciences de Lyon et de Montpellier, né à Grenoble le 27 novembre 1720, mort en 1782. Il publia :

Mémoire sur une nouvelle méthode d'administrer le mercure par le moyen du lait des animaux frictionnés, 1662.

On doit à d'Aumont la plupart des articles de médecine des vol. III, IV, V, VI et VII de l'*Encyclopédie.*

(Hébrail et Delaporte, *La France littéraire.*)

AUGIER DUFOT (Anne-Amable), médecin pensionné du Roi et de la ville de Soissons, professeur de l'art des accouchemens, médecin de la généralité pour les maladies épidémiques, et du dépôt des remèdes gratuits, né à Aubusson, dans la Marche, le 14 mars 1733, mort à Soissons en 1775. On a de cet auteur :

Les jésuites atteints et convaincus de ladrerie, 1759, in-12.

De morbis ex aeris intemperie, 1759, in-12.

Tractatus de cordis motu, 1763, in-12.

Mémoire sur les maladies épidémiques du pays Laonnais, 1770, in-8.

Mémoire pour préserver les bétes à cornes de la maladie épizootique qui règne dans la généralité de Soissons. Nouv. édit., 1773, in-8.

Catéchisme sur l'art des accouchemens. Paris, 1775, in-12. — Ce catéchisme est le résumé des leçons de Solayrès, fait par Baudelocqne. L'ouvrage, après avoir été soustrait à ce dernier par Alphonse Leroy, tomba entre les mains d'Augier Dufot, qui le publia.

Dufot est encore auteur des *Considérations sur les mœurs du temps,* et de plusieurs autres ouvrages purement littéraires. (Ersch.)

AUSONE (Jules), père du poëte de ce nom, naquit à Bazas l'an 287. Ce fut à Bordeaux qu'il exerça, gratuitement, la médecine. Il se rendit célèbre dans son art; mais il le fut davantage par la régularité de ses mœurs et par l'éclat de ses rares vertus. Sa sagesse était si généralement reconnue, qu'on ne craignait pas de le comparer à l'un des sept sages de l'ancienne Grèce. Il faisait consister la vraie gloire dans la pratique exacte de tous les devoirs de l'honnête homme. Il définissait le bonheur l'art de ne desirer que ce

que l'on possède. Les vertus et les talens d'Ausone lui méritèrent
plusieurs titres, dont il eut les honneurs sans l'embarras des charges
qui y étaient attachées. Il fut préfet d'Illyrie, membre honoraire
du sénat de Rome et de celui de Bordeaux. Ausone termina sa
glorieuse carrière l'an 377. Il avait composé plusieurs ouvrages de
médecine, dont Marcellus l'empirique s'est beaucoup servi, mais
qui ne sont pas parvenus jusqu'à nous. (*Histoire de la litt. franç.*
—Bayle.)

AUVITY (Jean-Abraham), membre du Collége et de l'Académie
royale de chirurgie de Paris, fut, pendant long-temps, chirurgien
de l'hôpital des Enfans-Trouvés, à Paris. Il s'était fait dans le
monde de la réputation pour le traitement des maladies des enfans,
et par le titre qu'il avait, et par quelques écrits sur certaines affections propres à cet âge. Il mourut en 1821, à un âge assez avancé.
On a de lui :

Mémoire sur la maladie aphteuse des nouveau-nés. Cette dissertation, composée pour le concours proposé sur cette maladie par la société royale de médecine, fut un des mémoires couronnés. Elle a contribué à appeler l'attention sur le muguet, que des recherches postérieures ont mieux fait connaître. Elle est insérée dans les actes de cette société pour les années 1787-88, tom. 9.

Mémoire sur l'endurcissement du tissu cellulaire. — Cette dissertation remporta également un des prix décernés par la société royale de médecine, à la suite du concours qu'elle avait établi en 1788 sur ce sujet. Elle est composée d'après les même principes et la même théorie qu'avait émis antérieurement le docteur Andry, dans un mémoire lu en 1787 à la société. Elle a seulement plus de développement, et est suivie d'un assez grand nombre d'observations.

AUZEBY (Pierre), né à Nîmes en 1736, étudia la chirurgie à
Toulouse et à Bordeaux. Il vint ensuite à Paris, où il suivit les
hôpitaux, et s'appliqua particulièrement à la connaissance des maladies des dents. Il fut pendant quelque temps l'élève de Mouton,
dentiste du Roi. Il se retira enfin à Lyon, où il fut reçu maître
chirurgien-dentiste en 1762, et y exerça son art avec succès jusqu'à
sa mort, en 1791. On a de lui :

Traité d'odontalgie, où l'on présente un système nouveau sur l'origine et la formation des dents, et une description des différentes maladies qui affectent la bouche. Lyon et Paris, 1772., in-12. L'auteur combat l'opinion sui- vant laquelle on considère les dents comme des os produits par un germe membraneux. Il pense qu'une simple apparence a fait admettre ce système sans examen.

(Carrère, *Bibliot. hist.*)

AVENZOHAR ou ABEN-ZOHAR, dont les noms sont : Abou-Merwan-Ben-Abdel-Maleck-Ben-Zohr, natif de Penaflor, près de Séville, vécut au douzième siècle. Il était juif de religion, fils et petit-fils de médecin. Son père commença à l'instruire dans son art à l'âge de dix ans, et lui fit faire, bien jeune encore, serment de ne jamais employer de poisons. Ce serment montre à quel point les empoisonnemens étaient fréquens chez les Arabes. Aben-Zohar guérit le frère d'Ali-Bentemin, tyran de Séville, que sa propre famille avait empoisonné; les parens, irrités, persécutèrent avec acharnement ce médecin, et le retinrent long-temps en prison. A la fin il entra au service de Yousef-Ben-Tachefyn, prince de Maroc, qui venait de chasser les petits tyrans d'Espagne. Ce souverain généreux le combla d'honneurs et de richesses, et Aben-Zohar mourut à son service l'an 557 de l'hégire (1161-2 de J.-C.), à l'âge de 92 ans. Il fut le maître d'Averrhoes, qui, tout détracteur qu'il est des autres médecins, parle toujours d'Avenzoar avec vénération et même avec enthousiasme. Il est certain que ces deux hommes célèbres furent, de tous les savans arabes, les seuls qui se distinguèrent par leurs idées philosophiques, et qui ne s'astreignirent pas servilement aux opinions de leurs prédécesseurs. Plusieurs remarques assurent au livre d'Avenzoar, qui porte le titre de *Theisir*, une place honorable parmi les ouvrages pratiques des anciens. Ses principes diffèrent très-souvent de ceux de Galien. Il accorde la sensibilité aux os et aux dents, contre l'opinion du médecin de Pergame, et pense qu'elle y est seulement moins développée que dans les autres parties. Ses idées sur la cause qui conserve la vie et le mélange régulier des humeurs, malgré leur tendance à la putréfaction, sont remarquables par leur ressemblance avec celle de Stahl. La phthysie, produite par l'ulcération de l'estomac, est décrite dans son ouvrage comme une maladie nouvellement connue. Son observation d'une maladie provoquée par un polype développé dans ce viscère, est fort intéressante, de même que ses remarques sur l'inflammation du péricarde et la dysphagie. On trouve dans son ouvrage un grand nombre d'observations particulières tirées de sa pratique, et rapportées avec une entière franchise, quel qu'ait été le résultat de ses soins. On cite comme une chose remarquable, pour le temps où il vivait, qu'il ait fait saigner son enfant âgé de trois ans seulement. Avenzohar osa, contre les préjugés de son siècle, unir à l'étude de la médecine celle de la chirurgie et de la pharmacie; il chercha même à démontrer l'utilité de cette triple alliance : aussi chacune de ces branches de l'art de guérir lui est-elle redevable de quelques progrès. Voici les éditions de ses ouvrages :

Theisir, i. e. rectificatio medicationis et regiminis. Venise, 1490, in-fol.; *ibid.,* 1496, in-fol.; *ibid.,* 1497, in-fol.; *ibid.,* avec le *Colliget* d'Averrhoes, 1514, in-fol.; Lyon, 1531, in-8. Cette traduction demi-barbare fut faite en 1285 par Paravicini et Jacob, médecin juif, non d'après l'arabe, mais d'après une version hébraïque.

On a encore sous le nom d'Avenzohar, deux *traités des fièvres,* traduits en latin, et imprimés à Venise en 1570; *item,* dans la collection *de febribus,* Venise, 1576, in-fol.

(*Biographie univ.* — Sprengel. — Ackermann.)

AVERRHOES (Aboul-Vélyd-Mohammed, ou régulièrement Ibn-Rochd), médecin, mais surtout philosophe célèbre, naquit à Cordoue, dans le douzième siècle, d'une famille illustre, et qui occupait depuis long-temps les premières charges de la magistrature. Il étudia successivement la jurisprudence, la théologie, les mathématiques et la physique. Il eut pour maître en médecine le célèbre Avenzohar. Le grand-juge de Maroc et de toute la Mauritanie étant mort, le calife ou roi de Maroc, et les grands de sa cour, élurent Averrhoes à cette magistrature; dans le même temps, notre philosophe avait été nommé juge de Cordoue par la voix du peuple. Al-Mazor lui accorda ces deux charges à la fois. Averrhoes se rendit à Maroc, choisit des subdélégués pour remplir les fonctions qui lui étaient confiées, et revint ensuite à Cordoue. Il jouissait des honneurs que méritaient si bien ses grandes vertus, quand ses envieux l'accusèrent d'hérésie auprès du prince. Ses biens furent confisqués, et il fut relégué dans le quartier des juifs. Les fureurs du peuple l'obligèrent à se retirer à Fez, dont le gouverneur le fit jeter en prison. Des magistrats et des théologiens consultés par Almanzor sur la peine qu'il avait méritée, prononçaient contre lui, les uns la mort, les autres l'infamie. Il fut condamné à faire amende honorable à la porte de la mosquée de Maroc, et à recevoir sur le visage les crachats dont chaque fidèle se croirait obligé de le couvrir. Ceux qui avaient succédé à Averrhoes dans la charge de juge, se chargèrent de sa vengeance. Leurs injustices et leurs exactions firent vivement regretter le philosophe; aussi, après avoir langui quelque temps dans la misère à Cordoue, se vit-il rappelé à Maroc et élevé de nouveau aux honneurs qu'il avait perdus. Il mourut l'an 595 de l'hégire (1198-9 de J.-C.), ou l'an 603. Doué d'un esprit subtil et d'un grand amour du travail, Averrhoes mérita le titre de *commentateur* par le nombre des volumes qu'il composa pour expliquer Aristote. Il écrivit sur la médecine, mais il ne parait pas s'être beaucoup livré à la pratique de l'art de guérir. « Un honnête homme, disait-il, peut se plaire à la théorie de cet art, mais la pratique doit le faire trembler. Quelques lumières qu'il ait, il ignorera toujours le juste rapport qui se trouve entre le tempérament du malade, le degré de sa maladie, et l'application du remède convenable. » D'après cela, on ne sera pas étonné qu'il y ait dans ses ouvrages beaucoup plus de théorie que d'observation. La seule remarque nouvelle qu'on y trouve, c'est l'assurance qu'on ne peut être affecté deux fois de la variole. Les traductions latines des œuvres d'Averrhoes n'ont point été faites sur les originaux, mais sur des versions hébraïques, selon la remarque de Rich. Simon. On peut voir dans la *Bibliotheca hispana vetus* de Nic. Antonio, pag. 243 seq. l'indication des ouvrages du philosophe arabe; nous n'indiquerons que ceux qui appartiennent à la médecine :

Cantica Avicennæ cum Averrhois commentariis, Armegando Blasio interprete. Venise, 1484, in-fol; *ibid.,* (ou Lyon), 1555, in-fol. Dans cette édition, la traduction d'Ermengaud Blasius est corrigée par André Alpago, de même que dans la suivante ; Venise, chez les Juntes, 1595, in-fol., 2 vol.

Colliget, libri VII, (avec l'ouvrage précédent). Venise, 1482, in-fol. ; *ibid.,* 1490, in-fol.; *ibid,* 1496, in-fol.; *ibid.,* 1498, in-fol. ; *ibid.,* 1552, in-fol., avec les corrections d'André Alpago ; Lyon, 1531, in-8. — Cet ouvrage forme un système complet de médecine, divisé ainsi qu'il suit : *Lib. I, de anatome; lib. II, de sanitate omnium membrorum et eorum operationibus; lib. III, de speciebus et causis ægritudinum; lib. IV, de signis sanitatis et ægritudinis ; lib. V, de medicinis et cibis; lib. VI, de conservatione sanitatis ; lib. VII, de me-* dicatione ægritudinum. Jean Bruyerin a donné une traduction des livres II, VI et VII, sous ce titre : *Averrhois collectaneorum de re medicá sectiones tres, de sanitatis functionibus, de sanitate tuendá, et de morbis curandis.* Lyon, 1537, in-4. Enfin le *Colliget* a été imprimé plusieurs fois avec l'ouvrage d'Avenzohar.

De simplicibus medicamentis. Strasbourg, 1531, in-fol., avec les traités de Serapion, Mesue et autres, sur la même matière.

De venenis liber. Lyon, 1517, in-4, avec le *Regimen sanitatis* de Maguinus.

De theriacá tractatus. Venise, 1562.

Opera. Venise, 1552, in-fol. ; 1575, in-8 ; 1562, in-8, etc.

(J. Léon l'Africain, *libellus de ill. med. et philosoph. apud Arabes* ; dans Fabricius, *Biblioth. græca,* tom. 13. — Amoreux. — Kestner.)

AVICENNE, que ceux qui se piquent de rétablir les noms arabes dans leur pureté nomment ABOU-EBN-SINA, ou AL-HUSSAIN-ABOU-ALI-BEN-ABDALLAB-EBN-SINA, ou autrement encore, naquit à Bokhara, l'an 370 de l'hégire (980 de J.-C.), d'un père qui connut de bonne heure l'esprit excellent de son fils et le cultiva. Avicenne, à l'âge où les enfans bégayent encore, parlait distinctement d'arithmétique, de géométrie et d'astronomie. Il alla à Bagdad étudier la médecine et la philosophie. Les jours et les nuits ne suffisaient pas à son ardeur pour le travail; il en trouvait la durée trop courte. Son mérite le conduisit à la cour; il y jouit de la plus grande considération; mais tout à coup il tomba du faîte des honneurs et de la richesse au fond d'un cachot. Le sultan Jasochbagh avait conféré le gouvernement de la contrée natale d'Avicenne à son neveu. Celui-ci se l'était attaché en qualité de médecin, lorsque le sultan, alarmé sur la conduite du nouveau gouverneur, résolut de s'en défaire par le poison, et par la main d'Avicenne. Le médecin ne voulut manquer ni au maitre qui l'avait élevé, ni à celui qu'il servait; il garda le silence et ne commit pas le crime; mais le neveu de Jasochbagh, instruit avec le temps du projet atroce de son oncle, punit Avicenne du secret qu'il lui en avait fait. Sa prison dura deux ans.

Avicenne fut un homme voluptueux; il écouta le penchant qu'il avait aux plaisirs, et ses excès furent suivis d'une dysenterie qui l'emporta, l'an 428 (1036 de J.-C.), âgé d'environ 58 ans.

Avicenne a été jugé fort diversement. Il passait chez les Arabes pour un second Galien, et reçut même le surnom de *Prince des médecins*. Son ouvrage a été le classique par excellence pendant plus de six siècles : Plempius l'ornait encore de commentaires en 1658; et le savant Rolfinck, qui vivait presqu'à la fin du dix-septième siècle, n'a peut-être pas été le dernier à en faire le texte de ses leçons. D'un autre côté, on a dit d'Avicenne qu'il avait été louche en médecine, et aveugle en philosophie. Le laborieux et savant Haller confesse n'avoir jamais pu en achever la lecture : nous laissons à ceux qui auront plus de patience le soin de choisir entre ces jugemens divers. On peut lire, en attendant, si l'on est curieux de savoir comment Avicenne a copié ses prédécesseurs, le long extrait que Sprengel a fait de ses ouvrages. Nous nous bornons à en donner les titres. Il serait aussi inutile que fastidieux d'indiquer la multitude des éditions qui ont été faites séparément de chacun des ouvrages d'Avicenne; celles du principal de ces ouvrages, et des œuvres complètes du médecin arabe, seront plus que suffisantes pour la plupart de nos lecteurs.

Canon medicinæ. Padoue, 1476, in-fol.; *ibid.*, 1493, in-fol.; Venise, 1495, in-fol.; Padoue, 1496, in-fol.; Venise, 1544, in-fol.; *ibid.*, 1555, in-fol.; Bâle, 1556, in-fol.; Venise, 1595, in-fol., 2 vol.; *ibid.*, 1608, in-fol., etc.

Canonis libri I et II, atque ex IV tractatus de febribus; trad. par Vopisc.

Fortun. Plempius. Louvain, 1658, in-fol.

Opera omnia. Padoue, 1476 et 1478, in-fol. max., 3 vol.; Venise, 1492, in-fol.; *ibid.*, 1564, in-fol., 2 vol.; *ibid.*, 1580, in-fol.; *ibid.*, 1585, in-fol.; Lyon, 1598, in-fol., 4 vol., etc.

Il existe une édition arabe du *Canon* d'Avicenne. Rome, 1593, in-fol.

AYMEN (JEAN-BAPTISTE), docteur de la Faculté de Montpellier, médecin de Castillon, petite ville à dix lieues de Bordeaux, fut correspondant de l'Académie des sciences de Paris (1754), et membre de celle de Bordeaux. Il mit au jour :

Dissertation dans laquelle on examine si les jours critiques sont les mêmes en nos climats, qu'ils étaient dans ceux où Hippocrate les a observés. Bordeaux, 1752, in-8. Dissertation couronnée par l'Académie de Dijon. — Aymen admet la réalité des crises; mais il soutient que les jours critiques ne sont point bornés à ceux indiqués par Hippocrate, et il rejette l'influence des nombres septenaire et quaternaire. Borden, qui prit contre lui le parti des anciens, donne des éloges à son savoir et à son érudition.

Recherches sur les progrès et la cause de la nielle; dans la collection de l'Académie des sciences, mém. des savans étrangers, tom. III, p. 68.

Second mémoire sur les maladies des bleds. Ibid., tom. IV, p. 358. — On y trouve des recherches curieuses sur la nielle, le charbon, l'ergot, et sur les moyens de prévenir ces maladies.

AZZOGUIDI (GERMAIN) naquit à Bologne en 1740, et prit le grade de docteur en médecine en 1762, dans l'Université de cette ville. Ses talens lui valurent, dès l'âge de 24 ans, une chaire de professeur. Il prit une part active aux discussions qui s'élevèrent vers cette époque sur l'irritabilité. Le mémoire important qu'il composa sur ce sujet est resté dans les archives de l'Académie des sciences de Bologne. Lorsque l'Université de Bologne reçut une nouvelle organisation, Azzoguidi fut le premier chargé d'enseigner l'anatomie comparée : il fut le fondateur du cabinet qui existe actuellement dans cette Université. Il avait atteint l'âge de 75 ans, lorsqu'il fut enlevé, en 1814, au grand regret de ses collègues et des élèves qui lui étaient sincèrement attachés.

Azzoguidi était membre de l'Institut de Bologne, associé étranger de la Société royale de Médecine de Paris, etc. Il a publié :

Observationes ad uteri constructionem pertinentes. Bologne, 1773, in-4; Leyde, 1788, avec la description du *gubernaculum testis* de Paletta, la dissertation de Brugnone sur la descente du testicule dans le scrotum, etc. Azzoguidi nie l'existence de fibres dans le tissu de la matrice; il réfute l'opinion d'Astruc sur celle des appendices veineuses à sa surface interne; il s'efforce de prouver qu'il n'y a point de communication entre les vaisseaux de la matrice et ceux du placenta.

Institutiones medicæ in usum auditorum suorum. Vol. I, Bologne, 1775, in-8. (Nous ignorons quand la suite a paru.)

Lettera sopra i mali effetti dell' inoculazione. Venise, 1782, in-12.

Compendio de discorsi che si tangono nella regia università di Bologna dalla cattedra di fisiologia, e di notomia comparata. Bologne, 1808, in-4.

L. Franck indique encore un ouvrage d'Azzoguidi sous le titre de *spezieria domestica*, mais sans faire connaître la date de sa publication.

(L. Franck, dans *Biog. med.* — *Comment. de reb. in scient. nat.*)

B

BAADER (Joseph-Lambert), docteur en philosophie et en médecine, professeur ordinaire de matière médicale, de botanique et de chimie dans l'université de Fribourg en Brisgaw, est connu par l'ouvrage suivant, qui n'est pas sans intérêt :

Obs. medicæ incisionibus cadaverum anatomicis illustratæ. Fribourg, 1762, in-8 de 248 p., ins. dans le *Thesaurus dissertationum* de Sandifort, tom. III. C'est une collection de faits recueillis par l'auteur et par Jean Melchior Stoerk, à l'hôpital de Vienne, de 1746 à 1750. Nous indiquerons le suivant (page 107 du volume). Un homme de moyen âge, mélancolique, ayant pris du vin d'antimoine, eut une attaque d'épilepsie, après laquelle il lui resta une telle sensibilité du bras gauche, que la seule impression d'un air un peu frais et agité suffisait pour déterminer des mouvemens convulsifs, non-seulement dans ce membre, mais encore dans les muscles du cou, de la joue, et quelquefois même de toute la tête. Les variations de l'atmosphère et les affections morales vives ramenaient les accès épileptiques. Cet état dura quatre années, pendant lesquelles le malade se plaignait fréquemment d'une douleur sourde dans le côté droit de la tête, sous le pariétal. A l'ouverture du corps, on trouva, à l'endroit qui avait été le siége de la douleur, la substance corticale du cerveau endurcie et comme squirreuse ; au-dessous existait un abcès du volume d'un œuf de poule, plein d'une matière jaunâtre, granuleuse, tapissé d'une muqueuse mollasse, et recouvert, dans le fond, d'une substance d'un rouge livide.

(*Commentarii de rebus in scientiâ naturali et medicinâ gestis.*)

BABLOT (Benjamin), conseiller-médecin ordinaire du Roi, à Châlons-sur-Marne, a publié l'ouvrage suivant :

Dissertation sur le pouvoir de l'imagination des femmes enceintes, dans laquelle on passe successivement en revue tous les grands hommes qui, depuis plus de deux mille ans, ont admis l'influence de cette faculté sur le fœtus, et dans laquelle on répond aux objections de ceux qui combattent cette opinion. (Imprimée à Châlons-sur-Marne, chez Seneuze.) Paris, 1788, in-8 de 238 p. — *Validiora sunt testimonia affirmantium quàm negantium.* — Cette dissertation est divisée en deux parties. Dans la première, l'auteur expose tous les faits qui lui sont connus, et qui paraissent favorables à son opinion, depuis les agneaux que Jacob escamotait à Laban, en les faisant naître tachetés par un artifice connu de tout le monde, jusqu'aux Caraïbes du père Lafitau, qui, selon ce jésuite, ne sont rouges que par suite de la passion qu'eurent autrefois leurs mères de se peindre en rouge, et aux

Nègres qui doivent leur couleur au goût que les dames de Congo et d'Angola ont eu de se peindre en noir ; depuis l'enfant de la reine Berthe, qui avait la tête et le cou d'un canard, jusqu'à celui d'une femme de Châlons, connue de M. Bablot, qui ressemblait prodigieusement au prélat de cette ville, parce que la mère avait eu une *envie* démesurée de se faire baiser par le saint homme. Du reste, si l'auteur montre peu de critique, il n'est pas sans érudition.

BACCANELLI, en latin BACCHANELLUS (JEAN), médecin de Reggio, florissait au milieu du seizième siècle. Il n'est connu que par les ouvrages suivans, qui méritent à peine de l'être :

De consensu medicorum in curandis morbis libri quatuor. Ejusdem prætereà accessit : De consensu medicorum in cognoscendis simplicibus liber unus, cum dictionum præcipuarum indice locupletissimo. Paris, 1554, in-16 ; Venise, 1555, in-8 ; *ibid.*, 1558, in-16 ; Lyon, 1572, in-16 de 1054 pages. La première édition doit être de 1550 ; car l'épître dédicatoire de Baccanelli, à son confrère et son ami (Joanni Scutellario), est du 5 des calendes de mai de l'an 1550. Notre auteur était encore jeune à cette époque, puisqu'il dit dans cette épître : *Non auderem tamen (quod expostulas) ut formis excusum istud opus in publicum prodiret : ne mihi novo homini, et vix intrà proprios lares cognito, id mihi vitium daretur, quod plura voluerim amplecti et exprimere quæ semidocto cuivis homini nota ac vulgata sunt, etc.* Nous ignorons si les deux traités indiqués plus haut ont eu des éditions séparées ; le titre du premier suffit pour indiquer ce qu'il contient ; le second est une espèce de synonymie des plantes employées en médecine.

BACCHETTON (JÉRÔME-LÉOPOLD), professeur public ordinaire d'anatomie et de chirurgie dans l'université d'Inspruck, a publié quelques dissertations et l'ouvrage suivant :

Anatomia, medicinæ theoreticæ et practicæ ministra, cantelisque in praxi observandis illustrata, etc. duplici instructa indice, altero capitum, altero rerum magis notabilium, unà cum figuris æneis adumbrata, etc. Inspruck, 1740, in-4, tab. æn. 45. — La physiologie est, dans cet ouvrage, réunie à l'anatomie. Il est divisé en quatre livres, en tête desquels se trouve placé un discours inaugural de Bacchetton, sur les lumières que fournit aux autres sciences l'étude de l'anatomie. Pour vouloir être trop concis, l'auteur ne fait souvent qu'énumérer les parties au lieu de les décrire. Les figures sont, pour la plupart, tirées de Bartholin, de Valverde et de Verheyen ; quelques-unes sont nouvelles et d'après nature. L'auteur annonçait dans cet ouvrage la prochaine publication d'une anatomie chirurgicale qui n'a point vu le jour.

(*Nova acta eruditorum anno* 1741 *publicata Lipsiæ.*)

BACCI ou **BACCIO** (ANDRÉ), médecin distingué, né à Saint-Elpidio dans la Marche d'Ancône, vivait vers la fin du seizième siècle. Suivant quelques biographes, il était de Milan. Il fut médecin du pape Sixte V, et professa la botanique à Rome, depuis l'année 1567 jusqu'en 1600. Il paraît que sa pratique médicale, généralement peu heureuse, lui fournissait à peine les moyens d'exister, et qu'il fut obligé de se réfugier chez le cardinal Ascagne Colonna pour se mettre à l'abri des poursuites de ses créanciers; cependant les nombreux ouvrages qu'il a laissés attestent qu'il possédait une grande érudition. Il mourut le 24 octobre 1600. (*Degli archiatri pontifici*, vol. I, p. 464). Parmi ses ouvrages, il en est qui traitent de plusieurs points d'antiquités : nous n'indiquerons que ceux qui ont trait à l'histoire naturelle et à la médecine.

Del tevere, della natura e bontà dell' acque , e delle inondazioni libri due. Rome , 1558 , in-8 : cette édition est très-rare. Nouvelle édition très-augmentée et divisée en trois livres. Venise, 1576, in-4; Rome, 1599, in-4.

Discorso dell' acque albule , bagni di Cesare Augusto a Tivoli, dell' acque di San Giovanni a capo di bove nuovamente venute in luce ; dell' acetosa presso a Roma , e dell' acque di anticoli; con alcune regole necessarie per usar bene ogni acqua di bagno. Rome, 1564, in-4; ibid., 1567, in-4.

Discorso dell' alicorno , nel quale si tratta della natura dell' alicorno , e delle sue eccellentissime virtù. Rome, 1587 , in-4. Ce discours avait été traduit antérieurement en latin par André Marino et publié à Venise en 1566 et 1586, in-4, réimprimé en italien, à Florence, en 1573, in-4, édition fort rare; ibid., 1582, in-8.

De thermis, etc., *libri VII.* Venise, 1571, in-fol., édition fort rare; ibid., 1587, 1588; Rome, 1622, in-fol. Cet ouvrage, devenu très-rare, fut réimprimé avec des additions et des observations de Vallisnieri, à Padoue, 1711, in-fol.; Venise, 1712, in-fol. Dans la dernière édition de Padoue, on a joint un huitième et dernier livre contenant un résumé des opinions de divers auteurs sur les bains, et intitulé: *De nova methodo Thermarum explorandarum, deque minera, et viribus fontium medicatorum quorum pleraque desiderabantur in hoc opere.*

Tabula simplicium medicamentorum. Rome, 1577, in-4.

Tabula in quâ ordo universi et humanarum scientiarum prima monumenta continentur, etc. , 1581, in-4.

De balneis Transcherii oppidi Bergomatis. Cet opuscule fut imprimé avec plusieurs autres sur le même sujet, à Bergame, 1582, in-4.

Tabula de theriacâ, quæ ad instituta veterum Galeni atque Andromachi inventa fuit. Rome, 1582, in-4.

De dignitate theriacæ epistola ad Marcum Oddum ; quænam ratio sit viperinæ carnis in theriacâ , epistola ad Ant. Portum. Ces deux lettres sont imprimées dans l'ouvrage de Marc Oddo, intitulé : *De componendis medicamentis et aliorum dijudicandi.* Padoue, 1583, in-4.

De venenis et antidotis προληγομενα, *seu communia præcepta ad humanam vitam tuendam saluberrima* , etc. Rome, 1586, in-4.

De naturali vinorum historiâ, de vinis Italiæ, et de conviviis antiquorum, lib. VII. Accessit de factitiis ac cerevisiis, deque Rheni, Galliæ, Hispaniæ, et de totius Europæ vinis, et de omni vinorum usu compendiaria tractatio. Rome, 1596, in-fol.; *ibid.*, 1597, édition fort rare; *ibid.*, 1598; Francfort, 1607, in-fol.

Della gran bestia, detta degli antichi Alce, e delle sue proprietà, etc. Rome, 1587, in-4. Wolfgang Gabelchover a traduit cet ouvrage en latin, et l'a publié avec le *discorso dell' Alicorno*, à Stuttgard, 1598, in-8; Francfort, 1603, in-8; *ibid.*, 1643, in-8. — Traduction peu estimée.

(Mazzuchelli. — Clément, *Biblioth. curieuse.*)

BACHER (GEORGES-FRÉDÉRIC), né à Thann, en Alsace, le 26 octobre 1709, comptait parmi ses aïeux une longue suite de médecins. Il s'appliqua de très-bonne heure à marcher dignement sur leurs traces; et, après avoir reçu le bonnet doctoral dans l'université de Besançon, en 1733, il alla continuer dans sa patrie les services que sa famille y rendait depuis si long-temps. Les ouvrages peu importans que Bacher a publiés n'auraient pas sauvé son nom de l'oubli; mais il prit soin de lui procurer une place distinguée dans les formulaires, en publiant, après l'avoir tenue secrète pendant trente années, la composition des pilules qu'il regardait comme spécifiques contre les hydropisies. On l'a beaucoup loué d'avoir communiqué son secret au public; on ignorait donc qu'il le vendit, ou du moins que cette publication valut à son fils une pension de 4,000 livres.

Précis de la méthode d'administrer les pilules toniques dans les hydropisies. Paris, 1765, in-12; *ibid.*, 1769, in-12. —L'auteur ne pense point que toutes les hydropisies puissent céder au même traitement; il les distingue en chaudes et en froides, et fait varier, d'après ce principe, les remèdes et le régime. On trouve dans cet ouvrage treize observations assez intéressantes.

Observations faites par ordre de la cour, sur les hydropisies et sur les effets des pilules toniques. Paris, 1769, in-12. — Ce recueil est précédé d'une lettre d'Alexandre-Philippe Bacher à Joseph Bonafos, sur le caractère des hydropisies et sur leur traitement.

Exposition des différens moyens usités dans le traitement des hydropisies. Paris 1771, in-12. — C'est une nouvelle édition, mais beaucoup augmentée, du premier ouvrage indiqué ci - dessus. L'auteur y fait connaître l'inutilité et le danger du régime sec et des remèdes actifs dans la plupart des hydropisies.

(Carrère, *Biblioth. hist.* — Carrère, *Lettres à M. Bacher.*)

BACHER (ALEXANDRE-PHILIPPE), fils du précédent, né à Thann, vers 1730, commença de très-bonne heure, et sous les yeux de son père, l'étude de la médecine; il alla la continuer dan

la Faculté de Besançon, où il fut reçu docteur en 1764. Il vint ensuite à Paris, se mit sur les bancs de la Faculté de cette ville, et prit
le titre de docteur-régent en 1772. La rédaction du *Journal de
Médecine* passa entre ses mains et celles de Dumangin en 1776; ils
y travaillèrent ensemble jusqu'en 1791. Bacher en fut seul chargé
pendant les deux années que dura encore le journal. Ce médecin
mourut le 19 octobre 1807, après avoir publié les ouvrages suivans,
que plusieurs bibliographes ont attribués faussement à son père :

*Recherches sur les maladies chroni-
ques, particulièrement sur les hydropisies et sur les moyens de les guérir.*
Paris, 1776, in-8 de 724 p.—Compilation qui n'est pas sans intérêt, et qui
contient de bonnes observations. L'auteur y a joint un catalogue fort incomplet des ouvrages publiés sur la même
matière.

*Traité des incorporations, vertus et
propriétés des eaux minérales.* Paris,
1772, in-12.

Lettres (deux) à M. Bouvart, (extraites du *Journal de Médecine* des
mois de janvier et de février 1782),
in-8 de 112 pp.—L'archevêque de Paris était mort d'hydropisie; Bouvart,
Bacher et Cochu l'avaient vu dans les
derniers temps de sa maladie ; Bouvart et Bacher n'avaient point été d'accord sur le traitement à employer. Le
premier ordonnait l'abstinence de la
boisson et divers médicamens excitans;
Bacher voulait qu'on employât des
délayans et des calmans : ses avis ne
furent point suivis. Il fait ici l'histoire
de la maladie, et combat avec avantage l'opinion de Bouvart. Dans la
deuxième lettre, Bacher fait l'extrait
de ses *Recherches sur les maladies
chroniques.*

Nous ne parlerons point d'un ouvrage fort rare de Bacher sur le droit
public, dont on peut voir la notice
dans l'*Examen des dictionnaires historiques,* par Barbier.

BACHERACHT (Henri, ou André, selon le *Magasin encyclop.*)
naquit à Saint-Pétersbourg le 27 décembre 1725. Il fit ses études à
Moscou, et fut admis, à son retour dans sa ville natale, au nombre
des élèves de l'hôpital. On le nomma, en 1743, subalterne de l'hôpital de la marine, et on lui accorda, trois ans après, la permission
d'aller terminer ses études à Leyde. Il y obtint le titre de docteur
le 20 février 1750, et reprit ensuite le chemin de sa patrie, où il
arriva vers la fin de la même année. L'impératrice Élisabeth le
nomma, en 1751, médecin du corps de l'artillerie et du génie,
place dont il jouit pendant vingt-six ans, au bout desquels, en 1776,
il fut attaché à la marine impériale. On ignore l'époque de sa mort.
Bacheracht fut le premier qui pratiqua l'inoculation de la petite-
vérole à Saint-Pétersbourg : il adopta la méthode de Dimsdale dès
qu'elle lui fut connue. Il a écrit :

Diss. inaug. de ligamentorum morbis. Leyde, 1750, in-4; réimprimé dans la collection de Haller.

Practische abhandlung, etc. Dissertation pratique sur le scorbut, à l'usage des chirurgiens de l'armée russe. Saint - Pétersbourg, 1786, in-8, traduit en français par Desbout. Reval, 1787, in-8.

Verwahrungsmittel wider die viehseuche; préservatif contre les épidémies des bestiaux. Saint-Pétersbourg, 1772, in-8, trad. en français par Voenzel; *ibid.,* 1783, in-12. — Mémoire couronné par la Société économique de Saint-Pétersbourg, qui l'a inséré dans le 21e vol. de ses mémoires.

Pharmacopœa navalis rossica, aut catalogus omnium necessariorum medicamentorum, quæ secundùm ordinem navium classicarum pro itinere in scrinio navali habere oportet, revisa et approbata à collegio medico imperiali. Saint - Pétersbourg, 1784, in-8. — Code pharmaceutique peu étendu, mais bien choisi.

Physich-diætetische, etc.; dissertations hygiéniques sur la conservation des gens de mer, et surtout de la marine impériale russe. St.-Pétersbourg, 1790, in-8, trad. en français, avec des notes par Desbout; *ibid.,* 1791, in-8.

(Jourdan, dans *Biog. medic.*)

BACHOT (ÉTIENNE), né dans le diocèse de Sens, docteur de la Faculté de Reims, se présenta à la Faculté de Paris en 1646; il y fut reçu bachelier la même année, et docteur le 15 septembre 1648. Bachot mourut le 18 mai 1688, âgé de 80 ans, après avoir donné au public les ouvrages suivans :

Est-ne medicus philosophus ισαζιας? Aff. Paris, 1646, in-fol.—C'est la thèse qu'il soutint pour le baccalauréat.

Apologie ou défense de la saignée contre ses calomniateurs, et réponse au libelle intitulé : Examen ou raisonnement sur l'usage de la saignée. Paris, 1646, in-8; *ibid.,* 1648, in-8.

An in febribus continuis putridis tenuis victus? Aff. *Ibid.,* 1647, in-fol.

An pueris acutè laborantibus venæ sectio. Aff. *Ibid.,* 1648, in-fol. — Les thèses suivantes ont été soutenues sous la présidence de Bachot :

An patrum in natos abeant cum semine mores? Aff. Paris, 1649, in-fol.— *An affectibus melancholicis manna?* Nég. *Ibid.,* 1658, in-fol.— *An utendum cibis simplicioribus?* Aff. *Ibid.,* 1658, in-fol.— *An chocolatæ usus salubris?* Aff. *Ibid.,* 1684, in-4.— *Est-*

ne cuivis se medicum professo statim credendum? Nég. Paris, 1686, in-4. — *Est-ne phlebotomia omni ætati omnium magnorum morborum princeps et universale remedium?* Aff. *Ibid.,* 1687, in-4.

Bachot fit imprimer le recueil des discours qu'il avait prononcés aux écoles de médecine, et le dédia au prince Henri de Bourbon; ce recueil est intitulé :

Vesperiæ et pileus doctoralis cum aliquot quæstionibus medicis in utramque partem agitatis, etc. Paris, 1675, in-12.

An Venus hystericis? Aff. — Cette thèse ne fut point soutenue aux écoles, mais elle fut imprimée. Paris, 1674, in-4.

Parerga seu horæ subcisivæ, etc. Paris, 1686, in-12.—Ce recueil, dédié à Louis Boucherat, chancelier et garde-des-sceaux de France, contient un grand nombre de pièces latines en prose et en vers. Bachot écrivait avec élégance et a mérité les éloges des poëtes de son temps. Benserade lui adressa une épigramme qui commence par ces mots :

Grand poëte et grand médecin,
Quel génie est égal au vôtre ?

et c'est de lui que Charpentier disait :

Felix cui geminas concessit Delius artes,
Æterná que dedit cingere fronde comam.

(Hazon, *Tableau de la faculté de médec. de Paris.*—Baron, *quæst. medic. series chronolog.*)

BACHOT (GASPARD), Bourbonnais, conseiller et médecin du roi, vivait au commencement du dix-septième siècle. La plupart des biographes l'ont oublié, et l'on sait peu de chose sur sa vie. Il nous apprend lui-même qu'après avoir reçu le bonnet doctoral au mois de février de l'année 1592, il fut appelé à Thiers, en Auvergne, pour être médecin pensionné de la ville; qu'il y demeura dix-sept ans, et que ce fut là qu'il travailla à la composition de l'ouvrage qui l'a fait connaître. Cet ouvrage était déjà fort avancé dès l'an 1600, puisqu'il fut présenté à Henri IV, à Lyon, par M. de la Guesle, sieur de la Chaux, syndic de la noblesse d'Auvergne, qui obtint un privilége pour l'impression. Il ne parut néanmoins que vingt-six ans plus tard, parce que l'auteur, peu satisfait de cette production de sa jeunesse, y trouvait, selon ses expressions, *beaucoup de choses brusquement opinées, auxquelles à peine se pouvait-il résoudre lui-même.* Il y a, en effet, quelques opinions hasardées, et une doctrine toute galénique; mais l'ouvrage n'en est pas moins fort remarquable pour l'époque où il parut. L'auteur y fait preuve d'une grande érudition, et souvent d'un excellent jugement. Nous donnerons un peu plus bas quelques échantillons de son style; voici le titre de l'ouvrage:

Erreurs populaires touchant la médecine, et régime de santé, par M. Gaspard Bachot, *Bourbonnais, conseiller et médecin du roi; œuvre nouvelle, désirée de plusieurs, et promise par feu* M. Laureus Joubert. Lyon, 1626, in-8. L'ouvrage se compose d'une préface d'environ 100 pages, et de cinq livres, dont chacun est précédé de plusieurs épîtres dédicatoires en prose ou en vers; en voici quelques extraits. Après avoir parlé des tempéramens et des âges auxquels conviennent particulièrement les vêtemens chauds et froids, l'auteur ajoute : « Les petits enfans, pour leur délicatesse et rareté de leur cuir, en auroient besoing, n'estoit que la maison et le feu leur servent de fourrures et leur mouvement perpétuel; bien que ces Boesmes, qui de la Sarmatie vindrent en l'Europe, au rapport d'aucuns, en 1417, que nous appellons Egyptiens et diseurs de bonne fortune, aussi sales en leur manger qu'en leur vestements, et allants presque tousjours nuds l'hyver aussi bien que l'esté, à la façon des Scythes et autres peuples leurs devanciers; donnent entrer au monde par le plonger de leurs enfans en l'eau la plus froide, ainsi que faisoient les anciens pour les rendre plus forts et endurcis à la peyne, comme on trempe le fer chaud dans l'eau pour lui donner une meilleure trempe, et desquels, disait le poëte :

Durum à stirpe genus, natos ad flummina pri-
[*mùm*
Deferimus, sævoque gelu duramus et undis. .

mais on ne sçait pas le nombre de ceux qui s'en débilitent les nerfs et qui en meurent; et cette barbare coutume se-roit barbarement observée parmy la délicatesse de notre siècle!» page 249. Voici comment Bachot apostrophe ceux qui souhaittent d'avoir une fenestre à l'estomach pour y voir ce qui luy nuict. « Les personnes sages qui ne mangent que autant que leur estomach peut di-gérer, n'ont besoing de ceste censure. Mais ces gouffres de viande, et ces bons compagnons qui, à l'opposite, farcis-sent leurs corps de toutes sortes de mets, et vivent seulement pour man-ger jusqu'au crever, estant de tous escots, faisant bander leur ventre comme un tabourin, et mangeans à toute heure. En un mot, *fruges con-sumere nati*, nez pour consumer les fruicts et les grains de la terre attachez à icelle comme pourceaux, qui par leur gourmandise se plongent en une infi-nité de maux, faisant leur dieu de ventre, qui yvrognent et s'entretien-nent en leurs délices, pour ce qu'ils amassent beaucoup de cruditez, et op-pilent les viscères, sentant des dou-leurs quand ils sont bien saouls, et comme on dit, jusques à ventre dé-boutonné, ils accusent la nature comme marastre qu'elle n'aye fait une fenestre au ventre pour voir quel mesnage elle fait là dedans, affin qu'on ostast ce qui seroit de trop incontinent qu'on se sen-tiroit affligé. Du tout semblables à ce dieu Mome, fils de la Nuict et du Som-meil, qui ne faisant jamais rien, repre-noit tout ce que faisoient les autres dieux, et accusoit le fabricateur de l'homme de ce qu'il ne lui avoit fait une fenestre à la poitrine ou sur la région du cœur, affin qu'on y veit ses cogi-tations et pensées diverses, comme si elles ne se découvroient pas assez par leurs effects. Ainsi respondroit-on à ces gourmands et fainéants, à quelle raison leur estomach est-il doué de nerfs procédans de la sixiesme conju-gaison et leur âme de raison, pour dis-cerner s'ils ne sont totalement ladres et stupides ou privez de tout senti-ment quand nature est contente de ce qu'il luy suffit. Les vents, les rosts, la tension de ton ventre, la douleur, le trouble de ton esprit, et mille maux qui suyvent tes goulus desborde-ments, ne sont-ils la fenestre par la-quelle on voit tous les cachots de ton estomach remplis jusques à n'en pou-voir plus. Une apoplexie, les gouttes, une hydropisie, le calcul, l'épilepsie, la mauvaise et tardive digestion qui t'accompagnent ne sont-ils les évidens tesmoins de ton intempérance? et ne te monstrent-ils point la porte par où ils sont entrez? » Page 507.

BACHSTROM (Jean-Frédéric), savant, dônt la vie a été sin-gulièrement errante et agitée. Il était né en Silésie, à la fin du dix-septième siècle, d'un père perruquier, et qui voulait que son fils le

fût aussi. A l'âge de vingt ans, Bachstrom, sur l'ordre d'un songe
miraculeux, se rendit à Halle pour étudier la théologie : il y fit de
rapides progrès; mais de retour en Silésie, son piétisme l'empêcha
d'obtenir une place de prédicateur à OEls. En 1717, on le trouve
professeur extraordinaire au Gymnase de Thorn, d'où il fut banni
peu après, pour un sermon hétérodoxe. De 1720 à 1728, il fut
aumônier d'un régiment saxon à Varsovie. Il fit des études de médecine et fut reçu membre de la Société royale des Sciences de
Londres. En 1729, il fonda une imprimerie à Constantinople, fit
circuler chez les Turcs des livres de piété, et entreprit une traduction de la Bible en turc. Les intrigues des copistes mahométans le
forcèrent d'abandonner tous ses projets. On n'a sur le reste de sa
vie que des renseignemens peu authentiques; quelques-uns, au
rapport de M. Jourdan, feraient penser que Bachstrom devint
médecin du grand-duc de Pologne, dont les héritiers trouvèrent
des prétextes suffisans pour le faire priver de sa liberté, et qu'il
mourut en prison, on ignore dans quelle année. Voici les titres de
ses ouvrages :

Diss. de plicâ polonicâ. Copenhague,
1723, in-4.

*Exercitatio sive specimen gravitatis,
cui adjecta sunt nonnulla de originibus rerum tanquàm fundamenta phy-
sices novæ antatheisticæ.* Dresde, 1728,
in-4.

*Observationes circa scorbutum, ejus-
que indolem, causas, signa et curam
institutæ, eorum præprimis in usum,
qui Grœnlandiam et Indiam orientis
petunt.* Leyde, 1734, in-8 de 88 pag.;
Florence, 1757, in-8; Venise, 1766,
in-8, à la suite du traité d'Eugalenus,
sur le même sujet. — Selon l'auteur, le
scorbut consiste en une dépravation
du sang, de la lymphe et des autres
humeurs, causée par un mauvais régime, et surtout par la privation des
végétaux frais : aussi n'est-ce point
une maladie qui attaque exclusivement
les gens de mer. Bachstrom confirme
cette opinion par l'histoire de plusieurs
épidémies. Pendant le siége de Thorn
par Charles XII, en 1703, une partie
de la garnison et un grand nombre
d'habitans périrent du scorbut; la maladie cessa dès que les portes de la ville
furent ouvertes, et qu'on put l'approvisionner de légumes frais. Le scorbut
cesse, sur les vaisseaux, dès qu'on
touche à terre, et que les marins peuvent manger des fruits acidules ou des
herbes amères. Le froid, un air cor-
rompu, les effluves des marais, la mal-
propreté, le défaut d'exercice, des maladies antérieures, une prédisposition
particulière, sont autant de circonstances qui aggravent le scorbut et en rendent la guérison plus difficile; il faut
surtout compter, pour l'obtenir, sur
les herbes les plus communes et sur les
fruits récens. L'auteur les divise en
trois classes : 1° les fruits ou les légumes presque insipides ou douceâtres;
2° les acidules; 3° les amers. Il faut
commencer par l'usage des premiers,
et arriver graduellement aux plus ac-

tifs. On doit employer crus tous ceux qui peuvent être mangés sans préparation.

Nova æstûs marini theoria ex principiis physico-mathematicis selecta et dilucidata : accedit examen actûs magneticæ spiralis, quæ à declinatione et inclinatione libera esse creditur. Leyde, 1734, in-8.

Art de nager, ou invention à l'aide de laquelle on peut toujours se sauver du naufrage. Amsterdam, 1741, in-4.

Tractatus de lue aphrodisiacâ. Venise, 1753, in-8.

On lui a attribué le *Democritus redivivus ;* mais il n'a jamais voulu l'avouer.

(Guizot, dans *Biog. univ. — Nova acta erudit. Lips., supp.,* tome I.)

BACMEISTER (Mathieu) naquit à Rostock le 28 septembre 1580. Après avoir fait ses études philosophiques et médicales dans sa ville natale et à Lubeck, il accompagna, en 1599, le comte de Nassau, à la diète de Ratisbonne, et parcourut avec lui la plus grande partie de l'Allemagne. Quatre ans après, il se rendit à Copenhague, où il sut gagner l'amitié de Ch. Frisius, chancelier royal, qui l'emmena avec lui dans son voyage en Angleterre. A son retour, il alla à Leyde achever ses études médicales. Il visita les Universités de Leipsick, d'Iéna, de Francfort, et fut de retour en 1606 à Rostock, où il reçut le bonnet doctoral le 27 avril de la même année. Il pratiqua cinq ans l'art de guérir à Kiel, et revint à Rostock, où il fit des leçons de mathématiques. Il fut enfin appelé à Lunebourg, en qualité de médecin pensionné, par le sénat de cette ville, et honoré par Auguste, prince de la Basse-Saxe, du titre de son médecin. Il remplissait cette charge avec honneur, quand il fut enlevé, le 7 janvier 1626, par une fièvre maligne. Il avait écrit :

Disp. inaug. de scorbuto. Rostock, 1606, in-4.

Medicinæ practicæ generalis pars prior, de sanitatis conservatione et preservatione, disputationibus XXVIII, publicis ventilata. Rostock, 1614, in-4.

Tract. de peste, Rostock, 1623.

Il est encore auteur d'un grand nombre d'autres dissertations. Nous ne parlerons pas d'un volume considérable de consultations médicales qu'il avait recueillies avec beaucoup de soin, et qui est resté manuscrit.

(Moller, *Cimbria litterata.*)

BACON (François), baron de Vérulam, vicomte de Saint-Alban, grand chancelier d'Angleterre, prendrait place dans notre recueil comme auteur en médecine, lors même que l'influence qu'il eut sur cette science, comme sur toutes les sciences physiques, par la nouvelle philosophie qu'il créa, ne nous prescrirait pas de lui consacrer une notice. Toutefois, comme ce grand homme appartient plus spécialement à l'histoire de la philosophie générale, nous n'in-

15.

diquerons que rapidement les événemens de sa vie, et ne ferons que
d'une manière succincte l'exposé de ses travaux

Bacon naquit à Londres le 22 janvier 1561. Son père, célèbre
jurisconsulte, garde du grand-sceau, avait, par ses talens et son
caractère, une grande influence dans le conseil de la reine Élisabeth. Il fit donner à son fils une éducation digne de sa condition.
Dès son enfance, le jeune Bacon donnait des preuves d'un esprit
supérieur, et fit à l'Université de Cambridge des progrès étonnans
dans toutes les sciences. A l'âge de seize ans, frappé déjà des vices
de la philosophie dominante, il osa s'en affranchir, et jeta dès
cette époque même les fondemens de la méthode générale qui l'a
immortalisé. Après ces premières études, Bacon suivit l'ambassadeur d'Elisabeth à la cour de France, sir Amias Powlet, et, malgré
sa jeunesse, il s'acquit une telle confiance de la part de ce ministre,
qu'il fut envoyé par lui auprès de la reine en Angleterre pour une
mission secrète. Après son retour à Paris, il parcourut diverses
provinces de France. Ce fut à Poitiers, où il était alors fixé, qu'il
composa, n'étant âgé que de dix-neuf ans, un écrit intitulé : *De
l'état de l'Europe*, ouvrage fait évidemment pour lui seul, mais
qui montre la maturité précoce de son esprit. Ce fut aussi dans
cette ville qu'il commença le *Traité de la vie et de la mort*, et ces
observations physiques dont il s'est toujours occupé. Rappelé en
Angleterre par la mort de son père, et forcé, par la médiocrité de
son héritage, à chercher les moyens de se procurer un état conforme
à sa naissance et surtout à ses goûts de magnificence, il se livra avec
ardeur à l'étude de la jurisprudence. Avec la supériorité d'esprit qui
le distinguait, il ne lui fut pas difficile de sonder toutes les profon-
deurs de cette science; et telle fut la réputation qu'il s'y acquit, qu'à
l'âge de vingt-huit ans il fut nommé conseil extraordinaire de la
reine, place, du reste, plus honorable que lucrative. Au milieu de ses
travaux pour l'avancement de sa fortune, il ne perdit jamais de vue
l'idée de réformer les études scolastiques, et de mettre les hommes
dans la voie d'une saine philosophie. Il fit alors un ouvrage dont il ne
reste que des fragmens, et qui peut être considéré comme l'esquisse de son *Renouvellement des sciences*. Dans mon jeune orgueil,
dit-il lui-même, en parlant de cet écrit, je lui avais donné le titre
pompeux de *Temporis partus maximus*. Ces travaux nuisirent à
son avancement, ou du moins servirent de prétexte pour le représenter à la reine comme un homme livré à des études spéculatives et peu propre à remplir des places. Ce fut pour le dédommager

de ce défaut de succès causé par l'inimitié qui régnait entre Cécil et
le comte d'Essex, son protecteur, que ce dernier lui fit présent
d'une terre. On gémit en pensant de quelle manière Bacon reconnut cette générosité. Le souvenir de son ingratitude est une tache
ineffaçable à sa mémoire : il eut la lâcheté de dresser, quelque
temps après ce bienfait reçu, l'acte d'accusation dans le procès à
la suite duquel le comte d'Essex porta sa tête sur l'échafaud. Cette
honteuse condescendance ne servit guère qu'à le flétrir dans l'opinion publique, car la reine ne fit rien pour sa fortune. On ne sait
comment concilier la conduite de Bacon envers le comte d'Essex
avec celle qu'il tint au parlement, où il représentait, depuis 1593,
le comté de Middlesex : souvent on le vit voter avec le parti populaire contre les mesures des ministres, quoiqu'il fût au service de
la couronne. Le règne de Jacques Ier lui fut plus favorable. Bacon
fut accueilli avec distinction par ce prince, qui se piquait de pro-
téger les lettres, et en reçut le titre de chevalier. Une circonstance
favorable commença son élévation : chargé par le parlement de porter au pied du trône des représentations sur les vexations qu'exerçaient les pourvoyeurs du revenu de la couronne, il s'acquitta de
cette commission délicate de manière à satisfaire le roi et le parlement. La chambre des communes lui vota des remercîmens publics,
et le souverain le nomma un de ses conseillers, avec un traitement
considérable. Il obtint successivement plusieurs places qui, jointes
au mariage qu'il avait contracté avec la fille d'un riche alderman de
la Cité, le mirent dans cet état d'opulence qu'il ambitionnait. Enfin,
il fut nommé, en 1617, garde-des-sceaux, et en 1619, lord grand-
chancelier d'Angleterre, avec le titre de baron de Vérulam, qu'il
échangea l'année suivante pour celui de vicomte de Saint-Alban.
Bacon ne resta pas long-temps au faîte des honneurs où il était
parvenu. Les places éminentes qu'il occupa auraient pu lui suffire
pour vivre avec la magnificence dont il avait le goût. Les désordres
de sa maison et sa faiblesse pour tous ceux qui l'entouraient, le
poussèrent à chercher des ressources illégitimes dans l'influence
que lui donnait sa position. Il paraît aussi, dit-on, que ce fut pour
servir la cupidité du duc de Buckingham, favori de Jacques Ier,
auquel il devait une grande partie de son avancement, qu'il montra
une coupable vénalité dans ses différentes charges. La honte de ce
trafic n'en retombe pas moins sur lui, puisqu'il en fut l'artisan et
qu'il en partagea les produits. Cependant on s'accorde à dire qu'il
ne vendit jamais une décision injuste. Il fut accusé par ceux-là

même qui avaient pensé acheter une promesse de violer la justice. Quoi qu'il en soit, des plaintes graves furent portées contre le chancelier devant la chambre des lords. Sur l'aveu de ses propres fautes, il fut condamné à une amende de 40,000 livres sterling, à un emprisonnement à la tour pendant tout le temps que le jugerait le roi; il fut déclaré incapable d'occuper aucun emploi ou office public, de siéger au parlement, et d'approcher même du ressort de la cour. Le roi, qui aimait et regrettait Bacon à cause de sa facilité dans les affaires et de la douceur de ses mœurs, termina son emprisonnement au bout de quelques jours, et lui accorda tout le temps qui lui serait convenable pour s'acquitter de l'amende dont il ne paya que 8,000 livres sterling. Il lui fit même remise de toute peine quelque temps avant sa mort, le réhabilita, et lui rendit le droit de siéger au parlement; ce que Bacon ne put faire à cause de ses infirmités. Bacon consacra entièrement sa retraite à la philosophie et aux sciences, qu'il avait toujours cultivées au milieu même du tumulte de la cour et des soins des affaires publiques. Ses principaux ouvrages avaient déjà paru. Il en composa un grand nombre d'autres pendant le peu de temps qu'il survécut à sa disgrâce. Ces derniers prouvent qu'il avait conservé toute la force de son esprit, malgré l'affaiblissement de sa santé et les chagrins que dut lui causer le renversement de sa grandeur et de sa fortune. Il mourut le 9 avril 1626, dans sa soixante-sixième année.

La postérité a oublié les torts de Bacon pour ne se souvenir que des services qu'il a rendus aux sciences. Ce fut un de ces rares génies faits pour étonner le monde qu'ils viennent éclairer. Lorsque Bacon parut, Aristote, défiguré par les scolastiques, régnait despotiquement sur les écoles; tous les esprits étaient asservis par les formes stériles de sa logique. Bacon entreprit de briser les chaines sous le poids desquelles était abattu l'entendement humain. Cette idée, conçue dès sa plus tendre jeunesse, l'occupa toute sa vie et fut l'âme de tous ses travaux. Dans la philosophie scolastique, les notions générales, considérées comme comprenant les idées particulières dans leur extension, étaient la base de toutes nos connaissances et la source de toute vérité et de toute certitude. D'après ce système, on s'accoutumait à se passer de l'évidence, et à mettre les mots à la place des choses; l'esprit humain était arrêté et devenait incapable de tout progrès. Bacon démontra que les principes généraux sont fondés sur les faits particuliers; qu'il fallait non-seulement observer la nature, mais encore l'interroger par l'expérience, pour s'élever par degrés, d'induction en induction, aux axiomes les plus généraux. C'est de cette manière qu'il pensait que devait être comprise la véritable interprétation de la nature. Il signala et combattit tous les préjugés, toutes les causes d'erreurs, montra que le doute devait présider à l'examen de toutes les théories et notions reçues; qu'il fallait faire de son âme une table rase, et revenir sur ses pas pour examiner de nouveau toutes les connaissances particulières qu'on croit avoir acquises; enfin il prononça qu'on ne devait espérer de voir renaître les arts et les sciences qu'autant qu'abandonnant les notions abstraites, les spéculations méthaphysiques, on refondrait entièrement les premières idées, et que l'expérience serait le flambeau qui nous guiderait dans les routes obscures de la vérité. Il compara le savoir humain à une pyramide dont l'observation et l'expérience forment la base, et la métaphysique ou les principes généraux le sommet. En même temps, placé par son génie à cette hauteur, d'où il planait sur toutes les sciences, Bacon les embrassa d'un coup-d'œil général, assignant à chacune sa place dans l'ordre universel, et indiquant les progrès qui lui restaient à faire. Il fit plus, il créa les procédés les meilleurs pour parvenir au but qu'il signalait. Ce grand homme est reconnu par tous les savans comme l'auteur de la saine méthode qui doit nous diriger dans l'étude de toutes les branches de connaissances, comme le père de la philosophie expérimentale. Quelques-uns de ses prédécesseurs ou de ses contemporains avaient reconnu les vices de la philosophie d'Aristote; mais ils ne substituèrent rien aux erreurs qu'ils avaient signalées. D'autres, tels que Copernic, Harvey, Galilée, firent des découvertes immortelles en suivant la marche préconisée par Bacon; mais la lumière ne tombait que sur quelques parties du vaste tableau des sciences. Doué d'une force de tête prodigieuse, et unissant la méthode à une immense étendue d'esprit, Bacon seul donna l'idée d'un plan général, universel, qui comprit toutes les branches de l'arbre scientifique, et pût diriger sûrement dans les recherches dont elles devaient être l'objet. Soit qu'il ne soit pas donné au génie le plus élevé de réunir tous les genres de gloire, d'embrasser toute la science et de faire des découvertes particulières, soit que les occupations politiques l'aient empêché de se livrer aux recherches nécessaires pour se distinguer dans cette seconde carrière, Bacon se borna à montrer la voie qui devait conduire à la connaissance de la vérité, sans s'y avancer lui-même. Cependant il entrevit avec une étonnante sagacité plusieurs découvertes : il avait imaginé une

espèce de machine pneumatique, au moyen de laquelle il paraît
avoir soupçonné l'élasticité et la pesanteur de l'air, qui furent dé-
voilées par Galilée et Toricelli; il indiqua assez clairement l'attraction newtonienne, pour qu'on ait dit de lui qu'il avait été le
prophète des vérités révélées par Newton. Il eut des vues profondes
sur la méthaphysique, la morale, la législation. Il exposa assez nettement le principe aperçu par Aristote, et développé depuis par Locke
et Condillac, qu'il n'y a rien dans l'entendement qui n'ait passé par
les sens; principe dont toute sa philosophie n'est, du reste, qu'une
application. Bacon ne fit pas de système général : son esprit sage
le retint et du moins l'empêcha de s'égarer, comme le fit après lui
Descartes, qui eut la folle ambition de vouloir remplacer l'édifice
fantastique qu'il venait de détruire, et qui ne substitua qu'un édifice non moins fantastique. Il dédaigna ainsi le titre de chef de
secte, et ce ne fut que long-temps après lui qu'on reconnut son
génie. Il était trop supérieur à son siècle pour en être apprécié.
Bacon le sentait; il avait la conscience de sa force, connaissait toute
l'importance et la grandeur de ses idées, et en appelait à la postérité,
comme lui devant une reconnaissance éternelle. Toutefois, on peut
lui reprocher d'avoir adopté quelques-unes des formes de la philosophie scolastique qu'il combattait, d'avoir fait des divisions et
des subdivisions trop multipliées, ce qui rend la lecture de ses
écrits fatigante. Enfin, on doit dire qu'étranger aux sciences mathématiques, il combattit le système de Copernic. Bacon aurait été
trop au-dessus de l'humanité, s'il n'eût payé par quelques points
un tribut à son siècle.

Bacon a présenté sur la médecine, qu'il avait particulièrement
étudiée, des vues non moins grandes que sur les autres sciences. Il
a indiqué ce qui lui manquait, et les méthodes susceptibles de lui
faire faire des progrès. Voici ses principales idées sur ce sujet: (*De
dignitate et augmentis scientiarum*, lib. 4, cap. 2.) La délicatesse et
la complication des parties dont se compose le corps humain
le rendent très-susceptible d'être rétabli lorsqu'il est dérangé,
mais en même temps expose beaucoup à l'erreur quant au choix du
remède à appliquér. Ajoutez à ces causes naturelles de dérangement les modifications nombreuses qu'éprouve l'économie par
l'influence d'alimens variés, du climat, des genres d'exercices, des
affections de l'âme, du sommeil et de la veille : c'est ce qui fait que
la médecine est un art très-conjectural. Bacon reproche aux médecins de n'avoir pas étudié d'assez près la nature, de s'en être

trop rapporté à des idées, à des théories générales, qui, même fussent-elles vraies, auraient l'inconvénient d'éloigner de l'observation des cas particuliers. Il regarde la médecine comme une science à peine ébauchée, parce que les travaux des médecins ont roulé dans le même cercle, qu'ils ont plutôt répété les mêmes recherches qu'ils n'en ont ajouté de nouvelles. D'après lui, cette science se divise en trois parties, suivant le but qu'elle se propose : de conserver la santé, de guérir les maladies, de prolonger la vie. Cette dernière division n'a pas été envisagée avec l'importance qu'elle mérite, et a été confondue à tort avec les autres. Relativement à l'hygiène, Bacon reproche aux médecins de s'être plus occupés du choix que de la quantité des alimens; d'avoir trop recommandé un régime régulier, ce qui fait qu'on ne peut supporter ni la privation, ni l'excès d'alimentation, qui sont quelquefois inévitables. Il leur reproche encore de n'avoir pas assez observé les effets des différens genres d'exercices par lesquels il n'est peut-être pas de prédisposition à quelque maladie qui ne puisse être combattue. Ce qui concerne les maladies et leur traitement a été l'objet du plus grand nombre de travaux, et cependant que de choses cette partie de la médecine laisse à desirer! Bacon se propose de ne présenter que quelques réflexions, mais qu'il regarde comme les principales : il regrette qu'on ait négligé de rédiger, à l'instar d'Hippocrate, des histoires de tous les événemens des maladies particulières, d'en composer un recueil fait avec exactitude et discernement, ne s'attachant pas aux faits les plus communs, non plus qu'aux extraordinaires, et considérant que certains faits qui paraissent vulgaires sont intéressans et dignes d'être notés, à cause des circonstances dont ils sont accompagnés. Bacon voudrait qu'on ne s'en tînt pas, pour l'anatomie, à ces détails minutieux que l'on observe dans tous les cadavres, mais qu'on eût soin d'examiner les différences d'organisation qui se rencontrent dans les divers individus, et qui peuvent devenir des causes actives de maladies, et de signaler les effets ou désordres de ces mêmes maladies dans les organes intérieurs. Ce genre de recherches, qu'il appelle *anatomia comparata,* est évidemment l'anatomie pathologique que l'on cultive tant de nos jours, et qui est la base essentielle de la pathologie. Bacon desire encore que, pour certaines particularités qu'on ne peut pas observer sur le cadavre, non-seulement on profite de l'examen intérieur des parties accidentellement lésées, mais mieux encore, qu'on dissèque des animaux vivans, ceux dont l'organisation ne diffère pas trop de la nôtre. Entre autres idées que le philosophe anglais émit encore sur la médecine, et que nous ne pouvons pas toutes rapporter, parce que d'ailleurs elles ne sont pas et ne pouvaient pas être toutes d'une égale importance, nous ne devons pas omettre le desir qu'il forma de voir imiter artificiellement les eaux minérales; imitation qui a été tentée de nos jours, et que les progrès de la chimie tendent à perfectionner; enfin il souhaitait de voir tracer pour chaque maladie un plan de traitement fixe et détaillé (*Filum medicinale*), qui pût servir de guide sûr à tous les médecins. Pour que ce vœu pût se réaliser, il faudrait que la théorie de la science fût elle-même fixée, et qu'un grand nombre d'expériences exactes aient permis de prononcer sur l'efficacité des diverses médications opposées à chaque maladie : encore existerait-il beaucoup de cas exceptionnels. La science n'est pas même arrivée à ce point où l'on ne varie pas sur les indications générales dans les maladies les mieux connues. — La troisième division de la médecine établie par Bacon, l'art de prolonger la vie, est celle dont il s'est particulièrement occupé. Il en a fait l'objet de son *Traité de la vie et de la mort,* dont nous parlerons plus bas, en indiquant ses autres principaux ouvrages, qui sont :

Instauratio magna. Londres, 1620, in-fol. Grand renouvellement des sciences. — Tel est le titre donné par Bacon au plan de travaux qu'il s'était proposés. Ce plan ne fut publié qu'avec l'*organum*, qui en est la deuxième partie. Nous le plaçons ici en premier et séparément, pour nous conformer aux idées de ce philosophe. Dans cet écrit, Bacon examine l'état des sciences, montre qu'il faut ouvrir une nouvelle route à l'esprit humain, pour qu'il y fasse des progrès. Il divise son travail en six parties. La première (*partitiones scientiarum*) devait offrir le tableau méthodique de la division des sciences. La deuxième (*novum organum, sive indicia de interpretatione naturæ*) avait pour but de fournir les moyens d'arriver à la découverte de la vérité. La troisième (*phænomena universi, sive historia naturalis et experimentalis ad condendam philosophiam*) compre-

nait la connaissance des phénomènes de l'univers, acquise par l'observation et l'expérience, et base de la philosophie. La quatrième (*scala intellectûs*) expliquait, à l'aide d'exemples choisis et variés, par quels degrés l'entendement doit s'élever pour atteindre d'une manière sûre et régulière à la découverte des vérités. Cette partie n'était qu'une application des principes exposés dans la deuxième. Le traité des vents, l'histoire de la vie et de la mort, etc., et plusieurs autres traités qu'il se proposait de publier, devaient s'y rapporter. La cinquième (*prodromi, sive anticipationes philosophiæ secundæ*) devait être composée de recherches faites d'après la manière commune de philosopher, et aurait servi à comparer l'ancienne méthode avec la sienne. La sixième (*philosophia secunda, seu scientia activa*) devait couronner tout l'ouvrage. Elle était une conséquence ou un complément des cinq autres parties, et aurait présenté une suite de principes fournis par une induction sévère, et formant un système philosophique complet. Bacon n'exécuta que la première et la deuxième partie de ce plan; il n'était pas en la puissance d'un homme de l'exécuter en entier. Le concours des travaux dont Bacon a donné l'impulsion serait loin encore aujourd'hui de le remplir. Ce grand homme le sentait lui-même, et, content de l'avoir commencée, il confiait, pour nous servir de son expression, à la fortune du genre humain le soin de mettre à fin son entreprise.

On the advancement of learning; (de l'avancement des sciences). Londres, 1605, in-4, traduit en latin sous le titre de : *De dignitate et augmentis scientiarum*, *libri IX*. Paris, 1624, in-4; Strasbourg, 1635, in-8; Londres, 1638, in-fol.; Leyde, 1645, in-12; *ibid.*, 1652, in-12; Amsterdam, 1652, in-16; *ibid.*, 1662, in-12; traduit en français par Maugard. Paris, 1624, in-12; et par le sieur de Golefer. Paris, 1632, in-4.—Dans ce traité, Bacon examine l'état et le degré actuel de toutes les connaissances humaines. Il les range sous trois classes, suivant qu'elles se rapportent à l'une des trois principales facultés de l'âme : la mémoire, l'imagination et la raison ; d'où la grande division des arts et des sciences en histoire, en poésie et en philosophie. C'est cette division qui fut reproduite, avec quelques modifications dans les détails, par les auteurs de la grande encyclopédie française. Bacon indique ce qui a été fait pour chaque branche des connaissances humaines, et les parties qui manquent dans le système général ; il signale les vices des méthodes qui se sont opposées à leurs progrès, et jette sur chacune d'elles ces grandes vues qui ont déterminé ou en quelque sorte prophétisé l'avancement ou la création de plusieurs sciences.

Novum organon, or new method of employing the reasoning faculties in the pursuits of truth. (Nouvelle méthode de diriger l'entendement dans la recherche de la vérité). Londres, 1620, in-fol.; traduit en latin sous le titre de : *Novum organum, sive indicia vera de interpretatione naturæ, libri duo.* Leyde, 1645, in-16; *ibid.*, 1650, in-12 ; Amsterdam, 1660, in-12; Venise, 1775, in-8; Wurzbourg, 1779, in-12; Oxford, 1813, in-8.—Cet ouvrage, fruit de 18 années de méditation, était regardé par Bacon lui-même, et est en effet le plus important de ceux qu'il composa. Il lui donna ce titre pour l'opposer à la logique d'Aristote, connue sous le nom d'*organon*. C'est dans cet écrit qu'il propose la nouvelle méthode qu'il convient de suivre dans l'étude de la nature pour acquérir des connaissances positives; qu'il enseigne à s'élever aux principes généraux à l'aide de l'induction appuyée sur l'observation et l'expérience. C'est, comme l'a dit Voltaire, l'échafaud avec lequel on a bâti la nouvelle philosophie.

De sapientiâ veterum. Londres, 1610, in-4; Leyde, 1633, in-12; *ibid.*, 1657, in-12; traduit en anglais par Arthur Gorge.—C'est une explication de la mythologie des anciens, qui dénote une sagacité, une profondeur et une variété de connaissances extraordinaires. Mais cette explication n'est guère admissible. On a peine à croire que les anciens aient eu le dessein de cacher sous le voile de leurs fables tons les sens physique, moral ou politique, que Bacon a cru y découvrir.

Historia vitæ et mortis. Londres, 1613, in-8; Leyde, Elzévir, 1636, in-16; *ibid.*, 1637, in-12; Cologne, 1645, in-8; Dillingen, 1645, in-12; Paris, 1647, in-8; Amsterdam, 1663, in-12; trad. en français par J. Baudoin. Paris, 1650, in-8; *ibid.*, 1714, in-8; mauvaise traduction.— L'auteur suppose dans les corps animés l'existence d'un esprit plus pur que l'air, moins actif que le feu, enchaîné par des particules visqueuses. Ce principe, en consumant peu à peu ses liens, finit par s'exhaler; c'est là la cause de la mort naturelle. On doit espérer de prolonger la vie, si l'on s'attache à modérer l'action, à éviter l'impression de l'air, à réparer les humeurs, à invisquer l'esprit vital, et à boucher les pores par lesquels il tend à s'exhaler. On parvient à ce but par le repos, par un régime débilitant, par l'usage du nitre et de l'opium. Bacon rapporte des exemples de longévité observés chez les hommes et les animaux, et qu'il présente à l'appui de sa théorie; il montre que les animaux qui ont une longue gestation, qui s'accroissent lentement, qui se nourrissent de chair, vivent le plus long-temps; enfin il décrit les périodes de la vie, et expose les phénomènes de la mort.

Sylva sylvarum, or history of nature. Londres, 1621, in-4; *ibid.*, 1627, in-fol.; *ibid.*, 1639, in-fol.; *ibid.*, 1670, in-fol. de 215 pag., 9e édit., contenant, outre *l'Histoire de la vie et de la mort*, des *Recherches sur les métaux et les minéraux*, et *la Nouvelle atlantide*, trad. en latin par J.

Gruter. Leyde, Elzévir, 1648, in-16; Londres, 1658, in-8; trad. en français par P. Amboise, seigneur de la Madelaine, (avec la vie de Bacon). Paris, 1631, in-8.—Cet ouvrage est une collection des phénomènes naturels propres à être employés suivant les règles que Bacon avait prescrites dans le *Novum organum*. A l'époque où il fut écrit, il n'est pas étonnant qu'il contienne beaucoup de choses fausses ou douteuses.

Historia naturalis et experimentalis de ventis. Leyde, 1638, in-12; *ibid.*, 1648, in-12; Amsterdam, Elzévir, 1662, in-12; trad. en français par J. Baudoin. Paris, 1650, in-8.

Essays or counsels civil and moral. (Essais ou maximes civiles et morales). Londres, trad. en latin sous le titre de : *Sermones fideles, ethici, politici, œconomici.* Leyde, 1644, in-12; *ibid.*, 1659, in-12. — Ces essais de morale sont, de tous les ouvrages de Bacon, celui qui eut le plus de succès de son temps, et ils conservent encore leur réputation. Il augmenta considérablement cet ouvrage sur la fin de ses jours; il en donna même à la fois deux éditions, l'une en anglais, l'autre en latin. Ce sont des vues profondes et des observations fines sur la nature humaine, présentées avec les couleurs d'une imagination brillante, et l'éclat d'un style énergique, précis et animé.

Historia regni Henrici VII, Angliæ regis. Londres, 1622, in-fol.; Leyde, 1642, in-12; *ibid.*, 1647, in-12; Amsterdam, 1662, in-12.—Quelque mérite qu'il y ait dans cette histoire, elle n'est pas à la hauteur des autres ouvrages de Bacon. Elle est déparée par l'abus d'un style figuré. Entreprise par ordre du roi, elle se sent, sous le rapport de la fidélité, des ménagemens que l'auteur avait à garder.

Plusieurs autres ouvrages politiques, philosophiques, etc., de Bacon, ont été publiés séparément. Nous nous sommes bornés à indiquer les principaux. Bacon s'était proposé d'écrire en latin tous ses ouvrages philosophiques ; mais il n'a exécuté ce projet que pour le *Progrès et la dignité des sciences*, le *Novum organum*, l'*Histoire des vents*, celle *de la Vie et de la mort*, le *Traité de la sagesse des anciens*, et les *Essais de morale*.

Les œuvres complètes de Bacon ont eu d'assez nombreuses éditions. Nous n'indiquons que les principales : *The works of Francis Bacon.* Londres, 1740, 4 vol. in-fol.; *ibid.*, 1753, 3 vol. in-fol.; *ibid.*, 1765, 5 vol. in-4 ; *ibid.*, 1778, 5 vol. in-4 ; *ibid.*, 1803, 10 vol. in-8. — En latin : *Opera omnia.* Londres, 1638, in-fol. ; Francfort, 1665, in-fol.; Amsterdam, 1684, in-12, 6 vol; Copenhague, 1694, in-fol.; Amsterdam, 1695; *ibid.*, 1730, in-12, 7 vol.; *ibid.*, 1738, in-12,

7 vol. Traduites en français par Ant. Lasalle, avec des notes critiques et littéraires. Dijon, 1799-1802, 15 vol. in-8.

Deleyre a donné une *analyse de la philosophie de Bacon*, 1755, 3 vol. in-12 ; (avec la vie de Bacon, traduite de l'anglais de David Mallet, par Pouillot.) Dans son analyse, Deleyre a souvent substitué ses propres idées à celles du philosophe anglais. Naigeon a inséré l'ouvrage de Deleyre presque en entier dans le *Dictionnaire de la philosophie ancienne et moderne de l'Encyclopédie méthodique* (art. *Baconisme*); mais il a retranché toutes les idées de Deleyre. M. Deluc a publié en 1802 un *Précis de la philosophie de Bacon, et des progrès qu'ont fait les sciences naturelles*, etc.; 2 vol. in-8. M. Destutt-Tracy a donné à la fin de sa *logique* un sommaire de l'*instauratio magna*, avec celui des ouvrages qui s'y rapportent.

(*Biogr. britannica.* — *Biog. univers.* — Naigeon, art. *Baconisme*, de l'*Encyclop. méthod.*)

BACON (ROGER), la merveille du moyen-âge, naquit en 1214, à Ilchester, dans le comté de Sommerset, d'une famille ancienne et respectable. Il fut envoyé à l'Université d'Oxford, aussi barbare alors que la plupart des Universités de l'Europe, et il y prit quelque connaissance des langues et du péripatéticisme, seules sciences cultivées à cette époque. Sa capacité, son application, sa docilité, lui acquirent la protection des chefs de l'Université ; d'Edmond Rich, depuis archevêque de Cantorbéry ; du chancelier de Lincoln, William Sherwood ; de Robert Greathead, et de Richard Fitzacer. L'Université de Paris jouissait déjà d'une grande célébrité, et de la gloire d'attirer les jeunes gens du reste de l'Europe, qui venaient y perfectionner leurs études. Roger Bacon y étendit ses premières connaissances, y prit le bonnet de docteur en théologie, et revint à Oxford en 1240. Ce fut à peu près dans le même temps qu'il entra dans l'ordre des Cordeliers, à Paris, selon quelques historiens, ou, selon d'autres, après son retour à Oxford. Quoi qu'il en soit, il établit sa résidence dans cette ville, et reprit le cours de ses travaux. Son ardeur pour l'étude redoubla l'attachement de ses protecteurs, qui l'aidèrent de leur bourse dans les dépenses que ses recherches rendaient nécessaires. Il eut le courage et la pénétration de s'écarter des fausses et absurdes méthodes de l'école, et de fonder la philosophie sur la base des faits et des expériences. Si ce moine n'eut pas la gloire, comme le chancelier Bacon, d'introduire une réforme générale dans les sciences, on ne peut lui disputer le mérite d'en avoir senti la nécessité, et d'avoir adopté le même plan que poursuivit et que proposa plus tard le chancelier d'Angleterre. Dans l'espace de vingt ans, il dépensa plus de deux mille livres sterling, somme prodigieuse pour le temps, à rassembler les auteurs, à multiplier les expériences, à construire différens instrumens. Ces travaux nuisirent bientôt à sa tranquillité. Dans un siècle où à peine dix personnes avaient quelque idée des sciences philosophiques, il était difficile de s'y livrer sans éveiller la superstition. Les expériences de Bacon parurent l'effet d'un pouvoir surnaturel: on imputa ses connaissances à la magie; une violente persécution s'éleva contre lui; il fut maltraité et emprisonné dans son couvent; on lui défendit d'en faire sortir aucun de ses écrits, de correspondre avec qui que ce fût, et de faire aucunes lectures à la jeunesse, comme il l'avait pratiqué jusqu'alors. Ses anciens protecteurs étaient morts, et il resta en butte à la rage de quelques moines, uniquement parce qu'il était moins ignorant qu'eux. Ces persécutions ne l'empêchèrent pas de poursuivre ses études avec zèle. L'avènement du cardinal évêque de Sabina à la chaire pontificale, sous le nom de Clément IV, valut à Roger le recouvrement de sa liberté. Ce prélat vertueux et éclairé, qui, étant légat en Angleterre, n'avait pu obtenir de voir les ouvrages du philosophe emprisonné, l'invita alors à les lui envoyer. Roger Bacon les corrigea, les étendit, les mit en ordre, et chargea de ce dépôt son disciple Jean-de-Paris. Ce recueil, qu'il réduisit en un seul traité, et qu'il intitula *Opus majus*, contient le corps complet de ses connaissances dans les langues, dans les mathématiques, dans l'optique, la chimie et l'astronomie. Il y établit la nécessité de procéder par expériences, et y expose celles qui l'avaient amené à plusieurs découvertes. Tant que vécut Clément IV, Roger Bacon travailla librement; mais après la mort de ce pontife, un nouvel orage s'éleva. Jérôme d'Esculo, général des Cordeliers, fit de nouveau enfermer le philosophe: du ans entiers il fut confiné dans son monastère, réduit à la plus dure pénitence, et privé de toute communication à l'extérieur. On saisit, pour prétexte de cette persécution, les traités de Roger Bacon sur la nécromancie et sur l'astrologie, persécution qu'il supporta comme la précédente, avec une admirable fermeté. Jérôme d'Esculo fut élevé à la thiare, sous le nom de Nicolas IV. Ce pape n'était pas absolument ignorant; il avait persécuté le philosophe plutôt par déférence pour son ordre que par fanatisme. Bacon chercha à le ramener en écrivant et en lui dédiant un *Traité des moyens de prévenir les infirmités de la vieillesse*. Le pape fut peu touché de cet hommage; mais il céda aux sollicitations de quelques seigneurs anglais, et Roger fut rendu à la liberté. Il n'en jouit pas long-temps, car il mourut le 11 juin 1292, à l'âge de 78 ans.

Pour apprécier le génie de Bacon, il faut se transporter à cette époque du moyen-âge, où les lettres commençaient à peine à sortir de la barbarie, et où la philosophie y était entièrement plongée : on juge alors de l'étendue d'esprit nécessaire à un homme qui, sans instrument, presque sans livres, privé des méthodes d'observer, sans autre guide que sa propre intelligence, et au milieu d'une ignorance universelle, sut acquérir des lumières, à la trace desquelles ses successeurs purent marcher. Ce fut dans Roger Bacon un grand effort de l'esprit humain, de s'élever au-dessus des préjugés du temps, de recueillir dans le foyer d'une seule tête les rayons épars des connaissances scientifiques, et d'ajouter encore à chacune de leurs branches des vérités nouvelles et des découvertes importantes. Roger Bacon avait un génie universel. Savant dans les langues, il possédait le latin, le grec, l'hébreu, l'arabe, le chaldaïque. Son *Opus majus* renferme d'excellens préceptes de critique et de grammaire. Passionné pour les poëtes romains, il les cita souvent dans ses écrits; il composa des observations sur Virgile et sur plusieurs anciens, non-seulement en philologue, mais encore en homme de goût; sa latinité a plus de précision, de pureté, de clarté que celle du siècle où il vécut. Il était versé dans les autres branches des belles-lettres : il a laissé des calculs chronologiques et des morceaux d'histoire exacts; la géographie lui était familière, même celle des contrées les moins connues à cette époque, telles que la Chine et la Tartarie, sur lesquelles on trouve de judicieuses observations dans l'*Opus majus*. Meilleur philosophe que littérateur, il démontra, dans le même ouvrage, la grande importance de l'emploi des mathématiques dans les sciences physiques. Depuis

Archimède, personne n'eut peut-être à un degré supérieur le génie de la mécanique. A l'instant où on l'accusait de magie, il démontrait que plusieurs secrets attribués à la vertu de celle-ci étaient des ouvrages de l'art ou des opérations de la nature. Il inventa ou perfectionna une infinité de machines. Il avait imaginé un chariot qui devait rouler avec rapidité, sans l'assistance d'aucun quadrupède; entreprise probablement chimérique, mais qui atteste l'activité d'esprit et les connaissances de Roger Bacon. Il avait étudié l'optique : ce fut même sa science favorite, et, de son temps, elle était absolument ignorée. Il a décrit une méthode de fabriquer des lunettes; il construisit des verres ardens, et il parait avoir donné l'idée de la chambre obscure. Il n'est même pas sans vraisemblance que l'importante découverte des télescopes ne lui fut pas inconnue : plusieurs passages de ses œuvres semblent au moins indiquer les principes de leur construction. Versé dans l'astronomie, il découvrit diverses erreurs du calendrier, et le moyen de le corriger. Le premier il cultiva la chimie en Angleterre. Il parait avoir connu la poudre à canon. Les alchimistes le regardaient comme l'un de leurs principaux chefs, et il est vrai que Roger Bacon s'occupa de la transmutation des métaux; mais puisque, au milieu du dernier siècle, au centre des lumières, après les immenses progrès des sciences naturelles, on vit se renouveler ce travail chimérique, poursuivi par une foule de charlatans ou de demi-savans, accueillis à leur tour, protégés, payés, honorés par des hommes des classes les plus élevées, qui pourrait reprocher à un moine du treizième siècle des préjugés que les expériences et la chimie ont été si long-temps à détruire ? Du moins Roger tira de ses fourneaux plusieurs inventions et quelques découvertes utiles, dont on a profité depuis. Tel fut le moine Roger Bacon, dont Boerhaave ne parlait qu'avec respect, et qui mérita d'être surnommé *le docteur admirable*. Son caractère opiniâtre et ardent, qui résista aux traverses comme aux difficultés, n'est pas moins étonnant que ses connaissances. Malheureusement un grand nombre de ses écrits fut négligé, perdu, brûlé même par les Cordeliers; en sorte que Leland a eu raison de dire qu'il serait plus aisé de rassembler les livres sybilliens que les titres des ouvrages de Roger Bacon. Nous n'indiquerons que les principaux :

Epistola de secretis operibus artis et naturæ, et de nullitate magiæ. Paris, 1542, in-4 (très-rare); Bâle, 1593, in-8 ; Hambourg (sans date), chez Froben, in-8; *ibid.*, 1608, in-8; *ibid.*, 1618, in-8. Une partie a été traduite en français par Jacques Girard de Tournus, sous ce titre : *l'Admirable puissance de l'art et de la nature.* Lyon, 1557, in-8 (très-rare); Paris, 1629, in-8. Cet ouvrage a été inséré dans le *Theatrum chemicum*, imprimé à Strasbourg en 1613, in-8, vol. V, dans la *Bibliotheca chemica* de Manget, et dans le tom. II de l'*Ars auri-fera.*

De retardandis senectutis acciden-tibus et sensibus confirmandis. Oxford, 1590, in-8.

Thesaurus chimicus. Francfort, 1603, in-8; *ibid.*, 1620, in-8.

Perspectiva, in quâ, quæ ab aliis fusè traduntur, succinctè ac nervosè pertractantur, operâ et studio J. Com-bachii. Londres, 1614, in-4. *Specula mathematica, et de specierum multi-plicatione.* Francfort, 1614, in-4.

Opus majus ad Clementem quartum pontificem romanum, ex Ms codice Dublinensi, cum aliis quibusdam col-lato, nunc primùm edidit S. Jebb. M. D. Londres, 1733, in-fol.

(J. Alb. Fabricius, *Biblioth. lat. mediæ et infim. ætatis.* — Chaufepié, *Dict. histor.* — *Esprit des journaux*, octobre, 1785. — Clément, *Biblioth. curieuse.*)

BADO (Sébastien), que quelques biographes désignent sous le noms de Badio et Baldi, et qui a pris lui-même celui de Baldus dans ses ouvrages latins, était natif de Gênes. Il jouissait d'une haute réputation comme médecin, en 1650, et vivait encore en 1676. Après avoir exercé l'art de guérir à Rome, il fut médecin des hôpitaux de sa ville natale et du conseil de santé. Il a laissé les ouvrages suivans :

Sanguis expiatus, seu de sanguine incalescente non mutante naturam dis-putatio cum Alcidio Musniero medico Lotharingo. Gênes, 1643, in-16.

Cortex peruviæ redivivus profliga-tor febrium assertus ab impugnatio-nibus Melippi protimi belgæ medici à Seb. Bado medico genuense, etc. Gê-nes, 1656, in-8.

Trattato della peste. Gênes, 1656, in-4. Cet ouvrage fut publié sans nom d'auteur.

Anastasis corticis peruviani, seu Chinæ defensio Seb. Badi, etc., con-trà ventilentiones Jo. Jacobi Chiffletii, genitusque Vopisci Fortunati Plempii, illustrium medicorum ; opus in tres *libros distinctum.* Gênes, 1663, in-4. On trouve dans cet ouvrage l'histoire de la découverte du quinquina, de son introduction en Europe; l'exposition des cas où l'on doit l'employer, de ses vertus, de ses avantages, etc.; et la réfutation des attaques de Plemp et de Chifflet contre le quinquina. Torti en parle comme d'un fort bon livre; Haller en donne une idée assez avan-tageuse.

Phlebotomiæ necessitas asserta à Seb. Bado in variolis, morbillis, exan-thematis etiam apparentibus. Gênes, 1663, in-4.

(Mazzuchelli, *Gli scrittori d'Italia.*)

BAERSDORP (Corneille van), chevalier, issu d'une branche de

l'ancienne et illustre famille de *Borssele*, naquit en Zélande, au village de Baersdorp, qui donne son nom à cette branche. Son habileté en médecine lui valut, près de Charles-Quint, la charge de premier médecin. Il le fut aussi de l'impératrice Éléonore, et de Marie, reine de Hongrie. Baersdorp était en même temps conseiller et chambellan de l'empereur. Il mourut à Bruges, le 24 novembre 1565. On a de lui :

Methodus universæ artis medicæ, formulis expressa ex Galeni traditionibus, quá scopi omnes curantibus necessarii demonstrantur, in quinque partes dissecta. Bruges, 1538, in-fol.

Consilium de arthritide; dans le recueil de Henri Garet, intitulé : *De arthritidis præservatione et curatione consilia.* Francfort, 1592, in-8.

(Paquot, *Hist. litt. des Pays-Bas.*)

BAGARD (Charles) naquit à Nancy, le 2 janvier 1696. Son père, Antoine Bagard, était premier médecin de Léopold, duc de Lorraine. Le jeune Bagard se destina à la même profession. Distingué par le prince pendant qu'il se livrait à l'étude de la médecine sous les yeux de son père, il reçut le titre de son médecin ordinaire avant qu'il eût suivi aucune leçon dans une Faculté. Il alla à Montpellier étudier et prendre ses degrés. A son retour, Léopold le nomma un de ses médecins auliques. Bientôt après il fut appelé aux places de médecin de l'hôpital Saint-Charles et de l'hôpital Saint-Julien; plus tard, de l'hôpital militaire créé dans ce temps à Nancy. Stanislas, qui, après la réunion de la Lorraine à la France, succéda à Léopold, choisit Bagard pour son médecin. Sa réputation d'excellent praticien lui attira la confiance particulière de ce prince et de toute sa famille; et telle fut cette réputation, qu'il eut l'honneur d'être consulté, en même temps que Boerhaave et Mead, par Voltaire, affecté alors d'une maladie assez grave. Bagard, plein de zèle pour son art et d'amour pour l'humanité, profita de son crédit auprès de Stanislas pour faire créer des institutions utiles. C'est à lui que la ville de Nancy doit l'établissement d'un jardin botanique, et la fondation du Collége royal de Médecine, dans lequel se fondit la Faculté de médecine existant depuis deux siècles à Pont-à-Mousson. Il en fut nommé président, lut un grand nombre de mémoires pratiques à chacune des séances de la société, et commença même un cours d'anatomie, que des circonstances particulières firent interrompre. Bagard, praticien distingué plutôt que médecin célèbre, mourut, le 7 décembre 1772, au milieu de ses travaux, à la suite d'une attaque d'apoplexie, généralement regretté de toute la province qu'il habitait. Il a laissé :

*Quœstio medica, an vomitus fœcu-
lentus in passione illiacâ ab antiperis-
taltico intestinorum motu.* Montpellier,
1715, in-8. — Cette dissertation a été
recueillie par Haller dans ses *dissertationes anatomicœ.*

*Histoire de la thériaque, avec le
poëme d'Andromaque sur la thériaque.*
Nancy, 1725, in-4.

*De utero duplici in fœminâ viso cum
vestigiis fœcunditatis in utroque utero.*
Nancy, 1753, in-4.—Cette dissertation
se trouve dans le recueil de l'Académie
des sciences.

*Recherches et observations sur la
durée de la vie de l'homme.* Nancy,
1754, in-8.

*Observations sur une fièvre inflam-
matoire au cœur et l'hydropisie du péricarde.* 1754, in-4.

*Discours sur l'histoire de la théria-
que.* Nancy, 1755, in-8.

*Explication d'un passage d'Hippo-
crate sur les Scythes qui deviennent eu-
nuques.* Nancy, 1761, in-8.

*Mémoires sur les eaux minérales de
Contrexeville en Lorraine.* Nancy,
1760, in-4.—Bagard est le premier qui
ait signalé le parti qu'on pouvait tirer
des eaux de Contrexeville.

Sur les eaux minérales de Nancy.
Nancy, 1763, in-8.

*Dispensatorium pharmaceutico-chi-
micum.* Nancy, 1771, in-fol.

*Pinax materiei medicinalis, seu se-
lectus medicamentorum officinalium,
simplicium et compositorum, galeni-
corum et chimicorum.* Paris, 1771,
in-8.

*Observation sur un épanchement
considérable de sang dans le péricarde.*
In-8. (Acad. des sciences.)

*Sur un étranglement de l'intestin
rectum, occasionné par un pessaire.*
In-8. (Acad. des sciences.)

*Sur une tumeur squirro-carcinoma-
teuse au col de l'œsophage.* In-8.

Bagard avait composé plusieurs autres mémoires, et avait recueilli beaucoup d'observations pratiques. Nous
citerons principalement un mémoire
sur *les causes physiques des tremble-
mens de terre et les maladies épidémiques qu'elles occasionnent;* une dissertation sur *l'inoculation de la petite-
vérole,* entreprise par ordre du roi,
qu'il avait convaincu de la bonté de
cette méthode. La mort l'empêcha de
terminer un ouvrage qu'il avait entrepris sur *l'hydrologie minérale,* pour
servir de supplément à l'histoire de
Lorraine.

(*Eloge de Bagard par* Harmant.)

BAGET (Jean), maître chirurgien-juré de Paris, démonstrateur
en anatomie et en chirurgie, jouissait de quelque célébrité au
milieu du dernier siècle. On lui doit les ouvrages suivans :

*Ostéologie, premier traité dans le-
quel on considère chaque os par rapport aux parties qui le composent, aux
cavités qui s'y trouvent, et à ses jonc-
tions avec les autres os.* Paris, 1731,
in-12 de 407 pag.—Cet ouvrage, qui
devait être suivi d'une deuxième partie relative à l'attache des muscles, et

d'une troisième pour la description
des ligamens, n'est qu'un abrégé scolastique, où l'on ne trouve rien qui
soit propre à son auteur. Les descriptions y sont généralement exactes et
minutieuses ; celle des os du pied est
la plus remarquable.

Myologie ou méthode exacte pour

apprendre à disséquer les muscles. Amsterdam (Paris). 1736, in-12. — C'est d'après Haller que nous attribuons cet ouvrage à Baget; c'est le même bibliographe qui nous apprend que l'édition est de Paris, et non pas d'Amsterdam.

Lettre pour la défense et la conservation des parties les plus essentielles à l'homme et à l'état. Genève, 1750, in-12 de 124 p.—Cet ouvrage, qui paraît avoir été imprimé à Paris, et dont l'éditeur prétend l'avoir publié contre le gré de son auteur, a été indiqué sous deux titres différens et comme deux traités distincts, par Carrère et quelques autres. Il est dirigé contre les *Observations chirurgicales concernant les maladies du canal de l'urètre*, de Daran. Ce chirurgien y est signalé comme un charlatan, un ignorant, dont les bougies sont dangereuses; il n'y a que celles de M. Baget

qui soient bonnes : celui-ci est un homme instruit, ennemi du charlatanisme, qui croit néanmoins devoir faire un secret de la composition de son remède.

Il s'est glissé dans la *Bibliotheca anatomica* de Haller une erreur qui a été reproduite depuis. L'illustre bibliographe attribue à Baget l'ouvrage intitulé : *Elementa physiologiæ juxta selectiora experimenta.* Genève, 1749, in-8. C'est par inadvertence que Haller s'appuie du témoignage de M. Portal; ce dernier n'ignorait assurément pas que l'ouvrage en question est de Lieutaud, et il n'a pas pu l'attribuer à un autre; en tout cas, s'il l'a fait, ce n'est pas dans son histoire de l'anatomie.

(*Journal des Savans*, année 1732. — Haller, *Bibl. anat.* — Lefebure de Saint-Ildefont, suite de la *Bibliogr. d'Astruc.*)

BAGIEU (Jacques), écuyer, chirurgien-major de la compagnie des gendarmes de la garde du roi, fut un des membres distingués de l'Académie royale de chirurgie. Il a écrit :

*Lettre de M. ***, chirurgien de province, à M. ***, chirurgien à Paris, au sujet de la remarque, page 249, de l'édition de Dionis, par M. de la Faye.* Paris, 1740, in 8. — La remarque de la Faye est relative à l'opération de la taille. Bagieu reproche à l'éditeur de Dionis de n'avoir pas donné à Garengeot tous les éloges qu'on lui doit, d'avoir cherché à rabaisser le mérite de Foubert, ou du moins de n'avoir pas fait valoir ce qu'il y a de plus remarquable dans la méthode de ce chirurgien, l'avantage de rendre le cathéter inutile. On partage aujourd'hui l'opinion de la Faye sur cette méthode : il n'y a qu'un homme de gé-

nie, dit Sabatier, qui ait pu concevoir le projet que Foubert osa exécuter; mais la raison et l'expérience en ayant montré les inconvéniens, il faut lui donner les éloges qu'il mérite, et ne pas l'imiter.

Deux lettres d'un chirurgien de l'armée, l'une sur plusieurs chapitres du traité de la gangrène de M. Quesnay, l'autre sur le traité des plaies d'armes à feu de Desports. Paris, 1750, in-12. — Remarques pratiques plus ou moins importantes. L'auteur en appelle sans cesse à son expérience; il s'élève contre la facilité avec laquelle on se décide, en France, à pratiquer les amputations.

Nouvelle lettre de M. Bagieu sur plusieurs chapitres du traité de la gangrène. Paris, 1751, in-12.

Examen de plusieurs parties de la chirurgie, d'après les faits qui peuvent y avoir rapport. Paris, tome I, 1756, in-12; tome II, 1757, in-12. L'ouvrage roule principalement sur les plaies d'armes à feu, et sur l'amputation des membres; il contient un grand nombre d'observations remarquables, rapportées avec tout le soin qu'on peut désirer. Les neuf premiers chapitres, (tome I, page 15-100) traitent de la difficulté de reconnaître si la balle est ou n'est pas dans la blessure, de la possibilité qu'une balle pénètre dans la poitrine ou traverse cette cavité en passant entre deux côtes sans les fracturer, et sans ouvrir l'artère intercostale, du trajet des corps vulnérans à travers les parties, de leur séjour et de leurs déplacemens, des lambeaux de vêtemens enfoncés dans les chairs, des moyens d'extraire les corps étrangers, de la nature et de la forme des diverses sortes de balles, de la nécessité de les extraire le plus tôt possible, de ce qu'il convient de faire quand la balle est engagée dans l'épaisseur d'un os, des corps étrangers d'une autre nature et des indications qu'ils présentent, etc. Les 650 pages qui suivent se rapportent à tout ce qui concerne les amputations, auxquelles Bagieu veut qu'on n'ait recours qu'avec beaucoup de réserve. Il rejette l'amputation dans l'articulation coxo-fémorale, proposée par Ravaton. Il recommande la rescision de l'extrémité de l'os, quand il fait saillie à la suite de l'amputation, etc.; tout l'ouvrage mérite d'être lu. Il est question de l'opinion de Bagieu sur l'utilité de la rescision de l'extrémité saillante de l'os, dans les Mémoires de l'Académie de chirurgie, tome 2, p. 274.

BAGLIVI (Georges) naquit à Raguse, en 1669, d'une famille originaire d'Arménie. Resté orphelin dès son bas-âge avec un frère plus jeune que lui, ils furent conduits l'un et l'autre par le père Michel Mondegai, jésuite, à Lecce, ville dans la terre d'Otrante, où habitaient deux de leurs parens, dont l'un était médecin, et prit soin de Georges Baglivi, auquel il donna les premières notions sur l'art de guérir. Déjà l'élève justifiait par ses progrès l'appui bienveillant de son protecteur, quand ce dernier mourut en lui laissant un héritage assez considérable. Abandonné à lui-même, Baglivi se livra à l'étude avec une nouvelle ardeur, et ne tarda pas à prendre le bonnet de docteur en philosophie et en médecine à l'Université de Salerne. Suivant Papadopoli (*Hist. gymn. patav.*, tom. II, pag. 319), ce fut à Padoue qu'il fut reçu docteur. Quoi qu'il en soit, il visita ensuite l'Université de Naples, celle de Bologne, où il suivit les leçons de l'illustre Malpighi, et ses travaux lui acquirent de bonne heure une grande renommée. Il était venu se fixer à Rome, et y exerçait la médecine avec distinction, quand le pape Clément XI lui confia la chaire de médecine théorique dans le Collége de Sapience; et peu de temps après (en 1695), la chaire d'anatomie et de chirurgie, qui avait été occupée par Lancisi, et dans laquelle il brilla avec non moins d'éclat. Sa réputation était devenue européenne, et chaque jour elle s'agrandissait davantage, lorsqu'une maladie longue et douloureuse vint l'arrêter au milieu de sa carrière, et le fit succomber le 17 juin 1707, à l'âge de 38 ans.

Baglivi fut un de ces esprits originaux dont la nature est si avare. Dès ses premiers pas dans la carrière, il fut frappé des vices des théories dominantes et de leur funeste influence sur la pratique de la médecine. Il reconnut que la seule manière de parvenir à la meilleure méthode de guérir les maladies, était d'observer la nature d'après les règles prescrites par Hippocrate, et généralement négligées. Il fit en Italie, et dans le même temps, ce que Sydenham faisait en Angleterre. L'on a souvent comparé ces deux hommes célèbres pour les vues sages qu'ils eurent sur la médecine pratique, et pour la sagacité avec laquelle ils observèrent les maladies. Mais si une plus longue expérience donna au médecin anglais l'avantage des résultats pratiques, on ne peut s'empêcher de reconnaitre dans le médecin italien plus de génie; ce qui fait qu'il eut plus d'influence que Sydenham sur les destinées de la science. Comme ce dernier, Baglivi rappela les médecins à l'observation; mais, tout en voulant élever une barrière entre la pratique et la théorie de la médecine, il ne se livra pas moins tout entier à celle-ci dans des écrits séparés, et il le fit en homme supérieur. Dans quelques erreurs qu'il soit tombé, et qui dérivent de cet abus des hypothèses et des analogies qu'il avait si bien signalé, il a contribué à ébranler les théories humorales, à ramener l'attention sur les solides de l'économie animale, auxquels il fit jouer un rôle presque exclusif. Aussi peut-on considérer Baglivi comme le chef de l'école solidiste moderne, comme le précurseur de Hoffmann et de Haller. Il fit revivre les principes de l'ancienne école méthodique, en rapportant tous les phénomènes morbides à l'augmentation et à la diminution de ton dans les solides; il provoqua les recherches ultérieures sur les propriétés des tissus par ses considérations erronées sur les fonctions de la dure-mère et des parties membraneuses. Nous ne devons pas cependant oublier de dire qu'on a reproché à Baglivi de s'être approprié des idées puisées dans les leçons de Pacchioni, de Valsalva et de Malpighi; reproches qui ne paraissent pas tout-à-fait dénués de fondement. Enfin, il a montré une crédulité singulière relativement aux effets de la morsure de la tarentule.

Les écrits de Baglivi, publiés à diverses reprises, isolément et dans des lieux différens, furent rassemblés en un recueil qui a eu de nombreuses éditions. La sixième est datée de Lyon, 1704, in-4. La septième, qui parut peu de temps après la mort de l'auteur, est bien plus étendue que les précédentes, et porte le titre suivant : *Georgii Baglivi med. theor. in rom. archilyc. prof. etc. Opera omnia medico-practica et anatomica, editio VII, cui præter dissertationes et alios tractatus VI, editioni adjunctos, accedunt ejusdem Baglivi canones de medicinâ solidorum; dissert. de progressione terræ motus ; de systemate et usu motus solidorum in corpore animato ; de vegetatione lapidum, et analogismo circulationis maris ad circulationem sanguinis, etc.* Lyon, 1710, in-4; Paris, 1711, in-4; Anvers, 1715, in-4; Venise, 1721, 1752, in-4; Lyon, 1765, in-4. — Ce recueil, précédé d'une longue préface dans laquelle le sujet de l'ouvrage est exposé avec détail, et où Baglivi répond à plusieurs remarques critiques qui furent faites sur ses différens travaux, renferme les dissertations suivantes, dont la publication eut lieu séparément à des époques diverses.

De praxi medicâ libri II, ad priscam observandi rationem revocandâ. — La première édition de cet ouvrage, qui est le plus estimé de ceux de Baglivi, fut imprimée à Rome en 1696, in-8, avec trois autres dissertations sur différens sujets de médecine. *Ibid.*, Leyde, 1699, 1700, in-8; Rome, 1702, in-4.

Specimen quatuor librorum de fibrâ motrice et morbosâ, etc. Pérouse, 1700, in-4; Rome, 1702, in-8; Utrecht, 1703, in-8; Bâle 1703, in-8.

A cette dissertation en sont jointes quatre autres relatives à des observations et à des expériences sur la salive, la bile, le sang. C'est dans ce travail que Baglivi chercha, dit-on, à s'approprier les découvertes de Pacchioni sur la structure de la dure-mère, reproche auquel il répondit par une lettre imprimée à Rome en 1704, et qu'il a insérée dans la préface de ses *Opera omnia*, dans le chapitre *de morborum successionibus* de la même dissertation. On trouve aussi une opinion qu'il émet comme nouvelle et lui étant propre, et que Jean Casalecchi de Reggio avait déjà publiquement professée : les journaux du temps firent connaître cette polémique.

Series variarum dissertationum. Ces dissertations, au nombre de neuf, portent les titres suivans :

1° *De anatome fibrarum, de motu musculorum, ac de morbis solidorum ;* 2° *De experimentis circà salivam ;* 3° *De experimentis circà bilem ;* 4° *De experimentis circà sanguinem, ubi obiter de respiratione et somno.* — A la suite de cette quatrième dissertation, sont imprimés les *Canones de medicinâ solidorum ad rectum statices usum*, qui furent aussi réunis à l'ouvrage *de medicinâ staticâ* de Santorio Santori. Rome, 1704, in-12; Lyon, 1707, in-8; Padoue, 1710, in-12; trad. en italien par l'abbé Chiari, Venise, 1743, in-12. Dans le quarante-cinquième canon, Baglivi annonce une dissertation intitulée : *De medicinâ agonisantium*, qui n'a pas été publiée. 5° *De morborum et naturæ analogismo; de vegetatione lapidum; de terræ motu romano ac urbium adjacentium*, anno 1703. Ce cinquième opuscule parut pour la première fois dans le recueil des œuvres de Baglivi, publié après sa mort, en 1710. 6° *De progressione romani terræ motus ab anno 1703 ad annum 1705; de systemate et usu motûs solidorum in corpore animato; de vegetatione lapidum et analogismo circulationis maris ad circulationem sanguinis*. Cette dissertation a été imprimée avec les *Canones*, etc., à Lyon, 1707, in-8. 7° *De anatome, morsu, et effectibus tarantularum*. 8° *De usu et abusu vesicantium*. 9° *De observationibus anatomicis et practicis*. Cette

neuvième dissertation renferme l'histoire de la maladie et les détails de l'ouverture du corps de Malpighi. Les quatre premières dissertations que nous venons d'indiquer ont été imprimées avec le traité *De fibrâ motrice et morbosâ*, en 1702 et 1703 ; les trois dernières avaient été réunies au livre *De praxi medicâ*, publé en 1696.

Enfin l'édition complète des œuvres de Baglivi renferme les lettres qui lui avaient été écrites par quelques savans, et quatre mémoires de Santorini, intitulés : *De structurâ ac motu fibræ; de nutritione animali; de hæmorroïdibus; de catameniis*. Pinel a donné de ces œuvres une nouvelle édition, avec des corrections, des notes et une préface. Paris, 1788, in-8, 2 vol.

(Mazzuchelli.)

BAIER (Jean-Jacques) naquit à Iéna le 14 juin 1677. Après avoir reçu d'un instituteur particulier, et sous les yeux de son père, les premiers élémens de l'éducation, il étudia la philosophie sous J. Philippe Treuner, les mathématiques sous G. Albert Hamberger, et se rendit familière la lecture des classiques grecs et latins. Fort jeune encore, il était entraîné comme par instinct à l'étude des sciences naturelles; bientôt il s'appliqua à l'anatomie, sous G. Cristophe Schelhammer, et aux autres parties de la médecine sous Wolfgang Wedel, J. Hadr. Slevogt, et Rud. Guill. Krause, dont il gagna la bienveillance et l'amitié. Après quatre ans d'études à Iéna, il se rendit à Halle, où son père était, depuis plusieurs années, premier professeur de théologie, et où brillaient alors Frédéric Hoffmann et G. E. Sthal. Il profita des leçons de ces deux grands hommes, et fut honoré de leur amitié. Il entreprit, en 1699, un voyage scientifique, dans lequel il parcourut tout le nord de l'Allemagne, une partie de la Livonie et du Danemarck, visitant les curiosités naturelles de chaque contrée, les cabinets d'histoire naturelle et les bibliothèques, et recevant des savans de tous ces pays l'accueil le plus flatteur. De retour à Iéna, il fut reçu docteur en philosophie, sans être astreint aux formalités d'usage, puis docteur en médecine. Il se rendit aussitôt après dans les montagnes de la

Basse-Saxe, pour étudier les fossiles et les minéraux dont elles abondent. Il revint à Halle, où il eut plusieurs fois occasion de donner des preuves de ses talens et de son habileté. Son grand-oncle Jac. Guill. Forster lui faisant espérer d'obtenir une chaire à Altdorf, il se rendit à ses invitations, mais ne réussit point dans ses démarches. Il s'établit et se maria à Nuremberg, fut reçu dans le Collége des médecins de cette ville, et y pratiqua la médecine avec beaucoup de succès. Une pleurésie dont il fut atteint, et qui lui laissa une toux sèche avec difficulté de respirer, l'obligea à changer de climat et à se retirer à Ratisbonne. Il n'y était que depuis quelques mois quand la mort de J. Louis Apinus, en 1703, laissa vacante à Altdorf la chaire de physiologie et de chirurgie, qui fut accordée à Baier. Celui-ci professa successivement, et avec un égal succès, toutes les branches des sciences naturelles et médicales, à l'exception de l'anatomie. Il devint membre de l'Académie des Curieux de la nature, remplaça Jean-Maurice Hoffmann dans la première chaire de médecine, fut fait successivement directeur du jardin de botanique, doyen de la Faculté de médecine, recteur de l'Université. En 1729, il fut chargé de la direction des Ephémérides de l'Académie des Curieux de la nature, et, trois ans après, il fut nommé président de cette Académie, archiâtre et comte palatin. Baier fut pris, le 11 juillet 1735, d'une pleurésie aiguë qui mit fin à ses jours le 24 du même mois. *Amisit societas*, dit son historien, *amisit præsidem gravitate, doctrinâ, fide propè singulari, summo vigore, summâ industriâ, summâ frugalitate, eâ magnitudine animi quæ nihil ad ostentationem omnia ad conscientiam referebat, rectèque facti mercedem ex facto ipso petebat.* Baier est auteur d'un grand nombre de dissertations dont on peut voir la liste dans les bibliothèques de Haller. Nous n'indiquerons ici que ses principaux ouvrages.

Περι της των ιατρων ευσεβειας (*de pietate medicorum*). Iéna, 1705, in-4.

De longevitate medicorum. Iéna, 1705, in-4.

Problemata medica. Iéna, 1706, in-4.

Ορυκτογραφια *norica, sive rerum fossilium, et ad minerale regnum pertinentium, in territorio norimbergensi ejusque vicinia observatarum succincta descriptio ; cum iconibus lapidum figu-* ratarum ferè ducentis. Nuremberg, 1708, in-8 ; réimprimé avec plusieurs supplémens publiés successivement par l'auteur. Nuremberg, 1757, in-fol.

Adagiorum medicinalium centuria. Francfort et Leipsick, 1718, in-8. — Cette collection avait paru par parties, de 1711 à 1717.

De A. C. Celso ad majorem philiatrorum utilitatem accomodando. Altdorf, 1720, in-4.

Horti medici Academiæ altorfinæ historia, curiosè conquisita. Altdorf, 1727, in-4.

Orationum varii argumenti, variis occasionibus in Academiâ altorfinâ publicè habitarum fasciculus. Altdorf, 1727, in-4.

Biographiæ professorum medicinæ, quos unquàm habuit Academia altorfina. Altdorf, 1728, in-4.

Animadversionum physico-medicarum in quædam loca novi fœderis specimina III. Altdorf, 1728-32, in-4.

J. J. Baieri introductio in medicinam forensem, et responsa ejusdem argumenti ad F. J. Baierum filium. Noremberg, 1748, in-4. — Ouvrage posthume publié par Ferdinand-Jacques Baier, fils de J. Jacques, de même que le suivant :

J. J. Baieri epistolæ ad viros eruditos, eorumque responsiones, etc. Francfort et Leipsick, 1760, in-4.

J. J. Baier a publié les vol. II et III de la troisième décurie des actes de l'Académie des Curieux de la nature.

(*Memoria Baierana*, dans les actes de l'Académie des Curieux de la nature.)

BAILLIF DE LA RIVIÈRE (Roch Le), né à Falaise en Normandie, vers le milieu du seizième siècle, devint médecin de Henri IV. Il fut, en France, un des premiers partisans de la médecine spagyrique, et l'un des premiers aussi sur qui la Faculté de Paris fit retomber le poids de la réprobation qu'elle avait lancée contre l'antimoine et les remèdes chimiques. Le Baillif mourut le 5 novembre de l'an 1605. C'était un homme fort singulier; et si le trait suivant, qu'on rapporte de lui, est véritable, il conserva ce caractère jusqu'au dernier moment. On dit que, se sentant près de mourir, il fit venir ses domestiques l'un après l'autre, et dit à l'un : « Tiens, voilà deux cents écus, va-t-en, et que je ne te revoie plus. » Il donna sa vaisselle d'argent à un autre, et distribua ainsi tous ses meubles, sous condition que chacun sortirait à l'instant de sa maison. Enfin il se trouva seul, et il ne lui resta que le lit sur lequel il était couché. Quelques médecins étant venus le voir, il les pria d'appeler ses gens; ceux-ci lui répondirent qu'ils avaient trouvé la porte ouverte, et qu'ils n'avaient rencontré aucun domestique : « Adieu donc, messieurs, dit Le Baillif, il est temps que je m'en aille aussi, puisque mon bagage est parti. » Et il mourut bientôt après. Il a laissé les ouvrages suivans, qui sont fort recherchés des curieux :

Petit traité de l'antiquité et singularités de la Bretagne-Armorique, en laquelle se trouvent les bains curans la lèpre, podagre, hydropsie, paralysie, ulcères et autres maladies. 1577, in-4, sans nom de ville ni d'imprimeur. Ce traité se trouve encore à la suite du *Démosterion* (voyez ci-dessous).

— L'auteur donne d'abord quelques notions générales sur les eaux minérales. Il croit que les eaux thermales peuvent contenir de l'argent, du mercure, du fer, du cuivre, de l'étain, du plomb et des principes émanés des pierres précieuses et des végétaux. Il leur attribue des vertus différentes, selon les principes qui s'y trouvent. Il pense que toutes les eaux minérales froides contiennent du vitriol ou de l'alun. Il traite en particulier de quatre sources situées dans *la seigneurie de Salles*, à la minière de *Jean Le Masson*, au pied d'une colline ou aux environs. Il dit la première d'une odeur d'antimoine, d'une saveur astringente, efficace dans la goutte et la paralysie, et palliative dans la lèpre; la seconde, d'un goût amer, nuisible dans les inflammations des yeux, et utile dans la colique, la gravelle et l'hydropisie; la troisième d'une odeur de soufre plombé, de couleur noirâtre, un peu salée, et utile dans les inflammations, les ulcères, la fièvre quarte, la phthysie et l'aménorrhée; la quatrième, chargée d'alun, et propre à guérir la gale.

Le Démosterion, auquel sont contenus 300 *aphorismes lat. et franç., sommaire de la médecine paracelsique,* suivi de l'ouvrage précédent. Rennes, 1579, in-4.

Discours des interrogatoires faits en présence de MM. du Parlement à Roch Le Baillif, sur certains points de sa doctrine. Paris, 1579, in-8.

Sommaire de défense aux docteurs et Faculté de médecine de Paris. 1579, in-8.; et en latin, *ibid.,* 1579, in-8.

Traité de l'homme, de ses maladies, et des remèdes extraits des teintures d'or, de corail et antimoine, des perles, etc. 1580, in-8.

Traité du remède de la peste. Paris, 1580, in-8; et en latin, *ibid.,* 1580.

Conformité de l'ancienne et moderne médecine d'Hippocrate à Paracelse. Rennes, 1592, in-8.

Questions naturelles et universelles, touchant le régime de santé. Paris, 1623, in-8.

Paradoxes philosophiques. Paris, 1634, in-8.

(Carrère, *Biblioth.*—Carrère, *Catal. des ouvr. sur les eaux minérales.* — Clément, *Biblioth. curieuse.* — Catalog. de la biblioth. de Th. II. Baron.)

BAILLOU (Guillaume), l'un des médecins du seizième siècle, qui contribua le plus à secouer le joug des Arabes, et à ramener à l'observation de la nature, naquit à Paris, vers l'an 1538, de Nicolas Baillou, géomètre et architecte habile. André Guillar, président du parlement, fit les frais de son éducation. Guillaume, doué des plus heureuses dispositions, acquit en quelques années une connaissance profonde du grec et du latin, et s'enfonça dans l'étude de la philologie et de la philosophie. Il enseigna pendant quelques années les belles-lettres au Collége de Montaigu, et fit ensuite, sur Aristote, des leçons qui attirèrent une foule d'auditeurs. Il commençait en même temps l'étude de la médecine. Inscrit au nombre des bacheliers en 1568, il reçut le bonnet doctoral deux ans après, et fut le premier de sa licence. Il se livra dès-lors aux fonctions du doctorat, soit à la discussion des thèses, soit à l'enseignement, etc., avec un zèle qui ne se démentit pas durant l'espace de quarante-six ans. Son éloquence, sa vivacité dans la dispute, son habileté à dresser un syllogisme, la subtilité de son argumentation, le firent surnommer le *Fléau des bacheliers*. Mais quel que fut l'éclat de ses talens, il n'égalait ni ses vertus, ni la douceur de son caractère. Ses confrères lui donnèrent un témoignage honorable d'estime, en lui conférant à l'unanimité le titre de doyen, au mois de novembre 1580, et le continuant l'année suivante. A l'expiration de son décanat, Baillou se livra plus particulièrement à la pratique de l'art de guérir, et c'est de là surtout que datent ses titres à la reconnaissance de la postérité. Il recueillait avec le plus grand soin les faits intéressans qui se présentaient à son observation, et en formait, en les rapprochant, des tableaux à la manière d'Hippocrate. Ami de l'indépendance, mais plus ami de l'humanité, il refusait des charges à la cour; mais le pauvre le trouvait toujours prêt à lui prodiguer son temps, ses soins et des secours de toute espèce. Ce grand homme mourut en 1616, à l'âge de soixante-dix-huit ans. Digne successeur des Houllier, des Fernel, des Duret, Baillou sut comme eux s'affranchir de la fausse méthode suivie de son temps, et continuer la nouvelle route qu'ils avaient ouverte. Dans ces temps encore voisins de ceux où l'Europe était dans les ténèbres, les esprits un peu actifs, entraînés par l'enthousiasme que leur inspiraient les ouvrages des anciens, s'attachaient principalement à rétablir les textes altérés et à les traduire. Sans réfléchir que ces livres ne sont précieux que comme recueils de faits, et que ces faits se renouvellent tous les jours, on aimait mieux étudier les livres que la nature. Après un siècle d'efforts faits dans cette fausse direction, on sentit que la nature n'est pas plus qu'autrefois muette pour celui qui sait l'interroger, et l'on revint à la consulter. Baillou tient le premier rang parmi les auteurs de cette réforme. En effet, le talent de l'observateur, du praticien exercé et fidèle à la doctrine hippocratique, respire dans tous ses écrits; et quelles que soient les révolutions de la science, on ne les consultera jamais sans avantage. Baillou ne publia point lui-même ses ouvrages. Ses manuscrits passèrent aux mains de ses neveux Simon Le Letier et Jacques Thevart, qui les mirent au jour.

Consiliorum medicinalium liber primus, à J. Thevart, authoris pronepote, scholiis nonnullis illustrati, digesti ac in lucem primum editi; accedit de cul- culo opusculum. Paris, 1635, in-4.

Consiliorum medicinalium liber secundus. Paris, 1636, in-4.

Consiliorum medicinalium liber ter-

ius et postremus. Paris, 1649, in-4.

Definitionum medicinalium liber. Paris, 1640, in-4. — Vocabulaire des termes de médecine grecs les plus difficiles, expliqués d'après Galien et Hippocrate.

Epidemiorum et ephemeridum libri II. Paris, 1640, in-4. — Baillou est un des premiers, parmi les modernes, qui ait cherché à trouver dans les constitutions atmosphériques les causes de ces maladies qui frappent constamment dans telles saisons, tels climats, ou accidentellement dans une épidémie momentanée, un grand nombre d'individus. Dans ce travail, que Sydenham n'a point fait oublier, on retrouve presque le beau talent d'observation de la médecine grecque.

In Theophrasti librum de vertigine commentarius. Paris, 1640, in-4.

De convulsionibus libellus. Paris, 1640, in-4.

De rheumatismo et pleuritide dorsali. Paris, 1642, in-4;.avec la thèse de Vacherot : *An rheumatismo venæ sectio?* aff. (1627, in-4.)

Opuscula medica de arthritide, calculo et urinarum hypostasi. Paris, 1643, in-4.

De virginum et mulierum morbis liber. Paris, 1643, in-4.

Adversariorum medicinalium liber. Paris, 164.., in-4.

Paradigmata et historiæ morborum ob raritatem observatione dignissimæ. Paris, 1648, in-4.

Opera medica omnia. Paris, 1635, in-4; *ibid.*, 1640, in-4; *ibid.*, 1643, in-4; *ibid.*, 1649, in 4; Venise, 1734, in-4, 2 vol.; Genève, 1762, in-4; 4 vol., édit. publiée par Tronchin.

Théoph. Bonet a donné un abrégé des œuvres de Baillou, qui a eu plusieurs éditions :

Pharos medicorum, hoc est, cautiones, animadversiones et observationes practicæ ex operibus Guil. Ballonii erutæ. Genève, 1668, in-12.

Labyrinthi medici extricati, sive methodus vitandorum errorum qui in praxi occurrunt, monstrantibus Guil. Ballonio et Lud. Septalio. Cologny, 1687, in-4; Venise, 1734, in-4.

(René Moreau, *Gulielmi Ballonii vita.* — *Biog. univ.*)

BAJON, chirurgien français, membre correspondant de l'Académie royale des Sciences de Paris et de l'Académie royale de Chirurgie, séjourna douze ans dans l'île de Cayenne et la Guiane, en qualité de chirurgien-major, un peu après le milieu du siècle dernier. Profitant des facilités que sa position lui donnait pour acquérir des connaissances précises sur la nature du climat de ces contrées, sur les maladies qui y règnent, et les traitemens qui leur sont convenables, sur un grand nombre de faits d'histoire naturelle et d'économie rurale, il rassembla les observations intéressantes qu'il avait recueillies sur ces différens sujets, et les a publiées sous le titre suivant :

Mémoires pour servir à l'histoire de Cayenne et de la Guiane française, etc. Paris, 1777 et 1778, in-8, 2 vol., avec pl. — Cet ouvrage, qui obtint à juste titre les suffrages de l'Académie des sciences, renferme une foule de remarques et d'observations pleines d'intérêt. Dans le premier volume, l'auteur traite : du climat de Cayenne, et des effets plus ou moins fâcheux qu'il produit sur les Européens nouvellement débarqués ; des maladies qui attaquent les nouveaux habitans, et de celles qui sont endémiques dans le pays (les fièvres tierces et doubles-tierces y sont communes et peu dangereuses) ; des maladies contagieuses et épidémiques, qui sont rares à Cayenne; des maladies des femmes (ces dernières s'acclimatent plus facilement que les hommes): il cite, à l'occasion des leucorrhées et des chutes de l'utérus, une espèce de basilic sauvage, qui est regardé dans le pays comme spécifique de ces maladies; dans le cinquième mémoire, Bajon traite du tétanos et d'un trismus très-commun chez les nouveau-nés, le plus souvent mortel, et qu'il a toujours prévenu, dit-il, en vidant la veine ombilicale avant de lier le cordon. Les mémoires suivans sont relatifs à quelques affections cutanées, au pian, au mal rouge qui est contagieux, à l'exposé des accidens causés par le dragonneau, à l'énumération des animaux venimeux de Cayenne, parmi lesquels on doit citer plus particulièrement le serpent à sonnettes et le serpent à grage. Enfin, les derniers

mémoires contiennent la description de trois oiseaux communs dans la Guiane, et des remarques sur le manioc, sa culture et ses différentes préparations. L'auteur dit qu'il a reconnu par des expériences que le suc du basilic ordinaire est l'antidote le plus sûr pour dissiper les accidens causés par le suc de manioc qui, comme on sait, est très-vénéneux.

Dans les douze mémoires qui composent le second volume, l'auteur traite successivement de la topographie de la Guiane française et de l'île de Cayenne, du traitement des plaies, ulcères, etc., de plusieurs sujets d'histoire naturelle et d'agriculture.

Avant la publication de ce recueil de mémoires, Bajon avait inséré dans le *Journal de méd. chir. pharm.* (tom. 30, 32, 33, 34, 36, 51) plusieurs faits pratiques qui se rattachent aux sujets précédemment indiqués; des observations sur l'efficacité du suc de l'arbre nommé *figuier de Cayenne*, contre les vers : un exemple de guérison de la morsure du serpent à grage par l'emploi de l'alcali volatil; un mémoire sur le tétanos; des observations sur l'usage du *basilic sauvage* de Cayenne pour la guérison des flueurs blanches; une observation curieuse d'abcès de l'utérus avec grossesse.

BAKER (GEORGES), chirurgien ordinaire de la reine Élisabeth, et agrégé en 1597 au Collége des chirurgiens de Londres, est l'auteur des ouvrages suivans :

On oleum magistrale. A method of curing wounds in the limbs. On the vulgar errors of surgeons. De l'huile magistrale. Méthode de traiter les plaies des membres. Des erreurs communes des chirurgiens. Londres, 1574, in-8.

Book of distillations, containing sundry excellent remedies of distillated waters. Londres, 1556, in-4; *ibid.*, 1598, in-4.

An antidotary of select medicines. Londres, 1579, in-4.

On the nature and properties of quick silver. De la nature et des propriétés du mercure. — Cet opuscule, qui est inséré dans le traité de Clowes sur la maladie vénérienne, 1584, n'est qu'un extrait d'autres auteurs.

Baker a encore publié une traduction anglaise du livre *De compositione medicament.*, de Galien ; une autre de l'*Evonymus* de Gesner, sous le titre de : *The new jewel of heatth*, Londres, 1576, in-4, puis sous celui de : *The practice of the new and old physic*, Londres, 1599, in-4, et une préface à l'*Herbal* de Gérard. Londres, 1597 et 1636. — Johnson, dans la préface de sa traduction des œuvres d'Ambroise Paré, dit que Baker avait commencé d'en traduire quelques parties.

(Tanner, *Biblioth. britan. hybern.* — Aikin, *Mémoirs biog.*)

BAKER (GEORGES) (les biographes français écrivent communément BACKER) naquit en 1722. Après avoir étudié et pris ses degrés à l'Université de Cambridge, il étudia la médecine, et se fit recevoir docteur en 1756. Il pratiqua d'abord à Stamford, et vint peu après s'établir à Londres, où il parvint bientôt à une grande réputation, à une pratique étendue et aux plus hautes dignités de sa profession ; une fortune brillante en fut le résultat. Baker était médecin ordinaire du roi, et médecin de la reine, membre de la Société royale et de celle des Antiquités : il fut créé baronet en 1776, et fut élu en 1797 président du Collége des médecins. Il passait pour avoir beaucoup de littérature, et écrivait le latin avec pureté et élégance. Il mourut le 15 juin 1809. Ses ouvrages, peu nombreux, mais assez estimés, sont les suivans :

De affectibus animi et morbis indè oriundis. Londres, 1755, in-4.

Oratio Harveiana. Londres, 1761, in-4.—Ce discours anniversaire, prononcé au Collége des médecins de Londres, en conséquence de la fondation d'Harvey, contient un éloge remarquable de Et. Hales et des recherches sur Jean Caius, regardé comme le fondateur de l'anatomie à Londres.

De catarrho et de dysenteriâ londinensi epidemicis utrisque anno 1762 libellus. Londres, 1764, in-4 de 7 feuilles, avec 2 planches. Inséré dans le *Thesaurus* de Sandifort, tom. II, p. 365. — Cet ouvrage se compose de deux dissertations où Baker trace, en habile observateur, le tableau de deux épidémies, dont la première parcourut, en 1762, la plus grande partie de l'Europe. L'histoire de la dysenterie contient trois observations complétées par l'ouverture des cadavres, dont deux font partie d'une lettre adressée par Charlton Wollaston à Baker, et que ce dernier a annexée à son ouvrage.

Inquiry into the merits of inoculating the small pox, etc. Recherches sur les avantages de la méthode d'inoculer la petite-vérole, en usage aujourd'hui dans différentes provinces de l'Angleterre. Londres, 1766, in-8, 68 p. — L'auteur indique les prépa-

rations et le traitement de la petite-
vérole développée artificiellement d'a-
près les méthodes particulières adoptées alors, et qui avaient eu les plus
grands succès, surtout d'après la
méthode de Sutton, sur laquelle il
n'a que des conjectures. Baker rapporte deux lettres qui lui ont été
écrites par le docteur Glasse, sur le
même sujet. On trouve un extrait de
cet ouvrage dans l'ancien journal de
médecine, t. 27, p. 293.

*An essay concerning the cause of
the endemical colic of Devonshire, etc.*
Essai sur la cause de la colique en-
démique du Devonshire. Londres,
1767, in-8, 60 pag. — L'auteur démontre que cette colique, que Mus-
grave, et après lui Huxham, ont attribuée à l'acidité du cidre, est l'effet du
plomb dont on se sert dans le Devonshire pour doubler ou sceller les mou-
lins et les presses dans lesquels on
écrase les pommes, et qui, étant dissous
par l'acide de ces mêmes pommes,
passe jusque dans le cidre qui en est
le produit. L'ancien journal, tom. 27,
p. 418, contient un extrait de cette
dissertation.

Baker lut dans plusieurs séances
du Collége des médecins de Londres
une série de mémoires où le même
sujet est traité avec plus d'étendue.
En voici les titres :

*Disquisitio causarum colicæ ende-
miæ Devoniensis (Damnoniensis). —
Examen variorum modorum quibus
venenum plumbi in humanum corpus
clanculum se insinuare potest. — Tentamen historicæ recensionis, speciei
colicæ spasmodicæ, quæ nomine colicæ pictorum insignitur. — Examen
variarum causarum, ex quibus colica
pictorum orta dicitur. — Appendix ad
disquisitiones causæ colicæ endemiæ
Damnoniensis.* — Ces mémoires remplissent environ 240 pages du premier
volume des *Medical transactions*, du
Collége des médecins de Londres. Londres, 1768, in-8. Le vol. II de la
même collection renferme plusieurs
mémoires de Baker, un entre autres
sur l'inoculation.

Les œuvres de Baker ont été réunies sous le titre suivant :

Opuscula medica iterùm edita. Nouvelle édit., Londres, 1771, in-8.

(Chalmers, *Diction. biogr.* — *Commentarii de rebus in scient. nat. et
medicinâ gestis.*)

BALDINGER (Ernest Godefroi) naquit le 13 mai 1738, à
Gros-Vargula, hameau peu éloigné d'Erford. Son père, ministre
de l'Evangile, le destinait à l'état ecclésiastique : une vocation irrésistible l'entraîna à l'étude de la médecine. Ce fut à l'Université
d'Erford qu'il commença à s'y livrer en 1754. Deux ans après,
il se rendit à Halle, puis à Iéna en 1757. Enfin, après une année
d'étude dans cette dernière Université, il reprit la route d'Erford,
où, guidé par les conseils de Mangold, qui l'affectionnait beaucoup, il se mit en état de demander le bonnet de docteur, qui lui
fut accordé, en 1760, à Iéna. Immédiatement après, il commença à
faire des cours particuliers qui attirèrent un grand concours d'auditeurs. Nommé médecin militaire en 1761, il trouva le temps, au
milieu des pénibles fonctions dont il était chargé, de faire des

leçons aux jeunes chirurgiens, et de suivre celles de Bilguer et d'Heinrici. L'année suivante, le médecin en chef Cothenius, qui le protégeait d'une manière spéciale, lui accorda la permission de se rendre à Wittemberg, où il desirait entendre Triller, Langguth et Bœhmer. Son séjour dans cette ville lui fut aussi agréable qu'avantageux, et il en revint décoré du titre de docteur en philosophie. Il y fit aussi connaissance avec une femme douée des qualités les plus séduisantes du cœur et de l'esprit, qu'il épousa peu de temps après, et qui fut regardée dans la suite comme une des femmes les plus distinguées de l'Allemagne.

Baldinger n'avait point de fortune; une clientelle nombreuse qu'il sut se créer à Langensalza, le mit à l'abri du besoin, et divers ouvrages qu'il publia répandirent son nom dans le monde littéraire. En 1768, on lui offrit la troisième place de professeur à l'Université d'Iéna, et l'année suivante, le célèbre Kaltschmid étant venu à mourir, il passa à la seconde chaire, à laquelle était annexée celle de botanique. En 1773, il accepta la place de professeur de médecine et de directeur de l'Institut clinique de Gœttingue, où la mort de Richter et de Vogel le porta successivement de la troisième à la seconde chaire, et de la seconde à la première. En 1782, le landgrave de Hesse, Frédéric II, le nomma son médecin, professeur de médecine pratique dans l'Université de Cassel, et directeur-général de tous les établissemens de médecine. Lorsque le landgrave Guillaume IX prit les rênes du gouvernement, en 1785, ce prince résolut de rendre à l'Université de Marbourg toute la splendeur dont elle avait joui autrefois. A cet effet, il y envoya, dès l'année suivante, Baldinger, dont l'activité remplit son attente. Un nouvel amphithéâtre d'anatomie fut bâti, le jardin de botanique agrandi, un laboratoire de chimie établi, une école vétérinaire fondée, une école pour les sages-femmes instituée, etc. C'est au milieu de ces occupations que la mort vint surprendre Baldinger. Son intempérance, et surtout l'abus qu'il faisait habituellement du vin, lui avaient causé déjà plusieurs attaques d'apoplexie; une nouvelle, plus violente, le foudroya en 1804, le 21 janvier. Creutzer, qui prononça l'oraison funèbre de Baldinger, fait monter à quatre-vingt-quatre le nombre des ouvrages qu'il a publiés. La plupart, il est vrai, ne sont que des opuscules académiques, parmi lesquels nous n'indiquerons que ceux qui ont été réunis en collection:

De militum morbis imprimis exer- *citûs regis Borussiæ.* Wittemberg,

1763, in-4. L'ouvrage reparut plus tard en allemand : *Von den krankheiten einer armee, aus eigenen warhnehmungen in dem letztern preusischen feldzuge*, etc. Langensalza, 1765, in-8 de 326 pag. ; *ibid.*, 1775 (Hamberger), 1774 (Ersch) in-8. — Ce traité est divisé en trois parties, dont les deux premières ont pour objet l'hygiène des armées; la troisième, les maladies qu'on y voit ordinairement régner; celle-ci se subdivise en deux sections, dont l'une est relative aux maladies qui sont communes à la vie civile et à l'état militaire; l'autre expose celles qui sont propres aux gens de guerre. L'auteur n'avance guère qu'appuyé sur l'autorité des écrivains qui l'ont précédé. On desirerait dans son livre plus d'ordre et moins de répétitions.

Introductio in notitiam scriptorum medicinæ militaris antehac edita nunc verò limitatior (nous copions exactement) *et additamentis ab auctore additis recusa*. Berlin, 1764, in-8. — Bibliographie fort incomplète. L'auteur analyse quelques ouvrages; il indique d'autres fois les journaux où l'on en trouve des extraits.

Arzneyen, etc. et *neue arzneyen*, etc., ou Traité de médecine ; ouvrage périodique pour l'instruction de ceux qui ne connaissent pas le danger de se servir de charlatans. Langensalza, 1766-67, in-8, 4 vol.

Biographien jetzlebender aerzte und naturforscher, etc.; Biographie des médecins et des naturalistes vivans en Allemagne. Iéna, 1768-71, in-8, III part. — La première partie contient les vies de Van-Swieten, de Crauz, de Kœstner, de Spielman, de Margraff, de Gmelin et de Bruckmann ; la deuxième, celles de Saccow, de Schœffer, de Schroder et de Camper ; la troisième, celles de Martini, de Gesner, de Hollmann, de Jœger, de Murray, de Meckel, de Lobstein et de Schroder.

Auszuege aus den neuesten dissertationen, etc., Extraits de dissertations nouvelles concernant la physique et la médecine. Berlin et Stralsund, 1768-73, in-8.

Catalogus dissertationum quæ medicamentorum historiam, fata et vires exponunt. Altembourg, 1768, in-4 de 128 pages. — C'est le premier essai d'un ouvrage qui parut plus tard sous ce titre : *Litteratura universa materiæ medicæ, alimentariæ, toxicologiæ, pharmaciæ et therapiæ generalis medicæ atque chirurgicæ, potissimum academica.* Marbourg, 1793, in-8 de 359 pages. — Sprengel a jugé cet ouvrage avec beaucoup de sévérité : « Baldinger prouva, dit-il, par la légéreté incroyable et le défaut de jugement avec lesquels son livre est écrit, combien sont peu fondées ses prétentions au titre de litttérateur. »

Index plantarum horti et agri jenensis. Iéna, 1773, in-8.

Magazin et *neues magazin fuer aerzte*, ou Magasin du médecin. Clèves et Leipsick, 1775-99, in-8, 22 vol. — Le premier volume seulement parut à Clèves.

Sylloge selectiorum opusculorum argumenti medico practici. Gœttingue, 1776-82, in-8, 6 vol.

Selecta doctorum virorum opuscula, in quibus Hippocrates explicatur, denuò edita, curavit E. G. Baldinger. Gœttingue, 1782, in-8, 351 pp.

Historia mercurii et mercurialium medica, libellus primus. Gœttingue, 1783, in-8, 72 pp. — Cet opuscul-

se compose de quatre dissertations que Baldinger avait écrites avant de quitter Gœttingue (en 1781). Il fut suivi d'une seconde partie sous ce titre :

Programma : historia mercurii et mercurialium medica continuata. Cassel, 1785.

Opuscula medica. Gœttingue, 1787, in-8. — On y trouve les dissertations suivantes, qui avaient paru successivement à Gœttingue : 1° *De iis quæ hoc sæculo inventa in arte medicâ*, 1773; 2° *De optimâ medicamentorum mixtione*, 1775; 3° *Vestigia irritabilitatis halleriani in veterum monumentis, exemplo calidi innati*, 1775; 4° *Vindiciæ irritabilitatis hallerianæ*, 1775; 5° *Malignitas in morbis, ex mente Hippocratis, per recentiorum irritabilitatem et sensibilitatem illustrata*, 1775; 6° *Vestigia irritabilitatis in veterum monumentis, nuper omissa*, 1778; 7° *Succincta narratio historica, de magnetis viribus ad morbos sanandos*, 1778; 8° *De abusu sanguinis missionis in variis morbis*, 1778; 9° *Gonorrhoeæ ab amore meretricio virus venereum defensum*, 1778; 10° *De oculorum morbis, sive ophtalmicis sanandis*, 1778 ; 11° *Epitome nevrologiæ physiologico-pathologicæ*, 1778; 12° *Alexiteria et alexipharmaca contra diabolum*, 1778; 13°, 14° et 15° *Animadversionum in systemata nosologiæ specimina I et II*; 16° *Oratio in laudes meritorum Alberti de Haller.*

Le *Delectus dissertationum ienensium* de C. G. Gruner contient les dissertations que Baldinger avait fait soutenir dans l'université d'Iéna.

(*Biogr. étrangère.* — Jourdan, dans *Biog. medic.* — *Comment. de rebus in scient. natur. et med. gestis.*)

BALESCON DE TARENTE, OU DE THARARE, comme il se nomme lui-même, en latin VALESCUS DE TARANTA, fut un des médecins de Montpellier lés plus distingués de la fin du quatorzième siècle. Ranchin nous apprend qu'il était de Portugal, et qu'il avait coutume d'y faire un voyage chaque année, au temps des vacances. Balescon commença à pratiquer la médecine dès l'an 1382; mais ce ne fut qu'après l'avoir exercée pendant trente-six ans, en 1418, qu'il composa son grand recueil de médecine, connu sous le titre de *Philonium. Inceptus est autem liber iste,* dit l'auteur, *cum auxilio magni et æterni Dei post practicam usualem annorum 36, per me Valescum, anno Domini 1418, in vigiliâ sancti Barnabæ, apostoli.* Cet ouvrage suffirait pour prouver que l'auteur dut avoir une pratique étendue, si d'autres circonstances ne nous donnaient la certitude qu'il jouit d'une grande célébrité. Tel est le titre de premier médecin de Charles VI, roi de France, dont il fut décoré. Castellanus (du Châtel) et Van der Linden ne sont pas les seuls biographes qui lui donnent ce titre; Tiraqueau, Ranchin et Conring le lui accordent également. L'ouvrage de Balescon a joui long-temps d'une grande estime, comme le prouvent les éditions nombreuses qui en ont été faites :

Philonium pharmaceuticum et chirurgicum de medendis omnibus, cùm internis, tùm externis, humani corporis affectibus. Venise, 1490, in-fol. (Astruc), Lyon, 1490, in-4 (Pasch. Gallus, Kestner, Merklein); Lyon, 1500, in-4 ; *ibid.*, 1521, in-fol.; *ibid.*, 1526, in-8 ; *ibib.*, 1531, in-8; Francfort, 1599, in-4, édition tronquée et altérée par l'éditeur J. Hartmann Beyer, qui n'a pas fait difficulté d'y ajouter beaucoup d'idées de Paracelse.

Gui Didier, médecin du monastère de Saint-Antoine de Vienne, publia un abrégé du *philonium*, sous ce titre :

Epitome operis perquam utilis de morbis curandis Falesci de Taranta. Lyon, 1560, in-8.

Rembert Dodoens a mis à la suite de ses *observationum medicinalium exempla rara*, quelques faits tirés du *philonium* de Balescou.

(Astruc, *Hist. de la Faculté de Montpellier*. — Les auteurs indiqués.)

BALEY ou **BAILEY** (Gautier) était né en 1529, à Portsham, dans le comté de Dorset, et fut élevé dans l'école de Winchester. Après deux années d'épreuves dans le Collége, alors nouveau, d'Oxford, il y fut reçu membre perpétuel en 1550, et prit les degrés de bachelier et de maître-ès-arts. Il se mit ensuite sur les bancs des médecins, et fut admis à pratiquer en 1558. Il était alors procureur de l'Université. Environ trois ans après, en 1561, il fut fait professeur royal en médecine à Oxford, et en 1563 il prit le bonnet de docteur. Enfin il devint médecin de la reine. Il mourut le 3 mars 1593, âgé de soixante-trois ans, et fut inhumé dans la chapelle intérieure du Collége. C'était, dit Wood (*Athen. oxon.*), l'Esculape de son temps, aussi heureux dans la pratique que savant dans la théorie. Voici les titres de ses ouvrages :

A discourse of three kinds of pepper in commun use. Discours sur les trois sortes de poivre qu'on emploie communément. . . . . 1558, in-8.

A brief treatise of the preservation of the eye-sight. Petit traité sur les moyens de conserver la vue. . . . . in-12; Oxford, 1616 et 1654, in-8. Dans l'édition de 1616, on a ajouté un autre *traité sur la vue*, tiré de Fernel et de Riolan, mais dont on ignore l'auteur.

Directions fort healt 'natural and artificial, with medicines for all diseases of the eye. Directions pour la santé, avec des remèdes pour les maux de l'œil. . . . . .1626, in-4.

Baley avait encore écrit l'ouvrage suivant qui n'a jamais été imprimé ; et dont le manuscrit était dans la bibliothèque de Robert, comte d'Aglesbury.

Explicatio Galeni de potu convalescentium et senum, et præcipuè de nostræ alæ et biviæ paratione.

(Chaufepié, *Dict. hist.* — Aikin. — Hutchinson.)

BALFOUR (François), médecin anglais, vivait à la fin du dernier siècle, et a passé une grande partie de sa vie à Calcutta, attaché en qualité de chirurgien au service de la compagnie anglaise. Il s'est fait connaître par les ouvrages suivans :

On the influence of the moon in fevers. De l'influence de la lune sur les fièvres. Calcutta, 1784, et Edimbourg, 1785, in-8. — L'auteur pense que la fièvre bilieuse, ordinairement tierce ou quotidienne, quelquefois aussi quarte, qui règne au Bengale, est sous l'influence de la lune. Sous quelque forme qu'elle se présente, il dit avoir invariablement observé que sa première attaque a lieu dans l'un des trois premiers jours qui précèdent ou qui suivent la nouvelle ou la pleine lune. Cet astre, suivant le même auteur, n'a pas moins d'influence sur les rechutes. L'invasion ou les rechutes ont bien eu lieu à d'autres époques qu'à celles assignées plus haut; mais les causes qui les déterminaient démontraient encore plus l'influence de la lune. Sans nier la possibilité d'une semblable influence, on peut croire qu'elle n'est point du tout démontrée par les observations de Balfour. Sans parler des jours exceptionnels, il en assigne quatorze sur un mois lunaire, comme fixés par l'influence de la lune. Le rapport de la cause à l'effet n'est pas évident.

A treatise on putrid intestinal remitting fevers, in which the laws of the febrile state and sol-lunar influence being investigated and defined, are applied to explain the nature of the various forms, crises, and other phenomena of these fevers ; and thence is deduced and instituted an improved method of curing them. Traité des fièvres putrides intestinales rémittentes, dans lequel on recherche et l'on détermine la marche de la fièvre et l'influence de la lune et du soleil sur cette marche, et l'on explique par-là la nature des différentes formes, les crises et les autres phénomènes de ces fièvres, d'où l'on déduit la meilleure méthode pour les guérir. Edimbourg, 1790, in-8. — Cet ouvrage se présente avec un appareil scientifique propre à en imposer; mais il n'est composé que d'assertions fondées, il est vrai, sur des observations que l'auteur dit avoir faites pendant beaucoup d'années, mais dont il reste seul juge, puisqu'il ne les rapporte pas. Il faudrait d'ailleurs que ces observations fussent en bien grand nombre, et recueillies pendant bien des années, pour justifier les conséquences qui en sont tirées. Balfour ne donne que très-succinctement les caractères de la fièvre qu'il appelle *putride intestinale rémittente.* La nature de cette fièvre lui paraît consister dans une affection spasmodique du système vasculaire, déterminée par une matière morbifique absorbée dans les intestins, et portée dans la masse du sang. Nous ne pouvons pas donner toutes les idées de l'auteur relatives à l'influence du soleil et de la lune sur les divers phénomènes de la maladie, influence qui joue un rôle presque exclusif. Il prétend que les paroxismes se manifestent ou sont plus intenses dans certaines périodes de temps fixées autour de midi et de minuit, avant et après la nouvelle lune; enfin, avant et après les équinoxes; etc., etc.

Memorial presented to the east India company, comparing his own practice in malignant, bilious, yellow, etc., fevers, with that of other doctors in the east. Londres, 1790, in-8.

A collection of treatise on the effects of sol-lunar influence in fevers, with an improved method of curing them. Cupar. 1811, in-8.

On a encore de Balfour plusieurs mémoires insérés dans les *Recherches asiatiques*, et dans les *Transactions de la société d'Edimbourg.*

BALL (Jean), médecin anglais du siècle dernier, est connu par les ouvrages suivans :

Pharmacopœa domestica. Londres, 1758, in-12.

The modern practice of physic; or a method of judiciously treating the several disorders incident to the human body, together with a recital of their causes, symptoms, diagnotics, prognostics and the regimen necessary to be observed in regard of them, to render the work still forther useful, it is troughout accompanied with a variety of efficacious and elegant extemperaneous prescriptions adapted to each particular case et circunstance; c'est-à-dire, Traité de médecine pratique moderne, ou méthode de traiter toutes les maladies, etc. Londres, 1760, in-8, 2 vol. — Dans cet ouvrage, l'auteur traite des fièvres en général, des fièvres continues aignës, intermittentes, hectiques et nerveuses, des principales fièvres exanthématiques, de la pleurésie et de la péripneumonie, des maladies provenant d'une affection du cerveau et des nerfs, telles que l'apoplexie, le carus, etc.; l'auteur retrace ensuite quelques maladies des organes de la poitrine et de l'abdomen, puis parle des différentes hémorragies, de l'hydropisie, de l'hypocondrie, de l'hystérie et du scorbut. Il passe de là aux affections des voies urinaires, décrit les maladies des femmes, surtout pendant les couches, ainsi que les maladies diverses des enfans; il termine par les contusions, la gangrène et le sphacèle, et par les maladies vénériennes, dont il traite succinctement. On voit que l'auteur est loin d'avoir parlé de toutes les maladies, et qu'il ne les a pas considérées d'après un ordre bien méthodique. Du reste, cet ouvrage ne contient rien de nouveau. L'auteur a suivi Huxham, Baglivi, Sydenham, Boerhaave, Hoffmann, Mead et plusieurs autres.

New compendious dispensatory. Nouveau dispensaire abrégé. Londres, 1768, in-12.

(*Commentar. de rebus in scient. naturali et medic. gestis,* vol. 20, p. 251.)

BALLEXERD (Jacques), né à Genève en 1726, y mourut en 1774. Il s'est fait connaitre par les ouvrages suivans :

Dissertation sur l'éducation physique des enfans, depuis leur naissance jusqu'à l'âge de puberté. — Ce mémoire, qui fut couronné en 1762 par la Société des sciences de Harlem, fut réimprimé avec des augmentations. Paris, 1762, in-8. David, médecin, en donna une deuxième édit. avec des notes, Genève et Paris, 1780, in-8. — L'auteur traite avec détails de tout ce qui concerne l'éducation des enfans aux quatre époques, qu'il assigne jusqu'à la puberté. Il a, en général, les principes de Locke et de J.-J. Rousseau. Son mémoire se lit avec intérêt après les ouvrages de ces hommes célebres. Le sujet y est traité plus médicalement. L'ancien journal de médecine (tom. 17, p. 483) en contient un assez long extrait.

Dissertation sur cette question : Quelles sont les causes principales de la mort d'un aussi grand nombre d'enfans, et quels sont les préservatifs les plus efficaces et les plus simples pour leur conserver la vie. Genève, 1775, in-8. — Cette dissertation fut couronnée par l'académie de Mantoue.

Cette académie, qui n'admet aucun ouvrage écrit en langue étrangère, fit une exception en faveur de l'ouvrage de Ballexerd; elle le fit traduire en italien, pour pouvoir lui adjuger le prix. L'auteur avait mérité cet honneur. Sa dissertation forme un bon traité d'hygiène des femmes enceintes et des enfans nouveau-nés.

(Sénebier, *Hist. litt. de Genève.* — *Journal de méd. chir. et pharm.* — Carrère.)

BALME (Cl. D.), correspondant de la Société royale de médecine, exerça l'art de guérir au Puy (Haute-Loire), et mourut dans cette ville, en 1808, après avoir publié les ouvrages suivans :

Recherches diététiques du médecin patriote sur la santé et sur les maladies observées dans les séminaires, les pensionnats, et chez les ouvriers en dentelles, et suivies d'un mémoire sur le régime des convalescens et des valétudinaires. Au Puy et à Paris, 1791, in-12.

Mémoires de médecine pratique sur les efforts, ou recherches sur les efforts considérés comme principes de plusieurs maladies. 1792, in-8.

Considérations cliniques sur les rechutes dans les maladies. Au Puy, 1797, in-12 de 200 pp.

Réclamations importantes sur les médecins accusés d'irréligion, et sur les nourrices mercenaires. 1804, in-8. — Balme allègue une foule de faits pour rejeter l'accusation d'irréligion dont on a chargé les médecins, et montre beaucoup d'érudition; mais on peut lui reprocher d'avoir lui-même adressé des accusations inconvenantes à l'un des hommes les plus respectables qui aient honoré la médecine française (Cabanis), et d'avoir toujours confondu la philosophie avec l'irréligion. C'est par des faits particuliers que l'auteur tâche de justifier les nourrices mercenaires des reproches élevés contre elles; mais des faits particuliers prouvent peu de chose.

Le Recueil périodique de la Société de médecine de Paris, renferme (tom. II, p. 15-26), de Balme, deux observations d'hémorragie interne de l'utérus pendant le travail, mortelle pour les mères et pour les enfans. On trouve encore dans l'ancien journal de médecine un grand nombre d'articles du même auteur, parmi lesquels nous nous contenterons de citer l'observation d'une perforation considérable de l'estomac, et l'histoire d'une fille de 18 ans, qui avait des hémorragies par les yeux, les oreilles, le mamelon gauche, les lèvres, les gencives, les doigts des pieds et des mains, etc.

(Ersch, *La France littéraire.* — *Recueil périodique de soc. de méd..* — *Journal de méd. chirurg. et pharm.*)

BANAU (J.), médecin ordinaire de la garde suisse du comte

d'Artois, ancien médecin des hôpitaux, exerçait la médecine avec distinction à Paris, vers la fin du siècle dernier ; il mourut à Nanterre, au commencement de celui-ci. Il a laissé les ouvrages suivans :

Observations sur différens moyens propres à combattre les fièvres putrides et malignes et à préserver de leur contagion. . . . 1778 ; Amsterdam, 1779, in-8 de 125 p. ; *ibid.*, 1784, de 136 p. — Les moyens que l'auteur propose sont, comme il le dit lui-même, ceux qui avaient été déjà préconisés par le doct. anglais Lettsom ; ils consistent principalement dans l'exposition des malades au grand air à tous les instans de la maladie, dans l'emploi des boissons acides, du vin, de la bierre en quantité, et d'une forte décoction de quinquina, etc. Cet ouvrage, accueilli très-favorablement par le gouvernement français, fut présenté par l'auteur au roi de Prusse ; mais l'Académie de Berlin, qui fut chargée de l'examiner, fit un rapport qui n'était pas favorable.

On trouve dans un supplément du Journal de Paris, du 12 septembre 1783, une lettre de Banau, dans laquelle il annonce avec détail les résultats de l'emploi à l'intérieur et à l'extérieur de la décoction de la seconde écorce d'*orme pyramidal* dans le traitement des affections cutanées : il dit avoir obtenu par ce moyen la cure radicale de dartres isolées, de dartres universelles, de vieux ulcères, et en un mot de toutes les maladies de la peau. Il revient sur ce sujet dans son *Histoire naturelle de la peau.*

Mémoires sur les épidémies du Languedoc, adressés aux États de cette province par les sieurs Banau et Turben. In-8, Paris, 1786.

Histoire naturelle de la peau, et de ses rapports avec la santé et la beauté du corps : ouvrage renfermant les vrais moyens de guérir les affections dartreuses et les maladies chroniques, avec des observations importantes sur la naissance et le caractère moral des enfans, et sur la durée de la vie. Paris, 1802, in-8. — Ouvrage singulier, où l'on trouve du savoir, de l'ignorance, de la bonne foi, du charlatanisme, quelques idées neuves, beaucoup d'opinions surannées, et où la prétention, affichée par l'auteur, de rajeunir l'homme en déterminant la chute et le renouvellement de sa peau, au moyen de l'écorce d'orme pyramidal, n'est pas la plus bizarre.

BANISTER ou BANESTER (JEAN), médecin anglais du seizième siècle, était né de parens honnêtes et aisés. Il fit ses études dans l'Université d'Oxford, et s'appliqua à la médecine et à la chirurgie. Après avoir reçu ses licences au mois de juillet 1573, il se fixa à Nottingham, où il eut bientôt une pratique fort étendue. Il paraît qu'il vint ensuite s'établir à Londres. C'est du moins dans cette capitale que furent imprimés les ouvrages qu'il publia. L'époque de sa mort n'est pas connue.

A needful, new, and necessary treatise of chyrurgery, etc. Utile, nourean et nécessaire traité de chirurgie, contenant en abrégé la cure générale et particulière des ulcères. Londres, 1575, in-8.

The history of man, etc.; l'histoire de l'homme, tirée des meilleurs anatomistes, etc., en neuf livres. Londres, 1578, petit in-fol.

Certain experiments of his own invention, etc. Les biographes n'indiquent pas l'année et le format de cet ouvrage.

A compendious chyrurgery, etc. Abrégé de chirurgie, tiré et traduit principalement de Wecker. Londres, 1585, in-12.

An antidotary chirurgical, etc. Antidotaire chirurgical, ou recueil de toutes sortes de remèdes employés en chirurgie, Londres, 1589, in-8.

Chyrurgery digested into six bookes, etc. I, des tumeurs; II, des plaies; III, des ulcères en général et en particulier; IV, des fractures et des dislocations; V, de la cure des ulcères; VI, l'antidotaire chirurgical. Londres, in-4, 1633. C'est une réimpression d'une partie des ouvrages déjà indiqués. Haller donne à tort, d'après Tanner, cette édition comme une collection complète des œuvres de Banister.

(Chaufepié, *Dict. histor.* — Haller, *Biblioth. chirurg.* — *Biographia britannica.* — Hutchinson. — Aikin.)

BANISTER (RICHARD). Les renseignemens qu'on a sur lui sont tirés uniquement de ce qu'il a dit de lui-même dans ses écrits. Richard fut élevé par le chirurgien du même nom, son proche parent, dont il est parlé précédemment. Effrayé de l'étendue de la médecine et de la chirurgie, il se détermina à n'en cultiver que quelques parties, telles que les maladies de l'oreille, le traitement du bec-de-lièvre et du torticolis, et les maladies des yeux. Pour se rendre habile dans les opérations qu'exige la cure de ces maladies, il fréquenta les chirurgiens de son temps qui s'étaient acquis le plus de réputation pour chacune d'elles, tels que Blackborne, Robert Hall, Velder, Surflet et Barnabie, et étudia la théorie de ces affections dans les meilleurs auteurs; il se fixa ensuite à Stamford, dans le comté de Lincoln, mais il faisait des excursions de temps en temps dans les grandes villes. Si l'on en juge par le grand nombre d'opérations de cataractes que Richard Banister dit avoir faites, il doit avoir joui d'une grande réputation. On ignore l'époque où il mourut. Mais en 1621 ou 1622, il devait être assez âgé. Il écrivait alors que, n'ayant plus que peu de temps à vivre, il voulait désormais rester chez lui. Il a publié :

A treatise of 113 diseases of the eyes and eye-lids; the second time published, with some profitable additions of certain principles ad experiments by Richard Banister, oculist and practitioner in physick. Description des 113 maladies des yeux et des paupières, etc. — Ce traité n'est que la traduction de l'ouvrage de Guillemeau, faite par un nommé A. H., et dédiée au premier Banister; on n'en connait pas la date. Richard la fit réimprimer à Londres, en 1622, à ce qu'on croit, et y ajouta un écrit de sa composition, sous ce titre : *Banister's breviary.* — Cet opuscule commence par une série d'aphorismes sur la théorie de la vision, la structure des yeux, et sur les maladies de ces organes. Les considérations que B. présente sont imparfaites et remplies de la fausse physique du temps; mais, dans la partie pratique, il se montre bon observateur et opérateur habile. Il signale beaucoup d'erreurs dont est entaché le traitement empirique des maladies des yeux, et signale l'abus des applications de médicamens irritans. Les remarques qu'il fait sur les diverses espèces de cataracte, dénotent une grande expérience. Il démontra que ce qu'on appelait la cataracte noire n'était autre chose que la goutte-sereine.

(*Biographia britannica.* — Aikin, *Memoirs.*)

BARBAUT (Antoine-François), chirurgien-juré, conseiller-vétéran de l'Académie de Chirurgie, professeur et démonstrateur de l'art des accouchemens à Paris, sa patrie, mourut dans la même ville le 14 mars 1784. Il se distingua dans sa jeunesse par des traités élémentaires d'anatomie et de chirurgie qui n'étaient pas sans mérite; mais bientôt, renonçant aux autres branches de l'art de guérir, il se livra tout entier aux accouchemens. La réputation qu'il y acquit le fit juger digne de succéder à Puzos dans la chaire publique des accouchemens à l'Ecole de chirurgie. Il l'occupa pendant vingt-cinq ans, partagé entre les devoirs de cette place et une pratique très-étendue. Ses ouvrages sont:

Splanchnologie, ou traité des viscères, suivie de l'angiologie et de la névrologie. Paris, 1739, in-12. — Quoique l'auteur se borne le plus ordinairement à abréger Winslow, on trouve pourtant dans son ouvrage quelques remarques qui lui sont propres: sur le placenta, sur les vaisseaux ombilicaux, sur la chilification, etc.

Principes de chirurgie. Paris, 1739, in-12.

Cours d'accouchemens en faveur des étudians en chirurgie , des sages-femmes et des aspirantes en cet art. Paris, 1775, in-12, 2 vol. Le tome II porte le titre de *Suite du cours*, etc. « Les ouvrages des grands hommes qui ont écrit sur la matière que je traite, dit l'auteur, sont entre les mains de tout le monde; ainsi je ne ferai point un extrait de ce qu'ils ont dit. Je ne donne au public le fruit de mon expérience, que pour répandre quelques lueurs de plus sur la pratique d'un art où il se rencontre tant de variétés embarrassantes, etc. » Barbaut n'a point manqué son but.

BARBERET (Denis) naquit le 27 décembre 1714, dans le bailliage d'Arnay-le-Duc (Côte-d'Or). Après avoir fait à Montpellier ses études en médecine, et y avoir été reçu docteur, il voyagea en Italie. De retour, il s'établit à Dijon en 1743. Il devint membre de l'Académie de cette ville en 1744, et entra, deux ans après, dans le Collége des médecins. Il fut, plus tard, médecin des ar-. mées, dans l'expédition de l'île de Minorque et en Allemagne, puis premier médecin de l'armée de Bretagne. Il était médecin pensionné de la ville de Bourg-en-Bresse, en 1761. Enfin, en 1766, il quitta cette ville pour se rendre à Toulon, en qualité de médecin de la marine. Nous ignorons s'il y termina sa carrière; il y donnait aux jeunes chirurgiens des leçons d'anatomie, de pathologie, de matière médicale et de botanique. Il a écrit:.

Dissertation sur les rapports qu'il y a entre les phénomènes du tonnerre et ceux de l'électricité, couronnée par l'Académie des sciences de Bordeaux, en 1750. Bordeaux, 1750, in-12.

Mémoire qui a remporté le prix de physique de l'année 1761, au jugement de l'Académie des sciences, belles-lettres et arts de Lyon, sur cette question: Quelles sont les causes qui font pousser le vin? Quels sont les moyens de prévenir cet accident et d'y remédier sans que la qualité du vin devienne nuisible à la santé? Lyon, 1762, in-12.

Mémoire des maladies épidémiques des bestiaux, couronné en 1765 par la Société royale d'agriculture de Paris. Paris, 1766, in-8 de 160 pp.

Barberet remporta, en 1761, le prix des arts de l'Académie de Besançon, sur la meilleure manière de cultiver la vigne et de faire le vin. Son mémoire, considérablement augmenté plus tard, devait former, avec celui couronné à Lyon, un traité complet de la culture de la vigne, de la manière de faire le vin, des moyens de prévenir ses maladies et d'y remédier; cet ouvrage n'a point été publié. En 1763, Barberet partagea avec Carro, curé de Charmentré, le prix double de la Société d'agriculture de Rouen sur la meilleure manière d'amender les terres relativement à leurs différentes qualités. Enfin, Barberet fut l'un des collaborateurs de la *Collection académique;* on lui doit les tables raisonnées des trois premiers volumes de la partie étrangère, et la traduction de quelques-uns des travaux qui composent le quatrième.

(Carrère. — Goulin.)

BARBETTE (Paul), chirurgien et anatomiste, autrefois célèbre, était originaire de Strasbourg. Il pratiqua l'art de guérir à Amsterdam, dans la seconde moitié du dix-septième siècle, et publia les ouvrages suivans, qui furent long-temps fort répandus, bien qu'ils ne contiennent rien qui soit propre à leur auteur.

Chirurgica s., etc. Chirurgie, enrichie d'observations des modernes (en hollandais). Amsterdam, 1657, in-12; *ibid.,* 1658, in-12 (cette édition est probablement la même que la précédente); *ibid.,* 1663, in-12, ou 1664, in-8 (Haller donne ces deux dates): cette édition latine est due aux soins de J. Muys; Padoue, 1689, in-12; Amsterdam, 1693, in-12; et dans les *Opera chirurgico-anatomica*, etc.

Anatome practica, etc. (en hollandais). Amsterdam, 1659, in-8; *ibid.*, 1663, in-8, traduit en latin; Amsterdam, 1657, in-8.

Opera anatomico-chirurgica, ad circularem sanguinis motum aliaque recentiorum inventa, accomodata; accedit de peste, tractatus, observationibus illustratus. Leyde, 1672, in-12; Bologne, 1692, in-8.

Tractatus de peste, cum notis F. Deckers. Leyde, 1667, in-12.

Praxis medica, cum notis et observationibus F. Deckers. Leyde, 1669, in-12; *ibid.*, 1678, in-12, traduit en français; Lyon, 1694, in-8.

Opera omnia medica et chirurgica, notis et observationibus, necnon pluribus morborum historiis et curationibus illustrata et aucta cum appendice eorum quæ in praxi omissa vel concisa nimis pertractata fuerant, operâ et studio J. J. Mangeti. Genève, 1683, in-4; *ibid.*, 1688, in-4; *ibid.*, 1704, in-4: Francfort, 1688, in-4, traduit en français; Genève, 1671, in-12; *ibid.*, 1675, in-8; Lyon, 1637, in-12; *ibid.*, 1693, in-12, 3 vol.

(Halle. — Portal.)

BARBEU-DUBOURG (Jacques), docteur-régent de la Faculté de médecine de Paris, membre de la Société royale des sciences de Montpellier, associé ordinaire de la Société de médecine, est plus connu comme littérateur et botaniste que comme médecin. Il naquit à Mayenne le 15 février 1709. Il se destina d'abord à l'état ecclésiastique, et étudia la théologie; mais il abandonna cette résolution au moment de prononcer ses vœux. Après avoir hésité long-temps, et s'être livré à la littérature, il prit enfin du goût pour la physique et la médecine, et se présenta, à l'âge de trente-huit ans, à la Faculté de Paris, qui le reçut en 1743. Il soutint alors des thèses assez remarquables que nous mentionnerons. La nouvelle profession qu'embrassa Barbeu-Dubourg, et qu'il exerça avec autant de zèle que de désintéressement, ne l'empêcha pas de continuer ses travaux littéraires. Il était très-versé dans la connaissance de la langue hébraïque, qu'il avait apprise lors de ses études théologiques, et possédait parfaitement les langues anglaise et italienne. Il cultiva particulièrement la botanique, et s'efforça de répandre le goût et la connaissance de cette science parmi les gens du monde. Son jardin, où il cultivait les plantes usuelles, était ouvert aux étudians, aux amateurs et aux herboristes, qu'il se proposait principalement de former. Barbeu-Dubourg entretenait correspondance avec les savans les plus distingués d'Angleterre et d'Italie. Il était lié étroitement avec Bolingbrocke et Franklin. Après une vie honorable, il mourut des suites d'une *fièvre maligne*, le 13 décembre 1779. Il avait publié les écrits suivants :

Daturne etiam vitalium organorum somnus? Aff. 1746, in-4. — *Utrùm anni climaterici cœteris periculosiores?* Nég. 1747, in-4. — *An variolarum morbus absque eruptione?* Aff. 1747, in-j. — *An trachœotomiæ nunc scalpellum, nunc trigonus mucro?* Aff. 1748, in-4.

Lettre d'un garçon barbier à l'abbé Desfontaines, au sujet de la maîtrise-ès-arts. 1743, in-12.

Deux lettres à une dame, au sujet d'une expérience de chirurgie faite à la Charité, le 22 juin 1744. Paris, 1744, in-8. — Ces deux écrits furent composés à l'occasion des discussions entre le collège de chirurgie et la Faculté de médecine. L'auteur prend la défense de la Faculté.

Lettres sur l'histoire, traduites de Bolingbroche. Paris, 1752, in-12, 2 vol., avec une lettre de lord Bathurst, sur les avantages de la retraite.

Chronographie, ou Description des temps, contenant la suite des souverains de l'univers, etc. Paris, 1753. — Cet ouvrage se compose de trente-cinq planches précédées d'un discours. Barbeu-Dubourg est un des premiers qui ait conçu et exécuté le projet de réduire la chronologie en tables.

Gazette d'Épidaure, ou Recueil hebdomadaire des nouvelles de médecine, etc., 4 vol. in-8; Paris, 1761-63. — Cet ouvrage périodique ne parut que pendant trois ans. Il est composé avec décence, et soutenu avec gaîté. Il a contribué à répandre des préceptes utiles, et contient des observations intéressantes.

Recherches sur la durée de la grossesse et le terme de l'accouchement. Amsterdam, 1765, in-8. — Ce mémoire fut composé lors des discussions très-animées dont cette question médico-légale était le sujet, entre les médecins et les chirurgiens les plus célèbres de la capitale. L'auteur y a réuni toutes les pièces relatives au procès. Il en conclut que les connaissances physiologiques sont trop peu avancées pour le juger; qu'en attendant une décision basée sur des principes certains, on doit admettre la possibilité des naissances tardives, comme le parti le plus doux et le plus honorable pour l'humanité.

Le botaniste français, comprenant toutes les plantes communes et usuelles, disposées suivant une nouvelle méthode, et décrites en langage vulgaire. Paris, 1767, in-12, 2 vol. — C'est un des livres élémentaires les plus agréablement écrits, que l'on ait publiés dans notre langue. On n'y trouve aucune découverte; mais celles qui ont été faites jusques-là sont mises habilement en œuvre. Le premier volume contient des principes qui sont une paraphrase de la *Philosophia botanica* de Linné. Barbeu y expose une méthode qui lui est particulière, et qui semble tenir le milieu entre les systèmes artificiels et la méthode naturelle; elle tient un peu à celle de Tournefort, combinée avec celle de Riviu. Il y a de plus trois lettres sur les usages des plantes, qui dénotent un praticien éclairé. Le deuxième volume comprend toutes les plantes désignées dans cet ouvrage, rangées suivant sa méthode. La description du caractère des genres est un peu vague. Pour les espèces, il est le premier qui ait tenté de traduire les phrases de Linné, et qui l'ait fait avec succès. Cet ouvrage lui causa de vives altercations avec Adanson qui n'y était pas cité, quoique l'idée des familles parût prise à ce savant, et que Barbeu-Dubourg eût adopté ses genres.

Élémens de médecine en forme d'aphorismes. Paris, 1780, in-12. — Cet ouvrage, destiné par Barbeu-Dubourg à diriger l'éducation médicale de son neveu, avait été lu à la Société royale de médecine.

Barbeu-Dubourg a encore publié quelques autres ouvrages; tels sont : *Le petit code de la raison humaine*, ou *exposition succincte de ce que la raison dicte à tous les hommes pour éclairer leur conduite et assurer leur bonheur.* Londres, 1774, in-8; nouv. édit. (Passy, imprim. de Franklin), 1782, in-24; Paris, 1789, in-12; une édition des œuvres de Franklin, traduites de l'anglais par l'Ecuy, avec des additions, 1 vol. in-4, 1773. Cette édition contient la correspondance de l'auteur avec Franklin, dans laquelle sont traitées beaucoup de questions de physique. — *Le calendrier de Philadelphie*, ou *Constitution de Sancho-Pança et du bonhomme Richard, en Pensylvanie.* Philadelphie et Paris, 1778, petit in-12; 1778, in-8.

(Vicq - d'Azyr, *Eloges.* — *Biogr. univers.*)

BARBEYRAC (Charles), de Ceireste, petite ville de Provence, suivant Manget, ou de Saint-Martin, selon Astruc, vint au monde en 1629. Après avoir fait ses humanités et sa philosophie, il alla commencer à Aix ses études médicales. Il se rendit ensuite à Montpellier, où il prit ses degrés en 1649. Son premier dessein était de venir s'établir à Paris; mais la réputation qu'il avait acquise en fort peu de temps à Montpellier, et un mariage avantageux qu'on lui proposa, le déterminèrent à se fixer dans cette dernière ville. Il s'ouvrit, en 1658, un concours pour les chaires que la mort de Jacques Durand et Lazare Rivière avait laissées vacantes. Barbeyrac se mit sur les rangs, quoiqu'il ne pût prétendre à devenir professeur à cause de la religion protestante dont il faisait profession; mais l'éclat avec lequel il parut dans le concours, contribua beaucoup à répandre au loin sa réputation. Mademoiselle d'Orléans essaya de l'appeler auprès d'elle. Barbeyrac préféra la liberté aux faveurs des grands, et ce fut sans la perdre qu'il accepta le titre de médecin du cardinal de Bouillon, car, en acquittant par cette place et une pension de 1000 livres les obligations qu'il avait à Barbeyrac, le cardinal n'exigea point qu'il fût auprès de sa personne. Après avoir été, pendant un demi-siècle, le praticien le plus heureux et le plus recherché de Montpellier, Barbeyrac mourut le 6 novembre 1699, regretté de ses confrères et des pauvres dont il fut l'ami. Bordeu l'a mis en parallèle avec Sydenham. «Ces deux honnêtes et sages praticiens, dit-il, vivaient en même temps. Locke, leur ami commun, a dit qu'ils se ressemblaient par leurs physionomies autant que par leurs mœurs douces, honnêtes, simples et pleines de candeur. Ils surent, l'un et l'autre, réduire la médecine à sa plus grande simplicité, et en saisir, pour ainsi dire, le plus pur esprit au milieu des querelles et des factions excitées par l'ardeur des chimistes et les curieuses recherches des théoriciens. Ils aperçurent le vide de toutes les discussions scolastiques. Ils ne furent point professeurs; par conséquent, ils furent plus à l'abri du ton qu'on prend dans les écoles. On ne peut, sans doute, les mettre au rang des génies supérieurs et distingués qui font fleurir la médecine; mais ils occupent le premier rang parmi les médecins du second ordre, qui est assurément le plus utile. Ils n'étaient pas savans, au contraire, mais ils étaient sages; ce qui vaut beaucoup mieux pour l'exercice journalier de l'art. Leur esprit semble avoir été formé d'une étincelle de celui d'Hippocrate, avec quelque mélange de celui d'Asclépiade, un peu de ressemblance avec celui de Vanhelmont, non sans quelque légère teinture de la physique des modernes. » Barbeyrac n'a rien écrit; mais on a publié sous son nom les ouvrages suivans, sur lesquels il faut bien se garder de le juger :

Traités nouveaux de médecine, contenant les maladies de poitrine, les maladies des femmes, et quelques autres maladies particulières. Lyon, 1684, in-12. — Ce livre parut d'abord sans aucun nom; mais comme il ne s'était pas vendu, le libraire, après la mort de Barbeyrac, changea le frontispice, et y ajouta : par M. B***, *docteur en médecine de la Faculté de Montpellier.* Enfin, un libraire d'Amsterdam en donna une seconde édition sous ce titre :

Dissertations nouvelles sur les maladies de la poitrine, du cœur, de l'estomac, des femmes, vénériennes, et quelques maladies particulières; par M. Barbeyrac, docteur en médecine de Montpellier. Amsterdam, 1731, in-12.

Medicamentorum constitutio seu formulæ. Lyon (vers 1731), 1751, in-12; *ibid.*, 1756, in-12.

(Manget. — Astruc, *Hist. de la Faculté de Montpellier.* — Borden, *Recherches sur l'histoire de la médecine.*)

BARCHUSEN (Jean-Conrad), ou **BARCKAUSEN**, naquit à Horn, dans le comté de la Lippe, en Westphalie, le 16 mars 1666. Dès qu'il eut fait ses humanités, il s'appliqua à l'étude de la chimie et de la pharmacie, et s'attacha pendant dix ans aux hommes qui s'y étaient acquis le plus de réputation, à Berlin, à Mayence et dans plusieurs autres villes d'Allemagne. Il revint dans sa patrie en 1693; mais le goût des voyages ne l'y laissa pas long-temps : on le vit successivement en Allemagne, en Hongrie, en Italie. Il se trouva, en qualité de médecin du général des Vénitiens, à l'expédition de la

Morée. Ce général étant mort, Barchusen vint en Hollande, et se fixa à Utrecht, où il obtint des magistrats un décret qui l'autorisait à enseigner la chimie. Ce décret est du 17 septembre 1694. Quatre ans après, Barchusen fut fait docteur en médecine et lecteur en chimie. Enfin, le 17 mars 1703, il fut élu professeur extraordinaire en chimie, et il en remplit les fonctions avec succès jusqu'à sa mort, qui arriva le premier octobre 1723. Barchusen était un homme plein de modestie et de probité, ami du travail, et zélé pour le bien public. Il légua, par son testament, à la bibliothèque d'Utrecht, un choix de livres sur la botanique et les différentes branches de l'histoire naturelle. Ses ouvrages, qui n'étaient pas sans mérite, ont joui d'une assez grande estime.

Pharmacopœus synopticus, sive synopsis pharmaceutica, pleraeque medicaminum compositiones ac formulas, carumque dextram, tàm chimicam, quàm galenicam conficiendi methodum exhibens. Francfort-sur-le-Mein, 1690, in-12; Utrecht, 1696, in-8; Leyde, 1712; in-8; *ibid.*, 1715, in-4.

Pyrosophia breviter iatro-chemiam, rem metallicam et chrysopœiam pervestigans. Leyde, 1698, in-4. — Cet ouvrage, augmenté et refondu, reparut sous ce titre : *Elementa chemiæ, quibus subjuncta est confectura lapidis philosophici imaginibus representata.* Leyde, 1717, in-4.

Compendium ratiocinii chemici geometrarum more concinnatum. Leyde, 1712, in-8.

Acroamata in quibus complura ad iatro-chemium atque physicam spectantia jucundâ rerum varietate explicantur. Utrecht, 1703, in 8. — L'auteur traite de l'antiquité de la chimie et de son utilité. Il donne l'analyse du sang, et cherche à appliquer la chimie à l'explication des phénomènes de la digestion.

Historia medicinæ, in quâ si non omnia, pleraque saltem medicorum ratiocinia, dogmata, hypotheses, sectæ, etc.; quæ ab exordio medicinæ usque ad nostra tempora inclaruerunt dialogis XIX pertractantur. Amsterdam, 1710, in-8. — Cet ouvrage, entièrement refait, reparut sous ce titre :

De medicinæ origine et progressu dissertationes (XXVI), in quibus medicorum sectæ, institutiones, decreta, hypotheses, præceptiones, etc., ab initio medicinæ usque ad nostra tempora traduntur. Utrecht, 1723, in-4. — L'auteur, regardant l'ouvrage de Leclerc comme suffisant pour tout ce qui concerne l'histoire politique, littéraire et technique de la médecine, ne s'occupe que de l'exposition des doctrines théoriques. Quoique l'ouvrage laisse beaucoup à desirer, on ne peut néanmoins s'empêcher de reconnaître qu'il n'a point été composé d'après des compilations, et que l'auteur a puisé presque toujours aux sources.

Collecta medicinæ practicæ generalis, quibus subjunctus est dialogus de optimâ medicorum sectâ. Amsterdam, 1715, in-8. — La secte à laquelle Barchusen donne la préférence, est l'empirisme raisonné. Cet ouvrage est assez intéressant.

(G. Burman, *Trajectum eruditum* — Gouget, *Suppl.*)

BARON (Hyacinthe-Théodore), fils aîné d'Hyacinthe-Théodore Baron, doyen de la Faculté de médecine de Paris, dont la famille était attachée à la médecine depuis près de cent cinquante années, naquit à Paris le 12 du mois d'août de l'an 1707. Dès qu'il eut fini ses études dans l'Université, il se mit sur les bancs des écoles de médecine, et suivit avec ardeur tous les cours qui pouvaient le préparer à faire sa licence d'une manière distinguée. Il y obtint le second rang en 1730. Deux ans après, le 29 octobre 1732, il reçut des mains de son père le bonnet doctoral. Les talens dont il fit preuve dans tous ses actes, et son application à son état, lui méritèrent la confiance du public et la protection de quelques hommes distingués. Le marquis de Maillebois l'attacha en qualité de premier médecin à l'armée dont il alla prendre le commandement en Corse en 1739. Baron remplit cette charge jusqu'à la fin des troubles et à la retraite de l'armée, en mai 1741. L'année suivante, il eut le même titre dans l'armée de Bavière, et revint à Paris passer l'hiver de 1743. Malgré le danger et les fatigues qui accompagnent l'exercice de la médecine dans les armées en temps de guerre, Baron semblait s'être dévoué par goût à cette partie si importante de son état. Il suivit encore les armées que le prince de Conti et le maréchal duc de Bellisle commandèrent successivement en Italie, depuis 1744 jusqu'en 1748. De retour à Paris, après la paix de 1748, Baron continua d'y exercer la médecine avec le plus grand succès, et il y remplit pendant quelque temps les fonctions de médecin de l'Hôtel-Dieu. Il fut élu doyen de la Faculté en novembre 1751, et continué les années suivantes jusqu'en novembre 1754. Son décanat fut marqué par son zèle à remettre en vigueur, et à faire observer les réglemens, par ses soins pour la bibliothèque, et par des publications importantes pour l'histoire de la Faculté. Baron joignait à l'amour de son état le goût le plus vif pour l'étude. Il vécut dans le célibat, passa ses beaux jours dans l'exercice de l'art de guérir, et sa vieillesse au milieu de sa riche bibliothèque. Il était privé depuis douze ans de l'usage de ses yeux, quand il mourut le 27 mars 1787. Il avait composé un assez grand nombre d'ouvrages, dont la plupart sont restés manuscrits; il n'a publié que les suivans :

Question de médecine, dans laquelle on examine si c'est aux médecins qu'il appartient de traiter les maladies vénériennes, et si la sûreté publique exige que ce soient des médecins qui se chargent de la cure de ces maladies. Paris,

1735, in-4 de 28 pages. — La faculté de médecine de Paris fut si contente de cette dissertation, qu'elle la fit réimprimer à ses frais pour la distribuer aux autres facultés et aux colléges de médecine du royaume.

Formules de médicamens à l'usage des hôpitaux militaires. Nice, 1747, in-12; Paris, 1758, in-12. — Il y a eu plusieurs autres éditions à Paris et ailleurs.

Ritus, usûs et laudabiles facultatis medicinæ Parisiensis consuetudines edidit, etc. Paris, 1751, in-12.

Quæstionum medicarum quæ circa medicinæ theoriam et praxim, ante duo sæcula, in scholis facultatis medicinæ Parisiensis agitatæ sunt et discussæ, series chronologica, cum doctorum præsidum et baccalaureorum propugnantium nominibus. Opus ad medicinæ, medicorumque Parisiensium historiam maximè conferens. Paris, 1752, in-4.

Quæstionum medicarum quæ circa medicinæ theoriam et praxim, à duobus ferè sæculis, in actibus vesperiarum, doctoratûs, et regentiæ apud medicos Parisienses agitatæ sunt et discussæ, chronologica series altera. Paris, 1752, in-4.

Compendiaria medicorum Parisiensium notitia, sive clarorum virorum qui à sæculo circiter decimo quarto ad hunc usque diem, in facult. med. Pa-

ris. vel decanatum gesserunt, vel baccalaureatûs, licentiatûs, aut doctoratûs gradum obtinuerunt, chronologica series; additis dignitatibus et muneribus, quibus pro tempore functi sunt. Paris, 1752, in-4.

Quæstionum medicarum quæ circa med. theor. et prax. per decennium proximè elapsum in scholis facultatis medicinæ Parisiensis, agitatæ sunt et discussæ, series chronologica, cum doct. præs. et bacc. propugn. nominibus. Paris, 1763, in-4.

Quæst. medic. quæ circa med. theor. et prax. per decenn. proximè elapsum, in actibus vesper. doctor. et pastill., etc., chronologica series altera. 1763, in-4.

Compendiaria medicor. Paris. notitia, per decennium, etc., 1763, in-4.

Codex medicamentarius Parisiensis. Paris, 1758, in-4. — Publié sous le nom de Boyer, alors doyen.

Baron, qui s'occupa toujours beaucoup de matière médicale, avait formé une collection de pharmacopées et de formulaires telle, qu'aucune bibliothèque publique n'en possédait d'aussi complète; il légua à la bibliothèque de la faculté de médecine de Paris tous ceux de ces ouvrages qui ne s'y trouvaient pas.

(*Précis sur la vie de Baron*, placé en tête du catalogue de sa bibliothèque, par Née de la Rochelle. Paris, 1788, in-8.)

BARON D'HENOUVILLE (Théodore), professeur aux écoles de la Faculté de médecine de Paris, naquit à Paris le 17 juin 1715. Il fit ses études au collège de Beauvais, et y acquit, sous Rivard, une connaissance assez étendue des mathématiques. Il étudiait en même temps les élémens de chimie sous un de ses oncles, habile apothicaire, et portait dans cette étude l'esprit de précision qu'il avait puisé dans celle des mathématiques. Après avoir suivi les leçons de Bourdelin et de Rouelle, celles de Hunauld sur l'anatomie, et pris sa première licence, il alla s'attacher à la pratique d'un de ses oncles, premier médecin du cardinal de Bavière, évêque et prince de Liége. A son retour, il suivit encore les leçons d'Astruc au Collége de France, et celles que Hunauld, Lemery et Boulduc faisaient au Jardin-du-Roi, et fut reçu docteur en 1742. Le 2 septembre 1752, il succéda à Rouelle dans la place d'adjoint-chimiste de l'Académie royale des Sciences, et fut nommé, peu de temps après, par le gouvernement, coadjuteur de M. Hellot, qui était alors chargé de l'examen chimique des projets présentés au conseil, relativement aux arts, et surtout aux teintures et aux mines. Il mourut le 10 mars 1767, de l'étranglement d'une hernie ombilicale, depuis long-temps irréductible, et qui lui occasionnait souvent de violentes coliques. Jamais personne n'a vécu plus retiré que lui; il n'eut de liaisons qu'avec sa famille et quelques gens de lettres; son cabinet et son laboratoire faisaient tous ses plaisirs; il ne sollicita jamais rien que par sa seule réputation; il était censeur royal, et cette place était uniquement le fruit de l'estime que M. de Malesherbes, premier président de la Cour des aides, avait conçue pour lui; il n'avait pas sollicité autrement celle qu'il occupait à l'Académie des Sciences : mériter les places était le seul secret dont il savait se servir pour les obtenir. Il serait à souhaiter, pour le bien de l'humanité, que cette recette fût la seule, et qu'elle fût toujours infaillible. Baron communiqua à l'Académie des Sciences, ou publia séparément un assez grand nombre d'opuscules que nous allons faire connaître :

Réflexions sur une propriété singulière qu'a le sel de tartre de précipiter tous les sels neutres sur lesquels il n'a point d'action. Acad. des sciences, 1744. Mém. des Sav. étrang., tom. I, pag. 100.

Expériences pour servir à l'analyse du borax. Acad. des sciences, 1747. — Sav. étrang., tom. I, p. 295.

Observation anatomique sur une maladie de l'estomac, très-rare et très-singulière. Acad. des sciences, 1748. — Sav. étrang., tom. I, pag. 383. — A l'ouverture du sujet, on trouva l'estomac perforé, sans aucune adhérence avec les parties voisines, et sans aucun vestige d'inflammation ni de suppuration.

Examen d'un sel apporté de Perse, sous le nom de borcck, etc. Acad. des sciences, 1752. — Sav. étrang., t. II, pag. 412.

Expériences sur l'évaporation de la glace, ibid., 1753, pag. 250.

Observation sur une concrétion osseuse trouvée dans la tête d'un bœuf, où elle occupait une grande partie de la capacité du crâne, quoique l'animal fût très-gras, et se portât très-bien lorsqu'on l'avait tué. Acad. des sciences, 1753, Hist., pag. 134.

Histoire d'une grossesse singulière.

—La femme qui en était le sujet avait été grosse pendant trois ans, et était enfin accouchée d'un enfant vivant, de grosseur ordinaire, et bien formé dans toutes ses parties. *Ibid*, 1753.

.*Recherches sur la nature de la base d'alun. Ibid.*, 1760, p. 274.

Baron soutint dans les écoles les thèses suivantes :

An dùm contrahitur cor, dilatentur arteriæ coronariæ? Aff., 1741. — *An prolem lactare matribus saluberrimum?* Aff., 1741. — *An raro hæmorrhagiis adstringentia?* Aff., 1742, — *An fracto cranio semper admovenda terebra?* Nég., 1742. — C'est sous la présidence de Baron que furent soutenues les thèses qui suivent : — *An humor perspiratorius sit excrementitius?* Nég., 1742. — *An nondùm probati spiritus animales?* Aff., 1749. — *An salubritatis alimentorum optima indicatrix chemia?* Aff., 1751. — *An quo manducantur accuratiùs, eo coquuntur perfectiùs alimenta?* Aff., 1763.

(Grand-Jean de Fouchi, éloge de Baron, dans les *Mémoires de l'Acad. des sciences.*)

BARRÈRE (Pierre), correspondant de l'Académie des sciences de Paris, associé de celle de Montpellier, était de Perpignan. Il étudia la médecine dans l'Université de cette ville, y prit le grade de bachelier le 3 décembre 1717, et fut reçu docteur le 29 juin 1718. En 1722, il passa à Cayenne en qualité de médecin-botaniste du roi, et consacra les trois années de séjour qu'il fit dans cette île à en étudier les productions naturelles. De retour dans sa patrie, Barrère fut nommé, le 4 février 1727, à la chaire de médecine, vacante dans l'Université de Perpignan. Il devint, peu de temps après, médecin de l'hôpital militaire de la même ville. En 1753, on joignit à ces charges celle de proto-médecin de la province du Roussillon. L'Université de Perpignan l'honora, le 7 janvier 1757, du titre de recteur; mais Barrère ne vit pas la fin de son rectorat: il mourut au mois de novembre de la même année, après avoir mis au jour les ouvrages que nous allons indiquer :

.*Question de médecine, où l'on examine si la théorie de la botanique et la connaissance des plantes est nécessaire à un médecin.* Narbonne, 1740, in-4 de 16 pages. — Opuscule dirigé contre Th. Carrère, qui, dans un discours académique, avait résolu cette question par la négative.

Essai sur l'histoire naturelle de la France équinoxiale, ou dénombrement des plantes, des animaux et des minéraux qui se trouvent dans l'île de Cayenne, les îles de Remire, sur les côtes de la mer, et dans le continent de la Guiane. Paris, 1741, in-12 de 215 pages. — L'auteur ne donne qu'une idée fort imparfaite des richesses naturelles de ces contrées; les plantes y sont rangées par ordre alphabétique, sous les noms que Plumier et Tournefort leur ont donnés. (Du Petit-Thouars.)

Nouvelle relation de la France équinoxiale. Paris, 1743, in-12.

. *Dissertation sur la cause physique*

de la couleur des nègres, de la qualité de leurs cheveux et de la génération de l'un et de l'autre. Paris, 1742, in-4. (1741, in-12. Portal.) — L'auteur attribue à la bile la couleur des nègres et la qualité de leurs cheveux. On trouve une analyse critique de cette dissertation dans le *Journal des Savans,* 1742, page 97 et suiv.

Dissertatio physico - medica, cur tanta humani ingenii diversitas? Paris, 1742, in-4.

Ornithologiæ specimen novum, sive series avium in Ruscinone, Pyreneis montibus, atque in Gallia æquinoctiali observatarum. Perpignan, 1745, in-4 de 84 pages et une pl. — L'auteur propose une nouvelle méthode de classification des oiseaux; il distribue ceux qu'il décrit en quatre classes, dont les caractères sont tirés de la considération des pattes; l'examen du bec fournit la détermination des genres; la distinction des espèces est tirée des autres variétés.

Observations sur l'origine et la formation des pierres figurées. Paris, 1746, in-8 de 67 pages, 2 pl.

Observations anatomiques tirées des ouvertures d'un grand nombre de cadavres, propres à découvrir les causes des maladies et leurs remèdes. Perpignan, 1751, in-8; nouv. édit. augmentée, *ibid.*, 1753, in-4 de 240 pag. avec onze planches. — «N'exposer, dit M. Rayer (*Hist. de l'anat. pathol.*), que des vérités utiles, tracer avec une exactitude minutieuse l'état des malades jour par jour, décrire fidèlement les altérations organiques, démontrer les conséquences des faits bien vus, et quel doit en être le fruit, voilà la marche sévère à laquelle s'astreignit P. Barrère, qui se fût placé au premier rang des médecins anatomistes, si le nombre des faits qu'il rapporte eût été plus considérable. » Ce jugement est un peu trop flatté; mais l'ouvrage n'est pas sans mérite.

Observation sur une espèce de ver qui vient à la langue des chiens, Mém. de l'Acad. des sciences, pour 1743, hist., page 48.

Mémoire sur la culture du riz. Ibid., page 107.

(Carrère, *Bibliothèque historique de la médecine.* — *Biogr. univ.* — *Journal des Savans.*)

BARTHEZ (Paul-Joseph) naquit à Montpellier le 11 décembre 1734. Son père, Guillaume Barthez, mathématicien distingué, était ingénieur de la province de Languedoc, et résidait habituellement à Narbonne. Ce fut dans cette ville que Paul passa son enfance, et qu'il reçut sa première éducation. Dès l'âge de quatre ans, on vit paraître en lui cet amour effréné de l'étude, qui fut toute sa vie sa passion dominante. La lecture était son seul amusement. Le meilleur moyen de le punir, était de l'empêcher de lire : c'était presque le seul châtiment qui lui fit verser des larmes. Barthez fit ses premières études dans le collége que les Pères de la Doctrine chrétienne avaient à Narbonne. Ses succès furent tels, que jamais il n'eut un concurrent pour la première place. Tout le temps que lui laissaient ses devoirs était consacré au plaisir, c'est-à-dire à la lecture. Il fit tant, qu'à l'âge de dix ans, les livres élémentaires de physique et de mathématiques, les principaux poëtes et historiens de l'antiquité lui étaient bien connus et presque familiers. Il ne put pas achever ses humanités à Narbonne. Un régent ayant publié le programme latin d'un acte public, Barthez y découvrit un solécisme; il en parla avec la malignité d'un écolier qui trouve son maitre en faute; dès-lors sa présence devint importune au recteur du collége; on l'envoya donc à Toulouse, encore chez les Doctrinaires, pour faire sa rhétorique et sa philosophie.

L'éducation qu'avait reçue Barthez lui permettait de choisir entre plusieurs états. Comme Boerhaave, il se crut, pendant quelque temps, appelé au culte des autels; et l'un et l'autre se déterminèrent enfin pour la médecine : le premier, parce qu'on l'avait faussement accusé de spinosisme; le second, par une suite de réflexions qui furent la base d'une opinion médicale qu'on a voulu revêtir des livrées de l'athéisme.

Barthez alla commencer ses études médicales à Montpellier, en novembre 1750; et il fut reçu docteur trois ans après, avant d'avoir atteint sa vingtième année. Pendant son séjour à Montpellier, dit M. Lordat, il put sans obstacle se livrer à son intempérance de lecture. Un seigneur du voisinage, le baron de Durre, qui avait amassé une nombreuse bibliothèque, fut charmé d'obliger un homme qui savait apprécier la valeur d'un pareil trésor : il lui offrit des livres, et celui-ci profita des offres sans ménagement. En 1754, Barthez se rendit à Paris. Il eut le bonheur d'inspirer un vif intérêt au célèbre Falconet, dont la bibliothèque, riche de plus de quarante-cinq mille volumes, était à la disposition de ses amis. On imagine bien que Barthez ne négligea pas cette bonne fortune. Il dut au même protecteur l'avantage d'être présenté au président Hénault, à Mairan, au comte de Caylus, à d'Alembert, à l'abbé Barthélemy. Ce dernier se lia avec lui d'une manière intime. Mais l'homme à qui Barthez s'attacha plus particulièrement, ce fut d'Alembert. Ses sentimens ne se bornaient pas à l'estime et à la confiance; il eut pour lui une véritable amitié, dont on reconnaissait encore les traces dans sa vieillesse, à la chaleur avec laquelle il défendait sa mémoire contre la médisance. C'était apparemment dans sa société qu'il avait pris un goût décidé pour les anecdotes.

Quelque plaisir qu'il trouvât dans l'étude, il souhaitait avec impatience de se livrer à la pratique médicale, qui était le but essentiel de ses travaux, et au perfectionnement de laquelle il rapportait toutes ses spéculations. Après un an de séjour à Paris, ses amis lui en fournirent le moyen. Ils lui firent obtenir le titre de médecin ordinaire dans les armées, et il fut envoyé en cette qualité à l'armée d'observation qu'on avait placée dans le Cotentin. Une épidémie meurtrière qui se manifesta dans le camp de Granville lui fournit bientôt l'occasion d'exercer ses talens comme praticien et comme observateur. Il exposa le résultat de ses observations dans un mémoire présenté à l'Académie des sciences, et imprimé parmi ceux des savans étrangers (tom. III). Dans le même temps, il adressait à l'Académie des inscriptions deux mémoires qui furent couronnés, sur des questions mises au concours par cette Académie.

En 1757, Barthez quitta la Normandie pour se rendre à l'armée de Westphalie, en qualité de médecin consultant. Atteint bientôt de la fièvre des camps, et dangereusement malade, il reçut les soins empressés du célèbre Werlhoff, pour qui il eut toujours autant d'estime que de reconnaissance. Quand il fut convalescent, il quitta les armées et revint à Paris, pour rétablir sa santé fortement ébranlée par la secousse qu'il venait d'éprouver. Le président de Lamoignon-Malesherbes, dont Falconet et Mairan lui avaient ménagé la faveur, lui fit obtenir le titre de censeur royal, et lui assigna une pension de 1,200 francs pour travailler à un commentaire qui devait être joint à la traduction de Pline par Poinsinet de Sivry. Il fut ensuite nommé rédacteur du *Journal des Savans*, pour la partie de la médecine, à la place de Lavirotte qui venait de mourir. Il fit, dans le même temps, quelques articles pour l'*Encyclopédie*. Barthez commençait à se lasser de ces occupations, lorsqu'une chaire vacante dans l'Université de Montpellier fut mise au concours en 1760. Il s'inscrivit parmi les contendans. Sa supériorité ne fut pas un moment douteuse durant les épreuves du concours : aussi, malgré quelques aversions particulières, obtint-il l'unanimité des suffrages. Son installation se fit le 17 avril 1761. Il se livra avec le plus grand zèle à tous les travaux de l'enseignement, et parut dans la chaire pour y professer successivement toutes les branches de l'art de guérir, avec les plus brillans succès. Ceux qui suivirent ses leçons n'en parlaient qu'avec enthousiasme. Les moins prévenus en sa faveur disaient de lui ce que Haller avait dit de Boerhaave : *D'autres peuvent l'égaler en savoir; mais il n'a point de rival dans l'art d'enseigner.* Sa réputation comme praticien s'étendit au loin. Favorisé des dons de la fortune, il n'avait plus à désirer que des dignités. Imbert, chancelier et juge de l'Université de médecine, ne résidant point à Montpellier, Barthez fut nommé son adjoint et son survivancier le 2 mars 1773. Il jouissait de la plus haute considération comme savant et comme médecin, et il ne doutait pas que ses écrits ne lui procurassent à la longue toute celle à laquelle il avait droit. Mais cela ne suffisait pas à son ambition : la considération du rang le tentait; l'estime et la reconnaissance des grands semblaient lui promettre des succès. Pour tirer parti des dispositions qu'il leur supposait, il entra dans la carrière de la magistrature, qui était alors le chemin des emplois civils les plus honorables. Dès 1778, il avait pris les degrés de bachelier et de licencié en droit dans la Faculté de Montpellier. En 1780, il soutint des thèses publiques de droit français; dans le courant de cette même année, il acquit une charge de conseiller à la Cour des aides de Montpellier, et cette compagnie le reçut avec empressement. Il sollicita à la même époque des lettres de noblesse pour son père, et le fit pourvoir d'une charge de secrétaire du roi. A peine entré à la Cour des aides, il partagea les occupations de ses nouveaux confrères; et on assure qu'il était difficile de reconnaître en lui un novice. Muni d'un titre honorable et utile, il ne songea plus qu'à se rendre à Paris. Il n'attendit pas long-temps : des affaires de la Cour des aides lui fournirent une raison ou un prétexte pour entreprendre ce voyage au commencement de l'année 1781.

Barthez était précédé d'une grande réputation; il retrouvait de puissans protecteurs, et des amis tels que d'Alembert. Aussi, peu de temps après son arrivée à Paris, parvint-il à un poste qui, entre autres avantages, le dispensait de l'obligation de retourner dans la province. Tronchin, premier médecin du duc d'Orléans, étant mort le 1er décembre 1781, ce prince choisit Barthez pour le remplacer. Ses progrès dans la pratique furent extrêmement rapides, puisque l'année suivante on le félicitait déjà de ce qu'il était au nombre des médecins les plus employés de Paris. Cette vogue alarma ceux qui étaient depuis long-temps en possession de la confiance du public. Bouvart, qu'on retrouve toujours quand il est question d'obstacles opposés aux nouveau-venus, et qui s'était distingué contre les Tronchin, les Ant. Petit, les Bordeu, Bouvart employa tour à tour des éloges hypocrites, les sarcasmes, et jusqu'à des manœuvres perfides pour arrêter la marche de celui-ci. Un jour Barthez et lui eurent le malheur de se trouver ensemble en consultation et de n'être pas du même avis. Tous les deux avaient acquis une habitude de despotisme qui excluait toute discussion, et les rendait fort incommodes à leurs confrères. De la contradiction on en vint aux épigrammes, puis aux injures; et enfin la chronique assure que la querelle alla aussi loin qu'il était possible entre deux hommes qui n'avaient pas d'épée.

A la mort d'Imbert, arrivée en 1785, Barthez devint chancelier titulaire de la Faculté de Montpellier. Il fut associé à l'Académie des sciences, à celle des inscriptions et belles-lettres, à la Société royale de médecine, et à la plupart des Académies de l'Europe. Il avait été nommé médecin-consultant du roi, et médecin en chef de tous les régimens de dragons. Le gouvernement établit, en 1788, un conseil de santé, et Barthez reçut un brevet du roi qui l'en nommait membre. Il fut du petit nombre des membres de la Société royale de médecine à qui on accorda des pensions. Il en recevait une autre comme homme de lettres. Enfin, pour que rien ne manquât aux faveurs dont la fortune le comblait, il fut honoré par le roi d'une place au Conseil-d'État. A l'ouverture des états-généraux, il publia un écrit intitulé : *Libre discours sur la prérogative que doit avoir la noblesse dans la constitution et dans les États-généraux de la France.* L'objet de cet opuscule était d'établir qu'il importait, pour prévenir la subversion de la monarchie, que la noblesse conservât le droit de délibérer séparément dans les États-généraux. Aussitôt après la réunion des trois ordres, il se prépara à quitter Paris. Il partit vers la fin de novembre 1789, et se rendit à Narbonne. Il passa les quinze années suivantes dans le Languedoc, habitant tour à tour Narbonne, Carcassonne, Toulouse, Montpellier, et exerçant la médecine gratuitement.

Lorsque les Universités furent dissoutes, et que l'on substitua les Écoles de santé aux anciennes Facultés de médecine (frimaire an III), Barthez ne fut point compris sur la liste des professeurs qui devaient composer l'École de Montpellier. Sous le gouvernement consulaire, M. Chaptal, devenu ministre, se hâta de rendre à cette École un membre qui lui appartenait à tant de titres. Barthez fut donc nommé professeur au mois de nivôse an IX; et l'été suivant il se rendit à Montpellier, pour céder aux instances de ses collègues et des élèves. Mais en prenant possession de sa place, il ne consentit à la garder qu'en qualité de professeur honoraire. En l'an XI, un réglement lui confirma ce titre, en lui conservant le traitement des professeurs en activité. Au commencement de l'année

1802, le premier consul créa deux places de médecins du gouvernement, auxquelles il attacha 6,000 francs d'honoraires. Il en donna une à Corvisart et l'autre à Barthez. Celui-ci revint à Montpellier au printemps de la même année.

La vieillesse de Barthez ne fut pas heureuse. Ce fut d'abord la faute de son caractère, et enfin celle des événemens. Son amour de l'indépendance l'avait toujours tenu très-éloigné du mariage. Le célibat lui devint odieux, lorsque le mariage n'était plus de saison. Il ne pouvait supporter l'un, il n'osait se résoudre à l'autre; et ce combat le tourmenta plusieurs années. Son humeur difficile, qui faisait le supplice de ceux qui le servaient, le rendait insupportable à lui-même. Mais ce qui le tourmentait le plus vers la fin de sa vie, c'était tout ce qu'il jugeait capable de porter quelque atteinte à sa gloire. Les plagiats, les critiques, le refus de reconnaître son droit de propriété sur une doctrine, voilà pour lui des causes de chagrins très-profonds et nuisibles à sa santé. Cette disposition l'engagea dans de nombreuses discussions, et lui inspira des ressentimens implacables. Mais le sort lui préparait la plus rude épreuve à laquelle il pût le soumettre. En 1804, Barthez perdit sa gouvernante, qui le servait depuis quarante ans, et cette mort le jeta dans une désolation difficile à exprimer. Un an après, il disait encore en pleurant qu'il s'en voulait de n'avoir pas le courage d'imiter son père, qui, à l'âge de quatre-vingt-dix ans, s'était laissé mourir d'inanition à cause de la perte de sa seconde épouse.

En 1805, Barthez quitta Montpellier pour n'y plus revenir; il arriva à Paris au mois de juin. Chaptal lui avait témoigné le désir de voir réimprimer les *Élémens de la science de l'homme* avec des éclaircissemens; plein de reconnaissance pour celui qui avait dirigé sur lui la justice du gouvernement, il regarda ce désir comme un ordre, et son premier soin fut de s'y conformer; il donna donc une seconde édition de ce livre, auquel il ajouta des notes qui en ont doublé l'étendue. Là se termina la carrière littéraire de Barthez. Sa santé déclinait chaque jour. Il y avait long-temps qu'il se plaignait d'une difficulté d'uriner; il ne voulait pas entendre parler de la sonde, dans la crainte de connaître son malheur avec certitude, et d'être privé des ressources de l'espérance. Il fallut pourtant recourir à ce moyen. D'abord il eut à s'en féliciter; on ne trouva point le calcul. Mais les fonctions des voies urinaires se faisant toujours avec la même difficulté, et exigeant fréquemment le cathétérisme, on s'assura un jour de l'existence de la pierre. Cette affreuse découverte le plongea dans le désespoir. Au lieu de se soumettre à la seule cure efficace, il se livra volontairement à l'illusion des lithontriptiques; il repoussait toute objection avec fureur. On le pressa vainement de se soumettre à l'opération; quand il se rendit, la prudence ne permettait plus de la pratiquer. Il fut donc en proie, durant plusieurs semaines, à une suite de souffrances horribles, dont MM. Sernin et Double, qui le soignèrent pendant tout ce temps, ont recueilli et publié l'histoire. (*Journ. génér. de Méd.*, tom. XXVII, pag. 274.) Il mourut le 15 octobre 1806, et fut enseveli au cimetière de la Madelaine. Des députations de l'Institut et de l'École de Médecine assistèrent à ses obsèques, et M. Desgenettes prononça son éloge sur sa tombe. Il avait légué sa bibliothèque à l'École de Montpellier, et ses manuscrits à M. Lordat.

Barthez posséda à un très-haut degré toutes les facultés de l'esprit; il eut surtout celles qui constituent le génie des sciences, une mémoire prodigieuse, une vaste capacité pour les faits, une patience incroyable pour en considérer toutes les faces, la force de tête nécessaire pour saisir leurs rapports, et une grande aptitude à former et à suivre les enchaînemens des idées abstraites. Il sut tout ce qu'il voulut étudier. Son immense lecture, et la connaissance qu'il avait d'une foule de langues l'avaient rendu familier avec les philosophes et les savans de tous les temps et de tous les pays.

Les travaux de Barthez auraient dû exercer sur le monde médical une influence qui ne s'est guère étendue hors de l'école où il enseigna. Ailleurs on s'est borné le plus souvent à les condamner, et quelquefois sans les connaître. Il serait trop long d'en faire ici l'exposition; mais nous indiquerons, outre les ouvrages de Barthez, les sources que l'on peut consulter pour se mettre en état de les juger et d'en faire son profit. Nous dirons aussi quelque chose de sa *méthode*, parce que, non-seulement elle suffit pour caractériser le génie de cet homme remarquable, mais encore parce qu'elle a son utilité, indépendamment des applications qu'il en a faites. Nous regrettons que la forme de notre ouvrage nous impose le devoir d'être plus concis encore que Barthez, et nous oblige d'abréger ce qui aurait plutôt besoin d'être commenté et expliqué.

« La philosophie naturelle, dit Barthez, a pour objet la recherche des causes des phénomènes de la nature, en tant qu'elles peuvent être connues d'après l'expérience. L'expérience ne peut nous faire connaître l'essence des causes premières; les phénomènes de la nature ne peuvent nous manifester que l'ordre dans lequel se succèdent les effets, nous' dire quelles sont les règles que suit la production de ces effets, et non ce qui constitue la nécessité de cette production. De là il suit que, dans la philosophie naturelle, on ne peut connaître d'autres causes que les lois que le calcul de l'expérience a découvertes dans la succession des phénomènes. On peut donner à ces *causes expérimentales* les divers noms synonymes et pareillement indéterminés, de principe, de puissance, de force, de faculté, etc. Toute explication des phénomènes naturels ne peut en indiquer que la cause expérimentale. Expliquer un phénomène se réduit toujours à faire voir que les faits qu'il présente se suivent dans un ordre analogue à l'ordre de succession d'autres faits qui sont plus familiers, et qui dès-lors semblent être plus connus. C'est ainsi qu'après avoir trouvé que la pesanteur et la force centrale de la lune suivent une même loi dans leurs effets, Newton a dit que leur cause commune est la gravitation.

» L'état présent de chaque science naturelle doit y faire reconnaître un certain nombre de causes expérimentales des phénomènes qui s'y rapportent. Il est également nuisible à la marche de cette science, d'y trop étendre le nombre de ces causes, ou de le trop resserrer. Les anciens ont eu trop de facilité à multiplier, dans l'étude de la nature, le nombre des causes expérimentales. Ils ont introduit souvent une cause ou faculté nouvelle pour rendre raison des phénomènes qu'ils auraient pu expliquer par leur analogie avec d'autres phénomènes dépendans des facultés qu'ils avaient déjà admises. La plupart des modernes sont tombés dans un défaut opposé, en diminuant dans les sciences naturelles le nombre des causes expérimentales fort au-dessous de celui qu'indique l'observation (Exemple : L'opinion qui réduit tous les phénomènes des êtres vivans au sentiment et au mouvement, et ne reconnaît d'autres causes expérimentales que la sensibilité et la motilité; ou mieux encore, celle qui ne voit dans la vie la plus complexe que du mouvement, et d'autre cause des phénomènes, que la contractilité.); la considération attentive des phénomènes de tous les êtres de la nature, ne permet point de les ramener à un principe universel ou cause expérimentale qui les embrasse tous. Les êtres organisés présentent des phénomènes particuliers dont la considération conduit à reconnaître en eux un principe, une puissance, une faculté particulière. Le sujet principal de nos

recherches dans la science de l'homme, doit être la connaissance expérimentale des lois de ce principe de vie dont il est
animé. Ce principe a-t-il une existence propre? N'est-il rien autre
chose que l'organisation même de la matière? Question insoluble. Il faut se réduire à un scepticisme invincible sur la nature
du principe vital. *L'utilité des conceptions abstraites sur cette
nature inconnue, est de nous garantir des vues trop limitées
qu'ont eues tous les sectaires, et des erreurs où ils sont tombés
en voulant définir ce principe de vie par des notions plus déterminées. Quel que soit ce principe, dont on ignore la manière
d'exister, son existence (isolée, ou identique avec l'organisation)
est manifestée par un nombre infini de faits (tous ceux qui dans
les corps organisés ne peuvent pas être rapportés aux forces de
la matière morte). L'objet du physiologiste est de rappeler ces faits
à des analogies simples et très-étendues, pour approcher de plus
en plus de connaître les forces, les fonctions et les affections de ce
principe vital inconnu. La nature intime, ou l'essence de ces forces,
de ces fonctions ou de ces affections, n'est pas plus susceptible
d'être connue que celle du principe vital lui-même. Elles ne s'expliquent pas autrement que par leurs analogies réciproques; etc.*

On voit que Barthez procède d'après la méthode de Bacon,
mais qu'il donne à cette méthode une précision rigoureuse, qui ne
laisse point de lacune entre les faits observés et le principe qu'en
tire l'induction. Nous aurions à indiquer ici quelques-unes des applications qu'il en a faites à l'étude de la pathologie et de la thérapeutique. Nous le verrions s'élever de la considération de cette
multitude de maladies dont l'homme peut être affecté, à la détermination d'un petit nombre d'*élémens* morbides primitifs dont les
combinaisons possibles sont presque infinies, et cela, sans sortir
des faits, et sans se perdre, par l'abus des anologies, dans le vague
des généralités sans applications. (Le lecteur est prié de remarquer
que nous n'entendons parler ici que de la *méthode* de Barthez, et
nullement des applications qu'il en a faites.) Il se montrerait, en
thérapeutique, recueillant dans sa vaste mémoire un nombre prodigieux de faits publiés par les bons observateurs de tous les temps,
coordonnant ces exemples de traitemens analogues, divers ou même
opposés, dont aucune hypothèse préconçue ne l'oblige à contester
l'authenticité, et faisant sortir ses *méthodes thérapeutiques* du sein
de ces élémens, que des esprits étroits auraient pris pour un véritable chaos.

Nous ne prétendons pas avoir donné une idée suffisante de la *méthode* de Barthez; méthode trop peu suivie, dont on né saurait trop-recommander l'emploi dans l'état présent des opinions médicales, et contre laquelle il faut convenir que son auteur pécha lui-même bien des fois. Nous devons à Barthez les ouvrages suivans:

Observations sur la constitution épidémique de l'année 1756, dans le Cotentin. — Dans les *Mémoires de l'Académie des sciences* (1760); *Sav. étr.*, tome III, et réimprimées à la suite de l'éloge de Barthez, par Baumes. Montpellier, 1816, in-8.

Quæstiones medicæ pro cathedrá vacante, etc. Montpellier, 1761, in-4.

Dubia circa potestates medicamentorum. Montpellier, 1762, in-4. — Thèse soutenue par Ponsard.

De morte; respond. Thibaut. Montpellier, 1765, in-4.

Oratio academica, de principio hominis vitali. Montpellier, 1772, in-4.

Nova doctrina de functionibus naturæ humanæ. Montpellier, 1774, in-4.

Nouveaux élémens de la science de l'homme, tome I. Montpellier, 1778, in-8. — Cette édition n'a pas eu de second volume. Paris, 1806, in-8, 2 vol.

Nouvelle mécanique des mouvemens de l'homme et des animaux. Carcassonne, 1798, in-4. — Barthez avait déjà publié une partie de cet ouvrage, qui passe pour un chef-d'œuvre, dans le *Journal des Savans*, de 1783 à 1788.

Discours sur le génie d'Hippocrate. Montpellier, 1801, in-4. Réimprimé à la suite de l'éloge de Barthez, par Baumes.

Mémoires sur le traitement méthodique des fluxions, et sur les coliques iliaques qui sont essentiellement nerveuses. Dans les *Mémoires de la Société médicale d'émulation.* Séparément, Montpellier, 1816, in-8.

Traité des maladies goutteuses. Paris, 1802, in-8, 2 vol.; Montpellier, 1819, in-8, 2 vol.

Traité du beau. Paris, 1807, in-8. — Ouvrage posthume publié par le frère de Barthez.

Consultations de médecine. Paris, 1810, in-8, 2 vol.

Consultations de médecine, publiées par Lordat. Paris, 1820, in-8.

Cours théorique de matière médicale thérapeutique sur les remèdes altérans, suivi d'un cours de remèdes évacuans, par Senaux. Montpellier, 1822, in-8, 2 vol.

On doit encore à Barthez les articles signés G. dans l'*Encyclopédie*, et un grand nombre d'articles dans divers journaux.

(Lordat, *Exposition de la doctrine médicale de Barthez.* — Baumes, *Eloge de Barthez.* — Desgenettes, *Discours prononcé sur la tombe de Barthez*, dans *Bibliothèque médicale*, tom XIV, pag. 277-282. — Bérard, *Doctrine médicale de Montpellier.* — Prunelle, *Eloge de Dumas.*)

BARTHOLIN (GASPARD), l'ancien, naquit le 12 février 1585, à Malmoë, petite ville de la Scanie, qui appartenait alors au Danemarck, et où son père était ministre. Nous ne dirons point, sur la foi du crédule Brochmann, que quand Bartholin commença à parler, il fut un an à prononcer des mots extraordinaires, et parmi lesquels on en reconnut plusieurs pour des mots hébreux; il n'est guère plus croyable qu'à l'âge de trois ans il ait appris en quatorze jours à lire parfaitement; mais on ne saurait douter qu'il n'ait montré de très-bonne heure les plus heureuses dispositions. Dès l'âge de treize ans, il composait des discours en latin et en grec, et les récitait dans des assemblées avec une grande présence d'esprit. Quand il eut environ dix-huit ans, il alla étudier dans l'Université de Copenhague, d'où il passa, en 1603, à Rostock, et ensuite à Wittemberg. Il demeura trois ans dans cette dernière ville, et s'y appliqua avec ardeur à la philosophie et à la théologie. Il prit en 1607 le grade de maître-ès-arts. Bartholin commença alors à voyager, suivant la coutume de son pays. Après avoir parcouru, le plus souvent à pied, une grande partie de l'Allemagne, la Flandre, la Hollande et la France, il passa en Angleterre, d'où il retourna en Allemagne, pour aller ensuite en Italie. Il reçut partout des marques de distinction; on lui offrit même à Naples une chaire d'anatomie; car la médecine avait fait, depuis son départ de Wittemberg, le principal objet de ses études, et il n'avait rien oublié pour s'y perfectionner; mais il refusa ce poste, malgré les conditions avantageuses qu'on lui offrait. Il alla en Sicile; il vint ensuite en France, où on tâcha de le retenir à Sedan, en lui offrant une chaire de langue grecque. Il refusa encore cette place, et, après avoir été jusqu'aux frontières d'Espagne, il regagna l'Italie, et se rendit pour la troisième fois à Padoue, où il s'adonna tout entier aux travaux anatomiques. De Padoue il alla à Bâle, où il avait déjà étudié la médecine sous Félix Plater, Jacques Zuinger et Gaspard Bauhin; il y reçut le bonnet doctoral, en 1610, des mains de ce dernier. Immédiatement après, Bartholin se rendit à Wittemberg, et se livra à la pratique de l'art de guérir. Vers 1612, Christian IV l'appela à Copenhague pour remplir une chaire de langue latine. Il la quitta au bout de six mois pour celle de médecine, qui lui convenait beaucoup mieux. Il fut, en 1618 et 1619, recteur de l'Université. Après onze ans de professorat, Bartholin fut atteint d'une maladie violente qui mit ses jours en danger, et qui semblait au-dessus de l'art des médecins; il y échappa après avoir fait vœu, s'il guérissait, de ne plus s'appliquer à d'autre étude qu'à celle de la théologie. Croyant devoir son salut à une aussi sainte résolution, il demanda la chaire de théologie, que la mort de Conrad Aslach avait laissée vacante, et en prit possession

le 12 mars 1624. Le roi lui donna peu de temps après un canonicat à Rodschild. Si la grâce d'en haut avait conservé la vie à
Gaspard, elle ne lui avait point rendu la santé. Il traina une vie lan-
guissante, et mourut d'une violente colique, le 13 juillet 1629, à
Sora, où il était allé conduire son fils ainé. Nous n'indiquerons point
ici les cinquante-quatre ouvrages de Gaspard Bartholin, dont son
fils Thomas a donné la liste. Quelques-uns sont des essais poétiques;
la plupart roulent sur la rhétorique, la logique, la physique, la
métaphysique, la théologie, etc. Nous nous bornerons à ceux qui
ont pour objet quelque branche des sciences médicales :

Systema physicum. Copenhague, 1628, in-4. C'est un recueil de dix ouvrages qui avaient déjà paru séparément.

Paradoxa medica 240. Bâle, 1610, in-4.

Institutiones anatomicæ corporis humani utriusque sexús historiam exhibentes cum plurimis novis observationibus, opinionibus, necnon illustriorum quæ in anthropologiá occurrunt controversiarum decisionibus. Wittemberg, 1611, in-8; Rostock, 1626, in-12; Strasbourg, 1626, in-12; Goslar, 1632, in-8. Les éditions suivantes ont été données par Thomas Bartholin (voyez ce mot), qui s'appropria en quelque sorte cet ouvrage, par les additions dont il l'enrichit.

Problematum philosophicorum et medicorum nobiliorum et rariorum exercitationes decem, disputatæ in academia Wittebergensi. Wittemberg, 1611, in-4 et in-8.

De lapide nephritico opusculum physico-medicum, ubi simul de amuletis omnibus præcipuis, etc. Copenhague, 1627, in-8.

De unicornu opusculum. Copenhague, 1627, in-8.

De pygmæis. Copenhague, in-8.

De studio, medico inchoando et absolvendo consilium. Copenhague, in-8. (Réimprimé à la suite de l'*Introductio in universam artem medicam* de Couring, édit. de Schelhammer et de Fred. Hoffmann.) Ces quatre opuscules furent imprimés ensemble à Copenhague, 1628, in-8.

Syntagma medicum et chirurgicum de cauteriis, præsertìm potestate agentibus, seu ruptoriis. Copenhague, 1624, in-4.

Controversiæ anatomicæ et affines nobiliores et rariores. Goslar, 1631, in-8.

Disputationes philosophicæ et medicæ decem publicè in academia Hafniensi disputatæ. Copenhague, in-4.

De aere pestilenti corrigendo consilium. Copenhague, in-8 et in-4.

(Thomas Bartholin, *Vita Gasp. Bartholini in cistá medicá Hafniensi*, pag. 294 - 308. — *Mémoires du père Niceron*, tome VI, pag. 121-131.)

BARTHOLIN (Thomas), fils du précédent, naquit à Copenhague
le 20 octobre 1616. Après avoir étudié, sous les yeux de son père,
la philosophie, la théologie et la médecine, il alla, en 1637, à

Leyde, continuer l'étude de cette dernière science. L'application qu'il y donna ne l'empêcha pas de profiter des leçons des savans Saumaise, Heinsius, Vossius et Boxhorn, pour se perfectionner dans la philologie, et de donner même quelque temps à l'étude de la langue arabe et de la jurisprudence. Il voyagea ensuite en France, et séjourna deux ans à Paris ou à Montpellier; passa en Italie, et demeura trois ans à Padoue, s'appliquant avec ardeur à l'anatomie, à la botanique et à la pratique de la médecine. Il fut honoré dans cette ville de la charge de prorecteur de l'Université, qui lui fut conférée le 26 novembre 1642. Jean-François Loredano, président de l'Académie *degli incogniti* de Venise, lui conféra le titre de membre de cette société. Après avoir parcouru toute l'Italie, Bartholin passa quelque temps à Naples, d'où il alla en Sicile et à Malte, visitant partout les médecins les plus renommés. Cette tournée faite, il revint à Padoue, et se rendit ensuite à Bâle, où il reçut le bonnet doctoral des mains de Jean-Gaspard Baulin, le 14 octobre 1645. De retour dans sa patrie, en 1646, il obtint l'année suivante la chaire de mathématiques, que la mort de Christophe Longomontanus laissa vacante : on y joignit, en 1648, la chaire d'anatomie, qu'il occupa pendant treize ans. Olaus Worm, recteur de l'Université de Copenhague et professeur en médecine, étant mort en 1654, Thomas Bartholin fut mis à sa place; il devint, en 1656, à la mort de Thomas Finck, son aïeul maternel, doyen de la Faculté de médecine. Usé par l'excès de ses travaux, il fut de bonne heure atteint d'infirmités qui lui firent desirer, en 1661, d'être déchargé de ses emplois : le roi de Danemarck, en lui accordant sa demande, lui conserva le titre de professeur honoraire. Bartholin acheta la terre d'Hagested, près de Copenhague, et s'y retira avec sa famille pour y passer le reste de ses jours, éloigné des affaires et du tumulte de la ville. En 1670, un malheur auquel il fut très-sensible, mais qu'il supporta en philosophe, vint troubler la tranquillité dont il jouissait dans la solitude : le feu prit à son château, et réduisit en cendres sa riche bibliothèque, tous ses papiers et ses manuscrits. Le roi lui témoigna la part qu'il prenait à cet accident, en lui accordant une exemption de toute espèce d'impôts, et le nommant son conseiller et son médecin, titres auxquels il joignit une forte pension. L'Université de Copenhague le nomma bibliothécaire en 1672, et lui fournit ainsi les moyens d'oublier la perte de ses livres. Bartholin mourut le 4 décembre 1680, étant recteur de l'Université pour la quatrième fois. Il avait fait lui-même son épitaphe long-temps avant sa mort, et l'avait placée sur le lieu où il voulait être enterré. La voici :

THOMAS BARTHOLINUS,

Professor medicinæ honorarius, spe futuræ quietis, quam vivus animo possedit et corpori optavit, ut posteritati suæ interesset superstes sibi suisque, M. H. F. 1663.

Joignant à beaucoup d'ardeur pour l'étude la mémoire la plus heureuse et une extrême facilité, Bartholin parvint à acquérir dans presque toutes les branches des connaissances humaines une vaste érudition : tous ses livres en font foi ; mais on regrette d'y trouver souvent peu de critique et beaucoup de crédulité. Leur nombre a fait dire à un poëte italien, Balthazar Bonifacio :

Hujus scripta viri quicumque recenset et annos
Tot poterit libros, quot numerare dies.

Il y a là une hyperbole qu'on peut à peine passer à un poëte, mais il est certain que Bartholin a beaucoup écrit. Le père Niceron, qui n'a pas connu tous ses ouvrages, donne les titres de plus de quatre-vingt-douze. Nous ne devons indiquer ici que ceux qui appartiennent à la médecine :

Gaspari Bartholini parentis institutiones anatomicæ novis observationibus locupletatæ. Leyde, 1641, in-8.— *Secundùm locupletatæ.* Leyde, 1645, in-8 ; traduit en français par Abraham Duprat, Paris, 1646, in-8 (Haller), ou 1647, in-4 (Niceron). — *Thomæ Bartholini anatomia ex parentis institutionibus, omniumque recentiorum et propriis observationibus tertiùm ad sanguinis circulationem reformata.* Leyde, 1651, in-8 ; La Haye, 1655, in-8 ; *ibid.*, 1660, in-8 ; *ibid.*, 1663, in-8 ; *ibid.*, 1666, in-8. — *Accessit appendix Thomæ Bartholini de lacteis thoracicis et vasis lymphaticis.* Leyde et Rotterdam, 1669, in-8. — *Iterum ad circulationem Harveianam et vasa lymphatica quartùm renovata, cum iconibus novis, curante Ger. Blasio.* Leyde, 1673, in-8 ; Lyon, 1677, in-8 ; *ibid.*, 1684, in-8 ; Leyde, 1686, in-8. — Dans les trois premières éditions, c'est-à-dire jusqu'à celle de 1666, Thomas Bartholin distingue ses additions du texte de l'ouvrage de son père ; il ne parle plus qu'en son nom dans les suivantes, quoique le titre de l'ouvrage annonce toujours que les *Institutions de* Gaspard en font la base. Les additions jointes à l'édition de 1641 exposent les opinions et les découvertes de Walæus, de Deleboë et de divers autres. Les planches dont elle est ornée sont tirées de Vesale, de Vesling et de Casserio. La quatrième édition (de 1673) est beaucoup augmentée : on y trouve les découvertes récentes de Stenon,

Swammerdam, Regnier de Graäf et Ruysch; la description des canaux salivaires nouvellement connus, des expériences sur les vaisseaux lymphatiques, et c'est là l'objet qui contient le plus d'observations propres à l'auteur. Ce traité d'anatomie, où la splanchnologie est en général bien mieux traitée que la myologie, la névrologie, etc.; a été long-temps classique.

Anatomica anevrismatis dissecti historia. Palerme, 1644, in-4; Lyon, 1648, in-8; et avec une lettre de de Horne, *De anevrismate*, Leipsick, 1707, in-8. C'est l'histoire d'un anévrisme volumineux causé par une saignée mal faite. La gangrène y étant survenue, le bras fut amputé; on trouva des caillots de sang répandus entre les muscles, et l'artère entièrement rompue (Haller). Bartholin prescrit de faire dans l'anévrisme une incision sur la tumeur, d'enlever les caillots de sang, et de lier les deux bouts de l'artère (Portal).

De unicornu observationes novæ. Accesserunt de aureo cornu Olai Wormii eruditorum judicia. Padoue, 1645, in-8; *editio auctior et emendatior operá Gaspari Bartolini filii.* Amsterdam, 1678, in-12.

De monstris in naturá et mediciná. Bâle, 1645, in-4.

Paradoxa endoxa de pleuritide (Niceron), ou *phrenitide* (Haller). Bâle, 1645, in-4.— C'est la dissertation inaugurale de Bartholin.

De anginá puerorum. Campaniæ Siciliæque epidemicá exercitationes, sivé commentarius in Marci Aurelii Severini pædanchonen. Access. Ren. Moreau, Parisiensis, epistola (de laryngotomiá). Paris, 1646, in-8; Naples, 1653, in-8. — L'angine gangréneuse

était encore une maladie nouvelle quand Bartholin écrivit cet ouvrage. On y trouve l'observation d'un homme qui, au quarantième jour d'une plaie de tête, légère en apparence, et qu'il croyait guérie, mourut d'un abcès au cerveau. L'auteur dit que l'emploi de la saignée n'a point réussi à Castelli, médecin de Messine, dans l'angine des enfans.

De latere Christi aperto diss. Leyde, 1646, in-8; Leipsick, 1685, in-8.

Antiquitatum veteris puerperii synopsis, operi magno ad eruditos præmissa. Copenhague, 1646, in-8; *secunda editio à filio Gasparo Bartholino commentario illustrata.* Amsterdam, 1676, in-12. — Cette savante dissertation n'est que le sommaire d'un ouvrage auquel Bartholin travailla pendant trente années, et qui périt dans l'incendie de sa bibliothèque. Sue en a beaucoup profité pour la composition de ses *Essais historiques et littéraires sur l'art des accouchemens.*

De luce animalium, libri III. Leyde, 1647, in-8. — *De luce hominum et brutorum, libri III, admirandis historiis rationibusque novis referti. Accedit Conradi Gesneri de raris et admirandis herbis quæ, sive quod noctu luceant, sive alias ob causas lunariæ nominantur, et obiter de aliis etiam rebus quæ in tenebris lucent commentariolus.* Copenhague, 1663, in-8; ibid., 1669, in-8.

Anatomicæ vindiciæ Cl. V. Gasp. Hoffmanno aliisque oppositæ cum animadversionibus in anatomicá Hoffmanni. Copenhague, 1648, in-4. — Gaspard Hoffmann, homme savant, mais point anatomiste, avait critiqué sans ménagement les *Institutions anatomiques* de G. Bartholin;

Thomas, revenu de ses voyages, attaqua vigoureusement l'adversaire de
son père, et presque toujours avec
avantage; il prouve qu'Hoffmann n'a
pas fait scrupule de copier assez souvent le livre par lui critiqué.

De cygni anatome ejusque cantu dis.
Copenhague, 1650, in-4.—Thèse soutenue par J. Jacques Bowerlin; *editio
ex Schedis paternis à filio Gasparo
aucta.* Copenhague, 1668, in-8.

*Collegium anatomicum disputatio-
nibus 18 adornatum.* Copenhague,
1651, in-4.

*De lacteis thoracicis in homine bru-
tisque nuperrimè observatis historia
anatomica.* Copenhague, 1652, in-4;
Londres, 1652, in-12; Paris, 1653,
in-8; Leyde, 1654, in-12; Utrecht,
1654, in-12; Copenhague, 1670, in-8;
réimprimé dans la *Messis aurea* de Si-
bold Hemsterhuys, Heidelberg, 1659,
in-8; dans la collection de Munieri,
Gênes (ou Genève, Niceron), 1654,
in-8; et dans la bibliothèque anatomique de Manget.—Bartholin avait vu le
canal thoracique, récemment décrit par
Pecquet, sur le cadavre d'un voleur; il
en donne ici la figure : il commet la faute
de ranger les glandes et les vaisseaux
lymphatiques des lombes parmi les
vaisseaux lactés.

*Vasa lymphatica nuper in animan-
tibus inventa et hepatis exequiæ.* Copenhague, 1653, in-4; Paris, 1653,
in-8; Copenhague, 1670, in-8, avec le
précédent; réimprimé dans les collections indiquées.—Description des vaisseaux lymphatiques, que Bartholin,
assisté de Mich. Lyser, avait découverts
sur des chiens les 15 décembre 1651,
9 janvier 1652 et 28 février 1652.
Il avait vu chez l'homme des vaisseaux
pleins d'un liquide transparent aux

aisselles, dans les lombes, sur le foie.
Il reconnut l'erreur où l'on tombait en
attribuant à ce dernier organe la fonction de l'hématose, puisque ce ne sont
pas des vaisseaux chylifères qui s'y
rendent.

*Dubia de lacteis thoracicis, et an
hepatis funus immutet methodum medendi.* Copenhague, 1653, in-4; Paris,
1653, in-8; Copenhague, 1670, in-8
(avec les précédens).—Réfutation des
objections de Riolan.

*Vasa lymphatica in homine nuper
inventa.* Copenhague, 1654, in-4; *ibid.*,
1670, in-8 (avec les précédens).

*Defensio lacteorum et lymphatico-
rum et dubiorum anatomicorum contra
Riolanum.* Copenhague, 1655, in-4,
et 1670 (avec les précédens).—C'est
une diatribe virulente contre Riolan,
dans laquelle Bartholin rabaisse beaucoup la dignité du foie, et fait à cet
organe l'épitaphe suivante :

SISTE. VIATOR. CLAUDITUR. HOC. TU-
MULO. QUI. TUMULAVIT. PLURIMOS.
PRINCEPS. CORPORIS. TUI. COCUS. ET.
ARBITER. HEPAR. NOTUM. SÆCULIS. SED.
IGNOTUM. NATURÆ. QUOD. NOMINIS.
MAJESTATEM. ET. DIGNITATIS. FAMA.
FIRMAVIT. OPINIONE. CONSERVAVIT.
TAMDIU. COXIT. DONEC. CUM. CRUENTO.
IMPERIO. SEIPSUM. DECOXERIT. AT.
SINE. JECORE. VIATOR. DILEMQUE. HE-
PATI. CONCEDE. UT. SINE. BILE. BENE.
TIBI. COQUAS. ILLI. PARCERIS.

Pour ne pas séparer des ouvrages
qui roulent sur la même matière, nous
abandonnons pour un moment l'ordre
chronologique.

*Spicilegium primum ex vasis lym-
phaticis ubi Glissonii et Pecqueti sententiæ expenduntur.* Copenhague,
1655, in-4; *ibid.*, 1658 (Niceron),
in-4; Rostock, 1660, in-4; Amster-

dam, 1661, in-12 (et avec les précédens).

*Spicilegium secundum........ ubi Cl.
Vir. Backii, Cattierii, Le Noble, Tar-
dy, Wartoni, Charletoni, Bilsii, etc.
sententiæ experduntur.* Copenhague,
1660, in-4 , et avec le précédent, dans
les éditions de Rostock et d'Amsterdam.

*Responsio de experimentis anatomi-
cis Bilsianis et difficili hepatis resur-
rectione ad Nicolaum Zas.* Copenhague, 1661, in-8; Amsterdam, 1661,
in-12.

*Castigatio epistolæ maledicæ Bilsii,
ubi Bilsianæ artes deteguntur et pro-
fessoria dignitas vindicatur* (publié
sous le nom de *Nicolaus Stephanus*).
Copenhague, 1661, in-8; Amsterdam,
1661, in-12.

*Diss. anatomica de hepate defuncto
novis Bilsianorum observationibus opposita.* Copenhague, 1661 , in-8.

*Hepatis exautorati desperata cau-
sa.* Copenhague, 1666, in-8.

Les ouvrages précédens, relatifs aux
vaisseaux lymphatiques, furent réunis
et publiés sous ce titre :

*Opuscula nova anatomica de lac-
teis thoracicis et lymphaticis vasis uno
volumine comprehensa et ab auctore
aucta et recognita.* Copenhague et
Amsterdam, 1670, in-8.—Les opuscules contenus dans ce recueil sont
peut-être ce que Bartholin a écrit de
mieux. Portal en a fait un extrait fort
étendu (t. II, p. 579-596).

*Paralytici novi testamenti medico et
philologico commentario illustrati.* Copenhague, 1653, in-4; Bâle, 1662,
in-4; Leipsick, 1685, in-8.

*Historiarum anatomicarum et me-
dicarum rariorum centuriæ I et II.* Copenhague, 1654 , in-8; Amsterdam,
1654, in-8. — *Centuriæ III et IV. Accesserunt observationes anatomicæ Petri Pawii.* Copenhague, 1661 , in-8.—
*Centuriæ V et VI. Accessit Joannis
Rhodii Mansissa anatomica.* Copenhague, 1661 , in-8.—Cette collection est
fort curieuse, quoiqu'on y trouve des
exemples d'une crédulité ridicule,
comme quand l'auteur fait l'histoire
d'une femme qui accoucha d'un œuf,
d'une autre qui donna le jour à un
loir, d'un coq qui poudait, d'une si-
rène, des os de géans, d'une chatte
qui mit bas par la bouche, etc. ; mais
on y trouve aussi un grand nombre
d'observations intéressantes : descriptions de quelques monstres, sueur de
sang, menstruation par les pieds, polypes du cœur, variétés des vaisseaux
rénaux et autres, des sutures, descriptions du canal thoracique, anatomie
d'un grand nombre d'animaux, canal
artériel encore ouvert dans un adulte,
découverte des vaisseaux lymphatiques, rein unique semi-lunaire, pou-
lets éclos dans le fumier, dans un four;
anatomie de la civette, du lion; canaux
vasculaires des os, pénis double; ramollissement des os, grossesse ventrale,
embryon dans un autre embryon; ligature et excision pratiquées dans un cas
d'hydrorachis, mort du malade; empyème dans lequel le pus s'ouvre une
voie par les intestins, mort du malade;
calculs urinaires volumineux rendus
par des femmes; guérison d'une grenouillette vidée par une incision; instrument inventé par un paysan de Nor-
wège, pour l'amputation de la luette,
et semblable au pharyngotome des
modernes; gangrène du pénis, guérison du malade; calcul sorti par un abcès du scrotum, pointe d'une épée qui
séjourna long-temps dans le cerveau;

sortie d'un calcul volumineux par une rupture de l'urètre, mort causée par une ulcération des amygdales, ramollissement des os chez une femme adulte, estomac, duodénum et épiploon passés dans la poitrine, etc. (Haller.)

De communibus corporis integumentis. Copenhague, 1656, in-4.

De usu thoracis et ejus partium. Copenhague, 1657, in-4.

De secundinarum retentione. Copenhague, 1657, in-4.

Dispensatorium Hafniense à medicis Hafniensibus adornatum et à Th. Bartholino publici juris factum. Copenhague, 1658, in-4.

De nivis usu medico observationes variæ. Accessit Erasmi Bartholini de figura nivis dissertatio. Copenhague, 1661, in-8. — Bartholin a joint à cet ouvrage un catalogue de tous ceux qu'il avait publiés jusqu'alors.

Th. Bartholini cista medica Hafniensis, variis, consiliis, curationibus, casibus rarioribus, vitis medicorum Hafniensium, aliisque ad rem medicam, anatomicam et chimicam spectantibus, referta; accedit ejusdem domus anatomica brevissimè descripta. Copenhague, 1662, in-8. — Ce dernier opuscule, placé à la suite de la *Cista medica*, a une pagination et un titre particuliers, et ne sort pas de la même imprimerie.

De pulmonum substantiâ et motu diatribe. Accedunt Marcelli Malpighii de pulmonibus observationes anatomicæ. Copenhague, 1663, in-8; Leyde, 1672, in-12.

Epistolarum medicinalium à doctis vel ad doctos scriptarum centuriæ I et II. Copenhague, 1663, in-8. — *Centuria III.* Copenhague, 1667, in-8. — *Centuria IV.* Copenhague, 1667, in-8.

— Recueil fort important pour l'histoire de l'anatomie au milieu du dix-septième siècle.

De insolitis partûs humani viis dissertatio nova. Accedunt Johannis Veslingii de pullitione Ægyptiorum, et aliæ ejusdem observationes anatomicæ et epistolæ medicæ posthumæ. Copenhague, 1664, in-8. — Compilation savante, mais où l'auteur n'a pas toujours mis beaucoup de critique; il y traite de divers points de l'histoire de l'art des accouchemens. Sue a profité de ses recherches.

De cometâ consilium medicum, monstrorum nuper in Daniâ natorum historia. Copenhague, 1665, in-8. — L'auteur, en comparant dans cet ouvrage les comètes aux abcès qui se forment dans le corps humain, paraît avoir eu plutôt dessein de se divertir que de chercher la vérité (Niceron).

De medicinâ Danorum domesticâ dissertationes X. cum ejusdem vindiciis et additamentis. Copenhague, 1666, in-8. — Il serait à desirer qu'on possédât sur chaque pays un ouvrage écrit dans le même esprit que celui-ci, et fait à peu près sur le même plan.

Orationes varii argumenti. Copenhague, 1668, in-8.

De medicis poetis. Copenhague, 1669, in-4.

De bibliothecæ incendio, dissertatio ad filios. Copenhague, 1670, in-8. — Bartholin déplore la perte de plusieurs manuscrits qui furent consumés avec sa bibliothèque; il regrette particulièrement un traité *De veteri puerperio*, et un recueil d'observations d'anatomie pathologique, qui lui avaient coûté trente ans de recherches.

De cerebri substantiâ pingui et ocu-

lorum suffusione. Copenhague, 1669, in-4.

Acta medica et philosophica Haf-niensia, annorum 1671 *et* 1672, t. I, Copenhague, 1673, in-4; *anni* 1673, tome II, Copenhague, 1675, in-4; *annorum* 1674, 1675 *et* 1676, tomes III et IV, Copenhague, 1677, in-4, 2 vol.; *annorum* 1677, 1678 *et* 1679, tome V, Copenhague, 1680, in-4. — Le projet de Bartholin était d'abord de faire une collection qui embrassât tous les genres de sciences; mais effrayé par l'immensité de l'entreprise, il se borna aux différentes parties de la médecine et aux connaissances qui y avaient un rapport immédiat. Il fut secondé dans l'exécution de ce projet par la protection déclarée du comte de Griffenfeld, grand-chancelier de Dane-marck, qui obtint un édit par lequel il était enjoint à tous les médecins danois d'entretenir une correspondance avec le doyen de la faculté de Copenhague, et de l'instruire de toutes les singularités de médecine ou d'histoire naturelle observées dans les différentes provinces du royaume. Les principaux auteurs de ces *Actes* sont Th. Bartholin et son fils Gaspard, Borrichius, Stenon, Simon Paulli, Brechtfeld, Jacobæus et Hannemann. Les observations des deux derniers ne valent pas la peine d'être lues. L'extrait des *Acta Hafniensia*, qui se trouve dans la collection académique, tomes IV et VII, partie étrangère, suffit pour remplacer ce volumineux recueil.

De morbis biblicis Miscellanea medica. Copenhague, 1672, in-8.

De peregrinatione medicâ. Copenhague, 1674, in-4.

De anatome practicâ ex cadaveribus adornandâ consilium; cum operum auctoris hactenùs editorum catalogo. Copenhague, 1674, in-4.

De libris legendis dissertationes septem. Copenhague, 1676, in-8; *cum præfatione Joh. Ger. Meuschen, de vanâ librorum pompâ.* La Haye, 1711, in-8. — Cette dernière édition est remplie de fautes. (*Niceron.*) Bartholin prouva par cet ouvrage que la charge de bibliothécaire était en de bonnes mains.

Thomæ Bartholini, Jo. Henrici Meibomii patris et Henrici Meibomii filii, de usu flagrorum in re medicâ et venereâ, lumborumque et renum officio tractatus; accedunt de eodem renum officio Joachimi Olhafii et Olai Wormii dissertatiunculæ. Francfort, 1670, in-12.

De medico perfecto. Copenhague, 1671, in-4.

Bartholin a encore été éditeur de plusieurs ouvrages, et il a fourni quelques observations aux *Ephémérides des Curieux de la nature.*

(*Mémoires du père Niceron*, t. VI et X. — *Collection académique.* — Portal. — Haller. — Carrère. — Sprengel.)

BARTHOLIN (Gaspard), fils de Thomas, hérita des heureuses dispositions, et succéda à la célébrité de son père et de son aïeul. il eut le même goût pour les voyages. Il alla d'abord en Hollande, où il mit à profit les leçons de Ruysch, de Deleboë, de Swammerdam et de Drelincourt; il se rendit ensuite en Italie, et étudia successivement à Padoue, à Florence et à Bologne. Enfin, il vint à Paris, où il ne tarda pas à gagner l'estime et l'amitié de Duverney, dont il fut admis à partager les travaux. Riche des connaissances qu'il avait puisées dans d'aussi bonnes sources, Bartholin regagna sa patrie, et s'y fit recevoir docteur en 1678. Il jouissait depuis long-temps d'une réputation fort étendue, quand le roi de Danemarck l'appela à sa cour, et le décora du titre de chevalier. Bartholin mourut peu de temps après, dans les premières années du dix-huitième siècle. Il avait mis au jour : .

Exercitationes miscellaneæ varii argumenti, imprimis anatomici. Leyde, 1675, in-8. — L'auteur nie que le sang de la mère passe au fœtus; il fait quelques observations sur la fécondation et sur les menstrues des femmes; il traite de l'ustion au synciput, mais plutôt en historien qu'en médecin (Haller); il décrit des glandes fétides qu'il a découvertes à la queue du renard; il parle des glandes des aines de la civette, etc.

De ovariis mulierum et generationis historiá epistola anatomica I. Leyde, 1675, in-12; Rome, 1677, in-8; *Epist. II;* Amsterdam, 1678, in-12; Nuremberg, 1679, in-8; Lyon, 1696, in-12; ins. dans la *Biblioth.* de Manget. — Morgagni donne des éloges à cet ouvrage.

Diaphragmatis structura nova; accessit modus novus præparandi viscera per injectiones liquidorum, cum instrumenti novi descriptione. Paris, 1676, in-8; *ibid.,* 1682, in-8; et dans la *Biblioth.* de Manget. — Bartholin distingue deux muscles dans le diaphragme, un supérieur et un inférieur. Le supérieur, dit-il, qui est le plus grand, a sa partie charnue attachée circulairement aux côtes, et l'autre partie, qui est aponévrotique, et qu'on appelle (improprement) le centre nerveux, se termine à la portion charnue du petit muscle ou muscle inférieur.

Ce muscle inférieur a ses attaches tendineuses aux vertèbres des lombes, et ne tire point son origine du grand muscle, avec lequel il ne communique qu'au moyen de l'aponévrose, etc. Dans une lettre qu'il écrivait à son père, le 1er février 1676 (de Paris), Bartholin fait un extrait de son ouvrage. Cette lettre fut insérée dans les *Acta Hafniensia;* on la trouve aussi dans la *Collection académique. Part. étrang.,* tom. VII.

Epistola ad Olligerum Jacobæum de nervorum in motu musculari usu (avec l'ouvrage précédent). — Observations curieuses sur le cerveau, la moelle épinière et les nerfs de la grenouille. L'auteur regarde les nerfs comme composés de la substance de la moelle épinière ou du cerveau. Selon lui, les nerfs sont de véritables canaux qui portent aux muscles la matière du mouvement et de la sensation. Il a fait représenter les filets nerveux dans deux planches grossières (Portal).

De inauribus veterum syntagma. Amsterdam, 1676, in-12.

De puerperio veterum expositio. Rome, 1677, in-8. — Ouvrage entrepris par Bartholin sur l'invitation de son père, qui en avait perdu un pareil dans l'incendie de sa bibliothèque.

De œconomiá corporis humani, exercitatio anatomica. Copenhague, 1678, in-4.

Positiones anatomicæ ex novissimis aliorum et propriis observationibus. Copenhague, 1678, in-4.

De cordis structurâ et usu. Copenhague, 1678, in-4.

De olfactûs organo disquisitio anatomica. Copenhague, 1679, in-4; *id.*, dans les *Acta Hafniensia*, et dans l'ouvrage suivant :

Administrationum anatomicarum specimen; avec le *Culter anatomicus* de Lyser. Francfort, 1679, in-8; *id.*, dans les *Acta Hafniensia*, et dans la *Biblioth. anat.* de Manget.

De tibiis veterum, et earum antiquo usu, libri tres, cum figuris. Amsterdam, 1679, in-12.

De ductu salivali hactenùs non descripto, observatio anatomica. Copenhague, 1684, in-4; Utrecht, 1685, in-4.

Disputationes, etc. Copenhague, 1684, in-4.

Diss. de cruditate ventriculi, seu fermentatione alimentorum læsâ. Copenhague, 1685, in-4.

Specimen compendii physici. Copenhague, 1687, in-4.

Specimen philosophiæ naturalis. Co-penhague, 1692, in-4 de 160 pag. — C'est une nouvelle édition de l'ouvrage précédent, revue et augmentée ; l'auteur y a joint : *De fontium fluviorumque origine ex pluviis,* dissertation qu'il avait déjà publiée en 1689.

De respiratione animalium. Copenhague, 1700, in-4.

De pleuritide et peripneumoniâ. Copenhague, 1700, in-4.

Specimen historiæ anatomicæ partium corporis humani, ad recentiorum mentem accomodatæ, novisque observationibus illustratæ. Copenhague, 1701, in-4. — Quoique fort court, cet essai expose les nouvelles découvertes avec beaucoup de clarté; on y trouve des réflexions judicieuses.

Præfatio ad Vegetii artem veterinariam. Copenhague, 1701, in-8.

Diss. de glossopetris. Copenhague, 1704, in-4; *ibid.*, 1706, in-12.

Gaspard Bartholin a encore ajouté des notes et des observations à plusieurs ouvrages de son père, dont il a publié de nouvelles éditions.

(*Collection académique. —* Eloy, *Dict. hist. de la Méd. —* Portal.)

BASEILHAC (Jean), plus connu sous le nom de Frère Côme, naquit en 1703 à Poyestruc, près Tarbes, département des Hautes-Pyrénées. Son grand-père et son père étaient maîtres en chirurgie, et il s'adonna de bonne heure à l'étude de l'art qu'ils pratiquaient. Le desir d'une instruction approfondie le conduisit à Lyon, en 1722, auprès d'un oncle nommé Baseilhac, aussi maître en chirurgie, et qui jouissait dans cette ville d'une grande réputation. Reçu en qualité d'élève dans le grand Hôtel-Dieu de Lyon, il y resta jusqu'en 1724, époque à laquelle il se rendit à Paris. Il se fit remarquer par son assiduité aux cours particuliers et aux leçons publiques, et fut admis, en 1726, au nombre des élèves de l'Hôtel-Dieu. Peu de temps après, il obtint la place de chirurgien ordinaire du prince François-Armand de Lorraine, qui fut nommé à l'évêché de Bayeux, en Normandie. Le jeune Baseilhac le suivit dans cette nouvelle résidence, où le vertueux prélat fonda, à ses frais, un hospice, dont il confia la direction à son chirurgien. Baseilhac perdit bientôt son généreux protecteur, qui mourut en 1728, en lui léguant une somme plus que suffisante pour être agrégé à Saint-Côme, et un assortiment complet d'instrumens de chirurgie. La profonde douleur que lui causa cette perte, et son goût pour la retraite, le déterminèrent à embrasser l'état religieux. Les RR. PP. Feuillans le reçurent dans leur maison, en 1729, en qualité de frère Donat, sous le nom de *Frère Jean de Saint-Côme*. Craignant d'être gêné dans l'exercice de la chirurgie s'il se liait par des vœux, il ne fit profession qu'en 1740, quand il eut l'assurance de conserver la liberté de donner ses soins aux indigens, et de pratiquer un art pour lequel il avait toujours eu une vocation particulière.

Dans le nombre des malheureux qui s'adressaient à lui, il s'en était présenté plusieurs affectés de la pierre, qu'il avait fait opérer par quelques-uns de ses amis, maitres en chirurgie. Frappé de la fréquence des accidens auxquels le malade est exposé dans cette opération par le grand appareil, et reconnaissant en même temps les avantages réels de la taille latérale, comme la pratiquait le frère Jacques (*V.* Baulot), il conçut la possibilité de rendre cette dernière méthode plus sûre dans son application, et le lithotome caché fut le fruit de ses méditations prolongées sur ce sujet. On sait que cet instrument n'est qu'une modification du bistouri de Bienaise. Deux années s'écoulèrent avant qu'il ne voulût en faire tenter l'essai sur le vivant, et il se borna à répéter des expériences sur le cadavre, aidé de Grandclas, docteur-régent de la Faculté de Paris, Menjon, maître en chirurgie, et Baseilhac, son neveu. Enfin, vaincu par les sollicitations de Tardi, chirurgien-major de la marine royale, le Frère Côme fit opérer un malade avec son nouvel instrument, le 8 octobre 1748, par M. de La Roche, maître en chirurgie, son condisciple et son ami. La guérison fut complète en moins de trois semaines ; et le Frère Côme publia cette cure avec la description de son instrument, en gardant l'anonyme, dans le *Journal de Verdun* du mois de novembre (même année), et dans celui *des Savans* du mois de décembre suivant. La connaissance de ce fait donna lieu à des critiques amères, et écrites avec passion, de la part de Lecat, auxquelles le Frère Côme répondit bientôt par des succès dont le nombre augmentait chaque jour, et qui ne tardèrent pas à faire adopter le lithotome caché par la plupart des chirurgiens français et par beaucoup de praticiens étrangers. L'affluence des malades croissant avec sa réputation, il établit un hospice près la porte Saint-Honoré, où les pauvres étaient admis gratuitement et soignés jusqu'à leur convalescence. On se contentait du remboursement des frais pour les personnes qui pouvaient les payer, et on recevait à titre d'aumônes ce que les malades plus aisés donnaient au-delà de leur dépense. Cet établissement, créé en 1753, subsista jusqu'à la mort de son fondateur. Le nombre des individus qui y furent opérés, soit par le Frère Côme, soit par son neveu qu'il avait près de lui, monte, suivant le registre, à plus de mille.

Le Frère Côme exerça toujours la chirurgie avec le plus grand désintéressement ; et, considérant comme un dépôt les récompenses qu'il recevait du riche, il les employa constamment au soulagement des indigens. Observateur sévère des règles de son ordre, il suivait religieusement tous les exercices qui lui étaient imposés malgré les occupations multipliées d'une pratique chirurgicale très-étendue. Son abord était souvent brusque et repoussant, et ses actions comme ses écrits prouvaient une vanité que ses succès lui inspirèrent sans doute, mais que le sentiment de son état aurait dû lui faire réprimer. Toutefois, ces défauts étaient rachetés par une noblesse de caractère, dont il donna des preuves jusqu'à la fin de sa carrière. Il était sujet à une affection catarrhale, à laquelle il succomba, le 8 juillet 1781, à l'âge de 78 ans.

Les perfectionnemens que le Frère Côme apporta dans le manuel de l'opération de la taille ne sont pas les seuls dont l'art chirurgical lui soit redevable. Dès 1750, c'est-à-dire peu de temps après Daviel, il pratiqua l'opération de la cataracte par extraction, avec des instrumens de son invention. Jusqu'à eux l'abaissement avait été le seul procédé mis en usage : il paraît qu'il compta également de nombreux succès dans ce genre d'opération. On lui doit un trois-quarts courbe pour la ponction de la vessie par l'hypogastre dans les rétentions d'urine. Sa méthode pour la taille hypogastrique, et les instrumens qu'il avait construits à cet effet, attestent encore qu'il avait un génie vraiment chirurgical. Scarpa (*Traité de l'opération de la taille*, pag. 59), qui l'a vu pratiquer plusieurs fois cette dernière opération, dit qu'il était remarquable par sa promptitude et sa dextérité, et qu'il accordait difficilement aux gens de l'art, nationaux ou étrangers, la liberté d'assister ainsi à ses opérations. Il a laissé les ouvrages suivans :

Recueil de pièces importantes sur l'opération de la taille faite par le lithotome caché, avec un mémoire concernant la rétention de l'urine causée par l'embarras du canal de l'urètre. Paris, 1751, in-12.—Cet ouvrage renferme tous les articles de sa correspondance polémique avec Lecat; la description du lithotome caché, celle d'une tenette pour briser les pierres dans la vessie; des observations sur la situation qu'il convient de donner aux calculeux lors de l'opération; la description du trois-quarts courbe pour la ponction de la vessie, etc. Ce recueil, que le F. Côme publia en continuant de garder l'anonyme, fut suivi, deux ans après, de cet autre ouvrage, qui en forme la seconde partie:

Addition à la suite du recueil de toutes les pièces qui ont été publiées au sujet du lithotome caché. Paris, 1753, in-12. — Ce second volume a pour but de réfuter un écrit qui fut publié à Rouen, en 1752, par Lecat, toujours dans le but de prouver les dangers du lithotome caché. Le F. Côme, cessant de garder l'anonyme, publie, avec toutes les preuves justificatives, les faits contestés par Lecat; il établit ensuite un parallèle entre les succès obtenus par la méthode de Lecat, et ceux obtenus par l'emploi du lithotome caché, et termine par la liste des opérations faites jusqu'alors avec cet instrument.

Les deux ouvrages que nous venons d'indiquer sont communément désignés comme un seul en deux volumes, avec ce titre : *Recueil de pièces importantes sur l'opération de la taille faite par le lithotome caché.*

Réponse à M. Levacher. Paris, 1756, in-12.

On trouve dans l'ancien *Journal de médecine*, tomes XXXIX, XLII, XLVI, la défense du lithotome contre les attaques de Beaussier de La Bouchardière, par le F. Côme.

Nouvelle méthode d'extraire la pierre par-dessus le pubis. Paris, 1779, in-8. — Dans cet écrit, le F. Côme, fit voir, le premier, qu'il était possible de rendre la vessie saillante au-dessus du pubis, sans avoir besoin de recourir à la distension forcée de ses parois par des injections. Cette modification importante dans le procédé opératoire, dit Scarpa, équivaut à une nouvelle méthode, et les moyens qu'il employa à cet effet seront à jamais un monument de gloire pour son auteur.

(Pascal Baseilhac, *de la taille latérale par le périnée, etc.*)

- **BASEILHAC (Pascal)**, neveu du Frère Côme, membre de l'Académie royale de chirurgie, resta près de son oncle jusqu'à la mort de ce dernier. Il pratiqua un grand nombre d'opérations de taille d'après la méthode du Frère Côme, dont le nom ne contribua pas peu à lui donner quelque réputation. Il a laissé l'ouvrage suivant:

De la taille latérale par le périnée, et celle de l'hypogastre ou haut appareil, rapportées à leurs vrais auteurs, etc., etc. Paris, 1804, in-8, avec pl. L'auteur s'est attaché à réfuter, dans un panégyrique du F. Jacques et du F. Côme, les critiques dont tous les deux avaient été l'objet. Il trace avec détail la vie de l'un et de l'autre, et répète sans examen tout ce que ce dernier a publié sur l'opération de la taille et le cathétérisme; il donne, sur le régime qu'exigent les opérés, de longs renseignemens, qui seraient mieux adressés à des garde-malades qu'à des chirurgiens; il énumère les expériences de Fourcroy et de M. Vauquelin sur la nature des calculs urinaires, et indique les cas où on peut tenter de les dissoudre. Les recettes qu'il donne pour guérir les plaies, les ulcères de la cornée, les fistules au périnée, les chancres de la face, etc., prouvent dans l'auteur bien moins le discernement d'un praticien éclairé, qu'une croyance routinière dans les vertus de topiques justement oubliés aujourd'hui.

BASILE VALENTIN. Ce nom, célèbre dans l'histoire de l'alchimie et de la chimie, est le sujet de beaucoup de discussions et de doutes pour savoir s'il exista réellement un personnage qui l'a porté, où s'il n'est qu'un nom supposé, sous lequel plusieurs adeptes se cachèrent. Si l'on en croit Gudenus, qui a écrit l'histoire d'Erford, et dont l'opinion est le plus communément adoptée, Basile Valentin était un moine de l'abbaye de Saint-Pierre d'Erford, de l'ordre des Bénédictins, et existait en 1413. C'est tout ce que cet historien dit avoir pu apprendre de lui. Dans un des ouvrages publiés sous ce nom, *Le Char triomphal de l'antimoine*, Valentin dit être né en Alsace, sur les bords du Rhin, et avoir fait dans sa jeunesse un voyage dans les Pays-Bas et en Angleterre, ainsi qu'un pèlerinage à Saint-Jacques-de-Compostelle. D'autres ont pensé qu'il n'avait point existé d'alchimiste du nom de Basile Valentin; que ce nom, formé du mot grec βασιλεύς, et du latin *valere, valendo*, désignait allégoriquement la puissance de l'alchimie, ou la propriété merveilleuse du régule, et que plusieurs alchimistes s'en étaient servi pour voiler leurs travaux. Divers ouvrages portent l'empreinte d'un temps postérieur à celui où l'on faisait vivre le moine d'Erford, soit que les copistes aient interpolé des passages dans ses écrits, soit qu'ils aient été réellement composés par d'autres alchimistes. *Le Char triomphal de l'antimoine* date au moins du seizième siècle, puisqu'il s'y trouve un assez grand nombre de passages où il est question du mal français, affection qui n'a été connue sous ce nom qu'après l'expédition des Français à Naples, en 1495. Sprengel regarde même ce traité comme une production de Paracelse ou de quelques-uns de ses disciples, parce que l'on y voit régner les mêmes idées théosophiques, la même jactance, le même dédain des sciences vulgaires, qu'afficha ce célèbre réformateur. Quoi qu'il en soit de Basile Valentin et des fables dont il a été le sujet, suivant l'usage des alchimistes, l'auteur des écrits qui en portent le nom est considéré à juste titre comme le fondateur de la chimie pharmaceutique. Comme tous les écrits des adeptes, ils sont remplis de chimères concernant la pierre philosophale; mais ils contiennent une foule de découvertes que Vanhelmont et plusieurs autres se sont attribuées. On y voit la première application étendue qu'on ait faite des préparations chimiques à la médecine. Le régule d'antimoine, le beurre d'antimoine, le précipité rouge et l'alcali fluor y sont clairement indiqués. Le foie de soufre, le bismuth et le sucre de Saturne y sont très-bien décrits. Enfin, on y trouve la préparation de l'acide sulfurique avec le vitriol martial et par la sublimation du soufre, celle de l'acide nitrique, de l'acide muriatique, de l'eau régale et de l'éther sulfurique. Basile Valentin a surtout travaillé l'antimoine auquel il attribua la propriété de purifier l'or ainsi que le corps humain, et qu'il a le premier employé comme médicament. Un grand nombre d'écrits publiés sous le nom de Basile Valentin sont en allemand; nous les indiquerons, d'après Lenglet-Dufresnoy, suivant le titre des traductions qui en ont été faites en latin; ce sont :

Tractatus chimico-philosophicus de metallis et mineralibus. Francfort, 1676, in-8.

Practica. — Dans le *Tripus aureus* de Maier. Francfort, 1618, in-4.

Duodecim claves philosophicæ. — Dans le *Tripus aureus* de Maier, et dans le tom. II de la *Biblioth. chim.* de Manget; traduit en français avec d'autres traités et séparément. Paris, 1659, in-8; *ibid.*, 1660, in-12; et dans le tom. III de la *Biblioth. des philosophes chimiques*, par M. J. de R. Paris, 1741, in-12. 3 vol.

Dialogus fratris Alberti cum spiritu.

Currus triumphalis antimonii, commentario illustratus à Theodoro Kerkringio. Amsterdam, 1671, in-12; *ibid.*, 1685, in-12. — Fabre, de Castelnaudari, a aussi commenté ce traité dans un ouvrage qui a pour titre : *In currum triumphalem antimonii Fr. Basilii Valentini annotationes* ut et in 12 alios libellos chimicos. Toulouse, 1646, in-8.

De tincturis.

Révélation des mystères des teintures essentielles des sept métaux, et de leurs vertus médicinales; trad. de l'allem., par Israël, méd. allem. Paris, 1646, in-4. — Le titre de l'ouvrage en allemand est *Traité des choses naturelles et surnaturelles.* Les deux premiers chapitres manquent dans la traduction.

Liber de microcosmo. magno mundi mysterio et hominis mediciná. Marbourg, 1609, in-8.

Azoth philosophorum, seu aureliæ occultæ, de materiâ lapidis philosophorum, etc. Francfort, 1613, in-4; dans le tom. IV du *Theatrum chimicum;* et trad. en franç. avec les *Douze clefs.* Paris, 1624, in-8, et dans le tom. III de la *Biblioth. des philos. chim.*

Conclusiones, cum notis Pet. Fabri supra memorato libro.

Apocalypsis chimica. Erford, 1624, in-8.

Haliographia, de præparatione salium, ex manuscripto Basilii Valentini. 1612, in-8; et Bologne, 1644.

De sulfure et fermento philosoph.

Testamentum ejus (en allemand). Strasbourg, 1651, in-8.

Opus præclarum ad utrumque, quod pro testamento dedit filio suo adoptivo, dans le tom. IV du *Theatr. chim.*

De magno lapide antiquorum sapientium, dans le t. II de la *Biblioth. chim.* de Manget.

Prima materia lapidis philosophici. Ibid.

Appendix magni lapidis antiquorum sapientium. Ibid.

Les œuvres de Basile Valentin ont été réunies en latin sous ce titre : *Scripta chimica.* Hambourg, 1700, in-8.

(Lenglet - Dufresnoy, *Hist. de la philos. hermét.* — Sprengel, *Hist. de la méd.*)

BASS (HENRI), en latin BASSIUS, naquit à Brême en 1690. Son père, Gérard Bass, chirurgien très-distingué de cette ville, fut son premier maître dans l'art de guérir. A 23 ans, Henri se rendit à Halle pour entendre les leçons de Frédéric Hoffmann. Deux ans après, il alla à Strasbourg, puis à Bâle, en 1717, où il se livra sans relâche à l'étude et à l'exercice de la chirurgie. En 1718, il revint à Halle, et reçut le grade de docteur en médecine et en chirurgie, après avoir soutenu, sous la présidence de Frédéric Hoffmann, une thèse que nous indiquerons plus bas. Il fut nommé, la même année, professeur extraordinaire d'anatomie et de chirurgie dans l'Université de Halle. Il en remplissait les fonctions depuis trente-six ans, avec la réputation d'un grand praticien, quand il mourut, frappé d'apoplexie, le 5 mars 1754. Nous avons de lui :

De fistula ani feliciter curandâ. Halle, 1718, in-4, insérée dans la *Collection des thèses de chirurgie,* de Haller, et dans le tome II de la traduction abrégée de cette collection, publiée par Macquart, Paris, 1757-1760, 5 vol. in-12. On trouve aussi cette dissertation parmi les *Opera omnia* de Fréd. Hoffmann (*Supp. secund.,* part. sec.), à qui on l'a faussement attribuée.

Gründlicher bericht von bandagen, etc., nebst nothigen kupferstichen. Traité des bandages, avec les planches nécessaires. Leipsick, 1720, in-8; deuxième édition, corrigée et augmentée, *ibid.,* 1732, in-8. Bass avait pris Verduc pour guide ; mais il l'augmenta, le corrigea, et enrichit son ouvrage d'un grand nombre de planches ; Haller et Schlichting le regardaient comme le traité le plus complet et le meilleur qui existât en ce genre.

Erlauterter Nuck, etc.—Ce sont des commentaires sur la chirurgie de Nuck, avec une préface de Fréd. Hoffmann, et des planches. Halle, 1728, in-8.

Observationes anatomico-chirurgico-medicæ, in quatuor decades digestæ, variis observatis rarioribus exornatæ et solidis medicæ scientiæ principiis

superstructæ. Halle, 1731, in-8, fig.
—En anatomie, on y trouve des observations sur les vésicules séminales, le thymus, les capsules surrénales, les valvules de l'aorte, les trois courbures du colon, les variétés de l'hymen. L'auteur regarde les os sésamoïdes comme des tendons ossifiés ; il pense que le chyle ne passe point dans les veines mésentériques. En chirurgie : plusieurs exemples de renversement du *rectum,* guéri par l'introduction dans l'anus d'un anneau de carton; fistule pulmonaire, chute du vagin et de la vessie urinaire, testicule resté au-dessus de l'anneau inguinal, et pris pour un bubonocèle ; fistule s'étendant des glandes inguinales dans l'intestin iléon, etc.

Mémoire sur cette question : *Pourquoi certaines tumeurs doivent être extirpées, et d'autres simplement ouvertes?* (en latin, et traduit en français) dans le tome I des *Prix de l'Académie de chirurgie.*

Tractatus de morbis venereis, quem observationibus auxit et in usum auditorum edidit J. W. Baumer. Francfort et Leipsick, 1763, in-8 de 92 pp.

(*Comment. de rebus in scient. natur. et medic. gestis.*—Haller, *Bibliot. anat. et Biblioth. chirurg.*)

BASSUEL (Pierre), chirurgien distingué du dix-huitième siècle, naquit à Paris, en 1706, de . . . . . Bassuel, chirurgien principal de la Salpétrière ; il fit ses études au collége Louis-le-Grand, et débuta dans la carrière médicale sous les auspices de Thibaut, élève de son père, et chirurgien en chef de l'Hôtel-Dieu. Reçu maître en chirurgie à vingt-quatre ans, il fut nommé, la même année (1730), membre de la Société des arts, qui venait d'être fondée sous la protection de S. A. S. le comte de Clermont, et l'année suivante membre de l'Académie royale de chirurgie, dès l'organisation de ce corps savant. Appelé, en 1744, à la chaire de professeur et démonstrateur royal adjoint pour la thérapeutique, il conserva cette place jusqu'à sa mort. En 1745, il suppléa Hévin à l'Académie comme secrétaire des correspondances, et ce titre lui fut définitivement conféré en 1751, quand le roi donna un nouveau réglement à cette société. Bassuel mourut le 4 juin 1757, âgé de 51 ans, au septième jour d'une fluxion de poitrine. Il a publié des travaux intéressans, qui sont insérés dans la *Collection de l'Académie royale des sciences,* et que nous allons faire connaître sommairement :

Mémoire sur l'action du cœur. Ce travail a pour objet la solution d'une question relative aux phénomènes que le cœur présente lorsque le sang est lancé dans les artères. Harvey, Lower, Stenon et Vieussens pensaient que le cœur se raccourcit alors, tandis que Borelli assurait qu'il s'alongeait tout en se contractant. Les expériences faites par Hunauld, d'après l'invitation de l'Académie, venaient à l'appui de la première opinion. Bassuel lut devant cette société un exposé de ses recherches qui lui avaient démontré qu'en effet le cœur se raccourcissait, et il pratiqua à cette occasion des expériences curieuses et très-concluantes. Senac, dans son *Traité du cœur*, donne l'histoire de cette contestation, et embrasse l'opinion de Bassuel, dont il fait un juste éloge. Bassuel n'avait encore que 25 ans.

Dissertation hydraulico-anatomique, ou Nouvel aspect de l'intérieur des artères, et de leur structure par rapport au cours du sang. — Dans ce mémoire, l'auteur fait connaître ses remarques multipliées sur la disposition des embouchures de toutes les artères; il s'est attaché spécialement à étudier la cavité de ces vaisseaux; il décrit avec soin la variété constante des éperons qu'il a toujours trouvée relative à la direction des vaisseaux et au cours du sang que cette structure doit faciliter. Il examine quelle est la disposition particulière de ces digues, lorsque plusieurs orifices voisins et contigus partent du même tronc; il développe, à l'aide du scalpel, la structure interne des orifices des artères à toutes les bifurcations, et fait voir dans chaque éperon un arrangement de fibres et une texture déterminée, spécialement appropriée aux usages auxquels ces parties sont destinées. *Mém. des savans étrangers*, t. I.

Occupé exclusivement pendant plusieurs années de recherches sur la structure des vaisseaux, Bassuel lut à l'Académie deux autres mémoires sur cette matière, mais qui n'ont pas été imprimés; l'un avait pour titre : *Examen du sentiment de Lower sur le coude de l'aorte et les orifices de son arcade*; le second traitait *de la situation des orifices des artères coronaires du cœur, par rapport aux manières dif-*

férentes dont on pense que le sang y aborde à chaque systole. Ces deux mémoires prouvaient beaucoup d'érudition et des connaissances anatomiques très-précises.

Mémoire sur la hernie crurale. (*Mercure de France*, 1734.) L'auteur fait observer la direction de l'arcade sous laquelle les parties contenues dans l'abdomen s'échappent pour former hernie à la partie supérieure de la cuisse; il détermine le nombre et la situation des parties qui passent sous cette arcade dans l'état naturel, pour prouver que la hernie se forme dans sa partie inférieure et la plus étroite, près de l'os pubis, sous l'angle inférieur du ligament de Fallope. Ce mémoire est rempli d'observations judicieuses propres à faciliter la réduction et à donner à l'opération, quand elle devient nécessaire, plus de sûreté et de méthode. Bassuel pratiquait cette opération avec une dextérité remarquable, au rapport de Louis.

Mémoire historique et pratique sur la fracture de la rotule, lu en deux parties aux séances publiques de l'Académie royale de chirurgie, en 1744 et 1745. L'auteur démontre, d'après la structure de l'articulation du genou et la disposition des parties qui l'avoisinent, comment les fractures transversales de la rotule sont possibles par la seule action musculaire. Dans la seconde partie de son travail, il fait l'histoire des différentes méthodes curatives, depuis les temps les plus reculés jusqu'à son époque, et montre que c'est seulement sur la fin du 17e siècle qu'on a proposé des moyens plus rationnels pour guérir cette fracture. Bassuel fait remarquer qu'aucun d'eux ne remplit exactement toutes les indications, et il décrit un bandage dont l'application est très-facile, et qui offre, selon lui, ces avantages, comme l'expérience le lui a prouvé.

Dissertation sur une sueur salivale à la joue, occasionnée par le long usage d'emplâtres vésicatoires employés à l'occasion de maux d'yeux invétérés et rebelles. (*Mémoires de l'Académie des sciences*, 1746.)

(Louis, *Éloges de MM. Bassuel, Malaval et Verdier*. Paris, 1759.)

BAUDELOCQUE (Jean-Louis), le plus célèbre et le plus habile accoucheur de la fin du dernier siècle et du commencement de celui-ci, naquit à Heilly, près d'Amiens, le 3o novembre 1745. Après avoir fait ses premières études, et reçu de son père, qui exerçait la chirurgie dans le pays, les principes de cet art, il vint à Paris suivre les leçons des grands maîtres. Il s'attacha particulièrement à l'anatomie et à la chirurgie. Admis à l'école pratique établie dans le sein du Collége royal de chirurgie, il obtint au concours public un des premiers prix de cette école. A cette époque, Solayrès se livrait avec succès à l'enseignement particulier des accouchemens. Ce jeune professeur, forcé par les premiers symptômes de la maladie qui le conduisit au tombeau, d'interrompre ses cours, chargea Baudelocque, qu'il avait distingué, de le suppléer. Cette circonstance fut favorable à Baudelocque, dont le mérite fut mis de bonne heure en évidence. La manière dont il remplaça Solayrès lui attira l'attention et la faveur des étudians. Dès-lors il se consacra entièrement à l'art des accouchemens. Les succès qu'il avait dans l'enseignement de cette branche de la médecine, et son habileté dans la pratique, étendirent rapidement sa réputation. En 1776, il avait été nommé agrégé au Collége de chirurgie, et peu de temps après, conseiller. L'Académie royale de chirurgie l'admit dans son sein, et diverses sociétés savantes s'empressèrent de se l'adjoindre. Ses ouvrages, devenus classiques, et traduits dans presque toutes les langues de l'Europe, propagèrent son nom bien au-delà du théâtre où il exerçait. Ses occupations, soit auprès des femmes en couches ou attaquées de quelques maladies, soit pour répondre aux consultations qui lui étaient adressées de tous les points de la France, et même des pays étrangers, se multiplièrent alors à un tel point, qu'il se vit forcé de cesser entièrement ses cours particuliers. Mais, appelé à faire partie de la Faculté de médecine de Paris, lors de son organisation sous le premier nom d'École de santé, et nommé chirurgien en chef et accoucheur de l'hospice de la Maternité, il reprit les fonctions de l'enseignement qu'il avait exercées avec tant d'avantage pour la science et l'humanité. La gloire de Baudelocque était à son comble; mais l'envie s'attacha à ses succès, et empoisonna les derniers momens de sa vie. Sacombe, depuis long-temps, cherchait à se fonder une renommée par une opposition scandaleuse : il avait déclaré une guerre violente à tous les partisans de l'opération césarienne. Baudelocque, le plus célèbre d'entre eux, fut celui contre lequel il dirigea ses coups. Sacombe, à l'occasion d'un accouchement laborieux dans lequel l'enfant fut décollé et auquel la mère succomba, osa presque accuser Baudelocque d'un double assassinat. Les tribunaux et l'opinion publique firent justice de cette infâme calomnie. Mais le chagrin qu'il en ressentit altéra dès-lors profondément sa santé, et avança le terme de ses jours. Il mourut d'une affection cérébrale le 2 mai 1810. Il venait d'être choisi pour accoucher l'impératrice Marie-Louise.

Baudelocque ne fut point un de ces génies puissans appelés à changer la face des sciences. Une telle faculté lui eût peut-être été inutile à l'époque où il parut. La science des accouchemens était à peu près toute faite. Les travaux antérieurs, et surtout ceux de Levret et de Smellie l'avaient portée à ce degré où il ne reste guère plus de découvertes importantes à faire. Mais ses principes étaient en quelque sorte épars et un peu confus. Baudelocque eut un genre de mérite presque de circonstance. Doué d'une lucidité et d'une précision d'esprit remarquable, d'un talent d'observation peu commun, d'une dextérité très-grande, il sut apprécier, propager et mettre en pratique toutes les saines connaissances qui constituent l'art auquel il s'était consacré. Il ne fut pas un professeur brillant; mais il s'exprimait avec clarté et précision, et savait rendre ses leçons intéressantes par la solide instruction qu'on y puisait. Il forma un grand nombre d'accoucheurs et de sages-femmes, qui honorèrent un art trop souvent abandonné à l'ignorance et à la routine. Les mêmes qualités se montrent dans ses écrits. Il n'est point auteur original; il adopte et suit trop scrupuleusement la classification de Solayrès, chargée de divisions et de subdivisions. Mais il n'est aucun point de la science qu'il n'éclaire par la manière dont il l'expose, dont il le juge d'après les travaux de ses prédécesseurs ou d'après sa propre expérience. Il n'est pas cependant exact de dire qu'il n'ait en rien avancé la science. Il a déterminé avec plus de précision qu'on ne l'avait fait avant lui les divers mouvemens de la tête et du corps du fœtus dans le passage à travers le bassin. Il a mieux fixé les diamètres de cette cavité, leurs rapports avec ceux de la tête du fœtus. L'art de reconnaître les dimensions du bassin chez la femme vivante reçut de lui des perfectionnemens réels. Enfin il a contribué plus que personne, et par ses préceptes et par son exemple, à faire apprécier les ressources de la nature dans l'accouchement, et a très-bien précisé les cas où doivent être employés les secours de l'art. Toutefois, on peut lui reprocher de s'être laissé entrainer un peu trop loin dans ses préventions contre la section de la symphise. (*V.* l'article ACCOUCHEMENT.) Nous avons signalé son habileté dans la pratique de son art; elle était universellement reconnue. Il a laissé :

An in partu propter angustiam pelvis impossibili, symphysis ossium pubis secanda ? Paris, 1776, in-4. — C'est la thèse que Baudelocque présenta pour être agrégé au collège de chirurgie.

Principes de l'art des accouchemens, par demandes et par réponses, en faveur des élèves sages-femmes. Paris, 1775, in-12, fig.; *ibid.,* 1787, in-12 (édition tirée au nombre de 6,000 exempl. aux frais du Gouvernement) ; *ibid.,* 1806, in-12; *ibid.,* 1812, in-12; *ibid.,* 1821, in-12, avec 30 planches. — Dans ces deux dernières éditions, se trouvent des notices sur Baudelocque, par MM. Leroux et Chaussier.

L'art des accouchemens. Paris, 1781, in-8, 2 vol., avec 17 planches; *ibid.,* 1789; *ibid.,* 1796; *ibid.,* 1807; *ibid.,* 1815; *ibid.,* 1822, in-8, 2 vol. fig. avec les notices de MM. Leroux et Chaussier. — Cet ouvrage est composé sur le même plan que le précédent ; mais, destiné aux médecins et chirurgiens, il est beaucoup plus étendu.

Baudelocque est encore auteur d'un grand nombre de rapports, de mémoires intéressans sur les divers points de l'art des accouchemens. Les uns sont inédits; la plupart ont paru dans des recueils périodiques, particulièrement dans les *Procès-verbaux des distributions de prix de la Maternité,* et dans le *Journal général.* Les principaux sont :

Mémoire sur les hémorragies utérines cachées, ou sans écoulement de sang au dehors, pendant le travail de l'enfantement. (Recueil périodique de la Société de médecine de Paris, t. III, pp. 3-45.)

Rapport sur une observation de renversement et d'amputation de la matrice, communiquée à la Société par le citoyen Bardol. Observations et réflexions à ce sujet. (*Ibid.,* tom. IV, pp. 99-139.)

Rapport sur le travail du citoyen Piet, intitulé : De la rupture de la matrice au terme de l'accouchement, etc. (*Ibid.,* tom. IV, pp. 253-279.)

Extrait du journal d'une opération césarienne pratiquée sur la femme de Nicolas Gabory, ouvrier en indiennes, demeurant, etc,, *par le citoyen Bacqua, chirurgien ; et rapport à ce sujet, par les citoyens Plessmann et Baude-*

locque. (*Ibid.*, tom. IV, pp. 434-461. et tom. V, pp. 3-89.) — Un certain nombre d'exemplaires de ce mémoire furent tirés à part, sous le titre de : *Recherches sur l'opération césarienne.*

Rapport sur une observation communiquée par le citoyen R. Tarbes, officier de santé à Toulouse, concernant l'opération césarienne; et recherches et réflexions sur plusieurs autres cas d'opération césarienne. (*Ibid.*, tom. V, pp. 427-449.)

Réflexions sur l'hydropisie de la matrice. (*Ibid.*, pp. 357-376.)

Baudelocque a laissé une *Collection de ses observations*, recueillies pendant quarante ans.

(Chanssier. — *Discours lu à une séance publique de l'hospice de la Maternité.*)

BAUDERON (Brice) naquit à Paray, petite ville de l'arrondissement de Charolles (Saône-et-Loire), en 1539 ou 1540. Il fit ses études médicales à Montpellier, et s'établit ensuite à Mâcon. Il acquit, avec une grande réputation, des biens considérables, entre autres, la terre de Sénecé, dont ses descendans portèrent le nom. Arrêté par les Ligueurs, dans une visite qu'il avait faite à l'abbé de Cluny, Bauderon acheta sa liberté au prix d'une énorme rançon qui lui coûta une partie de sa fortune. Il mourut, en 1623, âgé de 84 ans. Ses ouvrages sont :

Pharmacopée de Bauderon. Lyon, 1588, in-8; *ibid.*, 1594, in-16; *ibid.*, 1596, in-16; *ibid.*, 1603, in-8; *ibid.*, 1607, in-8; *ibid.*, 1613, in-8; *ibid.*, sous le titre de *Paraphrase sur la pharmacopée, divisée en deux livres*, etc., ensemble un *Traité des eaux distillées, fait par Laurent Catelan, maistre apothicaire de Montpellier*, 1618, in-8; *ibid.*, 1623, in-8; *ibid.*, avec des notes de Sauvageon, 1639, in-8; Paris, 1641, in-8; Lyon, 1643, in-8; *ibid.*, 1648, in-8; Paris, 1650, in-8; Rouen, 1651, in-8; Toulouse, 1654, in-8; Lyon, 1655, in-8; Rouen, 1661, in-8; Lyon, avec des remarques de François de Verny, 1662, in-4; *ibid.*, 1681, in-8; Paris, 1693, in-8; trad. en latin par Philémon Holland, Londres, 1639, in-fol.; La Haye, 1640, in-12. — D'aussi nombreuses éditions prouvent que cette pharmacopée fut long-temps très-estimée.

Bricii Bauderoni praxis, in duos tractatus distincta. In priore, agitur de febribus essentialibus tàm simplicibus qnàm compositis, confusis, erraticis, malignis ac pestiferis et symptomaticis in genere et in specie curandis. In posteriore, de symptomatis et morbis internis à capite ad pedes usque. Paris, 1620, in-4 de 849 pp.

(Bayle, *Dict. hist.* — Papillon, *Biblioth. de Bourgogne.* — Goulin, dans *Encyclop. méthod.*)

BAUDRY, médecin des hôpitaux du roi, et intendant des eaux minérales de Bourbonne-les-Bains, a publié :

Traité des eaux minérales de Bourbonne-les-Bains, contenant une expli-

cation méthodique sur tous leurs usages. Dijon, 1736, in-8. — L'auteur donne son traité comme le premier qui ait été publié sur les eaux de *Bourbonne,* quoiqu'il en existât déjà un assez grand nombre. Celui-ci n'est pas entièrement dénué d'intérêt.

(*Journal des savans* (1738). — Carrère, *Catalogue des ouvrages sur les eaux minérales.*)

BAUHIN (Jean), chef d'une famille célèbre, dont cinq générations successives se consacrèrent à l'exercice de la médecine, était né à Amiens en 1511. La réputation qu'il s'était acquise lui valut le titre de médecin de Catherine, reine de Navarre, et de Marguerite, sœur de François Ier. Bauhin ayant embrassé la religion réformée, se vit forcé de s'exiler de sa patrie, où il n'échappa que par de hautes protections aux supplices prononcés contre ses coreligionnaires. Après divers événemens, il se fixa à Bâle, n'étant âgé que de trente-deux ans. Il y exerça long-temps sa profession avec la plus grande distinction, et y mourut en 1582, à l'âge de 71 ans, sans avoir rien écrit. (Moréri.)

BAUHIN (Jean), fils aîné de Jean Bauhin, naquit à Bâle en 1541. Il embrassa la même profession que son père; mais il se livra particulièrement à l'étude de la botanique. Dès l'âge de dix-huit ans, il était en correspondance avec l'illustre naturaliste et médecin Conrad Gessner. Après avoir fait ses cours à l'Université de Bâle, il alla passer une année à celle de Tubinge, où Fuchs enseignait la botanique; puis se rendit à Zurich, et parcourut avec Gessner les Alpes et une partie de la Suisse et de la Rhétie; il voyagea ensuite en Italie, et demeura quelque temps à Padoue. De là il vint en France, et séjourna à Montpellier, où il étudia la médecine et l'histoire naturelle sous Rondelet. Après avoir visité les provinces méridionales de la France, et s'être lié à Lyon avec Dalechamp, qu'il aida quelque temps dans la composition de l'*Histoire des plantes,* entreprise par ce savant botaniste, il revint à Bâle, où il fut nommé professeur de rhétorique en 1566. Il occupa cette chaire pendant quatre ans, jusqu'à l'époque où, choisi pour médecin par le duc de Würtemberg, prince de Montbelliard, il alla se fixer dans cette ville. Il y demeura plus de quarante ans, et y mourut en 1613. Ses études et ses travaux en botanique furent favorisés par les goûts du prince, qui aimait les sciences, et se plaisait à rassembler dans ses jardins les arbres et les plantes les plus rares. La réputation de Jean Bauhin repose entièrement sur ses travaux en botanique. Cependant il parait avoir exercé avec distinction la médecine, la chirurgie, et même l'art des accouchemens.

D'après ce que dit son frère Gaspard dans ses additions au *Traité de l'enfantement césarien* de Rousset, il aurait été le premier des modernes qui ait opéré la version par les pieds. Il a laissé :

De plantis à divis sanctisque nomen habentibus. Bâle, 1591, in-8 ; Arnstad, 1703, in-8. — Cet ouvrage fut publié par les soins de Gasp. Bauhin, qui y ajouta des lettres inédites de Gessner.

Memorabilis historia luporum aliquot rabidorum qui circa annum 1590, apud Mompelgardum et Befortum, multorum damno, publicè grassati unt. Montbelliard, 1591, in-8, trad. en allemand et en français, avec des additions sur les secours et les médicamens à employer contre cette espèce de rage et celle des autres animaux. Montbelliard, 1591, in-8.

De plantis absinthii nomen habentibus. Montbelliard, 1593, in-8 ; *ibid.*, 1599, in-8.

Traité des animaux ayant ailes, qui nuisent par leurs piqûres ou morsures, avec les remèdes. Montbelliard, 1593, in-8.—Bauhin y démontre l'innocuité des papillons dont la langue est roulée en spirale, et que les gens de la campagne redontaient comme funestes par leurs piqûres pour eux et leurs animaux.

Historia novi et admirabilis fontis balneique Bollensis, mandato principis. Montbelliard, 1598, in-4 ; *ibid.*, 1600, in-4. — L'auteur rapporte dans cet ouvrage un grand nombre de cures opérées par l'usage des eaux minérales de Boll, que l'on venait de découvrir. Par occasion, il parle de la manière de traiter presque toutes les maladies, et fait une longue énumération de toutes celles contre lesquelles on peut administrer les eaux de Boll. L'auteur y a fait entrer des détails in-téressans pour les botanistes et les cultivateurs ; il y a inséré des figures en bois de 56 espèces ou variétés de pommes et de 36 espèces de poires cultivées dans le pays.

De aquis medicatis nova methodus, quatuor libris comprehensa. Agitur in iis de fontibus celebribus, thermis, balneis universæ Europæ, et potissimum ducatus Wittembergensis, corum mixtionibus, metallis, succis, investigandi et utendi modo, et eorum viribus. Item de variis fossilibus, stirpibus, insectis, quorum plurimæ figuræ sive icones et regionum tabulæ adduntur. Montbelliard, 1605, in-4 ; *ibid.*, 1607, in-4 ; *ibid.*, 1612, in-4.— C'est une édition un peu augmentée du précédent ouvrage.

Von der pest. De la peste. Montbelliard, 1597, in-8.

De auxiliis adversùs pestem. Montbelliard, 1607.

Historiæ plantarum prodromus. Yverdun, 1619, in-4. — C'est le plan de l'histoire universelle des plantes, à laquelle travaillait depuis long-temps J. Bauhin. Cherler, médecin de Bâle, qui avait épousé sa fille unique, et qui l'avait aidé dans cet immense travail, publia ce prodrome.

Historia plantarum universalis nova et absolutissima, cum consensu et dissensu circa eas. Yverdun, 1650-1651, in-fol., 3 vol. — Cet ouvrage fut publié long-temps après la mort de J. Bauhin, par les soins de Chabrée, de Genève, et de F.-L. de Graffenried, baillif d'Yverdun, qui avança les 40,000 florins auxquels se montèrent les frais de l'entreprise. Dans cette histoire, but et résultat de tous les travaux de J. Bauhin, on trouve réuni et disposé avec beaucoup de méthode et de goût tout ce qui a été écrit sur les plantes depuis la plus haute antiquité. Les planches sont mal exécutées; 5ooo plantes y sont décrites. L'ouvrage est divisé en quarante livres, qui tiennent lieu de classes; ils sont divisés en chapitres, qui peuvent être regardés comme des sections. On y reconnaît les traces de plusieurs familles; mais il n'y en a aucunes qui y soient dans leur totalité.

On trouve encore de J. Bauhin, dans le recueil de Schenck, des observations sur la fracture des os de la tête, sur un calcul et sur une plaie de la vessie terminée par guérison.

(*Athenæ rauricæ.* — Haller. — Du Petit-Thouars, *Biogr. univer.*)

BAUHIN (Gaspard), second fils de Jean Bauhin, naquit à Bâle le 17 janvier 156o. Il fut d'abord destiné à l'état ecclésiastique; mais, laissé libre dans son choix, à l'exemple de son frère, il se détermina pour la médecine. Il se livra avec ardeur à l'étude des diverses parties de cette science, y compris l'anatomie et la botanique, qui n'étaient pas alors enseignées publiquement. Mais, non content des ressources que lui offrait son pays, il partit pour l'Italie, et alla à Padoue suivre les leçons de Picoluomini, de Fabrizio d'Aquapendente, de Mercuriali, de Capivaccio, et de plusieurs autres célèbres professeurs. L'étude de l'anatomie et de la botanique l'occupa surtout. Il visita dans ce but presque toutes les parties de l'Italie, et retourna, en 1579, à Bâle. Il n'y resta que peu de temps, et partit pour Montpellier, où il séjourna un an, pendant lequel il perfectionna ses études. Il paraît qu'il alla aussi à Paris, et y suivit les cours de chirurgie de Severin Pineau. Il retourna ensuite en Allemagne, et se proposait de visiter les principales Universités de ce pays; mais, à peine arrivé à Tubingue, il fut rappelé auprès de son père, qui se sentait près de mourir. Reçu peu après docteur à Bâle, il y fit des cours particuliers d'anatomie et de médecine. Les succès qu'il obtint engagèrent le Collége de médecine à le charger de l'enseignement de la première de ces sciences et de la botanique. L'Université lui confia aussi la chaire de langue grecque. On créa alors les chaires d'anatomie et de botanique, qu'il occupa le premier, et qu'il remplit depuis 1589 jusqu'en 1614, époque où il succéda à Félix Plater dans les places de professeur de médecine-pratique et de premier médecin de la ville. Le duc de Wurtemberg l'avait placé au rang de ses premiers médecins. Gaspard Bauhin mourut à Bâle, le 5 décembre 1624, laissant d'un troisième mariage un fils unique, Jean-Gaspard Bauhin, qui eut beaucoup de célébrité, fut professeur d'anatomie et de botanique ; puis de médecine pratique, mais qui n'a écrit que quelques dissertations. De sept fils qu'eut Jean-Gaspard, quatre embrassèrent la médecine. Le troisième (Jérôme) a écrit et recueilli quelques dissertations. L'un des deux fils de Jérôme, qui formait la cinquième génération, se livra, comme ses ancêtres, à la médecine, l'exerça avec distinction, et mourut en 1705, sans avoir rien écrit.

Les titres de Gaspard Bauhin à la célébrité consistent principalement dans ses travaux en botanique ; mais sa réputation, ainsi que celle de son frère Jean, avec lequel il a une conformité parfaite pour la nature et la direction de ses travaux, a été exagérée. Loin d'être les premiers botanistes de leur siècle, il n'est aucune partie de cette science où ils n'aient été surpassés. Leur mérite réel, et il leur assure un rang très-distingué, est d'avoir su renfermer dans un cadre général les connaissances que l'on avait alors, d'avoir déployé dans cette entreprise une immense érudition, qui a été d'une grande utilité pour leurs successeurs. Cependant la botanique ne fut pas le sujet exclusif sur lequel s'exerça l'esprit actif de Gaspard Bauhin. Il cultiva avec un égal succès l'anatomie ; il porta dans ses travaux sur cette science le même genre de talent que dans ceux de botanique. Dans ces deux sciences, il s'attacha particulièrement à la nomenclature, et rendit à ce sujet de grands services. On a de lui les ouvrages suivans :

Franc. Rousseti liber de partu cæsareo. Bâle, 1582, in-8 ; *ibid.*, 1586, in-4 (avec la collection *Muliebrium, etc.*) ; *ibid.*, 1588, in-8 ; *ibid.*, 1591, in-8. — C'est la traduction en latin de l'ouvrage français de Rousset ; Bauhin y ajouta : *Appendix ad Franc. Rousseti librum de partu cæsareo, varias et novas historias continens, quibus quæ in illo tractatu continentur, comprobantur.* Cet appendice, dans lequel Bauhin rapporte un grand nombre d'observations peu authentiques d'enfantement césarien, est inséré dans les *Gyneciorum libri,* d'Israël Spach, p. 480.

De humani corporis partibus externis, hoc est universalis methodi anatomicæ quam ad Vesalium accomodavit, liber *I, multis novis, iisdemque raris observationibus propriis refertus.* Bâle, 1588, in-8 ; *ibid.*, 1591, in-8 ; *ibid.*, 1592, in-8.

De corporis humani fabricâ lib. IV, methodo anatomicâ in prælectionibus publicis propositâ : ad Andr. Vesalii tabulas instituta, sectionibusque publicis et privatis comprobata, multis denique novis inventis et opinionibus aucta. Bâle, 1590, in-8 ; *ibid.*, 1600, in-8 ; Francfort, 1605, in-8., sous le titre de *Theatrum anatomicum.* (Voy. ci-dessous.)

*Anatomes liber secundus, partium similium spermaticarum tractationem per quatuor causas ex Hippocratis, Aristotelis, Galeni et recentiorum doc-

triná traditam, continens. Bâle, 1591, in-8; *ibid.*, 1592, in-8; *ibid.*, 1596, in-8.

Institutiones anatomicæ corporis virilis et muliebris historiam proponentes. Bâle, 1592, in-8; Lyon, 1597, in-8.

Aloysii Anguillaræ de simplicibus liber primus cum notis Gaspari Bauhini. Bâle, *apud Henricum Petrum*, 1593. Schenck, dans sa *Bibl. iatrica*, dit que cette traduction n'a pas été imprimée.

Phytopinax, seu enumeratio plantarum 2,460 ab herbariis nostro seculo descriptarum cùm earum differentiis; cui plurimarum hactenùs ab iisdem non descriptarum 164 succinctæ descriptiones et denominationes accessére; additis aliquot hactenùs non sculptarum plantarum vivis iconibus. Bâle, 1596, in-4. — C'est un simple catalogue de plantes, avec les citations de quelques-uns des noms que les auteurs, et surtout Lobel, leur ont donnés. Cet ouvrage devait avoir une seconde partie qui n'a point paru.

Præludia anatomica. Bâle, 1601, in-4.

Animadversiones in historiam generalem plantarum Lugduni editam; catalogus plantarum 400 eo in opere bis terve positarum. Francfort, 1601, in-4. — Critique amère, et non toujours juste, du livre de Dalechamp.

Introductio pulsuum synopsin continens. Bâle, 1601, in-8.

De ossium naturá. Bâle, 1604, in-4.

Institutiones anatomicæ Hippocratis, Aristotelis, Galeni auctoritate illustratæ. Bâle, 1604, in-8; *ibid.*, 1609, in-8; Francfort, 1616, in-8; Bâle, 1640, in-4. — Haller paraît croire que cet ouvrage est le même que les

Institutiones anatomicæ, indiquées plus haut.

De compositione medicamentorum. Offembach, 1610, in-8; Francfort, 1610, in-8.

De lapidis bezoar orientalis et occidentalis, cervini item et Germanici ortu, naturá, differentiis, veroque usu ex veterum et recentiorum placitis liber. Bâle, 1613, in-8; *ibid.*, 1625, in-8.

De hermaphroditorum monstrosorumque partiuin naturá è theologorum, jurisconsultorum, medicorum, philosophorum et rabbinorum, sententiá, libri duo, hactenùs non editi, plane philologici, infinitis exemplis illustrati. Oppenheim, 1614, in-8; Francfort, 1600 (cette date est probablement fausse), in-8; Francfort, 1629, in-8. — Ce traité fait peu d'honneur à la critique de G. Bauhin; c'est une compilation tirée de toutes sortes de livres, où l'on trouve des histoires de monstres, de géans, de nains, d'animaux rares, d'envies de naissance. Il y décrit une hernie de la moelle épinière.

Oratio de homine. Bâle, 1614, in-4.

De remediorum formulis, græcis, arabibus, et latinis usitatis, exemplis ad plerosque morbos accomodatis, illustratis, plurimis ratione inventis, experientiá confirmatis, secretique loco habitis libri duo, Francfort, 1619, in-8.

Vivæ imagines partium corporis humani æneis formis expressæ et ex theatro anatomico Gasp. Bauhini desumptæ. Bâle, 1620, in-4; Francfort, 1640, in-4. — Cette deuxième édition a été publiée par Mathieu Merian. Ces planches sont celles de Vésale réduites; on y trouve, de plus, quelques figures de squelettes, huit planches tirées d'Eustachi; celles des valvules des veines, de

Fabrizio ; celles de Botalli, une planche qui représente une double azygos, quelques planches de Casserio, une bonne figure de la moelle épinière, tirée de Du Laurens.

Πρόδρομος *theatri botanici, in quo plantæ suprà* 600 *ab ipso primum descriptæ cum plurimis figuris proponuntur.* Francfort, 1620, in-4 ; Bâle, 1671, in-4. — Bauhin publia ce prodrome pour donner une idée de la manière dont il voulait exécuter un ouvrage complet sur l'histoire des plantes.

Theatrum anatomicum infinitis locis auctum, ad morbos accomodatum, et ab erroribus ab auctore repurgatum, observationibus et figuris aliquot novis illustratum. Francfort, 1621, in-4. — Cet ouvrage est l'extrait de tout ce que les anatomistes ses prédécesseurs avaient écrit, et malgré les amères critiques de Riolan, n'en est pas moins très-recommandable par la vaste érudition qui y règne. Les sources où l'auteur a puisé sont presque toujours citées. Quoique G. Bauhin n'ait pas fait de grandes découvertes en anatomie, il est cependant quelques points de cette science qu'il a éclairés ; il a décrit mieux qu'on ne l'avait fait avant lui l'appendice cœcale. Il a voulu s'approprier la découverte de la valvule iléo-cœcale, qui porte encore son nom ; mais il est avéré que cette valvule était connue long-temps avant lui par Rondelet, dont il suivit les cours d'anatomie, et elle est d'ailleurs décrite dans les ouvrages de Varoli et de Picoluomini, qui ont paru avant celui de Bauhin. L'histoire des muscles est beaucoup plus exacte que celle qu'on en avait donnée jusqu'à lui. Il a dissipé l'obscurité et la confusion qui y régnaient, en donnant à chacun de ces organes des

noms spéciaux dont on fait encore usage aujourd'hui, et qu'il a déduits de leurs attaches, de leur figure, de leur position, de leur volume, de leurs usages et de leur structure ; quelques-unes seulement des figures que contient le *Theatrum anatomicum*, appartiennent à Bauhin.

Catalogus plantarum circa Basileam sponte nascentium, cum earumdem synonymiis et locis in quibus reperiuntur, in usum scholæ medicæ quæ Basileæ est. Bâle, 1622, in-8 ; *ibid.*, 1671, in-8.

Pinax theatri botanici, seu index in Theophrasti, Dioscoridis, Plinii et botanicorum qui à sæculo scripserunt opera ; plantarum circiter sex millium ab ipsis exhibitarum nomina, cum earumdem synonymiis et differentiis, methodicè secundùm earum genera et species proponens ; opus quadraginta annorum. Bâle, 1623, in-4 ; *ibid.*, 1671, in-4 ; *ibid.*, 1683, in-4. — Cet ouvrage est celui qui fonde à juste titre la réputation de G. Bauhin en botanique. L'arrangement méthodique qu'il y suit est peu philosophique : c'est celui de ses prédécesseurs, et surtout de Lobel. Son principal mérite est d'avoir établi comparativement l'identité des plantes et déterminé leurs espèces par un nom ou une phrase très-courte, d'avoir présenté le premier la concordance complète et méthodique des noms donnés aux plantes.

Gaspari Bauhini theatri botanici, sive historiæ plantarum ex veterum et recentiorum placitis, propriáque observatione concinnatæ, liber primus, editus operá et curá Jo. Gasp. Bauhini. Bâle, 1658, in-fol. ; *ibid.*, 1663, in-fol., avec des figures en bois. — Cet ouvrage, dont le *Pinax* n'est que la table, et qui ne fut publié que long-temps après la mort de G. Bauhin, par les soins de son fils, n'est pas complet ; il devait former douze volumes, dont trois avaient été achevés. La plupart des figures qui accompagnent ce premier livre avaient déjà paru, soit dans son édition de Mathioli, soit dans le *Prodromus*.

Stirpium aliquot obscuriùs officinis arabibus aliisque denominatarum explicatio, dans l'*Hortus* de Denis Jonquet. Paris, 1659, in-4 ; *ibid.*, 1665, in-fol.

G. Bauhin avait publié une édition des œuvres complètes de Mathioli. Francfort, 1593, in-fol.; Bâle, 1674, in-fol., par les soins de J.-G. Bauhin. Il y fit beaucoup de notes et de corrections, y ajouta une synonymie com-plète, et les augmenta de 350 figures. Il fit aussi des additions au dialogue *De morbo gallico*. — Il donna une édition des *Secreta medicinæ* de Varignana, avec des additions. Bâle, 1597, in-8. — Il a laissé une édition augmentée du *Kraeuterbuch* (*herbarium*) de Tabernæmoutanus. Bâle, 1625, in-fol. — Enfin, un *Theatrum practicum*, qui n'a point été publié.

On trouve encore de G. Bauhin : *Epistolæ aliquot medicæ*, dans la *Cista medica* de J. Hornung. Nuremberg, 1625, in-4 ; Leipsick, 1661, in-4. — *Epistola anatomica curiosa ad Voglerum patrem*, dans les *Ephémérides des Curieux de la nature*, dec. I, p. 596.

(*Athenæ Rauricæ.* — Portal. — Haller. — Du Petit-Thouars, dans *Biographie universelle.*)

BAULOT, ou **BAULIEU** (JACQUES), plus connu sous le nom de FRÈRE JACQUES, et célèbre dans l'histoire de l'opération de la taille, naquit, en 1651, dans un hameau appelé l'Étendonne, de la paroisse de Beaufort, près Lons-le-Saunier, en Franche-Comté. Ses parens, qui étaient de pauvres cultivateurs, n'avaient pû que lui faire apprendre à lire et à écrire, lorsqu'à l'âge de seize ans, entraîné par le goût des voyages, il voulut quitter la maison paternelle. Une maladie dont il fut atteint l'empêcha de réaliser son projet, et décida de sa vocation pour la chirurgie. Porté à l'hôpital de Lons-le-Saunier, il employa les premiers jours de sa convalescence à donner des soins aux malades ; et, jaloux de se rendre plus utile encore, il sollicita des Sœurs hospitalières qu'on lui enseignât à pratiquer la saignée. Piqué du refus qu'on lui fit d'accéder à cette demande, le jeune Baulot sortit de l'hôpital ; mais résolu de ne pas retourner chez son père, dont les travaux n'avaient aucun rapport avec ses goûts, il s'engagea dans un régiment de cavalerie, où il servit quelques années. Ce fut dans ce temps qu'il fit connaissance d'un opérateur ambulant, nommé Pauloni, qui pratiquait l'opération de la taille par le grand et le petit appareils, et l'opération de la hernie, mais toujours avec la castration. Ayant obtenu son congé, il s'attacha à Pauloni, dont il gagna bientôt l'amitié par son assiduité et son zèle à soigner les opérés. Il vécut ainsi avec lui pendant cinq ou six ans, et acquit de cette manière les connaissances nécessaires pour pratiquer lui-même les trois espèces d'opérations dont nous venons de parler. A cette époque, Pauloni voulut se rendre à Venise; mais le jeune Baulot, peu desireux de s'expatrier, préféra le quitter, et se rendit en Provence. Ce fut là qu'il commença à porter un costume monacal analogue à celui des Frères du tiers-ordre de Saint-François, dans lequel il s'était fait recevoir. Depuis lors il prit le nom de *Frère Jacques*, qui lui est toujours resté.

L'occasion d'appliquer les notions chirurgicales qu'il avait acquises pendant son séjour avec Pauloni, ne tarda pas à s'offrir : il pratiqua successivement des opérations de taille et de hernie dans la Provence, le Languedoc et le Roussillon, avec les mêmes instrumens que ceux de son maître; et, après avoir parcouru un assez grand nombre de villes de France, en augmentant chaque jour sa réputation par des cures nouvelles, il revint à Lons-le-Saunier en 1688. Né dans un temps où le peuple des campagnes était courbé sous le joug féodal, Baulot fut obligé d'acheter son indépendance. Il traita à cette époque avec le seigneur du lieu pour s'affranchir. Par cet acte d'affranchissement, passé par-devant le notaire Brenez, à Lons-le-Saunier, on voit que le père du Frère Jacques se nommait Pierre *Baulot*, et sa mère, Pierrette Magnegnat; ce qui peut faire présumer que le nom de *Baulieu*, sous lequel le Frère Jacques fut toujours connu dans ses voyages, n'était probablement qu'un surnom qu'il avait pris, suivant la coutume d'alors, quand il s'enrôla dans la cavalerie.

En 1797, il se rendit à Paris, d'après le conseil d'un chanoine de la métropole de Besançon, qui lui donna une lettre de recommandation pour un chanoine de Notre-Dame. Ce dernier présenta le Frère Jacques à M. de Harlay, premier président du Parlement, lequel, après avoir vu ses certificats, engagea les médecins et chirurgiens de l'Hôtel-Dieu à examiner son procédé opératoire, et à lui en rendre compte. Il fallait d'abord trouver un sujet calculeux. Le Frère partit aussitôt pour la Bourgogne, et ramena à ses frais un individu âgé de quarante ans, affecté de la pierre. L'opération, qui fut pratiquée à l'Hôtel-Dieu en présence d'un concours nombreux de gens de l'art, eut un plein succès, et fut suivie d'une guérison prompte. Cette première opération ne parut pas suffisamment concluante; et, pour concilier les opinions diverses qu'elle

avait fait naître, M. de Harlay ordonna qu'on fît exécuter par le
Frère Jacques la même opération sur le cadavre, et chargea Méry
de vérifier par la dissection les avantages que pouvait offrir la
nouvelle manière de tailler. Les lenteurs qu'on mettait à faire connaître les résultats de cette sorte d'enquête, décidèrent le Frère
Jacques à se rendre à Fontainebleau, où la cour se tenait alors. Il
présenta des lettres de recommandation à Fagon et Félix, l'un
médecin, et l'autre chirurgien de Louis XIV, qui avaient eu déjà
connaissance de ce qui s'était passé à l'Hôtel-Dieu. Tous les deux
l'accueillirent favorablement, et lui fournirent l'occasion de pratiquer plusieurs opérations, qui furent toutes suivies de la guérison
rapide des malades. Ce succès, connu de la cour, fit donner des
ordres pour que le Frère Jacques pût opérer, au printemps suivant, 1698, les calculeux qui se présenteraient à l'Hôtel-Dieu et
à la Charité. On en réunit quatre-vingt-deux dans ces deux hôpitaux; et si l'on en croit un écrit publié deux ans plus tard par
Méry, sur les soixante malades que tailla le Frère Jacques, vingt-
cinq succombèrent. Qu'il y ait eu ou non exagération dans le rapport de ces épreuves, toujours est-il que les résultats en furent
fâcheux; et, de l'aveu même des amis du Frère Jacques, ils ne répondirent pas à ceux qu'il avait constamment obtenus jusque-là.
Mais ce qui paraît non moins certain, c'est que la manière d'opérer
du Frère Jacques démontra aux gens instruits, sous les yeux desquels ces opérations furent pratiquées, que le chirurgien-religieux
ne possédait aucunes connaissances anatomiques, et qu'il n'était
guidé que par une routine aveugle.

Craignant qu'un plus long séjour dans la capitale ne compromit
sa réputation, le Frère Jacques se décida à recommencer ses excursions chirurgicales. Il visita successivement Orléans, Aix-la-
Chapelle, Cologne, où il fit de nombreuses cures. Fagon, qui avait
la pierre, l'engagea à revenir à Versailles, vers la fin de 1700, et
lui fit réitérer de nouvelles expériences sur les cadavres, sous les
yeux de Duverney. En outre, trente-huit calculeux furent rassemblés, tant à la Charité royale de Versailles que dans la ville. Il les
opéra, et tous guérirent parfaitement. Sur ces entrefaites, Fagon
et plusieurs seigneurs de la cour envoyèrent le Frère Jacques à
Angers pour tailler M. de Pignerol, maître d'académie dans cette
ville. L'opération réussit complétement, de même que celle qu'il
pratiqua dans la ville sur quarante-neuf autres calculeux, qui guérirent tous, à l'exception de deux qui succombèrent. Hunauld.

médecin célèbre de cette ville, qui l'aida de ses conseils et de ses lumières, avait assisté à toutes ses opérations, et répondit à la critique amère publiée par Méry. Le Frère Jacques revint ensuite à Versailles, dans la persuasion qu'il opérerait Fagon; mais ce dernier, détourné par les observations des chirurgiens de la cour, se fit tailler par Maréchal. Mécontent d'une préférence qu'il n'avait pu supposer d'après les assurances que Fagon lui avait données, Baulot quitta Paris pour la seconde fois, en 1702. Malgré la résolution qu'il avait prise de n'y plus revenir, il ne put résister aux instances du maréchal de Lorges, qui l'y rappela vers la fin de novembre de la même année, pour se faire opérer. Le maréchal logea le Frère Jacques dans son hôtel, et lui fit préparer un local, où furent reçus vingt-deux calculeux de divers âges. Le Frère Jacques les tailla au commencement du printemps 1703, et leur guérison rapide acheva de décider le maréchal à se faire opérer; mais il succomba quelques jours après l'opération, des suites d'une altération profonde de la vessie. Quoique la véritable cause de sa mort fût généralement reconnue, cet accident n'en fut pas moins un coup de foudre pour le Frère Jacques, qui résolut, pour la dernière fois, de quitter un pays où le sort semblait lui préparer toujours quelque nouvelle disgrâce.

Il se rendit d'abord dans sa famille; puis, reprenant la vie errante à laquelle il avait dû ses premiers succès et sa réputation, il parcourut successivement la Suisse, la Hollande, la Bretagne, les Pays-Bas, l'Allemagne, l'Italie, revint en France en 1716, et se fixa à Besançon, où il mourut à l'âge de 69 ans.

Le Frère Jacques apporta de véritables perfectionnemens dans l'opération de la taille, en latéralisant l'incision qu'il commençait à la même hauteur où finit celle qu'on pratiquait par le grand appareil. Cette modification importante rendait l'extraction de la pierre plus facile, puisque l'ouverture correspondait à l'écartement le plus grand du détroit inférieur du bassin; il portait immédiatement l'incision sur la portion membraneuse de l'urètre, le col et le corps de la vessie qu'il incisait d'un même coup avec la prostate. Tout imparfaite qu'était encore sa méthode, le temps a prouvé, comme Raw l'avait dit, qu'elle pouvait offrir les plus grands avantages entre des mains habiles et instruites. Quant à l'opération de la hernie, il renonça dans la suite à la pratiquer, parce qu'il ne voyait pas le moyen d'opérer sans faire en même temps la castration, ainsi que Pauloni le lui avait enseigné. Cette dernière circonstance suffit pour prouver que le Frère Jacques était vraiment étranger aux moindres connaissances anatomiques.

(Vacher, *Hist. de Frère Jacques*, etc. — Baseilhac, *de la Taille latérale par le périnée, et celle de l'hypogastre, ou haut appareil*, etc.)

BAUMÉ (Antoine), l'un des chimistes et pharmaciens dont la France s'honore le plus, naquit à Senlis le 28 février 1728. Son père, honnête aubergiste, lui donna, jusqu'à l'âge de quinze ans, une éducation aussi soignée que ses moyens le lui permettaient, et le plaça, à cette époque, en apprentissage chez un pharmacien de Compiègne. Deux ans suffirent pour le mettre en état de recevoir une instruction plus élevée. Il vint à Paris, et fut admis comme élève chez le fameux Geoffroy, sous lequel il fit de rapides progrès. Il se présenta au Collège de pharmacie en 1752, et sa réception présagea la réputation qu'il allait acquérir. Les connaissances étendues qu'il développa dans ses examens, engagèrent les prévôts du Collège à lui offrir, peu de temps après, la chaire de chimie. Des travaux importans l'avaient déjà placé au premier rang des savans de l'époque, quand l'Académie des sciences l'appela dans son sein, en 1773. Sans avoir acquis une grande fortune, Baumé se voyant dans l'aisance, céda son fonds de commerce en 1780, et se livra dès-lors avec ardeur à l'application de la chimie aux arts. Il espérait ainsi terminer sa carrière au milieu des occupations de son choix, lorsque la révolution vint dévorer le fruit de ses longues économies, et le contraindre à recommencer un état pénible qu'il avait exercé trente ans avec honneur. Il soutint ce revers avec philosophie, et rentra comme débutant dans la carrière commerciale. Baumé avait été pensionnaire de l'Académie des sciences en 1785; il fut élu associé à l'Institut national en 1796, et membre honoraire de la Société de médecine en 1798. Fatigué par ses longs travaux et les malheurs qui l'avaient assailli, affaibli par l'âge, Baumé succomba le 15 octobre 1804.

Tous les travaux de Baumé annoncent qu'il était doué d'une patience et d'une persévérance infinies, d'un esprit méthodique qui voyait en grand et jugeait l'ensemble d'un système sans omettre aucun détail; enfin, de cette sage réserve, qui veut voir long-temps, qui doute beaucoup, et qui n'affirme qu'avec certitude. Les collections académiques, les journaux scientifiques sont remplis de ses travaux, et il faudrait écrire un volume pour en faire un simple extraits analytiques. Il s'est tour à tour occupé de la cristallisation des sels, des phénomènes de la congélation, de ceux de la fermentation et de la putréfaction. Il a passé en revue toutes les préparations et les combinaisons de l'antimoine, du soufre, de l'opium, du mercure, de l'acide boracique, du platine, du quinquina; il a soumis à l'analyse toutes les plantes odorantes et inodores employées en pharmacie; il a comparé leurs produits et donné des règles pour leur dessiccation. Ce fut Baumé qui apprit que le tamarin du commerce contenait du cuivre en assez grande proportion pour être souvent très-suspect au médecin. Ses connaissances s'étendaient sur toutes les applications utiles des sciences aux arts; et les descriptions nombreuses d'arts divers qu'il a données dans le *Dictionnaire des Arts et Métiers de l'Académie des sciences*, prouvent à la fois son zèle infatigable et la profondeur de son savoir. On lui doit une méthode pour teindre les draps de deux couleurs; un moyen de dorer les pièces d'horlogerie; un autre pour éteindre facilement les incendies; un autre pour conserver les blés. Il enseigna le moyen de préparer une fécule douce et de faire de bon pain avec le marron-d'inde. On lui doit des observations sur les constructions en plâtre et en ciment, sur la fabrication des savons, sur les argiles et la nature des terres propres à l'agriculture. Il fit avec Macquer plus de mille expériences pour rendre la porcelaine de France égale à celle du Japon; joignant l'exemple au précepte, il éleva le premier en France une manufacture de sel ammoniac; le premier il blanchit, par un procédé de son invention, les soies jaunes sans les écruer. Par ces deux arts, Baumé affranchit son pays des tributs qu'il payait à l'Egypte et à l'Inde, et cela seul eût suffi pour lui mériter la reconnaissance de ses contemporains et l'estime de la postérité. Il a laissé les ouvrages suivans :

Dissertation sur l'éther, dans laquelle on examine les différens produits du mélange de l'esprit de vin avec les acides minéraux. Paris, 1757, in-12. Cette dissertation a été aussi insérée dans les mémoires présentés à l'Académie des sciences par divers savans, tome III, p. 209, ann. 1760.

Plan d'un cours de chimie expérimentale et raisonnée, avec un discours historique sur la chimie. Paris, 1767, in-12. — Baumé publia cet ouvrage de concert avec Macquer.

Manuel de chimie, ou exposé des opérations et des produits d'un cours de chimie; ouvrage utile aux personnes qui veulent suivre un cours de cette science ou qui ont dessein de se former un cabinet de chimie. Paris, 1763, in-12; ibid., 1766, in-12. — Cet ouvrage a été traduit successivement en allemand, en anglais et en italien.

Mémoire sur les argiles, ou recherches et expériences chimiques et physiques sur la nature des terres les plus propres à l'agriculture, et sur les moyens de fertiliser celles qui sont stériles. Paris, 1770, in-8.

Mémoire sur la meilleure manière de construire les alambics et les fourneaux propres à la distillation des vins pour en tirer les eaux-de-vie. Paris, 1778, in-8.

Elémens de pharmacie théorique et pratique, contenant toutes les opérations fondamentales de cet art, avec leur définition, et une explication de ces opérations par les principes de la chimie; la manière de bien choisir, de préparer et de mêler les médicamens, avec des remarques et des réflexions sur chaque procédé, les moyens de reconnaître les médicamens falsifiés ou altérés; les recettes de médicamens nouvellement mis en usage; les principes fondamentaux de plusieurs arts dépendant de la pharmacie, tels que l'art du confiseur, et ceux de la préparation des eaux de senteur et des liqueurs de table; avec une table des vertus et des doses des médicamens. Paris, 1762, in-8; *ibid.*, 1769, in-8; *ibid.*, 1773, in-8; *ibid.*, 1818, 2 vol. in-8, 9e édition, revue par M. Bouillon-Lagrange. —Cet ouvrage, qui fut traduit dans toutes les langues vivantes, dit Cadet,

est celui qui a le plus contribué à la réputation de Baumé; et, en effet, on sentait depuis long-temps la nécessité d'un dispensaire écrit avec ordre, précision, simplicité, où les opérations fussent décrites avec détail, où les formules fussent discutées avec sagesse, où les principes de la chimie et de la pharmacie fussent exposés avec cette méthode et cette clarté qui facilitent l'étude de la science, préviennent les erreurs, et assurent un mode constant de manipulation. Le succès prodigieux de la *Pharmacopée* de Baumé n'étonnera donc point ceux qui sentent l'importance et la nécessité d'un pareil ouvrage.

Chimie expérimentale et raisonnée. Paris, 1773, in-8, 3 vol.

Opuscules de chimie. Paris, 1798, in-8.

Nous ne faisons point ici l'énumération des mémoires nombreux que Baumé publia dans différens recueils scientifiques, tels que le *Journal de médecine*, le *Journal de physique*, les *Annales de chimie*, etc. On peut voir dans la *Nouvelle table des articles contenus dans les volumes de l'Académie royale des sciences de Paris*, par Rozier, la longue énumération de ceux que Baumé y a fournis.

(C.-L. Cadet, *Eloge d'Ant. Baumé.* Bruxelles, 1805.)

BAUMER (JEAN-GUILLAUME), né le 10 septembre 1719, à Rehweyler, en Franconie, étudia d'abord la théologie, et devint prédicateur évangélique à Krautheim en 1742. Une hémoptysie habituelle ne lui permettant pas de continuer cette profession, il vint étudier la médecine à Halle, et fut reçu docteur en 1748. Quelque temps après, il vint à Erford, où une chaire de médecine et de philosophie, et la charge de professeur de clinique, lui furent accordées. Il fut nommé secrétaire de l'Académie créée en 1754, par l'électeur de Mayence, sous le nom d'*Académie électorale des* *sciences utiles*. De là, Baumer passa, en 1764, à Giessen, avec le titre de premier professeur de médecine, d'histoire naturelle et de chimie. Il fut nommé dans le même temps conseiller des mines du duc de Hesse-Darmstadt, et médecin pensionné de Giessen, de Kœnigsberg et d'Altendorf. Il mourut dans cette dernière ville le 4 août 1788, après avoir mis au jour, outre un grand nombre de dissertations, les ouvrages suivans :

Fundamenta psychologico-logica. Erford, 1752, in-8.

Naturgeschichte des mineralreichs, etc, Histoire naturelle du règne minéral, particulièrement de la Thuringe. Gotha, 1763-1764, in-8. 2 vol. avec planches.

Via valetudinem secundam tuendi, et vitæ terminum propagandi compendiaria, in usum auditorum conscripta. Giessen, 1771, in-8, ou 1772. (Hamberger et Meusel.)

Historia naturalis lapidum pretiosorum omnium, necnon terrarum et lapidum hactenùs in usum medicum vocatorum, additis observationibus mineralogiam generatim illustrantibus. Francfort-sur-le-Mein, 1771, in-8.

Fundamenta politiæ medicæ, cum annexo catalogo commodæ pharmacopoliorum visitationi inserviente. Francfort et Leipsick, 1778, in-4 (Enslin), ou 1777. (Ersch, Hamberger et Meusel.)

Fundamenta geographiæ et hydrographiæ subterraneæ. Giessen, 1770, in-8.

Historia naturalis regni mineralogici, ad naturæ ductum tradita. Francfort-sur-le-Mein, 1780, in-8.

Bibliotheca chimica. Giessen, 1782, in-4.

Fundamenta chemiæ theoretico-practicæ. Giessen, 1783, petit in-8 de 528 pages.

Anthropologia anatomico-physica. Francfort, 1784, in-8 de 467 pages. — L'anatomie et la physiologie sont réunies dans cet ouvrage, où Baumer se montre anatomiste exact et médecin érudit. L'histoire de chaque organe, ou de chaque fonction, est suivie de l'indication de l'auteur qui en a le premier ou le mieux traité, et de celles des meilleures planches anatomiques à consulter. Ce livre est, sous tous les rapports, un bon manuel.

Baumer a, en outre, publié une édition du *Traité des maladies vénériennes*, de L. Bass, avec des notes et additions (Francfort et Leipsick, 1764, in-8), et divers mémoires, parmi ceux des académies d'Erford et de Giessen, et dans le *Magasin de Hambourg*.

(Hemberger et Meusel, *l'Allemagne littéraire*. — Jourdan, dans *Biographie médicale*. — *Commentarii de rebus in scientiá naturali et mediciná gestis*.)

BAUX (Pierre) naquit à Nimes, le 12 août 1679. La profession de médecin était héréditaire dans sa famille; il l'étudia successivement à Montpellier, à Orange, où il fut reçu docteur, et enfin à Paris. Après deux ans de séjour dans la capitale, il revint à Nimes, où il pratiqua l'art de guérir avec beaucoup de succès. Il mourut subitement à Saint-Dionisy, près de Nimes, le 3 septembre 1732.

Traité de la peste, où l'on explique d'une manière nouvelle les principaux phénomènes de cette maladie, et où l'on donne les moyens de s'en préserver et de la guérir. Toulouse, 1722, in-12.

On trouve dans le *Journal des Savans*, pour 1717, pages 70 et 142, deux *Lettres de Baux à Gautier, sur* l'analogie des eaux de Bourbonne-les-Bains, en Champagne, avec celles de Balaruc, en Languedoc.

Baux prit part à la dispute des médecins et des chirurgiens, et publia, en faveur des premiers, divers écrits qui se firent remarquer par une grande érudition. Nous n'en connaissons pas la date.

BAUX eut un fils qui fut l'un des plus zélés propagateurs de l'inoculation, et qui publia:

Parallèle de la petite-vérole naturelle avec l'artificielle ou inoculée. Avignon, 1661, in-12.

Observations météorologiques.

Et divers mémoires ou observations dans la *Collection de l'académie des sciences* et le *Journal de médecine.*

(*Biogr. univ. — Journ. des sav.*)

BAYEN (Pierre), membre de l'Institut national de France, de la Société de médecine et du Collége de pharmacie de Paris, l'un des inspecteurs-généraux du service de santé de l'armée, naquit à Châlons-sur-Marne, en 1725. Il resta orphelin de bonne heure avec une sœur plus âgée que lui de douze ans, qui lui servit de mère, et prit les premiers soins de son éducation. A l'âge de neuf ans elle le plaça au collége de Troyes, où il fit ses études d'une manière brillante. Dès cette époque, on reconnaissait dans les amusemens de son choix cet esprit d'observation dont tous ses travaux offrent tant de preuves. Obligé d'embrasser une profession qui pût lui donner des moyens d'exister, son goût pour l'étude des sciences lui fit adopter la pharmacie, et il fut placé à Reims chez un pharmacien qui jouissait d'une assez grande réputation : il eut bientôt acquis toutes les connaissances que son maître pouvait lui transmettre; et, impatient de paraître sur un théâtre plus digne de son émulation, il vint à Paris en 1749, où il devint l'élève de Charas, pharmacien renommé de l'époque, et ensuite chef de la pharmacie de Chamousset. Il employait tous ses momens de loisir à accroître le cercle de ses connaissances, et suivait assidûment les cours de Rouelle, dont il devint bientôt l'ami. Ses travaux ne tardèrent pas à avoir leur récompense. Bayen et Venel, son condisciple à l'école de Rouelle, reçurent l'ordre d'analyser toutes les eaux minérales de France. Nommé, en 1755, pharmacien en chef de l'expédition de l'île Minorque, Bayen rendit plusieurs services importans. Après la campagne de Minorque, Bayen passa, avec le même titre, à l'armée d'Allemagne, pendant la guerre de sept-ans; et ce fut alors qu'il créa la pharmacie militaire. Enfin, à la paix de 1763, il fut nommé, à son retour en France, pharmacien en chef des camps et des armées, avec un traitement médiocre, et se livra plus en liberté à son goût pour la science.

Jaloux de donner à ses travaux ce caractère de maturité et de perfection qui les rend durables, Bayen avait atteint sa quarantième année sans avoir encore rien publié. Sa passion pour l'étude ne le rendait pas avide de gloire; aussi communiquait-il sans peine ses découvertes et ses vues, au risque de se les voir enlever, parce qu'il desirait surtout qu'elles servissent à l'avancement et au perfectionnement de la science. Un de ces hommes qui fondent leur réputation sur le savoir d'autrui, avait eu déjà l'impudeur de s'approprier des idées de Bayen. Il ne craignit pas de revenir un jour puiser de nouveaux matériaux dans un second entretien avec lui. Lorsqu'il allait se retirer, Bayen l'arrête: Vous ne saviez donc rien de ce que je viens de vous dire? — Non, répond le parasite; j'avoue que je l'ignorais absolument. — Dans ce cas, repartit Bayen, j'ai maintenant une grâce à vous demander, c'est qu'en descendant mon escalier, vous ne disiez pas à la porte que vous êtes monté pour me l'apprendre. Bayen n'eut pas d'ennemi; et le calme de sa vie ne fut interrompu que quelques mois avant de descendre dans la tombe, par un pamphlet méprisable, dans lequel, tout en reconnaissant les services qu'il avait rendus à la pharmacie, on ajoutait, en parlant de lui et d'un de ses collègues : « Mais ce sont de vieilles têtes remplies de préjugés de l'ancien régime. » Écrivez à la marge, dit-il avec vivacité à son secrétaire : « Ces vieilles têtes sont toujours empressées de communiquer à ceux qui y ont recours le fruit de leurs lumières et de leur expérience; il leur reste, il est vrai, deux préjugés qu'ils ont hérités de leurs parens, et dans lesquels ils persévéreront jusqu'à la mort : l'un, d'excuser les sots; l'autre, de pardonner aux méchans. » Bayen succomba le 17 pluviôse an VI (1798), à l'âge de 73 ans.

Bayen a fait plusieurs découvertes importantes en chimie. Il reconnut, dans le cours d'expériences nombreuses sur les oxides de mercure, que les métaux, en passant à l'état d'oxide, augmentent de poids par l'absorption d'une certaine quantité d'air. Mais moins jaloux de s'attribuer cette découverte que de la rapporter à son véritable auteur, il tira de l'oubli l'ouvrage de Jean Rey qui était parvenu, dès le commencement du dix-septième siècle, à reconnaître l'air comme la véritable cause de l'augmentation de pesanteur des oxides métalliques. En employant comme réactifs les précipités et les oxides de mercure, il découvrit la propriété fulminante de ce métal, propriété qu'on croyait appartenir exclusivement à l'or. L'examen des oxides mercuriels le conduisit à étudier les différens remèdes antivénériens qui étaient alors le plus accrédités, tels que les *pilules de Keyser*, *l'eau des nègres*, et *le sirop de Bellet*, à l'occasion duquel il composa deux dissertations consignées, sans son nom, dans l'*Exposition raisonnée des différentes methodes d'administrer le mercure dans les maladies vénériennes*, par Dehorne. L'analyse des eaux minérales de Bagnères-de-Luchon, et les observations qu'il avait faites sur les efflorescences salines de ces eaux, le conduisirent au moyen d'analyser les serpentines, les porphyres, les ophites, les granits, les jaspes verts et rouges, les schistes argileux, les jades et les felds-paths. Dans ses recherches sur les applications de la chimie aux arts, il reconnut la présence de la magnésie dans les schistes, et proposa de la faire servir en France à des fabriques de sel de Sedlitz, que nous tirons de l'étranger. En faisant connaître la nature des différens marbres, il apprit aux statuaires et aux architectes quels sont ceux qu'ils doivent préférablement employer. Enfin, ses expériences sur l'étain démontrèrent, contre l'opinion de Henckel et Margraff, que ce métal ne renferme pas d'arsenic, et qu'on l'eût exclu à tort des matériaux propres à confectionner une foule d'ustensiles nécessaires dans les arts et l'économie domestique. Bayen a laissé les ouvrages suivans :

Analyse des eaux de Bagnères-de-Luchon. Paris, 1765, in-8.

Moyen d'analyser les serpentines, porphyres, ophites, granites, jaspes, schistes, jades et felds-spaths. Paris, 1778, in-8.

Recherches chimiques sur l'étain, faites par ordre du gouvernement. Paris, 1781, in-8. — Henckel et Margraff avaient découvert l'existence de l'arsenic dans ce métal, et avaient alarmé la société sur les dangers auxquels exposait l'usage de cette vaisselle, qui était pour nos pères un objet de luxe, et qui composait une partie importante de leur mobilier. Le gouvernement, effrayé, chargea le collége de pharmacie de prononcer entre les chimistes d'Allemagne et la vérité, et cette compagnie nomma Rouelle, Charlard et Bayen. Le premier mourut à cette époque; le second eut la modestie de se borner à préparer lui-même tous les agens qui devaient servir à cette analyse, en sorte que Bayen seul traita la question, et fit disparaître toutes les craintes qui s'étaient élevées sur l'emploi d'un métal aussi utile.

Opuscules chimiques, 2 vol. in-8 de 1000 pages environ.— Cet ouvrage est un recueil complet des différens mémoires de Bayen qui avaient été publiés isolément, et qui furent rassemblés sous ce titre par Malatret, neveu de l'auteur.

(Parmentier, *Eloge de Pierre Bayen.*)

BAYLE (François), docteur et professeur en médecine et en philosophie de la Faculté de Toulouse, membre de l'Académie des Jeux floraux de cette ville, l'un des fondateurs de l'*Académie des Lanternistes*, jouit, de son temps, d'une grande célébrité. Né à Boulogne, petite ville aux environs de Toulouse, en 1622, il mourut le 24 septembre de l'an 1709. Bayle fut un médecin fort habile, un philosophe judicieux, mais surtout un homme de bien. Voici la liste de ses ouvrages:

Systema generale philosophiæ. Toulouse, 1669, in-8.

Dissertationes medicæ de causis fluxus menstrui mulierum ; de sympathiâ variarum corporis partium cum utero; de usu lactis ad tabidos reficiendos, et inmediato corporis alimento. Venæ sectionem humores non uxellere ad interiora et transpirationem potiùs promovere ; sudorifera sublindè nocere, etiam in morbis in quibus prodesse solent. Toulouse, 1670, in-4; Bruges, 1678, in-12; La Haye, 1678, in-12; Toulouse, 1681, in-12. — Bayle nie l'influence de la lune sur la menstruation; il attribue cet écoulement périodique à un ferment qui s'accumule dans les lacunes muqueuses de l'utérus, et qui dilate les vaisseaux sanguins de ce viscère. Il fait dépendre la sympathie des organes de leur analogie de structure et de fonction, de leur proximité, et des relations qu'établissent entre eux les nerfs et les vaisseaux qui leur sont communs.

Discours sur l'expérience et la raison. Paris, 1675, in-12; traduit en latin, La Haye, 1678, in-12. — Nécessité de joindre l'expérience et la raison dans l'étude de la physique, de la médecine et de la chirurgie; erreurs de ceux qui les ont séparées, comme les empiriques.

Dissertationes physicæ sex, ubi principia proprietatum in œconomiâ corporis animalis in plantis et animalibus demonstrantur. Toulouse, 1677, in-12; La Haye, 1678, in-12; Toulouse, 1681, in-12; traduit en français, Toulouse, 1688, in-12. — Ce qu'il y a de plus remarquable dans cet ouvrage, c'est l'opinion de Bayle sur le mécanisme du vomissement : il conclut, des expériences qu'il a faites sur des animaux vivans, que l'estomac n'y concourt en aucune façon; il l'attribue uniquement aux contractions des muscles qui forment les parois abdominales.

Problemata physica et medica. Toulouse, 1677, in-12; La Haye, 1678, in-12; Toulouse, 1681, in-12. — L'auteur adopte, en physique, la plupart des sentimens de Descartes.

Tractatus de apoplexiâ. Toulouse, 1677, in-12; La Haye, 1678, in-12; Toulouse, 1681, in-12; traduit en français, Paris, 1677, in-8. — On y trouve la description de plusieurs ossifications des vaisseaux du cerveau.

Histoire anatomique d'une grossesse de vingt-cinq ans, avec la recherche de tout ce qu'on a observé de considérable là-dessus. Toulouse, 1678, in-12; Paris, 1679, in-12; trad. en latin dans les *Opera omnia* de Bayle. — Le fœtus, tombé dans la cavité abdominale, était recouvert en totalité d'une couche comme gypseuse.

Relation de l'état de quelques personnes prétendues possédées. Toulouse, 1682, in-12; *ibid.*, 1689, in-12; et avec l'*Histoire anatomique*, Toulouse, 1693, in-12.

Felix puerpera, seu observationes medicæ circà regimen puerperarum et infantium recens natorum. Toulouse, 1684, in-12.

Institutiones physicæ. Toulouse, 1700, in-4.

De corpore animato. Toulouse, 1700, in-4. — C'est un traité complet d'anatomie et de physiologie, écrit dans des principes iatro-chimico-mécaniques.

Les ouvrages précédens, réunis à plusieurs autres, ont paru sous ce titre:

Opera omnia. Toulouse, 1700 et 1701, in-4, 4 vol.

(*Journal des savans.* — *Biographie toulousaine.* — Haller. — Portal.)

BAYLE (Gaspard-Laurent) naquit au Vernet, petit village des montagnes de Provence, le 18 août 1774. Il fut élevé dans un collége de Jésuites, et y reçut une éducation très-soignée. La théologie et la législation furent les premiers objets de ses études. Quelques circonstances l'ayant conduit à Montpellier, il se décida à embrasser la carrière de la médecine. Après avoir fait dans cette ville une partie de son éducation médicale, il fut envoyé aux armées. Il vint ensuite à Paris (en 1798), suivit les cours de l'École de Médecine, eut un prix à l'École pratique, et obtint la place d'aide d'anatomie. Ce fut cette dernière circonstance qui le conduisit à l'étude de l'anatomie pathologique, aux progrès de laquelle il a si puissamment coopéré. En 1801, il fut reçu docteur en médecine, et nommé, au concours, élève interne à l'hôpital de la Charité. Son instruction et son zèle lui concilièrent promptement la confiance de ses chefs; et, en 1805, il fut chargé de faire provisoirement le service de médecin dans cet hôpital. Il le continua jusqu'en 1807, époque à laquelle il fut nommé médecin suppléant. En 1808, Bayle reçut le titre de médecin par quartier de l'empereur; il demanda et obtint, en 1814, le même titre près de Louis XVIII. Après une vie bien courte, mais remplie par des 'travaux fort étendus, ce médecin estimable mourut le 11 mai de l'année 1816.

Bayle était généralement considéré comme un des plus habiles praticiens de la capitale, et ses confrères s'accordaient à lui reconnaître ce tact précieux qu'il est si important et si difficile d'acquérir. Il se faisait remarquer par la promptitude et la sûreté de son diagnostic; et lorsque les malades devaient succomber, il annonçait d'une manière presque certaine le genre et jusqu'au degré d'altération de leurs organes. Tous les ouvrages sortis de sa plume portent le cachet d'un esprit juste, et qui possède à un haut degré toutes les qualités qui font le grand observateur. En voici les titres :

Considérations sur la nosologie, la médecine d'observation et la médecine pratique, suivies de l'histoire d'une maladie gangréneuse non décrite jusqu'à ce jour. Thèse in-8. Paris, 1801.

Remarques sur les corps fibreux de la matrice, dans le *Journal de médecine* de Leroux, Corvisart et Boyer, tome V.

Remarques sur les squirrhes de l'estomac. Ibid., tome V.

Remarques sur les ulcères de la matrice. Ibid., tome V.

Notice sur les maladies qui ont régné à Paris dans les mois de nivôse et pluviôse an X. Ibid., tome V.

Remarques sur les tubercules. Ibid., tome VI.

Remarques sur l'induration blanche des organes. Ibid., tome IX.

Remarques sur la dégénération tuberculeuse non enkystée des organes. Ibid., tome X.

Observation sur une fièvre intermittente, d'abord irrégulière, puis quarte adynamique. Ibid, tome X.

Idée générale de la thérapeutique, dans la *Bibliothèque médicale,* t. X.

Histoire générale de l'hydrophobie. Ibid., tome XII.

Vues théoriques et pratiques sur le cancer. Ibid., tome XXXV.

Considérations générales sur les secours que l'anatomie pathologique peut fournir à la médecine. Ibid., tome XXXVI.

Mémoire sur la phthisie pulmonaire. Ibid., tome XXXVII.

Mémoire sur l'œdème de la glotte; lu à la Société de l'Ecole de médecine.

Recherches sur la phthisie pulmonaire. Paris, 1810, in-8. — Ce bel ouvrage est trop connu pour que nous nous arrêtions à en faire l'analyse.

Bayle a fourni au *Dictionnaire des sciences médicales* les articles *Anatomie pathologique, OEdème de la glotte, Cancer.* Il était sur le point de publier, quand la mort le surprit, un *Traité des maladies cancéreuses,* en 2 volumes.

(M. Chomel, *Notice sur G. L. Bayle,* dans le *Journal de médecine* de Leroux, Corvisart et Boyer, t. XXXVII.)

BÉCLARD (Pierre-Augustin), naquit à Angers, le 12 octobre 1785, et fit ses premières études à l'école centrale de cette même ville. Né dans une famille peu aisée, il n'était pas destiné à la méde-

cine; mais ses goûts, en vain combattus, signalèrent sa véritable
vocation, et il suivit les cours d'instruction médicale établis à l'Hôtel-Dieu d'Angers. Il fit de rapides progrès, et la première année
il fut reçu au concours élève interne de l'hôpital; il y resta quatre
ans. En 1808, Béclard se rendit à Paris pour suivre des études qu'il
n'avait encore qu'ébauchées. Il se fit bientôt distinguer parmi tous
les élèves de l'École de Paris. Il remporta au concours les premières
places d'élèves des hôpitaux de la capitale, et obtint chaque année
les prix disputés à l'École pratique établie dans le sein de la Faculté
de médecine. En 1811, il avait été nommé prosecteur. Peu de temps
après, un concours plus important s'ouvrit : c'était pour la place de
chef des travaux anatomiques; elle fut adjugée à Béclard. Ce fut le
commencement de sa carrière publique et de ses travaux. Un nouveau
concours établi en 1815, pour la place de chirurgien en second de
l'Hôtel-Dieu, signala encore l'étendue de ses moyens, et ne lui fut
pas moins honorable que tous les autres, quoiqu'il n'en sortit pas vain-
queur. M. Marjolin remporta la première palme; mais elle parut avoir
été assez disputée pour que l'on crût devoir donner à Béclard une
récompense presque équivalente, et il fut nommé chirurgien de l'hôpital de la Pitié. Dans cet hôpital, comme dans l'hospice de l'École
et à la Maison royale de santé, où il remplaçait souvent le professeur Dubois, son beau-père, il montra une rare habileté dans la
pratique chirurgicale. Depuis long-temps il faisait des cours particuliers d'anatomie et de chirurgie qui attiraient la foule. En 1818, il
fut appelé, par les vœux unanimes des élèves et par le choix de
la Faculté, à la chaire d'anatomie qui y devint vacante lorsque
M. Duméril passa à celle de pathologie interne. L'entrée de Béclard
dans l'École de médecine de Paris fut un événement remarquable.
Formée en général d'hommes moins célèbres par leurs succès dans
l'enseignement que par leurs travaux de tout autre genre, cette
école paraissait d'autant plus manquer à sa destination, que depuis
1813 l'enseignement avait reçu un coup mortel par l'ordonnance
de fermeture des amphithéâtres particuliers d'anatomie. Béclard se
livra tout entier aux fonctions honorables et difficiles dont il était
chargé. L'instruction des élèves devint son unique occupation. Il
fut amplement récompensé de son dévouement par les succès extraordinaires qu'il obtint, par l'enthousiasme universel qu'il excita
parmi les élèves qui affluaient à ses leçons. L'École de Paris ne jouit
pas long-temps de l'éclat que répandait sur elle son jeune professeur d'anatomie. Déjà la santé de Béclard avait reçu quelques alté-

rations de l'assiduité de ses travaux ; une affection aiguë cérébrale survint et devint promptement mortelle. Il fut enlevé le 16 mars 1825 ; les élèves de l'École de Paris, consternés de cette mort prématurée, signalèrent toute leur douleur par les honneurs qu'ils rendirent à ses restes. C'est du produit d'une souscription remplie en partie par eux, que fut élevé le monument funèbre qui lui a été consacré dans le cimetière de l'Est.

Béclard fut un des plus savans anatomistes de son époque, et posséda au plus haut degré le talent d'exposer ses vastes connaissances. Quoique par ses talens variés il eût pu prétendre à tous les genres de réputation, cependant sa place est marquée parmi les professeurs éloquens qui ont servi la science en la répandant, plutôt que parmi les auteurs originaux qui en ont reculé au loin les limites. Doué d'une conception prompte et étendue, d'un jugement sévère, d'une mémoire prodigieuse, il a embrassé toutes les connaissances médicales, et personne n'en a possédé l'ensemble avec plus d'exactitude, et ne sut y appliquer une plus saine critique. Ce fut là la cause de cet intérêt puissant dont étaient remplies ses leçons. L'amour de la science l'anima plus que celui de la gloire, et l'empêcha d'acquérir, aux yeux de la postérité, des titres plus grands que ceux qu'il lui présente. Il n'a presque fait servir le rare talent d'observation dont il était pourvu, qu'à juger les découvertes des autres. Cependant plusieurs de ses travaux attestent ce qu'il aurait pu faire, si ses goûts ne l'eussent pas entraîné vers les recherches d'érudition. Il ne lui manqua qu'un peu de cette ambition active qui se montre si démesurément chez tant d'autres, pour jouir d'une célébrité égale à celle de certains auteurs soi-disant originaux, et pour que son nom fût aussi connu que celui des plus fameux chirurgiens du siècle, dont il était l'égal par son habileté. On lui doit plusieurs procédés avantageux d'amputation partielle du pied, de désarticulation des os du métacarpe, d'extirpation du bras et de la cuisse, et une nouvelle méthode de guérir la fistule du conduit parotidien. Du reste, n'oublions pas, en jugeant Béclard, qu'une mort prématurée l'empêcha d'arriver au but qu'il lui était donné d'atteindre. On a de lui :

Propositions sur quelques points de médecine. Paris, 1813, in-4. — Cette dissertation renferme l'examen et la solution de plusieurs questions importantes d'anatomie, de physiologie et de thérapeutique chirurgicale : 1° Béclard établit, par une série de preuves positives, la différence qui existe réellement entre le tissu cellulaire proprement dit et le tissu adipeux ; 2° il démontre que les inégalités des os, en général, et que celles des os du crâne, en particulier, ne dépendent point de la traction et de la pression des parties voisines; 3° des observations et des réflexions relatives à la nécrose, dans lesquelles il fait voir qu'on a attribué des phénomènes très-dissemblables à la régénération des os; 4° des observations et des réflexions sur le cal : des expériences répétées ont conduit Béclard à des résultats semblables à ceux que M. Dupuytren avait signalés, relativement au cal temporaire dans la consolidation des fractures; 5° des remarques intéressantes sur les cartilages intervertébraux, sous le rapport de leurs usages dans la station et les diverses attitudes du corps; 6° des observations analogues sur la direction du bassin; 7° des observations qui prouvent que la courbure latérale du rachis dépend de la prédominance d'action du bras droit, fait que Bichat avait simplement supposé; 8° des recherches démontrant que les symphyses du bassin sont mobiles chez toutes les femmes, quelque temps avant, pendant, et quelque temps après l'accouchement; que ce relâchement des symphyses ne peut être d'aucun avantage pour la facilité de l'accouchement; 9° expériences curieuses sur la respiration du fœtus, qui démontrent que ce phénomène a lieu pendant la vie intra-utérine, et qu'il s'opère sur l'eau de l'amnios; 10° observations prouvant que la cure de l'hydrocèle par injection résulte de l'irritation artificielle du périteste, suivie d'abord d'un épanchement de sérosité, dont l'absorption s'opère graduellement, et est remplacée par l'adhérence des parois contiguës de la membrane séreuse; adhérence qui se forme sans qu'il y ait eu gonflement du testicule; 11° observation qui prouve l'inconvénient grave qui peut résulter de ce que, dans la ligature immédiate des vaisseaux, on les attire en introduisant une des branches de la pince dans leur cavité : cette traction, faite sur un point du vaisseau, peut empêcher la ligature d'embrasser exactement la totalité de sa circonférence : de là une hémorrhagie inévitable; 12° examen du passage de Celse, relatif à l'opération de la taille, et interprétation exacte de l'écrivain latin : on sait que Béclard est, avec M. Chaussier, l'auteur de la taille *bi-latérale*, pratiquée avec tant d'avantages depuis quelques années.

Une partie de ces recherches est consignée dans les *Bulletins de la Faculté de méd.*, tom. III. Dans ce volume, on trouve encore l'exposé des expériences que Béclard fit avec Legallois, pour *déterminer la part que l'estomac, l'œsophage et les parois abdominales ont dans l'acte du vomissement*, et desquelles il résulte que l'estomac a toujours besoin d'une pression extérieure pour opérer l'évacuation des matières qu'il contient; que l'éjection de ces matières par l'œsophage, a lieu sans le secours d'une compression extérieure, et que les contractions de ce canal membraneux concourent à produire le vomissement, par les secousses qu'elles impriment à l'estomac (1813).

Mémoire sur les fœtus acéphales, dans les *Bulletins de la Fac.* Paris, 1815, tom. IV et V. — Béclard pense que les acéphales ont éprouvé au commencement de la vie intra-utérine une maladie accidentelle qui a produit l'atrophie ou la destruction de la moelle alongée et de la partie supérieure de la moelle épinière, et que toutes les irrégularités apparentes qu'ils présentent sont la conséquence naturelle et plus ou moins directe de cet accident.

Recherches et expériences sur les blessures des artères, dans les *Mémoires de la Société médicale d'Emulation*, tom. VIII, 2e partie. Paris, 1817. — Béclard apprécie les effets immédiats et consécutifs des diverses lésions que ces vaisseaux peuvent subir, et ceux de la ligature appliquée dans ces divers cas : il n'a publié que la première partie de ce travail, qui a rapport aux piqûres et à la division incomplète ou complète des artères. La seconde partie devait traiter de la contusion, de l'écrasement et de la distension de ces vaisseaux, portée jusqu'à la déchirure ou à l'arrachement.

Additions à l'Anatomie générale de Xav. Bichat. Paris, 1821, in-8. — C'est un recueil de notes que Béclard avait composées pour être insérées dans une nouvelle édition de l'*Anatomie générale* de Bichat. Elles ont été réunies en un volume séparé, pour servir de complément aux éditions antérieures. Elles sont fondues dans les *Elémens d'Anatomie générale*.

Elémens d'Anatomie générale, ou *Description de tous les genres d'organes qui composent le corps humain*. Paris, 1823, in-8; *ibid.*, 1826, avec une *Notice sur la vie et les ouvrages de Béclard*, par M. Ollivier. — C'est le résumé le plus concis et le plus complet des connaissances relatives à la science de l'organisation humaine. Cet ouvrage devait être suivi d'un traité d'anatomie spéciale ou descriptive, dont il n'était que l'introduction. Béclard en a laissé les immenses matériaux, mais non rédigés.

Béclard a encore publié, de concert avec M. Jules Cloquet, une traduction du *Traité des hernies*, de Lawrence. Il avait entrepris, avec le même auteur, la publication de l'*Anatomie de l'Homme* avec planches, mais il n'a travaillé qu'à l'*introduction*. Il a fourni un grand nombre d'articles d'anatomie générale et spéciale au *Dictionnaire de médecine*. Beaucoup d'observations d'anatomie pathologique recueillies par lui sont insérées dans les bulletins de la Société de l'Ecole. Ses recherches et expériences sur l'embryologie et sur l'anatomie pathologique des nerfs, sont consignées dans la thèse soutenue par son frère (*Essai sur l'embryol.*, 1821), et dans celle de M. Descot (*Dissertation sur les affections locales des nerfs*, 1822). Il fut un des principaux rédacteurs du *Nouveau journal de médecine*.

BEDDOES (Thomas), originaire d'une famille du pays de Galles, naquit à Shiffnal, dans le comté de Shrop, en 1754. Dès sa plus grande jeunesse il montra des dispositions singulières pour l'étude. Après avoir passé dans plusieurs écoles, il vint, âgé de seize ans, à Oxford, où il s'appliqua avec ardeur et succès à l'étude des langues modernes et à celle de la chimie, de la minéralogie et de la botanique. Il se rendit, en 1781, dans la capitale, et y cultiva l'anatomie. Ce fut pendant le cours de ces études qu'il entreprit la traduction des œuvres de Spallanzani. En 1783, il prit les degrés de maitre-ès-arts, et alla l'année suivante à Edimbourg, où il se fit connaitre comme membre et président des Sociétés royales de médecine et d'histoire naturelle. En 1786, il revint à Oxford et y acquit le titre de docteur. La même année, il passa sur le continent; à son retour, il fut nommé professeur de chimie à Oxford. Il remplit cette chaire avec distinction, et ses leçons furent suivies par un nombreux auditoire. La minéralogie parait l'avoir aussi beaucoup occupé alors. Les troubles de France retentissaient de toutes parts; Beddoes manifesta avec trop d'ardeur ses opinions politiques : ce fut une des principales causes qui paraissent l'avoir fait quitter Oxford en 1792. L'année suivante, il se retira à Bristol, où il commença cette suite de recherches médicales et physiologiques qui l'ont tant fait connaitre : c'est à ce genre de travaux que fut consacré le reste de sa courte existence. Il ouvrit, en 1798, son établissement pneumatique, qui attira vivement l'attention du public, quoique les effets n'aient pas répondu dans la pratique à tout ce que Beddoes s'était promis de l'emploi de diverses espèces de gaz dans certaines maladies. A dater de cette année 1798, ses écrits se succédèrent avec rapidité jusqu'en 1808, époque de la maladie qui le conduisit au tombeau le 24 décembre de la même année. Beddoes était doué d'une facilité et d'une activité extraordinaires; mais on peut lui reprocher d'avoir mis trop de précipitation dans ses travaux, de n'avoir pas mis assez de rigueur dans les résultats et les conclusions de ses recherches. Avec plus de méditation et de sévérité, il aurait pu faire de grandes choses, et n'aurait pas laissé une réputation équivoque dans les sciences. Ses nombreuses productions sont :

Chemical experiments and opinions extrated from a work published in the last century. Expériences chimiques et opinions extraites d'un ouvrage publié dans le dernier siècle. 1790.

Observations on the nature and cure of calculus, sea-scurvy, consomption catarrh, and fever, etc. Observ. sur la nature et le traitement de la gravelle, du scorbut, de la consomption, du catarrhe et de la fièvre, suivies de quelques idées sur plusieurs autres sujets de physiologie et de pathologie. Bristol, 1792, in-8.

A letter to Erasmus Darwin, on a new method of treating pulmonary consomption and some other diseases hitherto found incurable. Lettre à E. Darwin sur une nouvelle méthode de traiter la phthisie pulmonaire et quelques autres maladies réputées incurables. Bristol, 1793, in-8.

*Letters from D. Withering, of Birmingham, D. Ewart of Bath, B. Thornton of London, and D. Biggs. late of *the isle of Santa-Cruz, together with some other papers supplementary to two publication on asthma, consomption, fever, and other diseases.* Sur l'asthme, la consomption, la fièvre et d'autres maladies. Londres, 1793, in-8.

A guide for self-preservation of parental affection. Guide pour se préserver soi-même des affections de ses parens. 1794.

A proposal for the improvement of medicine. Considérations sur l'amélioration de la médecine. 1794.

Considerations on the medicinal use of factitious airs and on the manner of obtaining them in large quantities, published in association with James Watt, engineer of Birmingham. Considérations sur l'usage des airs artificiels, et sur la manière de les obtenir en grande quantité. Bristol, 1794-95-96, 3 part. in-8.

Outline of a plan for determining the medicinal powers of factitious airs. Esquisse d'un plan pour déterminer les propriétés des airs artificiels. 1795.

Reports principally concerning the effects of the nitrous acid in the venereal disease by the surgeons of the royal hospital at Plymouth and by other practitioners. Exposé des effets de l'acide nitrique dans le traitement de la maladie vénérienne. Bristol, 1797, in-8.

Suggestions towards setting on boot the projected establishement for pneumatic medicine. Idées sur la réalisation d'un projet d'établissement pour la médecine pneumatique. 1797.

A lecture introductory to a course of popular instruction on the constitution and management of human body. Discours d'introduction à un cours d'instruction populaire sur la constitution du corps humain, et sur

la manière de le diriger. Bristol. 1797.

A suggestion towards on essential improvement in the Bristol infirmary. Idées sur une amélioration importante de l'infirmerie de Bristol. 1798.

Popular essay on consomption. Essai populaire sur la consomption. 1799.

Notice of some observations made at the medical pneumatic institution. Note de quelques observations faites à l'établissement médical pneumatique. Bristol, 1799, in-8.

Essay on the causes, early signes and prevention of pulmonary consomption. Essai sur les causes de la consomption pulmonaire, sur les signes qui l'annoncent, et sur les moyens de la prévenir. Bristol, 1799, in-8.

A collection of testimonies respecting the treatment of the venereal disease by nitrous acid. Recueil de témoignages concernant le traitement de la maladie vénérienne par l'acide nitrique. Bristol, 1799, in-8.

Communications respecting the external and internal use of nitrous acid, demonstrating its efficacy in every form of venereal disease, and extending its use to other complaints, with original facts and a preliminary discourse. De l'usage externe et interne de l'acide nitrique, etc. Bristol, 1800, in-8.

Observations on the medical and domestic managements of the consomption, on the powers of digitalis purpurea, and of the cure of scrophula. Observations sur le traitement médical et hygiénique de la consomption, sur les propriétés de la digitale pourprée, et sur le traitement des scrofules. Bristol, 1801, in-8.

Hygëia, or essays, moral and medical, on the causes affecting the personal state of middling and affluent classes. Considérations morales et médicales sur les causes qui agissent sur l'état individuel des classes moyenne et riche de la société. Bristol, 1802, 3 vol. in-8.

Instruction for people of all capacities respecting their own health and that of their children. Instruction pour les gens de tout état sur leur santé et celle de leurs enfans. 1803.

An account of the discovery and operation of a new medicine for gout. Exposé de la découverte et de l'action d'une nouvelle médecine pour la goutte. Bristol, 1803, in-8.

The manual of health, or the invalid conducted safely through the seasons. Manuel de santé, etc. 1806.

On fever as connected with inflammation. Sur la fièvre et ses rapports avec l'inflammation. 1807.

A letter to sir J. Banks on the prevailing discontents, abuse, and imperfections in medicine. Lettre à J. Banks, sur les mécontentemens dominans, sur les abus et les imperfections de la médecine. 1808.

Good advice for the husbandman in harvest, and for all those who labour hard in hot births.; as also for others who will take it in warm weather. Avis aux moissonneurs, etc. 1808.

Beddoes, en outre, a publié une traduction des *OEuvres de Spallanzani*, et des *Essais sur les Affinités*, de Bergmann; il a donné des notes pour une traduction des *Essais physiques et chimiques*, du même auteur. Il a été l'éditeur d'une traduction des *Essais chimiques* de Scheele; il a traduit de l'espagnol le *Traité de Gimbernat sur la hernie fémorale*; enfin, a mis en anglais les *Élémens de médecine*, de J. Brown, écrits en latin, et il y a joint une vie de Brown, avec lequel il avait été lié. Beddoes est encore auteur de plusieurs écrits en littérature, en politique, en économie politique; il a fait insérer un grand nombre d'articles dans plusieurs recueils de médecine et de littérature.

(Chalmers, *Biographical Dictionary.*)

BÈGUE DE PRESLE (Achille-Guillaume Le), né à Pithiviers, petite ville de la Beauce (Loiret), fut reçu docteur en la Faculté de médecine de Paris le 30 septembre 1760. Il remplit long-temps la charge de censeur royal, et mourut le 18 mai 1807, dans un âge assez avancé. Il fut le médecin et l'ami de J.-J. Rousseau, et publia, sur la mort de ce grand homme, une relation où il réfute l'opinion de ceux qui prétendaient que le philosophe s'était suicidé. On doit à Le Bègue de Presle les ouvrages suivans, dans la plupart desquels on remarque l'intention bien philantropique, mais bien illusoire, de faire de la médecine un art à la portée de tout le monde, et où l'auteur fait preuve de beaucoup d'érudition.

Le Conservateur de la santé. La Haye (Paris), 1763, in-12. — C'est la première partie d'un traité d'hygiène et de police médicale, dont plusieurs articles sont intéressans.

Etrennes salutaires, 1763, in-24.

Mémoire pour servir à l'histoire de l'usage interne du mercure sublimé corrosif; on y a joint un *Recueil d'observations faites sur l'usage interne de ce remède, en Allemagne, en Angleterre, en Italie,* etc. La Haye (Paris), 1763, in-12. — L'auteur fait valoir avec force toutes les raisons favorables à l'emploi du sublimé. On trouve un assez long extrait de ce mémoire dans la *Bibliographie* de Lefebure de Saint-Ildefont.

Manuel du naturaliste pour Paris et ses environs. Paris, 1766, in-8.

Quel temps fera-t-il ce matin, ce soir, demain? ou pronostics utiles au laboureur et au voyageur. 1770.

Relation ou *Notice des derniers jours de M. Jean-Jacques Rousseau, avec une addition par J. H. de Magellan, gentilhomme portugais.* Londres, 1778, in-8.

Économie rurale et civile. I. part. *Administration des biens.* II. part. *Économie domestique.* 1789, in-8. 2 vol.

Bibliothèque physico-écponomique de 1786 à 1792. 14 vol. in-12.

De la santé des gens de mer. Paris, 17.., in-8.

Dictionnaire du jardinier. Sans date et sans nom d'auteur. In-8. 2 vol.

On doit à Le Bègue de Presle la traduction des ouvrages suivans, dont la plupart ont été enrichis d'additions du traducteur.

Observations nouvelles sur l'usage de la ciguë; trad. du latin de Storck. Vienne (Paris), 1762, in-12. — Le Bègue y a joint un *Mémoire pour servir à l'histoire de l'usage interne de la* ciguë, et des *Extraits d'observations sur les bons effets de l'usage interne de la ciguë.*

Observations sur l'usage interne du colchique d'automne; trad. du latin de Storck. La Haye (Paris), 1764. in-12.

Expériences et observations sur l'usage interne de la pomme épineuse; trad. du latin de Storck. 1763, in-12.

Traité des maladies nerveuses, hypocondriaques et hystériques; trad. de l'anglais de Robert Whytt. Paris, 1767, in-12, 2 vol.; *ibid.,* 1777, in-12, 2 vol. — Le Bègue y a ajouté l'extrait des principaux ouvrages sur la nature et les causes des maladies nerveuses, hystériques et hypocondriaques, et un catalogue de beaucoup d'autres.

Médecine d'armée, ou *Traité des maladies les plus communes parmi les troupes, dans les camps et les garnisons;* trad. de l'anglais de Monro, *avec des augmentations considérables.* Paris, 1769, in-8, 2 tomes en 1 vol. — Cet ouvrage contient, 1° des recherches sur l'histoire et les progrès de la médecine d'armée, et le catalogue des livres publiés sur ses diverses parties; 2° des moyens de fortifier et conserver la santé des troupes dans les camps et les garnisons; 3° l'établissement et l'administration des hôpitaux militaires, soit fixes, soit ambulans, avec leurs réglemens; 4° la description et le traitement des maladies communes parmi les troupes dans les camps et les garnisons.

Connaissance des médicamens; traduit de l'anglais de Lewis, *avec des additions.* Paris, 1772, in-8, 3 vol.

BEHR (GEORGE-HENRI) naquit à Strasbourg le 16 octobre 1708. Après avoir pratiqué quelque temps la chirurgie dans un régiment suisse au service de la France, il voyagea pour étendre ses connaissances, et suivit à Leyde les cours d'Albinus et de Boerhaave. Il devint membre de l'Académie des Curieux de la nature, et fut élu, en 1743, président de la Société allemande fondée à Strasbourg, où il mourut le 9 mai 1761. Nous n'indiquerons ni les dissertations académiques de Behr, ni ses écrits politiques ou littéraires. Ses principaux ouvrages sont :

Physiologia medica, id est, accurata et plenior descriptio corporis humani, quâ omnes ejus partes, cum ipsarum naturalibus et ordinariis functionibus, usibus et operationibus, præcipuè in gratiam studiosorum medicinæ et chirurgiæ, ex optimis physiologicis, anatomicis, aliisque auctoribus, atque propriâ etiam disquisitione et meditatione, exponuntur. Strasbourg, 1736, in-4, avec le portrait de l'auteur. — C'est une compilation assez bien faite. On y trouve l'indication exacte de tous les livres mis à contribution. Quant au style de l'ouvrage, *scribendi genus,* dit un journaliste, *non adeò purum est, sed dimidiam partem germanicis, dimidiam latinis vocibus constat.*

Lexicon physico-chimico-medicum reale; iis præprimis utile, qui de hâc vel illâ materiâ aliorum etiam doctorum virorum suffragia et observationes scire, sic que de suis simul opionibus certiores fieri cupiunt. Strasbourg, 1738, in-4. — Michel Alberti a mis une préface de 22 pages en tête de cette bibliographie, qui est à peu près de même genre que le *Tentamen lexici realis* du célèbre professeur de Halle.

Medicina consultatoria, etc. (en allemand). Augsbourg, 1751, in-4.

Berh a inséré un grand nombre d'observations dans les *actes de l'Académie des Curieux de la nature,* et dans le *Commercium litterarium physico-technico-medicum noribergense.* (Guizot, dans *Biogr. univ.*—*Suppl. ad nova acta eruditorum.* Leipsick, tom. III.)

BELL (BENJAMIN), l'un des chirurgiens les plus distingués de la fin du dernier siècle, ne nous est connu que par ses ouvrages. Il nous apprend qu'il fit ses études médicales à Édimbourg; qu'il étudia particulièrement l'anatomie sous Alexandre Monro. Il voyagea ensuite sur le continent, visita les principales Universités d'Europe, et séjourna assez long-temps à Paris. De retour dans sa patrie, il devint membre des Colléges de chirurgie d'Irlande et d'Édimbourg, chirurgien de l'hôpital royal de cette ville, membre de la Société royale d'Édimbourg, etc., et mourut au commencement de ce siècle, après avoir mis au jour les ouvrages suivans :

A treatise on the theory and management of ulcers, with a dissertation on withe swellings of the joints; to which is prefixed an essay on the chirurgical treatment of inflammation and its consequences. Édimbourg,

1778, in-8 de 400 pages; 7ᵉ édition, Edimbourg, 1801, in-8 (avec le *Système de chirurgie*), traduit en français par Adet et Lanigan, Paris, 1782, in-12; traduit par Bosquillon, Paris, 1788, in-8. Nouvelle traduction faite par le même sur l'édition anglaise de 1801, Paris, 1803, in-8; édition augmentée de notes, de recherches sur la teigne et d'observations nouvelles sur les tumeurs blanches des articulations. — Nous pouvons nous dispenser de parler du mérite éminent de cet ouvrage, qui est sans doute connu de tous nos lecteurs. Nous nous contenterons de rappeler que c'est surtout à Bell qu'est due la méthode de traiter les tumeurs blanches *rhumatismales* des articulations par des applications réitérées de sangsues ou de ventouses et des vésicatoires volans.

A system of surgery. Edimbourg, 1783-87, in-8, 6 vol., fig.; 7ᵉ édit., *ibid.*, 1801, in-8, 7 vol., fig.; traduit en français par Bosquillon, Paris, 1796, in-8, 6 vol., fig. — Cet intéressant traité de chirurgie peut aller de pair avec les ouvrages publiés vers la même époque, de Richter et de Callisen.

Treatise on gonorrhœa virulenta, and lues venerea. Edimbourg, 1793, in-8, 2 vol.; *ibid.*, 1797, in-8, 2 vol.; traduit en français par Bosquillon, Paris, 1802, in-8, 2 vol. — Les additions considérables du traducteur ont fait de cet ouvrage un des traités les plus savans et les plus complets que nous possédions sur cette matière.

Treatise on the hydrocele, on sarcocele, on cancer, and other disease of the testes. Edimbourg, 1794, in-8. — « Benjamin Bell acquit de nouveaux titres à l'estime des chirurgiens par cet ouvrage classique, dans lequel, avec la précision et la clarté qui lui sont propres, il répandit tant de jour sur le diagnostic de ces maladies, et donna une description si bonne et si complète des procédés opératoires, qu'il laissa tous ses prédécesseurs bien loin derrière lui. » (Sprengel.)

BELLINI (Laurent), médecin et anatomiste célèbre, naquit à Florence le 3 septembre 1643. Il sortait à peine de l'enfance, que la précocité de ses moyens laissait déjà entrevoir une activité et une profondeur d'esprit bien supérieures à son âge. Il se rendit de bonne heure à l'université de Pise, où l'appui du grand-duc Ferdinand II, qui avait su reconnaître les heureuses dispositions du jeune Bellini, fut pour lui une recommandation auprès d'Oliva, Borelli et Redi, dont il devint l'élève. Ses progrès ne pouvaient être que rapides sous de pareils maîtres; aussi, dès l'âge de 19 ans, il publia ses recherches intéressantes sur la structure des reins. L'année suivante (1663), il fut nommé lecteur public de médecine théorique à Pise, et peu après il obtint la chaire d'anatomie, qu'il occupa avec distinction pendant trente ans. Sa grande réputation le fit appeler souvent auprès des grands; il eut le titre de premier médecin du grand-duc Côme III, et sur la demande de Lancisi, médecin du pape Clément XI, on lui donna celui de premier consultant de S. S. Bellini mourut à Florence le 8 janvier 1704. Il n'occupe pas seulement un rang distingué dans l'histoire de la médecine comme anatomiste, mais encore comme un des médecins qui donna le plus de poids et de considération à l'école iatro-mathématique en Italie, et qui chercha à la réunir avec la doctrine chémiatrique. Il a laissé les ouvrages suivans :

Exercitatio anatomica de structurâ et usu renum. Florence, 1662, in-4; Strasbourg, 1664, in-12; Amsterdam, 1665, in-12. Cette édition renferme plusieurs observations de reins monstrueux, rapportées par différens auteurs; ces additions sont de G. Blaes, Leyde, 1665, in-12; Pavie, 1666, in-8; Leyde, 1711; *ibid.*, 1724, in-4. Cette dissertation est insérée dans la *Bibl. anat.* de Leclerc et Manget, tom. I, pag. 367. — Bellini y donne la description la plus exacte de la partie droite des canaux contenus dans la substance médullaire des reins, canaux dont la réunion constitue, comme on sait, chaque lobule de ces organes.

Gustûs organum novissimè deprehensum; præmissis ad faciliorem intelligentiam quibusdam de saporibus. Bologne, 1665, in-12 ou in-16 (Hall.); Leyde, 1711, in-4, et 1714, in-4, avec le traité *de structurâ renum* dans la *Bibl. anat.* de Leclerc et Manget, tom. II, pag. 472. — L'auteur place le siége de l'organe du goût exclusivement dans les papilles qui recouvrent la langue.

Gratiarum actio ad Seren. Etruriæ Princip. quædam anatomica in epistola ad Ser. Ferdinandum II, et propositio mechanica. Pise, 1670, in-12. — L'auteur y fait connaître son opinion sur le mécanisme de la respiration et le mouvement de la bile.

De urinis et pulsibus, de missione sanguinis, de febribus, de morbis capitis et pectoris. Bologne, 1683, in-4; Francfort et Leipsick, 1685, in-4; Leipsick, 1718, in-4; *ibid.*, 1731, in-4, avec une préface de Bohn; Leyde, 1717, in-4, avec une préface de Boerhaave. — L'ouvrage est précédé de quelques considérations sur le mouvement du sang, dont Bellini pense que le cours est ralenti par les flexuosités des vaisseaux. Il y est également traité du mouvement du fluide nerveux, que l'auteur fait dépendre des artères; ce fluide pénètre dans les muscles et en reflue alternativement. Le mouvement des muscles résulte de la raréfaction subite du fluide qui les a pénétrés, et cette raréfaction elle-même a lieu au moment où le fluide nerveux se mêle avec le sang. Les sécrétions dépendent d'un double effort latéral et progressif des humeurs dans les vaisseaux. L'auteur fait dépendre toutes les variétés que présentent les urines, de la quantité plus ou moins considérable d'eau qu'elles contiennent.

Opuscula aliquot ad Archibaldum Pitcarnium de urinis, de motu cordis, de motu bilis, de missione sanguinis, etc., etc. Pistoie, 1695, in-4; Leyde, 1714, in-4; *ibid.*, 1737, in-4. — C'est surtout ici que Bellini, alliant la chémiatrie à la doctrine des iatro-mathématiciens, se sert de la théorie de la fermentation pour expliquer les fonctions du corps. Il ne pouvait se figurer aucune sécrétion sans un ferment inhérent à l'organe, et qui, en pénétrant dans les vaisseaux ou les glandes, fait entrer le sang en fermentation. D'autres matières encore, l'air particulièrement, sont du nombre des fermens qui disposent les humeurs à la sécrétion. Il faut faire aussi attention aux replis et aux flexuosités des vaisseaux, ainsi qu'au séjour du sang dans les ramuscules capillaires des glandes. Ces replis ralentissent la marche du fluide, de même que le rétrécissement graduel des vaisseaux, dont la forme est conique. La stagnation du sang, et son épaississement dans les réseaux capillaires, sont les causes des fièvres et des inflammations; mais Bellini attribue ces vices du fluide sanguin à l'irrégularité de son mouvement; tandis que l'école chémiatrique les faisait provenir d'un ferment acide. Du reste, il ne survient jamais de fièvre sans une altération du sang, parce que le pouls éprouve toujours une aberration de son état ordinaire.

Consideratio nova de naturâ et modo respirationis. Cette lettre, adressée au grand-duc Ferdinand II, a été insérée dans les *Miscel. nat. curios.* an. 1671, obs. 77; et dans le tom. I de la *Biblioth. script. med.* de Manget, pag. 276.

Ces différens travaux ont été réunis en deux volumes, sous le titre d'*Opera omnia*, Venise, 1708, in-4. Cette édition ne contient pas les écrits suivans :

Lettera al sig. Ant. Vallisnieri nella quale mette in chiaro le vie dell' aria che si trovano in ogni novo. — Cette lettre est imprimée dans le tom. II du *Giornale de' letter. d'Italia*, pag. 41.

'Lettera al medesimo intorno all' ingresso dell' aria nel nostro sangue. Imprimée dans le tome IV du même journal, page 152.

Discorsi d'anatomia colla prefazione d'Ant. Cocchi. Florence, in-8. — La première partie parut en 1741, et les deux autres en 1744 (Mazzuchelli); en 1742 et 1746, suivant Haller.

Theoria ovi.—Cet ouvrage est resté incomplet; mais l'auteur en donne une idée dans sa première lettre à Vallisneri.

Le recueil des œuvres de Bellini a eu deux autres éditions : *Laurentii Bellini Opera omnia.* Florence, 1720, in-4; *ibid.*, 1747, in-4 (Haller).

Bellini n'était pas versé seulement dans l'étude des sciences, il s'occupa aussi avec succès de littérature et de poésie, comme le prouvent les écrits suivans :

Lettere tre al senator Pandolfo Pandolfini.

La Bacchéréide, poëme. Florence, 1729, in-8; et ses *Rime*.

(Mazzuch. — Haller. — Sprengel.)

BELLOC. (Jean-Jacques) naquit à Saint-Maurin, bourg à quatre lieues d'Agen, en 1732, d'une famille dans laquelle l'art de guérir est cultivé depuis trois siècles sans interruption. Il reçut près de ses parens une éducation soignée, et donna de bonne heure de grandes espérances. A 15 ans, il partit pour Montpellier. Le célèbre Goulard le prit en amitié, l'admit dans sa maison, le dirigea dans ses travaux, et le traita comme son fils. Belloc passa ainsi quatre années. Il vint ensuite à Paris, où, pendant trois ans, il s'appliqua surtout aux sciences accessoires, à la chirurgie et aux accouchemens. De retour auprès de son père, il se livra à la pratique, et fonda, dans son petit endroit, une espèce d'académie où il rassemblait ses confrères des alentours. Vers 1766, Belloc, ayant perdu son père, céda enfin aux vives instances que lui faisaient depuis long-temps les habitans d'Agen, et transféra son domicile dans cette ville. Il se joignit à son ami, l'illustre Lacépède, pour y établir une Société de belles-lettres, qui ne tarda pas à acquérir de la réputation. En 1774, il fut nommé lieutenant du premier chirurgien du Roi. Il parvint, peu de temps après, à faire établir à Agen une école royale de chirurgie. Belloc, jouissant paisiblement de sa gloire, et partageant son temps entre l'étude et la pratique, était parvenu, sans infirmités, à l'âge de 74 ans; il mettait la dernière main à un ouvrage *Sur la cure radicale de l'hydrocèle*, et à un *Traité de matière médicale externe*, quand il fut atteint d'une péripneumonie à laquelle il succomba le 28 décembre 1807. Il avait publié les ouvrages suivans :

Cours de médecine légale, judiciaire, théorique et pratique. Paris, an X, in-12; *ibid.*, 1811, in-8; *ibid.*, 1819, in-8. — Pour apprécier le mérite de ce petit manuel et être juste envers son auteur, il faut se rappeler qu'il est antérieur aux ouvrages de Mahon et de Fodéré.

Topographie physique, philosophique et médicale du département de Lot-et-Garonne. Agen, 1806, in-8.— Cet ouvrage avait été présenté à la Société de médecine de Paris, dans le sein de laquelle M. Double en fit un rapport très-favorable.

C'est à tort que l'on attribue à J.-J. Belloc diverses pièces insérées dans les *Mémoires de l'Académie de chirurgie : Description d'une machine pour arrêter le sang de l'artère intercostale. — Description d'une machine pour les fractures obliques du corps du fémur et celle de son col. — Mémoire sur* quelques hémorragies particulières, et sur les moyens d'y remédier. Ces opuscules sont de Belloc le père, dont le nom se trouve partout écrit Belloq, dans les *Mémoires de l'Académie de chirurgie.* J.-J. Belloc adressa à cette Académie un Mémoire sur l'extraction du placenta, qui occasionna une discussion très-vive entre lui et l'illustre secrétaire de cette société. Louis, taxant notre auteur de plagiat, lui reprochait d'avoir donné comme sienne une méthode empruntée à Baudelocque. Il ne fut pas difficile à Belloc de prouver qu'il l'avait enseignée et mise en pratique quinze ans avant la publication de l'ouvrage du professeur de Paris. Louis reconnut son erreur, et se déclara l'ami du modeste professeur d'Agen. Belloc adressa encore à l'Académie de chirurgie un Mémoire pour le concours ouvert *Sur la meilleure forme à donner aux aiguilles.* Ce Mémoire, fort remarquable, eût sans doute été couronné, sans les malheurs des temps et la dissolution de l'Académie.

Enfin, il n'est peut-être pas inutile de rappeler que Belloc est l'inventeur de la sonde connue sous son nom.

(A. Lafaurie, *Notice sur la vie et les ouvrages de J.-J. Belloc*, dans *Journal général de médecine, etc.*, tome XXXII.)

BELLOSTE (Augustin), né à Paris en 1654, étudia la chirurgie dans cette capitale, suivit les armées, et acquit une grande habileté, particulièrement dans le traitement des blessures. Il remplit les fonctions de chirurgien en chef de plusieurs hôpitaux militaires sur les fronctières du Dauphiné. Vers l'an 1697, Belloste fut appelé, en qualité de premier chirurgien, près de la duchesse de Savoie, Marie-Jeanne-Baptiste, mère de Victor-Amédée, duc de Savoie, et plus tard roi de Sardaigne. Il conserva cet emploi jusqu'à la mort de la duchesse, en 1724, et mourut à Turin le 15 juillet 1730. Belloste fut un très-habile praticien. Il n'enrichit point l'art de guérir de découvertes nouvelles, mais il sut faire revivre d'excellens principes qu'on avait trop oubliés : ceux de César Magati, par exemple, sur les inconvéniens des pansemens trop fréquens des plaies, sur l'abus des tentes, des onguens, etc. Ses vues sont consignées, au milieu d'un grand nombre d'observations, dans les ouvrages suivans :

Chirurgien d'hôpital, 1696, in-12; ibid., 1698, in-8; *ibid.*, 1705, in-8; Amsterdam, 1707, in-12 ; Paris, 1708, in-8; *ibid.*, 1716, in-12.— Cette dernière édition est *augmentée de plusieurs observations nouvelles, d'une pharmacie chirurgicale, et d'une Dissertation sur la rage.* ·

Suite du chirurgien d'hôpital, contenant *différens traités : du mercure, des maladies des yeux, des tumeurs enkistées, des plaies de poitrine, des plaies tortueuses, des injections, du mal d'escarre, de la chute de l'intestin dans le scrotum, du sarcocèle et du miserere.* Paris, 1725, in-8; *ibid.*,

1732, in-12. — Le *Traité du mercure* a été imprimé à part. Paris, 1738, in-12 ; 1756, in-12 de 92 pages, plus une *Instruction sur le bon usage des pilules de M. Belloste*, 12 pages. — C'est à Michel-Antoine Belloste, fils aîné de notre auteur, et seul héritier du secret de son père, que l'on doit cette édition d'un ouvrage consacré à l'apologie des pilules, long-temps fameuses, de Belloste.

(Astruc, *De morbis venereis.*—Lefebure de Saint-Ildefont, *Suite de la Bibliographie d'Astruc.*—Haller, *Bibliotheca chirurgica.*)

BENCI ou BENZO (Hugues), médecin et philosophe célèbre de son temps, vivait au commencement du quinzième siècle. Les biographes le désignent assez communément sous les noms de

Bentius, *Bencius*, *Hugo Senensis*, *Hugues de Sienne*, d'après le lieu de sa naissance, où il reçut le bonnet de docteur en médecine et en philosophie. Il remplit successivement les fonctions de lecteur dans les écoles de Sienne, de Florence, de Bologne, et fut attaché à cette dernière Université, comme professeur, depuis 1402 jusqu'en 1427. Dans cet intervalle, il fut médecin du légat, avec un traitement annuel de 500 livres; il occupa aussi à Padoue la place de lecteur public, de 1420 à 1428, tout en conservant son titre à l'Université de Bologne. Il avait également professé la médecine à Pérouse et à Pavie, lorsque sa réputation le fit appeler à Paris par le roi de France, où, suivant Ugurgieri, il obtint le plus grand succès dans ses leçons sur la médecine et la philosophie. Enfin, rappelé en Italie par le marquis de Ferrare, Nicolas III, qui le nomma son médecin, et lui donna la place de lecteur à l'Académie de Parme, il habita quelque temps cette dernière ville, et vint ensuite occuper une chaire de professeur public à Ferrare, où il mourut en 1439. La grande réputation dont Benci a joui pendant sa vie, et les éloges extraordinaires que lui ont donnés plusieurs écrivains, ne sont pas justifiés par les ouvrages qu'il a laissés, et dont voici l'indication :

Trattato utilissimo circa lo regimento e la conservazione della sanitade. Milan, 1481, in-4. Cette édition, publiée par les soins de Pierre de Corneno, est en caractères gothiques et sans pagination. *Ibid.*, 1507, in-4. Réimprimé plus tard sous ce titre : *Regole della sanità e natura de cibi con le annotazioni di Lodovico Bertaldi, etc., arrichita d'un trattato dell' ebrieta e dell' abuso dell' tabaco.* Turin, 1618, in-12 ; *ibid.*, avec cette addition au titre : *Aggiuntovi alle medeme materie i trattati di Baldasar Pisanelli a sue Historie naturali, e annotationi del medico gallino.* 1620, in-8. — Benci écrivit d'abord cet ouvrage en latin, et le manuscrit en était conservé dans la bibliothèque du duc de Savoie.

Consilia saluberrima ad omnes ægri-tudines. Bologne, 1482, in-fol.; avec des additions, Venise, 1518, in-fol. — La partie de cet ouvrage où l'auteur traite des bains, a été insérée dans le recueil *de Balneis.*

Super quartam fen primi Avicennæ præclara expositio cum adnotationibus Jacobi de partibus. Venise, 1485, in-fol., Pavie, 1496, in-fol.; Venise, 1517 et 1523, in-fol.

In primam fen primi canonis Avicennæ expositio. In-fol. sans date ni lieu d'impression. — D'après les caractères, et ce que l'auteur dit dans la préface, il est probable que cette première édition est de Ferrare, 1490; Venise, 1523, in-fol.

Super aphorismos Hippocratis, et super comment. Galeni ejus interpretis cum suis quæstionibus, emendata, et à suo originali extracta. Ferrare.

1493, in-fol.; avec des additions et des annotations, Venise, 1498, in-fol.; *ibid.*, 1517 et 1523, in-fol.

In tres libros microtechni Galeni luculentissima expositio. Adjectis in margine quamplurimis adnotationibus, etc. Venise, 1523, in-fol.

De febribus liber. — Cet ouvrage lui est attribué par différens écrivains.

Ce sont particulièrement les Commentaires de Benci sur Hippocrate, Galien et Avicenne, qui lui donnèrent beaucoup de célébrité. Le recueil de ses œuvres a été publié en 2 vol. in-fol. Venise, 1518.

(Mazzuchelli, *Gli scrittori d'Italia.*)

BENEDETTI (ALEXANDRE), médecin célèbre de son temps, naquit à Legnano, près Vérone; il vivait à la fin du quinzième siècle. Il étudia la philosophie et la médecine à Padoue, où, d'après ce qu'il dit lui-même, il parait qu'il professa à son tour ces deux sciences : toutefois, on ne trouve pas son nom sur les rôles des professeurs de l'Université de cette ville. En 1490, il se rendit en Grèce, où il pratiqua la médecine dans l'île de Candie, à la Canée surtout, qui appartenait alors aux Vénitiens; ensuite il exerça à Modon dans la Morée. Ce serait à son retour, en 1493, qu'il aurait occupé une chaire à Padoue. En 1495, il servit en qualité de chirurgien militaire dans l'armée que les Vénitiens envoyèrent contre Charles VIII, et qui fut défaite près de Fornova. Il mourut vers l'an 1525, suivant Sprengel. Mazzuchelli dit simplement qu'il succomba au commencement du seizième siècle, et qu'il fut enterré à Venise, où il avait habité pendant long-temps. Il a laissé les ouvrages suivans :

De pestilenti febre liber. Rome, 1490, in-4; Pavie, 1516, in-fol.; Bâle, 1538, in-8. — Réuni avec plusieurs autres écrits de différens auteurs sur la même matière.

Anatomicæ, sive de historiâ corporis humani libri V. Venise, 1498 et 1502, in-4; Paris, 1514 et 1519, in-4; Bâle, 1517, in-8; Strasbourg, 1528. —Cette anatomie ne renferme pas une seule découverte, mais on y trouve une assez bonne physiologie écrite dans l'esprit du temps. (Sprengel.)

De medici et ægri officio libellus. Cet écrit est réuni à celui de Symphorien Champier, intitulé : *de Medicinæ claris scriptoribus.* Lyon, 1505, in-8.

Il en existe une édition in-4, sans lieu d'impression, avec ce titre : *Collectiones medicinæ.* —Cet ouvrage de Benedetti a été réimprimé à Bâle, 1572, in-fol. On le trouve, dans quelques éditions, joint au précédent.

De re medicâ opus insigne et candidatis medicinæ apprimè utile, ad Maximilianum Cæsarem Augustum imperatorem, hoc ordine digestum : omnium à vertice ad calcem morborum signa, causæ, indicationes, et remediorum compositiones, utendique rationes generatim libris XXX conscripta. Præterea aphorismorum de medici atque ægri officio lib. I. De pestilentiæ causis, præservatione, et auxi-

liorum materiá liber. Humani corporis anatome tractata lib. V. Venise, 1535, in-fol. ; Bâle, 1539, in-8, et 1549 1570 et 1572, in-fol. — Cet ouvrage contient, comme on le voit, les trois précédens ; il renferme , dit Sprengel, une foule d'observations rares et remarquables, qui le rendent digne d'être lu de nos jours. Versé dans la connaissance des travaux de l'antiquité, Benedetti sentit bien que l'érudition ne fait pas le médecin, et qu'au milieu des contradictions de ses prédécesseurs, l'observation était le seul juge non récusable. Cette pensée domine dans ses ouvrages : aussi le voit-on toujours mettre, pour ainsi dire, en présence, l'exposé fidèle des opinions des anciens et les résultats de son expérience particulière. Un tel exemple, donné par un homme d'une grande réputation, ne put qu'exercer et exerça en effet une heureuse influence sur la marche de la science.

Medicinalium observationum rara exempla cum Remberti Dodonei annotationibus. Cologne, 1581, in-8.

De prodigiosis incediis. Berne, 1604, in-4.

(Mazzuchelli. — Sprengel.)

BENEVOLI (Antoine), célèbre professeur de chirurgie, et lecteur à l'hôpital de *Santa-Maria-Nuova*, à Florence, était originaire de Norcia, près Spolette ; il naquit en 1685. Resté orphelin dès son bas âge, il retrouva un père dans Accoramboni, son parent, qui exerçait alors la chirurgie avec distinction, et qui lui fit faire ses études à Florence. Porté par son goût à l'étude des sciences, il se livra avec ardeur à l'anatomie et à la chirurgie sous les yeux de Th. Puccini, d'Accoramboni et d'Angelo Querci. Ses succès furent tellement rapides, qu'à l'âge de vingt ans il obtint la chaire d'oculiste à l'hôpital de S.-Maria-Nuova , devenue vacante par la mort d'Antoine Santorelli, et on lui laissa bientôt la faculté de traiter les autres maladies chirurgicales. Dès ses premiers pas dans la pratique, il acquit une réputation honorable qui s'étendit bientôt au-delà de Florence. Il succéda plus tard à François Tanucci, lithotomiste, lecteur, et maître en chirurgie à l'hôpital de Santa-Maria-Nuova, et en 1755 il fut nommé premier maître en chirurgie de cet hôpital. Il est mort le 7 mai 1756, laissant les ouvrages suivans :

Lettera soprà due osservazioni fatte intorno alla cateratta, etc., scritta al sig. Ant. M. Valsalva. Florence, 1722, in-8. — Benevoli, s'appuyant de l'examen fait sur le cadavre d'un soldat qu'il avait opéré heureusement de la cataracte quelques années auparavant, pense que cette altération ne consiste pas dans la formation d'une membrane, mais qu'elle résulte de l'opacité du cristallin ; fait qu'il avait eu lieu de soupçonner par le sentiment de résistance qu'on éprouve en pratiquant l'opération. Cette lettre fut réimprimée en 1724, à la suite de l'ouvrage suivant :

Nuova proposizione intorno alla caruncola dell' urotra detta volgarmente

carnosita spiegata da Ant. Benevoli.
Florence, 1748. — Dans cet opuscule, l'auteur combat l'erreur de ceux qui considèrent comme des carnosités de l'urètre la tuméfaction accidentelle du verumontanum, causée par son ulcération ou par son irritation prolongée dans la blennorrhagie; il blâme l'usage des corrosifs que l'on conseillait dans ce cas.

A l'occasion de sa lettre sur la cataracte, il fut accusé de plagiat par Pierre Paoli, chirurgien de Lucques, qui, dans un écrit intitulé *Parere (avis)*, s'attacha à prouver que Benevoli n'avait fait que reproduire l'opinion d'Heister. Notre auteur répondit à cet écrit par les suivans :

Manifesto di Ant. Benevoli, etc., sopra alcune accuse contenute in un certo parere, del sig. Piet. Paoli, cerusico in Lucca. Florence , 1730, in-4. •

Giustificazione di Ant. Benevoli, etc., dalle replicate accuse del sig. Piet. Paoli, cerusico in Lucca. Florence, 1732, in-4. — Ces deux écrits ne sont qu'une polémique sans intérêt pour la science.

Tre dissertazioni ; dell' origine dell' ernia intestinale finora non stata avvertita ; intorno alla più frequente cagione dell' iscuria , o sia ritenzione dell' orina nella vescica ; del leucoma, detto volgarmente maglia dell' occhio. Aggiuntavi quaranta osservazioni , tre delle quali sulla rachitide , e le altre in diversi casi di chirurgia. Florence , 1747, in-4. — Cet ouvrage renferme beaucoup de faits pratiques dignes d'intérêt. On y trouve une description de l'utérus dans l'état de menstruation ; un exemple de grossesse tubaire...

Benevoli a donné aussi la relation de deux cas intéressans, pour lesquels il fut l'objet de quelques critiques : l'un est relatif à un abcès froid, très-considérable, situé dans le bassin et l'abdomen, avec érosion des vertèbres lombaires; l'autre a pour objet un étranglement, avec gangrène, d'un appendice accidentel de l'intestin grêle. Ces deux observations sont insérées dans les *Novelle letter* de Venise, an. 1750, pag. 181, et *Novelle letter* de Florence, 1750, à la pag. 321.

(Mazzuchelli, *Gli scrittori d'Italia.*)

BENIVIENI (Antoine), médecin et philosophe célèbre de son temps, naquit à Florence, où il vivait vers la fin du quinzième siècle. Ses frères Dominique et Jérôme occupèrent un rang distingué parmi les littérateurs de cette époque. On a peu de documens sur sa vie, et l'on sait seulement qu'il fut lié particulièrement avec deux savans également recommandables, Marsilio Ficino et Angelo Poliziano. Il mourut le 11 novembre 1502, à Florence, comme le prouve l'épitaphe placée sur son tombeau dans l'église de l'Annonciation. Benivieni fut, avec Benedetti, celui des médecins italiens qui, au quinzième siècle, contribua le plus à introduire le bon goût en médecine. Formé d'après le modèle des anciens Grecs, il sentit la nécessité de revenir à l'observation de la nature; il expose avec simplicité et fidélité les faits de sa propre pratique; et l'ouvrage suivant, dans lequel il les a consignés, atteste qu'il était un observateur à la fois judicieux et éclairé :

De abditis nonnullis ac mirandis morborum et sanationum causis. — Cet ouvrage fut imprimé après la mort de Benivieni, par les soins de son frère Jérôme. Florence, 1506 et 1507, in-4; réimprimé avec les traités de Galien : *de Plenitudine*, Paris, 1528, in-fol.; avec le livre *de Compositionibus* de Scribonius Largus, 1529, in-8; avec les écrits de Celse et de Scribonius, Paris, 1529, in-8; extrait de cet ouvrage augmenté d'annotations de Dodoens, Leyde, 1585, in-8; *ibid.*, 1621, in-8. La partie de l'ouvrage de Benivieni, intitulée : *de Morbo gallico*, a été insérée dans le recueil publié sur cette matière, Venise, 1566, in-fol. — L'ouvrage commence par la description de l'épidémie *de Morbi gallici* qui régna du temps de Benivieni; il ne la considérait point comme une maladie nouvelle. M. Jourdan dit, d'après Hensler, que notre auteur garde le silence sur les effets de l'onguent mercuriel contre les maux vénériens; on lit pourtant dans son ouvrage : » *Nonnulli verò resinam terebenthinam, argentum vivum, masticem, lytargyrium, cerussam, thymiamaque excipiunt myrtino oleo atque larido : et eo inungentes sudare ægros cogunt.*» Il avait dit auparavant: «*Quod si medicamentis compingentibus intrinsecum quis conaretur extrudere humorem.... Si inter mali initia compingentibus unctionibus illi medendo festinaret..... Continuò exortæ pustulæ in gulà et ore ægrotos malè habebant;* » ce qui pourrait bien se rapporter au même remède. Benivieni ordonne la saignée dans certaines circonstances qu'il détermine judicieusement, et plus souvent l'application des sangsues. Parmi les cas dont Benivieni rapporte l'histoire, on distingue, sur l'opération de la cataracte et de la taille, quelques remarques importantes, prouvant qu'il était bon chirurgien. Il rapporte plusieurs observations d'extraction de calcul vésical chez la femme, à l'aide de la dilatation de l'urètre, comme Pierre Franco le proposa plus tard. Benivieni est le premier qui ait pratiqué la trachéotomie depuis Antyllus, c'est-à-dire après un intervalle de près de quatorze siècles; il sauva par ce moyen la vie d'un malade. Il est aussi le premier, avec Vesale et Fallope, qui ait examiné et décrit les calculs biliaires. Haller, en citant l'ouvrage de Benivieni comme un livre digne d'être lu, rappelle, entr'autres observations, celles qui sont relatives à une imperforation de l'anus et de la vulve, à une boulimie, à un cœur poilu (péricardite chronique).

' (Mazzuchelli.—Sprengel.—Haller.)

BENNET (Christophe), naquit à Raynton, dans le comté de Sommerset, vers l'année 1617, et pratiqua avec succès la médecine à Londres, où il était allé s'établir, et où il fut nommé membre du Collége des médecins. Il mourut en 1655, de phthisie pulmonaire.

Theatri tabidarum vestibulum, seu exercitationes dianoeticæ cum historiis demonstrativis, quibus alimentorum et sanguinis vitia deteguntur in pleri-

que morbis, etc. Londres, 1654, in-8. Réimprimé sous ce titre :

Tabidorum theatrum, sive phthi-
seos, atrophiæ et hecticæ xenodochium.
Londres, 1656, in-8; *ibid.*, 1720,
in-8; Francfort, 1665, in-12; Leyde,
1714, in-8, pl.; *ibid.*, 1733, in-8;
ibid., 1742, in-8; Leipsick, 1760,
in-8; Florence, 1751, in-8. — Cet
ouvrage, qui ne laisse pas d'avoir
quelque intérêt, en aurait encore davantage s'il était écrit d'un style moins
obscur, et si l'auteur ne l'avait pas rempli de vaines théories.

Bennet avait encore donné une édition corrigée et augmentée de l'ouvrage de Thomas Mouffet, intitulé :
Heasth's improvement. — Il a laissé
un ou deux ouvrages manuscrits, qu'il
était près de faire imprimer lorsque
la mort le surprit.

(*Biogr. britann.* — Haller, *Bibl.*
medicinæ practicæ.)

BENVENUTI (Joseph), chirurgien distingué, naquit à Lucques
vers l'an 1728. Il se livra de bonne heure à l'étude de la physique
et de la médecine; et après avoir pris le bonnet de docteur, il exerça
la médecine à Sarzane, ville de l'ancien état de Gênes. En 1756, il
fut nommé membre correspondant de l'Académie des Curieux de la
nature, et de la Société royale de Gœttingue en 1758. Il paraît que
Benvenuti était, à cette dernière époque, médecin des bains de Lucques. Mazzuchelli, à qui nous empruntons ces détails, n'indique pas
l'année de la mort de cet auteur. On a de lui :

Dissertatio historico-epistolaris ad
clar. vir. Jac. Barthol. Beccarium,
quâ epidemicæ febres in Lucensis do-
minii quibusdam pagis grassantes des-
cribuntur, necnon mercurii, atque
corticis peruviani usus in earum cura-
tione recto rationis examini subjicitur :
physicorum tentaminum ope, remedii
utriusque viribus exploratis, à Josepho
Benvenuto Lucense ex nobilium viro-
rum justa in seren. republicâ sanitati
servandæ consulentium ægrotantibus
curandis destinato conscripta, etc., etc.
Lucques, 1754, in-8. — A l'ouverture
des sujets morts de cette maladie, on
trouvait les méninges enflammées, les
ventricules du cerveau pleins d'une
sérosité sanguinolente, l'estomac et les
intestins grêles phlogosés, le colon
enflammé presque jusqu'à la gangrène,
le foie et les autres viscères légèrement
phlogosés, les ganglions mésentériques
tuméfiés. Une chose remarquable, c'est
que l'auteur regardait l'inflammation
des viscères non comme la cause, mais
comme l'effet de la fièvre; ce qui ne
l'empêchait pas de pratiquer trois ou
quatre saignées au début de la maladie, et d'employer les boissons délayantes en abondance et les lavemens
adoucissans.

En 1755, Benvenuti adressa à Van-
Swiéten deux lettres écrites en latin,
dans lesquelles il lui faisait connaître
une nouvelle méthode de guérir la sy-
phylis (*morbus gallicus*), et plusieurs
autres affections habituellement rebelles, à l'aide d'une préparation particulière de mercure. Voyez à ce sujet
les *Novelle letter di Fiorenza,* an. 1755.
col. 417.

Dissertationes et quæstiones medicæ

magis celebres in Monspelliensi lyceo et in Parisinis scholis discussæ. Lucques, 1757, in-8.—Benvenuti fut l'éditeur du premier volume de ce recueil, auquel il a joint un appendice où il traite de l'hydrophobie et des vertus médicinales du vinaigre.

De Lucensium thermarum sale tractatus, auctore Jos. Benvenuto, etc. Lucques, 1758, in-8. — Benvenuti publia aussi ce traité en italien. Lucques, 1758, in-8 de 103 pag. On y trouve une lettre dans laquelle il fait connaître les propriétés des eaux thermales de Lucques dans certaines maladies.

Reflessioni soprà gli effetti del moto a cavallo. Lucques, 1760, in-4 de 112 pp. — L'équitation est avantageuse, selon l'auteur, dans toute maladie provenant de débilité, ou qui reconnaît pour cause la lenteur de la circulation. Benvenuti se plaint de ce qu'on néglige trop la gymnastique, dont les anciens savaient tirer de si grands avantages.

De rubiginis frumentum corrumpentis causá et medelá. Lucques, 1762, in-4.

Observationum medicinalium, quæ anatomiæ superstructæ sunt. Coll. I. Lucques, 1764, in-4.— L'auteur cherche à jeter quelque jour sur les causes de diverses maladies par l'ouverture des cadavres.

Della condizione de' medici presse gli antichi. Pérouse, 1779, in-4.

Benvenuti a, en outre, adressé divers mémoires et observations sur des points de philosophie et de médecine à l'Académie des Curieux de la nature et à la Société royale de Gottingue.

(Mazzuchelli.)

BERENGARIO, en français **BÉRENGER** (JACQUES), de Carpi, petite ville dans le duché de Modène, d'où il a tiré le nom de *Carpensis, Carpus,* vivait à la fin du quinzième siècle et au commencement du seizième. Il exerça la chirurgie avec distinction, et fut professeur à Pavie, puis à Bologne, depuis 1502 jusqu'en 1527. Digne prédécesseur de Vésale, Berengario est considéré à juste titre par Fallopio et Eustachi comme le principal restaurateur de l'anatomie : nous indiquerons plus bas ses découvertes dans cette science. On cite comme un fait très-remarquable, qu'après avoir fait ses premiers cours d'anatomie sur des cochons, dans la maison d'Albert Pion, seigneur de Carpi, il ait disséqué plus de cent cadavres humains. On l'accusa d'avoir ouvert des hommes vivans, reproche que le vulgaire a coutume de faire à tous ceux qui se livrent avec ardeur à l'anatomie, et l'on prétend que cette inculpation fut le motif dont on se servit pour l'éloigner de Bologne. Suivant Brambilla, Berengario ne quitta cette ville et ne se retira à Ferrare que pour se soustraire aux poursuites de l'inquisition, dont le tribunal parut disposé à attaquer les opinions qu'il avait émises sur les organes de la génération. Il est probable aussi que les désagrémens sans nombre que lui suscita la jalousie de ses confrères, contribuèrent également à lui faire prendre ce parti. Berengario reconnut le premier les bons effets des frictions mercurielles dans les maladies vénériennes; les succès qu'il obtint par ce genre de traitement lui donnèrent une grande réputation, et lui firent acquérir une immense fortune. Il mourut à Ferrare l'an 1550, laissant tout son bien et une somme de 40,000 écus au duc de Ferrare, dans l'intimité duquel il avait vécu jusqu'à sa mort. On a de lui :

De calvariæ sive cranii fracturâ tractatus. Bologne, 1518, in-4; Venise, 1535, in-4; Leyde, 1629 et 1651, in-8. — Cet ouvrage a réellement causé une réforme salutaire dans la doctrine des plaies de tête. Bérenger fit voir d'abord combien les signes ordinaires des fractures du crâne sont sujets à induire en erreur. Il doutait de la réalité des contre-fractures lorsque le coup ne porte que sur un côté; mais il observa la fracture de la table interne, quoique l'externe fût demeurée intacte. Il croyait encore pouvoir guérir les enfoncemens du crâne avec des emplâtres, et attribuait presque tous les accidens des plaies de tête aux esquilles qui déchirent le cerveau et ses membranes. Il recommandait avec une sorte de prédilection l'huile de roses et la garance (Sprengel).

Commentaria cum amplissimis additionibus super anatomiam Mundini, unà cum textu ejusdem in pristinum, et verum nitorem redacto. Bologne, 1521, in-4; *ibid.*, 1552, in-4. — Cet ouvrage, écrit en latin monacal, défiguré par des récits fabuleux et fatigant par sa longueur, est néanmoins rempli d'observations intéressantes, qu'une longue expérience de l'anatomie fournit à son auteur. Au reste, c'est un commentaire spécial sur l'anatomie de Mondini, dans lequel Berengario n'a pu suivre conséquemment une autre méthode que celle de Mondini lui-même (Lauth). Il reconnut mieux qu'on ne l'avait fait jusque-là l'utilité des osselets de l'ouïe; il décrivit bien la membrane du tympan, mais il resta incertain s'il devait la faire provenir du nerf auditif lui-même ou des membranes du cerveau. Il étudia le premier l'os basilaire, et découvrit les sinus sphénoïdaux qui s'abouchent avec le méat supérieur des fosses nasales; il reconnut aussi, le premier, que l'os ethmoïde n'est pas réellement percé de trous qui fassent communiquer les cavités cérébrales et nasales. Berengario admettait six muscles pairs de l'œil et un impair : ce dernier, destiné, chez les animaux, à retirer l'œil en arrière, et contourné autour du nerf optique, devait, suivant lui, se rencontrer aussi chez l'homme. Cette erreur, partagée par Vésale, fut combattue par Fallopio. Berengario a donné la première description du muscle thyro-épiglottique. C'est surtout dans l'angéiologie que ses découvertes furent nombreuses et importantes. Il démontra l'inexactitude de l'opinion de Galien sur les ouvertures de communication qu'il admettait dans la cloison interventriculaire du cœur, et affirma positivement que le sang ne pouvait passer ainsi de l'un des ventricules dans l'autre. Il a donné la description de la valvule mitrale de la veine-cave ascendante, et des valvules sigmoïdes des veines pulmonaires : elles lui parurent avoir de l'analogie ensemble, parce qu'elles ne ferment pas complétement les vaisseaux, présentent une certaine flaccidité, ou moins de solidité que toutes les autres, et se retirent sur elles-mêmes quand le cœur se dilate. Il découvrit aussi la valvule tricuspide de l'orifice auriculo-ventriculaire droit, à laquelle il attribua l'usage de retenir le sang dans le cœur, et de s'opposer à ce qu'il ne refluât dans l'oreillette. On lui doit encore la description des valvules sémilunaires de l'aorte et de l'artère pulmonaire ; il fit voir l'identité de leur structure, et présuma qu'elles avaient pour usage d'empêcher le sang de rentrer dans le cœur. Il observa sur les animaux vivans un liquide dedans le péricarde. Il réfuta l'opinion que les carotides, à leur entrée dans le cerveau, forment une espèce de réseau auprès de la glande pituitaire ; il aperçut l'artère spinale antérieure, et vit que la veine ombilicale est unique. Il remarqua que les veines cutanées ne sont pas accompagnées d'artères. C'est encore à notre auteur qu'on est redevable de la première description exacte du cœcum et de son appendice, et de la remarque, confirmée depuis par Morgagni, que ce dernier ne renferme quelquefois pas de cavité, ce qu'il prétend avoir observé surtout chez les individus habitués à prendre une grande quantité d'alimens. Berengario étudia le premier avec attention les organes chargés de la sécrétion de l'urine, et rechercha si ce liquide se sécrète dans les reins comme à travers un crible, ainsi que

le pensait Zerbi. Dans le but de s'assurer de ce fait, il introduisit un tube dans la veine rénale, et poussa de l'eau chaude dans le bassinet ; ayant ensuite fendu le rein, il trouva que les ramuscules de la veine, au lieu de s'anastomoser avec les ramifications de l'uretère, comme on l'avait cru avant lui, se répandent dans la substance mamelonnée : il donna aussi une description exacte des mamelons. Dans le larynx, Berengario découvrit les deux cartilages aryténoïdes, et il paraît avoir également vu la glande épiglottique. Il savait que les points lacrymaux sont les orifices des conduits du même nom. Les conduits lacrymaux, dit-il, versent les larmes par le canal nasal dans le nez, et c'est la raison pour laquelle on discerne souvent l'odeur et même la saveur des collyres. Berenger paraît avoir vu les vésicules séminales, quand il indique des canaux et un tissu celluleux dont les vaisseaux déférens se contournent. Il indiqua la cloison médiane du scrotum. Il combattit l'ancien préjugé que, dans l'acte de la génération, les filles sont conçues du côté gauche de l'utérus, et les garçons du côté droit ; il émit cette idée erronée, que les eaux de l'amnios sont le résultat de la sueur du fœtus. Notre auteur connaît assez bien les diverses cavités ventriculaires du cerveau : il décrit, dans les deux latérales, les plexus choroïdes, auxquels il donne le nom de vers, et qu'il savait être composés d'un lacis de vaisseaux ; il parle du canal qui unit le quatrième ventricule avec le troisième. Il fait mention de la glande pinéale, et des éminences de la base du cerveau, situées derrière les couches optiques. Il indiqua, avec plus de précision qu'Achillini, la terminaison de la moelle épinière vers la douzième vertèbre dorsale. Il fut le premier qui soutint, contre l'opinion de Galien, que les nerfs ne naissent pas de la portion dure du cerveau, se fondant sur ce que ses recherches lui avaient prouvé que le cervelet ne produit pas un seul nerf, et que tous, sans exception, tirent leur origine du cerveau ou de la moelle alongée. Il comptait huit paires cervicales; et, à l'exemple de Zerbi, il considérait le grand sympathique comme une continuation de la cinquième paire, probablement parce qu'il connaissait l'anastomose du filet vidien. Plusieurs planches sont jointes à l'ouvrage. (Haller. — Sprengel.)

Isagogæ breves perlucidæ, ac uberrimæ in anatomiam humani corporis à communi medicorum academia usitatum (Mazzuchelli), ... *humani corporis ad suorum scolasticorum preces in lucem editæ* (Haller). Bologne, 1522, in-4; *ibid.*, 1523, in-4; Cologne, 1529, in-8; Strasbourg, 1530 et 1533, in-8; Venise, 1535, in-4. — L'ouvrage précédent renferme des observations de monstruosités et d'altérations pathologiques; celui-ci est exclusivement relatif à l'anatomie. L'auteur y décrit successivement les trois cavités splanchniques et les viscères qu'elles contiennent, ainsi que les parties constituantes du dos et du cou : il y a joint les planches publiées déjà dans le précédent, et en a ajouté de nouvelles qui sont relatives à l'utérus, au cerveau, aux ventricules du cœur. Dans l'édition de Venise, il existe, de plus, deux figures des parties génitales de la femme; Berengario a représenté les veines qu'on a coutume d'ouvrir dans la saignée.

(Mazzuchelli. — Haller. — Sprengel.—Brambilla, *Storia delle scoperte, fisico - medico - anatomico - chirurgiche, etc..* — Lauth, *Hist. de l'Anat.*)

BERGEN (Charles-Auguste De) naquit à Francfort-sur-l'Oder, le 11 août 1704, de Jean-Georges de Bergen, célèbre professeur en médecine de l'Université de cette ville, et recteur du Collége de Frédéric. Élevé dans ce Collége, il donna de très-bonne heure des marques des plus heureuses dispositions. Après avoir appris les mathématiques, il se livra à l'étude de la médecine, où il eut principalement pour maîtres son père et And. Ott. Gœlicke, auxquels il succéda dans la suite. Après cinq années d'études assidues, le desir d'étendre ses connaissances le conduisit à Leyde, où brillaient alors Boerhaave, Albinus et S'Gravesende. Il s'y appliqua surtout à l'anatomie. La chirurgie française jouissait alors, et de l'aveu des étrangers, d'une supériorité qu'elle n'a point perdue. De Bergen se rendit à Paris, et suivit, pendant tout le temps que dura son séjour dans cette capitale, les leçons de Boudou et ses visites à l'Hôtel-Dieu. De Paris il alla à Strasbourg, où les travaux anatomiques étaient alors en faveur. Il en partit en 1730; il visita les principales villes d'Allemagne, professa quelque temps l'anatomie à Berlin, et revint à Francfort, où il reçut le bonnet doctoral en 1731, après avoir soutenu, sans président, une dissertation que nous indiquerons plus loin. Il fut fait, en 1732, professeur extraordinaire d'anatomie, et en 1738, après la mort de son père, professeur ordinaire d'anatomie et de botanique. Six ans après, il succéda à Gœlicke dans la chaire de pathologie et de thérapeutique. Il fut honoré cinq fois de la charge de recteur de l'Académie, et remplit toutes ses fonctions avec autant de zèle que de talent. Le goût qu'il conserva toute sa vie pour les travaux anatomiques tourna au profit de l'Université. Il obtint du roi de Prusse que les corps de tous les criminels qui seraient exécutés dans les villes voisines, ou des personnes qui mourraient dans les hôpitaux, seraient portés à Francfort et livrés aux dissections. De Bergen avait rassemblé une collection aussi considérable que bien choisie d'ouvrages relatifs à l'anatomie, à la botanique et à l'histoire naturelle, et formé un riche cabinet de physique. Il était tout entier livré aux travaux qui faisaient son bonheur, quand la frayeur que lui causa l'approche des ennemis le jeta dans une maladie mortelle. Il fut pris d'une dysenterie violente qui l'enleva le 7 octobre 1760. Nous ne citerons que les principaux ouvrages de Bergen; le catalogue le plus complet de ses dissertations se trouve à la fin d'une notice d'où nous avons tiré cet article, et qui est insérée dans la collection indiquée plus bas.

De nervo intercostali. Francfort-sur-l'Oder, 1731, in-4.

Programma quo ventriculorum cerebri lateralium novam sistit tabulam. Francfort, 1734, in-4.

Progr. quod de structurâ piæ matris inter alia novam nec hactenùs visam tradit observationem. Francfort, 1736, in-4.

Diss. de nervis quibusdam cranii ad novem paria hactenùs non relatis. Francfort, 1738, in-4. — Ces quatre opuscules remarquables ont été insérés par Haller dans sa Collection de thèses anatomiques.

De membranâ cellulosâ non membranâ. Francfort, 1732, in-4.

De methodo cranii ossa dissuendi cum machinæ hunc in finem constructæ delineatione. Francfort, 1741, in-4.

Catalogus stirpium indigenarum que ac exterarum quas hortus medicus academiæ Viadrianæ complectitur, in quo præter selecta synonyma generum, specierum et varietatum limitationes ad mentem recentissimorum rei herbariæ scriptorum examinantur. Francfort, 1744, in-8.

Flora francofurtana methodo facili elaborata; accedunt cogitata de studio botanices methodicè et quidem proprio marte addiscendæ, terminorum technicorum nomenclator et necessarii indices. Francfort, 1750, in-8.

Positiones physicæ experimentalis in usus academicos conscriptæ. Francfort, 1752, in-8. — Quoique Bergen n'ait pas mis son nom à cet ouvrage, il en est certainement l'auteur.

Elementa anatomiæ experimentalis. Francfort, 1758, in-8.—C'est un *manuel* de l'anatomiste.

On trouve divers articles de Bergen dans le *Commercium litt. Norimb.*, et dans les *Actes des Curieux de la nature.*

(*Commentarii de rebus in scientiâ naturali et medicinâ gestis*, tom. IX, pag. 551-560.)

BERGER (Jean-Godefroy De), fils de Valentin Berger, recteur du Collége de Halle, naquit en cette ville, le 11 novembre 1659. Dès qu'il eut achevé le cours de ses premières études, il se rendit à l'Université d'Iéna, et s'y livra, pendant trois années, à l'étude des mathématiques et de la médecine. En 1680, il alla à Erfort, revint à Iéna l'année suivante, et se fit recevoir docteur en 1682. Il fut nommé bientôt après professeur extraordinaire à Leipsick. Aussitôt après son installation, Berger entreprit un voyage en Hollande, en France, en Italie. A son retour, il passa par Wittemberg, où on le fixa en lui conférant une chaire qu'il remplit avec honneur pendant un demi-siècle. Il mourut le 3 octobre 1736, à l'âge de 77 ans. Il était médecin de Frédéric-Auguste II, roi de Pologne. Berger fut un des médecins allemands les plus distingués du dernier siècle, *Vir eleganter doctus et eloquens* (Haller); il mit au jour un grand nombre de dissertations, dont on peut voir la liste dans les *Bibliothèques* anatomique et de médecine pratique de Haller. Nous n'indiquerons que les ouvrages suivans :

Physiologia medica , sive de naturâ humanâ liber bipartibus. Wittemberg, 1701, in-4; Leipsick, 1708, in-4 ; Francfort, 1737, in-4, avec une préface de Fréd.-Chrét. Crégut, qui donne un aperçu de l'histoire de l'anthropologie.—Haller dit de cet ouvrage : *Elegantissimum compendium, in quo Bergerus non quidem aliqua nova invenit, sed inventis et experimentis sanissimo cum judicio utitur, et feré semper veriorem sententiam suam facit.*

Prodromus commentationis de Ca-rolinis Bohemiæ fontibus. Wittemberg, 1708, in-4.

De thermis Carolinis commentatio, quâ omnium origo fontium calidorum itemque acidorum, ex pyrite ostenditur. Wittemberg, 1709, in-4. — On trouve un extrait assez étendu de cet ouvrage dans le *Journal des Savans* de 1710, p. 308, ou 280 de la deuxième édition.

(Eloy, *Dict. hist. de la méd.* —Portal. — Haller.— *Journ. des Sav.*)

BERGIUS (Pierre-Jonas), médecin et professeur d'histoire naturelle à Stockholm, membre de l'Académie des Sciences de cette ville, mort en 1791, fut un des disciples les plus distingués de Linné. Les services qu'il rendit à la botanique lui méritèrent

l'honneur d'être associé aux principales Académies de l'Europe et
à celle de Philadelphie, dont il devint membre en 1769, en même
temps que Buffon et Linné. Bergius composa, sur l'histoire naturelle et la médecine, un *grand nombre de mémoires qui ont été*
insérés parmi ceux de ces diverses Sociétés savantes; il publia aussi
séparément quelques ouvrages, dont le suivant appartient seul à
la médecine :

Materia medica è regno vegetabili sistens simplicia officinalia pariter atque culinaria, secundùm systema sexuale ex autopsiâ et experientiâ fideliter digessit. Stockholm, 1778, in-8, 2 vol. ensemble plus de 900 pages. — L'auteur indique sur chaque plante le nom qui lui a été imposé par Linné, et sa synonymie d'après les auteurs qui l'ont décrite; les meilleures figures qu'on en possède, son nom pharma-ceutique, ou culinaire, s'il s'agit d'un aliment; le psys où elle croit, la forme sous laquelle on la conserve et on l'emploie; ses propriétés caractéristiques, ses vertus, ses usages. Cette histoire est terminée par des observations particulières. Cullen, juge fort sévère, faisait cas de cet ouvrage.

(*Biog. univ.* — *Comment. de rebus in med. gestis.* — Cullen, *matière médicale.*)

BERGMAN (Torbern). La vie et les productions de cet homme
célèbre appartiennent entièrement à l'histoire des sciences naturelles et physiques; mais comme la médecine profita de quelques-
unes de ses découvertes, il nous est prescrit d'en faire au moins
mention. Bergman naquit le 20 mars 1735, à Catharineberg, dans
la province de Westrogothie en Suède. Son génie l'emporta sur
les desseins de son père, qui le destinait à lui succéder dans sa
place de receveur des finances du domaine. Après une opposition
assez vive, il put se livrer à l'étude des sciences mathématiques et
physiques. Il se fit distinguer de Linné, qui jetait alors un grand
éclat sur l'Université d'Upsal. L'histoire naturelle fut le sujet des
premiers travaux de Bergman. Il publia des recherches intéressantes sur les insectes. C'est à lui qu'on doit d'avoir fixé plusieurs
points douteux de l'anatomie des sangsues, et d'avoir fait connaître
qu'elles sont ovipares, et que le *coccus aquaticus*, dont la nature
n'avait point encore été déterminée, est un œuf de cette espèce de
ver d'où sortent dix à douze petits. Bergman fit paraître ensuite
plusieurs mémoires de physique expérimentale; il fut nommé,
en 1761, professeur adjoint de mathématiques et de philosophie
naturelle. Cinq ans après cette époque, Wallerius, célèbre professeur de chimie et de minéralogie, ayant obtenu sa retraite,
Bergman, quoique ne s'étant encore fait connaître par aucun tra-

vail chimique, se mit sur les rangs. Pour justifier ses prétentions, il publia sur la fabrication de l'alun une dissertation, qui est encore regardée aujourd'hui comme un chef-d'œuvre, et fut nommé. De ce moment date l'ère de la plus belle gloire de Bergman. Nous ne le suivrons pas dans tous ses travaux, auxquels notre ouvrage est étranger; il nous suffira d'indiquer qu'il a découvert la propriété acide du gaz appelé alors *air fixe*, et depuis *acide carbonique*. On lui doit la connaissance de l'acide oxalique, que l'on extrait du sucre, de la gomme et de plusieurs autres substances végétales. Une foule d'autres travaux ont immortalisé son nom. La minéralogie ne lui doit pas moins. Il fit l'analyse chimique d'un très-grand nombre de substances minérales; il présenta une classification basée sur les caractères chimiques pour les grandes divisions, et sur les formes géométriques pour les subdivisions. Il aperçut le principe des formes des cristaux, dont le développement a fait la gloire d'Haüy; mais ce que nous devons signaler de plus important pour nous dans la vie de Bergman, ce sont ses recherches sur les eaux minérales. Ses analyses sont encore des modèles. Ce fut en l'imitant qu'on put aller plus loin que lui. Non-seulement il a fait de nombreuses expériences pour connaître la composition des eaux minérales, et a découvert dans certaines le gaz hydrogène, qu'il nomme *gaz hépathique*; il a encore, le premier, imaginé de les imiter, et a donné les moyens de fabriquer les eaux minérales artificielles. Bergman est plus recommandable par la précision mathématique qu'il apporta dans les expériences chimiques, que par de grandes vues théoriques, qui ne devaient naître que plus tard, après que des faits auraient été rassemblés en plus grand nombre. Sous ce dernier rapport, il a contribué à l'heureuse révolution qui a changé la face de la chimie vers la fin du dix-huitième siècle. Une mort prématurée, suite de l'épuisement qu'amena un travail trop assidu, l'enleva, en 1784, aux sciences, à la considération, au bonheur qui l'entouraient. Il n'avait que 49 ans. (*Vicq-d'Azyr, Éloges.*)

BERLINGHIERI (François Vacca), médecin renommé de Pise, et professeur en l'Université de cette ville, vivait à la fin du siècle dernier. Convaincu par une longue expérience de l'insuffisance et des dangers des systèmes exclusifs dans la pratique de la médecine, il fut, en Italie, un des premiers antagonistes des doctrines de Cullen et de Brown. S'il ne fut pas toujours heureux dans ses attaques, ses écrits du moins prouvent qu'il sut reconnaitre toute l'importance de l'observation clinique, et les avantages de la médecine expectante. On a de lui :

Pensieri intorno a vari soggetti de medicina fisica e chirurgia. Lucques, 1779, in-8.

Considerazioni intorno alle malattie dette volgarmente potride, etc. Lucques, 1781, petit in-8 de 131 pages. — L'anteur s'attache à réfuter l'opinion que le sang peut passer à la putréfaction dans les vaisseaux du corps vivant. Ses argumens sont que la chair des carnivores ne se putréfie pas plutôt que celle des herbivores; que les premiers n'exhalent point une odeur plus fétide que les seconds, et que lorsque cela a lieu, cette odeur ne dépend pas du sang; que la faim prolongée n'excite point la putréfaction, puisque, au contraire, les cadavres des animaux morts d'inanition se putréfient plus lentement; que pendant leur assoupissement les animaux hybernans ne deviennent pas pour cela plus exposés à des phénomènes de putridité; que le sang putréfié ne conserve jamais la couleur rouge de celui qu'on obtient par une saignée, dans les fièvres dites *putrides,* etc., etc. Il insiste sur ce que ce moyen (la saignée), même réitéré, est souvent indispensable dans le traitement de ces maladies. L'expérience lui a prouvé que l'usage des plus forts anti-sceptiques, tels que le camphre, le quinquina, loin d'être salutaires, sont préjudiciables dans les cas où l'on suppose de la putridité.

Saggio intorno alle principale e piu frequenti malattie del corpo umano, etc., etc.; c'est-à-dire : *Essai sur les principales et les plus fréquentes maladies du corps humain, et sur les remèdes les plus efficaces pour les com-* battre. Pise, 1787, gr. in-8, 2 vol. — L'auteur distingue les maladies en organiques et en maladies dépendantes d'une qualité vicieuse des liquides; il rejette l'âcreté dans les humeurs, et répond à l'objection qu'on pourrait faire en citant les sueurs d'une odeur aigre, en faisant observer que ce genre de liquide est une excrétion, et ne fait pas partie de ceux qui sont en circulation dans l'économie; il montre une grande confiance dans l'usage externe et interne de la glace et de la neige pour combattre les fièvres malignes accompagnées de stupeur, d'affaissement, de coma, etc.

Lettere fisico-mediche. Pise, 1790, in-4.

Codice elementare di medicina pratica sanzionato dall' esperienza per conoscere e curare i mali particolari del corpo umano. Pise, 1794, in-8, 2 vol.

Meditazione sull' uomo ammalato e sulla nuova dottrina medicale di Brown. Pise, 1795, in-8. — « Incapable » de s'élever au-dessus des idées les plus » vulgaires, sur les âcretés des humeurs » comme causes des maladies, l'auteur, » dit Sprengel, substitua à l'irritabilité » de Brown le mécanisme du corps, » d'où il fit dériver la guérison des » diverses affections. » Ce jugement pourra paraitre un peu sévère, d'après l'analyse sommaire des ouvrages qui précèdent.

Idei di fisiologia medica. Pise, 1795, in-8.

Della nutrizione, acressimento i decressimento del corpo umano. Venise, 1801, in-8.

BERLINGHIERI (André Vacca), fils du précédent, l'un des chirurgiens les plus célèbres de notre époque, naquit à Pise en 1772. Dégoûté de bonne heure de la médecine par l'incertitude désespérante dont il entendait souvent son père accuser cette science, il se livra entièrement à la chirurgie, et ses succès ultérieurs ont prouvé qu'il avait suivi sa véritable vocation. Envoyé par son père à Paris, à l'âge de dix-sept ans, il s'adonna avec ardeur à l'étude, surtout à celle de l'anatomie, sous les yeux de Desault, qui sut bientôt le distinguer, et qui se l'attacha particulièrement. De retour de la Hollande, où il avait accompagné son maître, auquel il servait toujours d'aide dans les opérations difficiles, il se rendit en Angleterre, où il suivit les leçons de John Hunter et de Bell avec le même zèle qu'il avait montré à celles de Sabatier, Baudelocque, Boyer, Pinel et Dubois. Revenu à Pise en 1791, il y prit le grade de docteur en médecine, et publia peu de temps après ses *Observations sur le Traité de chirurgie de Bell.* Il avait alors vingt-un ans. Cet ouvrage, mais surtout les cours particuliers qu'il fit en même temps, commencèrent sa réputation, que ses talens comme opérateur agrandirent bientôt davantage. Il revint une seconde fois à Paris, en 1799, où il se livra avec autant d'ardeur à l'étude qu'il l'avait fait douze ans auparavant, et où, de son propre aveu, il gagna beaucoup du côté de la pratique, sans ajouter autant à ses connaissances en théorie. A cette époque, son illustre maître n'existait plus; les infirmités de Sabatier le tenaient éloigné de la pratique, et l'Ecole chirurgicale française était représentée par Pelletan, Baudelocque, Boyer, Dubois, tandis que Bichat étonnait par l'éclat de son génie. Vacca sut mettre à profit pour son instruction, leur expérience et leurs lumières. Il fut nommé membre de la Société médicale d'Emulation, où il lut deux mémoires intéressans, l'un sur les fractures des côtes, et l'autre sur la structure du péritoine. Il retourna dans sa patrie à la fin de 1799. Il fut d'abord adjoint à son père pour les cours de chirurgie que ce dernier faisait à l'Université de Pise; et, trois ans après, Pignotti, qui présidait alors à l'instruction publique, sentant qu'il manquait à l'Université une institution propre à former des chirurgiens, créa cette institution, et plaça Berlinghieri à la tête. Telle est l'origine de cette Ecole de clinique externe qui ne cessa depuis cette époque d'attirer de tous les points de l'Italie un concours nombreux d'élèves. Profondément affecté de la perte de son père, de ses frères et de plusieurs de ses enfans, Berlinghieri vint habiter aux environs de Pise un lieu insalubre qui acheva d'altérer sa santé, et après une maladie de quelques jours, il succomba le 7 septembre 1826.

La médecine opératoire lui est redevable de plusieurs instrumens utiles, et de différens procédés qui dénotent un talent vraiment chirurgical : tels sont sa machine de compression pour l'anévrisme de la poplitée, la cuiller pour le trichiasis, le bistouri boutonné pour l'opération de la taille chez l'homme, son instrument pour l'œsophagotomie; il a perfectionné le bistouri pour le trichiasis, celui de Thomas pour la taille chez les femmes; il a modifié les procédés de Desault pour le traitement de la fistule lacrymale et de la fracture du col du fémur, celui de M. Sanson pour la taille recto-vésicale, dont il était un zélé partisan. On lui doit aussi une nouvelle méthode très-sûre pour guérir le trichiasis. Berlinghieri a laissé les ouvrages suivans:

Riflessioni sul trattato di chirurgia del sig. Begnamino Bell. Pise, 1793, in-8. 2 vol., 255 pp.

Traité des maladies vénériennes, publié par P. P. Alyon. Paris, 1800, in-8. — Cet ouvrage n'est point une traduction française, comme on l'indique assez généralement; c'est sur de faux renseignemens que nous avons émis nous-mêmes cette assertion, en parlant des travaux d'Alyon. Ce livre fut écrit primitivement en notre langue, par Berlinghieri, et Alyon s'est borné simplement à revoir le texte : il en est donc l'éditeur, et non le traducteur. Cet ouvrage parut pendant que Vacca était encore à Paris.

Mémoires sur les fractures des côtes. — Berlinghieri soutint, contre l'opinion de Desault, que les côtes fracturées ne peuvent pas se déplacer lorsque les plans des muscles intercostaux sont restés intacts : il appuie son opinion sur des faits et des expériences.

Mémoire sur la structure du péritoine et ses rapports avec les viscères abdominaux. — Notre auteur cherche à démontrer l'existence de deux lames dans le péritoine, qui sont intimement liées ensemble dans quelques points de leur étendue, mais faiblement, et même entièrement séparées dans quelques autres. De cette disposition, il résulte, suivant lui, que tous les viscères du bas-ventre, l'aorte et la veine cave, sont situés entre ces deux lames du péritoine, et qu'aucun d'eux ne peut être blessé sans qu'une lame le soit aussi. Ces deux mémoires sont insérés parmi ceux *de la Société médicale d'Emulation.* Paris, 1800, tom. III.

Storia dell' aneurisma, etc.; c'està-dire, *Histoire d'un anévrisme de l'artère poplitée.* Pise, 1803, in-8. — Chez le sujet de cette observation, Berlinghieri suivit le procédé de Hunter : il lia l'artère fémorale sans ouvrir la tumeur; mais l'opération ne réussit pas (Sprengel).

Memoria sopra l'allacciatura dell' arterie. Pise, 1819, in-8. — Vacca soutient, contre l'opinion de M. Scarpa, que l'ablation de la ligature, quatre ou cinq jours après son application, n'empêche pas la section ultérieure de l'artère dans le point où elle a été liée ainsi temporairement.

Della esofagotomia e di un nuovo metodo di eseguirla. Pise, 1820, in-8. Dans ce procédé opératoire, peu différent de celui qu'on emploie communément, Vacca introduit dans l'œsophage un instrument particulier, qu'il nomme *ettopesofago*, qui distend ce conduit, le rend saillant en dehors et à gauche, et en facilite l'ouverture.

Istoria di una allacciatura dell' iliaca esterna, e riflessioni sulla allacciatura temporaria delle grandi arterie. Pise, 1823. — Vacca reproduit ici des argumens contre la ligature temporaire des vaisseaux.

Nuovo metodo di curare lo trichiasis, inséré dans les *Annali universali di med. d' Omodei,* novembre 1825; trad. franç. dans les *Archives gén. de médecine.* Tome IX. — Le procédé conseillé et mis en pratique par Berlinghieri, consiste dans l'excision ou la cautérisation des bulbes des cils déviés, mis à découvert par une incision faite parallèlement au bord de la paupière, à une ligne et demie de ce bord. Ce procédé a réussi dans les différens cas où Vacca l'a employé.

Memoria sopra il metodo di estrarre la pietra della vesica orinaria per la via dell' intestino retto. Pise, 1821, in-8; traduit en français par Blaquière, Paris, 1821, in-8.

Memoria seconda sopra il metodo di estrarre la pietra della vesica orinaria per la via dell' intestino retto. Pise, 1822, in-8 de 80 pages; traduit en français, avec le précédent, par Morin, Genève, 1823, in-8.

Memoria terza sul taglio retto-ve- *sicale del professor Vacca Berlinghieri, e lettera sul medesimo soggetto dei signori Cavarra et Giorgi, professori di chirurgia.* Pise, 1823, in-8. — Dans ces différens Mémoires, Vacca s'attache à démontrer les avantages de la taille recto-vésicale et à réfuter les objections que Scarpa lui fit à ce sujet.

Sulla litotomia nei due sessi. Quarta Memoria del professore And. Vacca Berlinghieri. Pise, 1825, in-8, avec pl.; trad. franç. par Morin, Genève, 1826, in-8, avec planches. — Chez l'homme, Vacca incise longitudinalement le raphé dans une étendue de 20 à 22 lignes, et à l'aide du cathéter, le bistouri est porté dans la vessie; en en élevant le manche vers le scrotum, on divise le col de la vessie et la prostate, ainsi que la portion membraneuse de l'urètre; en inclinant légèrement de côté le cathéter, on évite la lésion des vaisseaux éjaculateurs. Ce moyen, considéré comme supérieur à tous les autres par Vacca, est loin d'être préférable à la taille *bi-latérale.* Quant à son procédé pour opérer la femme, et qu'il nomme taille *vagino-vésicale,* il consiste à aller ouvrir la vessie derrière son col, en pénétrant par le vagin préalablement distendu et déprimé inférieurement par une cuiller alongée qui embrasse le col de l'utérus, et qu'un aide maintient solidement.

Des indications bibliographiques exactes nous manquent sur plusieurs ouvrages de Vacca, parmi lesquels nous citerons les suivans:

Trattato degli strignimenti dell' uretra.

Memoria sulla rescisione della meta della mascella inferiore.

Memoria sulla frattura del collo di femore.

Sulla tumore lagrimale. (*Antologia di Firenze*, n° de jan-vier. 1827.—*Journal des progrès des sciences médicales.*)

BERNIER (JEAN), natif de Blois, y exerça la médecine pendant vingt-deux ans, puis à Paris, où il vint vers 1674. Quoiqu'il obtint le titre de conseiller et de médecin ordinaire de *Madame*, douairière d'Orléans, il demeura toujours dans un état de pauvreté qui fut probablement la cause de l'humeur chagrine qui se manifeste dans ses ouvrages. Il mourut en 1698, dans un âge assez avancé. Il a laissé :

Histoire de Blois, contenant les antiquités et singularités du comté de Blois, les éloges de ses comtes, et les vies des hommes illustres qui sont nés au pays Blésois, etc. Paris, 1682, in-4.

Essais de médecine, où il est traité de l'histoire de la médecine et des médecins; du devoir des médecins à l'égard des malades, et de celui des malades à l'égard des médecins; de l'utilité des remèdes, et de l'abus qu'on en peut faire. Paris, 1689, in-4 ; *ibid.*, 1695, in-4. Cette deuxième édition est abrégée en quelques endroits, corrigée et augmentée en beaucoup d'autres.—Ouvrage bizarre, mais curieux, où l'auteur fait preuve en même temps d'esprit et de mauvais goût, d'une grande érudition, et d'un défaut presque absolu de critique. Le chapitre IV de la première partie, qui traite de *l'excellence de la médecine par elle-même et par les grands personnages qui l'ont professée ou qui en ont fait estime,* renferme une histoire chronologique des médecins célèbres dans leur art depuis Mercure-Trismégiste, des médecins qui se sont distingués par leur piété ou leur sainteté depuis Saint-Luc, de ceux qui ont été papes, cardinaux ou évêques, etc. La seconde partie abonde en traits satiriques contre les médecins les plus répandus de ce temps.

Supplément au livre des Essais de médecine, avec des corrections et des observations nécessaires pour lire cet ouvrage avec utilité et plaisir; à quoi on a ajouté deux lettres : l'une d'un médecin à son ami, l'autre d'un médecin à un abbé. Paris, 1791, in-4.— La première des deux lettres est d'un ancien médecin qui renonce à sa profession, de peur d'être confondu avec d'indignes sujets qui la déshonorent; l'autre, d'un médecin qui repousse des railleries injurieuses à la médecine.

Bernier est encore l'auteur de quelques autres ouvrages purement littéraires, tels que l'*Antimenagiana*; des *Réflexions, pensées, etc.*, sous le nom de l'opinocourt; *Jugement et nouvelles observations sur les OEuvres de F. Rabelais, ou le véritable Rabelais réformé, etc.*

(*Mémoires du père Niceron.—Journal des Savans.—* Bernier.)

BERNOULLI. Ce nom est celui d'une famille illustrée par un grand nombre d'hommes distingués, mais surtout par trois d'entre eux qui ont pris rang parmi les plus grands mathématiciens de leur époque, à côté des Newton et des Leibnitz (Jacques Bernoulli, Jean son frère, et Daniel, deuxième fils de Jean). Ces deux derniers s'occupèrent de la médecine, et doivent être compris dans son histoire, à cause des applications qu'ils ont faites de la science du calcul à celle de l'organisation; mais comme leurs travaux en ce genre sont de peu d'importance et n'ont rien ajouté à leur gloire, et que leur biographie appartient plus spécialement à celle des hommes qui ont cultivé les sciences physiques et mathématiques, nous ne leur accorderons qu'une courte notice.

BERNOULLI (Jean) naquit à Bâle, le 27 juillet 1667. Il fut d'abord destiné à la profession du commerce, qu'exerçait son père; mais, de même que son frère aîné Jacques Bernoulli, dont on voulut en vain faire un ministre, son goût et son génie pour les sciences l'emportèrent, et il s'y livra entièrement. Après avoir pris ses grades en philosophie, il étudia la médecine, et fut reçu docteur en 1694. Mais les sciences mathématiques, dont il s'était toujours occupé, et auxquelles il avait été initié par son frère, plus âgé que lui de treize ans, absorbèrent presque entièrement son existence. Il fut d'abord professeur de mathématiques à Groningue, où il séjourna depuis 1695 jusqu'en 1705, époque à laquelle il fut appelé à Bâle pour remplacer dans la même chaire son frère qui venait de mourir. Il était membre de la plupart des Académies savantes de l'Europe. Après une longue et active carrière, il mourut le 1er janvier 1748. Ses ouvrages, qui ont trait à la médecine, sont les suivans :

De effervescentiâ et fermentatione. Bâle, 1690, in-4.—Dans cette dissertation, présentée pour obtenir la licence en médecine, Bernoulli établit une distinction entre l'effervescence et la fermentation, d'après le système des atomes et la philosophie de Descartes.

Dissertatio physico-anatomica de musculorum motu. Bâle, 1694, in 4; Venise, 1722, in-4, avec le traité *De separatione liquidorum*, de P. A. Michelotti; Naples, 1734, in-4; La Haye, 1743, in-4. — Cette dissertation est celle que Bernoulli soutint pour son doctorat; pour la même occasion, il prononça un discours sur ce sujet : *De origine et dignitate medicinæ, et*

unà de utilitate matheseos ad studium medicum.— Bernoulli remit en faveur les doctrines des iatro-mathématiciens d'Italie, dont on commençait à se dégoûter; il adopte la théorie de Willis et de Borelli, relativement au mécanisme de la contraction des muscles; et il explique, d'après la théorie des courbes, les changemens que subissent les prétendues vésicules de la fibre musculaire. Michelotti combattit les objections que Pimberton avait faites à cette théorie.

Dissertatio de nutritione. Groningue, 1694, in-4. — Cet écrit fut le sujet de débats assez vifs. Les théologiens signalèrent comme impie une opinion que Bernoulli y émettait, et qu'ils regardaient comme contraire au dogme de la résurrection des morts. Bernoulli applique encore le calcul à des actions organiques qui se passent dans l'intimité des tissus, et sur le mécanisme desquels nous ne pouvons avoir que de vagues notions. Il a cherché à se rendre raison des pertes du corps par l'évaporation et par d'autres évacuations. La nutrition dépend de l'attraction des parties similaires dans les vaisseaux, dont le diamètre et la forme sont en rapport avec les particules qui y pénétrent. D'après son calcul, l'homme perd les deux-tiers de son corps dans l'espace d'une année, par le changement continuel de la matière. Au bout de deux ans, il n'en reste plus que la quinzième partie; et un homme qui vit quatre-vingts ans, se renouvelle vingt-quatre fois pendant ce laps de temps.

Les œuvres complètes de Jean Bernoulli ont été recueillies sous ce titre : *Opera omnia.* Lausanne et Genève, in-4, 4 vol. Son éloge se trouve dans l'*Histoire de l'Académie des sciences de Paris*, année 1748, ainsi que dans celle de l'Académie des sciences de Berlin. D'Alembert a également fait l'éloge de ce savant.

(*Athenæ rauricæ.*—Sprengel, *Hist. de la médecine*, tome V, page 159.— *Biogr. univ.*)

BERNOULLI (Daniel) était le second fils de Jean. Il naquit le 29 janvier 1700, à Groningue, où son père occupait la chaire de mathématiques. Héritier du génie de sa famille, son penchant l'entraîna vers les mêmes études, et il ne put se résigner à embrasser le commerce, auquel il était destiné. Il étudia la médecine à l'Université de Bâle, et y prit ses degrés, après avoir été visiter Heidelberg et Strasbourg. Il voyagea en Italie pour perfectionner ses études, et s'y lia avec les savans les plus distingués. Il se proposait de suivre les leçons du célèbre Morgagni; mais une maladie grave l'en empêcha. Il se rendit ensuite à Pétersbourg avec son frère aîné Nicolas, pour y professer les mathématiques, qu'il avait toujours cultivées avec ardeur. En 1733, il revint se fixer dans sa patrie, où il obtint d'abord une chaire d'anatomie et de botanique, et se fit recevoir docteur en médecine. En 1750, il passa à la chaire de physique, qu'il occupa jusqu'en 1777. L'épuisement de ses forces l'engagea à se retirer et à se faire remplacer par son neveu Daniel. Il mourut le 17 mars 1783. Ses travaux dans les sciences mathématiques et physiques sont célèbres; il était membre de la plupart des Académies de l'Europe. Il s'était fait une sorte de revenu des prix décernés par l'Académie des sciences de Paris. Ses ouvrages en médecine sont loin d'avoir le même mérite que les précédens; il a soutenu et continué les théories médico-mathématiques qu'avait fait revivre son père. On a de lui :

Dissertatio inaugur. physico-medica de respiratione. Bàle, 1721, in-4. — Bernoulli évalue la quantité d'air qui pénètre les poumons à chaque inspiration. Il soutient que l'air passe en nature dans le sang, et que lo sternum se porte en avant lorsque la poitrine se dilate. Haller a inséré cette thèse dans le tome IV de sa collection anatomique.

Positiones miscellaneæ anatomico-botanicæ. Bàle, 1721, in-4. — Bernoulli combat l'existence des vaisseaux aériens dans les plantes; il traite de l'usage des feuilles, qu'il regarde comme le réceptacle des humeurs les plus grossières du végétal.

D. Bernoulli, dans le grand nombre de mémoires qu'il a insérés dans diverses collections académiques, en a consacré quelques-uns à des sujets physiologiques; il s'en trouve un parmi ceux de l'Académie de Pétersbourg (vol. I, page 170), dans lequel il a enrichi de calculs analytiques la théorie de son père sur le mouvement musculaire. Le même volume renferme de Bernoulli un Mémoire sur la situation et la grandeur du point insensible de la rétine. (Haller.) Dans son ouvrage sur l'hydrodynamique, où il explique, au moyen de l'analyse, les lois suivant lesquelles les fluides se meuvent dans les canaux, il n'a fait qu'indiquer l'application qu'on devrait faire de ces principes au mouvement des humeurs du corps animal. Parmi ses Mémoires insérés dans la collection de l'Académie des sciences de Paris, il y en a un qui a pour titre: *Essai d'une nouvelle analyse de la mortalité causée par la petite-vérole, et des avantages de l'inoculation pour la prévenir* (an. 1760, page 1). Condorcet, dans l'éloge qu'il a fait de ce savant, a exposé la nature et le caractère de ses travaux.

(Mêmes sources que pour J. Bernoulli.)

BERRYAT (JEAN), docteur en médecine de la Faculté de Montpellier, médecin ordinaire du roi, intendant des eaux minérales de France, exerça l'art de guérir à Auxerre, et fut nommé correspondant de l'Académie des Sciences, le 14 février 1750. C'est à lui que l'on doit la *Collection académique, composée des mémoires, actes, ou journaux des plus célèbres Académies et Sociétés littéraires étrangères, des extraits des meilleurs ouvrages périodiques, des traités particuliers, et des pièces fugitives les plus rares, concernant l'histoire naturelle et la botanique, la physique expérimentale et la chimie, la médecine et l'anatomie, traduits en français, et mis en ordre par une société de gens de lettres.* Il était sur le point d'en publier lui-même les trois premiers volumes, quand la mort mit fin à ses travaux. Cette collection, qui eut ensuite pour éditeurs Gueneau de Montbeillard et Paul, est loin de mériter le mépris qu'on a voulu jeter sur elle. Il est permis, au contraire, de la compter au nombre de celles qui épargnent *aux travailleurs* le plus de peines et de recherches. Elle fut composée sans méthode, mais non pas sans critique; et des tables alphabétiques partielles, ainsi que celle de Rozier, lui donnent toute la commodité desirable. Combien n'importerait-il pas, nous osons le dire, aux progrès de la science, qu'on fît une collection du même genre, pour le demi-siècle qui s'est écoulé depuis la publication de celle-là? On doit encore à Berryat :

Observat. sur le cristallin sorti de sa place ordinaire, et passé dans la chambre antérieure de l'œil. (Acad. des sciences, 1749, Hist., pag. 104.)

Obs. sur une femme dont la pulsation des artères et du cœur n'était presque pas sensible. (Ibid., 1748, Hist., pag. 61.)

Mémoire sur l'utilité des observations du baromètre dans la pratique de la médecine. (Ibid., Savans étrang., tom. II, pag. 452.)

Obs. sur un nouveau fébrifuge. (Ibid., Sav. étrang., tom. II, pag. 254.)

Observations physiques et médicinales sur les eaux minérales d'Épaigny, de Pourrain, de Dige et de Toucy, aux environs d'Auxerre, avec une consultation à l'usage de ceux qui en boivent. Auxerre, 1752, in-12.—L'ouvrage contient quatorze observations recueillies avec soin, et propres à éclairer les effets de ces eaux.

BERTAPAGLIA (Léonard de), citoyen de Padoue, chirurgien célèbre de son temps, vivait vers le milieu du quinzième siècle. Les biographes le désignent en latin sous les noms de *Bertopalea*, *Berutapalea*, *Predapaglia* et *Bertepaglia*. Il professa la chirurgie avec éclat à Padoue, où il acquit aussi une grande réputation comme praticien; il exerça la médecine avec non moins de succès à Venise. De son temps, la chirurgie était presque entièrement abandonnée aux baigneurs et aux barbiers, les médecins croyant déroger à leur dignité en s'occupant des opérations. Aussi, quoique Bertapaglia puisse être rangé parmi les chirurgiens instruits de l'époque, ses écrits prouvent qu'il partageait entièrement les préjugés existans. On a de lui :

Chirurgia sive recollecta super quartam fen canonis Avicennæ. Venise, 1490 et 1497 in-fol.; publié ensuite dans un recueil d'écrits de divers auteurs sur la même matière, Venise, 1499, in-fol.; *ibid.*, 1519, in-fol.; *ibid.*, 1546, in-fol.—Bertapaglia avait voué une haine irréconciliable aux barbiers, et, se considérant fort au-dessus d'eux, il négligea totalement les opérations chirurgicales. Néanmoins il disséqua lui-même deux cadavres humains, l'un en 1439, et l'autre en 1440 : ce fait mérite d'être noté. Non-seulement il rejette l'opération du cancer, qu'il propose de remplacer par son *ruptorium*, espèce de caustique, mais il n'a recours qu'aux onguens dans les plaies de tête, pour lesquelles il en indique plus de trente, différens les uns des autres. Il recommande l'application d'un suture pour arrêter les hémorrhagies, et celle d'un bandage compressif dans les fistules. (Sprengel.)

De aquis conficiendis ad pellendas agritudines maximè idoneis. Cet ouvrage est indiqué de la sorte par Mazzuchelli, sans lieu ni date d'impression. Il parait que Bertapaglia avait laissé plusieurs ouvrages manuscrits qui n'ont pas été publiés depuis sa mort.

(Mazzuchelli. — Sprengel.)

BERTHE (J. N.), professeur en médecine à la Faculté de Montpellier, mort il y a quelques années, s'était fait connaitre avantageusement par la publication de l'ouvrage suivant:

Précis historique de la maladie qui a régné dans l'Andalousie (années l'VIII et IX de la république française), contenant un aperçu du voyage et des opérations de la commission médicale envoyée en Espagne par le gouvernement français, ainsi que diverses observations sur la nature de la fièvre jaune, sur quelques méthodes de traitement qui ont été recommandées contre cette maladie, et sur les dangers plus ou moins probables de son introduction et de son établissement en Europe. Montpellier et Paris, 1802, gr. in-8. — Voilà l'idée que Berthe s'était faite de la nature de la maladie: « Je crois, dit-il, avoir suffisamment établi que les caractères essentiels de cette maladie étaient l'activité de son délétère contagieux spécifique; l'affection nerveuse si fortement prononcée, même dès son début, et qui l'a accompagnée dans toutes ses périodes; l'impression qui en résultait d'abord sur les organes épigastriques, et ensuite sur les viscères les plus essentiels à la vie; l'état particulier d'irritation vive de l'estomac tenant à une phlogose érysipélateuse; la prostration subite et radicale des forces; l'établissement de la diathèse bilieuse; celui de la dégénérescence putride, portée quelquefois jusqu'au dernier degré. Je crois avoir prouvé également que ces trois derniers accidens ont toujours été sous la dépendance immédiate de l'élément primitif essentiel, c'est-à-dire de l'affection nerveuse. En un mot, s'il est nécessaire de désigner cette maladie par un nom particulier, et propre en même temps à fournir une juste idée de sa nature, je proposerais de lui donner celui de fièvre *nervoso-biliosoputride.* »

Berthe est encore auteur d'un *Éloge de J. Pethiot.* Montpellier, 1800, in-4.

BERTHOLLET (CLAUDE-LOUIS), quoique médecin, appartient entièrement à l'histoire de la chimie, à laquelle il consacra exclusivement son génie et ses travaux. Né à Talloire, en Savoie, le 9 décembre 1748, il fit ses études à Turin, et s'y fit recevoir docteur en médecine. Il se rendit aussitôt après à Paris, où la protection de Tronchin lui fut des plus utiles. C'est à la recommandation de cet homme célèbre qu'il dut la place d'un des médecins ordinaires de Louis-Philippe, duc d'Orléans. Dès-lors, jouissant des moyens d'une existence tranquille, il se livra tout entier à la chimie. Il contribua puissamment par ses travaux à la révolution qui a changé la face de cette science vers la fin du dix-huitième siècle. Reçu à l'Académie des Sciences en 1780, il fut nommé successivement membre de la commission des monnaies et de celle d'agriculture et des arts, professeur de chimie aux écoles polytechnique et normale, et membre de l'Institut. Bonaparte l'emmena avec lui en Égypte, et, après son élevation au trône impérial, le combla de toutes les marques d'honneur. Il fut nommé comte de l'empire, sénateur, etc. Depuis la restauration des Bourbons, il faisait partie de la Chambre des Pairs. Depuis long-temps retiré à Arcueil, il y poursuivait ses recherches chimiques, entouré d'élèves distingués qu'il se plaisait à former. Après une carrière longue et active, Berthollet est mort le 6 novembre 1822, âgé de 74 ans. Berthollet a été un des premiers chimistes de son époque. Ce rang lui est assuré par ses découvertes nombreuses, par les applications qu'il a faites de la chimie aux arts, et surtout par ses profondes considérations sur les lois de l'affinité chimique. Il a aperçu la vraie nature des combinaisons savonneuses; il a prouvé que l'acide phosphorique est tout formé dans les produits des animaux; il a découvert l'acide muriatique sur-oxigéné; il a décomposé l'ammoniaque et fixé la proportion de ses élémens. Il a montré que l'azote est le caractère essentiel des substances animales. Il avait démontré, avant l'époque actuelle qui a reconnu le fait, que l'oxigène n'était pas le principe exclusif des acides; que dans le gaz hydrogène sulfuré, l'hydrogène en remplissait le rôle, et que l'acide prussique ne contenait pas d'oxigène. C'est à lui que la société doit l'art du blanchiment par le chlore; et il a aidé à perfectionner ceux de la teinture par le bleu de Prusse, du monnayage, de l'extraction de la soude, de l'éclairage par le gaz. Enfin, c'est lui qui, en s'occupant du charbon et de ses propriétés antiseptiques, a imaginé de charbonner l'intérieur des barils pour conserver l'eau dans les voyages de long cours. (Cuvier, *Éloges.*)

BERTIN (Exupère-Joseph), savant anatomiste français, naquit au Tremblai, près d'Antrain, diocèse de Rennes, le 21 septembre 1712. Son père, qu'il perdit de bonne heure, était docteur en médecine. Il fit ses études à Rennes, où les notions qu'il reçut sur la physique développèrent en lui le goût de l'observation, et décidèrent sa vocation pour la médecine. La fortune bornée de sa famille ne lui permettant pas de se rendre à Paris immédiatement après sa sortie du collége, il fut contraint de rester un an au Tremblai. Il s'était procuré *l'Anatomie* de Verheyen; il l'étudia, la sut

bientôt par cœur, et la sut si bien, qu'ayant eu occasion d'assister
à l'ouverture d'un cadavre, les gens de l'art qu'on avait appelés,
obligés de recourir aux lumières du jeune Bertin, furent étonnés
de le trouver plus instruit qu'eux-mêmes. Arrivé à Paris, il se livra
avec une ardeur infatigable à l'étude, et Hunauld ne tarda pas à le
distinguer parmi les élèves qui assistaient à ses leçons : le maître devint dès-lors l'ami de l'élève, et son attachement pour lui ne s'est jamais
démenti depuis. Il reçut le bonnet de docteur en médecine à Reims
en 1737, et à Paris en 1741. On avait une telle confiance en lui, et
ses connaissances étaient si bien appréciées dans cette dernière Faculté, que lorsque Bertin n'était encore que simple bachelier, il avait
été chargé de présider avec Hunauld aux examens des autres bacheliers, droit réservé aux docteurs seulement. Quelque temps après
sa réception, il accepta la place de premier médecin de l'hospodar
de Valachie et de Moldavie, auprès duquel il se rendit. Ce seigneur,
rappelé à Constantinople au bout de quelques années, proposa à
Bertin de l'y emmener avec lui; mais, effrayé par les actes de despotisme aveugle et sanguinaire dont il avait été si souvent le témoin,
et résolu de retourner dans sa patrie, il refusa toutes les offres brillantes qui lui furent faites. Après avoir traversé heureusement la
Hongrie, il se rendit à Vienne, où il obtint de l'impératrice-reine
une escorte pour l'accompagner jusqu'à la frontière : L'Autriche
était alors en guerre avec la France. Bertin, qui avait une grande
faiblesse de caractère, et dont l'organisation, susceptible de recevoir des impressions violentes, était dépourvue de la force nécessaire
pour y résister ou les subjuguer, se persuada pendant le trajet que
ses gardes, dont le langage lui était inconnu, tramaient un complot
contre sa vie : il s'échappa et fut chercher sa sûreté dans un marais,
où il resta long-temps plongé dans l'eau jusqu'au cou. Après bien
des recherches, ses gardes le retrouvèrent; on parvint à le rassurer,
et il arriva en France sain et sauf.

Peu après son retour, en 1744, Bertin fut élu associé-anatomiste
de l'Académie des sciences, sans passer par le grade d'adjoint, suivant l'usage ordinaire. Dès l'année 1737, il avait communiqué à cette
Compagnie ses recherches sur les nerfs récurrens du cœur et sur l'a-
nastomose des veines épigastriques et mammaires. En 1746, il lut
un Mémoire sur l'organisation de l'estomac chez le cheval; mais
l'interruption qu'une maladie assez grave mit à ses travaux, l'empêcha de le publier alors. Il reconnut que l'impossibilité du vomissement chez le cheval n'est pas due à une valvule, mais à un sphincter

qui s'oppose à la sortie des alimens, et que les plans musculeux de l'estomac de cet animal offrent la même disposition que chez l'homme.
Ses observations, confirmées plus tard par Haller, devinrent l'objet
d'une contestation entre lui et ce savant physiologiste : toutefois, la
première découverte appartient évidemment à l'anatomiste français.
Épuisé par l'excès du travail, tourmenté par des querelles littéraires
et des chagrins domestiques, Bertin vit sa santé s'altérer, et un accès de délire fut le premier symptôme de sa maladie; ce moment
d'exaltation fut suivi d'un accès de léthargie qui dura trois jours,
et qui se répéta ensuite à des intervalles plus ou moins longs pendant trois années. Dans le cours de cette affection, Bertin offrit tous
les phénomènes de la monomanie, caractérisée par un état habituel
de crainte et de frayeur, état qui n'était réellement qu'une exagération de son caractère naturellement méticuleux. Cette maladie, qui
commença en 1747, persista jusqu'en 1750, époque à laquelle elle
disparut complétement : son esprit reprit toutes ses forces, il retrouva toute sa sagacité, et sa mémoire, qui était prodigieuse, lui
retraça avec la même fidélité qu'auparavant les détails immenses de
l'anatomie.

Le premier mémoire que Bertin ait donné après sa maladie a
pour objet la circulation du sang dans le foie du fœtus; aucun de
ses ouvrages n'offre peut-être des preuves moins équivoques
d'un véritable talent que les trois mémoires qu'il fit sur ce sujet.
Ses remarques, relatives aux effets de la respiration sur les veines
du foie, renferment également des vues physiologiques dignes d'attention. Ce travail précéda celui qu'il fit paraître en 1766 sur l'anatomie comparée de l'appareil lacrymal : nous reviendrons tout à
l'heure sur ces divers travaux. Bertin venait d'être nommé associé-
vétéran de l'Académie, et il avait formé le plan d'un cours complet
d'anatomie, quand la maladie dont nous venons de parler interrompit si malheureusement sa carrière; mais, en 1754, il publia la
première partie de cet ouvrage, l'ostéologie. Il avait présenté à
l'Académie la seconde partie de ce cours, qui renfermait la description des artères : elle n'a pas été publiée. Bertin s'était retiré
à Gohard, près de Rennes, où il était entièrement occupé de l'éducation de ses enfans, lorsqu'il fut atteint, le 21 février 1781, d'une
fluxion de poitrine à laquelle il succomba en peu de jours.

On trouve dans tous les ouvrages de Bertin une érudition exacte
et profonde, et l'art si important de décrire avec méthode et avec
clarté, porté au plus haut degré; des vues grandes, mais toujours

sages, et qui ne s'étendent jamais au-delà de ce qu'il est possible de savoir et de prouver. Il se livra souvent à une critique un peu sévère des travaux des autres ; mais cette critique fut toujours dictée par l'impartialité et l'amour du vrai. Toutes ses recherches prouvent une attention scrupuleuse à laquelle les plus petits détails ne peuvent échapper, une adresse singulière dans les moyens de forcer les parties qui semblent les plus imperceptibles à découvrir et à laisser voir les secrets de leur organisation. On a de lui :

Ergò causa motús alterni cordis multiplex. Paris, 1740, in-4. — Dans cette dissertation, qui fait partie de la collection des thèses anatomiques de Haller, Bertin fait voir que le sang n'afflue dans les artères coronaires que lors des mouvemens de systole du cœur.

Ergò non datur imaginationis maternæ in fœtum actio. Paris, 1741, in-4.

Lettre à M. D. sur le nouveau système de la voix. La Haye (Paris), 1745, in-8. — Bertin, partisan de la théorie de Dodart, rejette l'opinion de Ferrein, qui attribuait les modulations de la voix aux vibrations des ligamens de la glotte produites par l'action de l'air. Il fait remarquer que les lèvres de la glotte ne sont pas des cordes tendues, mais des replis membraneux, souples et mous ; que l'ouverture de la bouche, chez l'homme, dans les parois de laquelle il n'y a rien de tendu, peut, dans l'action de siffler, produire des sons très-différens. Ferrein ayant répondu, Bertin fit paraître l'écrit suivant :

Lettres sur le nouveau système de la voix, et sur les artères lymphatiques. Paris, 1748, in-12.

Ergò specificum morsús viperæ antidotum alcali volatile. Paris, 1749, in-4.

Ergò condimenta sanitati noxia. Paris, 1751, in-4.

Traité d'ostéologie, etc., suivi de trois Mémoires de M. Hérissant, sur différens points d'ostéologie. Paris, 1754, in-12, 4 vol. — Cet ouvrage est remarquable par la méthode et la précision avec lesquelles chaque partie est décrite, par l'exposition détaillée et complète de beaucoup d'objets peu connus jusqu'alors, soit sous le rapport de la conformation des parties, soit sous celui de la structure du tissu osseux. L'auteur y a joint un grand nombre d'observations nouvelles et qui lui sont propres ; on y trouve décrits pour la première fois, avec la plus grande exactitude, les cornets sphénoïdaux, qui n'avaient encore été que vaguement indiqués : de là le nom sous lequel on a depuis désigné ces os (*cornets de Bertin*).

Consultation sur la légitimité des naissances tardives. Paris, 1764, in-8. — Bertin admet que la gestation peut offrir des différences notables dans sa durée.

Indépendamment de ces différens écrits publiés séparément, Bertin a consigné encore de nombreux Mémoires dans le recueil de l'Académie des sciences, et quelques articles dans l'ancien *Journal de médecine.* L'un de ces derniers, inséré dans le t. IV, p. 66, et intitulé : *Nouvelles découvertes en anatomie,* renferme une description détaillée des canaux osseux qui livrent passage aux artères et aux nerfs des dents de la mâchoire supérieure. Un autre article (t. V, p. 48), qui a pour titre : *Conséquences relatives à la pratique, déduites de la structure des os pariétaux*, renferme des observations fort intéressantes sur la gravité des fractures de ces os, et sur le mécanisme de la fracture de leur portion inférieure, lorsque le coup a été porté à leur partie supérieure.

Les travaux qu'il a communiqués à l'Académie royale des sciences, sont les suivans : — *Description des cornets sphénoïdaux.* — *Recherches sur la structure des reins.* Il admet des grains glanduleux interposés entre les canaux urinifères, et que l'urine est sécrétée en partie par ces organes glanduleux et par des conduits émanés directement des artères (Année 1744). — *Mémoire sur la structure de l'estomac du cheval.* Nous l'avons fait connaître plus haut. — On trouve ce Mémoire, ainsi que des remarques de notre auteur, *sur l'insertion et les mouvemens des muscles droits de l'abdomen*, dans le volume de l'année 1756. — Dans les Mémoires de l'année 1753, *Mémoires sur la circulation du foie dans le fœtus.* — Année 1759, *Mémoire sur le cours des esprits animaux.* Il compare la substance corticale du cerveau à celle des reins ; et, considérant leur organisation comme analogue, il pense que la première est aussi l'agent sécréteur des esprits animaux. — Année 1761, *Description des fibres de l'estomac de l'homme.* — Année 1763, *Mémoire sur l'effet de la respiration sur les veines du foie*, dans lequel il fait voir que pendant l'inspiration naturelle, la pression exercée sur les veines hépatiques fait gonfler les veines jugulaires, les deux veines caves et leurs sinus ; que ce gonflement cesse dans l'expiration naturelle, tandis que dans l'inspiration et l'expiration forcées, le gonflement a lieu également. — Année 1765, *Des remarques sur la circulation du sang dans le foie*, dans lesquelles il signale plusieurs particularités remarquables des vaisseaux qui sont les agens de cette fonction. — An. 1766, *Mémoire sur la comparaison de l'appareil lacrymal chez l'homme et les animaux*, où notre auteur prouve qu'il savait apprécier toute l'importance de l'anatomie comparative ; il a trouvé que, dans un grand nombre d'espèces, les points et les conduits lacrymaux n'existent pas, et qu'une ouverture du sac nasal remplit les fonctions de ces organes.

(*Hist. de l'Acad. roy. des sciences*, année 1781. — Haller, *Bibl. anat.*)

BERTIN (René-Joseph-Hyacinthe), fils aîné du précédent, naquit le 10 avril 1767 à Gohard, petit village près de Rennes. Il fit ses études dans cette dernière ville, et, après avoir étudié la médecine à Paris, il prit le bonnet de docteur à Montpellier, en 1791. En 1807, il avait été employé quelque temps comme médecin dans les armées françaises en Prusse et en Pologne. Il servit, en 1792, dans l'armée des côtes de Brest, puis dans celle d'Italie, et, en 1798, il fut envoyé en Angleterre comme inspecteur-général du service de santé des prisonniers français. Pendant l'année qu'il séjourna dans cette île, il rendit des services nombreux à ceux de ses compatriotes qui furent confiés à ses soins. De retour en France, il reçut la décoration de la Légion-d'Honneur, et fut nommé médecin en chef de l'hôpital Cochin et de celui des Vénériens. En 1822, une ordonnance royale l'appela à la chaire d'hygiène, vacante à la Faculté de médecine de Paris par la mort de Hallé. Cette place, qu'il dut à l'un des ministres d'alors, M. de Corbière, son ancien condisciple, lui fut conservée, lorsqu'après la dissolution violente et imprévue de la Faculté de médecine en 1823, ce corps savant fut reconstitué sur de nouvelles bases : ainsi, il ne partagea pas la proscription qui frappa Pinel, Vauquelin, Chaussier, Desgenettes, etc., etc. Atteint, vers le commencement de 1827, d'une inflammation de poitrine qui devint chronique, il se rendit dans son pays natal, dans l'espoir d'y trouver une guérison plus prompte; et, au mois d'août de la même année, il fut affecté d'une encéphalite, à laquelle il succomba en très-peu de jours. On a de lui :

Quelques observations critiques, philosophiques et médicales, sur l'Angleterre, les Anglais et les Français détenus dans les prisons de Plymouth. Paris, 1801, in-12.

Dissertation sur l'emploi des incisions dans les plaies d'armes à feu. Paris, an X (1802), in-8.

Traité de la maladie vénérienne chez les nouveau-nés, les femmes enceintes et les nourrices. Paris, 1810, in-8.

En 1811, Bertin présenta à l'Institut un premier Mémoire sur les maladies organiques du cœur, dans lequel il démontre que la dénomination d'anévrysme ne donnait pas une idée exacte de la dilatation du cœur; que l'hypertrophie des parois du cœur ne coexistait pas toujours avec leur dilatation; que souvent, au contraire, les cavités de cet organe sont alors très-diminuées, disposition que Bertin paraît être le premier à avoir signalée. Les trois autres Mémoires présentés plus tard à l'Institut par notre auteur, peuvent être considérés comme le développement des idées et des observations consignées dans le premier: ainsi, le deuxième établit l'existence de *l'épaississement sans dilatation du ventricule gauche;* le troisième a pour but de faire connaître et de déterminer les signes caractéristiques et les altérations organiques propres aux *hypertrophies du ventricule gauche et du ventricule droit, avec diminution de la cavité;* enfin, le quatrième a pour objet *l'hypertrophie des parois du cœur jointe à leur dilatation.* Ces recherches ont été réunies à d'autres observations analogues et non moins intéressantes de M. Bouilland, alors élève interne dans le service de Bertin à l'hospice Cochin, et publiées sous le titre suivant:

Traité des maladies du cœur et des gros vaisseaux, par R.-J. Bertin, rédigé par J. Bouilland. Paris, 1824, in-8 avec planches. — Cet ouvrage, essentiellement clinique, est empreint du caractère propre aux productions médicales de notre époque; l'observation rigoureuse des faits est la seule source où les auteurs puisent les argumens qu'ils font valoir à l'appui des diverses opinions qu'ils émettent relativement à la nature et au traitement des maladies dont ils tracent l'histoire.

Bertin est aussi l'auteur d'une traduction française de la traduction italienne que J.-P. Frank a donnée de l'ouvrage de Melchior-Adam Weicard, *sur la doctrine de Brown*. Paris, 1798, 2 vol. in-8. On lui doit encore la traduction française des *Elementa medicinæ*, de Brown, avec ce titre : *Élémens de médecine de Brown, avec les commentaires de l'auteur et les notes du docteur Beddoes, traduits du latin et de l'anglais*. Paris, 1805, in-8.

BERTRAND (Thomas-Bernard) était né à Paris le 22 octobre 1682. Il s'appliqua d'abord à la jurisprudence, et promettait de s'y distinguer; mais il tourna bientôt ses vues vers la médecine. Il entra en licence en 1708, et fut reçu docteur le 11 décembre 1710. Il fut nommé, en 1722, médecin de l'Hôtel-Dieu, et en remplit les fonctions pendant près de trente ans. Il ne négligea point celles du professorat; il enseigna successivement les diverses branches de la médecine. Elu doyen en 1740, il abdiqua immédiatement après. Bertrand mourut le 19 avril 1751, âgé de 69 ans. Le travail qui l'occupa toute sa vie, ce fut l'histoire qu'il avait entreprise de la Faculté de médecine de Paris, et des hommes célèbres qui l'ont illustrée. Cette histoire n'a point été publiée; mais la *Notice des hommes les plus célèbres de la Faculté de médecine de Paris, depuis 1110 jusqu'en 1750*, par J. A. Hazon, n'en est, pour ainsi dire, qu'un extrait. Bertrand avait encore composé beaucoup d'autres ouvrages, qui sont également restés inédits. Les thèses suivantes, soutenues sous sa présidence, sont de lui :

An catamœnia a plethorâ? Aff., 1711. — *Utrum in ascite paracenthesim tardare malum?* Aff., 1730. — *An aquæ potus omnium saluberrimus?* Aff., 1739. — *An ars medendi tota in observationibus?* Aff., 1739. — *An venæ sectio operationum frequentior simulque periculosior?* Aff., 1744. — *An alvis adstrictioribus medicina in alimento, et blanda catharsi?* Aff., 1747.

(Hazon, *Notice historique sur la Faculté de méd.*)

BERTRAND (Jean-Baptiste), membre de l'Académie de Marseille, naquit à Martigues, en Provence, le 12 juillet 1670. Il fut d'abord destiné à l'état ecclésiastique, et fit même son cours de théologie; mais son goût le portant vers la médecine, il alla étudier à Montpellier. Après avoir exercé son art dans son pays natal, il se transporta avec sa famille à Marseille. Ses trois collègues à l'Hôtel-Dieu de cette ville ayant renoncé à leur service dans une fièvre contagieuse, en 1709, il resta seul chargé de ce périlleux emploi. Il fut attaqué de la maladie, et eut le bonheur de n'y pas succomber. Bertrand montra le même zèle dans la peste de 1720. Il vit périr presque toute sa famille au service des pestiférés, fut lui-même atteint de la maladie, et s'en sauva encore. Son dévouement lui valut une pension du Gouvernement. Il mourut le 10 septembre 1752. On lui doit :

Observations sur la maladie contagieuse de Marseille, à la suite de la *Relation historique de la peste de Marseille en 1720.* Cologne, 1721, in-12; Lyon, 1723, in-12.—Opuscule dans lequel Bertrand se montre bon observateur.

Dissertation sur l'air maritime. Marseille, 1724, in-4.—Innocuité de l'air maritime; ses bons effets sur les phthisiques.

Bertrand laissa plusieurs ouvrages manuscrits qui n'ont point vu le jour; il avait publié divers mémoires dans le *Journal de Trévoux.*

(Tabaraud, dans *Biogr. univ.*)

BERTRANDI (AMBROISE), anatomiste et chirurgien célèbre, naquit à Turin le 18 octobre 1723. Il commença ses études à l'Université de Turin, où ses progrès rapides annoncèrent de bonne heure toute l'étendue de ses moyens. L'état ecclésiastique lui donnant l'espérance d'un établissement avantageux, ses parens desiraient vivement qu'il embrassât cette carrière, quand sa véritable vocation fut décidée par la proposition d'un ami de sa famille, M. Klinger, professeur de chirurgie pratique. Ayant le droit de nommer à une place d'étudiant en cette science au *Collége des Provinces*, il l'offrit au jeune Bertrandi, qui l'accepta avec une joie qui marquait sa véritable inclination. On ne tarda pas à le distinguer parmi les autres élèves : il se livrait avec passion à l'étude de l'anatomie; et deux années étaient à peine écoulées, qu'il fut nommé préfet de sa Faculté, et, peu de temps après, répétiteur pour l'anatomie et les instituts de médecine. La chaire d'anatomie était occupée par Bianchi : ce professeur distingué associa bientôt Bertrandi à ses travaux. L'intimité dans laquelle il vivait avec lui, et qui prouve tout le cas que le maître faisait de l'élève, ne cessa d'exister que lorsque ce dernier refusa de prendre part aux disputes de Bianchi avec Morgagni. Camarelli avait aussi profité du talent de Bertrandi, qui lui fournit beaucoup de matériaux propres à éclaircir différens points de physiologie, et plusieurs entr'autres pour la dissertation savante et ingénieuse que ce médecin publia sous ce titre : *De licnis usu, et de mira phialarum quarumdam vitrearum diffractione dissertationes.* Pavie, 1746, in-8.

Après cinq ans d'études au Collége des Provinces, Bertrandi prit le grade de maître en chirurgie à l'Université de Turin, dans le mois de février 1747 : dès-lors sa réputation sortit du cercle de l'é-cole. Il était souvent consulté par les médecins et les chirurgiens les plus habiles sur des questions d'anatomie, de physiologie et de pathologie. « On nous a certifié, dit Louis, que dans l'es-» pace de quinze années il ne s'est presque point soutenu de thèses » d'anatomie, aux réceptions dans le Collége des médecins, aux-» quelles Bertrandi n'ait eu la meilleure part. » En 1748, il publia ses dissertations sur le foie et l'œil, dont nous parlerons plus bas, et le 27 mars il fut agrégé au Collége royal des chirurgiens de Tu-rin, titre équivalent à celui de licencié dans les autres Facultés. Ja-loux.de contribuer à l'éclat que Bertrandi pouvait répandre sur son pays, Victor-Amédée, roi de Sardaigne, lui proposa d'aller vi-siter Paris et Londres pour se perfectionner dans la pratique, en fréquentant les grands hôpitaux de ces deux capitales. Bertrandi s'empressa d'accepter une offre aussi libérale, et arriva à Paris au mois d'avril 1752. Reçu chez Louis, secrétaire perpétuel de l'Aca-démie royale de chirurgie, il puisa de nouvelles connaissances au-près de ce savant chirurgien, et de Morand, qui lui donna toute liberté dans l'École anatomique de l'hôtel royal des Invalides. Ce fut sous leurs yeux et sous ceux de Buffon, Winslow, de Réaumur et Ver-dier, qu'il se livra de nouveau avec ardeur à l'étude de la nature et aux recherches cliniques. Pendant son séjour à Paris, il lut à l'Aca-démie royale de chirurgie ses Mémoires sur l'hydrocèle et les abcès du foie, à l'occasion des plaies de tête. Le 30 mai, il reçut le titre d'associé de cette Académie, et partit peu de temps après pour Londres (juillet 1754), où il fut pensionnaire de Bromfield : il y resta jusqu'en 1755. De retour à Turin au mois de septembre de cette année, le roi créa pour Bertrandi une place de professeur ex-traordinaire en chirurgie; et, sur sa demande, on construisit un am-phithéâtre d'anatomie dans l'hôpital de Saint-Jean-des-Incurables. Au mois de mars 1758, il fut nommé à la fois premier professeur de pratique de chirurgie dans l'Université, et chirurgien particulier de S. M. Placé sur un théâtre qui mettait chaque jour ses talens en évi-dence, Bertrandi devint, pour ainsi dire, l'oracle de la chirurgie pour son pays, et l'on accourait en foule des provinces voisines pour le consulter. Voulant faire servir au progrès de la science l'in-fluence qu'il avait auprès du roi, il lui proposa la formation d'une école.vétérinaire; et, sur sa présentation, S. M. envoya Brugnone à

Lyon, suivre les leçons de Bourgelat. Dans le courant d'octobre 1764, il ressentit les premières atteintes d'une affection pulmonaire qui donnait lieu par intervalle à une dyspnée extrême; cette maladie fit des progrès insensibles, et fut suivie d'une ascite avec œdème des membres inférieurs. Plusieurs ponctions furent pratiquées; les crachats devinrent purulens, et Bertrandi succomba le 6 décembre 1765, au commencement de sa 43ᵉ année. On a de lui :

Dissertationes anatomicæ duæ de hepate et oculo. Turin, 1748, in-8. —Ces dissertations renferment beaucoup de faits intéressans. L'auteur a vu deux rates secondaires accompagnant celle qui existait à l'état normal. Il décrit une anastomose de l'artère mésentérique inférieure avec celles qui se portent à la vessie et aux organes génitaux ; une artère hépatique née immédiatement de l'aorte; des rameaux veineux étendus du foie au diaphragme, et communiquant avec des ramifications de la veine azygos; des rameaux de la veine ombilicale se distribuant au foie. Il admet, avec Bianchi, les vaisseaux hépato-cystiques ; il donne la description des deux ligamens suspenseurs de cet organe. — Dans la dissertation sur l'œil, notre auteur décrit l'entre-croisement des fibres qui forment la cornée, les vaisseaux transparens qui se rendent de la choroïde à la rétine et au corps vitré, les vaisseaux qui se portent du cercle artériel de l'uvée à la pupille, les vaisseaux lymphatiques de la capsule du corps vitré et du cristallin, la disposition des fibres qui forment ce dernier corps : il parle du rétrécissement de la chambre antérieure de l'œil, qui a lieu consécutivement à la dilatation du corps vitré produite par la congélation, etc. (Haller.)

De hydrocele. Mémoire sur l'hydrocèle, dans les *Mém. de l'Acad. R.* de chir., tom. III, in-4, pag. 83. — Bertrandi rejette l'hydropisie admise entre le crémaster et le cordon spermatique; il pense que l'hydropisie du cordon peut devenir une hydrocèle, quand les kystes viennent à se rompre, et soutient que le séton est fort utile dans cette maladie : il enduisait la tente de baume de soufre, pour provoquer la suppuration. Quand l'hydropisie était ancienne, il pratiquait l'incision; détruisait les duretés avec le beurre d'antimoine, la pierre infernale, et autres caustiques semblables (Sprengel).

De hepatis abscessibus qui vulneribus capitis superveniunt.—*Mémoires de l'Académie royale de chirurgie,* même vol. — La coexistence assez fréquente des abcès du foie avec les plaies de tête résulte, suivant Bertrandi, de ce que l'affection du cerveau qui se développe alors tend à faire refluer plus rapidement le sang par les veines jugulaires et la veine-cave descendante; en sorte que ce liquide gêne la circulation dans la veine-cave ascendante et les veines hépatiques; et ce ralentissement du cours du sang, cette stase qui se répète pendant plus ou moins de temps, donne lieu à une inflammation qui se termine par gangrène ou par suppuration. D'après cette manière de voir, notre auteur regarde la saignée du pied comme nuisible quand le foie commence à s'embarrasser, parce qu'elle ne peut que diminuer la résistance dans la veine-cave ascendante, et augmenter la force du refoulement de ce liquide par la colonne qui descend de la veine-cave supérieure. Il dit, à l'appui de cette théorie, qu'il a vu plus d'une fois les malades devenir jaunes tout à coup immédiatement après la saignée du pied : c'est donc au bras qu'il faut saigner.

Trattato delle operazioni di chirurgia. Nice, 1763, in-8, 2 vol.; trad. en français par Solier de La Rouillais, et précédé de l'Eloge de l'auteur, par Louis. Paris, 1769, in-8; *ibid.*, 1784, in-8. — Cet ouvrage est écrit avec beaucoup de méthode. L'auteur y a inséré d'assez nombreuses observations accompagnées de réflexions judicieuses.

On trouve dans le tom. I des *Miscellanea philosophico-mathematica societatis privatæ Taurinensis*, qui parut à Turin en 1759, les observations de Bertrandi sur le corps glanduleux des ovaires, sur l'état de l'utérus dans la grossesse, et sur le placenta.

Tous ces écrits de Bertrandi ont été réunis à plusieurs autres, et publiés avec des notes et des additions, par J. Ant. Penchienati et J. Brugnone, sous le titre suivant : *Opere anatomiche e cerusiche di Ambrogio Bertrandi, etc.* Turin, 1786-1787, in-8, 5 vol.

(Louis, *Eloge de Bertrandi.* — Haller. — Sprengel. — Penchienati et Brugnone, *Notice sur la vie et les ouvrages de Bertrandi*, dans l'édition qu'ils ont donnée de ses œuvres, vol. I.)

BERTUCCI ou **BERTRUCCIO** (Nicolas), nommé par quelques biographes Bertruzio, Vertuzzo, et né en Lombardie, exerçait et enseignait la médecine à Bologne en 1312. Parmi les médecins du quatorzième siècle, il est un de ceux qui, après Mondini, se sont fait connaître avec quelque honneur par leurs travaux en anatomie. Il mourut en 1342, laissant les ouvrages suivans :

Collectorium artis medicæ, tàm practicæ quàm speculativæ recognitum, et suæ integritati restitutum per Joannem Cæsarium. Lyon, 1509 et 1518, in-4; Cologne, 1537, in-4. (Mazzuchelli.) — Orlandi donne à cet ouvrage le titre suivant : *Collectorium artis medicæ, tàm theoriæ quàm practicæ.* — Bertucci dit n'avoir, dans cet ouvrage, aucune observation qui lui soit propre : il suit partout la même marche qu'Avicenne. On s'aperçoit cependant, dans l'anatomie qui ouvre le recueil, que Bertucci s'occupa lui-même de cette science.

In medicinam practicam introductio. Strasbourg, 1533, in-24.

Methodus cognoscendorum tàm particularium, quàm universalium morborum. Mayence, 1534, in-4.

Diæta seu regimen sanitatis de rebus non naturalibus et avertendis morbis. Mayence, 1534, in-8.

(Orlandi, *Notizie degli scrittori Bolognesi.* — Mazzuchelli, — Sprengel.)

BEVERWYCK (Jean de), Joannes Beverovicius, naquit d'une famille noble et ancienne à Dordrecht, le 17 novembre 1594. Il apprit les langues grecque et latine sous Gerard-Jean

Vossius, qui était alors recteur du collége de cette ville. A l'âge de seize ans, on l'envoya à Leyde, où il se perfectionna dans les belles-lettres, et fréquenta en même temps l'Ecole de médecine. Au bout de quatre ans, il passa en France, où il continua d'étudier l'art de guérir, à Caen, à Paris et à Montpellier. En 1616, il alla à Padoue, où il prit le bonnet de maître-ès-arts et celui de docteur en médecine. De Padoue il se rendit à Bologne. Après quelque temps de séjour dans cette ville, il regagna sa patrie, en s'arrêtant toutefois à Bâle, et ensuite à Louvain. Arrivé à Dordrecht, il se mit à pratiquer, et le fit avec tant de succès, que dès l'an 1625, il fut nommé médecin ordinaire de la ville, et lecteur en chirurgie. Deux ans après, il entra dans la régence en qualité de conseiller, et garda cette charge en 1628; on l'élut échevin en 1631 et 1632, l'un des *quarante*, aussi en 1631, l'un des administrateurs de la chambre des orphelins, en 1637, 1638, 1642 et 1643; enfin il fut plus d'une fois député à l'assemblée des Etats de Hollande, de Zélande et de West-Frise. Beverwyck mourut à Dordrecht, le 19 janvier 1647, âgé de 52 ans. Il ne fut pas seulement habile dans son art, il avait encore une connaissance profonde des belles-lettres. Ses ouvrages sont :

Epistolica quæstio de vitæ termino fatali, an mobili, cum doctorum responsis. Dordrecht, 1634, in-8. *Item, triplo auctior,* Leyde, 1636, in-4. Le traité est ici divisé en deux parties. *It. de eâdem quæstione pars tertia et ultima. Seorsìm accedit nobilissimæ et doctissimæ virginis Annæ Mariæ à Schurman, de eodem argumento epistola. Item, ejusdem argumenti alia, à Johanne Elichmanno ex mente et monumentis Arabum et Persarum contexta.* Leyde, 1639, in-4; *ibid.*, 1651, in-4. — Ce n'est pas le plus utile des livres de Beverwyck; mais c'est l'un des plus curieux, et celui qui a fait le plus de bruit.

De excellentiâ fœminei sexûs. Dordrecht, 1636, in-12; *ibid.*, 1639, in-12.

Idea medicinæ veterum. Leyde, Elzévirs, 1637, in-8. — Cet ouvrage fort érudit, formant un traité général de médecine, est tiré d'écrivains étrangers à l'art de guérir.

Exercitatio in Hippocratis aphorismum de calculo; ad Claudium Salmasium. Acc. ejusd. argum. doctorum epistolæ. Leyde, 1641, in-12.

Introductio ad medicinam indigenam, sive de autarcheia singularum regionum. Leyde, 1644, in-12; *ibid.*, 1663, n-12.

J. Beverovicii epistolicæ quæstiones, cum doctorum responsis. Acc. ejusdem, necnon Erasmi, Cardani et Melanchtonis, medicinæ encomium. Roterdam, 1644, in-8; *ibid.*, 1665, in-8.

Le Trésor de la Santé, orné de vers de la composition de Jacques Cats Chevalier. Trois parties (en flamand).

On a imprimé deux recueils des œuvres de Beverwyck sur la médecine; l'un intitulé : *OEuvres du sieur Jean de Beverwyck, ancien échevin de Dordrecht, qui regardent la médecine et la chirurgie* (en flamand). Amsterdam, 1656, in-fol. Les traités contenus dans ce recueil sont : *le Trésor de la Santé*, en 3 parties, *l'Eloge de la médecine*, une *Réfutation des argumens de Montaigne contre la médecine* (imprimée à part, en latin. Dordrecht, 1639, in-12), et *l'Introduct. ad medicinam indigenam.*

Le deuxième recueil, imprimé à Amsterdam, 1664, in-4, contient de plus la traduction flamande du traité *de Calculo renum, etc.* (imp. à Leyde, 1638, in-16), un *Traité du scorbut* (imp. en flamand. Dordrecht, 1642, in-12), un *Discours sur l'anatomie*, une *Instruction sur la peste*, et *l'Eloge de la chirurgie.*

(Paquot, *Hist. litt. des Pays-Bas.*)

BIANCHI (Jean-Baptiste), médecin et anatomiste célèbre, naquit à Turin le 14 septembre 1681. François Peghino, architecte renommé, et son aïeul maternel, entrevit de bonne heure les heureuses dispositions du jeune Bianchi, et seconda de tous ses moyens le goût qu'il avait pour l'étude; son attente ne fut pas trompée, car, dès l'âge de 14 ans, Bianchi soutint publiquement et avec applaudissemens plusieurs thèses de philosophie. Bianchi apporta le même zèle dans l'étude de la médecine, où il fit des progrès si rapides, qu'à seize ans il reçut le bonnet de docteur. Dès-lors il se livra à l'exercice de la médecine; et, malgré son extrême jeunesse, il fut employé pour le traitement des pauvres, et chargé d'un service médical dans les hôpitaux de la ville; il faisait en même temps des cours particuliers d'anatomie; car ceux de l'Université furent suspendus, et l'Ecole fermée jusqu'à la fin de 1720, pendant les troubles que causa la guerre. Les années suivantes, il continua de se livrer à l'enseignement, et professait à la fois la philosophie, la chimie, la pharmacie, la médecine, mais surtout l'anatomie; l'on a compté jusqu'à treize cours publics qu'il faisait ainsi à la même époque. Ce fut le concours nombreux d'élèves que ses leçons attiraient, qui décida le roi de Sardaigne, Victor-Amédée II, à faire construire l'amphithéâtre qui servit depuis aux cours d'anatomie. En 1720, l'Université de Bologne l'appela dans son sein avec le titre de lecteur public ordinaire. Mais le roi de Sardaigne le rappela à Turin, en 1722, en le nommant à la première chaire d'anatomie. Bianchi mourut le 20 janvier 1761, après avoir soutenu jusqu'à la fin la réputation brillante qu'il avait acquise dès ses premiers pas dans la carrière médicale.

Bianchi fut, parmi les médecins italiens du siècle dernier, l'un de ceux qui s'appliquèrent le plus à faire sentir toute l'importance des connaissances anatomiques dans la pratique médicale; et ses travaux le placent au rang des médecins qui ont particulièrement contribué à propager l'étude de l'anatomie pathologique. Mais on doit reconnaître aussi que son imagination ardente, et l'extrême facilité à laquelle il dut de si bonne heure des succès remarquables, l'entraînèrent souvent loin des bornes d'une observation rigoureuse. Ses écrits renferment sans doute beaucoup de faits puisés dans la nature; mais on y trouve en même temps beaucoup de vues spéculatives, et des explications que l'expérience et une saine logique ne permettent pas d'admettre. Il sacrifia quelquefois la vérité à ses idées favorites, en annonçant des découvertes qui restent encore à constater, et qui fournirent à Morgagni des armes puissantes pour combattre ses opinions sur différens points. Bianchi fut un des plus violens antagonistes de l'irritabilité hallérienne, en Italie. Il reprochait à cette doctrine de n'être pas nouvelle, et pensait qu'elle pouvait donner lieu à des erreurs très-fâcheuses dans la pratique de la médecine. Il considérait les expériences faites sur les animaux comme incapables de fournir aucune conclusion à cet égard, et citait à l'appui des phénomènes pathologiques qui fournissent des résultats contraires à ceux de ces expériences. Bianchi a laissé les ouvrages suivans :

Historia hepatica, seu de hepatis structurâ, usibus et morbis. Turin, 1710, in-4; *ibid.*, 1716, in-4; Genève, 1725, in-4, 2 vol. — Cet ouvrage est à la fois le premier et le plus important de ceux que Bianchi a publiés. L'auteur admet, d'ailleurs sans preuves, que la différence des humeurs sécrétées résulte de la différence de forme des canaux excréteurs. Il émet des idées analogues à celles de Malpighi sur la structure glanduleuse du foie, et soutient à tort, contre Haller, l'existence des canaux hépato-cystiques. Il décrit avec soin les ligamens de cet organe. Il prétend avoir découvert de petites glandes particulières dans la scissure du foie; mais Morgagni et Haller ont démontré que cette découverte n'était rien moins que réelle. Il donne au foie et à la bile une influence en quelque sorte illimitée, et qui s'étend à toutes les maladies, lesquelles résultent presque toutes, suivant lui, d'une altération de ce viscère. Cet ouvrage n'est pas sans utilité, malgré les inexactitudes et les erreurs qu'on y rencontre.

Ductus lacrymales novi eorumque anatome, usus, morbi et curationes. Dissertatio epistolaris, etc. Turin, 1715, in-4; Leyde, 1723, in-8.—On ne trouve rien de nouveau dans cet ouvrage, dit Haller, si ce n'est une description obscure de l'appareil excréteur des larmes, et une figure qui ne donne qu'une idée inexacte de la disposition de cet appareil : Bianchi représente à l'extrémité inférieure du canal nasal une valvule qui n'existe pas. Notre auteur crut perfectionner la méthode d'Anel, pour guérir la fistule lacrymale, en injectant les voies lacrymales par l'ouverture du canal nasal, au lieu d'introduire le syphon de la seringue dans les points lacrymaux.

Fabricæ humanæ generalis prospectus expositus ad universam corporis humani anatomen in theatro novo anatomico Taurinensi. Turin, 1716, in-fol. — Cet ouvrage, que nous indiquons d'après Mazzuchelli, no parait pas avoir été achevé.

Ad practicam anatomen prolusio. Gènes, 1736, in-4 (Haller).

De lacteorum vasorum positionibus et fabricâ. 1743, in-4, sans lieu d'impression (Haller).

De naturali in humano corpore vitiosâ et morbosâ generatione historia. Turin, 1741, 1 vol. in-8 avec pl. — Dans la première partie, l'auteur expose les différens caractères du fœtus aux diverses époques de la gestation; dans la seconde, il parle des grossesses tubaires et ventrales, et des monstruosités du fœtus; enfin, la troisième partie (*vitiosa generatio*) traite des vers et des autres animaux qu'on trouve tout formés dans le corps humain.

Storia del mostro di due corpi che nacque sul pavese in gennaro 1748. Turin, 1749, in-8. — Cet opuscule, qui est, suivant Haller, un des meilleurs de Bianchi, renferme la description d'un fœtus monstrueux qui avait trois extrémités inférieures, dont une très-difforme; les parties génitales étaient mal conformées; il était dépourvu de vésicule du fiel; il y avait deux aortes et deux veines-caves, desquelles naissait une artère pulmonaire; le cœur était très-mal conformé.

Lettera sulla sensibilita ed irritabilita delle parti nelli uomini e nelli bruti. Turin, 1755. — Cette lettre, dans laquelle Bianchi combat l'opinion de Haller sur la sensibilité, est traduite en français, et insérée en entier dans l'ancien *Journal de médecine*, t. IV, p. 46, an. 1756. Le même volume contient, p. 163, une seconde lettre de Bianchi sur le même sujet.

Discorsi due epistolari sopra una terra salina purgante di fresco del Piemonte Scoperta. Turin, 1757, in-4; trad. franç. insérée dans l'ancien *Journal de médecine*, tom. IX, pag. 58.

La même année, Bianchi publia le programme suivant : *Prodromus operis cui titulus : J. B. Bianchi tabulæ LXV, cum figuris CCLXX. In utiliorem anatomen, et medicam praxim ex archetypis longo opere excerptæ, accuratisque explicationibus instructa.*

Bianchi est encore auteur de plusieurs dissertations qu'on trouve dans le *Theat. anat.* de Manget et dans sa *Bibl. script. med.* En voici les titres :

Dissertationes anatomicæ XII.—De pulsuum intermittentium causis.—De miliari eruptione. — De fœtu Taurinensi molli et succoso XV annis in ventre matris gestato. — De mammis, et genitalibus mulierum, cum fig. — De impedimento circulationis sanguinis.—De aortæ polypo, indèque enato ingenti anevrysmate. — De genu duræ matris fabricâ, cum fig. — De ingressu ilei in colon, seu de suppositâ hucusquè intestinorum valvulâ, observatio nova et hactenùs inedita, cum novis iconibus.—Explicatio nova mechanismi quo urinæ in vesicâ continentur, et de musculis urinariæ vesicæ, cum novis iconibus.—Demonstratio anat. sinuum basis cerebri, cum tab. — Problemata theorico-practica.

— *Castigationes explanationum ad tabulas Eustachii.* — *De novis in partibus virilibus genitalibus.* — Cette dernière dissertation, qui ne contient rien de nouveau (Haller), est insérée dans le troisième vol. des *Memorie so-*pra *la fisica, e istoria naturale de diversi Valentuomini.* Lucques, 1747, in-8.

(Mazzuchelli. — Haller. — Sprengel. — Bonino, *Biog. piemontese.*)

BIANCHI (Jean), médecin et naturaliste, naquit à Rimini le 3 janvier 1693. Doué d'une facilité peu commune, il se livra de bonne heure, et avec un tel succès, à l'étude des belles-lettres, de la langue grecque, de la philosophie et de la botanique, que vers la fin de l'année 1715, il fut élu secrétaire de l'Académie des sciences de Rimini (*Accademia de Lincei*). Décidé à embrasser la médecine, il se rendit à Bologne en 1717, où il reçut le bonnet de docteur le 7 juillet 1719. De retour dans sa patrie, il s'abandonna tout entier à son goût pour l'histoire naturelle, la botanique et l'anatomie; il fit de nombreuses excursions dans les diverses parties de l'Italie, et recueillit ainsi une foule de matériaux précieux pour ses études favorites. En 1741, sa grande réputation appela sur lui les yeux du conseil impérial de la régence de Toscane, qui le nomma professeur d'anatomie à l'Université de Sienne. Il occupa cette chaire pendant trois années, et revint, en 1744, à Rimini, où il continua de se livrer à ses travaux de prédilection, ainsi qu'à la pratique et à l'enseignement de la médecine. Bianchi vivait encore lorsque Mazzuchelli écrivait les détails qui précèdent (1760). On a de lui un grand nombre d'ouvrages qui ont trait non-seulement à la médecine et à l'histoire naturelle, mais encore à l'étude des antiquités. Nous n'indiquerons ici que les premiers :

Lettera intorno alla catteratta. Rimini, 1720, in-4. — Elle fut publiée sous le nom de Pierre-Paul Lapi, et dirigée contre le docteur Ant. Celest. Cocchi, médecin à Frascati.

Lettera, ad un amico intorno alla magnesia arsenicale. Pesaro, 1722, in-4. — Cet écrit fut publié par Bianchi, sous le nom supposé de *Marco Chillenio,* contre un charlatan qui administrait sans mesure cette magnésie.

Epistola anatomica ad Josephum Puteum, Jacobi filium, bononiensem. Bologne, 1726, in-4. Publié ensuite avec deux *Epistolæ anatomicæ* de Morgagni, à Leyde, 1728, in-4.

Osservazioni intorno una sezione anatomica, e intorno le pillole del Belloste. Rimini, 1731, in-4.

Lettere del sig. dott. J.-B. Lunadei, medico di S. Elpidio intorno una bambina nata con due teste, e riposta del signor J. Bianchi intorno a quel mostro. — On trouve ces deux lettres dans le tome XXII du *Raccolta calogerana,* pag. 85 et suiv.

Breve storia della vita di Caterina Vizzani Romana, che per ott'anni vesti abitò da uomo, e che in fine fu uccisa, e che fu trovata pulcella nella sezione del suo cadavero. Venise, 1744, in-8.

De vessicatori, dissertazione recitata nell' Accademia de Lincei. Venise, 1746, in-8. — Bianchi blâme l'usage trop général des vésicatoires, et pense que leur application doit être restreinte à un petit nombre de cas.

Lettera al sig. dott. Paolo Valcarenghi di Cremona, professor primario di medicina teorica in Pavia, soprà l' unire reobarbaro alla china-china. — Insérée à la page 373 de l'ouvrage de Valcarenghi sur ce sujet. Crémone, 1749, in-4.

De monstris ac monstrosis quibusdam, etc., epistola. Venise, 1749, in-4. — On trouve dans cet écrit la description d'un fœtus de porc ayant deux corps et une tête; un exemple de sex-digitaire; dont le doigt annulaire était double; celui d'un homme dont le corps laissait dégager des étincelles électriques lorsqu'on le touchait, etc. (Haller.)

Riflessioni soprà alcuni somniferi, e soprà altri remedi per una colica nefritica. Milan, 1749, in-8. — Bianchi publia ces réflexions sous le nom de *Crisiteo Stilita.* Draghi, de Rimini, fit paraître à ce sujet une critique assez longue, à laquelle Bianchi répondit par l'écrit qui suit :

Lettera di Crisiteo Stilita Friulano ad un amico, ovvero riflessioni seconde in risposta alla lettera, etc., soprà alcuni somniferi; in-8, sans lieu ni date d'impression.

Storia medica d' una postema nel lobo destro del cerebello che produsse la paralisia delle membre dalla parte destra in un nobile Giovanetto, con alcune osservazioni anatomiche fatte nella sezione del cadavere del medesimo. — Inséré dans le XLVIe vol. du recueil de Calogera.

Epistola de urinâ cum sedimento cærulco. 1756, in-12.

De bagni di Pisa, a pie del monte di S. Giuliano, etc. Florence, 1757, in-8.

Dissertationes habitæ in Academia medica conjecturantium. Venise, 1759, in-12.

Lettera ad un suo amico soprà d'un gigante che e passato per questa citta. Rimini, 1757, in-8. — Cet individu, haut de sept pieds, avait crû d'un pied dans le cours d'une année.

(Mazzuchelli.—Haller, *Bibl. anat.*)

BIANCHINI (Jean-Fortuné), médecin distingué, naquit, en 1720, à Chieti, dans le royaume des Deux-Siciles. Il étudia la médecine et reçut le bonnet de docteur à Naples. Il se rendit à Venise, et de là à Udine, en 1759, ville où il exerça la médecine jusqu'en 1777. A cette époque, il fut nommé professeur de médecine-pratique à Padoue, et mourut dans cette dernière résidence, le 2 septembre 1779, laissant les ouvrages suivans, dans lesquels il fait preuve de beaucoup de savoir et d'érudition :

Saggi di esperienze intorno la medecina elettrica fatte in Venezia da alcuni amatori di fisica, al sig. ab. Nollet, etc. Venise; 1749, in-4. — Privati, et, après lui, Jos. Veratti, J.-B. Bianchi, et Winkler, de Leipsick, prétendaient que les substances odorantes propagent leurs émanations à une très-grande distance par le moyen du verre électrisé, et qu'en conséquence on peut employer certains médicamens dans les maladies, sans les faire prendre aux malades, et en se contentant de les renfermer dans des tubes de verre électrisés. Bianchini fut celui qui combattit le plus fortement ces expériences, et il démontra que tout ce qu'on avait dit de l'odeur et des propriétés médicales des tubes de verre électrisés n'était qu'une véritable chimère. (Sprengel.)

Lettere medico-pratiche intorno all' indole delle febri maligne, e de' loro principali rimedi colla storia de°vermi del corpo umano, dell' uso del mercurio. Veniso, 1750, in-8. — Bianchini fut le premier, avec Ant. de Haën, qui éleva des doutes sur l'exactitude de l'opinion des médecins qui admettaient un caractère vermineux dans les fièvres.

Traduzione delle lettere soprà la forza dell' imaginazione nelle donne incinte. Venise, 1751, in-8. — Cet opuscule d'Isaac Bellet avait été publié sous le voile de l'anonyme.

Osservazioni intorno all' uso dell' elettricità celeste, e soprà l' origine del fiume Timavo reportate in due lettere. Venise, 1754, gr. in-8.

Discorso soprà la filosofia, detto nell' Accademia d' Udine addi XXIX marzo dell' anno 1759. Udine, 1759, in-8.

La medicina d'Asclepiade pér ben curare le malattie acute, raccolta di Vari Frammenti, greci e latini. Venise, 1769, in-8.

(Mazzuchelli.— Sprengel.— *Biog. méd.*)

BICHAT (Marie-François-Xavier), l'un des plus beaux génies dont s'honorent la médecine et la France, naquit, le 11 novembre 1771, à Thoirette, en Bresse, maintenant dans le département de l'Ain. Son père, médecin et maire à Poucin-en-Bugey, en l'initiant de bonne heure aux premières notions de l'art, décida probablement sa vocation. Il fit, avec éclat ses humanités et son cours de philosophie au collége de Nantua, et se rendit ensuite à Lyon, en 1791 ou 1792, pour se livrer à l'étude de la médecine. L'anatomie et la chirurgie absorbèrent d'abord exclusivement son attention. Il en apprit les principes sous Marc-Antoine Petit, dont il se fit bientôt distinguer, et dont il obtint toute la confiance. Les troubles politiques de Lyon, après le siége de cette ville, l'ayant obligé de s'en éloigner, il vint à Bourges, et y suivit quelque temps l'hôpital. Mais, attiré par la célébrité de l'école de Desault, il ne tarda pas à se rendre à Paris : c'était vers la fin de 1793. Son ambition se bornait à se perfectionner dans la chirurgie, pour aller exercer dans les armées cette branche de la médecine. Une plus belle carrière lui était réservée. Une circonstance fortuite lui en facilita l'accès. Bichat suivait avec la foule des élèves les leçons cliniques de Desault, que chaque jour il rédigeait pour s'en mieux pénétrer. Un jour que l'élève, chargé, suivant l'usage, de recueillir la leçon de Desault, se trouvait absent, Bichat s'offrit pour le remplacer. La lecture de son extrait, faite en présence du chirurgien en second et des élèves, lui attira les plus grands applaudissemens. Desault informé de la sensation extraordinaire qu'avait causée la rédaction de sa leçon voulut connaître l'auteur. Jugeant dès les premiers entretiens les grandes dispositions du jeune élève, il lui offrit sa maison, le traita comme son fils, l'associant à ses travaux et le destinant à lui succéder dans sa réputation. Il n'en fallait pas tant pour exciter l'activité naturelle de Bichat. Dès-lors il se livra avec ardeur à tous les genres de travaux. Outre le service de chirurgien externe qu'il faisait à l'hôpital, il était chargé de visiter tous les jours au dehors une partie des malades de Desault, de l'accompagner partout pour le seconder dans ses opérations, de répondre par écrit à un grand nombre de consultations; enfin, après ces travaux du jour, il passait une partie de la nuit à faire des recherches d'érudition sur différens points de chirurgie, commandées pour les leçons de son maître. Sa prodigieuse facilité lui permettait de suffire à tant d'occupations, et il trouvait encore le temps de perfectionner, par la dissection, ses connaissances anatomiques, de s'exercer aux opérations sur les cadavres, afin d'établir avec ses condisciples des conférences sur divers points de physiologie ou de chirurgie. Telle était l'existence de Bichat lorsqu'une mort imprévue vint, en 1795, frapper son illustre protecteur. Cet événement l'affligea sans le décourager. Il avait à peine vingt-trois ans; mais la conscience de ses forces lui disait qu'il pouvait marcher sans appui; et c'est en effet de cette époque que date cette suite de travaux qui ont immortalisé son nom. Avant de penser à sa propre destinée, il s'occupa encore de la gloire de son bienfaiteur, et paya une dette sacrée en terminant le quatrième volume du *Journal de Chirurgie de Desault*, auquel il joignit une notice historique sur ce chirurgien célèbre. Resté seul, il suivit d'abord la direction qui lui avait été imprimée, et parcourut les divers points de la chirurgie, montrant, par les observations dont il les éclaira, que s'il eût poursuivi cette carrière il n'eût pas manqué de s'y illustrer. Mais d'autres parties de la science médicale étaient moins avancées et promettaient plus de gloire à qui s'occuperait de leurs progrès. On peut croire que ce motif ne fut pas étranger au changement complet qui se remarqua plus tard dans la nature de ses travaux. En 1797, il commença à se livrer à l'enseignement public. Son premier cours d'anatomie eut un succès que méritait la manière neuve dont il faisait ses démonstrations. Il joignait à la description anatomique des parties des détails physiologiques étendus, et des expériences sur les animaux, propres à vérifier les faits connus. Ce fut dans cette année qu'il établit les premiers principes de sa théorie sur les membranes synoviales, prélude du grand travail qu'il devait faire sur les membranes en général. L'intervalle de ses leçons était presque entièrement rempli par des discussions scientifiques avec les plus instruits de ses élèves. Il faisait encore des cours accessoires sur l'ostéologie et les maladies des os, captivant l'intérêt de ses auditeurs par les vues ou les applications nouvelles dont il fécondait son sujet. Enfin, il entreprit un cours d'opérations, et, à l'étonnement du public qui pensait qu'une semblable tâche ne pouvait être remplie que par un praticien expérimenté, il s'en acquitta avec la plus grande habileté, et prouva, comme il le disait, qu'un jeune homme pouvait y mettre toute l'exactitude nécessaire. La fatigue de tant de travaux, l'exercice continuel de la parole, lui occasionnèrent une hémoptysie qui le retint long-temps, et interrompit à regret ses occupations. Sa santé à peine rétablie, il oublia le danger qu'il avait couru, et entreprit un second cours d'anatomie plus étendu que le premier; il établit un laboratoire de dissection, que près de quatre-vingts élèves remplirent aussitôt. Après avoir passé la journée à préparer et à faire ses démonstrations, à répéter des expériences sur les animaux, il rédigeait le soir les *œuvres chirurgicales de Desault*, dernier hommage à la mémoire de son maître.

Jusqu'alors occupé exclusivement de l'anatomie et de la chirurgie, Bichat n'avait jeté qu'en passant quelques aperçus sur la physiologie. Mais déjà son esprit nourrissait le germe des grandes idées qui devaient produire, sous un nouveau jour, les sciences anatomiques, physiologiques et médicales, liées intimement entre elles depuis ses travaux. A cette époque, il publia presque à la fois dans le *Recueil de la Société médicale d'Émulation*, dont il fut un des fondateurs, outre plusieurs mémoires sur divers points de chirurgie, plusieurs autres, où étaient consignées toutes les idées primitives dont le développement a fourni la matière de ses principaux ouvrages. En 1800, il fit paraître son *Traité des membranes*, qui eut le plus grand succès, et qui attira sur son auteur l'attention générale. Bichat eut la candeur d'avouer qu'il devait l'idée de son travail à la lecture de la *Nosographie* de Pinel, qui avait établi un judicieux rapprochement entre la structure différente et les différentes affections des membranes. Cette idée mère, dont Pinel n'avait pas aperçu toute l'étendue, devint féconde par le génie de Bichat. Il commença alors à faire régulièrement des cours de physiologie, qui attirèrent la foule des élèves. Et bientôt après il exposa tous les principes qu'il y suivait, dans deux des ouvrages les plus originaux qui aient paru en médecine : *Les Recherches physiologiques sur la vie et la mort*, et l'*Anatomie générale*, dans laquelle il fondit ses idées et ses découvertes antérieures, en leur donnant de nouveaux développemens. Dans ce dernier ouvrage, l'étude de l'organisation saine se trouve continuellement unie par de lumineux rapprochemens à celle de l'organisation malade. Bichat, qui sentait que la connaissance exacte de celle-ci devait être le but de tous les travaux, et qui avait déjà signalé les imperfections de la pathologie et de la thérapeutique médicales, voulut y consacrer directement ses efforts, et continuer, pour ces branches de la science, ce qu'il avait fait avec tant de succès pour la partie anatomique et physiologique. C'est dans ce but que, dans un court intervalle, ayant ouvert plus de six cents cadavres, soit à l'Hôtel-Dieu, soit ailleurs, ayant suivi en même temps toutes les maladies remarquables que renfermait cet hôpital, il se livra à des recherches sur l'anatomie pathologique, qu'il exposa dans un cours qu'il fit sur ce sujet. Il songea aussi à appliquer les vues qu'il avait présentées sur la matière médicale. Sa nomination récente à la place de médecin de l'Hôtel-Dieu, lorsqu'il n'était âgé que de vingt-neuf ans, lui fournit les moyens de commencer à exécuter tous les projets qu'il avait conçus pour l'avancement de la médecine, lorsque la mort vint interrompre le cours d'une si belle vie, et détruire toutes les espérances qu'on pouvait fonder sur son génie. Aidé par MM. Buisson et Roux, il venait de publier les deux premiers volumes de son *Anatomie descriptive*, et laissait le troisième presque fini. Tant de travaux de tous les genres, et surtout le séjour presque continuel dans les amphithéâtres anatomiques, épuisèrent rapidement son existence. Un jour qu'il venait de s'exposer imprudemment aux émanations infectes de tissus soumis à la macération, il tomba en descendant un escalier de l'Hôtel-Dieu, et perdit connaissance pendant quelques minutes. Le lendemain, après une nuit assez paisible, un violent mal de tête s'étant déclaré, il voulut faire la visite accoutumée de ses malades : la fa-

tigue qu'il éprouva le fit évanouir de nouveau. Calmé d'abord par une application de sangsues à la tête, il parut n'avoir plus à craindre les accidens de la chute. Mais sur-le-champ des symptômes gastriques se manifestèrent au plus haut point d'intensité; une tendance continuelle à l'assoupissement précéda les phénomènes ataxiques qui survinrent au bout de quelques jours, et auxquels il succomba le 3 thermidor an X (22 juillet 1802), après quatorze jours de maladie. *Corvisart* et *Lepreux* lui donnèrent les soins les plus assidus, et il mourut entre les bras de nombreux amis et de la veuve de son ancien maître, dont il ne s'était pas séparé. Cet événement produisit une sensation générale dans l'Ecole de Paris; et le concours immense d'élèves et de médecins qui vinrent assister à ses obsèques, manifesta les regrets publics qu'excitait sa perte Corvisart écrivit au premier consul : « Bichat vient de mourir sur un champ de bataille qui compte aussi plus d'une victime; personne, en si peu de temps, n'a fait tant de choses et aussi bien. » Le Gouvernement français, d'après la demande de cet illustre médecin, fit élever à l'Hôtel-Dieu un monument sur lequel les noms inscrits de Desault et de Bichat retracent à la postérité le souvenir de leur amitié et de leur gloire. Au mérite supérieur qui le distinguait, Bichat joignait les qualités les plus aimables. La modestie, la franchise, la bienveillance, la générosité, formaient le fond de son caractère. Aussi, dit Buisson, eut-il pour amis tous ceux qui le connurent, excepté ceux que la jalousie sépara de lui. L'envie, qui chercha plusieurs fois à contester ses titres de gloire, n'eut pas même la triste satisfaction d'exciter ses justes plaintes. Il ne répondit à ses détracteurs que par de nouveaux ouvrages et de nouveaux succès.

Le mérite des travaux de Bichat, ainsi que l'influence qu'ils ont eue sur les différentes destinées de la médecine, sont depuis long-temps sentis et jugés. Mais telle est leur importance, que nous ne pouvons nous dispenser d'en donner les principaux caractères. Lorsque Bichat apparut au monde médical, une heureuse direction avait été imprimée aux diverses parties de la science. Morgagni avait rapproché les altérations organiques des symptômes des maladies; Haller avait assis la physiologie sur les faits; Barthez et Bordeu, poursuivant chacun à leur manière l'œuvre de Van Helmont et de Stalh, avaient ébranlé les doctrines mécaniques et chimiques, et établi sur des bases solides le vitalisme, en démontrant l'action propre des organes et leurs rapports sympathiques, inexplicables d'après les lois générales de la matière. Mais tous les faits restaient isolés; toutes les branches de la médecine ne se trouvaient liées que par des rapports accessoires. Bichat entreprit de fonder un corps de doctrine où tous les phénomènes de l'organisme fussent coordonnés d'après leurs analogies naturelles. Nous allons voir jusqu'à quel point il a réussi dans son dessein. Avant lui, Barthez, appliquant à l'analyse des faits connus toute la puissance de son esprit métaphysique, avait conçu le même projet; mais, infidèle bientôt à la méthode rigoureuse qu'il avait tracée, il avait échoué en se perdant dans les abstractions. Bichat suivit une autre route. Il étudia la nature plus que les livres; et c'était là, comme il le disait lui-même, le secret de la course étendue et rapide qu'il a fournie en si peu de temps. Par une analyse aussi juste que profonde, il décomposa les organes du corps animal en leurs élémens constitutifs, et montra qu'ils sont formés de tissus ayant chacun leur mode de vitalité, d'affection, de sympathie. A ce principe fécond, dont il pressentait la puissante influence sur la médecine, il rallia tous les phénomènes physiologiques et pathologiques. Il signala avec force les différences de caractères qui existent entre les phénomènes physiques et les actions vitales; mais, au lieu d'attribuer ces dernières, comme l'avaient fait les vitalistes modernes, à une cause générale, dont le seul caractère connu est de n'avoir aucun rapport avec les forces de la matière inerte, et qui, par conséquent, n'est qu'une abstraction stérile, il chercha, d'après la méthode suivie avec succès pour les sciences physiques, dans les phénomènes les plus généraux du corps animal, la cause, le principe des phénomènes compliqués qu'il présente. C'est ainsi qu'il détermina les *propriétés vitales*. Il admit une *sensibilité animale* ou percevante, d'où dérivent les sensations; une *sensibilité organique*, faculté de la matière vivante, qui est sensible aux impressions, sans que l'individu ait la conscience de cette impression; une *contractilité animale* ou volontaire, et une *contractilité organique sensible*, propriétés inhérentes aux fibres musculaires qui se raccourcissent, se contractent sous l'influence de la volonté, ou bien sous celle d'excitans variés, et qui président à la locomotion, aux mouvemens des plans musculaires des viscères; enfin, une *contractilité organique insensible*, répondant aux mouvemens toniques, à la tonicité des auteurs, faculté que possèdent tous les tissus vivans d'exécuter des mouvemens intimes inaccessibles à nos sens, mais indiqués par les résultats, et qui, jointe à la sensibilité organique, a sous sa dépendance la circulation capillaire, les sécrétions, les absorptions, la nutrition, etc. Après avoir établi ces caractères généraux des tissus vivans, Bichat considère les organes qu'ils forment, et les rapporte, d'après leurs caractères spéciaux et leur mode d'action, à deux chefs, sous le nom de *vie animale* et de *vie organique*, montrant que, suivant qu'ils se rangent dans l'une ou l'autre catégorie, leurs fonctions ont pour but de mettre l'animal en rapport avec les corps extérieurs; ce qui constitue le caractère de l'animalité, ou bien de présider à la conservation, à la nutrition de l'individu : ces dernières fonctions sont communes à tous les corps organisés, départies à des degrés différens au végétal comme à l'animal. La génération ou fonction de reproduction se trouve en dehors de ces deux grandes sections. En même temps il établit les connexions qui lient intimement ces deux vies ou plutôt ces deux ordres de fonctions, en démontrant par l'expérience l'influence que les organes principaux qui y président ont les uns sur les autres.

Partant de ces données physiologiques, Bichat établit que les maladies qui affectent les divers tissus consistent dans les altérations des propriétés vitales qui président aux phénomènes physiologiques. L'action des moyens thérapeutiques se réduit donc à ramener les propriétés vitales à leur type naturel; et il ne s'agit plus que de chercher, d'apprécier le genre de remèdes appropriés à chacune de ces propriétés. Toute la science de l'organisme se trouvait renfermée dans ce cadre si méthodiquement tracé, où tout se succédait et s'enchaînait avec une si merveilleuse facilité. Mais Bichat ne pensait pas se borner à éclairer la médecine par des distinctions et des considérations générales. Lorsque la mort le surprit, il s'apprêtait à tirer toutes les conséquences des principes nouveaux qu'il avait établis; il se proposait d'élever l'édifice dont il avait préparé l'échafaudage. Ce qu'il a fait sous ce rapport montre ce qu'il aurait pu faire. Continuant les travaux de Morgagni, d'après sa lumineuse distinction des tissus, il commença à examiner les altérations organiques que chacun d'eux présente, et jeta ainsi les vrais fondemens de l'anatomie pathologique, trop négligée jusqu'à lui; il montra toute l'importance de ce genre de recherches, et proclama cet axiome devenu célèbre : « Qu'est l'observation, si on ignore là où siège le mal! » En même temps qu'il signalait toutes les incohérences de la matière médicale, il proposait et mettait à exécution la méthode la plus sûre pour étudier l'action des médicamens; il prescrivait l'observation de leurs effets locaux et généraux.

La science n'avait pas encore été présentée sous un aspect aussi simple, dans un ensemble aussi satisfaisant en apparence; personne n'avait encore exploité si habilement les idées des autres, et ne se les était appropriées plus heureusement : aussi Bichat fit-il école. De son temps, et long-temps après lui, toutes les productions médicales furent teintes de sa couleur. Il a popularisé en France le vitalisme qui, malgré les profonds travaux de Barthez, ne dominait qu'à l'école de Montpellier. Sous ce rapport même, il dépassa le but : dégoûté de toutes les théories générales qu'avaient fournies à la médecine les sciences physiques, il proscrivit avec trop de rigueur les applications particulières de ces sciences. Il aurait dû se borner à condamner tous les principes mécaniques qu'on avait admis *à priori* dans les théories médicales. Mais lui-même ne fut pas strict observateur de ses maximes exagérées de vitalisme; et depuis, les expériences ont montré que les propriétés générales de la matière jouaient un rôle plus important qu'on ne l'avait pensé dans les actions organiques. Sa doctrine des propriétés vitales, a été justement attaquée, et a perdu aujourd'hui de la faveur qu'elle conserva long-temps. En effet, Bichat, qui, pour les établir, cherche à imiter sans cesse les procédés suivis dans les sciences physiques, confond souvent les forces générales avec les propriétés des corps, et ne montre pas une logique sévère. D'après les principes mêmes qu'il a posés à ce sujet, il a, dans un sens, trop restreint le nombre des propriétés vitales, puisque aucune d'elles ne peut rigoureusement rendre compte de certains phénomènes organiques, tels que la nutrition, les sécrétions, les actes cérébraux, à moins que l'on ne veuille se payer de mots; dans un autre sens, il a trop étendu le nombre de ces mêmes propriétés, puisqu'il admet comme phénomènes les plus généraux, comme principes, d'un côté des actions composées, telles que la sensation, la contraction volontaire des muscles, de l'autre, des actions organiques tout-à-fait hypotéthiques, comme des impressions, des mouvemens inappréciables des molécules organiques. Les vices de cette doctrine sont rendus encore plus sensibles, lorsque Bichat veut les appliquer à la pathologie et à la thérapeutique. Ce n'est plus véritablement qu'un jeu de mots. Les propriétés sont considérées presque comme des êtres à part des organes, dont elles ne doivent exprimer que le mode le plus général d'action. Cette indépendance n'est pas dans la pensée de l'auteur; mais elle existe trop souvent dans son langage, et l'on connaît les conséquences d'une langue scientifique mal faite. Sous ce dernier rapport, l'influence de Bichat a été funeste, parce qu'elle a éloigné de la stricte observation des phénomènes physiologiques, pathologiques et thérapeutiques ; mais elle est plus que contrebalancée par celle qu'ont eue ses autres travaux. En effet, c'est à lui, c'est à son analyse des tissus, c'est à ses considérations sur les applications de l'anatomie et de la physiologie à la pathologie, à ses idées, et à ses travaux sur l'anatomie pathologique, sur la matière médicale, qu'est dû le mouvement favorable qui a agité la médecine depuis lui, et qui doit la conduire à l'état de perfection dont elle est susceptible. Remarquons d'ailleurs que les idées que Bichat a empruntées aux autres, qu'il s'est seulement rendues propres par la manière dont il les a encadrées dans l'édifice physiologique et médical qu'il avait improvisé, ont été stériles pour la science, tandis que ses conceptions les plus originales, celles qui lui appartiennent entièrement, sont la source de tous les progrès qu'elle a faits.

Pour résumer le jugement que nous avons à porter sur le chef de l'école médicale de Paris, nous dirons que s'il dut beaucoup à Bordeu, à Barthez, il dut encore plus à sa propre observation, à son propre génie. Des observations ultérieures ont fait signaler dans ses écrits quelques faits faux, quelques aperçus inexacts ; mais Bichat lui-même avait reconnu l'imperfection de quelques-uns de ses travaux, et les aurait probablement rectifiés, si une vie plus longue lui avait été accordée, ou si celle dont il a joui n'eût pas été si remplie. *Les fastes des sciences n'ont point encore montré l'exemple d'un homme qui, à son âge, ait immortalisé son nom par d'aussi beaux et d'aussi nombreux travaux.* Ce qui caractérise les écrits de Bichat, c'est la clarté, la méthode, l'abondance des faits, d'aperçus, d'applications générales ou particulières. C'est là ce qui donne tant d'attrait à la lecture de ses ouvrages, même lorsqu'il traite les sujets les plus arides ; c'est là la cause qui explique pourquoi sa doctrine s'est répandue avec tant de rapidité. Personne ne sut avec plus de sagacité combiner, varier les expériences, rapprocher les faits, en tirer toutes les conséquences qu'elles sont susceptibles de fournir. On sent que l'imagination domine chez Bichat, non cette faculté qui se plaît aux créations fantastiques et brillantes, mais celle qui, guidée par un jugement sévère, permet d'apercevoir tous les rapports d'un sujet, de l'examiner sous toutes ses faces, de saisir tous les rapprochemens qu'il peut présenter. Toutes ces qualités se remarquent dans tous les ouvrages de Bichat ; ce sont :

Notice historique sur Desault. Paris, 1795. — Dans le 4e vol. ou *Journal de chirurgie de Desault.*

Description d'un nouveau trépan, dans le 2e vol. des *Mém. de la Société médicale d'Emulation.*—L'instrument que Bichat propose, a l'avantage de simplifier le procédé opératoire, en dispensant de démonter à plusieurs reprises le trépan. Au moyen d'une vis, la couronne s'abaisse ou s'élève à volonté, ce qui permet d'employer la pyramide à la place du perforatif, et de la cacher ensuite en entier sans le démonter.

Mémoire sur la fracture de l'extrémité scapulaire de la clavicule, dans le même recueil, même vol. — Bichat démontre l'inutilité du bandage compliqué de Desault dans ce cas, les fragmens ne se déplaçant pas dans ce genre de fracture de la clavicule.

Description d'un procédé nouveau pour la ligature des polypes, dans le même recueil, même vol. — Bichat montre qu'on peut se contenter de la canule et du serre-nœud de Desault, sans y ajouter son porte-nœud, inutile et quelquefois nuisible au succès de l'opération.

Mémoire sur la membrane synoviale des articulations, dans le même recueil, même vol. — Bichat donne une description complète de ce genre de membrane, sur lequel on n'avait avant lui que des notions peu précises.

Dissertation sur les membranes et sur leurs rapports généraux d'organisation, dans le même recueil, même vol. — Bichat a développé les idées que renferme ce mémoire dans son *Traité des membranes.*

Mémoire sur les rapports qui existent entre les organes à forme symétrique et sur ceux à forme irrégulière, dans le même recueil, même vol. — L'idée fondamentale de ce mémoire, que Bichat développa plus tard dans sa première partie des *Recherches physiologiques sur la vie et la mort,* fut puisée dans des cahiers du cours manuscrit de physiologie de Grimaud: mais le parti que Bichat tira de cette idée est immense : elle resta en quelque sorte stérile dans l'esprit métaphysique de Grimaud.

OEuvres chirurgicales de Desault. Paris, 1798-1799, in-8, 3 vol.—Dans cet ouvrage, Bichat a rassemblé la doctrine chirurgicale de Desault, qui se trouvait éparse dans le Journal de cet homme célèbre. Le troisième volume, publié après les deux autres, est entièrement consacré aux maladies des voies urinaires.

Traité des membranes en général, et de diverses membranes en particulier. Paris, 1800, in-8; *ibid.,* 1802, in-8; *ibid.,* 1816, in-8. (Ces deux dernières éditions ont été publiées par les soins de M. Husson, qui y a ajouté sa *Notice sur Bichat*); *ibid.,* 1827, in-8 (avec la même notice et des *notes* de M. Magendie, éditeur).—Ce traité offre le germe de l'*Anatomie générale,* dans laquelle il a été fondu plus tard. Bichat y examine les caractères physiques et vitaux des membranes internes divisées en simples : *muqueuses, séreuses* et *fibreuses;* et en composées : *fibro-séreuses, séro-muqueuses, fibro-muqueuses.* Il considère ensuite plusieurs membranes qui ne se rapportent pas aux classes précédentes, telles que la tunique fibreuse des artères, la membrane interne du système vasculaire et quelques autres; puis les membranes contre-nature, celles qui forment les kystes, et les membranes des cicatrices. L'ouvrage est terminé par deux traités de la membrane arachnoïde et de la membrane synoviale. Il y expose sa découverte du conduit de communication de l'arachnoïde dans les cavités cérébrales.

Recherches physiologiques sur la vie et la mort. Paris, 1800, in-8 ; *ibid.*, 180., in-8 ; *ibid.*, 1805 ; *ibid.*, 1822, in-8 (avec des notes de M. Magendie, éditeur). — Cet ouvrage forme, à proprement parler, deux traités distincts. Dans le premier, Bichat divise les fonctions en deux sections principales, sous le nom de vie animale et de vie organique, et trace avec détail les caractères différentiels des deux ordres d'organes qui se placent dans l'une ou l'autre classe. La deuxième partie est consacrée à examiner le mode de cessation des deux vies, à établir par des expériences l'influence qu'ont les uns sur les autres les trois organes centraux, le cœur, le poumon et le cerveau. Il expose de quelle manière la vie s'éteint dans tous les organes, selon qu'elle cesse dans l'un de ces trois organes. Cette dernière partie est un modèle de l'art expérimental. La première a été le sujet de justes critiques, relativement à la détermination trop tranchée des caractères différentiels que Bichat a assignés aux organes respectifs des deux vies, ainsi que pour quelques idées paradoxales ; mais elle abonde en aperçus féconds.

Anatomie générale, appliquée à la physiologie et à la médecine. Paris, 1801, in-8, 2 part., en 4 vol. ; *ibid.*, 1812, in-8, 4 vol. ; *ibid.*, 1819, in-8, 2 vol., avec les *Recherches sur la vie et la mort*, et quelques notes par M. Main-

gault, éditeur ; *ibid.*, 1821, in-8, 4 vol. ; avec des notes et additions par Béclard.—Bichat regardait cet ouvrage comme celui dans lequel on *devait* le chercher tout entier. Nous n'en donnerons pas une analyse, qui serait nécessairement insuffisante. Ce que nous avons dit du génie de Bichat et de son influence se rapporte principalement à la distinction des tissus qui fait le sujet de l'*Anatomie générale*, et aux considérations neuves qui y sont répandues à profusion. Ainsi que le disait Bichat lui-même, cet ouvrage est nouveau sous le triple rapport du plan qui y est adopté, de la plupart des faits qu'il renferme, et des principes qui en constituent la doctrine. Il restera dans la science aussi long-temps qu'elle sera cultivée. On a lieu de s'étonner quand on apprend que ce chef-d'œuvre fut composé et publié dans l'espace d'une année. Bichat ne travaillait que la nuit, et jamais il ne copia une seconde fois ce qui devait le lendemain être livré à la presse. La 2e partie fut composée avant la première.

Traité d'anatomie descriptive. Paris, 1801-1802-1803, in-8, 5 vol.—Bichat ne publia que les deux premiers volumes, et laissa le 3e presque fini. Buisson le termina, et le fit précéder d'une notice étendue sur Bichat. Le même auteur composa le 4e, et M. Roux le 5e. Ce dernier avait commencé la publication du *Traité d'anatomie*, refondu. Il n'en a paru qu'un volume. Paris, 1814, in-8. — Bichat, dans la description des organes, évita ces détails minutieux que Desault avait introduits dans l'étude de l'anatomie, et qui ne sont pas moins inutiles au chirurgien qu'au médecin : il y a suivi sa classification physiologique appliquée aussi exactement qu'il était possible dans le but de l'ouvrage. Les considérations physiologiques sur la locomotion, qui accompagnent la description des ós, des articulations et des muscles, sont exposées avec une clarté, un charme, pour'ainsi dire, qui couvre l'aridité des détails graphiques.

Anatomie pathologique. Dernier cours de Xavier Bichat, d'après un manuscrit autographe de P. A. Béclard; avec une Notice sur la vie et les travaux de Bichat, par F.-G. Boisseau. Paris, 1825, in-8. — Cet ouvrage est une simple spéculation du libraire, qui a cherché à exploiter deux noms célèbres en publiant une production indigne d'eux. Béclard n'a jamais connu Bichat; il n'est arrivé à Paris que six ans après la mort de ce-lui-ci. Il n'a fait que copier un manuscrit dont l'exactitude est fort douteuse.

La doctrine de Bichat sur la matière médicale a été consignée dans deux thèses soutenues à l'école de Paris, en 1803: l'une de M. Pairier, intitulée: *Dissertation sur les émétiques, précédée de Considérations générales sur la matière médicale;* l'autre, de M. Gondret: *Dissertation sur l'action des purgatifs.* On peut considérer la *Pharmacologie* de M. Barbier, et les *Élémens de matière médicale* de Schwilgué, comme de beaux développemens de cette même doctrine.

(Buisson, *Notice historique sur Bichat.* — Husson, *Notice.* — Miquel, *Eloge.* — *Biographie médicale,* Art. Bichat.)

BIDAULT DE VILLIERS (F. T.), médecin distingué, naquit à Saulieu, département de la Côte-d'Or; il fit ses études à Beaune et à Autun, et montra de bonne heure un goût décidé pour les sciences physiques. Entré comme élève à l'Ecole polytechnique, lors de la fondation de cette institution nationale, il en sortit pour se livrer à l'étude de la médecine. Pendant les premières guerres de la révolution, il fit partie du corps des ingénieurs télégraphiers en qualité de médecin militaire. C'est sans doute vers cette époque qu'il a exercé la médecine à Galway (Irlande), ville qu'il habita plusieurs années. De retour en France, il prit le bonnet de docteur à l'École de Paris, le 26 août 1804, et vint se fixer ensuite à Saulieu, où il s'occupa entièrement de médecine pratique, tout en se livrant à son goût particulier pour la science. Ses talens ne tardèrent pas à être reconnus. On le nomma médecin en chef des hôpitaux et des prisons de la ville; mais ses travaux littéraires ne furent point entravés par ces nouvelles fonctions et les soins d'une clientelle étendue, comme le prouvent les écrits nombreux qu'il a laissés. Bidault de Villiers était affecté d'un cancer de l'estomac qui l'a fait succomber dans le mois de juin 1824, au milieu de sa 49e année. Il a légué sa bibliothèque à la Faculté de médecine de Paris, et sa fortune aux malheureux qu'il soigna avec tant de sollicitude pendant sa vie. On a de lui :

Essai sur les propriétés médicinales de la digitale pourprée ; dissert. inaug. Paris, 1804, in-8 ; *ibid.*, 18 ..; *ibid.*, 1812, in-8. Cette troisième édition est considérablement augmentée. — Cet ouvrage, le plus complet, sous tous les rapports, qu'on ait publié sur la digitale, a souvent été mis à contribution par des écrivains qui n'ont pas toujours eu la délicatesse de le citer (Chaumeton, *Dict. des sc. méd.*, tom. IX). .

Bidault de Villiers a publié, dans divers recueils scientifiques, de nombreux articles, dans lesquels il se montre à la fois praticien éclairé et fort érudit. Tels sont ses *Remarques sur la récidive de la rougeole*, insérées dans le *Journ. de méd. chir. et pharm.*, tome XXVII, année 1813; des *Recherches et observations sur le pemphigus*, dans le *Journal général de médecine* (septembre et octobre 1815); des *Observations sur les avantages de la racine de ratahnia dans le diabètes sucré* (*Bibl. méd.*, tom. LXXIV). Le *Journal complémentaire* renferme ses observations sur le *lactucarium* ; une note intéressante sur la perception et la propagation du son; sur les effets meurtriers de l'électricité atmosphérique; un exemple de double nez chez un homme adulte; un résumé des recherches faites sur l'identité des forces électriques et magnétiques.

Bidault de Villiers était très-versé dans la langue anglaise, et c'est en grande partie à lui qu'on doit les extraits très-détaillés d'un grand nombre d'ouvrages publiés dans cette langue, et qui sont insérés dans les divers journaux français que nous venons d'indiquer.

Il avait laissé en mourant des manuscrits assez nombreux, qui viennent d'être publiés sous le titre suivant :

Recueil des œuvres posthumes de F. T. Bidault de Villiers. Paris, 1828, in-8. — Ce recueil renferme, 1° une traduction de l'ouvrage de Cleghorn, sur la topographie médicale et les maladies épidémiques de l'île Minorque; 2° des remarques et observations pour servir à l'histoire des phlegmasies gangréneuses, suivies d'un recueil de pièces relatives à la pustule maligne; 3° des observations adressées à M. Guyton de Morveau, relativement à plusieurs passages de son *Traité des moyens de désinfecter l'air;* 4° la traduction des observations sur l'hydrocéphale interne de W. Watson, et des observations pratiques sur les causes et le traitement de l'hydrocéphale, par Th. Percival; 5° la traduction des dissertations de Fordyce sur la fièvre simple et la fièvre tierce régulière; 6° des réflexions sur la récidive de la rougeole, et des observations intéressantes sur la morsure de la vipère.

BIDLOO (GODEFROY), célèbre anatomiste, naquit à Amsterdam le 14 mars 1649. Après ses premières études, il se donna tout entier à la médecine, et se fit recevoir docteur. Revêtu de ce titre, il ne demeura pas long-temps sans emploi. Il fut fait, en 1688, professeur en anatomie à La Haye. Il passa, en 1694, de ce poste à celui de professeur en anatomie et en chirurgie à Leyde. Guillaume III, roi d'Angleterre, connaissant son habileté et son mérite, le choisit pour son médecin. Ce prince étant mort entre ses bras en 1702, Bidloo reprit à Leyde ses exercices, qui avaient été interrompus, et les continua jusqu'à sa mort, qui arriva au mois d'avril 1713. Nous avons de lui les ouvrages suivans :

De variis anatomico-medicis positionibus. Leyde, 1682, in-4°.

Anatomia corporis humani, 105 tabulis per artificiosissimum Gerard de Lairesse ad vivum delineatis demonstrata, veterumque ac recentiorum inventis explicata, plurimisque hactenus non detectis illustrata. Amsterdam, 1685, in-fol. max.; Oxford, 1697, in-fol. maxim., avec 114 planches, sous ce titre : *Anatomes of Human Bodies* (par Cowper). Leyde, *Curante Guill. Dundas,* 1739, in-fol., 114 tab. C'est la traduction du texte de Cowper, de même que l'édition suivante : Utrecht, *Curante Radulpho Schomberg,* 1750, in-fol., pl. — Ouvrage magnifique, mais moins remarquable pour l'exactitude que pour la beauté de l'exécution. Partout où il ne fallait que la fidélité du peintre, l'ouvrage approche de la perfection ; mais quand son œil ne pouvait suffire, l'anatomiste n'a point pris soin de faire les préparations convenables : ainsi les attaches des muscles ne sont pas bien marquées; leurs limites, leurs séparations sont confuses, etc. Les meilleures planches sont celles qui représentent la pie-mère et les enfractuosités du cerveau, la dure-mère et le sinus longitudinal, la moelle alongée, et ses principaux nerfs, celle où l'on voit les viscères abdominaux en place.

De antiquitatibus anatomes oratio, Leyde, 1694, in-fol.

Vindiciæ quarumdam delineationum anatomicarum contrà ineptas animadversiones Fr. Ruyschii. Prælect. anat., chirurg. et botan. Leyde, 1697, in-4, 60 pag., fig. — Ruysch, qui faisait un cours d'anatomie en même temps que Bidloo, ne put se défendre d'un mouvement de jalousie. Il se faisait écrire des lettres par quelques-uns de ses disciples, qui relevaient les erreurs de Bidloo, et il prenait plaisir à les réfuter. Les deux antagonistes oublièrent dans cette dispute toutes les convenances, et s'emportèrent l'un contre l'autre en injures grossières.

Oratio in funere Pauli Hermanni med. doct., dicta pridiè kal. martii 1695, in auditorio magno. Leyde, 1695, in-4.

De animalculis hepatis ovilli epistola ad A. V. Leeuwenhoeck. Leyde, 1697, in-4. — Selon la *Bibliothèque de médecine pratique* de Haller, cette lettre, écrite d'abord en flamand, avait paru à Delft en 1692, in-4 ; selon la *Bibliothèque anatomique* du même auteur, et les *Mémoires du P. Niceron,* au contraire, l'édition flamande n'est que de 1692.

Gulielmus Cowper criminis litterarii citatus coràm tribunali nobiliss. ampliss. societatis Britanno-Regiæ. Leyde, 1700, in-4, 54 pag., fig. — Bidloo étant informé que Cowper travaillait à traduire en anglais son *Anatomie,* lui en parla dans un voyage qu'il fit à Londres, et lui offrit de lui communiquer diverses additions et plusieurs remarques qu'il avait faites depuis l'impression de cet ouvrage. Cowper lui affirma qu'il n'avait point ce dessein, et qu'il n'entendait pas assez la langue latine pour l'entreprendre. Cependant il fit acheter des libraires de Hollande trois cents exemplaires des planches de Bidloo, sur lesquelles il fit écrire à la main, avec beaucoup d'adresse, des lettres de renvoi; il y joignit neuf planches nouvelles; il traduisit le texte, en y faisant quelques corrections insignifiantes et plusieurs additions, et publia le tout sous son nom, se contentant de nommer en passant Bidloo dans sa préface.

De venenis. Leyde, 1704, in-4.

Exercitationum anatomico - chirurgicarum decades duæ. Leyde, 1708, in-4. — C'est dans la première partie de cet ouvrage que sont consignées les nombreuses recherches et expériences que Bidloo fit sur les nerfs, et qui lui fournirent les moyens de combattre l'existence du fluide nerveux. La première décade avait déjà paru seule quatre ans auparavant, mais il y a beaucoup d'augmentations dans cette édition. Dans la seconde dissertation, Bidloo examine les causes, la structure et les symptômes des hydatides; elles proviennent, selon lui, d'une dilatation des veines lymphatiques, produite par la stagnation de la lymphe entre les valvules de ces vaisseaux. Il dit avoir trouvé de pareilles hydatides dans presque toutes les parties du corps, et principalement dans les membranes. Il en a vu assez souvent de réunies par des pédicules communs, et qui formaient par leur agglomération des espèces de grappes. Il en donne quelques figures.

Opuscula omnia anatomico-chirurgica edita et inedita. Leyde, 1715, in-4, fig. — Cette collection renferme tous les ouvrages précédens, excepté la *Grande anatomie;* elle contient, de plus, les *Observationes physico-anatomicæ de oculis et visu variorum animalium.* — Ouvrage posthume, mais dont l'impression était cependant achevée quand Bidloo mourut, en 1713.

(*Mémoires du P.* Niceron.—Haller. —Portal.)

BIENAISE (JEAN), de Mézières, chirurgien royal du parlement, fut l'un des plus hardis et des plus habiles opérateurs du dix-septième siècle. Appelé en consultation près de la reine-mère Anne d'Autriche, en proie à un cancer au sein, il dévoila hardiment la vanité des promesses de guérison que prodiguaient des charlatans et des médicastres, et déclara qu'on ne pouvait que pallier un mal incurable de sa nature. Il traita et guérit parfaitement François de Harlay, alors archevêque de Rouen, et bientôt après archevêque de Paris, d'un anévrysme du bras, suite d'une saignée mal faite. Il suivit pendant deux ans Louis XIV dans les guerres de Flandre, et mérita sa confiance et ses faveurs. Aussi ardent philantrope qu'habile chirurgien, Bienaise fit toujours servir sa fortune et ses talens au soulagement des malheureux; il sut perpétuer ses bienfaits en créant deux charges de démonstrateurs en anatomie et en chirurgie, pour lesquelles il fit le fonds d'une rente annuelle de six cents livres. Il mourut octogénaire, le 21 décembre 1681. On a de lui :

Les opérations de la chirurgie, par une méthode courte et facile, avec deux traités. Paris, 1688, in-12; *ibid.*, 1693, in-12. — Ouvrage posthume, dont l'auteur fait preuve de savoir et de jugement. C'est pour l'opération de la fistule à l'anus que Bienaise employait ce bistouri caché qui a donné probablement au Frère Côme l'idée de son lithotome. Les deux traités qui terminent le volume ont pour objet *la nature et la cause des maladies de l'estomac*, et les *maladies vénériennes.*

(Devaux, *Index funereus, etc.* — *Journal des Savans.* — Portal.)

BILGUER (Jean-Ulric de), naquit à Coire, capitale du pays des Grisons, le 1er mai 1720. Il étudia successivement l'art de guérir à Bâle, à Strasbourg et à Paris. Il était dans cette capitale lorsqu'il fut nommé chirurgien-major d'un régiment de cavalerie que la duchesse de Wurtemberg venait d'équiper. Il s'empressa de se rendre à Tubingue pour y subir les examens d'usage, et en 1741 il entra en fonctions. L'année suivante, son corps ayant passé au service du roi de Prusse, il le suivit à Berlin, où il fut obligé de se soumettre à de nouveaux examens, à l'issue desquels on le maintint dans son poste. A la mort de Bonness, chirurgien-général des armées prussiennes, Bilguer fut choisi pour le remplacer : il assista, en cette qualité, aux sanglantes batailles de Kunnersdorf et de Torgau, déployant partout un grand zèle et une rare habileté. En 1761, il alla prendre le titre de docteur à Wittemberg; il y joignit l'année suivante celui de maître en philosophie; vers la même époque, il devint membre de l'Académie des Curieux de la nature, et correspondant de celle de Gœttingue. A la paix, il revint à Berlin, où il fut nommé médecin de la reine. Il mourut le 6 avril 1796, après avoir mis au jour :

Dissertatio de membrorum amputatione rarissimè administrandâ aut quasi abrogandâ. Halle, 1751, in-4, traduite et enrichie de notes par Tissot, sous ce titre : *Dissertation sur l'inutilité de l'amputation des membres.* Lausanne (Paris), 1764, in-12; *ibid.*, 1778, in-12. — Cette thèse, source principale de la célébrité dont Bilguer ne tarda pas à jouir, fut traduite dans presque toutes les langues de l'Europe. Déjà Ledran et Bagieu s'étaient élevés contre la légèreté avec laquelle on se décidait à pratiquer l'amputation des membres; ils avaient démontré, en particulier, la possibilité de guérir les fractures avec fracas des os. Bilguer n'enseigna donc rien de nouveau dans son célèbre ouvrage.

*Anweisung zur ansuebenden wun-
daerztkunst und lazarethen.* Institutions de chirurgie-pratique dans les
hôpitaux militaires. Glogau et Leipsick, 1763, in-8. Glogau, 1784, in-8;
ibid. 1693, in-8 de plus de 850 p.—
La plus grande partie de l'ouvrage est
consacrée à la chirurgie des blessures.

Chirurgische wahrnehmungen, etc.
Observations chirurgicales sur les
plaies d'armes à feu, recueillies dans
les différens hôpitaux militaires du
royaume de Prusse pendant la dernière guerre. Berlin, 1763, in-8; Francfort et Leipsick, 1768, in-8.

*Nachrichten an das publikum in ab-
sicht der hypochondrie*, etc. Avis au
public sur l'hypocondrie, etc. 2ᵉ édit.
Copenhague, 1767, in-8.

*Medicinisch-chirurgische fragen,
welche die verletzung der hirnschale
betreffen*, etc. Questions médico-
chirurgicales touchant les blessures
du crâne, avec un essai sur la théorie
des fractures par contre-coup, et l'exposition du traitement qui leur convient. Berlin, 1771, in-8.

*Versuche und erfahrungen ueber
die faulfieber und ruhren*, etc. Essais
et expériences sur les fièvres putrides
et sur les dysenteries, et des moyens
de diminuer la mortalité qu'elles causent dans les armées et dans les hôpitaux militaires. Berlin, 1782, in-8 de
111 pages. — Bilguer fait consister la
nature de ces maladies dans la tendance des humeurs à la putridité, et
leur thérapeutique dans l'emploi à l'intérieur et à l'extérieur, sous forme de
bains, des substances qu'il croit anti-
putrides, du quinquina, du vinaigre,
du nitre, de la camomille, de l'écorce
de chêne, etc.

*Praktische anweisung fuer feldwun-
daerzte*, etc. Recueil pratique pour les
chirurgiens d'armée. Berlin, 1783,
in-8.

On trouve quelques articles de Bilguer dans le *Magasin de médecine*, de
Baldinger.

(*Comment. de reb. in scient. nat. et
med. gestis.* — Jourdan, dans *Biog.
méd.*)

BINNINGER (JEAN-NICOLAS), naquit à Montbelliard, en 1628.
Il fit la plus grande partie de ses études à Padoue, et se rendit ensuite à Bâle, où il reçut le bonnet de docteur en médecine, en 1662.
A peine revenu dans sa patrie, il y acquit une pratique fort étendue et une grande réputation. Il fut nommé professeur dans l'U-
niversité nouvellement établie à Montbelliard, et appelé à la charge
de premier médecin du duc son souverain. On doit à Binninger un
recueil utile d'observations, dont quelques-unes sont fort intéressantes :

*Observationum et curationum medi-
cinalium centuriæ quinque.* Montbelliard, 1673, in-8; Strasbourg, 1676,
in-8. Haller, qui reproche à l'auteur
un peu de crédulité, indique les faits
les plus curieux du recueil.

(Eloy, *Dict. hist. de la méd.*)

BIONDO (MICHEL-ANGE) naquit à Venise le 4 mai 1497. Après y
avoir fait ses humanités, il alla étudier la médecine à Naples, où il

se fit recevoir docteur; il habita ensuite à Rome pendant six années, y exerçant la médecine et la chirurgie avec distinction; enfin il revint à Venise, où il mourut en 1565, laissant les ouvrages suivans :

Ex libris Hippocratis de novâ et priscâ arte medendi, deque diebus decretoriis epitome. Rome, 1528, in-8.

Speculum juventutis. Naples, 1534, in-4.

De affectibus infantium et puerorum ab Hippocrate, Galeno, Avicenna, etc., monumentis deprompta. Rome, 1539, in-4; Venise, 1539, in-8.

De partibus ictu sectis citissimè sanandis, et medicamento aquæ nuper invento. Item, in plurimorum opinionem, de origine morbi Gallici, deque ligni Indici ancipiti proprietate. Venise, 1542, in-8; *ibid.*, 1545, in-4; Rome, 1559, in-8; inséré dans le recueil de Conrad Gesner, intitulé : *de Chirurgiâ scriptores optimi, etc.* Zurich, 1555, in-fol., et dans le *Tesoro di cirurgia* d'Uffembach. Francfort, 1610. — Cet ouvrage prouve que Biondo n'a pas joui de toute la célébrité qu'il méritait comme chirurgien. Il recommande l'eau froide comme le meilleur moyen contre les plaies de toute espèce, à l'exception de celles des nerfs et des plaies contuses. Il attribue à ce topique des effets remarquables, que les modernes l'ont réellement vu produire dans les plaies de tête. A la vérité, il n'accorde pas moins d'efficacité à l'*oleum abietinum*. — Dans le traité sur l'origine du mal français, il combat l'opinion qui fait admettre que cette affection est nouvelle et importée des Indes-Occidentales; il s'attache à prouver l'inefficacité de la décoction de gayac pour guérir cette maladie.

De cognitione hominis per aspectum, liber collectus ex Aristotele, Hippocrate, Galeno. Rome, 1544, in-4.

De maculis corporis liber. Rome, 1544, in-4.

De diebus decretoriis et crisi, eorumque verissimis causis in via Galeni contra Neotericos libellus, etc. Rome, 1544, in-4; Lyon, 1550, in-8.

De medicamentis, quæ apud pharmacopolas reperiuntur. Rome, 1544, in-8; *ibid.*, 1554.

De canibus et venatione liber, in quo omnia ad canes spectantia, morbi et medicamenta continentur. Rome, 1544, in-4, 10 pp.

De memoriâ libellus. Venise, 1555, in-8.

Dell' istoria delle Piante di Teofrasto, libri tre, tradotti nuovamente in lingua italiana, etc. Venise, 1549, in-8.

Della preservazione di pestilenza, della perfettissima cura dell' appetato. 1555, in-8, sans lieu ni date d'impression; mais on reconnaît aisément que cette publication est de Venise.

(Mazzuchelli. — Sprengel.)

BIRON (VINCENT-JEAN-PAUL), né en 1758, d'une famille considérée, à Chaudes-Aigues, département du Cantal, fit ses humanités à Saint-Flour, et alla étudier la médecine à Montpellier, où il prit le grade de docteur. En 1783, étant entré au service de la médecine militaire à Metz, il traita une fièvre épidémique de la garnison avec tant d'habileté, de zèle et de succès, qu'il obtint encore, en 1788, le périlleux honneur de vaincre la même contagion à Montmédy. Médecin ensuite à l'hôpital de Toulon, il fut appelé par Dehorne à la rédaction du *Journal de Médecine militaire*. Bientôt ses profondes connaissances dans l'administration des hôpitaux lui méritèrent le rang ·de secrétaire du Conseil de santé des armées, en 1792. En 1806, on le vit, dans les champs d'Austerlitz, déployer, malgré une santé frêle, ses talens et une activité prodigieuse ; ils lui valurent des distinctions honorables de l'homme le moins facile à contenter sur ce point, et lui conquirent l'estime de la nation autrichienne elle-même. Quarin, Jacquin et Schreiber l'accueillirent avec amitié. Biron était médecin en chef adjoint à l'hôtel des Invalides depuis plusieurs années, quand il mourut, le 15 décembre 1817. Il s'était occupé sans relâche d'améliorer le régime des hôpitaux civils et militaires, où il fut assidument employé ; mais il n'a publié qu'un petit nombre de travaux, dont voici les titres :

Sur le perfectionnement de la médecine militaire en France, depuis un demi-siècle. Discours préliminaire placé en tête du premier volume du *Journal de médecine, de chirurgie et de pharmacie militaires*, rédigé par Biron et Fournier. Paris, 1815, in-8.

Observations sur la médecine militaire, *ibid.*, tomes II et III. Paris, 1816-1817, in-8.

L'article *Médecine militaire*, dans le tome X de la partie *Médecine*, de l'*Encyclopédie méthodique*. — Cet article, qui remplit les pages 219 à 344, est signé Biron et Chamberet.

(Virey, *Journ. de Pharm.*, 1817.)

BISSET (CHARLES) naquit, en 1717, à Glenalbert, près de Dunkeld en Ecosse. Après avoir fait ses études médicales à Edimbourg, il fut nommé en 1748 chirurgien en second de l'hôpital militaire de la Jamaïque. Son séjour dans les îles de l'Inde occidentale, et sur la flotte de l'amiral Vernon, lui fit acquérir de précieuses connaissances sur les maladies propres à la zone torride. Mais au bout de quelque temps l'état de sa santé, qui s'était altérée, le força de résigner son emploi, et de revenir en Angleterre. Changeant alors de direction, il obtint le grade d'enseigne dans un régiment, et se livra tout entier à l'étude de l'art militaire, et surtout en ce qui concerne les fortifications. Ses travaux et les plans qu'il dressa, dans la guerre de Flandre, le firent distinguer de ses chefs ; il reçut le brevet d'ingénieur extraordinaire, puis de lieutenant dans la même arme. La brigade à laquelle il appartenait ayant été réformée après la guerre, il continua ses études sur l'art des fortifications; et, en 1751, après avoir visité la France, il publia un ouvrage sur ce sujet. Quelque temps après, se trouvant sans emploi, il reprit sa première profession de médecin, et la pratiqua à Skelton, village du comté d'York, où il s'était retiré. Il fit paraître alors successivement plusieurs ouvrages sur la médecine. En 1765, l'Université de Saint-André lui conféra le titre de docteur. Il mourut à Knayton, près de Thirsk, en mai 1791, âgé de 75 ans. Outre ses ouvrages publiés ou manuscrits sur l'art des fortifications, sur l'art de la guerre navale et quelques autres, on a de lui:

Treatise on the scurvy, with remarks on the cure of scorbutic ulcers. Traité du scorbut, avec des remarques sur le traitement des ulcères scorbutiques.

An essay on the medical constitution of great Britain, etc. Essai sur la constitution médicale de la Grande-Bretagne, avec des observations sur l'état de l'air et sur les maladies qui ont régné depuis le 1" janvier 1758 jusqu'au solstice d'été de 1760; joint à une description de l'angine et de la fièvre miliaire qui ont été épidémiques, en 1760, dans le duché de Cleveland; et à des observations sur les effets de quelques anthelmintiques, et particulièrement du faux ellébore noir. Londres, 1762, in-8. — L'auteur pense que c'est à la température plus uniforme qui règne dans l'île de la Grande-Bretagne, que ses habitans doivent un état de santé plus constant et une vie plus longue que celle des habitans du continent.

Medical essays and observations. Recherches et observations médicales. Newcastle-sur-la-Tyne, 1766, in-8. — Ces mélanges contiennent particulièrement des dissertations sur la constitution atmosphérique des Indes-Occidentales et sur la fièvre bilieuse que l'auteur avait observée pendant quatre ans dans ce climat.

Bisset, peu de temps avant sa mort, déposa à la bibliothèque de Leeds un volume manuscrit de 700 pages, contenant des observations médicales.

(Chalmers, *Biogr. Diction.* — *Comment. de reb. in med. gest.*)

BIUMI (Paul-Jérôme.), médecin renommé de son temps, était natif de Milan. Il fit ses études médicales à Pavie, où il reçut le bonnet de docteur, en 1685. De retour dans sa patrie, en 1694, il fut agrégé, à cette époque, au Collége des médecins, et nommé quelques années après médecin ordinaire du grand hôpital de Milan. En 1697, on lui donna la place de lecteur public en anatomie, et il remplit pendant quelques années ces nouvelles fonctions avec la plus grande distinction. Quoique l'étude et l'exercice de la médeciné l'occupassent continuellement, il trouvait encore quelques instans de loisir qu'il consacrait à la poésie et à la littérature. Biumi mourut à Milan en 1731. On a de lui :

Prognosticorum et aphorismorum Hippocratis felix recordatio, etc. Milan, 1696, in-4.

Encomiasticon lucis, sive profusa lucis encomia in physiologicis medicinæ novæ fundamentis è veterum tenebris erutis, atque cultro anatomico-autopsieque caractere confirmatis, etc. Venise, 1701, in-8.

Scrutinio teorico-pratico di notomia, et cirogia antica e moderna, etc. Milan, 1712, in-8, 595 pp., table, préface, etc.

Naturalezza del contagio Bovino descritta, etc. Milan, 1712, in-12.

Manuale d'avvertimenti, cautele, e remedi preservativi e curativi della corrente epidemia Bovina, disposto à comune beneficio. Milan, 1712, in-12.

Discorso soprà il lucimento della carne lessata. Milan, 1716, in-8.

Esamina d'alcuni canaletti chiliferi, che del fondo del ventricolo per le tonache dell' omento sembrano penetrare nel fegato, nella quale per necessaria connessione s'osserva la storia del chilo del sangue, de' fermenti, e delle ghiandole; ed assieme una digressione filosofica circa la materia animastica secondo l'opinione dell' autore, esposta con diverse prosonzioni notomiche, filosofiche, etc. Milan, 1728, in-8.

(Corte. — Mazzuchelli.)

BLACK (Guillaume), médecin anglais de la fin du dernier siècle, et du commencement de celui-ci, a publié un assez grand nombre d'ouvrages, parmi lesquels nous indiquerons les suivans :

An Historical sketch of medecine and surgery, etc. Essai historique de médecine et de chirurgie, depuis leur origine jusqu'à nos jours, ainsi que des principaux auteurs, découvertes, corrections, imperfections et erreurs. Londres, 1783, in-8 ; trad. en français par Coray, Paris, 1798, in-8. — La première moitié de cet ouvrage ne conduit que jusqu'au milieu du quinzième siècle, en sorte que la période des trois siècles suivans est resserrée dans un espace beaucoup trop étroit. Cet abrégé d'histoire de la médecine est précédé d'une carte ou table chronologique qui contient les noms des principaux auteurs qui ont écrit sur les diverses branches de la médecine, de la chirurgie et de l'histoire naturelle.

Observations medical and political on the small-pox, and the advantages. and desadvantages of general inoculation, especially in Cities, etc. Observations médicales et politiques sur la petite-vérole, et sur les avantages et les inconvéniens d'une inoculation générale, adoptée spécialement dans les villes, etc. Londres, 178.., in-8; trad. en français sur la dernière édition, par Mahon, Paris, 1788, in-8. — Cet ouvrage contient une histoire succincte et raisonnée de la variole, et une réfutation du baron Dimsdale, qui pensait qu'il était dangereux de rendre l'inoculation générale, voulant seulement qu'on agrandit en faveur du peuple l'hôpital des inoculés.

A comparative view of the mortality of the human species at all ages, and of the diseases and casualties by which they are destroyed or annoyed, etc.—Comparaison de la mortalité de l'espèce humaine à tout âge, et des maladies ou accidens qui l'enlèvent, etc. Londres, 1788, in-8. Deuxième édition sous ce titre : *An arithmetical and medical analysis of the diseases and mortaliti of the human species.* Londres, 1789, in-8.—Cet ouvrage est accompagné de deux tableaux qui représentent, l'un, la mortalité des habitans de Londres, calculée pendant soixante-quinze ans, d'après la supposition que cette capitale renferme la quinzième partie des habitans de l'Angleterre. Le second offre un tableau des probabilités de la vie en Europe, calculées par les meilleurs auteurs.

(*Anc. Journ. de med.* — *Catalog. de la Soc. med. chir. Lond.*)

BLACK (Joseph) est plus connu comme chimiste que comme médecin. Il naquit, en 1728, à Bordeaux, d'une famille écossaise, établie passagèrement dans cette ville pour des raisons de commerce. Il n'avait que douze ans lorsque ses parens l'envoyèrent dans leur pays pour y recevoir l'éducation convenable. Il entra à l'Université de Glascow, et dirigea ses études vers la médecine. Cullen, quoique n'ayant pas laissé une grande réputation en chimie, professait alors cette science avec éclat, et contribuait beaucoup à en répandre le goût. Le jeune Black en fut distingué au milieu des élèves qui suivaient ses leçons, et fut choisi pour lui servir d'aide dans ses expériences. En 1750, il se rendit à Edimbourg pour terminer ses études médicales, et y obtint le titre de docteur. Déjà il s'était livré à des recherches chimiques, dont il publia les résultats dans sa thèse inaugurale et d'autres écrits. Cullen ayant été appelé, en 1756, à la chaire de chimie à Édimbourg, Black fut nommé, pour le remplacer dans celle qu'il laissait vacante à l'Université de Glascow. Il fut en même temps nommé à la chaire d'anatomie, qu'il échangea bientôt pour celle de médecine, ne se sentant pas toutes les qualités nécessaires pour remplir la première. Sa réputation de professeur lui fit acquérir une nombreuse clientelle. Mais il ne fit rien de remarquable en médecine. Black fut encore destiné à remplacer Cullen à Edimbourg, lorsqu'en 1766 cet homme célèbre passa à la chaire de médecine. Il soutint dans cette célèbre Université la réputation qu'il avait eue à Glascow ; et, par ses leçons, il ne propagea pas moins que Cullen la connaissance d'une science aux progrès de laquelle il contribua réellement. On lui doit la démonstration de l'existence du gaz acide carbonique, qu'il désigna sous le nom d'air fixe, et les premières connaissances que nous ayons eues sur les carbonates, surtout sur ceux de chaux, de potasse, de soude, de magnésie. Cette découverte peut être regardée comme la source de toutes celles qui ont immortalisé les Cavendish, les Priestley, les Lavoisier, etc., et qui ont changé la face de la chimie. On lui doit encore la théorie du calorique latent, qui a eu des résultats si importans. On regrette, d'après de si beaux travaux, qui le rendaient digne de participer à l'heureuse révolution de la chimie, on regrette, disons-nous, que Black se soit signalé par une longue opposition à l'introduction des nouvelles théories chimiques, et ait long-temps affecté un silence injuste sur plusieurs célèbres chimistes français. Ce n'est que sur la fin de sa carrière qu'il finit par leur rendre justice. Il mourut en 1799, âgé de 71 ans. Il était membre des sociétés philosophiques de Londres et d'Édimbourg, et avait été nommé, à la sollicitation de Lavoisier, l'un des huit membres étrangers de l'Académie des Sciences de Paris. Il a laissé :

De humore acido à cibis orto, et magnesiâ albâ. Édimbourg, 1754, in-8.. — Dans cette dissertation inaugurale se trouve l'idée de son travail sur le gaz acide carbonique, qu'il développa dans le Mémoire suivant, lu l'année d'après à la Société d'Édimbourg :

Experiments on magnesia alba, quick-lime, and some other alkaline substance. Expériences sur la magnésie blanche, la chaux vive et quelques autres substances alcalines. — Dans le deuxième volume des *Essays physical and litterary,* 1756.

On the effect of boiling upon water in disposing is to freeze more readily. Sur l'effet de l'ébullition, en disposant l'eau à se congeler plus promptement. — Dans le 65ᵉ vol. des *Transactions philosophiques de Londres,* 1774.

On analysis of the waters of some of hot-springsin in Iceland. Analyse de quelques sources chaudes en Islande. Dans le 3ᵉ volume des *Transactions philosophiques d'Édimbourg,* 1791.

Crell et Lavoisier ont publié deux lettres de Black sur des sujets de chimie. Le docteur Robinson a fait paraître ses leçons de chimie précédées d'une notice sur sa vie, sous ce titre :

Lecture on the elements of chemistry. Londres, 1803, in-4, 2 vol.

(Aikins. — Chalmers, *Biog. Dict.*)

BLACKMORE (RICHARD) est plus connu par ses ouvrages théologiques, historiques et poétiques, que par ceux qu'il publia sur la médecine. Il naquit vers le milieu du dix-septième siècle. Son père était procureur. Après avoir fait ses études à Oxford, il voyagea en Italie, et prit le degré de docteur en médecine à Padoue. Il visita aussi la France, l'Allemagne et les Pays-Bas ; il se

rendit ensuite à Londres, où il pratiqua la médecine avec distinction. Le Collége de médecine de cette ville l'admit au nombre de
ses membres. Son attachement connu aux principes de la révolution lui valut, en 1697, une place dè médecin ordinaire du roi
Guillaume, qui, peu de temps après, le décora du titre de chevalier.
Il fut quelque temps aussi l'un des médecins ordinaires de la
reine Anne. Ses divers poëmes, quoique médiocres, lui avaient ac-
.quis quelque estime, lorsqu'il eut le malheur, par une *satire sur
l'Esprit*, ou plutòt sur l'abus de l'esprit, de s'attirer l'animadver-
sion de la plupart des beaux-esprits du temps. Dès-lors il fut ac-
cablé d'une foule de sarcasmes. Steele, Sedley, Dryden, Smith,
Garth et beaucoup d'autres dirigèrent contre lui leurs traits satiriques. L'irritable Pope, qu'il offensa plus tard, le traita avec le
plus grand dédain dans sa *Dunciade*. On peut dire qu'aucun auteur
peut-être ne fut l'objet de plus de critiques et d'épigrammes que
Blackmore : il n'était cependant pas tout-à-fait dénué de talent.
Addisson et Jonhson accordent même les plus grands éloges à son
poëme de *la Création*, qui est le plus célèbre de ses ouvrages, et a
été souvent réimprimé. Mais, comme on l'a remarqué, la couleur
religieuse du sujet a certainement fait illusion à la piété de ces deux
célèbres critiques. Blackmore fut remarquable, à une époque de
licence, par les principes de morale et de religion qui réglèrent sa
conduite privée, et dont il fit la base de ses ouvrages. Il mourut en
1729, dans un âge avancé. Ses écrits relatifs à sa profession, sont :

A discourse on the plague, with a preparatory account of malignant fevers, in two parts; containing an explication of the nature of those diseases, and the methode of cure. Dissertation sur la peste, précédée de considérations sur les fièvres malignes, etc. 1720, in-8.

A treatise on the small-pox, in two parts; and a dissertation upon the moderu practica of inoculation. Traité de la petite-vérole, avec une dissertation sur l'inoculation. 1722, in-8.—Blackmore combat avec force la méthode, alors nouvelle, de l'inocula-tion.

A treatise on consumptions and other distempers belonging to the breast and lungs. Traité des consomptions et autres maladies de la poitrine et des poumons. 1724, in-8.

A treatise on the spleen and vapours, or hypocondriacal and hysterical affections; with three discourses on the gout, rheumatism and the kings evil. Traité du spleen et des vapeurs ou des affections hypocondriaques et hystériques ; avec trois dissertations sur la goutte, le rhumatisme et les écrouelles. 1728, in-3.

Dissertations on a dropsy, a tympany, the jaundice, the stone, and the

diabetes. Dissertation sur une hydro-   la pierre et le diabétés. 1727, in-8.
pisie et une tympanite, sur la jaunisse,   (Chalmers, *Biogr. Dict.*)

BLACKWELL (Alexandre, et Élisabeth, sa femme). Alex.
Blackwell, né à Aberdeen, se distingua dans ses études classiques
à l'Université de cette ville. L'on prétend qu'il s'arrogea sans droit
le titre de docteur en médecine, après avoir suivi le roi de Suède.
Pulteney pense que l'opinion la plus probable est qu'il prit ses
degrés à Leyde, sous Boerhaave. Après avoir échoué dans la tentative qu'il fit d'exercer la médecine en Écosse, et ensuite à Londres, il se mit correcteur dans une imprimerie. Il avait épousé la
fille d'un marchand d'Aberdeen, qui avait de la fortune. Mais peu
après il parcourut la Hollande et la France, et dissipa la dot de
sa femme. Après trois ans d'absence, il revint à Londres. Elisabeth,
qui lui était restée attachée, le reçut avec une tendresse dont il
s'était rendu indigne. Il établit une imprimerie; mais la corporation des imprimeurs le força de renoncer à cette entreprise. Il
contracta des dettes et fut mis en prison. Elisabeth, qui avait
quelque talent pour le dessin et la peinture, résolut de l'employer,
dans le but de délivrer son mari: encouragée par Sloane, Mead,
Miller, par beaucoup d'autres médecins et savans, et par Rand,
démonstrateur de la compagnie des apothicaires, dans le jardin de
Chelséa, qui lui donna tous les secours possibles pour l'exécution
de son projet, elle composa un recueil de gravures des plantes
médicinales; ce fut elle qui en fit les dessins, les grava sur cuivre
et coloria les épreuves. Son mari, pour augmenter l'utilité de ce
recueil, y joignit les noms des plantes en plusieurs langues, avec
une courte description, et en indiqua l'usage. Au moyen des bénéfices que procura la vente de cet ouvrage, Blackwell fut rendu
à la liberté après une détention de deux ans.

Blackwel s'occupa ensuite d'économie rurale, et publia un ouvrage sur ce sujet. Cet ouvrage, recommandé en Suède par le ministre de cette puissance, à Londres, fit appeler son auteur à
Stockholm par le gouvernement suédois, qui le chargea de faire
des essais de sa méthode, et il dessécha des marais. Il y pratiqua
aussi la médecine; car il guérit le roi Frédéric d'une maladie
grave. Sa femme allait se mettre en route pour le joindre et s'é-
tablir avec lui en Suède, lorsqu'elle apprit qu'il venait de périr
sur l'échafaud, le 9 août 1746. Il avait été engagé dans une cons-
piration tendante à changer l'ordre de succession établi par les
états en 1743, en faveur d'Adolphe Frédéric et ses descendans. On

ignore quel fut depuis le sort de son infortunée et intéressante compagne. Commerson a dédié à sa mémoire un genre de plantes, et l'a nommé *Blackwellia*. L'ouvrage dont nous avons parlé plus haut est connu sous son nom ; il a pour titre :

A curious herbal containing 500 cuts of the most useful plants wich are now used in the practice of physci, etc. Herbier curieux, contenant 500 figures des plantes les plus utiles dont on fait usage maintenant en médecine, gravées sur des planches de cuivre, d'après des dessins faits d'après nature, avec une courte description de ces plantes et leurs usages communs en médecine. Londres, 1737-1739, in-fol., 2 vol.; traduits en latin et en allemand. Nuremberg, 1750-1773, in-fol., 6 vol. — A l'époque où parut cet herbier, on ne possédait aucun ouvrage aussi complet et aussi bien exécuté. Les dessins sont en général fidèles, quoique manquant de cette exactitude de détails que les progrès de la science ont rendus nécessaires; les figures représentent assez distinctement les objets. — Trew, de Nuremberg engagea un artiste (Nic. Fred. Eisenbergen), à copier les planches de l'herbier de E. Blackwell; il corrigea lui-même plusieurs défauts dans les dessins, substitua quelques figures entièrement neuves aux anciennes, corrigea et augmenta considérablement le texte, qu'il traduisit en allemand et en latin, et forma le projet d'y ajouter une sixième centurie de planches. Il mit en tête un catalogue des auteurs en botanique. Trew étant mort en 1769, le volume de supplément, contenant les plantes omises par E. Blackwell, les articles nouvellement introduits dans la pratique, et les figures des espèces vénéneuses, fut entrepris et dirigé par Hebenstreit, Bose et Boehmer, et publié en 1773. La première centurie est de Trew; la deuxième, quatrième et cinquième, sont de Boehmer; la troisième et cinquième, d'Hebenstreit et de Bose. Pour compléter cette édition de Trew, il faut y joindre l'ouvrage suivant de Gaspard-Gabriel Grœning :

Nomenclator Linnæanus in Blackwellianum herbarium selectum, emendatum et auctum : accedit ordo systematicus dicti herbarii secundum classes, ordines, genera et species, cum characteribus et differentiis : sequitur index alphabeticus nominum officinalium in usum botanophilorum. Leipsick, 1794, in-4.

(Pulteney, *Esquisses hist.*, etc. — *Biog. univers.* — *Biog. médic.*)

BLAES (Gérard), assez communément désigné sous son nom latin Blasius, naquit vers le commencement du dix-septième siècle, à Oostvliet, village de l'île de Cadsand, près de Bruges. Il étudia d'abord la médecine à Copenhague, puis à Leyde, où il reçut le bonnet de docteur, en 1646. Il fut ensuite se fixer à Amsterdam où il exerçait la médecine depuis plusieurs années quand il y obtint, en 1660, une chaire de médecine dans l'Université. Peu après il fut nommé médecin de l'hôpital, et bibliothécaire de la ville. En 1682, il avait été élu membre de l'Académie des Curieux de la nature, sous le nom de *Podalire II.* Blaës mourut cette même année, dans un âge avancé; il a laissé les ouvrages suivans:

Oratio de noviter inventis. Amsterdam, 1659, in-4. — Ce discours fut inséré plus tard par Beughem dans l'ouvrage suivant: *Syllabus recens exploratorum in re medica, physica et chimica.* Amsterdam, 1696, in-12.

Joh. Veslingii syntagma anatomicum..... auctum, emendatum, novisque iconibus diligenter exornatum, et Commentario atque appendice ex veterum, recentiorum, propriisque observationibus illustratum, et auctum. Amsterdam, 1659, in-4; *ibid.,* 1666; Utrecht, 1696, in-4. — Parmi les recherches anatomiques que Blaes a jointes à ce commentaire du *Syntagma anatomicum* de Vesling, nous citerons celles d'Asellio, de Th. Bartholin, sur les vaisseaux lactés et sur les lymphatiques; de Regnier de Graaf, sur le conduit pancréatique; de Bellini, sur les reins; de Malpighi, sur les poumons; de Stenon, sur les glandes buccales et les conduits lacrymaux; de Schneider, sur la membrane pituitaire; de Willis, sur le cerveau et les nerfs; de Swammerdam, sur les vaisseaux lymphatiques; enfin, quelques-uns des travaux de Ruisch, d'Hygmore, etc.—L'ouvrage renferme aussi des observations propres à Blaes; ainsi, cet anatomiste doit être cité avec Swammerdam, pour avoir reconnu l'existence des valvules des vaisseaux lactés, lesquelles, suivant lui, se rencontrent principalement vers le mésentère, mais n'existent point à l'orifice des conduits dans les intestins. Le premier, il a prouvé que le chyle est toujours identique, malgré la diversité des alimens qui le fournissent; il a indiqué le rapport de grosseur des glandes chez l'enfant et chez l'adulte, et rejeté les glandes graisseuses admises dans l'épiploon par Riolan.

Oratio de iis quæ homo naturæ, quæ arti debet. Amsterdam, 1660, in-fol. — C'est le discours que Blaes prononça lorsqu'il prit possession de la chaire de médecine.

Medicina generalis, nová accuratáque methodo fundamenta exhibens. Amsterdam, 1661, in-12. — Cet ouvrage fut publié quelques années après sous ce titre: *Medicina universa, hygieines et therapeutices fundamenta, methodo nová, brevissimè exhibens.* Amsterdam, 1665, in-4. — C'est dans cet ouvrage, qui contient un abrégé d'anatomie, que Blaes s'attribue la découverte du conduit parotidien, que Stenon avait aperçu chez lui le premier, en disséquant une brebis.

Traité des moyens de guérir la peste et de s'en préserver. (En flamand.) Amsterdam, 1663, in-12.

En 1665, Blaes réimprima l'opuscule de Bellini: *Exercitatio anatomica de structurá et usu renum,* en y joignant différentes observations de reins monstrueux, entre autres de reins réunis entre eux et de rein unique. Amsterdam, in-12; Leyde, 1711, in-4. — La même année il publia un appendice au traité *De monstris,* de F. Liceti. Amsterdam, 1665, in-4.

Anatome contracta in gratiam dis-

cipulorum conscripta et edita. Amsterdam, 1666, petit in-12; *ibid.,* en flamand, 1675, in-8. — Cet ouvrage contient une anatomie très-abrégée.

Anatome medullæ spinalis, et nervorum indè provenientium. Amsterdam, 1666, pet. in-12.—Il a emprunté à Willis une grande partie de ce qu'il dit des vaisseaux de ce centre nerveux qu'il a surtout étudié sur les animaux. On y trouve une description de l'arachnoïde plus exacte que celle qu'avait donnée Casserio; celle de la substance grise centrale, qui offre à la coupe une disposition cruciale; celle du ligament denticulé, et du repli de la pie-mère qui pénètre dans le sillon antérieur de la moelle; des remarques nouvelles sur la sortie des nerfs de la moelle épinière, sur la cavité qu'on observe quelquefois dans le centre de cet organe : il n'indique rien de précis sur sa terminaison.

Institutionum medicarum compendium, disputationibus duodecim, in athenæo Amstelodamensi publicè ventilatis, absolutum. Amsterdam, 1667, petit in-12.

Observationes anatomicæ selectiores, editæ à collegio medicorum privatorum Amstelodamensi. Amsterdam, 1667.—Blaes est un des collaborateurs de cet ouvrage.

Miscellanea anatomica hominis brutorumque fabricam diversam magna parte exhibentia. Amsterdam, 1673, in-8.—Cet ouvrage renferme une anatomie de l'homme, dans laquelle l'auteur donne peu de remarques qui lui soient propres. Il parle de l'apophyse grêle du marteau; il donne une figure du conduit de Stenon, chez l'homme; viennent ensuite des exemples de variétés de l'azygos, celui d'une double rate, et des détails anatomiques sur

différens animaux. C'est évidemment le même ouvrage (et probablement une seconde édition) que Paquot donne sous le titre suivant :

Observata anatomica, in homine, simio, equo, vitulo, testudine, echino, glire, serpente, ardea, variisque animalibus aliis. Accedunt extraordinaria in homine reperta, praxin medicam æquè ac anatomen illustrantia. Leyde et Amsterdam, 1674, in-8.

Zootomiæ, seu anatomes variorum animalium pars prima. Amsterdam, 1676, in-12, avec pl.; réimprimé avec beaucoup d'augmentations, sous ce titre :

Anatome animalium terrestrium variorum, volatilium, aquatilium, serpentium, insectorum, ovorumque structuram naturalem proponens. Amsterdam, 1681, in-4, avec pl.— La plus grande partie de ce recueil se compose des observations de Harvey, Malpighi, Willis, Bartholin, Wepfer, Van Horne, Needham, Rondelet, Stenon, etc., etc.; on en trouve peu de notre auteur. Nous citerons en particulier ses remarques sur l'organisation des poumons; il se sert de l'anatomie comparative pour expliquer le rapport mutuel de la texture des poumons et de leurs vaisseaux, et il vit que les veines pulmonaires sont ordinairement plus petites que l'artère.

Observationes medicæ rariores, accedit triplicis monstri historia humani agnini et vitulini. Amsterdam, 1677, in-8. — L'ouvrage est divisé en six sections, dans lesquelles notre auteur donne la description anatomique de diverses altérations morbides et de plusieurs vices de conformation : telles sont celles d'une rate monstrueuse placée hors de sa situation normale; d'une invagination de l'iléon; d'une vésicule biliaire n'occupant pas sa place ordinaire; d'un conduit choledoque entièrement isolé de celui du pancréas; d'une absence de vessie avec insertion des deux uretères près du pubis (extroversion de la vessie); d'une veine azygos double; d'un double estomac; des exemples de duplicité de la vésicule biliaire, du canal cholédoque, du canal pancréatique, de la rate, etc. Les figures qui représentent quelques-uns de ces cas remarquables, sont généralement mauvaises.

Medicina curatoria methodo novâ in gratiam discipulorum conscripta. Amsterdam, 1680, in-8.

Cl. Vir. Th. Willis, etc., opera omnia edita et emendata, curâ Ger. Blasii. Amsterdami, 1682, in-4, fig. — Blaës a donné des éditions de plusieurs autres ouvrages.

(Haller. — Paquot. — Sprengel.)

BLAIR (Patrice) naquit en Écosse, et exerça la médecine et la chirurgie à Dundée, où il se fit connaître pour la première fois comme anatomiste, par la dissection d'un éléphant qui mourut près de ce lieu, en 1706. Il était insermenté, et tellement attaché à la famille des Stuarts, que, lors de la rébellion, en 1715, il fut mis en prison comme homme suspect. Il se retira dans la suite à Londres, où il se recommanda à la Société royale par quelques discours sur le sexe des fleurs. Son séjour dans cette capitale ne fut pas long; il la quitta, et s'établit à Boston, dans le comté de Lincoln, où il exerça la médecine pendant le reste de sa vie. Il mourut vers l'an 1728 ou 1729, ayant publié :

Osteographia elephantina. Londres, 1711, in-4, fig. — Quoique la chaleur de la saison obligeât l'anatomiste à disséquer précipitamment, cependant Blair trouva le temps de faire un grand nombre d'observations exactes.

Miscelleneous observations in the practice of physick, anatomy, and surgery with new and curious remark in botanik, communicated in several letters, etc. Lettres écrites à des médecins distingués, et à d'autres savans, membres de la Société royale, savoir: M. le chevalier Sloane, MM. Mead, Halley, Douglas, Petiver, etc., contenant diverses observations de médecine, d'anatomie et de chirurgie, avec des remarques nouvelles et curieuses sur la botanique. On y a joint une lettre écrite à feu M. Baynard, docteur-médecin, qui contient de nouvelles expériences sur l'usage du bain froid, et des observations qui peuvent servir à le rendre plus salutaire. Ouvrage embelli de tailles-douces. Londres, 1712, in-8. — Remarques intéressantes sur la nutrition des os, la formation du cal; observations d'anatomie pathologique; manie et paralysie guéries par des douches d'eau froide; calculs intestinaux; maladie épidémique d'Écosse, analogue à la vérole; description et figures des plantes anglaises rares, découvertes dans un voyage au pays de Galles.

Botanik essays, etc. Essais de Botanique, où l'on traite de la structure des fleurs ; de la fructification des plantes, des différentes méthodes de les réduire sous certaines classes ; de leur génération ; de leurs sexes et de la manière dont la semence est imprégnée ; des animalcules dans le sperme des mâles ; de la nutrition des plantes, et de la circulation de la séve dans toutes les saisons, qui répond à celle du sang dans les animaux. Ouvrage contenant plusieurs remarques curieuses et diverses découvertes. Londres, 1720, in-8, 16-414 pp , 4 pl., table des matières ; *ibid.*, 1723, in-8. — Ouvrage fort bien fait, pour l'époque où il parut, et qui n'est pas encore dénué d'intérêt.

Pharmaco-botanologia, or an alphabetical and classical dissertation on all the British indigenous and garden-plants of the new London dispensatories. Diss. alphab. et class. sur toutes les plantes anglaises indigènes du jardin du nouveau Dispensaire. Londres, 1723-1728, 7 décades, in-4. — Ce dictionnaire est resté incomplet, et ne va qu'à la lettre H. Blair décrit les genres et les espèces ; il y joint les qualités sensibles, les vertus médicinales et les usages pharmaceutiques des plantes.

Les Transactions Philosophiques renferment plusieurs mémoires et observations de Blair.

(Rich. Pulteney, *Esquisse historique et biographique des progrès de la botanique en Angleterre. — Mémoires littéraires de la Grande - Bretagne,* tome I.)

BLANC (Louis le), *Voyez* **LEBLANC.**

BLANCAARD (Étienne), Blancard ou Blankaard, médecin distingué, naquit à Middelbourg. Son père, Nicolas Blancaard, était docteur en philosophie et en médecine. Déterminé, par son goût, à suivre la même carrière que son père, il étudia d'abord à Amsterdam la pharmacie et la chirurgie, et se rendit à Francker, où il reçut le bonnet doctoral. De retour à Amsterdam, il se livra à la pratique de la médecine. Les ouvrages qu'il a laissés prouvent qu'il était fort érudit et compilateur infatigable. On a de lui :

Tractatus novus de circulatione sanguinis per fibras, necnon de valvulis in iis repertis. Amsterdam, 1676, in-12 ; *ibid.*, 1688, in-12. — Blancaard prouva l'anastomose des dernières artérioles avec les premières veinules, au moyen des injections, et démontra de cette manière que le sang passe immédiatement des artères dans les veines, et ne s'épanche pas d'abord dans le tissu cellulaire : il fit voir que les valvules favorisent le retour du sang par les petites branches des veines. Au reste, notre auteur, partisan du système de Descartes, défend la théorie de l'effervescence et de la fermentation du fluide circulatoire.

Lexicon medicum græco-latinum, in quo termini totius artis medicinæ secundùm neotericorum placita definiuntur, et circumscribuntur. Amsterdam, 1679, in-8 ; Iéna, 1683, in-8 ; Leyde, 1690, 1702, 1717, 1735, in-8 ; Francfort, 1705, in-8 ; Halle

1758, in-8; Louvain, 1754, in-8, 2 vol.; Leipsick, 1777-78, in-8, 2 vol, édition revue et augmentée par Jacques-Frédéric Isenflamm. — C'est l'ouvrage le plus utile et le mieux fait de tous ceux de Blancaard.

Collectanea medico-physica of Hollands jaarregister der Genees en naturhundige anmerkingen van gansch Europa beginnende centuriæ IV, Amsterdam, 1680, in-8. — Ce recueil contient des extraits de différens auteurs; une planche de Ruisch, relative à la conception, avec la figure d'un utérus récemment fécondé; quelques observations de monstruosités; la dissertation de Bokelmann sur la supernatation des poumons, dans laquelle cet auteur nie que les poumons puissent surnager par suite de la fermentation putride des humeurs, etc.

Cartesiaensche Academie ofte institution der medicynen. Amsterdam, 1683 et 1691, in-8.—Cet ouvrage renferme une introduction complète à la médecine, d'après les opinions de Descartes et de Sylvius. Suivant l'usage des Cartésiens, l'auteur emploie des figures mathématiques pour rendre sensibles ses idées sur la forme des particules du sang, et il fait provenir les maladies, sans distinction, de l'épaississement des humeurs. C'est pourquoi il vante les boissons aqueuses comme excellentes dans quelque maladie que ce soit, et surtout l'infusion de thé.

Anatome reformata, et concinna corporis humani dissectio. Accedit de balsamatione nova methodus. Leyde, 1688, in-8; *ibid.*, avec de nombreuses additions, 1695, in-8.—Cet ouvrage n'est qu'une compilation, ainsi que les planches qui l'accompagnent.

Anatomia practica rationalis, sive variorum cadaverum morbis de natorum anatomica inspectio. Amsterdam et Leyde, 1688, in-12. — Cette collection, dans laquelle l'auteur ne cite pas toujours les sources où il a puisé ses matériaux, renferme la description de deux cents ouvertures cadavériques environ, et doit être mise au nombre des travaux utiles publiés au dix-septième siècle sur l'anatomie pathologique.

Pharmacopœa ad mentem neotericorum adornata. Amsterdam, 1688, in-8; avec les *Fundamenta medicinæ* de Bontekoe.

Venus beleegert, etc. Traité de la vérole. Amsterdam, 1684, in-8; trad. française, Amsterdam, 1688, in-8. — Blancaard considère la syphilis comme une maladie fort ancienne, importée par les Européens dans les Indes occidentales.

Ars Balsamo condiendi. Hanovre, 1690, in-8; *ibid.*, 1692, in-8; *ibid.*, 1697, in-8; *ibid.*, 1705, in-8.

Opera medica et chirurgica practica. Leyde, 1701, in-4, 2 vol.

Nous n'indiquerons pas quelques autres ouvrages de Blancaard, écrits en hollandais, et qui n'ont que peu d'importance.

(Haller. — Eloy. — Sprengel.)

BLEGNY (NICOLAS DE), chirurgien de Paris, où il naquit en 1652, fut pendant quelques années clerc de la Compagnie de Saint-Côme. Il s'occupa d'abord de la construction des bandages; mais, jaloux d'obtenir dans le monde une considération que cette profession ne pouvait lui procurer, Blegny imagina de former chez lui, à l'imitation de Bourdelot, une réunion de savans, qui prit le nom d'*Académie des nouvelles découvertes en médecine*. Cette société publia chaque mois ses mémoires par cahier. Ces publications, continuées pendant trois ans, furent interrompues par un arrêt du Parlement, à cause des personnalités qui s'y trouvaient. Blegny n'en continua pas moins son ouvrage; il s'associa Gautier, médecin de Niort, qui demeurait à Amsterdam, où les mémoires furent imprimés sous le titre de *Mercure savant*. C'est ce journal qui donna à Bayle l'idée de publier ses *Nouvelles de la république des lettres*. Blegny était parvenu à se faire nommer chirurgien ordinaire de la reine en 1678; en 1683, il avait obtenu la même place auprès de Philippe, duc d'Orléans; il réussit à avoir la charge de médecin ordinaire du roi en 1687. Ébloui par l'éclat d'un rang auquel il avait peu de droits, Blegny entreprit de faire revivre l'ordre du Saint-Esprit, dont il se dit chevalier-commandeur, et intenta des procès à ceux qu'il prétendait avoir usurpé les revenus anciennement attachés à cet ordre. A la même époque, il fonda à Pincourt un hôpital pour les indigens; mais le roi, informé que cette fondation n'était qu'un prétexte pour cacher les débauches qui s'y faisaient, rendit enfin justice à cet intrigant en le faisant emprisonner, le 4 juin 1693. Enfermé d'abord au Fort-l'Évêque, on le conduisit ensuite au château d'Angers : il en sortit au bout de huit ans, et fut se fixer à Avignon, où il exerça la médecine avec une sorte de réputation, jusqu'à sa mort, qui arriva en 1722. Il avait alors soixante-dix ans. On a de lui :

L'art de guérir les maladies vénériennes, expliqué par les principes de la mécanique. Paris, 1673, in-12; La Haye, 1683, in-8; Lyon, 1692, in-12; Amsterdam, 1696, in-8; trad. angl., Londres, 1676, in-8.— Blegny préconise la décoction de gaïac, dont les propriétés sont, suivant lui, égales à celles du mercure.

L'art de guérir les hernies de toutes espèces dans les deux sexes, avec le remède du roi, avec la construction, l'usage et les utilités des brayers et des pessaires à ressort inventés par l'auteur. Paris, 1676, in-12; *ibid.*, 1691, in-12. — Bligny est le premier qui, joignant la pratique à la théorie, ait fait faire des progrès remarquables à l'art du bandagiste. C'est à lui qu'on doit les premiers bandages élastiques qui aient été faits. Il recommande l'emploi de plusieurs topiques, et entre autres l'emplâtre du prieur de Cabrières.

Histoire anatomique d'un enfant qui a demeuré vingt-cinq ans dans le ventre de sa mère. Paris, 1679, in-12. — Le fœtus, sorti de l'utérus par une

rupture de cet organe près de l'insertion d'une des trompes, était contenu
dans l'abdomen, et comme pétrifié.

*Les nouvelles découvertes sur toutes
les parties de la médecine.* Paris, 1679,
in-12. — C'est le titre du recueil de
mémoires dont nous avons parlé précédemment, et qui parut par feuille-
tons, de mois en mois, jusqu'en 1683,
où il prit le titre de *Mercure savant.*
Les trois premières années parurent
sous le nom de Blegny. Th. Bonnet
publia une traduction latine de ce
recueil sous le titre de *Zodiacus me-
dico-gallicus.*

*La découverte du remède anglais
pour la guérison des fièvres.* Paris,
1681, in-12; *ibid.*, 1683, in-12;
Bruxelles, 1682, in-12. — Cet écrit
fut publié par ordre du roi, auquel
Talbot avait vendu la méthode d'administrer le quinquina.

*La doctrine des rapports, fondée sur
les maximes d'usage, et sur la disposition des nouvelles ordonnances.* Paris,
1684, in-12.

*Le bon usage du thé, du café et du
chocolat, pour la préservation et la
guérison des maladies.* Paris, 1687,
in-12; Lyon, 1687, in-12.

*Secrets concernant la beauté et la
santé.* Paris, 1688 et 1689, in-8, 2
vol.

(Haller. — Floy. — Sprengel.)

BLIZARD (Guillaume), chirurgien d'un des hôpitaux de
Londres, ne nous est connu que par les ouvrages suivans:

*A new method of treating the fis-
tula lachrymalis.* Londres, 1780, in-4.
— Sa méthode consiste à introduire de
petits tubes capillaires dans les points
lacrymaux, et à faire couler dans leur
intérieur du mercure qui, par son
poids, désobstrue le canal.

*A lecture on the situation of the
large blood-vessels of the extremities,
and the method of making effectual
pressure on the arteries in cases of
dangerous effusions of blood from
wounds.* Mémoires sur la position des
gros vaisseaux sanguins des extrémités, et sur la méthode de pratiquer une
compression exacte sur les artères, dans
les cas d'écoulemens de sang occa-
sionnés par des blessures de ces vaisseaux. Londres, 1798, in-12.

*Experiments and observations on
the danger of copper and bell metal in
pharmaceutical and chemical preparations.* Expériences et observations
sur le danger du cuivre et des vases de
métal dans les préparations pharmaceutiques et chimiques. Londres, 1799,
in-8.

*Suggestions for the improvement of
hospitals and other charitable institutions.* Réflexions sur l'amélioration des
hôpitaux et autres établissemens de
charité. Londres, 1799, in-8.

(*Biogr. méd. — Catal. soc. medic.
chirurg.*, Lond.)

BLONDEL (François) naquit à Liége en 1613. Après avoir
achevé ses premières études, il se tourna du côté de la médecine,
qu'il étudia vraisemblablement à Cologne. Il l'exerçait depuis quelque temps, lorsqu'il fut appelé à la cour de Philippe-Christophe de

Soteren, archevêque et électeur de Trèves, qui l'honora de la qualité de son médecin. Ce prince étant mort au mois de janvier de l'an 1652, Blondel alla s'établir à Aix-la-Chapelle, où il fut fait médecin-pensionnaire de la ville. Il s'y fit estimer, non-seulement par les succès de sa pratique, mais encore par les soins qu'il se donna pour mettre en vogue l'usage des bains chauds de cette ville et du voisinage; ce qui engagea la régence du lieu à le nommer sur-intendant de ces bains. Blondel avait quatre-vingt-dix ans lorsqu'il mourut, fort regretté, à Aix-la-Chapelle, le 9 mai 1703. Nous avons de sa façon les opuscules suivans :

Lettre de François Blondel à Jacques Didier, touchant les eaux minérales chaudes d'Aix et de Borcet; et à Jean Gaen, sur les prémices de la boisson publique des mêmes eaux, et les cures qui se sont faites par son usage. Bruxelles, 1662, in-12.

Thermarum Aquisgranensium et Porcetanarum descriptio: congruorum quoque ac salubrium usuum balneationis et potationis elucidatio. Aix-la-Chapelle, 1671, in-16; Maëstricht, 1685, in-16 : *editio tertia, sincerissima, prioribus auctior et emendatior.* Aix-la-Chapelle, 1688, in-4.

Description de la ville impériale d'Aix-la-Chapelle et des fontaines minérales qui s'y voient......; avec une instruction touchant l'usage qu'on doit faire desdites eaux médicinales, etc. (en flamand). Leyde, 1727, in-4.

(Paquot, *Hist. litt. des P. Bas.*)

BLONDEL (Jacques-Auguste), membre du Collége des médecins de Londres, mourut le 4 octobre 1734. Il était né à Paris en 1665, et y avait fait ses premières études sous les yeux de son père, qui était avocat au Parlement. Il fut ensuite à l'Université de Leyde, où il étudia pendant plusieurs années la médecine; et, après avoir pris le degré de docteur, il passa en Angleterre. Après un assez long séjour à l'Université d'Oxford, il s'établit à Londres, où il gagna bientôt l'estime de ses confrères et la confiance du public. Blondel était versé dans la littérature; il possédait les langues mortes, et en particulier l'hébreu. Il a composé un assez grand nombre d'ouvrages, tous anonymes, sur des sujets théologiques, que l'auteur aimait beaucoup. L'opuscule suivant est le seul qui appartienne à la médecine :

The strenght of imagination in pregnant women examined, etc. Discussion sur le pouvoir de l'imagination chez les femmes enceintes, dans laquelle on démontre que l'opinion qui attribue à cette cause les taches et les difformités des enfans, est une erreur du vulgaire. Londres, 1727, in-8, 106 pp.; *ibid.*, 1729, in-8, 154 pp. — L'auteur combat avec beaucoup de force les opinions reçues de son temps, sur l'influence de l'imagination chez les femmes enceintes; il cherche à expliquer les causes des monstruosités, et indique comme étant les principales les maladies du fœtus, et l'arrêt du *développement de quelqu'une de ses parties; enfin; les violences et les ébranlemens* qu'il éprouve dans le sein de sa mère. Dans la deuxième édition de son ouvrage, l'auteur réfute avec autant d'esprit que de vigueur les objections que lui avait faites Turner, dans son *Traité des maladies de la peau.*

(*Biblioth. raisonnée de l'Europe.*— Armand de La Chapelle, *Biblioth. ang.*, ou *Hist. litt. de la Gr.-Bret.*)

BODIN (Laurent), né à Saint-Paterne (Sarthe) en 1762, exerça la médecine à Château-du-Loir. On a de lui :

Le Médecin des goutteux. Château-du-Loir, et se trouve à Paris, 1796, in-8 de 92 pag. — Recueil abrégé de faits et d'observations utiles sur la goutte, ses causes, ses suites et son traitement.

Recueil de préceptes sur les moyens de se garantir des maladies qui peuvent être la suite de l'action des différentes qualités de l'air et des vapeurs qui s'y mêlent sur le corps humain, et de remédier à certains accidens très-pressans, que quelques-unes de ces causes produisent subitement. Château-du-Loir, et Tours, an VII, in-12 de 28 pp.

Bibliographie analytique de médecine, ou Journal abréviateur des meilleurs ouvrages nouveaux latins ou français, de médecine clinique, d'hygiène, et de médecine préservatrice. Paris, an VII à an IX (1799-1801), 3 vol.—Ce journal paraissait tous les mois, par cahier de deux feuilles, in-12 la première année, in-8 les deux suivantes. Ce n'était d'abord qu'un extrait du *Recueil périodique de la Société de médecine;* plus tard, l'auteur agrandit son plan, et donna, des principaux ouvrages qui parurent, des extraits assez remarquables par leur précision, et par les réflexions qui les accompagnent.

Réflexions sur les remèdes secrets en général, et sur les pilules toniques stomachiques de l'auteur en particulier, etc. Tours, 1803, in-8. — L'auteur cherche à détruire le ridicule que l'on a justement versé sur tous les remèdes secrets; il cherche surtout à réfuter le mémoire sur ce sujet, inséré par Bacher dans l'ancien *Journal de Médecine* (1789). On peut deviner s'il a réussi à détruire ce raisonnement du journaliste : « Ou le remède est salutaire, et, dans ce cas, il ne saurait être trop connu des gens de l'art; ou il est dangereux, et dès-lors il faut le proscrire. »

M. Quérard attribue à Laurent Bodin les opuscules suivans:

Réflexions sur les absurdités du système de M. Gall. Paris, 1813, in-8 de 16 pp.

Du système représentatif. Paris, 1817, in-8.

On trouve quelques observations de ce médecin dans le *Recueil périodique de la Société de médecine.*

(*Journal gén. de Méd. — Journal de Leroux, Corvisart et Boyer.*)

BOE (François de le), *Sylvius*, naquit, en 1614, à Hanau,
dans la Wétéravie. On l'envoya fort jeune à l'Académie de Sedan,
où il fit ses basses classes sous de bons maitres; il y fit aussi son
cours de philosophie, et y apprit les principes de la médecine;
après quoi il passa à Bâle, où il prit le grade de docteur, le
16 mars 1637, âgé seulement de vingt-deux ans. Pour se perfectionner dans cette science, il voyagea d'abord en Hollande, puis
en Allemagne, où il visita la plupart des Universités. De retour
à Hanau, il pratiqua la médecine, et sut gagner les bonnes grâces
du magistrat de la ville, qui lui fit une pension, le reçut dans la
bourgeoisie, et lui accorda d'autres faveurs. Au bout de deux
ans, il quitta sa patrie, visita la France, et repassa en Hollande, où il exerça son art à Leyde, puis à Amsterdam, où les
diacres de l'Église calviniste-wallone lui confièrent le soin de leurs
malades. Il acquit bientôt la réputation du plus habile médecin
de cette grande ville, qu'il habita environ quinze ans. Au
bout de ce temps, les curateurs de l'Université de Leyde l'appelèrent chez eux, et lui donnèrent la chaire de médecine-pratique,
qui vaquait par la mort d'Albert Kyper. Il prit possession de cet
emploi en 1658, et enseigna avec autant de succès qu'il avait pratiqué. La circulation du sang faisait alors beaucoup de bruit, et
trouvait encore de nombreux adversaires. Sylvius en prit la défense, et, par des expériences nouvelles, il en donna des preuves
incontestables. Il fut élu recteur de l'Université le 8 février 1669.
Enfin, usé de travaux, après avoir langui quelque temps, au retour
d'un voyage à La Haye, il mourut le 14 novembre 1672, dans
la 58ᵉ année de son âge. Il fut enterré dans le chœur de l'église de
Saint-Pierre, à Leyde, où il s'était préparé lui-même une tombe
avec cette inscription :

FRANCISCUS DE LE BOE, SYLVIUS,

*Medicinæ practicæ professor, tam humanæ fragilitatis,
quam obrepentis plerisque mortis memor, de comparando tranquillo instanti cadaveri sepulchro, ac de
constituendá commodá ruenti corpori domo, æquè cogi-
tabat seriò. Lugduni-Batavorum, MDCLXV.*

Sylvius doit être considéré comme le chef de l'école chémiatrique;
car, quoiqu'il eût été précédé par Paracelse et Van Helmont, il

n'en est pas moins le premier qui ait tiré des applications de la chimie à la physiologie un système complet et lié dans toutes ses parties. (*V.* Chemiatrie.) Si ce fut là son principal titre à la célébrité, ce n'est pas celui qui le recommande le plus aux médecins de notre époque. Sylvius eut le mérite plus solide d'être un anatomiste habile, à qui l'on doit plus d'une découverte, un praticien plus sage que sa doctrine, et un professeur qui fit chercher par ses disciples l'instruction au lit du malade et dans l'ouverture des corps. Ses ouvrages sont les suivans :

De motu animali ejusque læsione. Leyde, 1637, in-4.

Dictata ad C. Bartholini institutiones anatomicas. Leyde, 1641, in-4.

De variis tubis speciebus. Resp. Sibbaldo. Leyde, 1661, in-4.

De febribus. Resp. Goclenio. Leyde, 1661, in-4.

Collectio disputationum medicarum. Amsterdam, 1663, in-16; *ibid.*, 1670, in-16; Iéna, 1674, in-12; Francfort, 1676, in-12. — Ces dissertations roulent presque entièrement sur les théories physiologiques de Le Boe. Dans l'édition de 1670, et dans les œuvres complètes, s'y trouve jointe cette dissertation : *Disput. de febribus prima et altera.*

Opuscula varia. Leyde, 1664, in-12; Amsterdam, 1668, in-12. — Ce recueil contient les *Institutiones anatomicae*, un discours inaugural : *De hominis cognitione*, une dissertation : *De medicamentis chemicis*, l'*Epistola apologetica adversùs A. Deusingii calumnias.*

Collegium medico-practicum, anno 1660 dictatum. Francfort, 1664, in-12.

Oratio de affectûs epidemici Leidensis causis naturalibus. Leyde, 1670, in-12. — Dans les œuvres complètes se trouve un autre écrit sur l'épidémie de Leyde, qui fut très-meurtrière et qui sévit particulièrement sur la classe riche de la ville; il a pour titre : *Tractatus de affectû epidemico qui ab aug. an. 1669, ad januarium 1670 in Leidensis urbis cives sæviit.* — C'est, suivant Haller, un ouvrage estimable, quoiqu'il contienne beaucoup d'idées hypothétiques.

De cordis palpitatione. Leyde, 1667, in-4.

Praxeos medicæ idea nova, lib. IV, cum appendice. Lib. I. Leyde, 1667, in-12; *ibid.*, 1671, in-12; Francfort, 1671, in-12; Paris, 1672, in-12. *Lib. II. Et lib. III*, Venise, 1672, in-8; Amsterdam, 1674, in-12; Hanau, 1675, in-8. — De Le Boe n'a publié que le premier livre; c'est sans son aveu que Just Schrœder a fait paraître les deuxième et troisième livres, et un appendix posthume. C'est dans cet ouvrage qu'est exposée très-méthodiquement la théorie hypothétique de de Le Boe, qui attribue les maladies à une altération acide ou alcaline de la salive et du suc pancréatique, et qui les classe d'après cette étiologie.

De dolore intestinorum à flatu (avec Ten Rhyne). Leyde, 1668, in-4.

De opio ejusque usu medico. Leyde, 1670, in-4.

De inflammatione. Leyde, 1671, in-4.

De ischuriâ. Leyde, 1671, in-4.

Les divers ouvrages de de Le Boe ont été recueillis sous le titre suivant:

Opera medica, tàm hactenùs inedita, quàm variis formis et locis edita, nunc verò certo ordine disposita et in unam volumen reducta. Amsterdam, 1679, in-4; Genève, 1680, in-fol. (Cette édition contient le *Collegium medico-practicum.*) Utrecht, 1691, in-4; Amsterdam, 1695, in-4; Venise, 1708, in-fol.; *ibid.*, 1736, in-fol. (Ces trois dernières éditions contiennent les *Casus medicinales* des années 1659 et 1661, outre ceux de l'année 1660.)

Paris, 1671, in-8, 2 vol. (Cette édition contient deux traités désavoués par l'auteur : *Institutiones medicæ*, et *De chimiá*); Genève, 1731. Dans l'édition d'Amsterdam, on trouve : *De methodo medendi libri duo*, traité posthume, non terminé, écrit dans les mêmes doctrines que les autres.

De Le Boe a inséré un grand nombre d'histoires d'ouvertures de cadavres dans les *Éphémérides des Curieux de la nature.* (Paquot.—Haller.)

BOECLER (Jean), d'une famille qui s'est long-temps distinguée dans la médecine et le droit, naquit à Strasbourg en 1681. Reçu docteur en 1705, il voyagea en France, fut nommé professeur de médecine à Strasbourg en 1708, passa en 1719 à la chaire de botanique et de chimie, et mourut en 1733, après avoir mis au jour:

Historia instrumentorum deglutitioni præprimis veræ chylificationi inservientium. Strasbourg, 1705, in-4.—*Diss. de spiritûs vini atque aceti examine.* Strasbourg, 1708, in-4.—*Diss. quæstiones quædam physicæ.* Resp. Resseisein. Strasbourg, 1709, in-4; *ibid.*, 1710, in-4; *ibid.*, 1714, in-4.—*Diss. de poris corporum, effluviis et odorum historiá.* Strasbourg, 1711, in-4.—*Diss. de cataractá.* Strasbourg, 1711, in-4. — *Diss. de vino.* Resp. Jaug. Strasbourg, 1716, in-4.—*Diss. de irá.* Strasbourg, 1716, in-4. — *Diss. de morbillis.* Strasbourg, 1720, in-4. — *Diss. de verá vitæ et sanitatis moderatione.* Strasbourg, 1721, in-4.

Recueil des observations qui ont été faites sur la maladie de Marseille. Strasbourg, 1721, in-8.

Theses medicinæ miscellaneæ. Strasbourg, 1726, in-4.

Pauli Hermanni cynosura materiæ medicæ antè sedecim annos in lucem emissa, brevibusque annotatis exornata a D. Joh. Sigismundo Henningero, nunc diffusiùs explanata et compositorum medicamentorum recensione aucta curante Johanne Boeclero. Strasbourg, 1726, in-4. *Pars I*, 728 pp.; *part. II et III*, 148 pp.; *indd. alph.*—Ce qui appartient à chaque auteur est distingué par des chrochets ou par un caractère particulier.

Cynosura materiæ medicæ continuata ad cynosuræ materiæ medicæ Hermannianæ imitationem collecta, etc. Strasbourg, 1729, in-4, 891 pp. *indd. alph.*

Cynosuræ materiæ medicæ continuatio secunda, etc. Strasbourg, 1731, in-4, 894 pp. *indd. alph.*

Ces trois volumes sont indiqués d'une manière extrêmement inexacte dans presque toutes les bibliographies.

Diss. de variis diætæ, etiam nimis strictæ noxîs. Resp. Behr. Strasbourg, 1728, in-4.

Diss. de venenis. Strasbourg, 1729, in-4. — *Diss. de fœniculo.* Resp. Ehrmann, Strasbourg, 1732, in-4.

G. R. Boehmer attribue à J. Boecler

les dissertations suivantes : *De neglecto remediorum vegetabilium circa Argentinam nascentium usu specimen I.* *Resp.* J. Boecler (*filio*). Strasbourg, 1732, in-4. — *Specimen II. Ibid.,* 1733, in-4.

BOEHMER (GEORGES-RODOLPHE), né à Liegnitz, en Silésie, le 1er octobre 1723, mort à Wittemberg en 1803, fut un des plus savans médecins et naturalistes allemands de son époque. Il avait été, à Leipsick, le disciple bien-aimé de Ludwig, et avait pris le bonnet doctoral dans l'Université de cette ville, le 20 mars 1750. Deux ans après, il fut appelé à Wittemberg pour remplir la chaire d'anatomie et de botanique. Il l'occupa avec beaucoup d'honneur et de zèle, et suppléa long-temps ses collègues Triller et Langguth, à qui leur santé ne permettait pas de se livrer à l'enseignement. Quoique Boehmer ait enseigné toutes les branches des sciences médicales, ce fut néanmoins la botanique dont il fit l'objet principal de ses travaux. On lui doit plusieurs ouvrages importans, et un grand nombre de dissertations dont on peut voir la liste dans sa *Bibliographie de l'Histoire naturelle* (*V.* ci-dessous), et dans le *Manuel de littérature allemande* de Ersch. Presque tous ses écrits renferment des vues neuves, qui prouvent qu'il réunissait à un esprit juste et méthodique, à un profond savoir, le talent rare de bien observer, et de considérer la nature sous des rapports nouveaux et lumineux.

Flora Lipsiæ indigena. Leipsick, 1750, in-8. — L'auteur suit la méthode de Ludwig, et donne sur les champignons et les graminées des observations inédites de Gliditsch. (Dupetit-Thouars. — Haller.)

Commentatio physico-botanica de plantarum semine antehàc spermatologiæ titulo per partes, nunc cunjunctim edita et aucta, accedit dissertatio de contextu celluloso vegetabilium. Wittemberg, 1785, in-8. — C'est un traité complet des graines sous les rapports de la physique, de la botanique et de l'économie rurale.

Bibliotheca Scriptorum historiæ naturalis œconomiæ aliarumque artium ac scientiarum ad illam pertinentium realis systematica. Leipsick, 1785-1789, in-8, cinq parties en 9 vol. — Les titres des volumes et ceux des sections sont en latin et en allemand. Cet immense répertoire bibliographique est fait avec le plus grand soin. Boehmer se borne, il est vrai, à donner le catalogue des ouvrages, sans porter sur eux aucun jugement; mais il indique le plus souvent les journaux où l'on en peut trouver l'analyse.

Commentationes œconomico - medico-botanicæ, quorum prior de plantis segeti infestis, posterior de plantis auctoritate publica exstirpandis, custodiendis et è foro publico proscribendis. Wittemberg, 1792, in-4. — Cet ouvrage avait paru par parties, de 1790 à 1792.

Technische Geschichte der Pflan-

zen, *Welche bey handwerken, etc.* Histoire technique des plantes qui sont employées dans les métiers, les arts et les manufactures, ou qui pourraient y être employées. Leipsick, 1794, in-8, 2 part.

Commentatio botanico-litteraria de plantis in memoriam cultorum nominatis, incepta anno 1770, nunc ad recentissima tempora continuata. Leipsick, 1799, in-8.

Lexicon rei herbariæ tripartitum. Leipsick, 1802, in-8.

Boehmer fut un des principaux collaborateurs des *Commentarii de rebus in scientiâ naturali et medicinâ gestis:* il a aussi travaillé à la nouvelle édition allemande des *Transactions philosophiques*, et à plusieurs autres ouvrages. On lui doit une édition corrigée et augmentée des *Definitiones plantarum de Ludwig*, etc.

(Dupetit - Thouars, dans *Biogr. univ.*— Jourdan, dans *Biogr. méd.*— Boehmer, *Biblioth. script. hist. natur.*)

BOEHMER (Philippe-Adolphe), conseiller intime à la cour de Prusse, professeur d'anatomie à l'Université de Halle, membre de l'Académie des Curieux de la nature, associé étranger de l'Académie royale de chirurgie de Paris, fut un anatomiste et un accoucheur distingué. Il était né à Halle en 1717 (1716 selon Meusel), y avait fait ses études médicales, et reçu le titre de docteur le 29 janvier 1738. En 1741, il remplaça, dans la chaire d'anatomie, Cassebohm, qui était appelé à Berlin. En 1769, il devint doyen de la Faculté de médecine, et premier professeur. Sa mort arriva le 1er novembre 1789. Boehmer a publié quelques ouvrages d'une certaine étendue, et un grand nombre de dissertations, parmi lesquelles nous n'indiquerons que celles qui ont été insérées dans les collections de Haller.

Præfamen academicum, quo situs uteri gravidi fœtusque à sede placentæ in utero per regulas mechanismi deducitur, lectionibus publicis de arte obstetricandi, habendis præmissum. Leipsick, 1741, in4 ; réimp. dans les *Diss. anat. select.* de Haller.

Diss. de quatuor et quinque ramis cortæ. Halle, 1741, in-4, et dans les *D. A. S.* de Haller.

Diss. de ductibus mammarum lactiferis. Halle, 1742, in-4, et dans les *D. A. S.* de Haller.

Diss. de febre lacteâ puerperarum. Resp. H. L. Woltersdorff, 1742, in-4.

Diss. de necessariâ funiculi umbilicalis vi vasorum structuræ, in nuper natis, deligatione. Halle, 1745, in-4, et dans les *Diss. chirurg. select.* de Haller.

*Richardi Manningham artis obstetricariæ compendium tam theoriam quam praxin spectans, etc., etc.; in usum medicinæ tyronum denuò editum et novis quibusdam additamentis, videlicet præfamine et duabus disquisitionibus theoretico-practicis, quarum *prüna de situ uteri gravidi fœtusque à sede placentæ in utero agit etc., etc. Altera vero præstantiam et usum forcipis anglicani in partu difficili ex situ capitis obliquo, intra ossa pubis immobiliter hærenti:, commendat.* Halle, 1746, in-4.

Diss. de bronchiis et vasis bronchialibus. Halle, 1748, in-4.

Institutiones osteologiæ in usum prælectionum academicarum. Halle, 1749, in-8. — On y trouve de belles figures d'embryons, des squelettes de fœtus. Les descriptions sont claires et exactes; celles des os de la face et des sinus sont excellentes. (Haller. — Portal.)

Observationum anatomicarum rariorum Fasciculus I, notabilia circà uterum humanum continens, cum figuris ad vivum expressis. Halle, 1752, in-fol. — *Fasciculus II,* Halle, 1756,

in-fol. — Recueil très-important d'anatomie anormale et pathologique.

Programma de uracho humano. Halle, 1763, in-4; et dans un recueil intitulé : *Fasciculus dissertationum anatomico - medicarum.* Amsterdam, 1764, in-8. Le même recueil contient les deux dissertations suivantes:

De confluxu trium cavorum in dextro cordis. atrio, Resp. *N. Theune.* Halle, 1763, in-4.

Anatomia ovi humani fœcundati difformis, trimestri abortu elapsi. Resp. *C. A. Madai.* Halle, 1763, in-4.

Nous citerons encore l'opuscule suivant, comme un des plus remarquables parmi ceux de Bœhmer.

Diss. de febre scarlatind, epidemicè hactenùs grassante. Resp. *Ehrlich.* Leipsick, 1764, in-4.

(Guizot, dans *Biog. univ.* — Haller. — Portal. — Meusel. — Jourdan, dans *Biogr. méd.*)

BOERHAAVE ou **BOERHAAVEN** (Herman), l'un des plus célèbres médecins des temps modernes, naquit, le 31 décembre 1668, à Voorhout, petit bourg près de Leyde, en Hollande. Son père, ministre de ce bourg, et homme fort instruit, reconnut de bonne heure ses grandes dispositions, et l'éleva dans l'intention de lui faire suivre la même carrière que lui. Dès l'âge de onze ans, Boerhaave était avancé dans l'étude du latin, du grec et des belles-lettres. A peu près vers cette époque, il fut atteint d'un ulcère à la cuisse, qui dura sept ans, malgré tous les secours de la chirurgie, et dont il se guérit seul, en imaginant de faire de fréquentes lotions avec de l'urine dans laquelle il avait dissous du sel. Cette circonstance, dit-on, dirigea ses premières pensées vers la médecine, et contribua à décider sa vocation. Toujours est-il qu'elle ne nuisit que peu à ses études. Il entra, à l'âge de quatorze ans, dans les écoles publiques de Leyde, où il fit les progrès les plus rapides, et put suivre les cours de l'Université. Il n'avait que quinze ans lorsque son père mourut, le laissant sans aucune fortune. Heureusement un ami de sa famille, le professeur Trigland, lui procura le pa-

tronage de Van Alphen, bourgmestre de Leyde, qui le mit en
état de continuer ses études. Il se livra donc à toutes celles qui
devaient lui assurer des succès dans la carrière ecclésiastique:
outre le latin et le grec, dans lesquels il se perfectionna, il étudia l'histoire, les diverses branches de la philosophie naturelle, la
logique et la métaphysique, et apprit l'hébreu et le chaldéen, afin
de pouvoir lire les Écritures-Saintes dans la langue originale.
En même temps il s'adonna aux mathématiques, vers lesquelles
son goût le portait, plutôt qu'aucun motif d'utilité. Cependant,
dans le dénuement où il se trouva, il en tira bientôt après de précieuses ressources, en enseignant ces sciences à des jeunes gens de
condition. On put déjà juger ce que serait Boerhaave comme orateur, lorsqu'à vingt ans il prononça un discours académique,
dans lequel il entreprit de démontrer que Cicéron avait parfaitement compris et réfuté l'opinion d'Épicure sur le souverain bien,
et lorsque, quelque temps après, en se faisant recevoir docteur
en philosophie, en 1690, il soutint une dissertation sur la distinction de l'âme et du corps, dans laquelle il s'attacha à réfuter les doctrines d'Épicure, de Hobbes et de Spinosa.

Il continuait ses études théologiques pour se vouer au ministère; mais, soit par goût naturel, soit par le conseil de ses
illustres protecteurs qui étaient devenus ses amis, il voulut embrasser la médecine, pensant exercer celle-ci en même temps que
les autres fonctions auxquelles il se destinait. Il commença cette
étude à l'âge de vingt-deux ans. Il apprit l'anatomie dans les ouvrages de Vésale, de Fallope et de Bartholin, et suivit le cours de
dissection de Nuck; il suivit aussi quelques leçons de Drelincourt,
professeur de médecine théorique. Ce furent là les seuls maîtres qu'eut
Boerhaave, et encore ne fut-il pas long-temps sous leur direction.
Il puisa toutes ses connaissances dans la lecture des auteurs anciens
et modernes, commençant par Hippocrate, et descendant, suivant
l'ordre des temps, jusqu'aux auteurs contemporains. Hippocrate et
Sydenham furent ceux qu'il étudia et admira plus particulièrement.
Ce mode d'éducation médicale eut sans doute quelqu'influence sur le
genre de mérite de Boerhaave, qui brilla plutôt par ses vastes connaissances et son esprit méthodique, que par l'originalité. Il cultiva
encore la chimie et la botanique, surtout la première de ces
sciences, à laquelle il se livra pendant presque toute sa vie avec la
plus grande ardeur. Enfin il se fit recevoir, en 1693, docteur en
médecine à Harderwick, persistant toujours dans le dessein de

suivre la carrière ecclésiastique ; mais une circonstance assez singulière le fit renoncer à ce projet. Un individu avec lequel se
trouvait Boerhaave, dans son voyage à Harderwick, déclamait
contre la doctrine de Spinosa ; il le faisait avec un zèle si malheureux, que notre jeune théologien ne put s'empêcher de lui demander s'il avait lu l'auteur qu'il voulait combattre. L'antagoniste
de Spinosa fut profondément blessé de la question, et se vengea
en répandant que Boerhaave avait embrassé et défendait l'athéisme.
A son retour à Leyde, celui-ci trouva ce bruit accrédité. Il résolut dès-lors d'abandonner un état où des préventions de cette
espèce ne pouvaient que lui être fâcheuses, et se livra exclusivement à la médecine. Il fut quelque temps à lutter contre le succès,
et employa les loisirs que lui laissa son obscurité, à augmenter le
vaste fonds de connaissances qu'il avait déjà acquis. Mais en 1701,
ayant été associé à la chaire de médecine théorique du professeur
Drelincourt, il commença cette réputation qui s'étendit bientôt
dans toutes les parties de l'Europe. Il se livra tout entier à l'enseignement ; ne se bornant pas à son cours public de l'Université,
il faisait encore chez lui, sur la médecine, la botanique et la chimie,
des cours particuliers, qui n'étaient pas moins suivis. Le concours
d'élèves que sa renommée attirait chaque année à Leyde était prodigieux. Tous les Etats de l'Europe lui fournissaient des disciples,
qui propagèrent de tous côtés sa doctrine. En 1709, il fut nommé
professeur en titre de médecine et de botanique. Il avait alors publié ses deux principaux ouvrages, les *Institutions* et les *Aphorismes*, qui formaient le texte de ses leçons, et composés pour ses
élèves. Toutes les dignités de l'Université lui furent prodiguées. Il
fut encore chargé, en remplacement de Bidloo, de la chaire du
Collége-pratique. C'est là qu'il montrait, comme dans nos cliniques
modernes, les applications des préceptes qu'il donnait dans ses
leçons, qu'il apprenait à ses élèves à observer et à traiter les
maladies. Enfin, malgré tous ses travaux, l'Université lui confia
en 1718 la chaire de chimie. Suivant l'expression heureuse de l'un
de ses biographes, Boerhaave formait comme à lui seul toute une
faculté.

La renommée de Boerhaave comme praticien ne fut pas moins
grande que celle que lui avait valu son brillant enseignement. De
toutes parts les malades se rendaient à Leyde pour recevoir ses
avis ; on le consultait des pays les plus éloignés. Des souverains
ne dédaignèrent pas de le visiter. Enfin, on a cité souvent comme

preuve de l'étonnante célébrité attachée à son nom, cette lettre qu'il reçut d'un mandarin de la Chine, et qui portait, pour toute suscription : « A M. Boerhaave, médecin en Europe. » C'était à Leyde surtout, dont il rendait l'Université si célèbre, qu'il était entouré de toute la considération due à ses vertus et à ses talens. Aussi, lorsqu'après six mois d'une maladie qui le força d'interrompre pour la première fois ses leçons, il eût été rendu aux vœux de ses concitoyens, le premier jour de sa sortie fut marqué par une illumination générale. De nouvelles rechutes, en 1727 et en 1729, le forcèrent de se démettre des chaires de botanique et de chimie. Enfin, dans l'année 1738, l'affection du cœur, dont il était atteint, s'étant aggravée, le fit succomber, le 23 septembre, après plusieurs mois de souffrances supportées avec la plus noble résignation. La ville de Leyde, qu'il avait honorée, lui fit élever un monument simple, mais digne de ce grand homme, avec cette inscription : *Salutifero Boerhaavii genio sacrum.*

Il laissa à sa fille unique une fortune considérable, évaluée à 4 millions de notre monnaie; ce qui l'a fait accuser d'avarice. Mais sa bienfaisance, dans un grand nombre d'occasions qu'il tint secrètes, suffit pour le laver de ce reproche. S'il accumula de grandes richesses, qui provenaient des rétributions de toutes ses places et des présens que l'opulence lui offrait en échange de ses conseils, pourquoi n'y pas voir uniquement une preuve de la modération de ses goûts? La simplicité de ses mœurs, ses habitudes laborieuses expliquent comment il put suffire aux travaux qui ont occupé sa vie. Les seules distractions qu'il se permettait consistaient dans quelques instans donnés à la musique, dans la culture de son jardin, et dans quelques promenades à cheval ou à pied, quand l'état de sa santé lui interdit les premières. Malgré cette aptitude au travail, ce qu'on rapporte de tout ce que savait Boerhaave paraîtrait incroyable, si le fait n'était pas suffisamment attesté. En effet, outre les langues savantes qu'il avait apprises, et toutes les connaissances relatives à sa profession, il possédait la plupart des langues de l'Europe, et était tres-versé dans toutes leurs littératures. Aussi dit-on que, pour ménager l'emploi de son temps, l'accès auprès de sa personne était assez difficile.

Boerhaave a, pendant sa vie, et long-temps après lui, exercé une influence immense sur la médecine. Inférieur en génie à ses contemporains Frédéric Hoffman et Stalh, il eut une réputation plus universellement répandue; et ses doctrines ont long-temps prévalu sur

celles de ses rivaux. Il dut cet avantage et à l'éclat de son enseignement, et aux qualités qui lui avaient attiré ce succès extraordinaire. Doué d'une activité et d'une facilité étonnante d'esprit, il
acquit les connaissances les plus variées et les plus étendues. Il en
forma un système lié, dans toutes ses parties avec un art infini.
Présenté et développé dans ses cours et dans ses ouvrages avec une
méthode, une clarté, une précision, que relevait encore une grâce
d'élocution peu commune, on conçoit qu'il ait entraîné tous les
suffrages. Ce système, qu'on peut considérer comme un véritable
eclectisme, se composait de quelques idées de Themison et des anciens méthodistes, de celles du chimiâtre de Le Boe, et surtout des
théories mécaniques des iatro-mathématiciens, de Pitcarn en particulier, vers lesquelles le portaient naturellement son goût et ses
études dans les sciences mathématiques. Ces dernières théories
dominent; et c'est ce qui fait que Boerhaave est rangé, à juste
titre, parmi les médecins mécaniciens, et qu'on le considère comme
ayant puissamment contribué à renverser le système chimique tel que
l'entendait de Le Boe. (*V.* Iatro-Mathématiciens.) On doit regretter qu'avec d'heureuses facultés pour l'observation, Boerhaave se
soit laissé entraîner, contre ses principes mêmes, à l'esprit de système et d'hypothèse. Il commença par prêcher avec enthousiasme
la méthode d'Hippocrate, et finit par suivre l'exemple brillant,
mais peu sûr, de Galien. Ses ouvrages sont les suivans :

De utilitate inspiciendorum in ægris excrementorum ut signorum. Harder-wick, 1693, in-4; Francfort, 1742, in-8; Leyde, 1742, in-8; Londres, 1744, in-8. — C'est la thèse que Boerhaave soutint pour obtenir le grade de docteur en médecine.

Oratio de commendando studio Hippocratico, dicta cùm institutionum medicarum munus auspicaretur. Leyde, 1701, in-4; *ibid,* 1721, in-4, et dans la collection de ses opuscules. La Haye. 1738, in-4; Venise, 1757, in-4. — Discours prononcé lorsque Boerhaave entra en exercice de la chaire de mé-decine théorique. Il y préconise la méthode d'Hippocrate, et soutient que nous ne pouvons rien connaître que par le moyen de l'observation et de l'expérience.

Oratio de usu ratiocinii mechanici in medicina. Leyde, 1703, in-4; *ibid,* 1709, in-8, et dans les mêmes collec-tions que le discours précédent.—Pro-noncé à l'occasion du cours de pra-tique et de chimie que Boerhaave se chargea de répéter. Il y expose les premiers dogmes du système méca-nique qu'il a soutenu, et combat les doctrines chimiques qui expliquaient les fonctions et les maladies par la supposition de fermens généraux ou particuliers.

Oratio quá repurgatæ medicinæ facilis adseritur simplicitas. Leyde, 1721, in-4, et dans les mêmes collections. — Prononcé en 1709, lorsque Boerhaave fut nommé à la chaire de médecine et de botanique. Il y démontre qu'on abrégerait beaucoup la science, en la purgeant de toute hypothèse; il signale la futilité des théories de Galien, des Chémiâtres, des Cartésiens, et s'élève contre les fermens et la doctrine de l'archée.

Institutiones rei medicæ in usus annuæ exercitationis domesticæ. Leyde, 1708, in-8; Francfort, 1712, in-12; Leyde, 1713, in-8; *ibid*, 1720, in-8; Paris. 1722, in-12; Leyde, 1727, in-8; *ibid*, 1734, in-8; Paris, 1737, in-12; Londres, 1741, in-4; avec 54 planches tirées des auteurs cités par Boerhaave; Leyde, 1746, in-8; Paris, 1747, in-12; Edimbourg, 1752, in-8; Duisbourg 1756, in-8; Venise, 1757, in-4; Londres, 1757, in-4; Vienne, 1775, in-8. Haller a fait un commentaire étendu sur cet ouvrage. (*Voyez* ci-dessous les *Prælectiones acad. in proprias institutiones.*) Traduit en français par De la Mettrie; Paris, 1740, in-12, 2 vol.; *ibid.*, avec commentaire. Paris, 1743, 6 vol. Marcher l'a également commenté. — Cet ouvrage, qui eut un succès prodigieux, formait en abrégé le tableau le plus complet et le plus méthodique de la science médicale. Après avoir indiqué le plan d'étude que doit suivre le médecin, et les connaissances préliminaires qui lui sont nécessaires; après avoir tracé rapidement l'histoire de la science, l'auteur traite, dans cinq sections, des divers objets dont elle se compose: 1° des fonctions des parties: cette section est faible sous le rapport de l'anatomie, que Boerhaave n'avait pas cultivée d'une ma-

nière pratique; 2° des altérations auxquelles sont sujettes les parties; 3° des signes de la santé et des maladies; 4° de l'hygiène et de la prophylactique; 5° de la thérapeutique.

Aphorismi de cognoscendis, et curandis morbis, in usum doctrinæ medicinæ. Leyde, 1709, in-8; *ibid*, 1715, in-8; Francfort, 1720, in-12; Paris, 1720, in-12; *ibid*, 1726, in-12; Leyde, 1722, in-8; Paris, 1732, in-12; Leyde, 1737, in-8; *ibid*, 1742, in-8; Paris, 1745, in-12; *ibid*, 1747, in-12; Louvain, 1752, in-12, avec le traité *De Lue venereá*; traduit en français, par De la Mettrie, Rennes, 1738, in-8; Paris, 1750, in-12; *ibid.*, 1789, in-8. Van Swieten a fait sur cet ouvrage un commentaire célèbre que nous indiquerons ailleurs, de même que les traductions qui en ont été faites — *Aureus in summa brevitate libellus*, a dit Haller. Boerhaave applique aux maladies les théories qu'il avait admises dans ses Institutions, quoique modifiées dans quelques points; il expose dans un style concis l'étiologie, les symptômes, la marche, le pronostic et la thérapeutique des maladies aiguës et chroniques.

Index plantarum quæ in horto academico Lugduno-Batavo reperiuntur. Leyde, 1710, in-8; *ibid*, 1720, in-8. — Une nouvelle édition augmentée particulièrement de trente figures, et d'une histoire des directeurs du jardin, depuis sa fondation jusqu'à Boerhaave, a paru sous ce titre: *Index alter plantarum quæ in horto academico Lugduno - Batavo aluntur.* Leyde, 1720, in-4; *ibid*, 1727, in-4, 2 vol. — Boerhaave, sans être auteur original, a servi la botanique en mettant de la précision dans la description des plantes, en en faisant connaître de nouvelles, et surtout en employant, un des premiers, comme caractère, la considération de leurs étamines et de leur sexe.

Oratio de comparando certo in physicis. Leyde, 1715, in-4. — Discours prononcé par Boerhaave, à la fin de son rectorat. Il y signale les défauts de cette philosophie qui, voulant remonter à l'essence des choses, admet des causes imaginaires. Il montre que la manière de parvenir à la vérité est de s'en tenir constamment aux résultats immédiats de l'observation et de l'expérience.

Oratio de chemiá suos errores expurgante. Leyde, 1718, in-4, et dans les collections. — Discours prononcé à l'ouverture de son cours de chimie, lorsque Boerhaave fut appelé à cette chaire. L'auteur démontre que beaucoup d'erreurs ont été introduites dans la théorie médicale, par l'application de la théorie chimique, et que c'est à la chimie elle-même à les détruire.

Libellus de materiá medicá et remediorum formulis quæ serviunt aphorismis. Londres, 1718, in-8; Leyde, 1719, in-8; Paris, 1720, in-12; Francfort, 1720, in-12; Leipsick, 1720, in-12; Leyde, 1727, in-8; Paris, 1745, in-12; Louvain, 1750, in-12; Leyde, 1762, in-8; trad. en français, par de La Mettrie, Paris, 1739, in-12; *ibid*, 1756, in-12.

Oratio de vitá et obitu Bernhardi Albini. Leyde, 1721, in-4.

Epistola de fabricá glandularum in corpore humano ad Ruyschium. Leyde, 1722, in-4; La Haye, 1738, in-4; Paris, 1752, in-8; Venise, 1757, in-4. — Boerhaave soutient l'opinion de Malpighi sur la structure des glandes. A cet écrit est jointe une lettre de Ruysch, sur le même sujet. Dans ce traité, Boerhaave décrit plusieurs affections provenant de l'amas de diverses matières de sécrétion, telles que les tannes, les loupes, les tumeurs enkystées.

Atrocis nec descripti prius morbi historia, secundum medicæ artis regulas descripta. Leyde, 1724, in-8; La Haye, 1738, in-4; Paris, 1752, in-8; Venise, 1757, in-4. — C'est l'histoire de la mort du baron de Wassenaer, chez lequel un vomitif détermina la rupture de l'œsophage.

Atrocis rarissimique morbi historia altera. Leyde, 1728, in-8; La Haye, 1738, in-4; Paris, 1752, in-8; Venise, 1757, in-4. — C'est l'histoire de la maladie du baron de Saint-Alban, chez lequel on trouva une énorme tumeur graisseuse développée dans le côté gauche de la poitrine, qu'elle remplissait presque entièrement, et qui avait refoulé le poumon de ce côté, et comprimait même le droit. Ces deux opuscules ont été publiés ensemble par Baldinger. Francfort et Leipsick, 1771. Ils se trouvent aussi dans le *Traité des Maladies de la poitrine*, etc., publié sous le nom de Barbeyrac. Amsterdam, 1731.

Elementa chemiæ quæ anniversario labore docuit, in publicis privatisque scholis. Paris (Hollande), 1724, in-8, 2 vol.; Venise, 1726; Leyde, 1732, in-4, 2 vol.; Paris, 1732, in-4; Tubingue, 1732, in-4, 2 vol.; Paris, 1733, in-4, 2 vol., avec les opuscules de l'auteur; Venise, 1745, in-4; Bâle, 1747, in-4, 2 vol.; Paris, 1753, in-4, 2 vol.; Venise, 1759, in-4, 2 vol; trad. en français, seulement la partie théorique, par Allamand. Amsterdam, 1752. Une autre traduction de la même partie, avec des notes, a paru à Paris, 1755, in-12, 6 vol. C'est la traduction précédente dont Tarin, éditeur anonyme, n'a pas nommé l'auteur. Il y a joint un extrait de la chimie de Carthenser pour suppléer à la partie pratique, qu'il croyait que Boerhaave n'avait pas traitée, ainsi que d'autres écrits de ce dernier sur la chimie. De la Mettrie a publié un précis de cet ouvrage, sous ce titre : *Abrégé de la Théorie chimique, tiré des écrits de Boerhaave,* avec le *Traité du vertige.* Paris, 1741, in-12. — Cet ouvrage est regardé comme le chef-d'œuvre de Boerhaave. Les éditions antérieures à celle de 1732, qui avaient paru sous le titre de *Institutiones et experimenta chimiæ,* ne sont pas de lui, mais de quelqu'un de ses élèves qui avait rédigé ses leçons. C'est pour remédier aux imperfections de ces éditions furtives, qu'il a publié lui-même celle de 1732. Boerhaave n'a pas seulement servi puissamment la chimie, en l'enrichissant d'un grand nombre d'expériences, en confirmant, par des essais multipliés, l'exactitude de celles qui avaient été faites avant lui; il a été encore plus utile en rassemblant avec méthode et clarté tous les faits dont elle se composait alors, en l'affranchissant de cet esprit mystique, dont elle était encore obscurcie. Du reste, Boerhaave n'eut pas le mérite, comme Stahl, de coordonner ces faits d'après une théorie, d'en former un corps de science.

Tractatus medicus de lue aphrodisiaca. — C'est la préface ajoutée par Boerhaave à l'édition qu'il donna, en 1728-1731, de l'*Aphrodisiacus Luisini.* Cette préface a été réimprimée souvent séparément. La Haye, 1738, in-4; Paris, 1753, in-4; Venise, 1757, in-4; Louvain, 1752. in - 8. Elle avait été imprimée à Londres, en 1723, sous le titre : *Commentarii novi de lue venereâ.* in-8. et trad. en français, par De la Mettrie, sous ce titre : *Système de Boerhaave sur les maladies vénériennes.* Paris, 1735, in-12; *ibid,* 1755, in-12.

Oratio cùm cathedræ chemiæ et botanices valediceret. Leyde, 1729, in-4. — On y trouve plusieurs traits de la vie de l'auteur.

Sermo academicus de honore medici servitute, dictus anno 1731. Leyde, 1731, in-4. — Discours prononcé par Boerhaave à la fin de son deuxième rectorat. Il y soutient, d'après l'opinion d'Hippocrate, que le médecin doit être l'esclave de la nature; qu'il ne doit que suivre ou favoriser les mouvemens par lesquels elle répare les accidens du corps humain, résiste aux causes de destruction, etc.

Les ouvrages suivans ne sont pas sortis directement de la plume de Boerhaave; ils n'ont été que dictés ou corrigés par lui : ce sont principalement ses leçons que quelques-uns de ses élèves rédigèrent et publièrent souvent sans l'autorisation de leur maitre.

De viribus medicamentorum prælectiones. A. 1711, 1712. Cet ouvrage parut d'abord en anglais, 1720, in-18; en latin, 1723, in-8; Paris, 1727, in-8; meilleure édition, due aux soins de Bondon. *Ibid,* 1740, in-8; Venise, 1744, in-12; *ibid,* 1761, in-8; traduit en français par Dévaux. Paris, 1729, in-12. — On y trouve une assez bonne exposition de la doctrine de Boerhaave, sur la pathologie et sur l'action des médicamens.

Methodus discendi medicinam, prælectiones. A. 1710. Cet ouvrage parut d'abord en anglais, Londres, 1719, in-8; en latin, *ibid.*, 1726, in-8; *ibid.* (Belgique), 1734, in-8; Venise, 1747, in-4; Amsterdam, 1751, in-4; Venise, 1753, in-4.— Haller publia une édition très-augmentée de cet ouvrage, sous ce titre: *Herm. Boerhaave, viri summi, suique præceptoris methodus studii medici emendata et accessionibus locupletata.* Amsterdam, 1751, in-4, 2 part. en 1 vol. Pereboom a fait sur cet ouvrage un index qu'il est utile d'y joindre, quoiqu'il soit fort incomplet.

Historia plantarum quæ in horto academico L. B. crescunt, cum caracteribus et medicinalibus virtutibus. Rome (Leyde), 1727, in-12, 2 vol., in-8 (Haller); Londres, 1731 et 1738, in-12, 2 vol. — Manvais ouvrage, mais qui offre quelqu'intérêt parce qu'il contient quelques opinions de Boerhaave sur les propriétés des plantes.

Index plantarum quæ in horto leydensi crescunt, cum appendicibus et caracteribus eōrum desumptis ex ore clariss. Herm. Boerhaave. Leyde, 1727, in-12.

Praxis medica, seu commentarius in aphorismos. Padoue (Belgique), 1728, in-8, 5 vol.; Londres, 1732, in-8, 5 vol.; *ibid.*, 1745, in-8, 5 vol.; Utrecht, in-8. — Ce sont les leçons que Boerhaave faisait sur le texte de ses aphorismes, très-mal rédigées, mais présentant plusieurs bonnes observations.

Tractatus de peste, 1728; publié à la tête des écrits composés à l'occasion de la peste qui ravagea Marseille en 1720. — Haller assure que cet ouvrage n'est certainement pas de Boerhaave.

Praxis medica Boerhaaviana, being a compleat boddy of præscriptions adopted to each of the practical aphorisms. Londres, 1816, in-12.— Ouvrage non avoué, que l'éditeur prétend avoir imprimé sur les manuscrits de l'auteur. (Carrère.)

Introductio in praxim clinicam, sive regulæ generales in praxi clinicá observandæ. Leyde, 1740, in-4; Gottingue, 1752, in-8, avec les *Consultationes.*

Prælectiones academicæ in proprias institutiones. 1739-1744, in-8, 6 tom. en 7 vol. avec des notes de Haller, éditeur. La plupart des commentaires appartiennent à Haller; le tom. 6 est tout entier de Boerhaave.

Consultationes medicæ, sive silloge epistolarum cum responsis. La Haye, 1743, in-12; *ibid.*, 1744, in-8; Londres, 1744, in-8; Leyde, 1744, in-8 (Haller); Gottingue, 1744, in-12; *ibid.*, 1751, in-12; *ibid.*, 1752, in-8, avec des addit. et correct. (Haller); Francfort, 1750, in-8, avec les *Prælectiones academicæ*, le traité *De calculo* et l'*Introductio.* Paris, 1758, in-12; Venise, 1756, in-8.

Prælectiones de calculo, dictæ 1729. Paris, 1744; *ibid.*, 1740, in-8; Gottingue, 1752, in-8, avec les *Consultationes.*

Prælectiones publicæ de morbis oculorum, dictées par Boerhaave, en 1708. Gottingue, 1746, in-8, édit. de Haller, sur une mauvaise copie de J. Rodolphe Zwinger; Venise, 1748, in-8; Paris, 1748, in-8, avec le traité *De calculo*, l'*Introductio* et les

Consultationes. Gottingue, 1750, in-8; autre édit. de Haller, faite sur une meilleure copie de L. Heister. Paris, 1750, in-8; Leyde, 1751, in-8, 2 vol.; Francfort, 1762, in-8, 2 vol.; trad. en français, sur la première édit., Paris, 1749, in-8. — Boerhaave s'est beaucoup servi de l'ouvrage de Ph. La Hire. Ce traité est remarquable; il contient plusieurs choses qui étaient nouvelles lorsqu'il fut publié. Boerhaave est un des premiers qui ait reconnu le véritable siége de la cataracte.

Prælectiones de lue venereá. Leyde ou Londres, 1751, in-8; Franecker, 1751, in-8; Venise, 1753, in-8. L'édit. de Franecker est beaucoup moins étendue. Probablement, la préface de l'*Aphrodisiacus Luisini*, a été confondue avec cet ouvrage, qui, suivant Haller, est réellement différent.

Prælectiones academicæ de morbis nervorum, quas ex auditorum manuscriptis collectas edi curavit, J. Ems. Leyde, 1761, in-8, 2 vol.; Venise, 1762, in-8, 2 vol.; Francfort, 1762, in-8, 2 vol. — Ouvrage plein d'intérêt, suivant Haller et Tissot.

Boerhaave a encore donné des éditions d'un grand nombre d'ouvrages inédits ou déjà imprimés, auxquels il ajouta des préfaces. Tels sont : *L'Histoire physique de la mer,* par le comte Marsigli. — *Le Botanicon parisiense,* de Vaillant, — *L'Historia insectorum, sive Biblia naturæ,* de J. Swammerdam, trad. par Gauhius. — Les *OEuvres de Drelincourt.* — Les *Selectiores observationes* de Ch. Lepois, et le traité *De cognoscendis et curandis morbis* de Nic. Lepois. — Les *Opera anatomica et chirurgica,*

de Vesale, de concert avec Albinus. — L'*Aphrodisiacus Luisini.* — Les *Opuscula anatomica,* d'Eustachi, — Le traité *De urinis et pulsibus,* de Bellini. — Celui *De præsagiendá vitá et morte,* de Prosper Alpino. — L'*Historia naturalis Ægypti,* du même auteur. — Enfin, le traité d'Arétée : *De causis, signisque morborum.* Boerhaave avait, de concert avec Van Groënevelt, projeté de donner les éditions des auteurs grecs les plus intéressans. L'ouvrage d'Arétée a seul paru. Boerhaave avait déjà travaillé à Nicandre et à Ætius.

Boerhaave avait envoyé à l'Académie des sciences de Paris et à la Société royale de Londres, dont il était membre, ses travaux sur le mercure. Ils sont insérés dans les *Mémoires* de la première, pour l'année 1734, et dans les *Transactions philosophiques,* n°s 430, 443, 444.

Différentes collections de ses œuvres ont été publiées. Venise, 1723, in-4; *ibid,* 1738, in-4; *ibid.,* 1751, in-4; *ibid.,* 1757, in-4. Cette collection renferme les institutions, les aphorismes, la matière médicale, le traité sur la maladie vénérienne, les deux observations pratiques, la lettre sur la structure des glandes, les discours et la dissertation inaugurale. La Haye, 1738, in-4, avec les recherches sur le mercure. — Ses discours ont été rassemblés. Leyde, 1730, in-4. — Ses œuvres ont été encore imprimées à Venise, en 1766 et en 1771, in-4.

(Fontenelle, *Éloges.* — Matty, *Éloge critique.* — Haller — *Eloy.* — *Biogr. univ.* — *Biog. méd.*)

BOERNER (Frédéric), professeur extraordinaire de médecine à Wittemberg, membre de l'Académie des Curieux de la nature, des Sociétés de Gœttingue, d'Iéna, d'Helmstadt, fut un homme profondément instruit dans l'histoire littéraire de la médecine. Né à Leipsick le 17 juin 1723, il fit ses premières études sous d'excellens maîtres, et fréquenta ensuite les écoles de médecine de Leipsick, de Halle et de Wittemberg. Ses cours finis, il alla se fixer à Brunswick pour y exercer l'art de guérir; mais peu de temps après il se rendit à Helmstadt, où il reçut les honneurs du doctorat, après avoir soutenu, sous la présidence de Heister, une dissert. *de arte gymnasticâ novâ*, en 1748. Il alla ensuite s'établir à Wolfenbuttel, où il se lia d'une étroite amitié avec Fr. Ern. Bruckmann, célèbre médecin, dont il épousa la fille. Quelques années plus tard, en 1754, il accepta la charge qui lui fut offerte de professeur extraordinaire de médecine en l'Université de Wittemberg. Sa mauvaise santé l'obligea de s'en démettre en 1759. Il revint dans sa patrie, où il mourut le 30 juin 1761, au dernier degré d'une phthisie pulmonaire. Il avait publié :

Commentatio de Alexandro Benedicto Veronensi, medicinæ post litteras renatas restauratore. Brunswick, 1741, in-4.

Comment. de vita, moribus, meritis et scriptis Hyeronimi Mercurialis, foroliviensis. Brunswick, 1751, in-4.

Comment. de vitâ et meritis Martini Pollichii Mellerstadii, primi in Academiâ Wittembergensi rectoris magnifici et professoris medicinæ. Wolfenbuttel, 1751, in-4.

Comment. de Cosma et Damiano, artis medicæ diis olim et adhuc hinc illincque tutelaribus. Wolfenbuttel, 1752, in-4.

Die gebachrende, etc.; i. e. femina perturiens. Wolfenbuttel, 1753, in-8. — Selon M. Jourdan, Boerner n'est que l'éditeur de cet ouvrage, que le licencié Mohr avait laissé manuscrit. Les *Commentarii de rebus*, etc., que nous suivons pour cet article, n'en disent rien.

Super locum Hippocratis in jurejurando maximè vexatum meditationes. Ad virum magnif. atque illust. Georg.-Gottl. Richter. Wolfenbuttel, 1754, in-4.

Bibliothecæ librorum rariorum physico-medicorum historico-criticæ specimen I. Helmstadt, 1751. *Specimen II*, ibid., 1752, in-4.

De Æmilio Macro ejusque rariore hodiè opusculo de virtutibus herbarum, diatribe. Leipsick, 1754, in-4.

Disquisitio anatomico-medico-practica, de tabe siccâ lethali à præternaturali planè ventriculi situ, mirabilique duodeni angustiâ. Leipsick, 1752, in-4, fig. Réimpr. dans les actes de l'Académie des Curieux de la nature. (1754.)

Diss. epistol. de medico reipublicæ conservatore, legumque custode. Leipsick, 1754, in-4.

De verâ medicinæ origine, potioribus ejus ad Hippocratis usque tem-

28.

pora incrementis programma. Wittemberg, 1754, in-4.

Memoriæ professorum medicinæ in Academiâ Wittebergensi indè à primis illius initiis renovatæ, specimen I. Wittemberg, 1754, in-4. *Specimen II, ibid.*, 1756, in-4.

De statu medicinæ apud veteres Ebræos; diss. resp. Samuel August. Wagner. Wittemberg, 1755, in-4.

Noctes Guelphicæ, sive opuscula argumenti medici litterarii, revisa et aucta; accedunt primitiæ Wittebergenses. Rostoch et Weymar, 1755, in-8. — C'est un recueil d'une partie des opuscules précédens. On y trouve la vie de Benedetti, celles de Mercuriali, de Pollich, les commentaires sur Côme et Damien, le discours sur l'ouvrage de Macer, les remarques sur un passage altéré du serment d'Hippocrate, la bibliothèque des livres rares, le programme sur l'origine de la médecine, et un discours sur Hippocrate.

Antiquitates medicinæ Ægyptiacæ; diss. resp. Paul Faber. — Wittemberg, 1756, in-4. — Cette dissertation est suivie d'une lettre de Boerner : *De Hungarorum atque Hungaricæ gentis ad ornandam Academiam Wittembergensem studio.*

Relationes de libris physico-medicis partim antiquis, partim raris, fasciculus I. Wittemberg, 1756, in-4.

Institutiones medicinæ legalis in usum auditorum suorum adornatæ. Wittemberg, 1756, in-4. — Manuel bien fait, et orné d'une littérature choisie. C'est l'ouvrage de Boerner le moins rare en France.

Nachrichten von den vornehmsten Lebensumstaenden und Schriften ietztlebender aerzte und naturforscher in und um Deutschland. Ersten Band 1, 2, 3, 4, 5 zehend; Zweyten Band 1, 2, 3, 4 zehend. Dritten Band 1, 2, 3, 4 zehend. Wolfenbuttel, 1748-56, in-8.

(*Comment. de rebus in med. gestis.*)

BOGROS (Jean-Annet), anatomiste distingué de notre époque, naquit le 14 juin 1786, à Bogros, village situé dans les montagnes d'Auvergne, près de celui des bains du Mont-d'Or. On remarqua de bonne heure en lui un esprit curieux et observateur, et des goûts qui le détournèrent de l'état ecclésiastique, auquel ses parens l'avaient d'abord destiné. Après avoir étudié quelque temps dans ce but au collége de Billom, il se rendit, en 1808, à Clermont, où il commença l'étude de la médecine. Au bout de quelques années de séjour dans cette ville, Bogros vint à Paris, et se fit bientôt distinguer par son ardeur infatigable et son assiduité dans l'étude de l'anatomie. Une extrême timidité et une grande défiance de ses forces paralysèrent toujours ses moyens, et si ses succès ne furent pas brillans dans les concours, on n'en sut pas moins apprécier toute l'étendue et la solidité de ses connaissances. Nommé successivement élève externe et interne des hôpitaux de Paris, aide d'anatomie, et prosecteur à la Faculté de médecine, ce fut dans ces dernières fonctions que Bogros donna mille preuves de l'habileté

anatomique la plus rare, et qu'il seconda si activement Béclard
pendant le petit nombre d'années que ce savant professeur illustra la chaire d'anatomie de l'école de Paris. Béclard estimait beaucoup Bogros; il se plaisait même à proclamer ses profondes connaissances anatomiques, qui, disait-il, l'auraient élevé au rang des savans
les plus distingués de notre temps, s'il avait su les produire, ou plutôt
s'il l'avait voulu. Bogros n'a pas survécu long-temps au maître qu'il
chérissait. Une hémoptysie que rien ne put arrêter, le fit succomber dans le mois de septembre 1825. Bogros avait reçu le grade
de docteur le 29 août 1823. Le petit nombre de travaux qu'il a
laissés justifient l'opinion que nous venons d'émettre sur son
mérite, et prouvent qu'il n'était pas seulement anatomiste praticien,
mais qu'il sut appliquer avec talent à la chirurgie les notions
exactes qu'il avait acquises. On a de lui :

Procédé pour conserver les pièces d'anatomie sèches et flexibles (juillet 1819). Mémoire inséré dans les *Bulletins de la Faculté et de la Société
de médecine*, tom. VI, pag. 426.— Par ce procédé, Bogros est parvenu
à conserver les pièces d'anatomie les plus difficiles à dessécher, telles que
l'encéphale, le foie, les muscles, etc. —On voit dans les cabinets d'anatomie
de la Faculté de Paris un grand nombre de pièces anatomiques qui attestent
toute l'habileté de Bogros.

*Essai sur l'anatomie chirurgicale de la région iliaque, et description d'un
nouveau procédé pour faire la ligature des artères épigastriques et iliaque
externe. Dissert. inaug.* Paris 1823, in-4, avec pl. Réimpr. avec quelques
modifications, dans les *Archives gén. de méd.* tom. III , pag. 399.

Mémoire sur la structure des nerfs, lu à *l'Académie des sciences le 5
mai 1825;* inséré dans le *Répert. gén. d'anat., etc.* tom. IV, 1re partie,
pag. 63 (1827). — Dans ce travail remarquable, Bogros a voulu démontrer, par l'injection du mercure, que chacun des filets qui composent un
cordon nerveux, est creusé à son centre d'un canal perméable. Une structure semblable, prouvée par l'anatomie, faisait des nerfs autant de vaisseaux
d'un nouvel ordre, et répondait parfaitement à l'opinion des auteurs qui
admettent un fluide nerveux en circulation. Mais il paraîtrait que l'injection mercurielle remplissait l'enveloppe névrilématique du nerf, et
non pas un canal central. (Voy. les *Recherches de MM. Breschet et Ras-
pail*, dans le *Répert. anat.* tom. IV, pag. 185.) Toutefois, l'erreur de
Bogros, si elle est réelle, a contribué à faire mieux connaître l'enveloppe
névrilématique des nerfs, et l'on a maintenant un nouveau moyen d'étudier leur structure.

(Vernière, *Notice sur Bogros*, dans le *Répert. gén. d'anat.* tom. IV. 1827.)

BOHN (JEAN), en latin *Bohnius*, naquit à Leipsick le 20 juillet
1640. Après avoir commencé ses études dans sa patrie, il alla à.

Iéna en 1658, et en revint l'année suivante. Il entreprit, en 1663, de visiter les Universités étrangères. Il voyagea en Danemarck, en Hollande, en Angleterre, en France, et revint dans sa patrie, en passant par la Suisse, en 1665. Il prit le degré de docteur l'année d'après, et fut nommé professeur d'anatomie en 1668, médecin pensionné de la ville de Leipsick en 1690, professeur de thérapeutique en 1691, et doyen de la Faculté en 1700 (Georges Matthiæ dit 1699). Bohn mourut le 19 décembre 1718. De dix-sept enfans qu'il avait eus d'une seule femme, avec qui il vécut pendant cinquante ans, un seul fils et une fille lui survécurent. Bohn fut un des médecins les plus distingués du dix-septième siècle. Ses travaux embrassèrent toutes les branches des sciences médicales; mais c'est surtout aux ouvrages qu'il composa sur la physiologie et la médecine légale, et particulièrement à ces derniers, qu'il a dû la juste célébrité attachée à son nom. Nous n'indiquerons point ici tous ses opuscules académiques; une partie a été réunie en une collection que nous allons faire connaître. On peut trouver les titres des autres dans les *Bibliothèques d'anat.*, *de chirurg.*, *et de méd. prat.*, de Haller.

Exercitationes physiologicæ XXVI. Leipsick, 1668-1677, in-4.— On peut voir dans Hefter, *Museum disputationum medico-physicarum*, *etc.*, le titre et la date de chacune de ces 26 dissertations : Haller et M. Boisseau ne les ont pas connus. Ces thèses forment la base de l'ouvrage suivant :

Circulus anatomico-physiologicus , seu œconomia corporis animalis, hoc est : cogitata , functionum animalium potissimarum formalitatem et causas concernentia. Leipsick, 1680, in-4: *ibid.*, 1686, in-4; *ibid.*, 1697, in-4 ; *ibid.*, 1710, in-4.— Système complet de physiologie, dans lequel l'auteur prend l'homme à la formation primitive de l'embryon, et suit les fonctions dans l'ordre naturel de leur développement. Partisan réservé de *l'iatro-mécanisme*, il admet comme avérée l'idée que le mouvement du cœur peut se comparer à celui d'une machine hydraulique; mais il blâme l'opinion de Borelli, que pendant la systole des ventricules, les oreillettes se contractent et se ferment complétement. Ce mécanisme n'est prouvé par aucun fait, et l'abaissement des valvules suffit pour empêcher le sang de refluer dans les oreillettes. Bohn répéta l'expérience de Lower, pour supprimer les mouvemens du cœur par la section ou la ligature des nerfs de la huitième paire : elle lui réussit encore mieux, car l'animal périt à l'instant même, comme s'il eût été frappé de la foudre. Bohn fut le premier qui combattit l'école chémiatrique et sa théorie de la fermentation avec les armes de l'expérience et de la raison. Il prouve que la digestion ne suppose point une fermentation, qu'il n'y a point de ferment acide dans l'estomac, que les alimens très-fermentescibles ne sont pas pour cela les plus faciles à digérer. Il constata, au moyen d'expériences incontestables, que la bile ne fait point effervescence avec les acides, et ne contient pas d'alcali libre, et que le suc pancréatique n'est point acide, puisqu'il ne fait pas effervescence avec les alcalis, etc.

Epistola ad Joëlem Langelottum, de alcali et acidi insufficientia pro principiorum seu elementorum corporum naturalium munere gerendo. Leipsick, 1675, in-8; et à la suite du *Circulus anatomico - physiologicus*, de 1710.

Meditationes physico-chimicæ de aeris in sublunaria influxu, ubi statuitur, hunc neque secundum peripateticos, nec chymicos materialem, sed formalem saltem videri. Leipsick, 1673, in-8; et à la suite du *Circulus anatomico-physiol.*, de 1710.

Dissertationes chimico - physicæ, chymiæ finem, instrumenta et operationes frequentiores explicantes : cum indice rerum et verborum. Quibus accessit ejusdem tractatus olim editus de aeris in sublunaria influxu. Leipsick, 1685, in-4 ; *ibid.*, 1696, in-8.— Dans cette dernière édition se trouve aussi le traité *De alcali et acidi insufficientiâ*, etc.

Observationes quædam anatomicæ structuram vasorum biliariorum et motum bilis spectantes. Leipsick, 1680 et 1683, in-4, et dans les *Acta Lipsiensia.* — Bohn affirme avoir vu et montré plusieurs fois des conduits hépatocystiques.

Observatio atque experimenta circà usum spiritûs vini externum, in hæmorrhagiis sistendis. Leipsick, 1683, in-4, et dans les *Acta Lipsiensia.*

De renunciatione vulnerum, seu vulnerum lethalium examen, exponens horum formalitatem et causas, tam in genere, quam in specie, ac per singulas corporis partes. Leipsick, 1689, in-8; Amsterdam, 1710, in-8; Leipsick, 1711, in-4; *ibid.*, 1715, in-8; Amsterdam, 1732, in-8; Leipsick, 1755, in-8. — La première édition est moins complète que les autres. On trouve à la fin de l'ouvrage deux dissertations, dont l'une a pour objet les signes auxquels on peut reconnaître qu'un enfant est mort-né ou a été tué après sa naissance; l'autre apprend à reconnaître si un homme trouvé pendu, blessé ou plongé dans l'eau, l'a été vivant ou mort. Il serait superflu de faire ici l'analyse de cet ouvrage, qui est encore classique; nous dirons seulement avec Haller: *Egregium opus, et plurimis, ut vocant, observationibus confirmatum ; non tamen dissimulavero, meticulosam ejus ævi chirurgiam passim malorum eventuum numerum auxisse, et ab eo tempore lethalitatis vices decrevisse.*

De medicinâ forensi disputationes, I, II, III. Leipsick, 1690-1692, in-4.

De medici officio dissertationes I, II, III, IV, V. Leipsick, 1697-1700, in-4.—Ces dissertations se trouvent refondues dans l'ouvrage suivant :

De officio medici duplici, clinici nimirùm ac forensis, hoc est, quâ ratione ille se gerere debeat penes infirmos pariter, ac in foro, ut medici eruditi, prudentis ac ingenii nomen utrinquè tueatur. Leipsick, 1704, in-4. — Haller termine une analyse étendue de cet ouvrage par ces mots : *Bonum librum et suo seculo eximium placuit accuratiùs persequi.*

De trepanationis difficultatibus. Leipsick, 1694, in-4. Réimprimé à la suite du *Circulus anatomico-physiologicus*, de 1710.

Chirurgia rationalis, oder abhandlung aller chirurgischen operationen. Brunswick, 1727, in-8. — Ouvrage posthume de peu de valeur, traduit en allemand et publié par Henri Winkler. Bohn a donné une édition des œuvres de Fabrizio d'Aquapendente, et une des traités de Bellini, sur les urines, le pouls, la saignée, les fièvres et les maladies de la tête et de la poitrine.

(Manget, *Biblioth. script. medic.*—*Le grand Diction. hist.*, 1740.— Haller. —Sprengel.)

BOIS (Jacques du), *Sylvius*, *voyez* DUBOIS.

BOIS (Pierre du), sieur de La Violette, *voyez* DUBOIS.

BOISSIEU (Barthélemy-Camille de), né à Lyon le 6 août 1734, étudia la médecine à l'Université de Montpellier, et reçut le bonnet de docteur au mois d'août 1755. De retour à Lyon, il fut agrégé l'année suivante au Collége de médecine de cette ville, après avoir subi ses épreuves avec la plus grande distinction. Non content des lumières qu'il avait déjà acquises, le jeune De Boissieu voulut se perfectionner encore, avant de se livrer à la pratique d'un art dont il savait apprécier toutes les difficultés, et il se rendit à Paris, où, pendant un an, il suivit les leçons des premiers maîtres de l'époque. Distingué dès ses premiers pas dans la carrière médicale à Lyon, De Boissieu ne tarda pas à recevoir la récompense due à ses travaux : il fut choisi pour diriger le traitement de deux épidémies développées en 1762 et 1769, l'une à Mâcon, et l'autre à Chazelle, et le succès qu'il obtint justifia le choix qu'on avait fait de lui. C'est vers le même temps qu'il composa les Mémoires dont nous allons parler ci-après, qui lui valurent deux couronnes académiques, et les titres d'associé de la Société royale des Sciences de Montpellier, et de l'Académie de Villefranche, en 1769. De Boissieu mourut à la fin de décembre 1770, au troisième jour d'une pleurésie aiguë. On a de lui :

Dissertation sur les antiseptiques. Mémoire couronné par l'Académie de Dijon. — Dans le recueil intitulé : *Dissertations sur les antiseptiques, qui ont concouru pour le prix proposé par l'Académie des sciences, arts et belles-lettres de Dijon, en 1767, dont la première a remporté le prix, et dont les deux autres ont partagé l'accessit : imprimées par ordre de l'Académie,* Dijon et Paris, 1769, in-8. — La première de ces dissertations est celle de Boissieu. La question proposée était ainsi conçue : « Déterminer ce que « sont les antiseptiques, dans le sens « le plus étendu, expliquer leur ma- « nière d'agir, distinguer leurs diffé- « rentes espèces, et marquer leurs usa- « ges dans les maladies. » Dans une première section, il range sous le nom d'antiseptiques simples ceux qui exercent leur action antiputride sur des substances privées de vie; dans une seconde section, il traite des antiseptiques médicamenteux qui agissent pour détruire la putridité dans les corps vivans. Étudiant ensuite l'action des antiseptiques dans les maladies putrides, il fait l'application des divers principes qu'il a émis, à ces affections, qu'il divise en trois classes : 1° celles produites par la putréfaction qui affecte une partie externe; 2° celles qui sont occasionnées par la putridité qui réside dans les premières voies; 3° celles où la masse du sang est elle-même dans un état putride ou qui en approche. Toutes les explications reposent sur les idées théoriques de l'époque; mais ce Mémoire renferme beaucoup de faits qu'on peut consulter avec fruit. — Les deux autres Mémoires sur le même sujet ont pour auteurs Bordenave et Godart.

Mémoire sur les méthodes rafraîchissante et échauffante, qui a remporté le prix proposé par l'Académie des sciences de Dijon, pour l'année 1770, auquel on a joint l'extrait d'une dissertation sur le même sujet, par M. Godart : imprimé par ordre de l'Académie. Dijon, 1772, in-8. — L'auteur étudie d'abord la chaleur animale, sous le rapport de ses causes, de ses phénomènes et de ses effets; et, rattachant ses observations à la pathogénie, il est conduit à diviser toutes les maladies en deux grandes classes, en chaudes et froides, et conséquemment toutes les méthodes curatives en deux grandes sections, rafraîchissante et échauffante. C'est d'après ces vues qu'il répond à la question proposée : « Déterminer dans » quel temps des maladies et dans » quelles circonstances on doit suivre » la méthode rafraîchissante ou l'é- » chauffante, et exposer les espèces, » la nature et la manière d'agir des re- » mèdes à employer dans l'une et dans » l'autre de ces méthodes. » Ce Mémoire est bien moins riche de faits que le précédent.

La préface de cet ouvrage contient sur notre auteur une notice où nous avons puisé les détails biographiques qui précèdent, et dans laquelle on donne un extrait étendu d'une autre dissertation de Boissieu, pour laquelle l'Académie de Lyon lui décerna un accessit en 1767. La question était de « Déterminer par quels moyens on » peut parvenir à purifier l'air des hô- » pitaux et des prisons. » Dans ce Mémoire, qui ne fut pas imprimé, de Boissieu indique avec soin tous les moyens hygiéniques et les ressources sanitaires propres à entretenir un air salubre dans ces divers lieux, et conseille, comme moyen désinfectant, le nitre projeté en petite quantité et à plusieurs reprises sur des charbons ardens.

BONA (JEAN-DELLA), médecin distingué de son temps, naquit le 8 septembre 1712, à Perarolo, dans le territoire de Vérone. Après avoir fait ses humanités et son cours de philosophie à Vicence, il vint à Padoue, en 1728, étudier la médecine, et reçut le bonnet de docteur dans cette Université, le 10 mai 1735. Il exerça la médecine pendant quelques années dans les environs de Padoue, et se fixa définitivement le 2 novembre 1744, à Vérone, où il acquit une grande réputation. Lors de l'institution de l'école clinique de Padoue, en 1765, il obtint la place de professeur en médecine. On a de lui :

L'uso e l'abuso del caffè, dissertazione storico-fisico-medica. Vérone, 1751, in-8; *ibid.*, *con aggiunte massime intorno la Cioccolata ed il Rosoli.* 1760, in-4.

Dissertazione teorico-pratica dell' utilità del salasso nel vajuolo. Vérone, 1754, in-8.

Historiâ aliquot curationum mercurio sublimato corrodenti perfectarum. Vérone, 1757, in-8.

Tractatus de scorbuto. Vérone, 1761, in-4, 259 pp. Au jugement de Caldani (*Epist. ad Haller. script.*), l'auteur a rassemblé dans ce traité tout ce qu'on avait jusqu'alors écrit d'important sur cette matière.

Observationes medicæ, præmissa oratione prima in gymnasio habita, et, mantissæ loco, addita historia aliquot curationum mercurio sublimato corrodenti perfectarum, olim edita. Padoue, 1766, in-4, 205 pp.

(Mazzuchelli. —*Comment. de rebus in scient. natur. et med. gestis.*)

BONACCIUOLI (Louis), issu d'une famille noble de Ferrare, vivait vers la fin du quinzième siècle et au commencement du seizième. Il prit le bonnet doctoral en philosophie et en médecine dans l'Université de sa ville natale, et se livra d'abord à l'enseignement. Une pratique heureuse lui acquit en peu de temps beaucoup de réputation, et la place de médecin de la duchesse de Ferrare. Il mourut vers l'an 1540, dans sa 61e année environ, après avoir publié les ouvrages suivans :

De uteri partiumque ejus confectione. Quonam usu in absentibus etiamnum Venus citetur. Quod, quale, undèque prolificum semen ; undè menstrua, etc. Strasbourg, 1537, in-8. — Suivant Brambilla, l'auteur est le premier qui ait décrit les nymphes et le clitoris. Il est aussi l'un de ceux qui ont le mieux décrit la membrane hymen.

De conceptionis indiciis, necnon maris, feminæique partûs significatione. Quæ utero gravidis accidant, et eorum medicinæ, prognostica, causæque effluxionum, et abortuum, etc. Proceritatis, improceritatisque partuum causæ. Strasbourg, 1538, in-8. Cet ouvrage, qui est divisé en deux parties, parut ensuite sous ce titre : *De formatione fœtus.* Lyon, 1639 et 1641, in-12 ; Leyde, 1650 et 1660, in-12 ; Amsterdam, 1663, in-12. On trouve cet ouvrage et le précédent dans le recueil de Gaspard Wolf : *Gynæcia, sive de mulierum affectibus commentarii diversorum.* Bâle, 1586, in-4, 2 vol., et dans l'édition du même recueil, publiée par Israël Spach. Strasbourg, 1597, in-fol.

Ces divers ouvrages ne sont que des parties séparées d'un traité qui avait paru d'abord sous ce titre :

Enneas muliebris, in quo uteri descriptio, conceptionis et virginitatis notæ et alia ejusdem generis traduntur. Sans lieu, ni date d'impression, in-fol.—L'ouvrage était précédé d'une épître dédicatoire, adressée à Lucrèce Borgia, duchesse de Ferrare, dont la pudeur dut beaucoup souffrir de cette lecture.

Annotationes in librum Galeni, de methodo medendi. — Plusieurs bibliographes indiquent cet ouvrage, sans faire mention du lieu et de la date de l'impression.

(Mazzuchelli. — Brambilla.)

BONET (Théophile) naquit à Genève, le 5 mars 1620, d'André Bonet, habile médecin, dont le père, Pierre Bonet, avait été médecin de Charles-Emmanuel, duc de Savoie. Sa mère était de l'illustre famille Pinelli Borzoni, qui avait quitté Gênes pour cause de religion, et était venue s'établir à Genève vers l'an 1612. Théophile suivit les traces de ses pères, étudia la médecine avec beaucoup d'ardeur, visita les Universités les plus célèbres de l'Europe, et se fit recevoir docteur en 1643. De retour à Genève, il épousa Jeanne Spanheim, fille et sœur d'hommes célèbres dans la république des lettres. L'étendue et la variété de ses connaissances rendaient Théophile digne d'entrer dans cette famille. Il eut bientôt une pratique étendue; et Henri d'Orléans, duc de Longueville, souverain de Neufchâtel, le choisit pour son médecin. Bonet étant devenu sourd vers l'âge de cinquante ans, renonça à l'exercice de l'art de guérir, se confina dans son cabinet, et employa le reste de sa vie à la composition des ouvrages qu'il a laissés. Il mourut d'hydropisie, le 29 mars 1689, âgé de 69 ans.

Les ouvrages de Bonet représentent à peu près tout ce qui avait été fait d'important avant lui, en médecine pratique. L'heureuse idée qu'il eut de rassembler toutes les observations dans lesquelles l'histoire de la maladie était complétée par celle de l'ouverture du corps, et l'exécution du *sepulchretum*, peuvent être considérées, malgré les imperfections inévitables dans un premier essai, comme un événement important dans l'histoire des progrès de la médecine moderne. Ces imperfections n'empêchent pas que cet ouvrage ne soit le répertoire le plus complet et le mieux choisi des matériaux qu'on peut employer, parmi tous ceux qui ont été amassés avant la fin du dix-septième siècle, et qu'il n'ait donné au dix-huitième une impulsion dont l'influence sur les progrès de l'anatomie pathologique et de la médecine pratique ne saurait être calculée.

Pharos medicorum hoc est cautionis, animadversiones et observationes practicæ ex operibus Gulielmi Ballonii, medici Parisiensis celeberrimi toutæ, ordini practico traditæ et libris decem comprehensæ. Operâ et sumptibus Theophili Boneti. Genève, 1668, in-12 de 695 pages et préface. (M. Boisseau se trompe en indiquant 2 vol.) — C'est un abrégé bien fait

des œuvres de Baillou. Bonet y fit des
corrections et additions; il y joignit
les *Animadversiones et cautiones medicæ*, de Settala, tantôt par extrait,
tantôt dans leur intégrité, et donna
une nouvelle édition sous ce titre :

*Labyrinthi medici extricati, sive
methodus vitandorum errorum qui in
praxi occurrunt, monstrantibus Gu-
lielmo Ballonio et Lud. Septalio. Operá Theoph. Boneti, etc., additus est
ejusdem Septalii tractatus de nævis,
cum indicibus necessariis.* Genève,
1687, in-4. (M. Boisseau indique une
édition de 1679 qui n'existe point.)
— On trouve en tête du volume la vie
de Baillou par René Moreau, et celle
de Settala, tirée des *Éloges* de Ghilini
et de Laur. Crasso.

*Prodromus anatomiæ practicæ, sive
de abditis morborum causis, ex cadaverum dissectione revelatis libri primi
pars prima, de doloribus capitis ex illius apertione manifestis.* Genève,
1675, in-8. — C'est la première partie
de l'ouvrage suivant, sur lequel l'auteur voulait pressentir le goût du public.

*Sepulchretum, sive anatomia prac-
tica, ex cadaveribus morbo denatis,
proponens historias et observationes
omnium penè humani corporis affectuum, ipsorumque causas reconditas
revelans. Quo nomine, tàm pathologiæ
genuinæ quàm nosocomiæ orthodoxæ
fundatrix, imò medicinæ veteris ac
novæ promptuarium, dici meretur, cum
indicibus necessariis.* Genève, 1679,
in-fol., 2 vol. : *Editio altera, quàm
novis commentariis et observationibus
innumeris illustravit, ac tertiá ad mi-
nimùm parte auctiorem fecit Joh. Jacob. Mangetus.* Lyon, 1700, in-fol.,
3 vol.; Genève, 1700, in-fol., 3 part.

en 2 vol. — *Si unquàm sperari potest
(dit Haller) nos de morborum sede et
causâ verâ neque scholasticâ, verum
cognituros, hoc ab instituto speraveris.
Non potuit Bonetus omnia vidisse neque omni hypotheseos studio liberum
se servare, sed quale est, immortale est
opus, quod solum pro pathologicâ bibliothecâ sit.*

*Mercurius compitalitius, sive index
medico, practicus per decisiones, cautiones, animadversiones, castigationes et observationes in singulis affectibus præter naturam et præsidiis medicis, diæteticis, chirurgicis et phar-
maceuticis ex probatissimis practicis,
priscis et neotericis depromptas veram
et tutam medendi viam ostendens accessit appendix de medici munere.
Operá Theophili Boneti.* Genève, 1682,
in-fol. de 987 pag., préf. et indd. —
C'est un dictionnaire de médecine pratique dont chaque article est composé
d'extraits d'un grand nombre d'auteurs
choisis avec discernement Le volume
est terminé par une table alphabétique
des matières analogues qui se trouvent
dispersées en divers articles.

*Medicina septentrionalis collatitia,
sive rei medicæ nuperis annis à medicis anglis, germanis et danis emissæ
sylloge et syntaxis. Exhibens observationes medicas, in quibus nova, abdita, admirabilia et monstrosa exempla
adducuntur. Circà, ægritudinum causas, signa eventus curationes prætereà
admirandæ proponuntur, cum indicibus et figuris necessariis.* Genève, 1686,
in-fol., 2 vol. fig. — Cette collection
est tirée en grande partie des *Éphémérides des Curieux de la nature*, des
*Actes médico-philosophiques de Co-
penhague*, et des *Transactions philosophiques*.

Polyalthes, sive thesaurus medico-practicus ex quibuslibet rei medicæ scriptoribus congestus, pathologiam veterem et novam exhibens, unà cum remediis usu et experientia compertis; in quo viri excellentissimi Johannis Jonstoni syntagma explicatur; cum indicibus rerum, materiarum ac authorum completissimis. Genève, 1691, in-fol., 3 vol. — Traité complet de médecine pratique tiré d'une multitude d'auteurs, et disposé en forme de commentaires, sur l'abrégé de J. Jonston.

Bonet a traduit du français en latin le *Traité de la goutte*, de J.-D. Turquet de Mayerne, la *Physique de J. Rohault*, et les *Nouvelles découvertes* de Blégny; on lui attribue encore les traductions suivantes :

De la médecine efficace, ou la manière de guérir les plus grandes et dangereuses maladies, tant du dedans que du dehors, par le fer et par le feu, divisée en trois livres; par Marc-Aurèle Severin, et traduite nouvellement du latin en français; avec les tables des chapitres et matières. Genève, 1668, in-4. (Le volume commence par la traduction de l'*Introduction méthodique à la chirurgie*, par J. Van Horn.)

Observations chirurgiques de Guillaume Fabri de Hilden, médecin, etc., tirées de ses centuries, épîtres, traités de la dysenterie, gangrène, brûlures et autres œuvres; traduites du latin en français, et réduites en ordre par un docteur-médecin; auxquelles on a ajouté un traité de la gangrène mis en lumière du vivant de l'auteur, avec les indices des chapitres, matières et figures, etc. Genève, 1669, in-4.

Observations et histoires chirurgiques tirées des œuvres de quatre excellens médecins professeurs et praticiens nommés en la page suivante (Pierre Delaforest, Félix Plater, Balthazar Timæus et Pierre de Marchettis), et traduites nouvellement desdits auteurs du latin en français, par un docteur-médecin, avec trois indices, etc. Genève, 1669, in-4.

Observations et histoires chirurgiques tirées des œuvres latines des plus renommés praticiens de ce temps, par un docteur-médecin, et comprises en douze centuries, avec quatre indices, etc. Genève, 1670, in-4.

On mit à ces quatre volumes, long-temps après la mort de Bonet, un titre commun que voici : *Bibliothèque de médecine et de chirurgie, etc.*, par T. Bonet. Genève, compagnie des libraires, 1708, in-4, 4 vol. — Haller indique une collection intitulée : *Corps de médecine et de chirurgie.* Genève, 1679, in-4, 2 vol., qu'il attribue à Bonet, et qu'il pense être la même que celle indiquée ci-dessus. L'analyse qu'il en donne ne permet point d'adopter cette opinion; en tout cas, son indication serait fausse, puisqu'il y a quatre volumes et non pas deux. Au reste, il est nécessaire de remarquer que les titres de ces volumes ont été changés plusieurs fois, et que c'est toujours l'édition que nous avons indiquée qui reparaît sous diverses dates.

(Extrait des ouvrages de Bonet, et particulièrement de la préface du *Polyalthes.* Voy. aussi Manget.—Haller.)

BONHOMME (Jean-Baptiste), chirurgien d'Avignon, vivait au milieu du dix-huitième siècle. On a de lui :

Traité de la céphalotomie, ou Description anatomique des parties que la tête renferme ; ouvrage enrichi de figures en taille-douce, dessinées et gravées d'après nature. Avignon, 1748, in-4 de 448 pages.— Indépendamment de la description des parties de la tête, l'auteur donne aussi des généralités sur toutes les parties molles du corps humain, sur les os, et en particulier sur la colonne vertébrale.

Le fond de cet ouvrage se retrouve en entier dans l'exposition anatomique de Winslow ; mais il en diffère par quelques détails plus circonstanciés, et par des figures qui représentent diverses coupes de la tête. Il a décrit avec soin les sinus de la dure-mère, leurs communications avec des rameaux des veines jugulaires, connus de Santorini.

(Haller. — Portal. — *Journal des Savans*, année 1749.)

BONN (André), né à Amsterdam en 1738, étudia la médecine à Leyde, et y fut reçu docteur en 1763. Peu de temps après, il vint à Paris, où il eut des liaisons avec les chirurgiens les plus distingués de l'époque. Au bout d'un an de séjour dans cette capitale, il retourna à Amsterdam, et se livra à la pratique de son art. En 1771, il succéda à Tolcard Snip dans la chaire d'anatomie et de chirurgie. Il l'a remplie avec honneur pendant près d'un demi-siècle, et a mérité par ses ouvrages, trop peu nombreux, et par les succès de sa pratique, la réputation d'un excellent chirurgien. Bonn est mort en 1818, suivant la *Biographie médicale*, ou en 1819, suivant Ersch. Voici les titres de ses écrits :

Dissertatio inauguralis de continuationibus membranarum. Leyde, 1763, in-4, sept feuilles et demie, et une planche. — Excellente dissertation, que Sandifort a fait réimprimer dans son *Thesaurus*.

Oratio de simplicitate naturæ anatomicorum admiratione chirurgorum imitatione dignissima. Amsterdam, 1772, in-4. — Discours d'ouverture, en prenant possession de la chaire d'anatomie et de chirurgie.

Commentatio de humero luxato. Leyde et Amsterdam, 1782, in-4, 60 pp., fig. — Opuscule plein de remarques neuves, d'expériences et d'observations intéressantes.

Descriptio thesauri ossium morbosorum Hoviani, adnexa est dissertatio de callo. Amsterdam, 1783, in-4. 200 pp.

Tabulæ ossium morbosorum præcipuè thesauri Hoviani : fascicul. I, tab. I-VII; fasc. II, tab. VIII-XIV; fasc. III, tab. XV-XXII. Leyde, 1785-1788, in-fol., avec 16 pages de texte en latin et en hollandais, pour l'explication des planches. — Intimement lié avec Hovius, qui avait donné sa riche collection d'os malades au Collége de chirurgie, Bonn s'était chargé de publier cet ouvrage à ses frais ; malheureusement cette publication s'est arrêtée au troisième fascicule, quoique les dessins et les planches des autres os de la collection fussent déjà terminés.

Nous ne connaissons pas l'édition

originale de l'ouvrage de Bonn, dont la traduction allemande a paru sous ce titre :

Anatomische und chirurgische Bemerkungen ueber die harnverhaltung und den Blasenstich, etc. Leipsick, 1794, in-8.

Andreæ Bonn tabulæ anatomico-chirurgicæ doctrinam herniarum illustrantes, editæ a Gerardo Sandifort.

Leyde, 1828, in-fol., 20 planches gravées, et 39 pages de texte en latin et en hollandais, ajouté par l'éditeur.

Il y a une observation de Bonn sur une retroversion de matrice et une dilatation considérable de la vessie, dans *Verhandelingen der zeeuwschen genootschap*, tome IV.

(*Comment. de reb. in med. gest.* — Ersch. — *Biog. med.*)

BONNEFOY (Jean-Baptiste), chirurgien, naquit à Lyon en 1756. Il fut agrégé au Collège royal de chirurgie de cette ville en 1783; la même année, il présenta à l'Académie royale de Chirurgie un mémoire qui fut couronné. Bonnefoy mourut au début de sa carrière, en 1790. On a de lui :

De l'application de l'électricité à l'art de guérir; dissert. inaug. Lyon et Paris, 1783, in-8, 163 pp. — L'auteur assimile le fluide nerveux au fluide électrique, et passe en revue les diverses maladies dans lesquelles cet agent (l'électricité) peut être employé avec avantage. Il rapporte beaucoup d'observations qui déposent en faveur de l'action du fluide électrique, et parmi lesquelles nous citerons celle d'une femme affectée de goutte sereine, dont M. de Saussure obtint ainsi la guérison. Pendant très-long-temps, il électrisa cette malade, cinq fois par jour, et une demi-heure chaque fois; à chaque séance, il faisait passer l'étincelle électrique du globe de l'œil à la nuque, et à quinze ou vingt reprises. Depuis ce traitement la malade y voyait très-bien, et cet état s'était soutenu depuis huit ans.

Mémoire sur l'influence des passions de l'âme dans les maladies chirurgicales. Lyon, 1783, in-8. Inséré dans le t. V, p. 865 (in-4), des *Prix de l'Académie de chirurgie.* — Dans ce mémoire, qui fut couronné, l'auteur s'attacha à résoudre par des faits la question proposée. Il rapporte plus de cinquante observations.

Analyse raisonnée des rapports des commissaires chargés de l'examen du magnétisme animal. Lyon et Paris, 1784, in-8.

(*Ancien Journ. de méd.* — Quérard, *France littéraire.*)

FIN DE LA PREMIÈRE PARTIE DU PREMIER VOLUME.

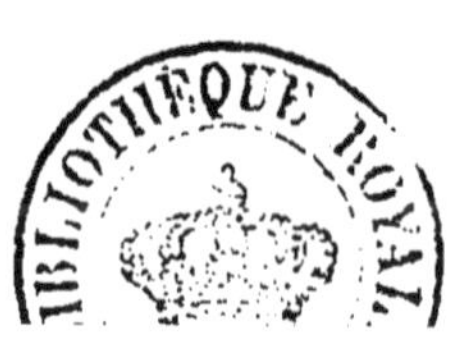

DICTIONNAIRE

HISTORIQUE

DE LA MÉDECINE

ANCIENNE ET MODERNE.

PARIS. — IMPRIMERIE DE FÉLIX LOCQUIN,
RUE NOTRE-DAME-DES-VICTOIRES, N° 16.

DICTIONNAIRE

HISTORIQUE

DE LA MÉDECINE

ANCIENNE ET MODERNE,

OU PRÉCIS DE L'HISTOIRE GÉNÉRALE, TECHNOLOGIQUE ET LITTÉRAIRE DE LA MÉDECINE, SUIVI DE LA BIBLIOGRAPHIE MÉDICALE DU DIX-NEUVIÈME SIÈCLE, ET D'UN RÉPERTOIRE BIBLIOGRAPHIQUE PAR ORDRE DE MATIÈRES;

PAR MM. DEZEIMERIS, OLLIVIER (D'ANGERS) ET RAIGE-DELORME,

DOCTEURS EN MÉDECINE.

TOME PREMIER.

DEUXIÈME PARTIE.

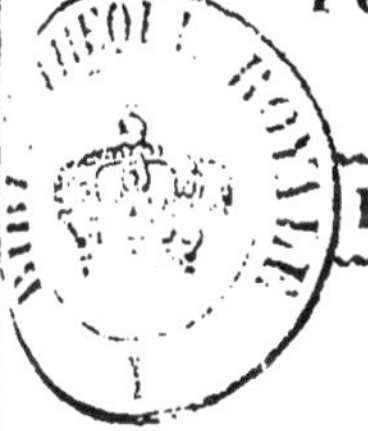

PARIS,

BÉCHET JEUNE,

LIBRAIRE DE LA FACULTÉ DE MÉDECINE,
PLACE DE L'ÉCOLE DE MÉDECINE, N° 4.

BRUXELLES.

AU DÉPÔT DE LA LIBRAIRIE MÉDICALE FRANÇAISE.

AND LONDON,

A. ALEXANDRE, IMPORTER
OF FRENCH MEDICAL SCIENTIFIC AND LITERARY WORKS,
37, Great Russell street, Bloomsbury.

1831.

DICTIONNAIRE

HISTORIQUE

DE LA MÉDECINE

ANCIENNE ET MODERNE.

BON

BONNET (CHARLES), naturaliste et philosophe célèbre, naquit à Genève le 13 mars 1720. Sa famille, originaire de France, était venue, après l'horrible journée de la Saint-Barthélemy, s'établir dans cette ville, où elle exerça les premières charges de la république. Son père prit un soin particulier pour le diriger dans ses premières études; mais l'éducation de Bonnet ne fut point celle d'un homme ordinaire. La nature, en lui donnant d'heureuses dispositions, l'avait destiné à développer lui-même ses talens. Il devait être son propre maître. Ce n'était pas des leçons dont il avait besoin, il lui fallait des occasions d'exercer ces facultés, qui devaient acquérir chez lui une si grande énergie, et que les méthodes ordinaires laissaient sans action. Il n'eut donc aucun des succès qu'on admire dans les écoles, et qui ne prouvent qu'une mémoire flexible. Un principe de surdité, qui se manifesta dès son enfance, et dont rien ne put arrêter les progrès, augmentait encore les difficultés de ses études. Son père, frappé de cet inconvénient, sentit la nécessité de substituer une éducation domestique à l'éducation publique. Il fut

assez heureux pour trouver un précepteur qui comprit parfaitement
le rôle qu'il avait à remplir, et, dès-lors, les progrès du jeune
Bonnet annoncèrent un homme d'un esprit supérieur. Ses dispositions pour l'histoire naturelle se montrèrent de bonne heure. Elles
furent éveillées par la lecture du *Spectacle de la Nature*, de l'abbé
Pluche, et par celle des ouvrages bien autrement recommandables
de Réaumur, qui lui tombèrent par hasard sous les yeux. Dès l'âge
de seize ans, il se livra avec une véritable passion à l'étude qui le sé-
duisait au-delà de toutes les autres, et parvint plus tard à se délivrer
des occupations qui y étaient étrangères. Il n'avait pas plus de vingt
ans lorsqu'il fit ses premières découvertes, qui lui valurent des
éloges les plus flatteurs de la part de Réaumur, et des marques de
bienveillance de ce grand naturaliste. En 1744, il publia, dans son
Traité d'insectologie, les recherches et observations qu'il avait faites
sur les pucerons et sur les vers. Déjà dans cet ouvrage il indiquait
les idées générales qu'il développa plus tard sur les êtres organisés.
Mais la continuité du travail altéra sa santé. Il fut obligé de renoncer à l'usage du microscope, qui avait fatigué excessivement sa
vue. Ainsi, dès les plus belles années de sa jeunesse, il se voyait
privé d'une source de ses plus vifs plaisirs et de découvertes importantes. Cette circonstance le jeta dans une mélancolie, que ses
principes religieux et philosophiques lui aidèrent enfin à surmonter. Bonnet se livra alors à de nouvelles expériences sur la physiologie végétale; mais bientôt entraîné par les méditations que lui
avait inspirées l'observation de la nature, il résolut de traiter de la
philosophie générale, comprenant, dans le vaste plan qu'il s'était
formé, depuis l'auteur de toutes les choses créées jusqu'aux corps
bruts et aux êtres organisés, dont il suivait les gradations en re-
montant à l'homme. Il suivit ce plan pendant cinq ans avec plus
ou moins d'assiduité; il en résulta un volume in-folio d'environ
neuf cents pages, dont il tira les ouvrages qu'il a publiés dans la
suite. Ce fut là l'occupation de sa vie. Quelques expériences d'histoire
naturelle l'en détournèrent seulement. Les correspondances étendues qu'il avait avec les naturalistes les plus célèbres de l'époque,
prenaient également une grande partie de son temps. Ces occupations, et le soin qu'il était forcé de donner à sa santé, l'empêchèrent de songer jamais à voyager. Il passa à la campagne ses
dernières comme ses premières années; les services qu'il devait à sa
patrie l'en tirèrent cependant durant quelque temps. Nommé mem-

bre du grand conseil, en 1752, il assista régulièrement à ses déli-
bérations jusqu'en 1768, et y déploya l'éloquence la plus vraie,
unie à la fermeté et à la modération du citoyen éclairé. Après
diverses atteintes profondes à sa santé, Bonnet mourut le 20 mai
1793, à l'âge de 73 ans, au milieu des regrets et de l'estime de ses
concitoyens. Il était marié, mais il ne laissa pas de postérité.
Malgré ses principes, qui semblent toucher au matérialisme, Bonnet avait montré, pendant toute sa vie, la piété la plus grande;
et tous ses ouvrages manifestent un philosophe éminemment religieux. La plupart des Académies de l'Europe se l'étaient associé.

Considéré comme naturaliste, Bonnet montra une telle sagacité
dans l'art d'observer et dans celui de déterminer les expériences,
que l'on doit vivement regretter que l'état de sa santé l'ait forcé
de si bonne heure d'abandonner une carrière où son début faisait espérer de si grands résultats. Comme philosophe, Bonnet appartient à l'école empirique; toutefois, ce qui le distingue des philosophes de la même école, c'est qu'il chercha, par la voie de l'induction, à se frayer l'accès du monde transcendantal; mais ses inductions ne sont que spécieuses; il est sans cesse entraîné au-delà
des bornes par la vivacité de son imagination; il fausse à chaque
pas les règles de la méthode logique qu'il a posées avec une justesse remarquable, et, au lieu d'arriver à des faits-principes, il
ne crée que des hypothèses brillantes, mais peu solides. Malgré
cela, on doit admirer l'enchaînement et la clarté que Bonnet sut
mettre dans ses idées, qui embrassaient toute la nature. Ces qualités, jointes à l'élégance avec laquelle sont écrits ses ouvrages, donnèrent à sa philosophie une vogue immense, si elle ne fut pas dura-
ble. Il contribua plus qu'aucun autre à répandre le goût de l'histoire
naturelle et de la philosophie, parce qu'il n'était personne qui
ne pût comprendre des idées toujours présentées sous des images
physiques et connues, et qui ne dût être séduit par une théorie où
tous les êtres de l'univers se trouvaient liés par des rapports de
gradation.

Bonnet est surtout célèbre par le développement qu'il fit
du système de la préexistence ou emboîtement indéfini des
germes, qu'il avait pris dans Mallebranche, et par l'extension
qu'il donna à la proposition de Leibnitz, que tout est lié dans
l'univers, et que la nature ne fait point de saut. Au lieu de l'admettre dans le sens du philosophe allemand, qui ne l'appliquait
qu'à la succession des phénomènes, aux rapports de causalité,

Bonnet l'étend aux formes des êtres et aux gradations de leur nature physique et morale; il établit ainsi une vaste échelle qui, commençant aux substances les plus simples et les plus brutes, monte par des degrés infinis jusqu'à l'homme et à des intelligences célestes, et se perd dans le sein de la Divinité. Dans le développement de ces deux systèmes, l'imagination eut plus de part qu'une logique rigoureuse. Bonnet n'est pas moins hypothétique dans son système de psychologie. Il a, sur le développement des facultés intellectuelles et morales, à peu près les mêmes idées que Condillac, avec lequel il s'est rencontré dans la supposition d'une statue que l'on animerait par degrés, en lui donnant successivement les divers sens. Mais il s'éloigne de l'idéologiste français sur divers points, et surtout sur le mécanisme de la pensée qu'il cherche à expliquer. Suivant lui, toutes les idées, depuis les plus simples jusqu'aux plus abstraites, dérivent bien des sensations; mais il admet dans l'âme une activité capable de mettre en jeu les diverses facultés qui correspondent à autant de modifications organiques. Suivant lui, chaque fibre sensible a ses fonctions propres; et il pense, comme l'anglais Hartley, que les sensations et les idées, ayant leur représentant dans chacune des fibres du cerveau, qui se lient entre elles, et aboutissent à un point central, sont produites par un mouvement communiqué à ces fibres, de la même manière qu'un choc physique, par les molécules des corps extérieurs, ou par l'impulsion de l'âme. Ainsi, l'organisation primitive du cerveau forme une aptitude, une capacité à recevoir telle ou telle impression à l'aide des sens. De leur répétition, surtout dans un ordre déterminé, dérivent les différences observées dans l'être moral et intellectuel. L'éducation consiste donc à faire prendre, par l'habitude, une direction convenable aux dispositions organiques qui portent au bien. Elle ne peut former le naturel ni le détruire, mais seulement le diriger. L'étude de l'homme doit donc se baser sur son économie, puisque l'âme n'a aucune prise sur elle-même, et qu'elle n'a d'idées que par l'intervention du corps. Enfin, Bonnet montre que la liberté morale de l'homme n'est que la faculté d'être déterminé ou de se déterminer sur des motifs. La nécessité de ces motifs, qui résulte de son système, et d'ailleurs de la nature de l'homme, n'exclut donc pas la liberté, et se concilie avec la prescience de Dieu. Nous ne pouvons pas entrer davantage dans le détail des opinions de Bonnet; elles sont consignées, ainsi que ses travaux sur l'histoire naturelle, dans les ouvrages suivans:

Traité d'insectologie. Paris, 1745, in-8, 2 vol., fig.—C'est dans cet ouvrage que Bonnet a publié sa belle découverte, que les pucerons sont fécondés par un seul accouplement pour plusieurs générations ; ses expériences sur la régénération de beaucoup de vers et d'insectes, qui lui furent suggérées par celles de son compatriote Trembley, sur le polype ; ses recherches sur les stigmates des insectes, qu'il reconnut être les orifices de leurs organes respiratoires ; enfin, l'histoire du tænia, dont il donna une anatomie plus parfaite.

Traité de l'usage des feuilles dans les plantes et sur quelques autres sujets relatifs à l'histoire des végétaux. Gœttingue et Leyde, 1754, in-4. — Cet ouvrage, l'un des plus importans qui aient été publiés sur la physiologie végétale, forme le plus beau titre de gloire de Bonnet. Il se distingue par la solidité des résultats auxquels il est arrivé, et par les vues qu'il renferme ; par la logique sévère et la sagacité qui y brillent ; par le soin qu'il apporte de séparer les conjectures des résultats de l'observation.

Essai de psychologie. Londres, 1754, in-12. — Cet ouvrage ne porte pas le nom de l'auteur, qui ne s'est fait connaître que beaucoup plus tard, en l'insérant dans la collection de ses œuvres.

Essai analytique sur les facultés de l'âme. Copenhague, 1760, in-4 ; *ibid.*, 1769, in-8.—Cet ouvrage n'est qu'un développement de la première partie de l'*Essai de psychologie.*

Considérations sur les corps organisés. Amsterdam, 1762, in-8, 2 vol. ; *ibid.*, 1768, in-8, 2 vol. — Bonnet a rassemblé en abrégé, dans cet ouvrage, tout ce que l'histoire naturelle offrait de plus intéressant et de plus certain sur l'origine, le développement et la reproduction des corps organisés ; il y combat les divers systèmes fondés sur l'épigénésie ; enfin il y développe son système des germes, il en montre les fondemens, et en recherche les conséquences.

Contemplation de la nature. Amsterdam, 1764, in-8, 2 vol. ; Berne, 1768, in-12 ; Genève, 1770, in-8, 2 vol., trad. en italien, et enrichi de notés et d'observations curieuses, par Spallanzani ; Modène, 1769-1770, in-8, 2 vol., etc.—C'est dans cet ouvrage, aussi remarquable par l'agrément du style que par le nombre de faits qui y sont rassemblés, que Bonnet présente en raccourci les principales idées de son grand ouvrage sur la coordination de tous les êtres de l'univers, en un mot sur la philosophie générale de la nature.

Palingénésie philosophique. Genève, 1769 et 1770, in-8, 2 vol. — Cet écrit roule sur l'état passé et sur l'état futur des êtres vivans. Bonnet applique aux animaux l'hypothèse qu'il avait exposée dans l'*Essai analytique* sur la résurrection de l'homme. Chaque être doit monter dans l'échelle de l'intelligence, et le bonheur dans la vie future consistera à *connaître.* Cet ouvrage renferme, en outre, des détails intéressans sur différens points de physique et d'histoire naturelle, en particulier sur la reproduction animale, sur l'impuissance absolue où nous sommes de pénétrer la nature des productions de ce globe, sur les animalcules des infusions.

Recherches philosophiques sur les preuves du christianisme. Genève, 1770 et 1771, in-8.

Bonnet a composé plusieurs mémoires sur divers points d'histoire naturelle, qui ont été insérés dans divers journaux, et dans la collection de ses œuvres. Il est auteur de la lettre envoyée, en 1755, au *Mercure de France*, au sujet du discours de Rousseau sur l'origine et le fondement de l'inégalité parmi les hommes. Bonnet y démontre que l'établissement des sociétés est une suite nécessaire des facultés de l'homme, et que l'usage de la réflexion lui est aussi naturel que celui de ses pieds et de ses mains.

Les œuvres de Bonnet ont été réunies sous ce titre: *OEuvres d'histoire naturelle et de philosophie.* Neufchâtel. 1779-1783, in-4, 8 vol, et in-8, 18 vol.

(Jean Tremblay, *Mémoire pour servir à l'histoire de la vie et des ouvrages de M. Ch. Bonnet.* Berne, 1794, in-8. — Cuvier, *Éloges.* — Buhle, *Histoire de la philosophie moderne.*)

BONTEKOE (CORNEILLE), fils de Gérard Decker, dit *Bontekoë*, naquit à Alkmaar, ville de la Hollande septentrionale, perdit sa mère dès la cinquième année de son âge, fit son apprentissage en chirurgie dans le lieu de sa naissance, et, peu satisfait de ce qu'il y avait appris, passa à Leyde, pour se perfectionner dans cet art sous de meilleurs maîtres. Après avoir suivi les leçons de De Le Boë et de Th. Craanen, il reçut avec applaudissemens le bonnet doctoral. Il revint alors s'établir à Alkmaar, où il eut bientôt une pratique fort étendue. De cruels chagrins domestiques, et les tracasseries que lui suscitaient ses confrères, jaloux de ses succès, et les apothicaires, furieux de ce qu'il préparait lui-même ses médicamens, l'obligèrent à transporter son domicile d'abord à La Haye, ensuite à Amsterdam, et enfin à sortir de sa patrie. Après avoir passé quelque temps à Hambourg, il fut appelé à Berlin par Frédéric-Guillaume, électeur de Brandebourg, qui le créa son conseiller-médecin, et le nomma professeur ordinaire de médecine à Francfort-sur-l'Oder. Il y jouissait de la plus grande estime, lorsqu'il fut appelé à Berlin, le 13 février 1685, pour donner des soins à deux personnes élevées en dignités. Il fit une chute sur un escalier, se fractura le crâne et ne survécut que six à sept heures. L'électeur témoigna combien il était sensible à la perte de son médecin, par la pompe de son convoi funèbre. Bontekoë n'était âgé que de trente-huit ans, ou seulement de trente-un, suivant J. Leclerc. M. Boisseau a eu tort de prétendre que Bontekoë ne fut point professeur à Francfort-sur-l'Oder; il suffit de voir le titre de quelqu'un de ses derniers ouvrages pour en acquérir la certitude. Partisan enthousiaste de la philosophie Cartésienne, Bontekoë adopta, en médecine, les principes de l'école chimique dont Descartes fut l'un des principaux chefs. Presque tous les ouvrages qu'il publia sont écrits en hollandais; ils ont été réunis dans la collection suivante, qui nous dispensera de les indiquer séparément :

Alle de philosophische, medicinale en chymische Worken. Amsterdam, 1689, in-4, 2 vol. — Une partie de cette collection a été traduite en français sous le titre suivant :

Nouveaux élémens de médecine, ou Réflexions physiques sur les divers états de l'homme, divisées en trois parties. La première traite du corps humain et de ses opérations; la seconde des maladies, de la mort et de leurs causes; et la troisième, des moyens de prolonger la vie et de conserver la santé; par Corneille Bontekoë, D. M., conseiller, premier médecin de S. A. E. de Brandebourg, et professeur à Francfort-sur-l'Oder; nouvellement trad. en français par un maître chirurgien (Devaux). Paris, 1698, in-12, 2 vol. — La première partie contient des réflexions sur les divers états de l'homme, sa vie et sa santé; une description de la structure du corps, de ses parties, de leurs fonctions et de leurs usages. Des réflexions sur la maladie et la mort forment la seconde section, dont la plus grande partie est employée à rapporter toutes les maladies au scorbut. L'essence de toute maladie consiste, au jugement de l'auteur, dans la glutinosité et dans l'âcreté des sucs, dans l'obstruction et le déchirement des vaisseaux, dans l'épanchement des liquides et dans le ralentissement de la circulation : or, l'essence du scorbut consiste dans les mêmes choses. La troisième partie des élémens se compose de réflexions sur les moyens de conserver la santé et de prolonger la vie. Il n'en est point qu'on puisse comparer à la tempé-

rance et à l'usage continuel du tabac, du café et du chocolat, mais surtout du thé, dont l'auteur usait nuit et jour, et dont il recommande de prendre de 100 à 200 tasses dans les 24 heures. Ces deux volumes contiennent, outre les *Elémens* que nous venons d'analyser, des dissertations sur les préjugés relatifs au danger de l'année climatérique, sur la nature, sur l'expérience, sur la certitude de la médecine, qui ne sont pas sans intérêt.

Litteræ familiares ad Joann. Abr. a Gehema. Berlin, 1686, in-8.

Verscheide tractaatjes, handelende van de voornaamste grondstukken, om tot een ware kennisse der philosophie en medecyne te geraken, etc. Divers traités concernant les principes de la philosophie et de la médecine, qui peuvent servir d'introduction à la philosophie, à la métaphysique, à la logique et à la physique, avec de nouveaux principes de physiologie et un traité des ulcères. La Haye, 1687; in-8 de 282 pages. — Ceux qui n'entendent pas le hollandais peuvent lire un assez long extrait de cet ouvrage dans la *Bibliothèque universelle* de J. Leclerc, tome IV: pag. 363-76.

Fundamenta medica, sive de alcali et acidi effectibus per modum fermentationis et effervescentiæ. Accedit item anonymi cujusdam authoris pharmacopœa ad mentem neotericorum adornata. (Edidit Steph. Blancard.) Amsterdam, 1688, in-8.

C. Bontekoe metaphysica et liber singularis de motu; necnon ejusdem œconomia animalis opera posthuma :

quibus accedit Arnoldi Geulinx phy-
sica vera. Leyde, 1688, in-8 de 481 p.
— Métaphysique, physique générale
et physiologie cartésiennes.

De passionibus animæ, liber pos-

thumus cum Geulinkii ethicá editus.
Amsterdam, 1695, in-12.

(Préface de la trad. franç. des *Élé-*
mens de médecine de Bontekoë.—*Jour-*
nal des Savans.— J. Leclerc, *Biblioth.*
univers.)

BONTIUS (Jacques) naquit à Leyde, vers la fin du seizième
siècle, de Gérard Bontius, savant professeur de médecine. Ses
deux frères, Jean et Regnier, suivirent avec distinction la même
carrière que leur père. Jacques, médecin comme eux, voyagea dans
la Perse et les Indes, habita pendant un grand nombre d'années
l'île de Java, en qualité de premier médecin du gouvernement de
Batavia, et de la compagnie hollandaise des Indes, et mourut en
1631. Bontius recueillit avec grand soin, non-seulement tout ce qui
concernait les maladies des habitans des contrées qu'il parcourut,
et les moyens de les guérir, mais encore tout ce qui était relatif à
l'histoire naturelle de ces pays. On publia, sur les manuscrits qu'il
avait laissés :

De medicina Indorum, libri IV.
Leyde, 1642, in-12. Réimprimé à la
suite de *Prosper Alpino, de medicina*
Ægyptorum. Paris, 1645, in-4; Leyde,
1719, in-4. — Ouvrage intéressant et
bien fait. C'est encore la source la plus
riche pour les maladies de ce pays. On
avait omis, dans ces éditions, les ouvrages de Bontius, qui n'étaient pas
terminés; ils tombèrent dans les mains

de Guillaume Pison, qui, en les réunissant à ce qui était déjà imprimé, en
fit un ouvrage important pour l'histoire naturelle et la médecine des pays
situés entre les tropiques, sous ce titre:
De Indiæ utriusque re naturali et
medicinâ, lib. XIV. Amsterdam, Elzévir, 1658, in-fol., fig. Les ouvrages
de Bontius réunis forment les six derniers livres.

BOOT (Arnold) naquit en Hollande, et probablement à Gor-
cum, vers l'an 1606. Il fit de bonnes études, et il apprit les langues
latine, grecque, hébraïque, syriaque et chaldaïque. Ensuite il s'attacha à la médecine, et se fit recevoir docteur en cette Faculté;
mais il ne discontinua pas pour cela de s'appliquer à l'étude des
langues savantes et de la critique sacrée. En 1630, il passa en
Angleterre, pratiqua quelque temps la médecine à Londres, et devint médecin du comte de Leicester, vice-roi d'Irlande, ainsi que
des états et des armées du pays. Cet emploi l'obligea de se fixer à
Dublin, où il se maria. Les troubles et les guerres qui survinrent
dans cette île, et qui lui causèrent à lui-même des pertes considérables, le forcèrent d'en sortir en 1644. Il se retira à Paris, où il

renouça presque entièrement à la pratique de la médecine, pour n'être pas détourné de ses travaux littéraires, et il y mourut en 1653. Nous passons sous silence les ouvrages assez nombreux de Boot sur la critique sacrée, et nous n'indiquerons que l'opuscule suivant, qui contient plusieurs observations curieuses :

Observationes medicæ de affectibus omissis ; videlicet : de abcessu hyppocraneo ; De vomicâ hyppocraneâ cerebri ; de suturarum discessione ; de capitis distortione ; de epilepsiâ procursiva ; de oris hemorrhagiâ periodicâ ; de linguæ ardore et siccitate extrà febres ; de lippitudine mucaginosâ ; de labrosulcio, seu cheilocace ; de sterni dolore ; de tabe pectoreâ. Londres, 1649, in-12, avec une préface de Henri Meibom, Helmstadt,

1664, in-4, et à la suite des observations de Pierre Borel.

Arnold Boot a eu part à la composition de l'ouvrage publié par son frère, Gérard Boot, également médecin, sous ce titre :

Philosophia naturalis reformata, id est philosophiæ aristotelicæ accurata examinatio, ac solida confutatio, et novæ et verioris introductio. Dublin, 1641, in-4.

(Paquot, *Hist. litt. des Pays-Bas.*)

BORCH (OLAUS), qu'on nomme en latin *Borrichius*, naquit le 26 avril 1626 à Borch, village du diocèse de Ripen, en Danemarck, d'Olaüs Borrichius, ministre de ce lieu. Après avoir fait ses premières études et ses humanités à Coldengen et à Ripen, il se rendit à Copenhague en 1644, et y étudia la médecine pendant six ans sous Olaüs Worm, Simon Pauli, et Thomas Bartholin. En 1650, il fut nommé professeur de *sixième* dans l'école de Copenhague, et remplit ce poste, pendant quatre ans, avec un zèle que le roi Frédéric III crut devoir récompenser en donnant à Borch un canonicat de Lunden. On lui offrit ensuite la place de recteur de l'école d'Herlow ; mais le desir qu'il avait de continuer ses études médicales, et de visiter les pays étrangers, la lui fit refuser. Il se disposait à commencer ses voyages, lorsque Joachim Gersdorff, premier ministre du roi de Danemarck, le retint pour lui confier l'éducation de ses enfans. Il y employa cinq années, au bout desquelles (en 1660) le roi lui conféra le titre de professeur en philosophie, en chimie et en botanique, avec permission de voyager avant d'entrer en exercice. Borch parcourut alors la Hollande, l'Angleterre, la France, l'Italie et l'Allemagne. Il séjourna deux ans à Leyde, autant à Paris, parcourut les bords de la Loire, s'arrêta quelque temps à Angers, et y prit le titre de docteur en médecine, gagna l'Italie, passa six mois à Rome, et revint enfin à Copenhague, au mois de novembre 1666. Il entra aussitôt dans l'exercice de sa charge de professeur, qu'il remplit avec beaucoup de succès. Il fut pendant douze ans doyen de la faculté de philosophie, et on l'élut deux fois recteur de l'Université, dont il fut bibliothécaire en 1680. En 1686, il fut fait assesseur du conseil souverain de justice, et, trois ans après, conseiller de la chancellerie royale. Les douleurs de la pierre tourmentèrent beaucoup les dernières années de sa vie, et le déterminèrent enfin à se faire tailler. L'opération fut faite le 13 septembre 1690; mais le calcul se trouva si volumineux, qu'on ne put le retirer, et qu'on ne crut point devoir le briser. Borch mourut vingt jours après, étant âgé de 64 ans. Il laissa cinquante mille écus à sa famille, et vingt-six mille destinés à l'établissement d'une espèce de collége, où seize personnes sans fortune trouveraient les moyens de se livrer à la culture des sciences. Ce nombre se composerait de deux théologiens, deux philosophes, deux mathématiciens, deux astronomes, deux jurisconsultes, deux médecins, deux orateurs et deux humanistes; sans autre charge pour eux que de faire chacun, une fois par an, un discours sur la science qu'il aurait choisie. Borch joignait à la somme indiquée une maison appropriée à cette destination, un jardin, un laboratoire chimique et une très-belle bibliothèque. Borch fut un des hommes les plus érudits de son siècle. La chimie lui a des obligations; mais la médecine lui est moins redevable que la philologie et la critique. Ses ouvrages sont :

Cabala caracteralis. Copenhague, 1649, in-12. — Le but de l'auteur est de combattre le ridicule préjugé qui faisait attribuer de grandes vertus aux amulettes.

Disp. de artis poeticæ naturâ, præside Vito Beringio. Copenhague, 1650, in-4.

Parnassus in nuce, vel compendiosa sed absoluta prosodia. Copenhague, 1654, in-4.

Diss. de lexicorum latinorum jejunitate et pendentibus indè nobilium criticorum hæsitationibus. Copenhague, 1660, in-4.

Deusingius heautontimorumenos, sive epistolæ selectæ eruditorum quæ immaturis Antonii Deusingii, medici Groningensis, scriptis larvam strictim sed sincerè detrahunt, et clarissimi nominis viros Gualterum Charletonem, Thom. Bartholinum, Franc. Jos. Burrum, Joannem Pecquetum, Gasp. Scottum, à supercilio et censura ejusdem non minus ineptâ quäm improbâ luculenter vindicant, ex autographis, edente Benedicto Blottesandæo. Hambourg, 1661, in-4.

Oratio jubilæa evangelica. Copenhague, 1667, in-4, et à la suite du recueil de ses *Dissertations.*

Dissertatio de ortu et progressu chemiæ. Copenhague, 1668, in-4. — Il y a dans cet ouvrage beaucoup d'érudition, mais peu de critique. L'auteur cherche à défendre l'alchimie et son antiquité contre les attaques que lui avait portées Conring, dans son traité de *Medicinâ hermeticâ*. Celui-ci se défendit, dans un supplément à son ouvrage. Borch répliqua par le suivant, où il se montra l'égal de son adversaire en savoir, mais non en critique. Ainsi il admet comme authentiques les ouvrages publiés sous le nom d'Hermès Trismégiste et sous celui de Démocrite.

Hermetis Ægyptiorum, ac chemicorum sapientia ab Hermanni Conringii animadversionibus vindicata. Copenhague, 1674, in-4.

Lingua pharmacopœorum, sive tractatus de accurata vocabulorum, in pharmacopoliis usitatorum, pronunciatione. Copenhague, 1670, in-4.

Arctos pullata, tumulo Friderici III, regii Danorum illacrimans; poema heroicum. Copenhague, 1670, in-fol.

Arctos respirans auspiciis Christiani V, Daniæ regis; poema heroïcum. Copenhague, 1671, in-fol.

De causis diversitatis linguarum dissertatio. Copenhague, 1675, in-4. It. curante. Joan. Georg. Joch: Iéna, 1704, in-12.

Cogitationes de variis latinæ linguæ ætatibus, et scripto Gerhardi Joannis Vossii de vitiis sermonis; accedit defensio Vossii et Stradæ adversùs Casp. Scioppium. Copenhague, 1675, in-4, et dans les *Concilia et methodi studiorum optimè instituendorum* de Th. Crenius. Rotterdam, 1692, in-4.

Analecta ad cogitationes de linguâ latinâ; accedit appendix de lexicis latinis et græcis, cum indice addendorum ad fori Romani litteram C. Copenhague, 1682, in-4. — Cette addition a pour objet de répondre à des objections de Christophe Cellarius.

Diss. de scorbuto. Copenhague, 1671, in-4.

Disp. de morbis soporosis. Copenhague, in-4, sans date.

Disp. de malo hypochondriaco. Resp. Paulo Brand. Copenhague, 1676, in-4.

Disp. de ictero. Resp. Christiano. Copenhague, 1677, in-4.

Docimastice metallica, clarè et compendiosè tradita. Copenhague, 1677, in-4.

Dissertationes academicæ de poetis. Copenhague, 1677 et années suivantes, in-4. — Ces cinq dissertations, dont les deux premières roulent sur les poëtes grecs et les autres sur les poëtes latins, ont été réimprimées ensemble à Francfort, 1683, in-4. C'est un des meilleurs ouvrages de Borch.

Brevis conspectus scriptorum linguæ latinæ præstantiorum. Copenhague, 1678, 1682, 1698, in-4. — Ce sont des fragmens d'un grand ouvrage que l'auteur avait entrepris.

De somno et somniferis, maximè papavereis Dissertatio. Copenhague, 1680, in-4; *ibid.*, 1683, in-4.

Diss. philologica de quantitate penultimæ denominativorum in inus, et verbalium in icis, exceptionibus Georg. Hens. Urzini opposita. Copenhague, 1682, in-4.

Disp. de hæmorrhagiâ. Resp. H. Ettmuller. Copenhague, 1682, in-4.

Oratio panegyrica in memoriam Oligeri-Vindii. Copenhague, 1683, in-fol.

Disp. de mensium defectu. Copenhague, 1684, in-4.

Diss. de Romæ urbis primordiis. Copenhague, 1687, in-4.

De antiquâ urbis Romæ facie dissertatio compendiaria. Copenhague, 1687, in-4, et dans le *Thesaurus an-*

tiquitatum Romanarum de Grævius, tome IV, p. 1517-1625.

Diss. de lapidum generatione in macrocosmo et microcosmo, dans le cinquième vol. des *Acta Hafniensia*, et réimprimée avec les additions de Lanzoni, à Ferrare, 1687, in-12, et dans les *Opera omnia* de ce dernier.

Tractatus de usu plantarum indigenarum in medicinâ, et sub finem de clysso plantarum et thee specifico. Copenhague, 1688, in-8.—Borch prouve, dans ce traité, qu'un médecin trouve dans les plantes de son pays tous les secours dont il a besoin, et que l'on peut se passer de plantes étrangères.

Poemata omnia, dans le recueil intitulé : *Deliciæ quorumdam poetarum danorum collectæ à Fridericô Rostgaard.* Leyde, 1693, in-12, avec la vie de Borch écrite par lui-même ; tome II, p. 369-594.

Conspectus scriptorum chemicorum illustriorum ; libellus posthumus. Cui prefixa historia vitæ ipsius ab ipso conscripta. Copenhague, 1697, in-4.
— C'est une histoire chronologique des alchimistes.

Olai Borrichii dissertationes, seu orationes academicæ (18), *in duos tomos tributæ ; cum præfatione sua edidit Severinus Lintrupius.* Copenhague, 1715, in-8.

Le recueil de lettres publié par Th. Bartholin en contient treize de Borch. On trouve, dans les *Éphémérides des Curieux de la nature* et dans les *Actes de Copenhague*, un grand nombre d'observations du même auteur, dont on peut voir la liste dans le *Lindenius renovatus*.

Dans un article extrêmement étendu que J. Moller a consacré à Borch, dans sa *Cimbria literata*, tome III, le laborieux biographe fait connaître quelques ouvrages inédits de notre auteur.

(*Mémoires du P. Niceron.*—Joan. Mollerus , in *Biblioth. septentrionis eruditi.* — Haller.)

BORDENAVE (Toussaint) naquit à Paris le 10 avril 1728. Son père, Pierre Bordenave, qui était chirurgien, le destina à embrasser sa profession. Loin de partager l'idée assez communément répandue alors, qu'un chirurgien n'avait pas besoin des connaissances étendues exigées pour être médecin, il fit, au contraire, donner à son fils une éducation brillante, et la facilité que le jeune Bordenave acquit à parler la langue latine, ne contribua pas peu aux succès qu'il obtint plus tard dans l'enseignement et autres actes publics. Ses progrès dans l'étude de la chirurgie lui ouvrirent l'entrée du Collége des Chirurgiens, où il reçut la maîtrise en 1750. Quelque temps après, il fut nommé à la place de professeur de physiologie aux écoles de Saint-Côme, et il ne tarda pas à publier son traité sur cette matière. Bordenave était membre de l'Académie royale de Chirurgie, depuis long-temps des travaux recommandables assuraient sa réputation, et, comme praticien, il ne jouissait pas d'une moindre considération.

lorsqu'il fut nommé, en 1774, à l'Académie des Sciences, comme associé-vétéran. Ce titre annonce que Bordenave ne put l'obtenir sans faire violence aux réglemens, et que l'Académie n'avait pas été libre en le choisissant. Mais il paraît que cette irrégularité, loin d'être son ouvrage, était contraire à son vœu. C'était malgré lui qu'on lui avait rendu ce triste service; l'Académie ne l'ignorait pas, et les qualités estimables de Bordenave lui firent regagner bientôt l'amitié de ses confrères. Bordenave était échevin de Paris, et aucun chirurgien avant lui n'avait été élevé à cette place. Il se montra digne, jusqu'à la fin, de fonctions aussi honorables, en apportant toute la sollicitude et la vigilance d'un magistrat vraiment populaire dans tout ce qui pouvait intéresser la santé publique. Depuis peu de temps, le roi l'avait décoré du cordon de l'ordre de Saint-Michel, lorsqu'il fut frappé d'apoplexie; il ne survécut que huit jours à cette attaque, et succomba le 12 mars 1782. On a de lui :

Essai sur la physiologie ou physique du corps humain. Paris, 1756 et 1764, in-12; *ibid.*, 1778, in-8, 2 vol.—L'auteur prenant particulièrement Haller pour guide, a moins cherché à présenter les hypothèses émises jusque là, qu'à établir sur des faits les principes généraux de la physiologie. Ce livre renferme un abrégé de physiologie, écrit avec beaucoup d'ordre et de clarté, et qu'on peut consulter encore aujourd'hui avec avantage sous plusieurs rapports.

Remarques sur l'insensibilité de quelques parties. — Ce mémoire est inséré dans le *Mercure de France,* année 1757; et dans le recueil de Haller, publié à Lausanne en 1758. L'auteur soutient l'opinion de Haller, et apporte un nouvel exemple en faveur de l'insensibilité des tendons chez l'homme.

Essai sur le mécanisme de la nature dans la formation des os, et recherches sur la façon dont se fait la réunion des os fracturés..... Réimprimé dans les *Mémoires sur les os,* etc. par Fougeroux, Paris, 1760, in-8.

Dissertations sur les anti-septiques, qui ont concouru pour le prix proposé par l'Académie des Sciences, Arts et Belles-Lettres de Dijon, en 1767. Dijon et Paris, 1769, in-8. — Ce recueil renferme la dissertation de Boissieu, qui remporta le prix, et celles de Bordenave et de Godart, qui partagèrent l'accessit. Bordenave ne partagea pas le prix avec Boissieu, parce qu'il s'attacha moins à étudier l'application des anti-septiques dans les maladies internes, que dans les maladies externes ou chirurgicales.

Mémoire sur le danger des caustiques pour la cure radicale des hernies. Paris, 1774, in-12, 46 pp. — Ce Mémoire, qui est inséré parmi ceux de *l'Académie royale de Chirurgie,* tom. V, est suivi d'un supplément pour répondre à une dissertation de M. Gauthier sur le même sujet.

Bordenave a encore inséré des articles assez nombreux dans les *Mém. de l'Ac. roy. de Chirurg.*; nous allons les indiquer successivement : *Observation sur une vessie double. — Examen des Réflexions critiques de M. Molinelli contre le Mémoire de M. Petit, sur la fistule lacrymale. — Précis de plusieurs observations sur les plaies d'armes à feu en différentes parties.* (tome II, in-4.) — *Obs. sur l'état de l'os de la jambe, après la guérison d'une blessure par arme à feu, examiné sur le cadavre. — Précis d'observations sur les maladies du sinus maxillaire.* (tome IV.) — *Mémoire dans lequel on propose un nouveau procédé pour traiter le renversement des paupières. — Suite d'observations sur les maladies du sinus maxillaire. — Observation sur un corps étranger dans ce sinus. — Mémoires sur quelques exostoses de la mâchoire inférieure.—Mémoire sur le danger des caustiques pour la cure radicale des hernies.* (tome V, in-4.)

Les *Mémoires de l'Académie des Sciences* renferment aussi différens travaux de Bordenave. On y trouve :

Description d'un fœtus mal conformé, dont les os avaient une mollesse contre nature. (*Mémoires des Sav. étrang.* t. IV, pp. 545-550, avec pl.) — *Analyse de la bile, avec des réflexions sur les changemens qu'elle peut subir dans le corps humain.* (*Ibid.*, t. VII, pp. 610-618. — *Faits anatomiques concernant des ossifications trouvées dans le cœur.* (*Hist. de l'Acad. des Sciences*, pour l'an 1768. p. 50.)

Discours prononcé à la première séance de l'Académie royale de Chirurgie, dans le nouvel édifice qui lui avait été destiné par S. M., le 16 novembre 1775. — Inséré dans le Mercure de France, décembre 1775.

Bordenave a publié une traduction de la troisième édit. des *Primæ lineæ physiologiæ* de Haller. Paris, 1769, in-12, deux parties en un vol.

Les Thèses suivantes ont été soutenues sous sa présidence : *De corporibus extraneis intrà œsophagum hærentibus. Resp. ant.* Destremeau. Paris, 1763, in-4. — *De intumescentiâ partium, imprimis vulnerum sclopetariorum instantibus. Resp.* Dufouart. Paris, 1763, in-4. — *De luxationibus. Resp.* Guyenot. Paris, 1764, in-4. — *De vesicæ paracentesi. Resp.* Lambert. Paris, 1765, in-4. — *De œdemate. Resp.* Lemonnier. Paris, 1765, in-4. — *De anthrace. Resp.* Robin. Paris, 1765, in-4. — *De fracturâ colli femoris. Resp.* Rusin. Paris, 1771, in-4. — *De hydrocele per injectionem curandâ. Resp.* Jusseaume, Paris, 1771, in-4.

(*Hist. de l'Acad. des Sciences*, au 1772. —Rozier, *Tab. de l'Acad. des Sc.*—Eloy. — Haller.)

BORDEU (Théophile de), l'un des plus brillans précurseurs de la réforme que le génie de Bichat a fait subir de nos jours à la médecine, naquit, le 22 février 1722, à Iseste, village de la vallée d'Ossau, en Béarn. Après avoir fait ses premières études au collège des Jésuites à Pau, et chez les Barnabites de Lescar, il alla à Montpellier pour y apprendre la médecine, se destinant à suivre une carrière dans laquelle sa famille se distinguait depuis plusieursiècles. Déjà, dans les premiers actes pour obtenir ses degrés, il étonna ses maîtres par les saillies de son génie original, qui ont formé, du reste, le caractère constant de toutes ses productions; et les thèses qu'il soutint alors prennent un rang honorable parmi les écrits de ce célèbre médecin : ce sont ses dissertations sur le *Sentiment* et sur la *Formation du chyle*. Bordeu, après avoir reçu le bonnet de docteur en 1744, retourna à Pau, au milieu de ses compatriotes. Le desir de perfectionner ses connaissances le ramena bientôt à Montpellier, et le conduisit, deux ans après, dans la capitale. Il fut d'abord entraîné par les leçons de l'illustre Rouelle à l'étude attrayante de la chimie. Mais, il sacrifia ce goût à la médecine, et il se livra à l'observation assidue des maladies, à l'hôpital de la Charité, et à l'Infirmerie royale de Versailles. A cette époque, il fut rappelé dans son pays par ses parens. Il y retourna avec le titre d'intendant des eaux minérales d'Aquitaine; et bientôt après il reçut celui de surintendant. Il fit connaître ces eaux, en 1748, par des essais en forme de lettres, et indiqua leurs usages et leur administration. En même temps, il faisait des leçons d'anatomie et d'art des accouchemens aux chirurgiens et aux sages-femmes. Il se montrait par-là doublement utile à ses concitoyens. Bordeu semblait devoir être fixé pour toujours en Béarn; mais des arrangemens de famille le déterminèrent à venir, en 1752, s'établir à Paris. Il s'y annonça par ses *Recherches sur les glandes et sur leur action*. Cette production originale commença à fonder sa réputation parmi ceux qui exerçaient avec le plus de supériorité l'art de guérir dans la capitale. Mais, pour avoir le droit d'exercer la médecine, il fallait être admis dans la Faculté de Paris : il y soutint plusieurs thèses, et fut reçu docteur de cette Faculté. A peine était-il décoré de ce titre, qu'il fut nommé médecin *expectant* à la Charité. Son assiduité et ses connaissances avaient frappé les religieux de cette maison, qui voulurent s'assurer de lui en le faisant nommer substitut du médecin de l'hôpital. C'est sur ce théâtre d'observations qu'il appliqua les principes qu'il s'était faits en médecine, et qu'il les étendit par de nouvelles études. Bientôt Bordeu parvint au comble des succès que peut ambitionner un médecin. Son mérite supérieur était reconnu de ses confrères, et il était recherché comme praticien par ce qu'il y avait de plus élevé dans toutes les classes de la société. Ces succès devaient lui attirer des rivaux, ou plutôt des ennemis. Le fameux Bouvard fut un des plus acharnés. Des calomnies atroces furent les moyens dont ils se servirent pour le perdre. Ils eurent assez de crédit pour faire rayer le nom de Bordeu de la liste des membres de la Faculté; et il fallut un arrêt des cours souveraines pour lui rendre le droit d'exercer la médecine. Ces persécutions, qui troublèrent son repos, ne l'empêchèrent cependant pas de continuer ses travaux. Il repoussa d'ailleurs les traits de ses ennemis avec toute la vigueur dont il était capable; et, dans quelques-uns de ses ouvrages, mais particulièrement dans ses recherches sur l'histoire de la médecine, il sut, par des allusions piquantes, les couvrir de ridicule. Cette lutte continuelle, en même temps que les travaux nombreux auxquels se livrait chaque jour Bordeu, altérèrent sa santé. Il pensa à la retraite, et mit en viager le fruit de ses épargnes, qui ne montaient qu'à 80,000 livres, malgré la longue et brillante pratique qu'il avait eue. Un voyage aux eaux de son pays ne le guérit pas de l'affection qu'il portait, et que l'on caractérise très-vaguement de *goutte vague*. Une attaque d'apoplexie l'enleva inopinément le 23 novembre 1776. Il était resté célibataire.

Disciple d'Hippocrate et de Stahl, Bordeu reconnaît pour premier principe de la philosophie médicale, la nécessité d'étudier les lois de la vie par l'observation des êtres qui les possèdent, au lieu d'imiter les médecins à systèmes pour qui la physiologie n'est qu'une série de déduction hypothétiques tirées des principes de la physique générale. Il étudie donc les corps organisés, et la première chose qui le frappe en eux, c'est l'ordre admirable, la dépendance réciproque de leurs fonctions; la force qu'ils ont de résister à l'influence des causes qui tendent à les détruire, la propriété qu'ils possèdent de se restituer à l'état normal dont ils ont été dérangés, etc. Il désigne par le nom de *nature* ces facultés merveilleuses, dont la plupart des dogmatistes, les chémiâtres et les mécaniciens n'avaient tenu aucun compte. Quelquefois, il faut l'avouer, emporté par une imagination ardente, il oublie que ces propriétés, essentiellement distinctes de toute autre, ne sauraient être expliquées par des propriétés plus générales, qu'elles sont inexplicables en elles-mêmes, qu'elles sont des faits primitifs, et la *nature* devient pour lui un principe substantiel, agissant selon des déterminations, *une âme rationnelle;* mais Bordeu n'est spiritualiste que par distraction, et bientôt la philosophie expérimentale le ramène dans le monde des réalités. Il analyse les phénomènes de l'organisme, et croit pouvoir les réduire à la sensation et au mouvement; la sensibilité et la motilité, considérées, d'après l'obser-

\ation, comme propriétés inhérentes aux organes, suffisent donc pour en expliquer les actes. Si tous ces actes ne sont pas identiques, c'est que les propriétés vitales sont inégalement distribuées dans nos parties; l'analyse anatomique doit nous apprendre la manière d'être de chacune d'elles.

Des principes aussi positifs, et les recherches de Haller sur'les propriétés différentes des principaux tissus de l'économie, devaient donner naissance à l'anatomie et à la physiologie générales de notre époque. Bichat devait nécessairement paraître au dix-neuvième siècle; et peut-être ne fallait-il pas tout le génie de ce grand homme pour exécuter ce qu'il a fait. Bordeu ne se borna point à exposer des vues générales, il fit des recherches particulières sur quelques-uns des élémens organiques qui nous constituent. Il donne en cent endroits des preuves de l'aptitude la plus heureuse pour l'observation; mais ici, comme dans tous ses ouvrages, une sorte d'exubérance d'imagination le jette dans des écarts assez fréquens; et l'on trouve à côté des idées les plus ingénieuses et les plus justes, des bizarreries ou des vues surannées. Les opinions particulières de Bordeu sur chaque point de physiologie sont trop généralement connus pour que nous les exposions en détail. Nous ne dirons qu'un mot de lui comme praticien. Il avait une grande confiance dans la tendance naturelle de l'organisme vers la guérison, et le *naturisme* fut toujours sa doctrine de prédilection. Le style de Bordeu est souvent incorrect, mais il est plein d'esprit, de verve et d'originalité, et l'on relit toujours ses ouvrages avec plaisir. En voici les titres :

Dissertatio physiologica de sensu genericè considerato. Montpellier, 1742, in-4; Paris, 1751, in-12, avec les *Recherches sur les glandes.* — Cette dissertation contient le germe de plusieurs des idées principales que Bordeu a développées par la suite.

Chylificationis historia. Montpellier, 1742, in-4; Paris, 1751, in-12, avec les *Recherches sur les glandes.* Bordeu rejette les explications mécaniques et chimiques à l'aide desquelles les physiologistes se rendaient compte de la formation du chyle. Il montre que cette opération est toute animale.

La sécrétion de la salive fournit à Bordeu l'occasion d'émettre l'idée fondamentale dont le développement a fait l'objet d'un de ses plus beaux ouvrages : les *Recherches sur les glandes.*

Lettres sur les eaux minérales du Béarn et de quelques-unes des provinces voisines. Amsterdam, 1746-1748, in-12.

Observations sur l'usage du quinquina dans la gangrène, insérées dans le *Traité des plaies,* de Guisard, et dans les *Lettres sur les eaux minérales du Béarn.*

Recherches anatomiques sur les ar-

ticulations des os de la face, dans les *Mémoires des Savans étrangers de l'Académie des sciences, 2° vol.* —.Bordeu démontre que tous les os de la face sont disposés de la manière la plus avantageuse pour résister aux efforts de la mâchoire inférieure. Ce Mémoire valut à son auteur le titre de correspondant.

Recherches anatomiques sur les différentes positions des glandes et sur leur action. Paris, 1752, in-12; *ibid.,* an VIII, in-12, avec des notes de Hallé. — Dans ce beau travail, où Bordeu a semé le plus d'idées neuves, il combat les explications mécaniques de la sécrétion et de l'excrétion des humeurs glandulaires. Il démontre que cette excrétion n'est point due à la compression des glandes par les parties voisines; que les fonctions de ces organes dépendent de leur action propre, d'une sorte d'érection.

Dissertation sur les écrouelles, couronnée en 1753 par l'Académie royale de chirurgie, insérée dans le 3° vol. des *Prix,* in-4, 1757; dans l'ancien *Journal de médecine* (sept. 1759); dans le *Journal économique* (janvier 1760), et à la suite des *Recherches sur le tissu muqueux,* 1767, sous ce titre : *Usage des eaux de Barèges et du mercure dans les écrouelles.*— C'est une des moindres productions de Bordeu. Il y établit, d'après des suppositions gratuites, que les pays de montagnes sont ceux où l'on trouve le plus grand nombre d'écrouelleux, et l'attribue aux eaux trop crues dont s'abreuvent les habitans, et à l'air trop vierge qu'ils respirent.

An omnes organicæ corporis partes digestioni opitulentur? Paris, 1753, in-4.

An venatio Cetæris exercitationibus salubrior? Paris, 1753, in-4.

Utrum Aquitaniæ minerales aquæ morbis chronicis? Ces trois dissertations furent soutenues par Bordeu pour obtenir le grade de docteur dans la Faculté de médecine de Paris. Elles sont insérées par extrait dans le *Journal des Savans* et le *Journal économique,* année 1754. Dans la première, considérant les modifications apportées par la digestion dans les fonctions de la plupart des organes, il en conclut que chaque organe prend plus ou moins de part aux actions des autres, selon l'importance des fonctions qu'ils remplissent ou le degré d'empire qu'ils ont sur lui; il montre que l'estomac, soit par sa position, soit par l'étendue de ses liaisons avec les autres organes, soit par la nature de ses opérations, semble donner l'impulsion à toute la machine animale. Il semble, à cette occasion, consacrer l'idée favorite de Van Helmont, qui considérait le centre épigastrique comme la partie centrale, fondamentale de notre économie, comme le point de réunion de toutes les actions. La troisième dissertation se compose de 170 observations que Bordeu avait recueillies lors de son service aux eaux de Barèges; il y a exposé des vues profondes sur la pathologie. Cette dissertation se trouve fondue dans son *Traité des maladies chroniques.*

Recherches sur les crises, dans l'*Encyclopédie,* 1753, et avec la deuxième édition des *Recherches sur le pouls.*— Dans cet article, qui forme un traité complet rempli de la plus saine érudition, Bordeu admet bien, comme les anciens, une sorte d'harmonie entre les diverses fonctions de l'économie, en vertu de laquelle les phénomènes qui constituent la plupart des maladies, paraissent le résultat d'efforts sagement combinés et tendant au rétablissement de la santé; mais il nie que les révolutions qui amènent la guérison, et qui sont, le plus souvent, marquées par des évacuations, que ces crises surviennent à des jours réguliers. Il n'hésite pas, malgré son attachement pour la doctrine d'Hippocrate, à le blâmer, de s'être trop pressé à établir des règles générales:

Recherches sur le pouls par rapport aux crises. Paris, 1756, in-12; *ibid.*, 1768 et 1772, in-12. 3 tom. en 4 vol. —Bordeu, outrant les vues de Solano, de Lucques et de Nihel, son traducteur anglais, sur les caractères diagnostiques et pronostiques du pouls, établit dans ce traité des distinctions nombreuses à l'aide desquelles le pouls pourrait indiquer, par des différences spéciales, la période, le siége, l'issue probable de la maladie, l'organe par lequel doit s'opérer le travail critique, etc., etc.

Recherches sur le traitement de la colique métallique à l'hôpital de la Charité, pour servir à l'histoire de la colique vulgairement nommée colique de Poitou, formant trois dissertations insérées dans l'ancien *Journal de médecine,* 1762-1763.— Ces recherches sont remarquables par des vues pratiques excellentes.

Recherches sur quelques points d'histoire de la médecine qui peuvent avoir rapport à l'arrêt de la grand'chambre du parlement de Paris, concernant l'inoculation, et qui paraissent favorables à la tolérance de cette opération. Liége (Paris), 1764, in-12, 1 vol. — Dans cet ouvrage, à l'occa-

sion de l'inoculation, dont il était un des partisans les plus décidés, Bordeu passe en revue et caractérise les diverses sectes de médecine. Les jugemens qu'il porte sont la plupart remarquables par leur justesse et leur profondeur, et sont exprimés avec une piquante originalité.

Recherches sur le tissu muqueux et l'organe cellulaire, et sur quelques maladies de la poitrine. Paris, 1767, in-12, avec la dissertation sur l'*usage des eaux de Barèges dans les écrouelles; ibid.,* 1791, in-12. — C'est à Bordeu qu'on doit d'avoir appelé particulièrement l'attention sur cette trame première, sur ce moyen d'union et d'isolement de nos organes. Au milieu d'idées spécieuses et hasardées se trouvent des vues profondes que Bichat a su exploiter avec génie. Suivant Bordeu, ce tissu est l'organe des fluxions et des métastases.

Recherches sur les maladies chroniques, leurs rapports avec les maladies aiguës, leurs périodes, leur nature, et sur la manière dont on les traite aux eaux minérales de Barèges, et des autres sources de l'Aquitaine. Paris, 1775, in-8, 1 vol. avec la *Dissertation sur les écrouelles; ibid.,* an VII, avec des notes et la vie de l'auteur, par Roussel. — Cet ouvrage, qui devait renfermer tout ce que Bordeu avait observé dans le cours de sa pratique, fut composé de concert avec son père et son frère, qui lui fournirent un grand nombre d'observations sur les effets des eaux minérales des Pyrénées dans le cas de maladies chroniques. Bordeu cherche à y démontrer que ces maladies ont des périodes aussi régulières que les aiguës, et que le but principal de leur traitement doit être de leur donner le caractère des maladies aiguës. A l'occasion de ces maladies, Bordeu entremêle des considérations physiologiques et pathologiques des plus intéressantes, y reproduit ses opinions sur l'action propre des organes et sur le tissu cellulaire; il y répand à profusion les idées les plus hypothétiques, les plus paradoxales, ainsi que des vérités que personne n'avait aussi bien saisies et fait ressortir.

Les divers ouvrages de Bordeu, excepté les trois thèses qu'il soutint à Paris et les lettres sur les eaux minérales du Béarn, ont été réunis par le professeur Richerand, sous ce titre : *OEuvres complètes de Bordeu*, Paris, 1818, in-8, 2 vol. avec une notice sur la vie et les ouvrages de l'auteur.

Bordeu avait encore publié : *Hommage à la vallée d'Ossau*, in-8, en patois basque, et tiré seulement à 25 exemplaires. On lui attribue une coopération dans les ouvrages de La Caze, qui a en effet développé plusieurs points de sa doctrine. *V.* LA CAZE. Il institua le *Journal de Barège*, continué par son frère. Minvielle a réuni les principales idées de Bordeu, et en a formé un ouvrage intitulé : *Traité de médecine théorique et pratique, extrait des ouvrages de M. Bordeu, avec des remarques critiques*. Paris, 1774, in-12; Montpellier, 1825, in-8, sous ce nouveau titre : *Analyse raisonnée des ouvrages de médecine de Th. Bordeu, avec l'éloge de Bordeu par* Roussel.

(Minvielle. — *Biogr. univers.* — Richerand, *Notice.* — *Biogr. méd.* — Bérard, *Doctr. de l'école de Montp.*)

BORDING (Jacques) naquit à Anvers le 11 juillet 1511. Après avoir commencé ses études médicales à Paris, et les avoir terminées à Montpellier, il prit le bonnet de docteur à Bologne. Il avait été contraint d'abord, par le mauvais état de sa fortune, et depuis volontairement, d'enseigner dans divers colléges les langues grecque, hébraïque et latine. La crainte d'être inquiété, à cause du luthéranisme qu'il avait embrassé, le fit plusieurs fois changer de résidence. Il exerça la médecine à Carpentras, à Hambourg, puis à Rostock, où il fut appelé par Henri, duc de Meckelbourg, pour être son médecin aulique, et en même temps pour enseigner dans l'Université. Il demeura sept ans dans cet emploi. Enfin, Christiern III, roi de Danemarck, l'appela à Copenhague. Bording y passa le reste de ses jours, partagé entre les exercices académiques et le service de la cour. Il avait amassé beaucoup d'argent, lorsqu'il mourut, le 5 septembre 1560, dans la cinquantième année de son âge. On a de lui les ouvrages suivans, qui n'ont paru que longtemps après sa mort :

Jacobi Bordingi physiologia, hygieine, pathologia, prout has medicinæ partes in academiis Rostochiensi et Hafniensi publicè enarravit. Rostoch, 1591, in-8.

Enarrationes in sex libros Galeni

de tuenda sanitate. Accessere autoris consilia quædam illustrissimis principibus præscripta. Rostoch, 1595, in-4; ibid, 1604, in-4.

(Paquot, *Hist. litt. des Pays-Bas.* — Melchior Adam, *Vitæ germanorum medicorum*, etc.)

BOREL (PIERRE), *Borellus*, naquit à Castres, en Languedoc, vers l'an 1620. Après le cours de ses études, il se donna à la médecine, et se fit recevoir docteur. Il exerçait l'art de guérir dans sa ville natale depuis douze ans, quand il vint à Paris sur la fin de l'année 1653. Il fut fait quelque temps après médecin ordinaire du roi. Sa mort arriva en 1689; il appartenait depuis 1674 à l'Académie de Sciences, en qualité de chimiste. On a de lui :

Catalogue des raretés de Pierre Borel de Castres. Castres, 1645, in-4. 2e édition augmentée, à la suite des *Antiquités de Castres.* — C'est la description du cabinet de l'auteur.

Les antiquités, raretés, plantes, minéraux et autres choses considérables de la ville et comté de Castres d'Albigeois, et des lieux qui sont à ses environs, avec l'histoire de ses comtes, évêques, etc., etc. Castres, 1649, in-8 de 150 pages.

Historiarum et observationum medico-physicarum centuria prima et secunda; in quá non solum multa utilia, sed et rara, stupenda, ac inaudita continentur. Castres, 1653, in-8. Il accesserunt Isacii Cattierii observationes medicinales raræ, Borello communicatæ, et vita Renati Cartesii per eumdem Borellum. Paris, 1657, in-8. Francfort, 1670, in-8. *Id.* accesserunt J. Rhodii observationes; Arnoldi Bootii de effectibus omissis tractatus; et Petri Matthæi Ronssii consultationes et observationes selectæ. Francfort, 1676, in-8. — Ce volume renferme quelques observations curieuses. La vie de Descartes a été traduite en anglais, et imprimée à Londres en 1666, in-8.

Bibliotheca chimica, seu catalogus librorum philosophicorum hermeticorum, in quo quatuor millia circiter authorum chimicorum, vel de transmutatione metallorum, re minerali, et arcanis, tam manuscriptorum quam in lucem editorum, cum eorum editionibus, usque ad annum 1653 continentur; cum ejusdem bibliothecæ appendice et corollario. Paris, 1654, in-12. Heidelberg, 1656, in-12. (Clément pense que cette édition est la même que la précédente.)—Insérée dans la *Bibliotheca chemica* de Roth-Scholz. Nuremberg, 1725-29, in-8, avec continuation.

De vero telescopii inventore, cum brevi omnium conspiciliorum historiá; ubi de eorum confectione ac usu, seu de effectibus agitur, novaque quædam circa ea proponuntur. Accessit etiam centuria observationum microscopicarum. La Haye, 1655, in-4, fig. — Il y a, dit Nicéron, des choses singulières et curieuses dans cet ouvrage.

Trésor des recherches et antiquités gauloises et françaises, réduites en ordre alphabétique, et enrichies de beaucoup d'origines, épitaphes et autres choses rares et curieuses, comme aussi de beaucoup de mots de la langue thyoise ou theuth-franque. Paris,

1655, in-4 de 611 pag. — Ouvrage de beaucoup d'érudition, dans lequel sont indiqués les suivans, du même auteur :

Poëme à la louange de l'imprimerie.

Carmina in laudem regis, reginæ, et cardinalis Mazarini, in-4.

Auctarium ad vitam Peirescii. — (Dans l'édition de cette vie faite à La Haye, en 1655, in-4.)

Commentum in antiquum philosophum Syrum. 1655.

Hortus, seu armamentarium simplicium plantarum et animalium ad artem medicam spectantium, cum brevi eorum etymologiâ descriptione, loco, tempore et viribus. Castres, 1667, in-8.

De curationibus sympatheticis. — Cet écrit, qui est fort court, se trouve à la page 526 du *Theatrum sympatheticum.* Nuremberg, 1662, in-4.

(*Mém.* du P. Niceron — Chaufepié. — Clément, *Biblioth. curieuse.*)

BORELLI (Jean-Alphonse) naquit à Naples le 28 janvier 1608. On manque de détails biographiques sur ses premières années. On sait seulement qu'il montra de bonne heure un goût décidé pour la philosophie et les sciences physiques, et qu'il étudia les mathématiques sous Benoît Castelli, célèbre professeur de Pise. La réputation brillante qu'il acquit bientôt dans cette dernière science, lui fit obtenir d'abord une chaire à Messine, dans laquelle il se montra avec éclat. Jaloux d'acquérir de nouvelles connaissances, le jeune Borelli se rendit en Toscane dans le but d'entendre Galilée; mais il n'arriva que pour assister aux funérailles de l'illustre philosophe. Il revint en Sicile, après avoir séjourné quelque temps à Florence. Ce fut à peu près à cette époque qu'il fut agrégé à la noblesse de Messine, titre que les Messinois lui conférèrent comme une marque de la haute estime qu'ils avaient de ses talens. La chaire de mathématiques étant devenue vacante à l'Université de Pise, le grand-duc Ferdinand II l'offrit à Borelli, qui l'accepta avec l'agrément du sénat; il alla en prendre possession en 1656. L'année suivante, il se forma dans la ville de Florence une société des disciples de Galilée, qui cherchaient à développer sa philosophie, à cultiver la physique expérimentale, et à en faire l'application à la nature entière. Cette société, favorisée par Léopold, prince de Toscane, fut organisée régulièrement en 1657, et prit le nom d'Académie *del Cimento.* Ce fut dans son sein que Borelli, l'un de ses membres, exposa les premières tentatives faites pour unir les mathématiques et la physique expérimentale avec l'art de guérir, et qu'il jeta ainsi les fondemens de l'école *iatro-mathématique.* Cette Académie, qui ne dura que dix années, cessa d'exister lorsque Borelli, par l'idée d'un mécontentement particulier, quitta Pise pour se rendre à Messine. Il ne resta pas long-temps dans sa pre-

mière et nouvelle résidence; les Messinois, las du gouvernement
espagnol, levèrent l'étendard de la révolte en 1674, et se donnèrent
à la France; mais ce gouvernement les abandonna à leurs anciens
maîtres au bout de quatre ans; et Borelli, accusé d'avoir secondé
et appuyé la révolte par des discours séditieux, fut banni de tous
les Etats soumis à l'Espagne. Il se retira à Rome, près de la reine
Christine; et ce fut alors qu'il écrivit son immortel ouvrage sur
le mouvement des animaux. Sur ces entrefaites, un domestique
infidèle, lui ayant dérobé tout ce qu'il possédait, Borelli, plongé
ainsi tout à coup dans une extrême indigence, accepta un asile
chez les clercs réguliers des écoles pieuses; il y enseignait depuis
quelque temps les mathématiques, quand il fut atteint d'une pleurésie, à laquelle il succomba le 31 décembre 1679.

Borelli fut, comme nous l'avons dit plus haut, le fondateur de l'école
Iatro-Mathématique (*V.* ce mot). Les services qu'il a rendus, en appliquant la statique et les mathématiques à la théorie du mouvement
musculaire, sont d'autant plus importans, que personne avant lui
n'avait conçu l'idée de cette heureuse application. Sans doute, il
étendit trop ses explications mécaniques à toutes les fonctions du
corps, et l'évaluation qu'il fit de la force de divers organes repose
sur des suppositions entièrement arbitraires; mais ses idées contribuèrent à rectifier des opinions plus hasardées, et à détruire des
théories non moins gratuites et bien plus erronées. Nous reviendrons plus loin sur cet objet. Il eut le premier la pensée de
soumettre le mouvement du sang aux lois de la statique et de
l'hydraulique, et de le calculer sans avoir égard à la force vitale;
il refusa de croire à l'existence, généralement adoptée jusqu'alors,
de fibres dans le sang pendant la vie. Borelli est aussi le premier
qui ait donné une explication satisfaisante du mécanisme de la respiration. Il a laissé les ouvrages suivans :

Le Cagioni delle febbri maligne di Sicilia. Naples, 1647, in-12; *ibid.,* 1648, in-12; Cosenza, 1649, in-12; Pise, 1658, in-4.

Euclides restitutus, seu prisca geometriæ elementa faciliùs contexta. Pise, 1658, in-4.; Rome, 1679, in-12.

Apollonii Pergæi conicorum, libri V, VI et VII. *Paraphraste Abalphato asphahanensi nunc primum editi. Additus in calce Archimedis assumptorum liber, ex codicibus arabicis manuscriptis Ser. D. Etruriæ. Abrahamus Ecchellensis maronita latinos reddidit. Joannes Alphonsus Borellus in Pisano Academia Matheseos professor curam in geometricis versioni contulit; et notas uberiores in universum opus adjecit.* Florence, 1661, in-fol.; Anvers, 1665, in-fol.

De renum usu judicium; réuni au traité *De Structurâ renum* de Bellini. Strasbourg, 1664, in-8.

Lettera del movimento della cometa appersa il mese di decembre del 1664. Pise, 1665, in-4. — Cette lettre de Borelli fut publiée sous le nom de Piermaria Mutoli.

Theoricæ medicorum Planetarum ex causis physicis deductæ. Florence, 1666, in-4.

De vi percussionis liber. Bologne, 1667, in-4. — Cet écrit fut l'objet de diverses critiques auxquelles Borelli répondit par trois brochures que nous indiquons plus bas.

Osservazione intornò alle virtù ineguali degli occhi. On trouve cette dissertation dans le *Giornale de' Letterati* de Rome, 1669, page 11; elle a été traduite en français, et insérée dans les *Mém. de l'Acad. des Sciences*, tome X. — Borelli pense que l'œil gauche voit habituellement les objets plus grands et plus distincts que l'œil droit.

De motionibus naturalibus à gravitate pendentibus liber. Reggio, 1670, in-4; Bologne, 1670 et 1672, in-4. Cet écrit fut avec celui intitulé: *De vi percussionis*, une sorte d'introduction au grand ouvrage de Borelli, *De motu animalium;* ils ont été réimprimés ensemble, avec le titre suivant:

Tractatus duplex, de vi percussionis, et de motionibus naturalibus à gravitate pendentibus; ad intelligentiam operis de motu animalium apprimè necessarius; cum ejusdem responsionibus ad Stephani de Angelis animadversiones in librum de vi per-

cussionis. Editio prima Belgica, priori Italica multò correctior et auctior. Leyde, 1686, in-4. — On trouve dans le livre *De motionibus,* etc., p. 289, la remarque, reproduite d'ailleurs dans le traité *De motu animalium,* que fait Borelli au sujet de l'absence de valvules dans certaines veines. Il dit que le sang, pour ne jamais subir d'altération, est obligé d'être sans cesse en mouvement, et que ce mouvement, pour remplir le but auquel il est destiné dans les veines du bas-ventre, doit avoir lieu continuellement en haut et en bas, et non pas seulement des branches vers les troncs.

Meteorologia Ætnæa, sive historia et meteorologia incendii Ætnæi, anno 1669. Pise, 1669; réimprimé avec l'addition suivante: *Accessit responsio ad censuras R. P. Honorati Fabri contrà suum librum de vi percussionis.* Reggio, 1670, in-4.

Osservazione dell' Ecclisi Lunare fatta in Roma la sera dei 11 gennaro 1675. — Cette note est insérée dans le *Giornale de' Letterati* de Rome. 1675, p. 34.

Elementa conica Apollonii Pergæi, et Archimedis opera, nova et breviori methodo demonstrata a Jo. Alph. Borelli. Rome, 1679, in-12. — A cet ouvrage se trouve réuni celui que nous avons indiqué sous le titre d'*Euclides restitutus,* etc.

De motu animalium, pars prima, in quá copiosè disceptatur de motionibus conspicuis animalium, nempè de externarum partium et artuum flectionibus, extensionibus, et tandem de gressu, volatu, natatu, et ejus annexis. Rome, 1680, in-4. — *Pars altera in quá de causis motus musculorum, et motionibus internis atque humorum qui per vasa et viscera animalium fluat.* Rome, 1681, in-4; Leyde, 1685, in-4; *ibid.*, 1711, in-4; Naples, 1734, 2 vol; La Haye, 1743, in-4; réimprimé dans la *Bibliot. anat.* de Manget, tome II, page 812. — Dans cet ouvrage, qui seul a suffi pour assurer la gloire de Borelli, le mouvement musculaire est expliqué d'une manière tout-à-fait nouvelle, et avec une clarté étonnante, d'après les lois de la statique. Il renferme des documens précieux sur le mécanisme des différentes espèces de mouvement, le vol des oiseaux, le nager des poissons, le ramper des vers, etc. Borelli fait une application très-heureuse de la théorie des leviers aux mouvemens des membres. Considérant les os comme de véritables leviers mis en jeu par des cordes qui sont les muscles, il compare la force vitale de ces derniers organes à la force appliquée au levier, le milieu de l'articulation au point d'appui, et donne du mécanisme des mouvemens et de la détermination des forces mouvantes, une théorie entièrement neuve. La découverte fondamentale de Borelli consiste en ce qu'il a fait voir, le premier, contre l'opinion alors généralement admise, que, lorsque les animaux surmontent une résistance, même légère, leurs muscles emploient de très-grandes forces; il l'a démontré en faisant remarquer que l'insertion de chaque muscle est toujours beaucoup plus rapprochée du centre du mouvement, que n'est la résistance ou le poids qu'il fait mouvoir autour de ce centre. Toutefois, Borelli a commis des erreurs par rapport aux principes de mécanique qu'il a employés, comme l'ont démontré Varignon, Parent, Pemberton et Hamberger. D'un autre côté, il s'est essentiellement trompé, en admettant dans la terre, ainsi que dans l'air et l'eau, une force de réaction ou de répulsion capable de produire les mouvemens progressifs des animaux; car rien ne prouve l'existence de cette force, ainsi que Barthez l'a fait voir. Nous ne parlerons pas de l'étiologie du mouvement musculaire, dont la cause prochaine était, suivant Borelli, le gonflement du muscle, résultant de l'effervescence du fluide nerveux avec le sang. Toute cette partie de son travail est purement hypothétique.

La seconde partie du traité de Borelli a pour objet l'étude des mouvemens internes qui produisent les fonctions du cœur, de la respiration, etc. Cette physiologie, dont les principes, exclusivement puisés dans la mécanique, sont aujourd'hui presque entièrement oubliés, n'a jamais eu qu'une très-faible part à la célébrité de cet ouvrage, au sujet duquel Boerhaave a dit qu'un médecin n'agit qu'avec incertitude et obscurité, s'il n'est pas dirigé par les connaissances qu'on peut y puiser. Chirac, également pénétré de son importance, légua, par son testament, à l'Université de Montpellier, une somme pour fonder deux chaires : l'une relative à l'anatomie comparée, et l'autre entièrement destinée à l'explication du traité de *Motu animalium*, et des matières qui y ont rapport. Il paraît que la volonté du testateur ne fut pas mise à exécution.

Relazione sopra lo stagno di Pisa e supplemento da aggiugnersi alla proposizione II del lib. II del P. D. Benedetto Castelli intorno alla misura dell'acque correnti, e alla laguna di Venezia; inséré dans le *Raccolta d'autori che trattano del moto dell'acqua.* Tome I, pages 273 et 311. Florence, 1723, in-4.

On trouve encore un petit écrit de Borelli, intitulé : *De structurá nervi optici*, dans l'édition des OEuvres posthumes de Malpighi, d'Amsterdam, 1698, in-4, page 152. (Mazzuchelli.—Tiraboschi, *Storia della letteratura italiana.*—Haller.—Barthez.—Sprengel.)

BORGARUCCI. (Prosper), natif de Canziano, près Gubbio, dans l'Ombrie, vivait dans la seconde moitié du seizième siècle. Il fut nommé à la chaire d'anatomie de l'Université de Padoue, le 17 janvier 1564, et ce fut alors qu'il publia en italien le *Traité d'Anatomie* dont nous allons parler tout à l'heure. Borgarucci fit un voyage en France en 1567, et comme il se qualifie de médecin du roi, *medicus regius*, on peut conjecturer qu'il obtint ce titre à cette époque. Il trouva à Paris le manuscrit de la *Grande Chirurgie*, de Vésale, dont il avait été disciple; il l'acheta, revint à Padoue, en 1568, et le fit imprimer à Venise, en 1569. Borgarucci a laissé les ouvrages suivans :

Della contemplazione anatomica sopra tutte le parti del corpo umano. Venise, 1564, in-8. — Cet ouvrage, quoique écrit en italien, ayant été adopté par la plupart des professeurs des universités d'Italie, Borgarucci le traduisit en latin, et y ajouta en même temps les observations qu'il avait recueillies pendant qu'il enseignait publiquement à Padoue.

Trattato di peste, dove ciascuno potra apprendere il vero modo di curar la peste, e di conservarsi sano in detto tempo. Venise, 1565, in-8.

De morbo gallico methodus. — Cet ouvrage est imprimé dans le tome II du recueil sur cette matière, publié à Venise en 1566, in-fol.

La fabrica degli spetiali partita in 12 distintioni, dove s' insegna di comporre tutte le sorti di medicamenti, che più si costumano nella medicina : con la dichiaratione di molti semplici, che nelle compositioni de medicamenti sono compresi. Venise, 1566, in-4 de 899 pages.

On doit à Borgarucci, comme nous l'avons dit, la publication de la chirurgie de Vésale, ouvrage qu'il fit paraître sous ce titre : *Andreæ Vesalii, Bruxellensis, Philippi Hispaniarum regis medici, chirurgia magna, in septem libros digesta, in quá nihil desiderari potest, quod ad perfectam atque integram, de curandis humani corporis malis, methodum pertineat. Ab excellentissimo philosopho, ac medico regio Prospero Borgarutio recognita, emendata, ac in lucem edita. Formæ etiam instrumentorum, quibus chirurgi utuntur, his in libris apprimè descriptæ sunt.* Venise, 1569, in-8.

C'est à un autre Borgarucci que Mazzuchelli attribue l'ouvrage suivant : *Arcana, lingua patria III libris ex Gab. Fallopio collegit, partim medica, partim chemica, partim ad vina diversa et præparanda et condienda.* Venise, 1565, in-8.

(Bayle, *Dict. hist.* — Mazzuchelli. — Eloy.)

BORSIERI DE KANIFELD (JEAN-BAPTISTE), en latin *Burserius*, naquit à Trente, ville du Tyrol, le 25 mars 1735, d'une famille distinguée, mais qui ne lui laissa aucune fortune. Privé de l'appui et des conseils de son père, qu'une mort prématurée lui enleva, il eut à lutter contre bien des obstacles pour s'instruire. A quatorze ans il commença l'étude du latin; et, dans l'espace de deux années, il possédait déjà des connaissances étendues et solides dans cette langue, de même que dans la langue grecque, la philosophie et les mathématiques. Un goût décidé l'entraînant vers la médecine, il en étudia les premiers élémens sous un médecin distingué de Trente, Félix Pergerio; il se rendit ensuite à Padoue, et l'année suivante à Bologne, où il suivit les leçons de Beccarri, d'Azzoguidi, etc. Sous de tels maîtres, le jeune Borsieri, doué d'un esprit essentiellement observateur, et d'une sagacité remarquable, fit des progrès si rapides, qu'il fut reçu docteur en médecine et en philosophie avant le temps voulu par les réglemens. Il continua de se livrer avec ardeur à l'observation clinique, tout en suivant les leçons de chirurgie de Molinelli, puis celles du célèbre Bénévoli, à Florence; et il vint enfin exercer la médecine à Faenza. Il était à peine âgé de vingt-deux ans, quand il obtint le titre de *proto-medecin* de cette ville. A cette époque, une fièvre épidémique désolait la Romagne, et les secours de l'art avaient été jusque-là infructueux. Borsieri, éclairé par les ouvertures de cadavres sur la nature de cette maladie, adopta un mode de traitement qui fut suivi des plus heureux résultats. C'est à cette occasion qu'il écrivit ses deux lettres sur la propriété anthelmintique du mercure. Il avait été nommé à une chaire de l'Université de Ferrare, lorsqu'il fut appelé à Pavie par Marie-Thérèse, pour professer la chimie, la pharmacie, la thérapeutique et la médecine pratique; il entra dans ses nouvelles fonctions en 1770. C'est lui qui fonda dans cette Université les leçons de clinique, où brillèrent plusieurs de ses successeurs. Malgré ses fonctions publiques, Borsieri travaillait avec assiduité à ses *Institutions* de médecine-pratique, lorsqu'il fut atteint d'une affection des reins et de la vessie, à laquelle il succomba en 1785, laissant la réputation d'un des plus grands médecins qu'ait produit l'Italie. Ses ouvrages sont:

De anthelminticá argenti vivi facultate. Faenza, 1753, in-4. — On trouve un extrait de cet écrit dans les *Novelle letterrarie* de Florence, 1753, pages 185 et suiv.

Delle acque di S. Cristoforo. Faenza,

1761, in-8; *ibid.*, avec des additions, 1786, in-8. — Cet ouvrage renferme un examen fort détaillé des eaux minérales de la fontaine de Saint-Christophe, et peut fournir des documens utiles pour l'analyse des eaux minérales analogues.

Saggi di medicina pratica del dott. Paolo dell' Armi Trentino, già medico e lettor pubblico nella città di Fano ; opera postuma ordinata e accresciuta di copiose giunte e note dal dott. Giambatista Borsieri. Faenza, 1768, in-4.

Oratio de retardatâ medicinæ practicæ perfectione. Pavie, 1769, in-4. — Ce discours fut prononcé par Borsieri quand il ouvrit son cours à l'université de Pavie.

Nuovi fenomeni Scoperti nell' analisi chimica del latte. Pavie, 1772, in-8.

Institutiones medicinæ practicæ. Milan, 1785 à 1789, in-8, 8 vol.; *ibid.*, 1790, in-4, 4 vol., édit. très-rare. Leipsick, 1787 et 1798, in-8, 4 vol. : nouvelle édition, enrichie d'additions nombreuses par Bréra. Padoue, 1823 (?), 9 vol. : le dernier ne renferme que les notes et les additions de l'éditeur. — Ouvrage classique qui a fondé la réputation de Borsieri. L'auteur y fait preuve d'un grand talent pour l'observation. Dans l'édition publiée par M. Bréra, on trouve réunis plusieurs écrits posthumes de Borsieri, des observations, des consultations inédites, et entre autres ceux qui avaient paru sous ce titre :

J.-B. Burserii de Kanifeld, opera posthuma, quæ ex schedis ejus collegit et edidit J.-B. Berti : tome I, *de Pulsibus;* Vérone, 1820. Tome II, *de Morbis venereis; ibid.*, 1821-1822. Tome III, *de Morbis cutaneis non febrilibus.*

Bréra avait entrepris de traduire en italien les *Institutions* de Borsieri; il n'a donné qu'un premier volume de prolégomènes, et a abandonné cette entreprise. Padoue, 1820, in-8.

(Bréra, *Éloge de Borsieri*, dans l'écrit intitulé : *De præstantiâ institutionum medico-practicarum ill. J.-B. Burserii*, qui sert de préface à l'édition des *Institutions* qu'il a publiée. Padoue, 1823, in-8.)

BOSCH (Iman Jacob Van den), de Ter-Tolen, en Zélande, savant médecin et bon observateur, exerçait l'art de guérir à La Haye, dans la seconde moitié du dernier siècle. Il avait été reçu docteur à Leyde en 1757. Nous ignorons l'époque de sa mort. Bosch était lié d'amitié avec Gaubius, dont les sollicitations le déterminèrent à mettre au jour son principal ouvrage. Les seuls que nous connaissions de lui sont les suivans :

De vivis humani corporis solidis. Leyde, 1757, in-4. — C'est sa dissertation inaugurale. Il soutient que ni les tendons, ni le péritoine, ni aucune autre partie du corps ne sont dépourvus de sensibilité; qu'on ne peut point tirer des expériences faites sur les animaux des conclusions applicables à l'homme, que les artères sont irritables, et il rapporte quelques expériences qui lui sont propres.

*Historia constitutionis epidemicæ verminosæ, quæ annis 1760, 1761, 1762 et initio 1763, per insulam Overflacqué et contiguam Goedercede grassata fuit, cum perpetuis ferè commentarii *in præcipuos verminantium morbos, ac locupletissimo capitum et sectionum elencho.* Leyde, 1769, in-8, 34-384 pages. J.-C.-G. Ackermann en a donné une édition où il a mis une courte préface. Nuremberg, 1779, in-8. — Sprengel est beaucoup trop sévère quand il dit que cet ouvrage peut être regardé comme le triomphe du pré-jugé. On y trouve un grand nombre d'observations curieuses; il est vrai que l'auteur, auquel on ne saurait contester de l'érudition, n'a pas su se défendre du défaut si commun aux monographies d'attribuer une importance exagérée à ce qui a fait l'objet particulier de leurs recherches.

BOSCHI (HIPPOLYTE), né à Ferrare vers l'an 1540, vivait encore au commencement du dix-septième siècle. Son père, qui était médecin, jouissait d'une assez grande réputation, et occupait une chaire de lecteur public dans l'Université de Ferrare. Le jeune Boschi y fit ses études médicales, et fut élève de Canani. Il se livra surtout à l'anatomie et à la chirurgie, et obtint, en 1590 environ, la place de lecteur public en chirurgie dans l'Université où il avait reçu les premières leçons. Il remplit ses nouvelles fonctions avec distinction, et les continua avec un égal succès jusqu'à sa mort. Il occupa aussi la place de chirurgien de l'hôpital Sainte-Anne. On ne connaît pas l'époque précise où il mourut. Toutefois, il n'existait plus en 1621. On a de lui :

De vulneribus à bellico fulmine illatis. Ferrare, 1596, in-4; *ibid.,* 1603, in-4. — Il envisage les plaies d'armes à feu comme des brûlures, et conseille le même traitement que pour ce genre de lésions.

De facultate anatomicâ per breves lectiones, cum quibusdam observationibus. Ferrare, 1600, in-4. — Cet ouvrage n'est qu'un abrégé d'anatomie divisé en huit leçons, écrit pour l'usage des élèves. En traitant de l'ostéologie, il parle des fractures et des luxations, et blâme avec raison l'usage des machines compliquées qu'on était dans l'habitude d'appliquer pour remédier à ces accidens.

Diario ò breve trattato del modo che si deve tenere per conservarsi sano ne' tempi contagiosi. Ferrare, 1600, in-4. — Cet écrit valut à son auteur plusieurs marques de considération de la part des autorités administratives de Ferrare.

De læsione motus digitorum, et macie brachii sinistri consilium. Cette consultation est insérée dans le recueil de Joseph Lautenbach, intitulé : *Consilia medicinalia præstantissimorum Italiæ medicorum, etc.* Francfort, 1605, in-4.

De curandis vulneribus capitis brevis methodus. Ferrare, 1609, in-4.

(Mazzuchelli. — Brambilla.)

BOSQUILLON (ÉDOUARD-FRANÇOIS-MARIE), né à Montdidier, département de la Somme, le 20 mars 1744, commença ses humanités dans sa patrie, et fut envoyé à Paris en 1755, chez les

Jésuites, où il continua ses études, en se distinguant surtout dans la langue grecque par des succès qui furent plusieurs fois couronnés. Reçu maitre ès-arts en 1762, il commença aussitôt l'étude de la médecine, et concourut, au bout de six ans, pour une réception gratuite, prix fondé par M. Diest, médecin de Paris. Vaincu d'un suffrage seulement, il se présenta de nouveau l'année suivante, et fut couronné. La profonde connaissance qu'il avait du grec lui valut, en 1774, la chaire de professeur en cette langue au Collége royal de France. Des travaux fort étendus sur Homère, sur tous les médecins grecs, mais particulièrement sur Hippocrate, remplirent une partie de la vie de ce laborieux et savant médecin. Il enrichit la littérature médicale française de plusieurs ouvrages, classiques en Angleterre, et qui méritaient de l'être partout. Considéré comme médecin praticien, Bosquillon se distingua par quelques opinions paradoxales, et par une hardiesse peu commune dans l'emploi de la saignée, dont il faisait la base du traitement de la plupart des maladies. Il était médecin de l'Hôtel-Dieu, et membre d'un grand nombre de sociétés savantes. Sa mort arriva le 23 novembre 1816, dans la 72e année de son âge. Nous avons de lui :

*Lettre de M. Bosquillon, écuyer, docteur-régent de la Faculté de médecine de Paris, professeur de chirurgie latine dans la même Faculté, lecteur du roi, et professeur de langue grecque au Collége royal de France, censeur royal, etc., à M***, sur la nouvelle édition in-12, petit format, des Aphrorismes d'Hippocrate, qui se trouve à Paris, chez Clousier et Segaud,* 1779 (par Lefebvre de Villebrune); avec cette épigraphe tirée de la préface de l'éditeur : *Per fas et nefas in ipsum textum temerariá manu est grassatus nubem que pro Junone amplexus sua dogmata potiùsquàm Coi verba et præcepta posteris reliquit agnoscenda.* Paris, 1779, petit in-12, 48 pp.

*Lettres de M. Bourgeois (Bosquillon), étudiant en médecine, à M***, pour servir de réplique à un libelle intitulé :* Lettre très-honnête à M. Bosquillon, par Lefebvre de Villebrune. Sans date, in-12.

Ἱπποκρατους αφορισμοι και προρρητικει. *Hippocratis aphorismi et prænotionum liber, Recensuit, notasque addidit Eduardus Franciscus Maria Bosquillon.* Paris, 1784, in-24, 2 vol. Le tome II porte le titre de : *Notæ et emendationes in Hippocratis aphorismos et prænotionum librum.* Il contient, outre ces notes et corrections, et l'index alphabétique, une ancienne version latine des aphorismes, accompagnés de commentaires. Bosquillon s'était persuadé, sur des motifs bien légers, que ces commentaires avaient été d'abord écrits en grec, et il les attribuait à Oribase; mais tout porte à croire que le manuscrit latin qu'il avait sous les yeux, était l'ouvrage original, et qu'il faut l'attribuer à un médecin du treizième ou du quatorzième siècle.

— Cette édition de Bosquillon est fort estimée. Goulin en fit un examen critique assez étendu dans l'ancien *Journal de Médecine*, t. LXIV et LXVII.

Physiologie de Cullen, traduite de l'anglais sur la 3e et dernière édition, par M. Bosquillon. Paris, 1785, in-8.

Élémens de médecine pratique de M. Cullen, traduits sur la 4e et dernière édition, avec des notes, dans lesquelles on a refondu la nosologie du même auteur, décrit les différentes espèces de maladies, et ajouté un grand nombre d'observations qui peuvent donner une idée des progrès que la médecine a faits de nos jours; par M. Bosquillon. Paris, 1785-1787, in-8, 2 vol. Nouvelle édition, revue par A. J. de Jens. Paris, 1819, in-8, 3 vol. — Le travail du traducteur est très-étendu et très-important. La première édition est préférable à la dernière, qui ne contient qu'une partie des commentaires de Bosquillon.

Traité théorique et pratique des ulcères, par B. Bell, trad. sur la 4e édit., augmenté de quelques recherches sur la teigne. Paris, 1788, in-8. *Le même, traduit sur la 7e édit., augmenté de notes, de recherches (nouvelles) sur la teigne, et d'observations nouvelles sur les tumeurs blanches des articulations, 3e traduction française.* Paris, an XI-1803, in-8. — Les *Recherches* sur la teigne s'étendent de la page 243 à la page 282. Il y en a eu des exemplaires tirés à part. Les *Observations* sur les tumeurs blanches sont extraites d'une dissertation de Brambilla. Les *notes* sont répandues en assez grand nombre dans le volume.

Traité de la matière médicale, par M. Cullen, traduit sur la seule édition donnée par l'auteur; par Bosquillon. Paris, 1789-1790, in-8, 2 vol.

Cours complet de chirurgie, etc., par B. Bell; traduit de l'anglais par Ed. Bosquillon. Paris, an IV-1796, in-8, 6 vol., fig.

Traité de la gonorrhée virulente et de la maladie vénérienne, de B. Bell; traduit de la deuxième édition anglaise, et augmenté d'un grand nombre d'observations sur les moyens de reconnaître et de traiter les maladies des voies urinaires, de la peau et autres, qu'on confond souvent avec les symptômes de la maladie vénérienne. Par Ed. Fr. M. Bosquillon, etc., avec le portrait du traducteur. Paris, an X-1802, in-8, 2 vol. — Les notes du traducteur sont plus étendues que l'ouvrage de Bell : il en est plusieurs qui sont excellentes.

Mémoire sur les causes de l'hydrophobie, vulgairement connue sous le nom de Rage, et sur les moyens d'anéantir cette maladie. Paris, an XI-1802, in-8 de 32 pp. Inséré dans les *Mémoires de la Société médicale d'Emulation* (5e année) dont Bosquillon était membre. — L'auteur nie l'existence du virus rabiëique. Suivant lui, l'hydrophobie n'est contagieuse que par l'influence de la terreur qui saisit les personnes mordues par un animal enragé. « Quelque absurde, dit-il, que puisse paraître l'opinion que je propose, je ne doute nullement qu'en prenant toutes les précautions convenables pour inspirer à nos enfans une entière sécurité à l'égard de la rage, on ne parvienne un jour à anéantir entièrement cette maladie, au point que son existence paraîtra aussi incroyable à nos arrière-neveux que celle des sorciers et des revenans, etc. »

Observations sur une affection particulière des testicules, accompagnée d'un fungus produit par cet organe; par Williams Lawrence; extraites du journal Medico-Chirurgical d'Edimbourg, 1808, in-8; insérées dans le Journal général de médecine, etc., tom. 36, p. 447-458.

Rapport sur l'ouvrage en grec moderne et en latin de M. Anast. Georgiades Antipacée, sur les causes qui rendent en général difficiles à guérir, des maladies qui pourraient se guérir naturellement. Paris, 1812, in-8.

Traduction des Aphorismes d'Hippocrate. — Bosquillon a eu part à la traduction de l'*Abrégé des Transactions philosophiques.* Il a augmenté le Vocabulaire de Wailly des termes de médecine et d'histoire naturelle; donné une édition, avec notes, des *Aventures de Télémaque*, et revu la traduction de l'*Histoire de la Médecine, de Sprengel*, par M. Jourdan.

(Dubois, *Notice sur Bosquillon*, dans Journal général de méd. — Ancien Journal de méd. — *Magasin encyclopédique*.)

BOSSCHE (Guillaume Van den), de Liége, médecin et échevin de la ville de Dendermonde, s'est fait connaître, d'une manière peu avantageuse, par la publication de l'ouvrage suivant, qui n'est qu'une compilation sans critique, et dont le titre indique suffisamment le contenu.

Historia medica in qua libris quatuor animalium natura et eorum medica utilitas exactè et luculenter tractantur. Bruxelles, 1639, in-4, fig.

BOTALLI (Léonard), nommé communément *Botal*, était natif d'Asti, dans le Piémont. Il commença ses études à l'Université de Pavie vers l'année 1530, et il y reçut le bonnet de docteur en médecine et en chirurgie. Il fut un des disciples de Fallope. Après avoir servi quelque temps avec son frère dans les troupes françaises, en qualité de chirurgien, il vint à Paris vers l'an 1564, fut médecin de Charles IX, puis médecin du duc d'Alençon, quatrième fils de Henri II, qu'il suivit en Angleterre, où le prince allait pour recevoir la main d'Elisabeth, et ensuite dans les Pays-Bas, dont ce prince avait le gouvernement en qualité de duc de Brabant et de comte de Flandre. Botalli devint plus tard médecin de Henri III. Aucun biographe n'indique l'époque de sa naissance ni de sa mort.

La pratique médicale de Botalli, à qui sa position donnait un certain crédit, apporta de grandes modifications dans celle de la plupart des médecins français de son temps. Jusqu'alors on n'avait employé la saignée qu'avec beaucoup de circonspection et dans des cas fort rares. Botalli la recommanda, non-seulement contre toutes les affections compliquées de malignité, mais encore contre la goutte, la dyssenterie, etc. Nonobstant les succès qu'il obtenait, la Faculté de Paris condamna la méthode de Botalli comme hérétique et extrêmement dangereuse; elle fut l'objet des critiques de Bonaventure Granger; mais elle n'en continua pas moins de se propager dans toute la France, et on l'accueillit bientôt avec transport dans la patrie de son apologiste. Botalli a laissé les ouvrages suivans :

De curandis vulneribus sclopetorum. Lyon, 1560, in-8; Venise, 1565 et 1598, in-8. Ce traité fut aussi imprimé collectivement avec ceux d'Alphonse Ferri et de François Rota, sur le même sujet, à Anvers, 1584, in-4. — Botalli réfute l'opinion d'après laquelle on considérait les plaies d'armes à feu comme des brûlures ou des plaies envenimées, et se comporte à leur égard de même que dans les cas de simple contusion. Il s'attache, avant tout, à retirer le projectile; mais il laisse les esquilles, et attend que le bandage expulsif les chasse au dehors. C'est dans ce livre qu'il proposa, le premier, une méthode cruelle et digne de blâme pour faire l'amputation : il laissait tomber une grosse hache rendue plus pesante par des poids en plomb, sur le membre qui, lui-même, était appuyé sur une autre hache bien tranchante.

De catarrho commentarius. Addita est in fine monstrosorum renum figura nuper in cadavere repertorum. Paris, 1564, in-8.—Cet ouvrage a été réuni au suivant :

Commentarioli duo, alter medici, alter de ægroti munere. Accedit fungi strangulatorii admonitio. De catarrho commentarius; in cujus fine addita est figura monstrosorum renum in cadavere repertorum. Ostenditur etiam locus per quem fertur sanguis in sinistrum cordis ventriculum nondum un-

teà cognitus. De lue venereâ. De vulneribus sclopetorum, qui est uberiori discursu auctus de vulneribus capitis, multisque figuris instrumentorum cephalicorum; declaratione capitis sexti methodi Galeni. Lyon, 1565. in-16. Le traité *De lue venereâ* a été imprimé à part dans la collection des écrits sur cette matière. Venise, 1566, in-fol. — On trouve dans ce recueil une description anatomique très-détaillée de deux reins qui étaient réunis et confondus en partie; celle du trou ovale ou inter-auriculaire, que Galien avait vu et décrit, de même que Vésale, Aranzi, et dont Botalli voulut s'attribuer la découverte, ainsi que celle du canal artériel : il a du moins réussi à lui imposer son nom.

De curatione per sanguinis missionem. De incidendæ venæ, cutis scarificandæ, et hirundinum affigendarum modo. Lyon, 1577 et 1580, in-8; Anvers, 1582 et 1585, in-8; Lyon, 1655, in-8. La meilleure édition de cet ouvrage est celle d'Anvers, juin 1582, qui fut corrigée et augmentée par l'auteur lui-même. — C'est dans ce livre que Botalli expose son opinion sur les émissions sanguines; il prétend non-seulement que la saignée est indiquée dans presque tous les cas où les humeurs sont altérées d'une manière quelconque ou sont trop abondantes, mais encore que c'est le plus efficace de tous les moyens; que les accidens qu'elle peut occasionner ne doivent être attribués qu'à l'ignorance de ceux qui la prescrivent, et qu'en elle-même elle est moins à craindre que l'usage des laxatifs. Il pense que, même chez les personnes âgées, il est très-bon de pratiquer quatre à six fois par an la saignée, lorsque les humeurs sont altérées, et qu'elle convient même chez les plus jeunes enfans. Elle est surtout indispensable dans la dysenterie, parce qu'il existe une très-grande affinité entre cette affection et la pneumonie; dans la fièvre maligne compliquée d'hémorragies nasales. La quantité de sang que l'on doit tirer à chaque fois est de deux à trois livres; on a lieu d'être étonné non-seulement de la hardiesse de Botal, mais surtout du grand nombre de cas où cette méthode fut couronnée du plus brillant succès quoique reposant sur des idées généralement paradoxales.

De viâ sanguinis à dextro in sinistrum cordis ventriculum. Venise, 1640, in-4; réimprimé avec d'autres écrits sur le même sujet. Francfort, 1641, in-4. — Cet ouvrage de Botalli, dont nous avons déjà fait mention à l'occasion du recueil dans lequel il se trouve aussi, contribua sans doute à le faire considérer comme l'auteur de la découverte du trou inter-auriculaire, par la grande publicité qu'il lui donna.

Ratio luis venereæ curandæ. Cet opuscule, qui fait aussi partie du recueil indiqué, fut également inséré dans l'*Appendix* du tome I *de Morbo gallico.* Il paraît qu'il fut publié à part sous ce titre : *De luis venereæ curandæ ratione.* Paris, 1563, in-12 (Astruc). — L'auteur recommande l'usage du mercure, et cite beaucoup d'observations qui lui sont propres.

Judicium Apollinis circà opinionem de viâ sanguinis. Venise, in-4, sans date d'impression.

De Horn a rassemblé tous les écrits de Botalli, et les a publiés sous le titre suivant : *Opera omnia medica et chirurgica hâc postremâ editione à mendis repurgata, methodicè disposita, paragraphis distincta, notis marginalibus, et authorum testimoniis aucta, hinc indè annotationibus illustrata, prodeunt à musæo Joannis Van Horne, cum figuris.* Leyde, 1660, in-8. — Cette édition des œuvres de Botalli est très-bonne, et l'éditeur l'a enrichie de planches. Outre les divers écrits déjà mentionnés qu'elle renferme, on y trouve encore les deux suivans :

Observatio de ossibus inventis inter utrumque cerebri ventriculum.

Observatio de venâ arteriarum nutrice.

(Van Horne, *Præf. ad Botalli opera.* — Mazzuchelli. — Haller. — Bayle. — Sprengel.)

BOTANIQUE. Les besoins physiques de l'homme ont été l'origine de ses premières notions sur les plantes. La nécessité de pourvoir à sa conservation le conduisant naturellement à rechercher les végétaux qui pouvaient lui fournir un aliment commode et sain, il dut faire de bonne heure des tentatives pour cultiver et multiplier ceux qui servaient à sa nourriture. L'agriculture fut sans doute ainsi la première source de la botanique; mais l'homme ressentit aussi dès sa naissance les atteintes de la douleur, il dut chercher en même temps les moyens de s'y soustraire, et de calmer ses souffrances; et ce besoin, non moins impérieux que celui de pourvoir à sa subsistance, dirigea ses investigations sur les propriétés des végétaux qui l'entouraient. On peut donc dire avec raison que l'agriculture et la médecine ont contribué simultanément à créer la botanique. Afin de ne pas perdre ces premiers résultats de l'expérience, on s'attacha à retenir les caractères les plus apparens des plantes usuelles, et c'est ainsi qu'en recueillant les connaissances empiriques acquises chaque jour, on rassembla les premiers élémens de la science des végétaux. . Quoique tout annonce que la botanique remonte aux premiers âges du monde, les poëmes d'Homère, la Bible, et les débris de la sculpture antique, sont les seuls monumens qui nous offrent quelques vestiges des notions botaniques des plus anciens peuples dont les noms soient venus jusqu'à nous. A la vérité, la mythologie grecque attribue à Chiron, Esculape, Achille, Mélampe, Orphée, des connaissances profondes dans les propriétés médicales des plantes; mais ces récits n'ont pour appui que des traditions fabuleuses. Les prêtres d'Isis, et les Mages, qui cultivaient toutes les sciences avec ardeur, ne restèrent pas sans doute étrangers à la botanique : toutefois, aucun document historique ne le démontre, à moins qu'on n'admette que Pythagore ait puisé chez eux les connaissances qu'il avait acquises. En effet, ce philosophe est, suivant Pline, le plus ancien des auteurs grecs qui ait écrit un traité sur les propriétés des plantes : il avait voyagé en Égypte, et s'était instruit par ses communications avec les prêtres d'Isis. Empédocle, d'Agrigente, un de ses disciples, semble aussi avoir eu des idées assez nettes sur quelques points de la physiologie végétale, ainsi qu'ANAXAGORE (*voyez* ce mot).

Dans ces temps reculés, la botanique ne fut étudiée que comme moyen thérapeutique; c'est pourquoi les écrits d'Hippocrate ne font mention que des plantes employées en médecine : elles sont citées sans description, en sorte que les détails sur les propriétés médicinales de ces végétaux sont absolument perdus pour nous. Aristote avait composé deux livres sur les plantes; mais ils n'ont pas été conservés. Néanmoins, on voit dans son *Histoire des animaux* qu'il considérait les plantes comme des êtres intermédiaires à ces derniers et aux minéraux. Elles ne se distinguent pas des animaux par l'hermaphrodisme, dit-il, car dans ceux d'un ordre inférieur, il se trouve des espèces hermaphrodites; elles ne s'en distinguent pas non plus par la privation d'un centre de vie, puisque certains animaux en sont également privés; mais elles n'ont point d'excrémens solides, et les animaux en ont; elles n'ont point d'organes pour se connaitre elles-mêmes, et pour connaitre ce qui existe hors d'elles, et les animaux en sont pourvus. Toutefois, c'est moins comme médecin que comme naturaliste qu'Aristote envisage le *règne végétal*; aussi n'insista-t-il pas sur les applications utiles qu'on peut faire de son étude. Théophraste, disciple et ami du philosophe de Stagyre, est le premier auteur de botanique dont l'antiquité nous ait transmis les ouvrages. Dans son *Histoire des plantes*, dont nous possédons neuf livres, il traite séparément des plantes aquatiques, parasites, potagères, des arbres forestiers et des plantes céréales; il indique les usages auxquels chaque végétal est propre, le pays et le lieu où il croit, sa nature ligneuse ou herbacée, etc. Mais sa nomenclature est vague, ses descriptions insuffisantes; il ne connaît ni les genres ni les espèces. Mais ses vues générales et sa physiologie, qui font le sujet de ses six livres sur les *Causes de la végétation*, sont supérieures à sa botanique. Il montre beaucoup de sagacité dans l'examen des divers organes extérieurs, qu'il définit avec soin; il distingue les cotylédons des feuilles, décrit les formes de ces dernières, donne des idées assez justes de leurs fonctions et de celles des racines, et présente quelques observations assez exactes d'anatomie végétale. Théophraste a jeté plusieurs traits de lumière sur le phénomène de la fécondation, et l'on peut considérer ce philosophe comme le fondateur de la botanique chez les Grecs. Pline rapporte que Métrodore, disciple de Démocrite et contemporain de Théophraste, que Cratévas et Denis, imaginèrent de joindre des figures aux descriptions des plantes. Ces figures, malgré les imperfections qu'elles pouvaient présenter, auraient jeté un grand jour sur l'histoire de la botanique; mais elles ne sont pas parvenues jusqu'à nous. D'après les écrits de Théophraste, on voit que le nombre des plantes connues de son temps était de cinq cents environ. Plusieurs siècles s'écoulèrent sans rien ajouter aux connaissances déjà acquises. Quoique les rois de Pergame et d'Égypte s'efforçassent à l'envi d'encourager les sciences, que des écoles fussent établies à l'imitation de celles d'Athènes, de même que des jardins où se trouvaient réunies les plantes les plus curieuses, la botanique, loin de faire des progrès, rétrograda, au contraire, parce qu'on chercha moins à puiser de nouveaux matériaux dans la nature que dans les livres, et que les manuscrits d'Aristote et de Théophraste ne furent transmis dans Alexandrie et dans Rome que par des copies défectueuses, remplies d'erreurs et d'omissions.

Chez les Romains, la botanique ne fut étudiée long-temps que sous le rapport agricole : c'est ainsi qu'elle fut l'objet des observations de Caton, Varron, Virgile, Columella et Palladius; mais par cette raison même on trouve quelquefois dans leurs écrits des notions exactes sur la physiologie végétale : l'histoire de la greffe, en particulier, y est assez bien développée. Il faut arriver à Dioscoride pour voir cette science s'enrichir de nouvelles acquisitions. Il traita plus particulièrement de l'histoire des plantes; et, quoiqu'inférieur à Théophraste comme botaniste, l'autorité prodigieuse qu'il acquit dans le moyen-âge, et la direction qu'il imprima aux esprits, le placent parmi les chefs d'école. Ce médecin célèbre parcourut la Grèce, l'Asie-Mineure, l'Italie, et observa les plantes de ces diverses contrées; cependant rien ne prouve dans son ouvrage qu'il ait travaillé d'après ses propres recherches. Ses descriptions, quelquefois plus détaillées que celles de Théophraste, ne sont pas moins inexactes, et souvent il n'indique que les noms et les propriétés, de manière qu'on ignore de quelle plante il veut parler; l'on ne reconnaît bien que celles qui sont généralement très-communes, et dont l'identité se trouve en quelque sorte confirmée par la nature des usages qu'on en fait encore aujourd'hui. Dioscoride dut spécialement sa renommée au soin qu'il eut de désigner les propriétés des plantes, et les noms sous lesquels chaque espèce était connue de son temps. C'est donc de son époque qu'on peut dater l'origine de la science, car il a décrit la plupart des plantes dont il traite, et qu'il divise en aromatiques, alimentaires, médicinales et vineuses. Ces plantes sont au nombre de six cents; ce qui montre combien alors étaient lents les progrès de la botanique, puisque, dans l'intervalle des quatre siècles qui séparent Théophraste de Dioscoride, on n'ajouta qu'une centaine de plantes au nombre de celles qui étaient déjà connues.

C'est moins par ce qu'il a laissé sur les plantes, que par l'influence immense de ses écrits sur l'histoire naturelle, que Pline doit être indiqué ici avec Dioscoride. Il ne fit, en effet, que copier ses devanciers; et quoiqu'il traite, depuis son onzième livre jusqu'au vingt-septième, à peu près de tout ce qui avait été dit jusqu'alors sur les végétaux, et qu'il en ait même mentionné un nombre bien plus considérable que celui que ses prédécesseurs indiquent, néanmoins, son défaut d'ordre, ses descriptions trop brèves et toujours incomplètes, enfin ses longs détails sur les propriétés, souvent fausses et imaginaires, des plantes dont il parle, expliquent assez pourquoi ses travaux ont été négligés par le plus grand nombre des botanistes. Après lui, Galien, Oribase, Paul d'Égine et Ætius, étudièrent successivement les vertus des végétaux, mais sans s'occuper de la partie descriptive. En résumé, les Grecs et les Romains ne distinguèrent qu'environ douze cents plantes, employées pour la plupart dans la médecine, dans les arts et dans l'économie domestique; ils ne les distinguèrent qu'empyriquement, puisque les descriptions qu'ils en ont laissées roulent presque toutes sur des caractères si vagues, qu'ils sont insuffisans pour faire reconnaître chacune d'elles.

Nous arrivons maintenant à ces temps de ténèbres du moyen-âge, où le fanatisme religieux, rivalisant en quelque sorte avec l'esprit dévastateur de peuplades sauvages, s'attacha à détruire les monumens des arts et des sciences. La botanique partagea la proscription commune. A la vérité, quelques moines, étrangers aux premières notions des lettres, voulurent parler des plantes de Théophraste, de Dioscoride et de Pline, dont ils ne comprenaient pas les écrits; mais ils ne firent que mêler à des erreurs de faits les superstitions les plus honteuses. Ce fut au milieu de ces siècles d'ignorance que les Arabes devinrent les dépositaires et les propagateurs des sciences, après avoir été le fléau de la civilisation. Ils considérèrent les végétaux plus en médecins et en agriculteurs qu'en botanistes; ils parlent d'un grand nombre de plantes de la Perse, des Indes, de la Chine, qui étaient ignorées des anciens. Serapion, Mésué, Rhazès, Avicenne, Averrhoès, Beithar, etc., ont rendu leurs noms célèbres dans cette science, quoique la plupart se soient plutôt attachés à commenter des traductions vicieuses de Théophraste, de Dioscoride et de Pline, qu'à consulter la nature. Toutefois, les Arabes enrichirent la matière médicale de plusieurs plantes utiles, et dont l'usage est conservé de nos jours. Leurs écrits furent traduits à leur tour, et commentés par l'école de Salerne, au douzième siècle. Dans le siècle suivant, les communications avec l'Orient prirent une marche qui influa sur les progrès des sciences naturelles; les excursions lointaines de plusieurs voyageurs firent connaître des plantes nouvelles; on imagina vers cette époque de composer des herbiers, et cette invention fut une des principales causes qui hâtèrent plus tard les progrès de la botanique.

Jusqu'à la fin du quinzième siècle, cette science resta stationnaire; toute cette période est remplie par des recherches d'érudition, qui servirent, il est vrai, à rétablir le texte des manuscrits anciens sur l'histoire des plantes, mais qui éloignèrent de l'observation; cependant elles eurent quelques résultats utiles. On commença aussi à joindre des gravures aux descriptions de végétaux. La confusion qui résultait des contradictions nombreuses des commentateurs et des traducteurs, força de recourir à la nature, et de chercher à découvrir dans les plantes elles-mêmes les caractères propres à les distinguer. Telle fut l'origine des jardins botaniques, fondés d'abord en Italie, et qu'on retrouva bientôt chez les autres nations. Cette création date du commencement du seizième siècle. Jusqu'alors la botanique n'avait été considérée que comme une partie de l'art de guérir, et les moyens qu'elle fournit à la thérapeutique expliquent assez pourquoi son étude avait été cultivée exclusivement par les médecins. Mais, à partir de l'époque où nous sommes arrivés, cette science commença à être séparée de la médecine : aussi aurons-nous peu de choses à ajouter à l'esquisse rapide que nous venons de présenter.

Les jardins botaniques rendant les comparaisons des plantes entre elles plus faciles, et leurs descriptions plus correctes, en même temps que les voyages de découvertes ajoutaient une foule d'objets au catalogue des plantes connues, et faisaient naître des idées de comparaison plus étendues, les botanistes sentirent dèslors la nécessité de rassembler leurs connaissances dans un ordre un peu régulier. De là les ouvrages méthodiques publiés sur le règne végétal par Conrad Gesner, Dodoens, Dalechamp, L'Écluse, Césalpin, Jungermann, Lobel, Jean et Gaspard Bauhin. Le dixseptième siècle fut presque entièrement consacré à des applications de méthodes et de systèmes, qu'il n'est pas de notre objet d'examiner ici; il nous suffit de citer à ce sujet, dans le siècle suivant, les noms de Tournefort, Linné, Haller, Adanson et Bernard de Jussieu, pour indiquer la marche qui fut alors imprimée à la science. Les trois derniers surtout luttèrent contre les systèmes artificiels, et cherchèrent les principes de la méthode naturelle, qui enfin a prévalu, et qui sert aujourd'hui de lien commun à toutes les connaissances botaniques que nous possédons. La science des végétaux, agrandie encore par les travaux d'une foule d'hommes recommandables, parmi lesquels nous citerons Antoine de Jussieu, Desfontaines, de Lamarck, Broussonnet, Commerson, Decandolle,

Humboldt et Bonpland, Saint-Hilaire, Richard, Du Petit-Thouars, Labillardière, etc., etc., n'a pas fourni des applications bien plus nombreuses à la médecine par suite de ses acquisitions nouvelles et de ses modifications importantes; mais elle a conduit à grouper et à généraliser les faits connus sur les propriétés des médicamens. Les observations remarquables de M. Decandolle prouvent en effet, ainsi que la plupart des auteurs anciens paraissaient le croire, que l'action médicale des plantes est analogue dans toutes les espèces appartenant à un même genre et à une même famille. Les recherches des botanistes modernes ont aussi fait connaître la véritable source d'un grand nombre de produits végétaux qu'on employait en médecine, et dont on ignorait l'origine. D'un autre côté, la chimie végétale est parvenue à retirer d'une foule de plantes le principe auquel elles doivent essentiellement leurs propriétés, et ces résultats de l'analyse ont simplifié singulièrement la thérapeutique. Mais l'étude des matériaux immédiats des plantes offre encore beaucoup de lacunes qu'on doit d'autant plus desirer voir remplir, que sur cette étude repose toute la connaissance de l'art de préparer les végétaux pour nos besoins, et la possibilité de les remplacer les uns par les autres.

(*Voyez* pour plus amples détails sur cette matière : Linné, *Amœnitates acad.*, tom. III, *dissert.* 47.—Haller, *Bibl. bot.* — Sprengel, *Historia rei herbariæ.*— De Lamarck, *Encyclop. méthod.*, article *Botanique* (disc. prélim.). — Decandolle, *Essai sur les propriétés médicales des plantes*, in-8. — Mirbel, *Élémens de physiologie végétale et de botanique.*)

BOUCHER (Pierre-Joseph) naquit à Lille le 10 mai 1715, et fut élevé avec beaucoup de soin sous les yeux de son père, médecin recommandable par ses talens. Il fit ses études médicales dans la Faculté de Douai, et se distingua surtout par l'ardeur avec laquelle il se livra aux travaux anatomiques. Revenu dans sa ville natale, avec le titre de docteur en médecine, il fut successivement médecin des indigens et médecin des hôpitaux *Comtesse* et *Saint-Sauveur.* Après la bataille de Fontenoy, en 1745, ces hôpitaux étant devenus l'asile d'un nombre prodigieux de blessés, Boucher y déploya un zèle et une habileté au-dessus de tout éloge. Les États de Flandre le désignèrent plusieurs fois pour commissaire observateur des épidémies qui ravageaient ces contrées; et la confiance publique lui conféra les fonctions honorables de magistrat. Les malheurs publics furent pour lui une source de chagrins, qui abrégèrent ses jours : il mourut le 22 juin 1793, à l'âge de 78 ans, universellement regretté. Boucher n'a point publié d'ouvrage étendu; mais on lui doit un assez grand nombre de mémoires, dans plusieurs desquels il a fait preuve d'un talent véritable pour l'observation.

Observations sur des plaies d'armes à feu, compliquées de fractures, aux articulations des extrémités, ou au voisinage de ces articulations. Dans les *Mémoires de l'Académie de Chirurgie*, t. II, p. 199 et 322, éd. in-8 (l'auteur était associé à l'Académie). — Boucher établit, dans la première partie, que l'on abuse souvent de l'opération en pareil cas. Dans la deuxième partie, il examine, en général, si, dans les cas de nécessité absolue de recourir à l'amputation, il n'est pas plus avantageux de la faire d'abord que de la retarder.

Observations sur les pierres biliaires. Dans le *Recueil périodique d'observations de médecine*, par *Vandermonde*, tome V, pages 346-364.

Histoire d'une fille des environs de Lille en Flandre, à qui l'on a tiré pendant dix à douze ans des aiguilles de toutes les parties du corps. Ibid., tome VI, pages 163-173.

Réflexions sur la gangrène extérieure, et sur la génération des vers dans les fièvres putrides malignes. Ibid., t. VI, p. 323-336.

Description abrégée du climat de la ville de Lille en Flandre, et précis des observations météorologiques faites à Lille pendant le mois de juin 1757. Ibid., t. VII, p. 234. — Depuis cette époque, Boucher a fourni tous les mois, pendant trente-cinq ans, au même journal, des observations analogues.

Lettre à l'auteur du journal sur des maux de gorge gangréneux épidémiques. Ibid., t. VIII, p. 556.

Observations sur une hydropisie de poitrine, accompagnée de circonstances singulières. Ibid., tome VIII, page 533.

Description de la fièvre putride-maligne qui a régné dans quelques cantons de la châtellenie de Lille pendant l'année 1758. Ibid. (*Journal de médecine*), t. X, p. 442-464 et 523-551.

Observation sur une maladie singulière des artisans. Ibid., t. XII, p. 20.

Observations sur les effets pernicieux des vapeurs des charbons allumés. Ibid., t. XIII, p. 109.

Observation sur un anévrisme énorme. Ibid., t. XIV, p. 55.

Mémoire sur la gangrène épidémique qui a régné dans les environs de Lille dans les années 1749 et 1750. Ibid., t. XVII, p. 327-345, 396-421, et 504-533.

Mémoire sur les fièvres continues qui ont été observées dans certains quartiers de la ville de Lille dans les mois de mai, juin et juillet de cette année 1764. Ibid., t. XXI, p. 509-526.

Observations sur cinq enfans empoisonnés par des fruits de belladone. Ibid., t. XXIV, p. 310-332.

Observations sur l'apoplexie, relatives au climat de la ville de Lille. Ibid., t. XLVI, p. 363-375, 452-471, 536-550; t. XLVII, p. 70-85, 147-169, 253-267, 328-351.

Mémoire sur le rhume épidémique qui règne en Flandre depuis l'automne dernière. Ibid., t. LIII, p. 243-253.

Observation sur une épilepsie guérie par une chute. Hist. de l'Acad. des Sc., 1757, p. 28. — Boucher était correspondant de l'Académie depuis le 18 décembre 1751.

Observations faites à Lille en Flandre sur les différentes températures de l'air, sur l'état de la campagne des environs, et de ses productions, et sur les maladies épidémiques qui ont régné dans la province, depuis la fin de l'hiver de 1752, jusqu'au printemps de l'année 1753. Acad. des Sciences, Mémoires des Savans étrangers, t. V, p. 441-466.

(Journal de Méd. de Corvisart, Leroux et Boyer, t. I.)

BOUDEWYNS (MICHEL), natif d'Anvers, fit son cours de philosophie à Louvain, et y reçut le grade de maître ès-arts. Il étudia ensuite en théologie, et tourna enfin ses vues du côté de la médecine. Il fut reçu docteur à Paris en 1642, s'il est auteur de la dissertation que lui attribue la *Biographie médicale*, et qu'on ne trouve point indiquée dans la *Questionum medicarum series chronologica*. De retour à Anvers, Boudewyns fut médecin pensionnaire de la ville et de l'hôpital de Sainte-Elisabeth. Il fut aussi professeur d'anatomie et de chirurgie dans le Collége des Médecins d'Anvers, qu'on érigea de son temps. Il en était syndic en 1660, et président en 1666. Il mourut d'une attaque d'apoplexie le 29 octobre 1681.

Oratio de S. Luca, evangelista et medico. Anvers, 1660, in-4.

Pharmacia antverpiensis galenochymica, à medicis juratis et collegii medici officialibus, nobiliss. ac ampliss. magistratûs jussu edita. Anvers, 1660, in-4.

Boudewyns eut beaucoup de part à cet ouvrage; il mit à la tête une savante préface, qui roule sur l'histoire et sur l'utilité de la pharmacie.

Ventilabrum medico-theologicum quo omnes casus, tùm medicos cùm ægros, aliosque concernentes, eventilantur, et quod SS. PP. conformiùs Scholasticis probabiliùs, et in conscientiâ tutiùs est, secernitur. Opus cùm theologis et confessariis, tùm maximè medicis perquam necessarium. Anvers, 1666, in-4.

L'auteur fait de grands frais d'érudition pour résoudre des questions dont la plupart ne valent pas la peine qu'il se donne.

BOUFFEY (L. D. AMABLE), successivement médecin consultant de MONSIEUR, frère de Louis XVI, sous-préfet d'Argentan, membre du Corps-Législatif, est mort à Argentan au commencement de 1820. Il avait été correspondant de la Société royale de Médecine. Ses ouvrages méritent d'être lus. En voici les titres :

Mémoire qui a remporté le prix, au jugement de l'Académie de Nancy, sur la question suivante : 1° Assigner, dans les circonstances présentes (en janvier); quelles sont les causes qui pourraient engendrer des maladies; 2° Déterminer quel sera le caractère de ces maladies à l'époque où le vent du midi et du couchant nous ramèneront un temps pluvieux ou moins froid; 3° Indiquer les moyens préservatifs de ces maladies. Nancy, 1789, in-8. — Mémoire bien fait.

Essai sur les fièvres intermittentes, l'action et l'usage des fébrifuges, et surtout du quinquina. Paris, 1798, in-8. — Ouvrage intéressant.

Recherches sur l'influence de l'air dans le développement, le caractère et le traitement des maladies. Première partie. Paris, 1799, in-8. Deuxième édition, deux parties. Paris, 1813, in-8.

On trouve deux articles de Bouffey dans l'ancien *Journal de médecine.*

Observations sur le danger des crapauds employés comme topiques sur les cancers ulcérés. Journal de Médecine, etc., t. LXII, p. 139.

Observations pratiques et réflexions sur les facultés organiques. Ibid., tome LXXVII, pages 231-255.

(Querard. — *Journal de méd.*)

BOUILLET (JEAN), docteur en médecine de l'Université de Montpellier, membre correspondant de l'Académie des Sciences de Paris, professeur de mathématiques, et secrétaire de l'Académie de Béziers, naquit à Servian, près Béziers, le 6 mars 1690. Il étudia la médecine à Montpellier, et y reçut le bonnet doctoral en 1711. Il se fixa d'abord à Servian, où il resta quatre années, uniquement occupé de l'étude de la médecine : en 1715, il vint s'établir à Béziers. Bouillet avait alors vingt-cinq ans. Des circonstances heureuses le lièrent à M. de Mairan, avec lequel il contribua plus tard à fonder l'Académie de Béziers. Des travaux recommandables l'avaient déjà fait associer à plusieurs sociétés savantes, quand le roi le nomma secrétaire de l'Académie de Béziers en 1722, place dont il a rempli les fonctions avec distinction pendant cinquante-cinq années. Depuis cette époque, Bouillet se livra à la fois à la pratique de la médecine et à l'étude des sciences physiques. Si les écrits assez nombreux qu'il a laissés n'annoncent pas un talent supérieur, ils prouvent du moins que Bouillet fut constamment dirigé par des vues philantropiques. Il s'était, dès sa jeunesse, livré à l'astronomie, et il fit même une observation intéressante sur l'immersion de Saturne, en 1722. Bouillet mourut d'un catarrhe pulmonaire, le 13 août 1777, à l'âge de 87 ans, laissant les ouvrages suivans :

Dissertation sur la cause de la multiplication des fermens. Bordeaux,

1719, in-8; Béziers, 1720, in-8. — Dissertation couronnée par l'Académie de Bordeaux.

Dissertation sur la cause de la pesanteur. Bordeaux, 1720, in-8. — Mémoire également couronné par l'Académie de Bordeaux.

Avis et remède contre la peste. Béziers, 1721, in-8. ♣ — Lorsque la peste de la Provence et du Gévaudan menaçait le Languedoc, en 1720 et au commencement de 1721, Bouillet, consulté sur les moyens de se préserver de cette maladie, soutint qu'elle n'était pas contagieuse, et publia son opinion dans cet écrit.

Lettre à M. Penna, médecin du prince de Monaco, au sujet de la rhubarbe. Béziers, 1725, in-4. — Il indique dans cette lettre les remèdes qui peuvent être substitués à la rhubarbe, dont le prix était alors excessif, et que l'on trouvait d'ailleurs presque partout de mauvaise qualité.

Lettre sur la manière de traiter la petite-vérole. Béziers, 1733, in-4. — Il fait voir tous les dangers qu'il y a d'employer dans cette maladie le régime échauffant, qui était alors fort en usage.

Description d'un catarrhe épidémique, avec des observations sur les fièvres vermineuses, l'emploi du quinquina dans les fièvres rémittentes, etc., etc. Béziers, 1736, in-8. — Il prouva, par des observations, que le quinquina peut être donné avec succès dans le traitement de plusieurs fièvres rémittentes; pratique qui était alors très-peu répandue.

Mémoire où l'on donne une idée générale de quelques maladies qui règnent particulièrement à Béziers, et qu'on appelle vulgairement coups de

vents. Béziers, 1736, in-4. — Il parle avec détail d'un catarrhe épidémique, qu'il attribue à la rapidité avec laquelle les vents chauds et froids se succèdent dans ce pays.

Recueil de lettres, mémoires et autres pièces, pour servir à l'histoire de l'Académie de Béziers, jusqu'en 1731. Béziers, 1736, in-4. — Bouillet publia ce recueil en sa qualité de secrétaire de l'Académie.

Plan d'une histoire générale des maladies. Béziers, 1737, in-4. — C'est le prospectus d'un ouvrage en 7 vol. qui devait être formé des leçons de Chirac et de Châtelain, et dont Bouillet n'a pas effectué la publication.

Élémens de médecine pratique tirés des écrits d'Hippocrate et de quelques autres médecins anciens et modernes. Béziers, 1744, in-4. — Recueil de mémoires intéressans sur différens sujets, précédés de plusieurs morceaux d'Hippocrate, de Baillou, de Lommius et de Sthal, qui sont rangés suivant l'ordre élémentaire. On y trouve un extrait de James sur la rage, un discours sur la mauvaise qualité des champignons, un mémoire intéressant sur le climat de Béziers, et en général sur les maladies particulières qui y ont régné depuis 1730 jusqu'en 1742. L'intention de Bouillet était de suppléer à la *Bibliothèque pratique* de Manget par un ouvrage moins étendu.

Suite des élémens de la médecine pratique. Béziers, 1746, in-4. — Ce second volume est, comme le précédent, un recueil fort varié. Il contient une dissertation sur l'asthme, dans le traitement de laquelle il préconise beaucoup l'usage du savon, de même que dans celui de la goutte; un mémoire sur la peste, qu'il affirme n'être pas contagieuse; opinion qu'on peut considérer comme un tribut payé par l'auteur à Chirac, son maître; une dissertation sur le traitement des fièvres aiguës par les antiphlogistiques; l'exposé des constitutions épidémiques de Béziers de 1743-45, et l'histoire de la maladie dont Louis XV fut affecté à Metz.

En 1744, Bouillet avait publié une *Instruction sur le traitement de la rage:* il conseille les frictions mercurielles et le remède de Paulmier.

Mémoire sur l'huile de pétrole en général, et particulièrement sur celle de Gabian. Béziers, 1752, in-4.

Observations sur l'anasarque, les hydropisies de poitrine et du péricarde, avec des réflexions sur cette maladie. Béziers, 1765, in-8. — Dans cet ouvrage, auquel Bouillet fils prit part, notre auteur prouve que lorsque l'hydropisie de poitrine est constatée par des signes certains, la ponction du thorax peut être pratiquée avec avantage à l'aide du trois-quarts.

Mémoire sur les moyens de préserver de la petite-vérole la ville et le diocèse de Béziers. Béziers, 1770, in-4.— Dans ce mémoire, lu à l'assemblée publique de l'Académie de cette ville, le 15 mars 1770, Bouillet insiste sur les moyens de préservation les plus propres à s'opposer à la propagation de la petite-vérole. Dans l'épidémie qui régnait à Béziers, les magistrats de la ville firent exécuter avec ponctualité les mesures qu'il avait conseillées pour éviter toute communication avec les malades.

Bouillet a fourni encore quelques articles qui sont insérés dans le sixième volume de l'*Encyclopédie;* plusieurs mémoires à l'Académie des Sciences de Paris, imprimés parmi ceux des Savans étrangers. On doit lui reprocher d'avoir écrit pour soutenir qu'un chirurgien ne peut faire la médecine, et qu'un médecin ne peut s'occuper de chirurgie. Il est aussi l'auteur d'une réplique contre les maîtres en chirurgie de Béziers, dans laquelle il soutint la même opinion.

(Carrère. — Vicq-d'Azir, *Éloges.* — Quérard, *la France litt.*)

BOUILLET (Jean-Henri-Nicolas), fils du précédent, né à Béziers le 6 décembre 1729, fit ses études médicales et reçut le bonnet doctoral à Montpellier. Il se fixa ensuite dans sa ville natale, devint membre de l'Académie royale des Sciences et Belles-Lettres de cette ville, et fut nommé médecin de l'Hôpital-Mage. Le 3 janvier 1759, l'Académie royale des Sciences de Paris le nomma correspondant de Morand. Bouillet mourut en 178... Ses ouvrages sont :

Mémoire sur les avantages et les inconvéniens de la fièvre. Dans le *Mercure de France,* mars, 1750.

Mémoire sur les avantages de la saignée à la jugulaire, pour prévenir, dans les péripneumonies, les engorgemens du poumon. Mercure de France, 1755.

Mémoire sur les hydropisies de poitrine, et sur celles du péricarde, du médiastin et de la plèvre. Béziers, 1758, in-4. Réimprimé sous le titre d'*Obser-*

vations sur les hydropisies de poitrine, avec des réflexions sur ces maladies, et un supplément. Béziers, 1765, in-8. — Cet ouvrage fut fait en commun avec Bouillet père (*voyez* son article).

Mémoire sur les péripneumonies épidémiques. Béziers, 1754, in-4.

Mémoire sur la nécessité de la saignée et de la purgation dans les traitemens des maladies humorales aiguës, lu à la séance publique de l'Académie de Béziers, le 22 novembre 1770. Inséré par extrait dans le *Mercure de France,* 1771.

Question politico-médicale sur le traitement des maladies internes. (Béziers) 1776, in-8, 14 pp.—Sur la police médicale.

On trouve de Bouillet, dans les Mémoires de l'Académie des Sciences:

Observation sur un fusil qui tire 24 coups de suite, se charge, s'amorce et s'arme par le seul mouvement circulaire du canon, 1767, hist., p. 186. —*Observations anatomiques sur une hernie singulière de vessie, et sur une chute de la matrice avec renversement.* Sav. étrang., t. III, p. 159. — *Obs. de l'éclipse de lune du 30 juillet 175-. à Béziers. Ibid.,* p. 435. — *Obs. de l'éclipse de lune, faites à Béziers le 13 janvier 1759. Ibid.,* t. V, p. 10.—*Obs. des éclipses des 29 mai et 13 juin 1760. Ibid.,* t. V, p. 115. — *Obs. du passage de Vénus sur le disque du soleil, faite à Béziers le 6 juin 1761. Ibid.,* t. VI, p. 124.

(Rozier, *Tab. de l'Acad. des Sc.*)

BOULTON (Richard), élevé au collége d'Oxford, exerça l'art de guérir à Chester. Il vivait à la fin du dix-septième siècle et au commencement du dix-huitième. La plupart des biographes l'ont oublié; en revanche, Carrère lui a consacré deux articles dans sa Bibliothèque. Boulton a écrit les ouvrages suivans :

Reason of muscular motion, or the efficient causes of the contraction of a muscle. Londres, 1697, in-12.

Examination of John Colbatch's works on novum lumen chyrurgicum. Essay on alkalies and acides. Treatise on the gout, and a relation of a person bitten by a viper. Also an answer to Dr. Leigh's remarks on a treatise concerning the heat of the Blood. Londres, 1699, in-12.

A system of rational and practical surgery. Londres, 1713, in-8.—L'auteur a souvent copié Wiseman sans le citer.

Physico-chirurgical treatise on the gout, the king's Evil, and the lues venerea..... with an essay on the reason of intermitting fevers, and the effects of the cortex peru. Londres, 1714, in-8.

Boulton a encore fait un abrégé des œuvres de Robert Boyle, qu'il publia à Londres, en 1699 et 1700, in-4, 4 vol.

(Carrère. — *Catalogue of medic. chirurg. soc. of Lond.*)

BOURDET (.....), chirurgien-dentiste, reçu à Saint-Côme, a laissé les ouvrages suivans :

*Lettre de M. Bourdet, chirurgien-dentiste, à M. D***.* Paris, juillet 1754, broch. in-8, 8 pp. — Bourdet publia cette lettre afin de faire connaître le moyen qu'il avait employé pour faire cesser de violentes douleurs de dents. Il luxait la dent, rompait ainsi le nerf qui s'y distribue, et replaçant ensuite la dent dans son alvéole, il en détruisait la carie. Il cite des exemples assez nombreux de réussite. Cette lettre donna lieu à plusieurs critiques, auxquelles il répondit par l'écrit suivant:

*Éclaircissement de M. Bourdet, dentiste, au sujet de sa lettre adressée à M. D***.* Paris, septembre 1754, br. in-8, 19 pp.

Dissertation sur les dépôts du sinus maxillaire. Paris, 1754, in-12, 46 pp. — *Recherches et observations sur toutes les parties de l'art du dentiste.* Paris, 1757, in-12, 2 vol. — Cet ouvrage renferme des considérations intéressantes sur les dents, et sur l'art du dentiste. Bourdet a apporté quelques modifications utiles au pélican.

Soins faciles pour la propreté de la bouche et la conservation des dents. Paris, 1771, in-16, 248 pp.

BOURGELAT (Claude), créateur des écoles vétérinaires, naquit à Lyon en 1712. Après avoir fait ses humanités chez les Jésuites, il étudia le droit, fut reçu avocat à l'Université de Toulouse, et suivit le barreau du Parlement de Grenoble; il s'y fit remarquer, gagna une cause injuste, rougit de son triomphe, et quitta pour toujours la profession d'avocat. Il entra alors dans les mousquetaires; son goût pour le cheval, qui s'était déclaré dès sa première jeunesse, se réveilla avec force : après avoir suivi les meilleurs maîtres d'équitation de la capitale, et les avoir étonnés par ses progrès, il sollicita et obtint la place de chef de l'Académie du Roi à Lyon. Bientôt la réputation de son école y attira la jeune noblesse de toutes les provinces de la France. Le Danemarck, la Suède, la Prusse, la Sardaigne, la Suisse, y envoyèrent des élèves. Une liaison intime avec le célèbre Pouteau et le docteur Charmeton, devint pour Bourgelat la source de connaissances plus positives dans l'hippiatrique; secondé par ses deux amis, il se livra pendant plusieurs années à la dissection du cheval et des autres animaux domestiques; il étudia tout ce qui avait été écrit sur la maréchallerie, et sentant combien il importait, pour connaître la médecine des animaux, d'approfondir celle de l'homme, il commença l'étude de cette dernière, malgré son âge avancé, et devint habile médecin. Ce fut à Lyon que Bourgelat connut Bertin, alors intendant de cette généralité, qui signala peu de temps après son avènement à la place de contrôleur-général des finances, en instituant les écoles vétérinaires, remplissant ainsi le vœu que Bourgelat lui avait souvent exprimé. Peu d'années après, Bertin nomma Bourgelat commissaire général des haras du royaume, place dont les émolumens suppléèrent à la modicité de ceux de directeur-général des écoles vétérinaires, dont le titre lui avait été conféré lors de la fondation de ces écoles, le 1ᵉʳ janvier 1762. Les grands services rendus par l'école de Lyon, inspirèrent au gouvernement le projet d'en établir plusieurs autres sur le même plan. Ce fut alors que Bourgelat fut appelé à Alfort, qui devint bientôt le principal centre d'instruction pour l'art vétérinaire. Les talens et la juste célébrité de Bourgelat, qui lui valurent les titres de membre de l'Académie des Sciences de Paris, et d'associé de celle de Berlin, sont encore attestés par ses relations avec Voltaire, Buffon, le roi de Prusse, Charles Bonnet, lord Pembroke, d'Alembert et Haller. Bourgelat est mort à l'âge de 67 ans, le 3 janvier 1779, laissant les ouvrages suivans :

Le nouveau Newkastle, ou Traité de cavalerie géométrique, théorique et pratique. Lausane et Genève, 1744, in-12; Paris, 1747, in-12; Lyon, 1771, petit in-12.—Bourgelat publia cet ouvrage sous le voile de l'anonyme; il l'intitula ainsi, à cause de son admiration pour le prince de Newkastle, auteur d'un ouvrage ayant pour titre : *Méthode et invention nouvelle de dresser les chevaux.* Mais le livre de Bourgelat est aussi clair et aussi précis que celui de Newkastle est obscur et prolixe.

Elémens d'hippiatrique, ou nouveaux principes sur la connaissance et sur la médecine des chevaux. Lyon, 1750-53, petit in-8, 3 vol.—Cet ouvrage renferme des principes et des observations pathologiques qu'on chercherait vainement ailleurs.

Précis anatomique du corps du cheval, comparé à celui du bœuf et du mouton. —Cet ouvrage fut publié d'abord sous le titre de *Zootomie,* ou *Anatomie comparée.* Paris, 1766, in-8. Bourgelat ne fit paraître cette année que la première partie, contenant l'introduction à l'étude de l'anatomie, et le précis hipposteologique; la seconde partie, qui renferme la myologie, parut l'année suivante ; la troisième parut en 1768, sous le titre particulier de *Précis angéiologique, névrologique et adénologique;* la quatrième, qui portait le titre de *Précis splanchnologique,* parut en 1769. Tous ces cahiers, paginés de suite, forment 1 vol. de 530 pp. avec la table. Les trois éditions qui ont suivi cette première, ont été publiés par les soins de M. Huzard, qui y a joint 1° des observations sur les différences qui existent entre les viscères du bœuf, du mouton et ceux du cheval; 2° des recherches sur les causes de l'impossibilité dans laquelle les chevaux sont de vomir; 3° des recherches sur le mécanisme de la rumination; 4° une table très-étendue. La 2ᵉ édition est de Paris, 1791-93; la 3ᵉ, Paris....; la 4ᵉ, Paris, 1807, in-8, 2 vol.— Bourgelat est celui à qui l'on doit les premières notions claires, exactes et précises sur l'anatomie du cheval, comparée à celle du bœuf et du mouton.

Art vétérinaire, ou médecine des

animaux. Paris, 1767, in-4 de 32 pp. —
C'est la réimpression d'une espèce de
prospectus pour l'école vétérinaire de
Bourgelat, à Paris, que, dès 1752,
il avait publié sous le même titre pour
son établissement de Lyon.

*Matière médicale raisonnée, ou
précis des médicamens considérés dans
leurs effets, à l'usage des écoles vétérinaires, avec les formules médicinales
et officinales des mêmes écoles.* Lyon,
1765, in-8. — Cet ouvrage, qui forme
la première partie de ses *Élémens de
l'art vétérinaire* de Bourgelat, est rare
aujourd'hui. Il est d'ailleurs peu classique; on y trouve des théories surannées, beaucoup de lacunes, encore
plus d'inutilités, et un grand nombre
d'erreurs.

*Traité de la conformation exté-
rieure du cheval; de sa beauté, de ses
défauts; des considérations auxquelles
il importe de s'arrêter dans le choix
qu'on en doit faire; des soins qu'il
exige, de sa multiplication, ou des
haras, etc., etc., à l'usage des écoles
vétérinaires.* Paris, 1768-69, in-8. —
Ce traité forme la 3e partie des *Élémens de l'art vétérinaire.* C'est le
meilleur ouvrage de Bourgelat. Il fut
réimprimé une fois par l'auteur lui-
même; et, depuis 1796 jusqu'en 1818,
il eut successivement cinq autres
éditions publiées par les soins de
M. Huzard, qui les a enrichies de notes
nombreuses. La dernière édition est de
Paris, 1818, in-8, avec fig.

*Essai théorique et pratique sur la
ferrure, à l'usage des élèves,* etc. Paris,
1771, in-8; *ibid.*, 1804, in-8; *ibid.*,
1813, in-8. — Cet ouvrage forme la
4e partie des *Élémens de l'art vétérinaire.*

*Essai sur les appareils et sur les
bandages propres aux quadrupèdes.*

Paris, 1770, in-8, fig.; *ibid.*, 1813,
in-8, 21 pl. — Ouvrage formant la
5e partie des *Élémens de l'art vétérinaire.*

*École royale vétérinaire (Mémoire
sur la maladie épizootique de 1770).*
Paris, 1770, in-4 de 20 pp.

*Mémoire sur les maladies conta-
gieuses du bétail.* Paris, 1775, in-4,
32 pp.

*Sommaire d'un mémoire sur une
question très-importante.* Paris, 1775,
in-4 de 12 pp.

*Règlement pour les écoles vétéri-
naires de France.* Paris, 1777, in-8.

Réflexions sur la milice. Lyon, 1760,
in-8.

*Lettres pour servir de suite à l'Ami
des hommes.* (Lettre d'un ingénieur de
province à un inspecteur des ponts et
chaussées, sur les corvées.) Avignon
(Paris), 1760, in-8, 160 pp.

On doit encore à Bourgelat des articles relatifs à l'art vétérinaire et au
manége, dans l'ancienne *Encyclopédie;*
un grand nombre de notes, dans le
*Mémoire sur les maladies épidémiques
des bestiaux,* par Barberet (1760), et
les deux mémoires suivans, dans le
tome III du *Recueil des Sav. étrang.*
de l'Académie des Sciences (1760):
1° *Mémoire sur des vers trouvés dans
les sinus frontaux, dans le ventricule,
et sur la surface extérieure des intestins d'un cheval;* 2° *Nouveau système
de cavalerie, ou Traité du manége
réduit à ses principes naturels.* —Bourgelat a été le rédacteur des *Lettres sur
la danse,* de Noverri, son ami.

(Grognier, *Notice historique et raisonnée sur Bourgelat.* Paris et Lyon,
1805, in-8. — Huzard, *Notice bibliographique sur Bourgelat,* dans la
France littéraire de Quérard.)

BOURIENNE (Robert), chirurgien-consultant des camps et armées, vétéran *par brevet*, docteur en médecine, correspondant de l'Académie royale de chirurgie, etc., naquit à Vinne-Merville, près Rouen, le 4 mai 1731. Après quatre années d'études préliminaires, chez un chirurgien d'Ourville, il vint à Paris en 1749, où il prit ses degrés. En 1757, il fut envoyé comme chirurgien militaire à l'armée de Hanovre, et passa ensuite avec la même qualité à l'armée d'Allemagne, où il fut chargé en chef du service des hôpitaux militaires sédentaires. Il occupa cette place jusqu'à la paix de 1763. L'année suivante, le roi le nomma à la fois chirurgien-major des troupes françaises en Corse, et de l'hôpital de Saint-Omer. En 1777, il lui accorda le brevet de chirurgien-consultant des camps et armées. Bourienne quitta le service et l'île de Corse en 1786, et vint se fixer à Paris, où il est mort le 16 mars 1804. Il a consigné dans deux recueils de cette époque des mémoires et des observations nombreuses que nous allons indiquer :

Dans l'ancien *Journal de méd. chir. et pharm.* on trouve : *Observation sur une plaie contuse qui s'est terminée par le sphacèle de tout le scrotum.* (Tome XX.) — *Obs. sur une maladie du scrotum.* (Tome XXXVI.) — *Obs. sur une maladie de la vessie.* — *Obs. sur une plaie contuse de l'œil.* — *Obs. sur un hydro-sarcocèle.* (T. XXXVIII.) — *Obs. anatomique sur l'étendue des muscles sterno-mastoïdiens, trouvée sur le cadavre.* — *Observation sur une plaie d'arme à feu à l'omoplate, suivie d'une forte commotion et d'un contre-coup qui a fracturé une des côtes.* — *Observation sur une plaie d'arme à feu de la vessie.* — *Obs. sur une fracture compliquée de la partie inférieure de la jambe.* (T. XXXIX.) — *Obs. sur une tumeur anévrysmale à l'avant-bras.* — *Obs. sur un os engagé dans l'œsophage.* (Tome XL.) — *Obs. sur une fracture compliquée de la partie supérieure du bras droit.* — *Obs. sur différens coups de sabre qui ont intéressé les os, dont la guérison a* été obtenue par la suture nommée communément sèche. — *Obs. sur une maladie de l'oreille avec carie des os.* — *Obs. sur un coup de baïonnette qui divisait plusieurs anneaux de la trachée-artère, et qu'on pourrait regarder comme l'opération de la trachéotomie accidentelle.* — *Obs. sur une plaie pénétrante de l'abdomen avec lésion des intestins.* (Tome XLI.) — *Obs. sur un coup de baïonnette dans la région lombaire droite, pénétrant dans la substance du rein.* (Tome XLII.) — *Obs. sur les abcès qui ont leur siège dans l'interstice des muscles du bas-ventre.* (Tome XLIII.)

On trouve encore des articles assez nombreux de Bourienne dans le *Journal de Médecine militaire*, rédigé par Dehorne. Ces articles sont : *Observations sur les grands fracas d'os, à la suite des plaies d'armes à feu.* — *Mémoire sur les effets de la piqûre des arêtes de la vive.* (Tome I, 1782.) — *Mémoire sur les effets de la commotion du cerveau, à la suite des lésions de la tête.* (Tome III, 1784.)—*Obs. qui servent à confirmer celles déjà présentées dans un mémoire sur les effets de la commotion à la suite des lésions de tête.* (Tome V, 1786.)—*Obs. sur le traitement des abcès qui surviennent au fondement.* (Tome VI, 1787.)— *Observations et réflexions sur les divi-*

sions des artères interosseuses par les instrumens tranchans. (Tome VII, 1788.)

(Heurteloup, *Notice sur Bourienne,* insérée dans *la Décade philosophique, littéraire et politique.* An XII, t. IV, p. 441.)

BOURRU (EDME-CLAUDE), né à Paris le 27 mars 1741, fit ses études médicales à la Faculté de Paris, où il reçut le bonnet de docteur. Il avait acquis déjà une réputation justement méritée par plusieurs travaux recommandables, quand il fut nommé bibliothécaire de la Faculté de médecine. Pendant les quatre années qu'il en remplit les fonctions, il remit la bibliothèque en ordre, et en fit un catalogue exact. En 1786, quoique jeune encore, il fut élu docteur-régent de la Faculté, et réélu à l'unanimité les années suivantes : il ne cessa de l'être que par la suppression de la Faculté, en septembre 1793. Lors de la fondation de l'Académie royale de médecine en 1820, Bourru en avait été nommé membre honoraire. En 1819, il eut une attaque d'apoplexie; depuis cette époque, sa santé s'altéra de plus en plus, et il succomba le 21 septembre 1823. On a de lui :

De aquis medicatis ad merlanges. 1765, in-4.

L'art de se traiter soi-même dans les maladies vénériennes, et de se guérir de leurs différens symptômes. Paris, 1770, in-8.

Des moyens les plus propres à éteindre les maladies vénériennes, pour venir de suite à l'art de se traiter soi-même dans les maladies vénériennes. Paris, 1771, in-8.

Éloge historique de M. Le Camus, médecin de Paris. Paris, 1772. En tête du second volume de la *Médecine pratique* de Le Camus, dont Bourru fut éditeur.

Discours prononcé aux écoles de médecine pour l'ouverture solemnelle du cours de chirurgie, le 6 février 1776, sur ce sujet : *A quels points doit s'arrêter le chirurgien dans les différentes sciences dont l'étude lui est nécessaire.* Paris, 1780, in-4.

Éloge funèbre de M. Guillotin. Paris, 1814, in-4.

Bourru a publié aussi plusieurs traductions de l'anglais :

Observations et recherches médicales, par une société de médecins de Londres; ouvrage servant de suite aux Essais d'Édimbourg, traduit de l'anglais. Paris, 1763-1765, in-12 ; 2 vol.

Utilité des voyages sur mer pour la cure de différentes maladies, et notamment de la consomption, avec un appendice sur l'usage des bains dans les fièvres, traduit de l'anglais de Gilchrist. Paris, 1770, in-12.

Recherches sur les remèdes capables de dissoudre la pierre, traduit de l'anglais de Blakrie. Paris, 1775, in-8.

(Eloy. — Pariset, *Éloge de Bouvn,* dans *Mém. de l'Acad. roy. de méd.* —Ersch.—Quérard, *France litter.*)

BOUVART (Michel-Philippe), célèbre médecin du dernier siècle, naquit à Chartres le 11 janvier 1711. Son père, homme instruit, et médecin lui-même, l'initia de bonne heure dans la connaissance des langues anciennes, dans lesquelles il était très-versé, et dans les premiers élémens de son art. Dès l'âge de quatorze ans, Bouvart avait terminé avec succès le cours de ses études : il fut envoyé à Paris pour suivre les écoles de médecine; et, après trois ans, il se fit recevoir docteur à la Faculté de Reims, en 1730. Il revint à Chartres pratiquer la médecine sous les auspices de son père, et commença à exercer l'esprit d'observation et la sagacité dont la nature l'avait doué, dans l'hôpital de la Charité de cette ville. Mais le besoin d'un théâtre plus vaste le détermina bientôt à se rendre à Paris. Il s'y fixa en 1736, et se fit recevoir, en 1738, à la Faculté de médecine de cette ville. Dès-lors il se livra à la pratique, qui absorba tous ses momens, et dans laquelle il obtint les plus grands succès. L'Académie des Sciences l'admit, en 1743. au nombre de ses associés; mais il ne présenta que peu de travaux à cette société. La Faculté de médecine le désigna, en 1745, professeur des écoles, et, en 1747, il ouvrit son cours de physiologie par un discours latin qui fut vivement applaudi. La même année, il fut appelé à remplacer Burette dans la chaire de médecine au Collége de France. Ses leçons eurent le plus grand succès : et ce fut avec peine que les élèves virent Bouvart se démettre, en 1756, de ses fonctions de professeur. Mais sa santé, qui s'altérait, la multiplicité de ses occupations, l'engagèrent à renoncer à cette chaire, ainsi qu'aux places de médecin de l'hôpital de la Charité et des Enfans-Trouvés. Il montra encore un plus noble désintéressement, lorsqu'après la mort de Sénac, la place de premier médecin du Roi lui fut offerte. Bouvart, qui veillait à l'éducation de ses enfans, voulut conserver son indépendance et son temps : il refusa. L'estime dont il jouissait à la cour n'en fut pas diminuée. Il fut plusieurs fois consulté pour le souverain et pour plusieurs princes. En 1768 et 1769, il lui fut donné des lettres de noblesse et le cordon de Saint-Michel; et l'on dit qu'il ne sollicita pas ces distinctions. Dès 1784, Bouvart s'aperçut lui-même du déclin de sa santé et de ses facultés; et, après plusieurs années de souffrance et d'un dépérissement graduel, il fut enlevé le 19 janvier 1787.

Bouvart a laissé une réputation de praticien qu'il nous est difficile de juger aujourd'hui, parce qu'il n'a presque rien publié qui
nous mette à même de connaître ses principes. Il étonna, dit-on,
ses contemporains par la sûreté des pronostics qu'il prononça.
Mais cet art, qui, pour être porté à un haut degré, exige une sagacité exquise, est loin de constituer à lui seul la médecine. On
peut croire que Bouvart s'en servit habilement pour fonder sa supériorité sur la plupart de ses confrères. Pourquoi employa-t-il en
même tems des moyens moins honorables? Hautain, despote envers
ses confrères, il en était redouté à cause de la causticité de son
esprit, et du dédain qu'il avait généralement de leurs connaissances
et de leur habileté. Son peu de complaisance, et son inflexible
franchise dans ses relations avec les malades, allaient jusqu'à la
rudesse et la brutalité. Il ne leur épargnait pas les pronostics les
plus fâcheux. Malgré cela, ou plutôt à cause de cela, Bouvart eut
une vogue extraordinaire. Des manières singulières, une conviction
avouée d'une grande supériorité, avec une certaine habileté pratique, manquent rarement leur effet sur le vulgaire. Bouvart fut
donc aussi grand charlatan que grand médecin. Il faut cependant
dire que tous ceux qui ont eu des relations particulières avec lui,
ont fait l'éloge de sa scrupuleuse probité et de sa bienfaisance, et
ont rejeté ses défauts sur l'inflexibilité de son caractère, qui l'empêchait de rien déguiser de ce qu'il croyait la vérité. On a souvent
cité ce trait admirable de sa vie : Appelé chez un banquier dont
la maladie n'était déterminée que par un embarras momentané
dans les payemens, il laissa pour toute prescription un billet de
20,000 francs. Cette somme rétablit les affaires et la santé du malheureux banquier. Bouvart, livré à une pratique des plus étendues,
a peu écrit; la plus grande partie de ce qu'il a laissé sont des
écrits polémiques, où toute la causticité de son esprit se remarque, et dans lesquels il a trop souvent oublié les égards que
l'on doit à ses adversaires. En voici les titres :

Mémoire sur le seneka ou polygala de l'irginie. Dans les *Mémoires de l'A-cadémie des Sciences,* ann. 1744. — Bouvart appuie sur des observations la propriété *incisive* de cette plante, et relate ses succès dans les diverses hydropisies.

De experientiæ et studii necessitate in mediciná. Paris, 1747, in-4.—Dis-cours prononcé à l'ouverture de son cours de physiologie à la Faculté de médecine.

De dignitate medicinæ. Paris, 1747, in-4.—Prononcé le jour de son instal-lation dans la chaire de médecine au Collége de France.

*Examen d'un livre qui a pour titre :
T. Tronchin in Academiâ Genevensi
medicinæ professoris, etc., de colicâ
pictorum.* Par un médecin de Paris.
Paris, 1758, in-8 ; *ibid.*, 1767, in-8.
— Critique amère et souvent juste de
l'ouvrage médiocre du médecin gene-
vois. Au milieu des sarcasmes dont
Bouvart poursuit son rival de renommée, il montre une solide érudition.

*Lettre d'un médecin de province à
un médecin de Paris.* Châlons, 1758.
— Cet opuscule est dirigé contre Savi-
rotte, qui avait reproché à Bouvart
d'avoir traité Tronchin avec trop peu
de ménagement.

Mémoire à consulter. Paris, 1764,
in-4.—Dirigé contre les héritiers de la
marquise d'Ingreville, qui avaient répandu un libelle contre Bourdelin et
Bouvart.

*Consultations contre les naissances
prétendues tardives.* Paris, 1764, in-8.

*Consultation sur une naissance tar-
dive, pour servir de réponse,* 1º à
*deux écrits de M. Le Bas, chirurgien
de Paris, l'un intitulé :* Question importante; *l'autre :* Nouvelle observation; 2* à *une consultation de M. Ber-*

tin ; 3º à une autre de *M. Petit.* Paris,
1765, in-8.—C'est une nouvelle édition de la première consultation, avec
la réfutation des auteurs qui avaient
écrit sur la même question.

*Lettre pour servir de réponse à un
écrit qui porte pour titre :* Lettre à
M. Bouvart, *par M. Petit.* Paris, 1769.

Ces divers écrits furent publiés à
l'occasion d'une affaire célèbre de l'é-
poque. Bouvart y combattit avec son
âcreté ordinaire, et souvent avec mauvaise foi, les opinions de ses antagonistes. Cette dispute rendit ennemis
déclarés Petit et Bouvart, qui auparavant étaient intimement liés.

*De reconditâ febrium intermitten-
tium, tùm remittentium naturâ, libri
III.* Amsterdam, 1759, in-8. — Cet
ouvrage, qu'on a long-temps attribué à Senac, paraît être le résumé des
leçons que Bouvart fit au Collége de
France sur les fièvres intermittentes
et rémittentes. Il suffirait pour donner
la plus grande idée de la justesse d'esprit et de la saine érudition de Bouvart. C'est un des traités les mieux
faits que nous possédions sur le sujet.
(Guenet, *Éloge hist. de Bouvart.*—
Condorcet, *Éloges.*)

BOYER (Jean-Baptiste-Nicolas), médecin ordinaire du roi,
naquit à Marseille le 5 août 1693. Lorsqu'il eut terminé ses études
au collége des Pères de l'Oratoire, son père lui fit faire successivement deux voyages dans le Levant pour lui inspirer le goût du
commerce; mais un penchant naturel l'entraînait vers les sciences,
et particulièrement vers l'étude de la médecine. Le jeune Boyer fut
enfin envoyé à Montpellier, où il reçut le bonnet de docteur en
médecine en 1717. La première thèse qu'il soutint dans sa licence,
fut sur l'inoculation de la petite-vérole, qu'il avait vu pratiquer à
Constantinople. Il prouva combien une semblable pratique devait
être utile en France. Appelé par ses talens sur un théâtre plus
vaste, Boyer vint à Paris, où Dodart, alors premier médecin du

Roi, et après lui Chirac et Helvétius, devinrent ses zélés protecteurs. Lors de la peste de Marseille, en 1720, Boyer fut du nom-
bré des médecins que le régent envoya dans cette ville; et les services qu'il rendit lui valurent une pension sur le Trésor royal, et
la place de médecin du régiment des gardes du Roi. Peu après il
se fit recevoir docteur de la Faculté de Paris. Ses soins n'eurent
pas moins de succès dans plusieurs maladies épidémiques, et entre
autres dans celles qui exerçaient leurs ravages dans la généralité
de Paris, en 1742 et 1745. Le mémoire qu'il écrivit à ce sujet lui
mérita le titre de correspondant de la Société royale de Londres.
Les villes de Châblis, de Beaumont, de Beauvais, et presque tout
le Beauvoisis, désolées, en 1747 et 1750, par une épidémie de suette
très-meurtrière, virent également les progrès du mal s'arrêter rapidement sous l'influence du traitement que Boyer dirigea, et le
Roi récompensa ce nouveau service par une nouvelle pension sur
son trésor, des lettres de noblesse et le cordon de Saint-Michel.
Élu, d'une voix unanime, doyen de la Faculté de médecine de
Paris en 1756, ce fut pendant son décanat que fut publiée une
nouvelle édition du *Codex medicamentarius, seu pharmacopœa
Parisiensis.* En 1757, la ville de Brest dut aussi aux soins éclairés
de Boyer la guérison d'une épidémie qui faisait un grand nombre
de victimes dans les divers corps de la marine royale. Peu de médecins ont réuni et occupé autant de places honorables, et si bien
méritées. Il fut chevalier de l'ordre du Roi, et l'un de ses médecins ordinaires, médecin de la ville, du Parlement et des châteaux
de Vincennes et de la Bastille, inspecteur des hôpitaux militaires
de France, associé honoraire du Collége royal de médecine de
Nancy, censeur royal et membre de la Société royale de Londres.
Il exerça toujours sa profession avec noblesse et désintéressement,
et ne cessa de donner des preuves d'un entier dévouement à ses
semblables. Boyer mourut le 2 avril 1768, âgé de 74 ans. On a de lui:

*Relation historique de la peste de
Marseille.* Cologne, 1721, in-12.

*An deprimendæ catarrhactæ expec-
tanda maturatio? Neg. (Præs. Ant.
Lemoine.)* Paris, 1728.

*Méthode indiquée contre la maladie
qui vient de régner à Beauvais.* Paris,
1730, in-4.

Méthode à suivre dans le traitement

*des différentes maladies épidémiques
qui règnent le plus ordinairement dans
la généralité de Paris.* Paris, imprimerie royale, 1761, 1762, in-12.

Il est incertain si c'est J. B. Nic.
Boyer qui est auteur de l'ouvrage sui-
vant, ou si cet ouvrage n'est pas de
Boyer de Prébandier:

Les abus de la saignée démontrés

par des raisons prises de la nature et de la pratique des plus célèbres médecins de tous les temps, avec un appendix sur les moyens de perfectionner la médecine. Paris, 1759, in-12.

Les thèses suivantes ont été soutenues sous la présidence de Boyer:

Utrum in gravidis totus uterus æqualiter extendatur? Resp. F. J. Hunauld. *Neg.* 1729.—*An fistulæ ani sectio chirurgica? Resp.* Jac. Fr. Vandermoude. *Aff.* 1734.—*An in omni tumore, ut plurimum sit tentanda resolutio? Resp.* L. B. Des Bois. *Aff.* 1742.—*An gravidis aquæ potus? Resp.* Fr. Bidault. *Aff.* 1743. — *An pharyngis musculi ipsum dilatent constringantve? Resp.* Honor. Petit. (*Ipsum constringunt.*) 1751. — *An ad sanitatem, ut corporis, sic et mentis exercitatio? Resp.* P. J.Cl. Mauduyt de La Varenne. *Aff.* 1759.

(*Le Nécrologe des hommes célèbres de France, pour l'année 1771.*)

BOYLE (Robert), célèbre philosophe anglais du dix-septième siècle, l'un des créateurs de la physique et de la chimie modernes, et surtout promoteur de la méthode expérimentale, naquit à Lismore, en Irlande, le 25 janvier 1626. Il était le septième fils et le quatorzième enfant de Richard, nommé le grand comte de Cork. Il fit ses premières études chez son père, et les termina à Leyde. L'on put, dès cette époque, juger de la supériorité de son esprit, et du goût décidé qui le portait vers les sciences. Après avoir voyagé dans plusieurs contrées de l'Europe, il revint en Angleterre. Son père était mort, et lui avait laissé une fortune considérable, qu'il résolut de consacrer entièrement aux sciences. Il se retira dans une terre qu'il avait à Stalbridge, et s'y livra avec ardeur à l'étude, mais particulièrement à la culture de la physique et de la chimie. Il forma dans ce temps, avec plusieurs des hommes les plus distingués de l'époque, une association connue d'abord sous le nom de *Collège philosophique*, et qui, après la restauration, fut érigée par Charles II en corporation, sous le titre de *Société royale.* Telle fut l'origine de la Société royale de Londres. Chacun des jours de Boyle fut marqué par des observations et des expériences importantes. Cependant la physique et la chimie n'absorbèrent pas tous ses momens: il se livra à divers travaux littéraires, et surtout à des recherches critiques sur les livres saints. Animé d'une foi sincère, quoique quelquefois troublée par des doutes, il étudia les langues orientales pour connaître les ouvrages originaux sur lesquels est basé le christianisme. Il fonda des leçons publiques, pour fournir de nouvelles preuves des principes de la religion chrétienne, et contribua par ses dons à l'établissement des missions destinées à aller prêcher l'Évangile aux Indiens. Les ministres, après la restauration, engagèrent Boyle à entrer dans les ordres, en lui montrant la perspective des dignités qui lui étaient destinées. Il refusa ces offres, alléguant que la vérité de la religion annoncée par lui aurait plus d'autorité que si sa profession et son intérêt personnel paraissaient dicter ses paroles. Il refusa également les honneurs de la pairie, auxquels sa naissance et sa fortune lui donnaient des droits, et dont quatre de ses frères étaient décorés. Il ne voulut pas même accepter la présidence de la Société royale. La pureté de ses mœurs, l'aménité de son caractère, son extrême modestie, sa bienfaisance active, jointes à son mérite supérieur, lui gagnèrent la considération universelle de ses contemporains. Les sciences furent l'objet de son unique passion ; il leur consacra toute sa vie et sa fortune. Ne faisant presque aucune dépense pour lui-même, il employa ses revenus considérables à soulager la vertu malheureuse, à aider les gens de lettres peu fortunés, et à répandre la doctrine évangélique. Boyle mourut à Londres le 30 décembre 1691, à l'âge de 64 ans. Ses restes furent déposés dans l'abbaye de Westminster. Il vivait depuis long-temps à Londres, chez la comtesse de Ranelagh, sa sœur, qui le chérissait tendrement, et à laquelle il ne survécut que sept jours.

Boyle, disciple de Bacon, eut le mérite de montrer aux physiciens et aux chimistes l'application qu'on devait faire des principes posés par ce grand homme. Il leur donna l'exemple de la saine observation et de la véritable méthode expérimentale, et non-seulement concourut, par ses recherches, à l'avancement des sciences physiques, mais détruisit un grand nombre d'erreurs dominantes. Il fit voir les inconvéniens de tous les systèmes, et repoussa toute conjecture qui n'a pas les faits pour base; enfin, ne reconnut de faits certains que ceux que vérifie l'expérience. Il combattit par la puissance du raisonnement les chimères de l'alchimie; et ses travaux contribuèrent à remettre en honneur une science que les absurdités et les jongleries des philosophes spagyriques avaient fait reléguer parmi les occupations indignes des savans. Boyle traita tous les sujets dont se composaient alors les sciences physiques. Il a confirmé ou étendu par ses innombrables recherches et expériences, les connaissances que l'on possédait déjà; et on lui doit des découvertes d'une grande importance. Il perfectionna la machine pneumatique, inventée récemment par Otto de Guericke, et en tira plus de parti que l'inventeur lui-même de cet instrument; ce qui, pendant long-temps, lui en fit attribuer la découverte. On lui doit la première connaissance exacte de l'absorption de l'air dans les calcinations et les combustions, et de l'augmentation de poids des chaux métalliques. Boyle fut donc le précurseur des créateurs de la chimie pneumatique. La médecine lui est également redevable de quelques services importans, indépendamment de ceux que rendit à cette science la propagation de la méthode expérimentale. Il attaqua les applications qu'avaient faites Van Helmont, de Le Boe et Willis, de la chimie à la physiologie; il démontra, par des expériences positives, le peu de fondement de leurs explications des fonctions du corps vivant par les actions chimiques. L'altération de l'air, par la respiration, ne lui échappa pas; et ses observations sur l'asphyxie, par diverses espèces d'airs artificiels, dénotent une profonde sagacité. Il écrivit encore quelques traités, qui n'offrent pas le même intérêt, sur les spécifiques et sur divers sujets de matière médicale.

Outre ses ouvrages moraux et théologiques, et dans lesquels se remarque un esprit tout différent, Boyle a laissé un grand nombre de traités sur les sciences physiques. Nous nous abstiendrons de les énumérer. Ils ont été indiqués dans le *Dictionnaire de Moréri*, édit. de 1759, et dans la *Biographie médicale*, article BOYLE, par M. Jourdan. Ses œuvres complètes ont été réunies en langue anglaise par Birch (Londres, 1744, in-fol., 5 vol.); et par Shaw (Londres, 1772, in-4, 6 vol.). Ce dernier en avait publié un bon abrégé sous ce titre: *The philosophical works of the honorable Robert Boyle, abridged; methodised, and disposer unded the general heads of physics, statics, pneumatics, natural history, chymistry, and medicine. The whole illustrated with notes, containing the improvements made in the several parts*, etc. Londres, 1738, in-4, 3 vol. —Il a paru deux éditions latines des œuvres de Boyle à Genève: l'une en 1680, in-4, 6 vol.; l'autre, en 1714, in-4, 5 vol.

(*Biogr. britan.*—Savérien, *Hist. des philos. modernes.* — *Biblioth. britan.*, t. XII.—Aikin, *Génér. biogr.*—Chalmers, *Biogr. dict.*— *Biogr. univ.*— *Biogr. med.*)

BRA (HENRI A), né à Dorcum, ville de Frise, le 25 septembre 1555, était fils de Lubbert A Bra, médecin assez distingué de cette ville. Il commença ses études médicales à Cologne, puis il alla à Vienne, où il passa trois années, au bout desquelles il se rendit à Bâle, pour y entendre les leçons de Théodore Zwinger et de Félix Plater. Quelques affaires domestiques l'ayant appelé à Dorcum, il y fit ses premiers essais de pratique; depuis il voyagea en Italie. Après deux années de séjour dans ce pays, il passa en France, et y visita quelques universités, surtout celle de Paris. Les guerres civiles lui ayant fermé l'entrée de Montpellier, il se rendit à Genève, et ensuite à Bâle, où il se fit revevoir docteur. Enfin, de retour en Frise, il pratiqua près de deux ans à Leuwarde, d'où il fut appelé à Kempen, dans l'Over-Yssel, pour y être médecin pensionnaire de la ville. Il conserva ce poste pendant huit ans; après quoi, il habita successivement, et avec le même titre, Dorcum, Kempen et Zutphen. On ignore l'époque de sa mort. Les ouvrages d'Henri A Bra montrent qu'il avait de la lecture; mais ce sont de simples compilations qu'un érudit aurait pu faire sans être médecin. En voici les titres :

Medicamentorum simplicium et facilè parabilium ad calculum, enumeratio; et quomodò iis utendum sit, brevis institutio. Franeker, 1589, in-16; ibid., 1591, in-16.

Medicamentorum simplicium et facilè parabilium ad icterum et hydropem, catalogus; et quomodò iis utendum. Leyde, 1590, in-16; ibid., 159?, in-16; ibid., 1599, in-16.

De novo quodam morbi genere, Frisiis et Westphalis peculiari (observatio); unà cum D. Joannis Heurnii ad eam responsione. Dans les observations de Pierre Foreest, lib. XIX.

De curandis venenis per medicamenta simplicia et facilè parabilia, libri duo. Arnheim, 1603, in-16; Leuwarde, 1616, in-16.

Catalogus medicamentorum simplicium et facilè parabilium adversus epilepsiam, et quomodò iis utendum sit, brevis institutio. Arnheim, 1603, in-16; ibid., 1605, in-16.

Catalogus medicamentorum simplicium et facilè parabilium pestilentiæ veneno adversantium, Antonii Senebergeri Tigurini; recognitus et multorum remediorum accessione adauctus opera et studio Henrici a Bra. Franeker, 1605, in-16; Leuwarde, 1616, in-16.

Au rapport de Suffride Petri (*de scriptoribus Frisiæ, dec. XVI, n. 7*), Henri a Bra avait achevé des recueils de même espèce sur la pleurésie, la colique, les lombrics, sur toute sorte de flux de ventre, etc.; et plusieurs autres ouvrages. On doit peu regretter que les vœux qu'il faisait pour leur publication n'aient pas été remplis.

(Paquot, *Mémoires pour servir à l'hist. litt. des Pays-Bas.* — Suffride Petri, *loc. cit.*)

BRADLEY (Richard), docteur en médecine, et professeur de botanique à Cambridge, est plus connu par le grand nombre d'ouvrages qu'il a publiés sur la botanique et la physiologie végétale, sur l'économie rurale et l'art du jardinage, qu'il a, un des premiers, traités d'une manière philosophique, que par ses travaux en médecine, qui sont peu nombreux et peu estimés. Il naquit vers la fin du dix-septième siècle, et mourut en 1732. Il était membre de la Société royale de Londres, et associé de l'Académie des Sciences de Paris. Nous ne croyons pas devoir faire l'énumération de ses ouvrages de botanique, qu'on peut voir dans les *Bibliothèques bo taniques*. Ses écrits, qui se rapportent à la physiologie et à la médecine, sont les suivans:

The virtue and use of coffea with regard to the plague and contagiouse distempers. Des propriétés et de l'usage du café dans la peste et les maladies contagieuses. Londres, 1721, in-8.

Philosophical account of the works of nature. Londres, 1721, in-4, avec 27 pl.; *ibid.*, 1721, in-8; *ibid.*, 1726, in-4. avec 29 pl. — Ce sont des considérations philosophiques sur les différens degrés d'organisation et de vie dont jouissent les animaux, les végétaux et les minéraux. Cet ouvrage eut un grand succès.

The plague of Marseille conside- red. Considérations sur la peste de Marseille. 3e édit. Londres, 1721, in-8. —L'auteur prétend que toutes les maladies pestilentielles sont produites par des insectes venimeux qui sont transportés par l'air.

Recherches sur le grand hiver de 1728, et sur les maladies qui l'ont suivi. Londres, 1729. (*Biogr. univ.*)

A course of lectures on the materia medica. Leçons sur la matière médicale. Londres, 1730, in-8.

(Pulteney, *Rech. sur l'hist. de la botanique*. — Haller, *Bibl. botan.*)

BRAMBILLA (JEAN-ALEXANDRE), né à Pavie en 1738, passa une grande partie de sa vie en Allemagne; il eut pendant longtemps la place de premier chirurgien de l'empereur Joseph II. Lors de la fondation de l'Académie Joséphine, en 1785, ce monarque l'en nomma le directeur, et le chargea de l'organisation de cette nouvelle institution. Brambilla, libre de toutes fonctions publiques depuis 1795, jouissait dans la retraite de tous ses appointemens, et allait s'établir à Pavie; mais voyant les troupes françaises s'avancer en Italie, il se retira d'abord à Ferrare, puis à Padoue, d'où il se proposait de retourner à Vienne, lorsqu'il fut atteint d'une inflammation de la vessie, à laquelle il succomba le 29 juillet 1800, à l'âge de 62 ans. Il fut plus redevable de sa réputation aux dignités dont il avait été revêtu, qu'aux ouvrages qu'il a laissés, et qui sont généralement assez médiocres.

Lettera critica in cui si scoglie la questione, se l'inflammazione, e la gangrena si debbono abbandonar alla natura sola o debbono esser soccorse dall' arte medica. Milan, 1765, in-4.

Trattato chirurgico-practico soprà il flemmone. Milan, 1777, in-4, 2 v. — Cet ouvrage a paru aussi en allemand.

Storia delle scoperte fisico-medico-anatomico-chirurgiche fatte dagli uomini illustri italiani. Milan, 1780-1782, in-4, 2 vol, portraits; le second volume est divisé en deux parties. — Cet ouvrage n'est, en grande partie, qu'une copie de l'*Histoire de l'anatomie et de la chirurgie* de M. Portal.

Instrumentarium chirurgicum mili-

ture austriacum. Vienne, 1782, in-fol. fig.—Cet ouvrage, dit Lombard, n'est qu'une copie à peu près exacte, pour ne pas dire incorrecte, de l'ouvrage de Perret, sur l'art du coutelier. Brambilla se borne, comme son modèle, à donner le nom et la figure des instrumens, sans rien dire de leur application.

Instruktion fuer die professoren der RR. chirurgischen militare akademie. Vienne, 1784, in-4 de 129 pag. avec tableaux.

Instruktion fuer das kaiserl. konigl. militarspital zu Vienne. Vienne, 1784, in-4 de 131 pages avec tableaux. — Cet opuscule, ainsi que le précédent, fut composé par Brambilla lors de la fondation de l'*Institut chirurgique militaire* de Vienne, par l'empereur Joseph II, en 1782. L'un et l'autre sont particulièrement relatifs à des dispositions réglementaires.

Oratio habita Vindobonæ, cum nova cæsareo-regia academia medico-chirurgica, anno 1785, die 7 mensis octobris solemniter aperiretur. Vienne, 1785, in-4. Ce discours a été traduit en français par Linguet, sous ce titre ; *Discours sur la prééminence de la chirurgie.* Bruxelles, 1787, in-8 de 52 p.

Statuta ac constitutiones academiæ medico-chirurgicæ Vindob. Vienne, 1787, in-4 de 155 pages.

Trattato chirurgico soprà le ulcere delle estremita inferiore. Milan, 1793, in-4.

(*Magasin encyclop.*, 6e an., t. V, pag. 191. — Haller. — *Biog. méd.*)

BRASAVOLA (Antoine Musa), ou BRASAVOLO, médecin renommé de son temps, naquit à Ferrare, le 16 janvier de l'an 1500. Il étudia la médecine à l'Université de sa ville natale, sous les yeux de Nicolas Léoniceno et de Manardi. Baruffaldi et Castellani, qui ont écrit fort au long la vie de Brasavola, nous apprennent qu'il acquit de bonne heure une grande réputation; que, devenu le médecin et l'ami d'Hercule II, quatrième duc de Ferrare, il l'accompagna en France, lorsque ce prince s'y rendit, en 1528, pour épouser la fille de Louis XII. Il eut le titre d'archiâtre près de Paul III, de Léon X, de Clément VII et de Jules III, et celui de médecin consultant de Charles-Quint, de Henri VIII, roi d'Angleterre, et de François Ier, qui le décora de l'ordre de Saint-Michel, et lui donna le surnom de *Musa*, voulant probablement, par ce surnom, qui rappelait Antoine Musa, médecin célèbre du temps d'Auguste, faire allusion au talent et aux connaissances dont Brasavola avait donné des preuves nombreuses en soutenant, lors de son séjour à Paris, une thèse *de omni scibili.* De retour à Ferrare, Brasavola reprit la chaire de dialectique qu'il avait déjà occupée avec distinction; il professa en même temps la botanique médicale, science à laquelle il se livra d'une manière particulière. Si les écrits multipliés de Brasavola annoncent un médecin érudit et laborieux, ils prouvent aussi qu'il était praticien et ob-

servateur judicieux. Il a donné le premier une bonne description
de la blennorrhagie; il savait par expérience que les douleurs os-
téocopes, dans la syphilis, se dissipent entièrement chez certains
malades par l'influence d'une vie sobre et de violens exercices. Il
soutint le premier que le mercure jouissait de propriétés anthelmintiques. Il rappela l'attention des médecins sur l'ellébore noir;
et ce fut lui qui introduisit dans la thérapeutique, en Italie,
l'usage de la squine et du gaïac. Brasavola mourut à Ferrare, le
6 juillet 1555, laissant les ouvrages suivans :

*Examen omnium simplicium medi-
camentorum, quorum usus est in publicis officinis.* Rome, 1536, in-folio;
Lyon, 1536 et 1537, in-8, *cum adnotationibus Aloysii Mundellæ, medici
Brixiani, ad eumdem Brasavolum.* Bâle,
1538 et 1543, in-4; Venise, 1538 et
1539, in-8; *ibid.*, 1545, in-8; Lyon,
1544 et 1545, in-8; *ibid.*, 1556, in-16.
—. C'est cet ouvrage que Linnée, dans
sa *Biblioth. botan.*, attribue par erreur
à Antoine Musa, médecin d'Auguste.

De syrupis liber. Lyon, 1540, in-8;
Venise, 1545, in-8.

*Expositiones, commentaria et anno-
tationes in octo libros aphorismorum
Hippocratis et Galeni.* Bâle, 1541 et
1542, in-fol.

*Examen omnium electuariorum,
pulverum, et confectionum cathartico-
rum.* Venise, 1543 et 1548, in-8;
Lyon, 1556, in-16.

*Examen omnium catapotiorum, seu
pillularum.* Bâle, 1543, in-4; Lyon,
1546 et 1556, in-16.

*Quod mors nemini placeat, dialo-
gus ad illustrem Annam Estensem.*
Lyon, 1543, in-8.

*In libros Hippocratis et Galeni de
ratione victûs in morbis acutis commentaria.* Venise, 1546, in-fol.

*Examen omnium trochiscorum, un-
guentorum, ceratorum, emplastrorum,
cataplasmatum, collyriorum et pulve-*
rum, quorum Ferreriæ est usus. Venise, 1551, in-8; Lyon, 1555, in-16.

*Index refertissimus in omnes Ga-
leni libros.* Venise, 1551 et 1557, in-
fol.; Venise, 1625, in-fol.

*De medicamentis tàm simplicibus,
quàm compositis catharticis, quæ unicuique humori sunt propria.* Lyon,
1555, in-16; Zurich, 1555, in-8.

*Ratio componendorum medicamen-
torum externorum, pars I, continens
linctuum, pulverum medicinalium,
aquarum, decoctionum, olerumque
confectionem, cum tractatu de morbo
gallico.* Venise, 1555, in-8; Lyon,
1555 et 1577, in-16.

*Tractatus de usu radicis Chinæ, et
de ligno sancto.* — Cet opuscule se
trouve dans *Aloys. Luisini, de morbo
gallico omnia quæcumque de hac re
ab omnibus medicis conscripta, etc.*
Venise, 1566-1567, in-fol., 2 tom., it.
edente *Boerhaave.* Leyde, 1728, in-
fol., 2 tom.

Les biographes de Brasavola indiquent encore une foule d'écrits restés
manuscrits que nous ne rappelleron-
pas ici.

(Mazzuchelli. — Castellani, *De
vitâ Ant. Musæ Brasavoli commentarius, etc.*, analysé dans les *Comment.
de rebus in med. gestis*, vol. XVI,
pag. 681. — Brambilla.)

BRASDOR (Pierre) naquit le 19 décembre 1721, d'une famille pauvre, dans un bourg de l'ancienne province du Maine. Les heureuses dispositions qu'il montra dès ses premières années, firent vivement sentir à ses parens le desir de lui donner une éducation soignée. On obtint pour lui une place gratuite au collége de La Flèche. Il vint ensuite étudier la chirurgie à Paris; et le zèle qu'il porta dans le travail, l'excellente méthode d'étude qu'il s'était faite, le mirent bientôt en état de faire lui-même des leçons à ses condisciples. Il fut agrégé au Collége de chirurgie en 1752, devint professeur d'anatomie, d'opérations et de thérapeutique, fut successivement conseiller du comité perpétuel de l'Académie de chirurgie, puis directeur et vice-directeur de la même Académie, et mourut le 16 vendémiaire an VIII, âgé de 76 ans.

Brasdor fut un savant et habile chirurgien. Il avait conseillé, long-temps avant Hunter, le traitement de l'anévrisme par la ligature de l'artère entre le cœur et la tumeur. Il avait reconnu, pour certains cas, la nécessité de la ligature au-delà de la tumeur; l'utilité de l'application de la glace dans quelques autres, ne lui était pas inconnue. Il fut, avec Tronchin et Bordeu, dont il posséda l'amitié, un des plus ardens propagateurs de l'inoculation. Les connaissances qu'il avait acquises dans l'art vétérinaire, dont il n'avait pas dédaigné de s'occuper dans un temps où cet art était peu connu, et par conséquent peu considéré, étaient fort étendues. Le petit nombre d'écrits que Brasdor a publiés consiste en des mémoires, dont voici les titres :

Réflexions sur la fracture de la clavicule. Mémoire lu à la séance publique de l'Acad. roy. de Chirurgie, en 1762, inséré dans le tome V de ses Mémoires. *Précis de ces réflexions,* dans les *Mémoires pour servir à l'histoire de la chirurgie du XVIIIᵉ siècle, etc.,* par Paul. Avignon, 1773, in-4 et in-8, 2 part.

Mémoire sur les amputations dans les articles. Lu à la séance publique de l'Acad. de Chirurgie, en 1758, et imprimé dans le tome V de ses Mémoires. Précis de ce travail. *Loc. cit.* part. 2.

Brasdor avait encore lu à l'Académie de Chirurgie un Mémoire sur la ligature des polypes de l'arrière-bouche, qui n'a pas été imprimé. On trouve la description de sa méthode dans la *Médecine opératoire* de Sabatier, tome III.

Mémoire sur la maladie épidémique des chiens. Avec une pl., Acad. roy. des Sc. *Mémoires des Savans étrangers,* tome VII. — Brasdor avait observé un grand nombre de chiens malades; il en ouvrit plusieurs, et trouva presque toujours dans les fosses nasales un ver d'une espèce particulière.

Conjectures sur la maladie épizooti-

que qui règne dans les provinces méridionales du royaume. Dans le *Journal de médecine*. 1776, tome XLV, page 258. — Brasdor, trouvant beaucoup de ressemblance entre les symptômes de l'épizootie et ceux de la maladie des chiens, conjecture qu'il pourrait bien y avoir dans les naseaux des bœufs malades des vers tels que ceux qu'il avait observés. Gardanne ayant critiqué amèrement cet article de Brasdor dans *la Gazette de Santé* du 22 février 1776, celui-ci répondit par la lettre suivante :

Lettre à l'auteur du journal; par M. Brasdor, professeur, etc. Journal de Médecine, t. XLVI, p. 118-137.

(*Recueil périod. de Soc. de méd.*)

BRAVO RAMIREZ DE SOBREMONTE (Gaspard) naquit vers le commencement du dix-septième siècle, à Aguilar del Campo, dans le diocèse de Burgos. Reçu docteur en médecine à Valladolid, il devint professeur dans la Faculté de cette ville, et y enseigna avec honneur, d'abord la chirurgie, puis les diverses branches de l'art de guérir. La réputation qu'il s'acquit lui valut, près de Philippe IV la charge de médecin du roi. Il devint membre du conseil suprême de l'inquisition, premier médecin de ce tribunal; enfin, premier médecin des rois Philippe IV et Charles II. Nous avons de lui :

Resolutiones medicæ circa universam totius philosophiæ doctrinam. Valladolid, 1649, in-fol.; troisième édition, augmentée, Lyon, 1662, in-fol. — L'ouvrage se compose de six parties, dont les deux dernières paraissent ici pour la première fois. *I. Physiologia ; II et III. Pathologia et curatio; IV. Sanguinis missio, purgatio, de sudore; V. Sanguinis circulatio, et artis sphygmicæ theoria ex Galeni mente, ac prognosis recidivæ naturæ, ac de quorumdam Eunuchorum potentiã; VI. Selectæ observationes et consultationes.*

Opera medicinalia. Lyon, 1679, in-fol., IV tomes. On y trouve, outre les traités précédens: *Tirocinium artis curatricis hominum*, imprimé avec les *Consultationes*, à Cologne, 1671, in-4; et *Dissertationes tres : 1º. De vita et morte, et de cansis mortis repentinæ; 2º. De membrorum proprietatibus, ratione miscibilium, continuã fermentatione et putredine; 3º. Miscellanea resolutiones.*

(Nicolas Antonio, *Biblioth. Hisp.*)

BRAVO (Jean), de Pierre-Fite (Piedra-Hita), dans la Castille, enseigna et exerça la médecine à Salamanque avec une grande célébrité. Il contribua beaucoup, au jugement de Nic. Antonio, aux progrès de l'art de guérir, par la publication de ses ouvrages. Les médecins d'à présent, qui prendraient la peine de les lire, ne partageraient peut-être pas, à cet égard, l'opinion du savant bibliographe espagnol.

De hydrophobiæ naturá, causis atque medelá. Salamanque, 1571, in-8; ibid., 1576, in-4; *ibid.*, 1588, in-4.

In libros prognosticorum Hippocratis commentaria. Salamanque, 1578 et 1583, in-8.

Pharmacopœa salmantica. Salamanque, 1581, in-8. (Carrère.)

De saporum et odorum differentiis causis et affectionibus. Salamanque, 1583, in-8; Venise, 1592, in-8.

In clar. Galeni librum de diffe-rentiis febrium commentarius. Salamanque, 1595, in-4; *ibid.*, 1596, in-4.

De curandi ratione per medicamenti purgantis exhibitionem. Lib. III. Salamanque, 1588, in-8.

De simplicium medicamentorum delectu, lib. II, qui ars pharmacopœa dici possunt. Salamanque, 1592, in-8.

De marsis et psyllis.

De vini naturá.

(Nicol. Antonio, *Bibliöth. Hisp.*)

BREMSER (Jean-Georges), conservateur du cabinet d'histoire naturelle de l'Université de Vienne, est mort le 21 août 1827. On lui doit les ouvrages suivans :

Ueber die kuhpocken. Sur le cowpox. Vienne, 1806, in-8.

Ueber die scharlachkrankheit , etc. Sur la scarlatine. Vienne, 1806, in-8.

Medicinische paroemien , oder erklaerung medicinisch -diaetetischer sprechwoerter, nebst der anwendung. Vienne, 1806, in-8.

Notitia collectionis insignis vermium intestinalium et exhortatio ad commercium, quo illa perficiatur et scientiæ atque amatoribus reddatur communiter proficua. Vienne, 1811, in-4. — Ouvrage anonyme, qui passe pour être de Bremser.

Ueber lebende wuermer im lebenden menschen. Vienne, 1819, in-4. Trad. franç., *Traité zoologique et physiologique sur les vers intestinaux de l'homme,* par M. Bremser; traduit de l'allemand par M. Grundler; revu et augmenté de notes par M. Blainville. Paris, 1824, in-8 de 574 pp., avec un atlas de 12 pl. in-4. — C'est surtout par ce savant ouvrage que Bremser a été connu en France.

Icones helminthum, systema Rudolphii entozoologicum illustrantes. 3 fasc. in fol. Vienne, 1823.

(*Biogr. med.* — Ersch. — Enslin.)

BRENDEL (Adam), médecin érudit du dix-septième siècle, occupa avec honneur la chaire d'anatomie et de médecine dans l'Université de Wittemberg. Il mourut en 1719, après avoir mis au jour plusieurs dissertations académiques que Haller cite avec éloge, et dont on peut voir les titres dans les *bibliothèques* de ce dernier. Nous ne citerons que l'ouvrage suivant:

Observationum anatomicarum decades III. Wittemberg, 1706-1718, in-4. — Il y a quelques observations utiles d'anatomie pathologique.

Les *Éphémérides des curieux de la nature* renferment quelques observations de Brendel.

BRENDEL (Jean-Godefroy), fils du précédent, naquit à Wittemberg au mois de février 1712. Il n'avait que sept ans quand il perdit son père ; mais son éducation ne souffrit point de cette perte. Sa mère l'envoya au collége de Grimma, près de Leipsick. où il fit de bonnes études. Il revint ensuite à Wittemberg pour y suivre les cours de médecine, et reçut le bonnet doctoral en 1736. Deux ans après, il fut nommé professeur extraordinaire de médecine à Gœttingue. En 1739, il fut professeur ordinaire. Quand Haller quitta cette Université, Brendel fut chargé de le remplacer dans la chaire de chirurgie. Les honneurs académiques ne furent pas les seuls dont il jouit; le roi d'Angleterre et l'électeur de Brunswick le nommèrent leur médecin. Brendel mourut le 18 janvier 1758, à l'âge de 47 ans. Il aimait beaucoup les mathématiques, et voulut trop souvent les transporter dans une science qui n'est point susceptible d'en recevoir l'application. On lui doit un grand nombre de dissertations qu'il est inutile d'énumérer, parce qu'elles ont été réunies en collection, et quelques ouvrages publiés après sa mort :

Opuscula mathematici et medici argumenti. Gœttingue, 1769-1775, in-4, 3 vol. — C'est Henri Wrisberg qui en fut l'éditeur.

Medicina legalis sive forensis, ejusque prælectiones Academicæ in Teichmeyeri institutiones medicinæ legalis. Edid. Meyer, Hanovre, 1789, in-4.

Prælectiones academicæ de cognoscendis et curandis morbis. Edid. H. G. Lindmann. Leipsick, 1792-1794, in-8, 3 vol.

(*Comment. de reb. in med. gestis.*)

BRIGGS (Guillaume) naquit à Norwich vers l'année 1650. (Ses biographes varient sur la date de sa naissance.) Il fit ses premières études à Cambridge ; puis, se destinant à la médecine, il voyagea en France, suivit les leçons du célèbre Vieussens à Montpellier. A son retour en Angleterre, il publia son *Ophtalmographie*, et se fit recevoir l'année suivante, en 1677, docteur à Cambridge, devint bientôt après membre du Collége des médecins de Londres, et membre de la Société royale. En 1683, il fut nommé médecin de l'hôpital Saint-Thomas de Southwark; et, plusieurs années après, le roi Guillaume lui donna le titre de son médecin ordinaire. Briggs mourut à Town-Malling, dans le comté de Kent, le 4 septembre 1704, emportant avec lui l'estime de ses concitoyens pour ses qualités et ses connaissances générales, aussi bien que pour celles qu'il possédait dans sa profession; il se rendit surtout célèbre par ses travaux anatomiques sur l'œil, et par ses connaissances des maladies de cet organe. Le grand Newton faisait un cas particulier de lui, comme on peut le voir par les lettres qu'il lui adressa. Briggs avait un frère, médecin (Robert Briggs), qui ne nous est connu que parce qu'il lui céda son titre de membre du Collége de Londres. Il a publié l'ouvrage suivant :

Ophthalmographia, sive oculi ejus-que partium descriptio anatomica. Cambridge, 1676, in-12; Londres, 1685, in-8, avec une nouvelle théorie de la vision; Leyde, 1686, in-12. Dans la collection de Hook, et dans la *Bibliothèque anatom.* de Manget.— Briggs est le premier qui ait bien indiqué la disposition du nerf optique et de la rétine. Il est également le premier qui fit servir la théorie des couleurs à l'explication des phénomènes de la vision, et emprunta le secours de l'anatomie comparée pour donner une idée plus exacte des fonctions auxquelles les diverses parties de l'organe de la vue sont destinées.

Briggs avait lu à la Société royale sa théorie de la vision; et ce traité est inséré, en anglais, dans les *Transactions philosophiques,* n. 129 et 147. Il le traduisit depuis en latin, et le joignit à son *Ophthalmographie* dans la deuxième édition. Briggs a encore inséré dans le même recueil, n° 159, an. 1684, deux autres mémoires; l'un intitulé: *Deux cas remarquables relatifs à la vision;* l'autre, *Explication du cas singulier d'un jeune homme qui devient aveugle tous les soirs.* Briggs avait annoncé deux traités sous les titres : *De usu partium oculi,* et *De ejusdem affectibus,* ainsi qu'un ouvrage contre la secte d'Épicure; ils n'ont pas été publiés.

(*Biogr. britanica.*—Aikin.—Chalmers.—Haller, *Biblioth. anat.*—Sprengel.)

BRIGHT (Timothée), médecin et théologien anglais célèbre du seizième siècle, fut reçu docteur en médecine à Cambridge, et devint recteur de Methley, dans le comté d'York, en 1591. Ses ouvrages dénotent qu'il avait une pratique étendue, et qu'il était versé dans la connaissance des doctrines des auteurs grecs. Il mourut en 1616, et a laissé les écrits suivans :

De dyscrasiâ corporis humani therapeuticâ. Londres, 1583, in-8.

Treatise an melancoly. Traité de la mélancolie. Londres, 1586, in-12.

Hygiene, seu de sanitate tuendâ, medicinæ pars prima. Francfort, 1586, in-8; *ibid.,* 1598, in-16; Mayence, 1647, in-12.

Therapeutice, hoc est de sanitate restituendâ, medicinæ pars altera. Francfort, 1589, in-8; *ibid.,* 1598, in-16; Mayence, 1647, in-12.

An abridgment of fox's acts and monuments. 1589, in-4.

(Chalmers, *Biogr. diction.*—Haller, *Bibliot. méd.*)

BRIOT (Pierre-François) naquit en 1773 à Orchamps, département du Doubs. Il était attaché, depuis plusieurs années, comme officier de santé, aux armées de la république, lorsqu'il fut reçu docteur en chirurgie à la Faculté de Paris, au mois d'août 1803. Employé pendant quelque temps à l'hôpital de Plaisance, il avait profité de ce séjour pour faire plusieurs visites au célèbre Scarpa, à Pavie, et pour profiter de ses instructions. il écrivit alors plusieurs mémoires, et rédigea un *Traité sur les plaies d'armes à feu*, qui n'a pas été publié. En 1800, il avait été nommé correspondant de la Société de médecine de Paris. Rentré dans la vie civile après dix ans de service militaire, il se fixa à Besançon, et contribua particulièrement à l'organisation de la Société de médecine qui fut créée dans cette ville. En 1806, il obtint la place de professeur d'anatomie et d'accouchemens à l'école-pratique de l'hôpital Saint-Jacques, et plus tard celle de professeur de chirurgie théorique et pratique à l'école de médecine de la même ville. Un mémoire remarquable lui valut en 1815 une couronne, et le titre de membre correspondant de la Société médicale d'Émulation. En 1819, il reçut une nouvelle couronne académique de la Société de médecine-pratique de Montpellier, sur cette question : «Quelle a » été l'influence de Lapeyronie sur le lustre et les progrès de la » chirurgie française?» En 1824, cette Société lui décerna une seconde couronne. Le 5 juillet 1825, il fut compris dans la liste des adjoints correspondans de l'Académie royale de Médecine. Malgré les occupations d'une pratique étendue, dans laquelle il avait acquis, à juste titre, la réputation d'habile opérateur, il ne cessa jamais de se livrer avec ardeur à l'étude. En 1824, la section de chirurgie de l'Académie royale de médecine avait proposé pour sujet de prix le *traitement des plaies pénétrantes de poitrine*. Briot concourut, et son mémoire lui mérita une médaille d'or de 600 francs. Mais il ne put jouir de ce nouveau triomphe, qui fut proclamé le 28 février 1828. Briot était mort le 29 décembre 1826, âgé de 53 ans. On a de lui :

Mémoire sur le forceps, dans lequel on traite de l'art des accouchemens avant l'invention de cet instrument, de son origine, des principales modifications qu'on lui a fait subir, de celle qui mérite la préférence, de son influence dans la pratique des accouchemens, des cas qui en exigent l'emploi, et de la manière de s'en servir. Paris, 1809, in-8, 110 pp.—Briot se montre, dans cet ouvrage, un praticien éclairé, et l'on consultera avec fruit les discussions auxquelles il se livre au sujet des cas qui peuvent nécessiter l'application du forceps. Dans l'historique de cet instrument, il fait preuve d'une grande érudition.

Histoire de l'étude et des progrès de la chirurgie militaire en France pendant la révolution. Besançon, 1817, in-8 de 430 pp.—Cet ouvrage est une réimpression du mémoire qui fut couronné par la Société médicale d'Émulation, et que Briot adressa à cette société pour répondre à la question suivante, proposée pour sujet de prix : « *Déterminer les avantages que la chirurgie théorique et pratique doit retirer des observations et des opérations faites aux armées dans les dernières campagnes.* » Ce mémoire est inséré dans le huitième vol. des *Mém. de la Soc. méd. d'Émulation.* L'édition que l'auteur en a donnée renferme plusieurs corrections et des additions.

Éloge de Lapeyronie, couronné par la *Société de Méd. pratique de Montpellier,* dans sa séance du 1er juin 1819; d'après la question conçue en ces termes : « Quelle a été l'influence de Lapeyronie sur le lustre et les progrès » de la chirurgie française? » Inséré dans les *Annales cliniques de la Société de médecine-pratique de Montpellier.* An 1819; 2e série, tome I.

Élémens de matière médicale. Ouvrage posthume du cit. *Étienne Tourtelle;* publié par le cit. Briot, son élève, etc., etc. Paris, 1801, in-8. — Briot a placé en tête de l'ouvrage un discours préliminaire, et rempli plusieurs lacunes que l'auteur avait laissées dans ces *Élémens.*

L'art d'accoucher de Georg. Guil. Stein; traduit de l'allemand sur la cinquième édition, par P. F. Briot; avec une dissertation sur la péritonite puerpérale, par M. Gasc, professeur de méd. Paris, an XII (1804), in-8, 2 vol., fig.

(*Revue encyclopédique.* Février 1827.)

BRISBANE (JEAN), médecin anglais du milieu du dernier siècle, a écrit l'ouvrage suivant :

The anatomy of painting, or a short and easy introduction to anatomy being 6 tables of albinus with linear figures on a smaller scale, albinus figure of the uterus, the anatomy of Celsus, the physiology of Cicero, etc. Anatomie du peintre, ou Introduction courte et facile à l'anatomie. Londres, 1769, in-fol.

Selects cases in the practice of medecine. Observations choisies de médecine pratique. Londres, 1772, in-8.

(Haller, *Bibl. anat.*)

BRISSEAU (PIERRE), docteur en médecine de la Faculté de Montpellier, naquit à Paris en 1631. Il se fit inscrire au Collége des médecins de Tournay le 13 juin 1667, et servit en qualité de médecin dans les hôpitaux de Mons et de Tournay. Quand le parlement de cette ville fut transféré à Cambrai, après le siége des alliés, en 1709, Brisseau se rendit à Douai, où il mourut le 18 septembre 1717, à l'âge de 86 ans, laissant les ouvrages suivans :

Traité des mouvemens sympathiques, avec une explication de ceux qui arrivent dans le vertige, l'épilepsie, l'affection hypocondriaque, et la passion hystérique. Valenciennes, 1692, in-12 de 154 pp.—C'est par erreur que

Haller et beaucoup d'autres bibliographes indiquent Mons ou Montpellier pour le lieu de l'impression. Cet ouvrage est le développement d'une thèse que l'auteur avait soutenue à Montpellier 3 ans auparavant ; il émet des idées assez justes sur la structure des nerfs, qu'il considère d'ailleurs comme des canaux, ainsi qu'on le pensait alors. C'est par les divers mouvemens des esprits animaux dans ces canaux, qu'il explique les différentes sympathies, et les maladies nerveuses énoncées dans le titre de l'ouvrage.

Dissertation sur la saignée. Tournay, 1692, in-12.

Lettre à M. Fagon, premier médecin du Roi, touchant une fontaine minérale découverte dans le diocèse de Tournay. — C'est celle de Saint-Amand. Nous ne pensons pas que cette lettre ait été imprimée ; on en trouve un extrait dans l'*Histoire des ouvrages des savans*, octobre, 1698, pages 464-485. Brisseau fut nommé, par Fagon, intendant des eaux de cette source minérale.

Méthode pour bien régler les hôpitaux. Lille, 1706, in-8, 27 pp.—L'auteur avait déjà publié avant cette époque deux éditions de la méthode qu'il expose.

BRISSEAU (MICHEL), fils du précédent, naquit à Tournay, et fut enregistré au Collége des médecins de cette ville le 10 septembre 1696. Il devint successivement professeur d'anatomie et de botanique à l'Université de Douai, où il avait pris le bonnet de docteur, conseiller du roi, et médecin-major des hôpitaux de Flandre. Il est mort au mois de mars 1743. On a de lui :

Nouvelles observations sur la cataracte, lues à l'Académie royale des Sciences le 18 novembre 1705. Tournay, 1706, in-12. — Brisseau est un des premiers qui ait démontré, par des faits, que la cataracte n'est rien moins qu'une membrane formée dans l'humeur aqueuse, mais bien une opacité du cristallin. Lasnier, chirurgien de Paris, avait bien indiqué ce fait quarante ans auparavant ; Gassendi et Rohault l'avaient répété d'après lui ; mais cette opinion, considérée comme inexacte, avait été oubliée. Maitre-Jan, d'abord opposé aux idées de Brisseau, les adopta ensuite, et voulut, mais à tort, en revendiquer la priorité. L'année suivante, ayant eu l'occasion d'ouvrir les cadavres de plusieurs individus cataractés, et d'opérer un soldat, chez lequel l'opacité du cristallin résultait d'une ophthalmie survenue à la suite d'un coup porté sur l'œil, Brisseau s'empressa de faire connaitre les nouveaux faits qui confirmaient pleinement son opinion, et il les publia sous ce titre :

Deuxièmes observations touchant la cataracte. Tournay, 1708, in-12. — L'attention portée sur ce sujet, et les controverses qui en étaient résultées au sein de l'Académie des Sciences, firent bientôt recueillir beaucoup d'observations confirmatives de l'opinion de Brisseau. Cet auteur les rassembla dans un troisième mémoire qu'il réunit aux précédens, et qu'il publia collectivement sous le titre suivant :

Traité de la cataracte et du glaucome. Paris, 1709, in-12 de 260 pp., avec pl. — Dans cet ouvrage, Brisseau décrit les aiguilles avec lesquelles il opère la cataracte : c'était toujours par abaissement. L'aiguille qu'il employait était montée d'une manière fixe sur le manche; sa pointe, taillée en grain d'orge, est aplatie, tranchante sur les côtés, et crenelée en manière de gouge, de deux à trois lignes de longueur. Brisseau prouve également, par des exemples puisés sur le cadavre, que le glaucome n'est point une maladie du cristallin, ainsi que Maitre-Jan et d'autres auteurs le pensaient, mais qu'elle consiste dans l'altération de l'humeur vitrée qui peut être diversement viciée; il l'a trouvée chez plusieurs sujets, épaissie et opaque, ou bien dissoute et transparente comme de l'eau. Il pense aussi, d'après l'examen de différens cadavres, que la goutte sereine dépend bien moins souvent de la paralysie du nerf optique que de la dissolution de l'humeur vitrée, qui ne modifiant plus les rayons comme elle le doit, fait que l'image des objets n'est plus représentée sur la rétine. Cet ouvrage, précédé d'une description anatomique et physiologique de l'œil, est terminé par une réponse aux objections qui lui furent faites par De Lahire, Littre, Méry et Saint-Yves.

Lettre touchant les remèdes secrets. Tournay, 1707, in-12.

Observations faites par M. Brisseau. Douai, 1716, in-8, 83 pp. Ce recueil étant devenu très-rare, Boudon le réunit à la nouvelle édition qu'il donna, en 1734, de l'*Anatomie chirurgicale* de Palfin, à laquelle il avait ajouté les cent observations anatomiques et chirurgicales de Ruysch. Les observations de Brisseau ont pour objet : 1° une plaie de tête avec lésion profonde du cerveau, et séjour d'un fer de lance dans la plaie, sans accidens graves; 2° une carie de l'os frontal et du tiers d'un pariétal chez le même sujet, à la suite de violentes céphalalgies; 3° une tumeur considérable développée dans le cervelet, n'ayant pas donné lieu à d'autres symptômes qu'une douleur très-vive pendant sept à huit mois à la partie moyenne de l'occiput, avec la sensation d'un battement très-fort, et un bruissement d'oreille insupportable et continu; 4° un exemple de guérison de plusieurs fractures du crâne; 5° un anencéphale et un monstre double : comme les deux fœtus réunis étaient de sexe différent, Brisseau pense qu'il aurait fallu deux baptèmes au monstre double s'il eût vécu, quoiqu'il regarde comme *moralement impossible* qu'une des âmes pût agir indépendamment de sa voisine. Il eût mieux fait de s'occuper de la dissection de ce monstre, que de s'arrêter à cette discussion; 6° enfin, des poils tirés du bas-ventre par l'opération de la paracentèse.

On trouve encore de Brisseau, dans l'*Histoire de l'Académie des Sciences, pour l'année* 1743, une observation de paralysie de la sensibilité, sans que les mouvemens de la partie fussent lésés.

(Haller, *Biblioth. chirurg.* — Eloy, *Dict. hist. de la med.*)

BRISSOT (Pierre), l'un des plus célèbres restaurateurs de la médecine grecque au seizième siècle, naquit à Fontenay-le-Comte, en Poitou, l'an 1478. Son père, célèbre avocat de cette ville, ayant remarqué en lui des dispositions heureuses pour les sciences, n'oublia rien pour les cultiver. Après avoir fait ses humanités dans son pays, il vint à Paris vers l'an 1495. Son cours de philosophie achevé, il s'appliqua, pendant quatre années, à l'étude de la médecine. Il professa ensuite, pendant dix ans, la philosophie, et commença en 1512 à se préparer pour le doctorat. Il fut le premier de la *Licence*, et reçut le bonnet de docteur le 27 mai 1514. Il n'était pas homme à suivre l'usage en aveugle. La voie de l'examen lui parut préférable à celle de la coutume ou de l'autorité. Il reconnut que les Arabes avaient introduit dans la pratique une infinité de choses opposées à la doctrine d'Hippocrate et de Galien, aussi bien qu'à l'expérience et au raisonnement. Il pensa à rétablir la méthode de ces deux grands maîtres : c'était alors tout ce qu'on pouvait imaginer de plus raisonnable. Il entreprit d'abord d'expliquer Galien, au lieu de Rhazès et d'Avicenne, qui étaient les auteurs classiques, et presque les seuls connus dans les écoles de toutes les Universités de l'Europe. Il le fit avec une habileté à laquelle ses contemporains n'étaient point accoutumés. L'étude de la pharmacologie était presque tombée dans l'oubli. Les descriptions de Mesue, si souvent incomplètes, plus souvent altérées par l'ignorance des copistes ou des traducteurs, étaient comme autant d'énigmes indéchiffrables pour quiconque n'aurait pas étudié lui-même la nature. Brissot résolut d'aller examiner sur leur propre sol les productions médicamenteuses étrangères. Mais avant de partir, il donna à ses compatriotes, en engageant une discussion sur un sujet qui nous paraîtrait oiseux maintenant, mais qui suffit alors pour bouleverser toutes les opinions médicales, une impulsion dont le résultat fut de forcer, en quelque sorte, à remonter aux sources de la médecine grecque, et à se livrer à l'observation attentive des maladies. La pratique des médecins était de faire saigner, dans la pleurésie, du côté opposé au mal. Brissot prétendit que cette doctrine était contraire à celle d'Hippocrate et de Galien, une pure invention des Arabes. Des pleurésies dangereuses régnèrent à Paris en 1515 et en 1516. Un des élèves de Brissot suivit ses principes avec tant de succès, que le public et plusieurs médecins célèbres se rangèrent du parti de la doctrine contre laquelle tout le monde s'était d'abord soulevé. Après ce triomphe, Brissot pensa à l'exécution de ses projets de voyages. Il passa en Portugal en 1518. Il s'arrêta à Évora, où il s'appliqua à la pratique de la médecine. Des pleurésies qui y régnaient alors lui fournirent une occasion d'y établir sa pratique pour la saignée. Elle réussit à Évora comme à Paris. Mais le docteur français trouva un adversaire déclaré de sa méthode dans le médecin du roi de Portugal, nommé Denis. La Faculté d'Évora se trouva partagée en *Brissotiens* et en *Dionysiens*. On convint de s'en rapporter à la décision de l'Université de Salamanque; mais tandis qu'elle travaillait à discuter la question, Denis obtint un arrêt qui proscrivit la doctrine de Brissot, et fit défense de la suivre. Cela n'empêcha pas l'Université de Salamanque de juger contre le docteur portugais et en faveur de Brissot. Celui-ci mourut à Lisbonne vers la fin de l'année 1522, au moment où il se disposait à partir pour les Indes; mais la dispute ne s'éteignit point avec lui. Les *Dionysiens* en appelèrent, vers l'an 1529, au jugement de l'empereur Charles-Quint. Ils employèrent auprès du prince tous les moyens que l'ignorance et la malignité d'une basse jalousie purent mettre en usage. La méthode de Brissot, disaient Denis et ses partisans, est dangereuse pour le corps; c'est, en médecine, une hérésie aussi funeste que le luthéranisme en religion; elle est le fruit de l'ignorance et de la témérité; c'est même un attentat contre la religion, une véritable impiété. Pendant la chaleur de ces déclamations, il arriva un événement fâcheux à nos *orthodoxes*. Charles III, duc de Savoie, mourut le 16 septembre 1553 d'une pleurésie, après avoir été saigné du côté opposé au mal. Charles-Quint, qui allait condamner Brissot, ne le fit pas; mais la nouvelle doctrine n'obtint point les honneurs d'un triomphe complet, et l'affaire resta indécise. (Suivant Sprengel, ce n'est point la mort du duc Charles III, qui porta un coup funeste aux adversaires de la doctrine de Brissot mais celle du fils aîné de ce prince, que Charles-Quint faisait élever à sa cour, et qui mourut vers 1525.)

L'amour de l'étude fut la seule passion de Brissot. Il était si peu dominé par celle de l'intérêt, qu'il ne visitait de malades que lorsqu'il n'avait plus d'argent. Lorsqu'on l'appelait pour en visiter quelqu'un, il regardait dans sa bourse, dit René Moreau, et s'il y trouvait seulement deux *testons*, il refusait d'y aller. Brissot était profondément versé dans la littérature grecque; il n'a laissé qu'un opuscule de peu d'étendue, mais tellement marqué au coin du génie, que seul il a suffi pour immortaliser le nom de son auteur. Cet opuscule ne vit le jour qu'après la mort de Brissot, par les soins de son ami Antoine Luceus. En voici le titre :

Apologetica disceptatio, in quâ docetur per quœ loca sanguis mitti debeat in viscerum inflammationibus, præsertim in pleuritide. Paris, *Simon Colinæus*, 1525, in-8; Bâle, 1529, in-8. *Editio, nova Renato Moreau, doctore medico Parisiensi illustrata, qui dialexin de missione sanguinis in pleuritide subjunxit.* Paris, 1622, in-8. — L'éditeur y a joint la vie de Brissot. Cette vie et l'opuscule de René

Moreau ont été réimprimés par J.-H. Schulze, à la suite de son *Compendium historiæ medicinæ.* Sprengel a publié, sur la dispute relative à la saignée, la dissertation suivante : *Historia litis de loco venæ sectionis in pleuritide sæculo XVI imprimis habita.* Halle, 1793.

(R. Moreau. — Bayle. — Niceron. — Dreux du Radier, *Biblioth. hist. du Poitou.*)

BROCKLESBY (Richard) naquit le 11 août 1724 à Menehead, dans le comté de Sommerset. Il fit ses études au collége de Ballymore, dans le nord de l'Irlande. De là, comme il se destinait à la médecine, il se rendit à Édimbourg, puis à Leyde, où il suivit les leçons du célèbre Gaubius, qui le remarqua, et avec lequel il eut par la suite une correspondance durant plusieurs années. Reçu docteur en 1745, Brocklesby se fixa d'abord à Londres, où il éprouva plusieurs obstacles à son avancement dans la pratique de la médecine. Les ouvrages qu'il publia lui acquirent quelque réputation, et il fut admis licencié du Collége de Londres en 1751. Quelques années après, il obtint le titre d'honoraire de l'Université de Dublin, ainsi que de celle de Cambridge; ce qui le fit admettre de droit au nombre des membres du Collége de Londres. En 1758, à la recommandation du docteur Shaw, et par le crédit du lord Barrington, il fut nommé médecin aux armées, et servit en cette qualité en Allemagne pendant la guerre de Sept-Ans. De retour en Angleterre, quelque temps avant la paix de 1763, il établit de nouveau son séjour à Londres, et y pratiqua la médecine avec distinction, et de manière à accroître sa réputation et sa fortune jusqu'à sa mort, arrivée le 12 décembre 1797. La manière honorable dont Brocklesby exerça sa profession, sa libéralité, ont rendu son nom recommandable. Il a laissé les ouvrages suivans :

Dissertatio inauguralis de salivâ sanâ et morbosâ. Leyde, 1745, in-4.

On the mortality now prevaling among the horned cattle about London with its cure. Essai sur la mortalité des bêtes à cornes. Londres, 1746, in-8.

Eulogium medicum, sive oratio anniversaria Harveiana habita in theatris collegii regalis medicorum Londinensium, die XVIII octobris. Londres, 1760, in-4.

OEconomical and medical observations, from 1738 to 1763, tending to the improvement of medical hospitals. Observations économiques et médicales, depuis 1738 jusqu'en 1763,

tendant au perfectionnement des hôpitaux. Londres, 1764, in-8.

Brocklesby inséra plusieurs Mémoires dans les *Transactions philosophiques ;* tels sont : *Essai sur la plante
vénéneuse trouvée récemment mêlée
avec la gentiane* (n° 486); *Observation de diabétès chez une femme*
(n° 111); *Expériences sur l'analyse
et les propriétés de l'eau de Seltz* (ib.,

vol. IV); *Observation d'une tumeur
enkystée dans l'orbite de l'œil, traitée
par MM. Bromfield et Ingram* (*ibid.*);
*Dissertation sur la musique des an-
ciens ;—Sur le poison des Indiens, dont
parle La Condamine* (vol. XLIV);
*Expériences sur la sensibilité et l'irri-
tabilité des diverses parties des animaux* (vol. XLIX). ,

(Hutchinson, *Biogr. méd.*)

BROECKHUYSEN (Benjamin Van), médecin hollandais du dix-
septième siècle, fut d'abord médecin dans les armées, puis médecin
ordinaire de la garnison de la ville et des forts de Bois-le-Duc, et
en même temps professeur ordinaire en philosophie et en médecine dans l'*École illustre* de cette ville. Il fut encore l'un des médecins jurés et ordinaires de Charles II, roi d'Angleterre, et il
paraît qu'il mourut dans cet emploi vers l'an 1686. Il avait publié
l'ouvrage suivant :

*OEconomia corporis animalis, sive
cogitationes succinctæ de mente, corpore, et utriusque conjunctione, juxtà
methodum philosophiæ carthesianæ
deductæ.* Nimègue, 1672, in-12;
Amsterdam, 1683, in-4; troisième
édition, fort augmentée, sous ce titre:
Rationes philosophico-medicæ, theore-

*tico-practicæ, à Benjamino Broeck-
huysio . . . . . juxtà auctoris principia
deductæ.* La Haye, 1687, in-4. —
C'est un système complet de physiologie, d'après les principes de Descartes.

(Paquot, *Hist. litt. des Pays-Pas.*
— Sprengel, *Hist.*)

BROEN (Jean), professeur en médecine à Leyde, vivait à la fin
du dix-septième siècle. Il avait été disciple de T. Craanen; mais il
n'embrassa qu'avec circonspection le système chémiatrique. Il
chercha surtout à prouver que la dissolution du sang est un état
morbifique très-fréquent, et à réfuter ainsi la doctrine de l'épaississement des humeurs, dont les partisans de de Le Boe se servaient
pour expliquer toutes les maladies. Il prit aussi le parti de la saignée, et blâma l'abus qu'on faisait des sudorifiques et des sels vo-
latils. Les ouvrages qu'il a laissés sont les suivans :

Tempus vitæ et mortis. Leyde, 1678,
in-12.

*Exercitatio physico-medica de du-
plici bile veterum, in quâ secundùm
methodum philosophicæ præstantioris*

*problematica et obscura multa ad œco-
nomiam animalem spectantia examinantur et explicantur.* Leyde, 1685,
in-12.

Animadversiones medicæ theorico-

practicæ in Henrici Regü praxim medicam. Leyde, 1695, in-4.

Opera medica. Rotterdam, 1703, in-4. — Ce volume, publié par Pierre Van Pelt, contient, non les ouvrages déjà indiqués, comme on le prétend à tort, dans la *Biographie médicale*, mais les traités posthumes dont les titres suivent : 1° *Medicina theoretica, seu œconomia hominis*; 2° *Exercitationes theoretico-practicæ de operationibus medicamentorum*; 3° *Compendium chemicum.*

(Haller. — Éloy. — Sprengel.)

BROEUCQUEZ (JEAN-FRANÇOIS DU), né à Mons en 1690, fit ses humanités dans le collége de Houdain de cette ville, alla étudier la médecine à Louvain, et obtint sa licence en 1712. Il s'établit ensuite à Belœil, dans le Hainaut, patrie de ses parens, qui en avaient été chassés par les guerres qui désolèrent ces contrées, et il y demeura quatorze années. Au bout de ce temps, il revint à Mons, où il passa le reste de sa vie, estimé du public, mais vivant très-mal avec ses confrères. Il mourut subitement le 11 juillet 1749, laissant les deux opuscules suivans :

Réflexions sur la méthode de traiter les fièvres par le quinquina. Mons, 1725, in-12.

Preuves de la nécessité de regarder les urines, et de l'usage que le médecin en doit faire pour la guérison des maladies. Mons, 1729, in-12.

(Éloy.)

BROEUCQUEZ (ANTOINE-FRANÇOIS), quatrième fils du précédent, vint au monde à Belœil en 1723. Il fit ses humanités sous les Jésuites de Mons, sa philosophie sous ceux de Douai, étudia la médecine à Louvain, et fut reçu à la licence en 1747. Il revint ensuite seconder son père, et lui succéda dans la confiance du public. Sa mort arriva en 1767. Il avait mis au jour :

Discours sur les erreurs vulgaires qui se commettent dans le traitement des enfans, depuis leur naissance jusqu'à leur âge adulte. Mons, 1754, in-12.

Réfutation des erreurs vulgaires sur le régime que la médecine prescrit aux malades et aux convalescens. Mons, 1757, in-12.

(Éloy.)

BROMFIELD (GUILLAUME), célèbre chirurgien anglais, naquit en 1712, et mourut en 1792. Il était depuis assez long-temps premier médecin de la princesse douairière de Galles, quand il fut promu, en 1769, à la place de chirurgien du roi d'Angleterre, devenue vacante par la mort de Thomas Gataker. Il fut aussi chirurgien des hôpitaux de Saint-Georges et de Lock. On a de lui :

...llabus anatomicus generalem humani corporis partium ideam comprehendens: adjungitur syllabus chirurgiæ practicæ chirurgiæ operationes amplectens. Londres, 1748, in-4.

Account of the english night shades and their effects, also practical observations on the use of corrosive sublimate and sarsaparilla. Londres, 1757, in-8, traduit en français par le fils de l'auteur, sous ce titre : *Observations sur les vertus des différentes espèces de solanum, avec des remarques sur l'usage de la salsepareille, du mercure et de ses préparations.* Paris, 1760, in-12.

Narrative on certain particular facts who have ben misrepresented relative to the conduit of M. Bromfield. Londres, 1759, in-8.

Thoughts arising from experience concerning the present peculiar method of making persons inoculated for the small pox, etc., etc. Réflexions fondées sur l'expérience, relatives à la méthode actuellement en vogue de traiter les personnes inoculées de la petite-vérole. Londres, 1767, in-8.

Chirurgical observations and cases. Observations de chirurgie. Londres, 1773, in-8, 2 vol. — Ce recueil est riche en faits de pratique; il contient les procédés et les instrumens particuliers qu'avait inventés ou modifiés Bromfield pour diverses opérations. C'est dans cet ouvrage que Bromfield a donné le premier la véritable interprétation du passage de Celse, relatif à la taille nommée depuis bi-latérale;

il apporta des modifications à la taille latérale, qu'il pratiquait, quant au fond, d'après la méthode de Cheselden. Pour dilater la plaie et ouvrir la vessie, il employait un gorgeret double, dont un des côtés offrait une lame tranchante. Il avait imaginé des tenettes à quatre branches, qu'on peut éloigner ou approcher au moyen d'une vis, dans le but d'éviter de briser le calcul. Ces instrumens sont décrits et figurés dans le tome XIV du *Journal de Médecine.* Bromfield a recommandé le premier des pinces destinées à tirer au dehors les vaisseaux qu'on doit lier dans les amputations : il restreignait ce genre d'opérations à un très-petit nombre de cas. Bromfield a consigné aussi dans ce recueil des remarques intéressantes sur les dépôts purulens du sinus maxillaire. Dans les cas d'empyème, il pratiquait l'opération plus haut qu'on ne le conseille généralement, c'est-à-dire, presque toujours entre la sixième et la septième côtes, dans le milieu de l'espace compris entre la colonne vertébrale et le sternum. Il veut que dans les cas douteux on ait recours d'abord au caustique, parce qu'après la chute de l'escarre on peut sentir plus distinctement s'il y a du liquide dans la poitrine. Dans l'opération du sarcocèle, il liait toujours l'artère isolément, après avoir coupé le cordon le plus près possible du testicule.

(*Comment. de reb. in scient. nat. et med. gestis.* — Sprengel, *Hist. de la Méd.* — Carrère.)

BROOKES (Richard), médecin anglais du dix-huitième siècle, et qui est connu par les ouvrages suivans:

Histoire naturelle du chocolat. Londres, 1730, in-8. (*Biog. univ.*)

Introduction to physic and surgery containing : 1. *Medicinal institutions;*

2. *System of anatomy*; 3. *General account of wounds, etc.*; 4. *Botany and materia medica*; 5. *Pharmacy chemical and galenical*; 6. *A dispensatory, containing compositions and prescriptions*; 7. *An index of diseases and their remedies*; 8. *Posological table, containing the doses of all the simples and compounds.* Pratique générale de médecine. Londres, 1751, in-12, 2 vol., 4e édit., avec addit. consid.; ibid., 1763, in-8, 2 vol.

The general dispensatory, containing a translation of the pharmacopoeias of the colleges of physicians of London and Edimburgh : together with that of the royal hospital of Edimburgh, from the last edition. To which are added the doses, virtues and uses of the simples as well as compounds, and in what cases they a design to render the practice of physic more safe, easy, and successfull. Dispensaire général, ou Précis des pharmacopées de Londres et d'Édimbourg, etc. Londres, 1753, in-8.

General practice of physic; extracted chiefly from the writings of the most celebrated practical physicians, and the medical essays, transactions, journals, and literary correspondence of the learned societies in Europe; in which is prefixed an introduction containing the distinction of similar diseases, the use of the non-naturals, or account of the pulse, the consent of the nervous parts and a sketch of the animal economy. Introduction à la médecine et à la chirurgie. Londres, 1754, in-8; ibid., 1763, in-8.

A new and accurate system of natural history. Nouveau système d'histoire naturelle. Londres, 1763, in-12, 6 vol., 137 planches; ibid., in-f. 6 vol., fig. — Ouvrage peu exact et sans ordre systématique.

Brookes avait fait quelques autres ouvrages qui ne concernent pas les sciences médicales ou naturelles.

(Catal. soc. médico-chir. de Londre. — Comment. de reb. in med. ges. — Biogr. univ.)

BROSSE (GUY DE LA), docteur en médecine de la Faculté de Paris, médecin ordinaire du roi Louis XIII, obtint de ce prince des lettres-patentes, au mois de février 1626, pour l'établissement du Jardin royal des Plantes, et en fut nommé intendant. Après avoir obtenu par des démarches infatigables près du cardinal de Richelieu, du chancelier Séguier, et de M. de Bullion, surintendant des finances, les fonds nécessaires pour cet établissement, il s'occupa de la clôture et de la disposition du terrain, et fit venir des plantes de toutes parts. Leur nombre s'élevait à deux mille en 1636, quand de La Brosse en donna le catalogue. La mort enleva en 1641 ce médecin, qui n'a rien écrit d'important sur son art, mais qui a droit à notre reconnaissance pour l'établissement précieux qu'on doit à son amour pour la botanique. Les seuls écrits qu'il ait laissés sont les suivans :

Traité de la peste, avec les remèdes préservatifs. Paris, 1623, in-8.

Dessin du jardin royal pour la culture des plantes médicinales, avec l'édit du Roi touchant l'établissement de ce jardin, en 1626. Paris, 1628, in-8.

De la nature, vertu et utilité des plantes, et dessin du jardin royal de médecine. Paris, 1628, in-8.

Avis pour le jardin royal des plantes que le roi Louis XIII veut établir. Paris, 1631, in-4. — Cet ouvrage reparut cinq ans après sous ce titre : *Avis défensif du jardin royal des plantes médicinales.* Paris, 1636, in-4.

Ouverture du jardin royal des plantes médicinales. Paris, 1640, in-4.

Description du jardin royal des plantes médicinales établi par le roi Louis-le-Juste, à Paris, contenant le catalogue des plantes qui y sont de présent cultivées, ensemble le plan du jardin. Paris, 1636, 1641, 1665, in-4.

Éclaircissement contre le livre de Beaugrand, intitulé Géostatique. Paris, 1637, in-fol.

Gui de La Brosse avait entrepris de donner en un volume in-folio les figures des plantes les plus rares du jardin. Déjà près de quatre cents planches étaient gravées quand la mort l'enleva. Ces planches furent vendues à un chaudronnier par les héritiers de La Brosse, qui n'en connaissaient point le mérite. Long-temps après, Fagon, neveu de l'auteur, en sauva cinquante des mains de celui qui les avait achetées. Vaillant et Antoine de Jussieu en firent tirer vingt-quatre exemplaires qu'ils distribuèrent à leurs amis ; Haller en possédait un ; on en voit un autre au cabinet des estampes de la Bibliothèque royale.

(Gouget, 2ᵉ *Supplément au grand Dict. hist.*—Haller, *Biblioth. botan.*—*Biogr. univ.*)

BROUZET (...), médecin assez distingué, était né à Béziers vers le commencement du dernier siècle. Il fut reçu docteur vers l'an 1736. Il vint ensuite à Paris, devint médecin des hôpitaux de Fontainebleau, et mourut dans cette ville en 177... Il était correspondant de l'Académie royale des Sciences, et associé de celle de Béziers. On a de lui :

Essai sur l'éducation médicinale des enfans, et sur leurs maladies. Paris, 1754, in-12, 2 vol. — Traité judicieux et complet.

Analyse des anciennes eaux minérales de Passy. Dans les *Mémoires présentés à l'Académie des sciences,* t. II.

(Carrère. — Ersch, *France littér.*)

BROWN (Jean), anatomiste et chirurgien anglais, vivait à la fin du dix-septième siècle et au commencement du dix-huitième. Il était chirurgien ordinaire de Charles II, et chirurgien de l'hôpital Saint-Thomas à Londres. Il a laissé :

Compleat description of wounds both in general and particular. Traité des plaies. Londres, 1678, in-4.

Compleat treatise of præternatural tumours both general and particular, as they appear in human body from head to foot, to which are added many excellent and modern historica

*observations, concluding most chap-
ters in the whole discourse.* Traité des
tumeurs , etc. Londres, 1678, in-8.

*A compleat treatise of the muscles
as they appear in human body.* Londres, 1681, in-fol., planches; *ibid.*,
1697, in-fol.— Cet ouvrage a été traduit en latin sous ce titre : *Nosographia nova, sive musculorum omnium
in corpore humano hactenus repertorum accuratissima descriptio.* Londres, 1684, in-fol.; Leyde, 1687, in-
fol.; *ibid.*, 1690, in-fol.; Amsterdam,
1694, in-fol.

*Adenochoiradelogia, or an anatomick-chirurgical treatise of glandule
and strumals, or king's evil-swelling,
together with the royal gift of healing
or cure thereof by contact or imposition of hands , performed for above
640 years by our kings of england,
continued with their admirable effects
and miraculous events; and concludes
with many wonderful examples of cures by their sacred touch.* Traité anatomico-chirurgical des glandes et des
écrouelles, etc. Londres, 1684. in-8.
(Haller.)

BROWN (Jean), l'Asclépiade et le Paracelse du dix-huitième
siècle, naquit en 1735 ou 1736, de parens obscurs, à Buncle, village du comté de Berwick, en Écosse. On vit se développer en
lui, de très-bonne heure, des talens extraordinaires; ce qui engagea ses parens à lui faire faire des études, après l'avoir mis sans
succès en apprentissage chez un tisserand. On l'envoya à l'âge de
seize ans à l'école latine de Dunse, où il fut bientôt regardé
comme un prodige par tous ses camarades. Au bout de deux
ans, il traduisait avec facilité les auteurs classiques grecs et latins.
Pendant la moisson, il travaillait comme journalier, afin de se
procurer de l'argent pour continuer ses études; mais son application soutenue et ses talens lui procurèrent d'autres ressources, en
lui faisant obtenir une place de sous-maître dans sa classe. Sa réputation de philologue lui procura, en 1755, une place de précepteur
auprès d'une famille distinguée des environs de Dunse; mais ses
manières dures et son air pédantesque la lui firent bientôt perdre.
Il se rendit à Édimbourg, où il suivit un cours de philosophie, et
où il commença l'étude de la théologie; carrière qu'il ne suivit
pas long-temps. On remarqua un relâchement sensible dans ses
principes religieux, à mesure qu'il en étudia les fondemens; et
bientôt il ne fit plus mystère de son irréligion. Il retourna à
Dunse, où il occupa de nouveau une place de sous-maître depuis
la fin de 1758 jusqu'à celle de 1759. Après avoir abandonné la
théologie, il aurait eu du goût pour l'étude de la médecine; mais
la crainte des dépenses qu'elle entraînait le retint. Cependant il
trouva bientôt l'occasion de se procurer les moyens de suivre son
penchant à cet égard, en traduisant, pour une rétribution de

quelques guinées, les thèses des candidats qui allaient subir leurs examens. Dès-lors, sa vocation fut décidée. Il fixa sa demeure à Édimbourg, où il s'acquitta en même temps des fonctions de maître et de celles d'étudiant. Il adressa aux professeurs une pétition pour obtenir la permission d'assister *gratis* à leurs leçons, dont le prix était trop élevé pour ses facultés pécuniaires; et cette faveur lui fut accordée. La connaissance qu'il avait du latin lui fut de plus en plus avantageuse; sa plume était à la disposition de tous ceux qui avaient des thèses à traduire. Bientôt il composa lui-même des dissertations inaugurales sur quelque sujet de médecine qu'on lui désignât. En 1763, un de ses anciens amis le trouva jouissant à l'Université du même degré d'estime qu'il s'était concilié autrefois à l'école de Dunse. Il paraît cependant que c'est pendant ces études qu'il commença à se livrer aux excès dangereux qui ruinèrent sa santé. S'étant marié en 1765, il espérait pouvoir subvenir amplement aux dépenses de son ménage, en prenant des étudians en pension. En effet, cela parut d'abord lui réussir; mais comme il n'avait ni ordre dans ses affaires, ni économie, au bout de trois ans il fit banqueroute. Sa conduite, dès-lors, devint tout-à-fait irrégulière, et il s'abandonna à toutes sortes d'excès. Il assista pendant dix à onze ans aux cours des médecins avec une assiduité constante. Aucun des professeurs ne lui témoigna autant de bienveillance que Cullen, qui le reçut même comme précepteur dans sa propre maison; et comme il répétait tous les jours aux étudians les leçons du professeur, pour de l'argent, celui-ci lui en facilitait souvent les moyens. Brown, de son côté, ne laissait pas échapper une occasion de lui donner des éloges. Cependant leur amitié fut troublée, sans qu'on connaisse les causes de ce changement: il se brouilla peu à peu avec son protecteur, et à l'intimité la plus grande, succéda, de sa part, la plus violente inimitié.

Brown mit au jour, en 1779, son ouvrage intitulé : *Elementa medicinæ*, et donna des leçons publiques, où il l'expliquait. Quoique son auditoire fût peu nombreux dans les commencemens, il comptait parmi ses disciples les meilleures têtes de l'Université. La chronique ajoute que les plus déréglés des étudians s'attachèrent pareillement à sa suite. Les mauvaises mœurs de ceux-ci, la conduite désordonnée de leur maître, et le ton suffisant et insultant avec lequel il parlait des autres professeurs, firent décrier le système et son auteur, qui tombèrent de plus en plus dans le mépris. Brown se trouva enfin en guerre ouverte avec tous les professeurs de l'Université d'Édimbourg. Il fut vexé, persécuté, et, à son tour, il tourmenta les autres. Il ne pouvait supporter la moindre contradiction, et il perdait toute retenue dès qu'il s'agissait de son système. On l'accuse même d'avoir été jusqu'à user de manœuvres indignes d'un honnête homme, pour nuire à ses antagonistes, et pour élever sa réputation aux dépens de la leur.

Ses partisans se liguèrent contre les professeurs, contre les médecins de l'hôpital, et contre la Société de médecine. Les disputes entre les étudians furent portées à un tel point, que la Société fut forcée d'émettre un réglement, en vertu duquel tout membre qui, à l'occasion d'une discussion scientifique, en attaquerait un autre, devait être expulsé de la Société.

L'inconduite de Brown le fit mettre en prison pour dettes. C'est là que ses disciples allaient assister à ses cours ; et c'est à cette époque qu'il commença à ne garder aucune mesure dans l'usage des liqueurs spiritueuses. En 1786, l'espoir d'améliorer sa situation lui fit exécuter le plan qu'il méditait depuis long-temps, de quitter Édimbourg pour aller à Londres. A son arrivée, un charlatan lui offrit une somme considérable, à condition qu'il voulût prêter son nom à des pilules qu'il aurait débitées sous la dénomination de *pilules excitantes de Brown*. Sa pauvreté ne l'empêcha pas de rejeter une pareille proposition avec mépris. Au reste, son changement de domicile n'en apporta aucun dans sa manière de vivre, dans ses excès, dans sa négligence. Il parlait avec beaucoup de confiance du triomphe que devait un jour obtenir son système ; mais il s'occupait fort peu des moyens d'en assurer le succès. Il annonçait des cours qu'il ne commençait jamais. Il publia en 1787, sans se nommer, des observations qui étaient écrites pour le peuple ; mais il ne savait pas se rendre populaire, et il n'était ni assez patient ni assez riche pour attendre le résultat qu'il aurait pu en espérer, si sa doctrine avait piqué la curiosité du public. Il vécut de cette manière, entassant projets sur projets, jusqu'à sa mort, qui arriva en 1788. Ayant bu, selon sa coutume, une forte dose de laudanum avant de se coucher, il mourut dans la nuit d'une attaque d'apoplexie. Des secours bienfaisans préservèrent pour lors sa veuve et ses enfans de la misère qui les menaçait, sans cependant suffire à leur entretien dans la suite. Des quatre filles et deux fils que Brown avait laissés, l'aîné a parcouru avec honneur la carrière médicale.

Dans ses leçons, Brown traduisait ses *Élémens de médecine* phrase à phrase, et il les commentait ensuite. Il n'oubliait rien pour faire sentir l'importance de ses découvertes, qu'il mettait infiniment au-dessus de celles de tous les médecins qui l'avaient précédé. Avant de commencer sa leçon, il prenait ordinairement quarante à cinquante gouttes de laudanum dans un verre d'eau-de-vie; et, lorsqu'il était fatigué, il en répétait la dose jusqu'à quatre ou cinq fois, ce qui montait son imagination presque jusqu'à la frénésie. Il se servait alors des expressions les plus fortes pour défendre ses opinions, et ne parlait qu'avec un profond dédain des talens et des systèmes de ses contemporains.

Brown lut peu d'ouvrages de médecine, et depuis qu'il eut imaginé sa théorie, on le vit rarement avec un livre. Pendant ses longues études, il ne donna que peu de temps à l'observation, et ne reçut jamais que quelques leçons d'anatomie. Ce vice radical de son éducation se laisse apercevoir au premier coup-d'œil jeté sur son système. C'est une sorte de physiologie métaphysique, qui suppose bien plus d'imagination et d'esprit d'induction que de connaissances positives. Il est renfermé, en quelque sorte, tout entier dans un fait unique (fait de la plus haute importance, il est vrai, et qui devra figurer désormais en tête de toute théorie de la vie, mais qui n'en est pourtant qu'une des sources principales):

« La vie, dit Brown, ne s'entretient que par *incitation*. Elle n'est que le résultat de l'action des *incitans* sur l'*incitabilité* des organes.

Tous les agens externes ou intérieurs qui nous modifient d'une manière quelconque, étaient pour Brown des excitans, dont les uns, à la vérité, agissent au degré convenable pour entretenir la santé, et les autres à un degré trop faible.

Jusqu'à Brown on était tombé dans deux extrêmes opposés : ou bien, enlevant toute force propre au corps, comme les mécaniciens, on le considérait comme recevant l'impulsion du monde extérieur, et vivant seulement par la continuation du mouvement qui lui avait été communiqué; ou bien, à l'exemple des animistes, on admettait dans l'organisme une force intégrante qui seule suffit à l'exercice actuel de la vie, indépendamment de toute influence extérieure ou de toute autre circonstance. C'est donc à Brown que l'on doit d'avoir le premier, dans les temps modernes, concilié ces deux opinions également fausses, parce que chacune était incomplète et exclusive; d'avoir enfin reconnu que la vie est le résultat complexe de l'activité propre de l'organisme, et de celle du monde extérieur sur l'être organisé. Après avoir établi ce principe fécond, il ne fallait plus qu'étudier l'incitabilité dans les différens tissus, reconnaitre ses variétés et l'influence diverse qu'exerce sur l'économie l'incitation de tel ou tel organe. Mais c'eût été là le fait d'un esprit observateur, et Brown n'était que métaphysicien; il tira toute sa doctrine du principe général qu'il avait posé par une série d'inductions, déduites d'ailleurs d'une manière très-logique.

« L'existence des êtres organisés n'ayant qu'une durée limitée, il faut reconnaitre que la somme d'incitabilité qu'ils possèdent a pareillement des bornes. L'action des incitans a pour effet d'user, de consumer l'incitabilité: et cette consommation est d'autant plus rapide, que l'incitation est plus forte, et par conséquent la vie plus active. Il y a entre l'incitabilité et les excitans une proportion telle, que la première est en raison directe de la faiblesse des excitans, et en raison inverse de leur force; c'est-à-dire que moins les excitans ont d'activité, plus l'excitabilité s'accumule; plus leur action est violente, plus aussi l'épuisement est grand. Le degré d'excitation dépend autant de l'activité de l'excitant que de la mesure de l'excitabilité.

» Le développement le plus complet de tous les actes de la vie résulte d'une action modérée des excitans, s'exerçant sur un organisme médiocrement incitable : ce qui correspond à l'époque moyenne de la vie. Plus tôt, l'incitabilité, trop considérable, ne pourrait supporter l'influence d'une vive excitation, sans que l'organisme en fût bouleversé; plus tard, l'incitabilité épuisée ne peut répondre avec énergie qu'à des excitans dont la force supplée à celle qui lui manque, mais en achevant de l'user rapidement; car elle ne se renouvelle point. En tout temps, la santé dépend d'une corrélation si juste des incitans et de l'excitabilité, que la vie se maintienne au degré moyen d'énergie dont elle est susceptible.

» Les excitans trop énergiques déterminent une excitation trop vive ou les maladies sthéniques. Mais cet état épuise l'incitabilité, et amène, comme la vieillesse, la faiblesse indirecte.

» L'excès opposé, ou l'insuffisance des excitans, a pour résultat la faiblesse directe. Mais cet état consiste essentiellement dans l'accumulation de l'excitabilité, et plus elle augmente, moins l'organisation peut supporter l'action des stimulans. »

Ce sont là, pour Brown, des résultats très-généraux, mais non absolus et nécessaires. Il reconnait que dans certains cas l'excitement peut épuiser rapidement jusqu'à sa fin l'incitabilité, sans qu'il survienne en aucun temps l'état qu'il nomme faiblesse indirecte; comme aussi l'excitabilité peut s'affaiblir à défaut d'excitans, au point que la vie ne puisse être ranimée que par les puissances incitantes les plus énergiques. M. Broussais a donc eu tort d'arguer contre Brown, d'une opinion que ce dernier n'adoptait point d'une manière aussi exclusive qu'on le prétend. Mais revenons à l'exposition du brownisme. Entre l'état de santé et la maladie, Brown remarque un état intermédiaire qu'il appelle *disposition* ou *opportunité.* « La disposition sthénique est cet état où la quantité de stimulus et d'excitabilité est déjà tellement augmentée, qu'un stimulant de plus suffirait pour produire une maladie sthénique. Dans l'opportunité asthénique, la quantité des stimulans ou celle de l'excitabilité est moindre que celle qui constitue une santé parfaite.

» Une maladie sthénique peut dégénérer en maladie asthénique; une débilité directe peut devenir une débilité indirecte, et réciproquement, quand le mal n'est pas traité d'une manière convenable. La santé, la disposition maladive, la maladie et la mort ne sont donc que des degrés différens d'un même état.

» Toute maladie affecte le système organique entier, ou se borne à une seule partie du corps. Dans le premier cas, elle est universelle; dans le second cas, elle est locale. Les maladies universelles sont toujours précédées d'une *opportunité;* les affections locales sont toujours soudaines. Les maladies universelles proviennent de causes qui agissent sur toute la machine, sans attaquer l'organisation d'aucune partie prise séparément; le contraire a lieu pour les maladies locales. Celles-ci peuvent néanmoins s'étendre à tout le corps, et dégénérer en maladies universelles. Dans l'investigation d'une maladie, quelle qu'elle soit, la première chose à faire est de s'assurer si elle est locale ou universelle; car toute affection peut être l'un ou l'autre. Entre deux malades attaqués de péripneumonie, par exemple, le mal peut être universel chez l'un et local chez l'autre; et le traitement, par conséquent, ne saurait être le même pour tous les deux. On peut juger de la nature de la maladie par celle des causes qui lui ont donné naissance, par les premiers symptômes du mal, etc. Si l'on suppose qu'un des deux malades soit un homme robuste et sanguin qui se nourrisse bien, et chez qui la péripneumonie, suite d'un violent exercice, a débuté par des symptômes fébriles, il est aisé de voir que le mal doit être universel: on le guérira par la saignée, les boissons rafraichissantes, en un mot, par des moyens généraux; et les symptômes de péripneumonie disparaîtront dès que la fièvre aura cessé (1). Chez l'autre malade, au contraire, la péripneumonie a été occasionnée, au milieu de dispositions opposées, par l'action immédiate sur le poumon d'un irritant quelconque: celle-ci est une maladie locale qui ne doit pas être traitée par les mêmes moyens que la première. Il faut remédier au vice local; et dès qu'on y aura réussi, les symptômes de la fièvre disparaîtront.»

Les maladies universelles ne sont et ne peuvent être que des modifications de l'excitabilité; les maladies locales, au contraire, sont des lésions de l'organisation. L'excitement et l'asthénie ne sont donc point les seuls élémens constituans de ces dernières affections; mais Brown ne s'est pas suffisamment expliqué à leur égard. Peut-être aima-t-il mieux laisser une lacune dans sa doctrine, que de s'engager dans des discussions d'où il avait pu voir qu'il ne se tirerait pas sans déroger à ses principes. Nous ne nous arrêterons point à exposer les signes que Brown donnait comme caractéristiques des maladies sthéniques ou de l'asthénie, ni à énumérer tous les moyens qu'il opposait à ces deux genres d'affections; qu'il nous suffise de dire que les agens les plus puissans de sa thérapeutique étaient le repos du corps et de l'âme, l'abstinence de tous les alimens tirés du règne animal, l'air froid, l'eau bue en abondance et les purgatifs, contre les maladies sthéniques; et contre les maladies asthéniques, les alimens nourrissans tirés du règne animal, le thé, le café, le vin, l'esprit de vin, la chaleur et la lumière, l'exercice, le quinquina, la valériane, la serpentaire, l'alcali volatil, le castoréum, le musc, l'éther, et surtout l'opium, le plus énergique et le plus précieux de tous les stimulans.

Il serait sans doute difficile, sur des généralités aussi vagues que celles auxquelles nous sommes obligés de nous borner pour ne pas donner trop d'étendue à cet article, de se former une idée bien précise de la doctrine du réformateur écossais; mais cette doctrine est probablement connue de tous nos lecteurs, et les ouvrages de Brown sont encore du nombre de ceux qu'on ne peut guère se dis-

---

(1) « Le poumon est à la vérité ici la partie principalement affectée; mais cependant l'excitation de cet organe ne surpasse point celle du reste du corps; car, même en supposant qu'elle fût double de celle des autres parties prises séparément, elle serait encore surpassée de beaucoup par la somme totale de l'excitation du système entier. »

penser de lire, d'ailleurs, nous aurons plusieurs fois occasion de revenir sur ce sujet. (Voyez *Méthodique, Physiologie, Pathologie.*)

L'état de la science était favorable à la propagation d'un système nouveau. La dispute entre les humoristes et les solidistes paraissait être décidée à l'avantage de ces derniers; les chimistes semblaient faire de vains efforts pour asseoir la pathologie humorale sur de nouveaux fondemens. On devait donc adopter avidement une doctrine dont les premiers principes étaient directement opposés à l'humorisme, et dont la simplicité contrastait vivement avec les complications et les difficultés dont les systèmes régnans étaient hérissés. Aussi le brownisme fut-il généralement accueilli avec enthousiasme; mais ce ne fut que tardivement qu'il se propagea hors du pays qui l'avait vu naître. Déjà trois éditions différentes l'avaient fait connaître aux médecins anglais, et il n'avait point encore pénétré sur le continent.

Christophe Girtanner, au retour d'un voyage dans la Grande-Bretagne, entreprit en France et en Allemagne de devenir le héros de cette nouvelle doctrine. Persuadé que les principes de Brown y étaient encore inconnus, il annonça, dans le *Journal de Physique* des mois de juin et août 1790, un grand travail ayant pour objet la théorie des êtres organisés, et donna même un aperçu du plan de cet ouvrage, qui devait répandre le plus grand jour sur la nature de la force vitale, et qu'il assurait contenir les résultats des recherches les plus pénibles. Il y a plus, Girtanner eut la hardiesse de dire, d'après une lettre de Duncan, d'Édimbourg, que son nouveau système avait trouvé beaucoup de partisans dans l'université de cette ville. Mais, en réalité, le prétendu système de Girtanner n'était autre chose que celui de Brown, enrichi de quelques additions fournies par la chimie pneumatique, gâté par la détermination hypothétique de la nature et du principe de l'excitabilité, et la lettre de Duncan ne contenait pas un mot de ce que Girtanner avançait.

Ainsi la doctrine de l'incitation avait pénétré furtivement en Allemagne, et le nom de son auteur y était encore inconnu. C'était en passant par l'Italie qu'il devait y pénétrer. Jean Locatelli, professeur de clinique à l'hôpital de Milan, ayant rapporté d'Angleterre un exemplaire des *Élémens de médecine* de Brown, Moscati s'en servit pour en donner une édition (en 1792) qu'il décora d'une préface, dans laquelle le nouveau système recevait beaucoup d'éloges; mais c'étaient les louanges d'un homme sage qui mettait de la mesure en tout; il déclarait même formellement ne point adopter les principes fondamentaux de la doctrine, tout en faisant valoir ses avantages. Peu de temps après, Rasori publia une traduction italienne de l'abrégé que Brown avait fait de sa doctrine, et il l'enrichit d'un grand nombre de notes. Joseph Frank traduisit et annota l'ouvrage que le réformateur avait publié sous le nom de Robert Jones; et la doctrine nouvelle, avec tous les développemens que lui avait donnés son auteur, et l'appui que lui fournissaient ses nouveaux prosélytes, fut soumise, en Italie, aux discussions du public médical. Nous n'entrerons point dans le détail de ces discussions; qu'il nous suffise de signaler parmi les médecins qui s'y distinguèrent le plus, Pierre et Joseph Frank, Mocini, Sacchi et Gaëtan Strambio.

Ce n'est qu'en 1795 que la doctrine de Brown fut introduite pour la première fois en Allemagne, par Melchior-Adam Weikard. La publication de l'ouvrage de ce dernier, dit M. Coutanceau, porta le trouble et la discorde au sein de l'Allemagne médicale; toutes les imaginations s'échauffèrent; chacun prit parti pour ou contre le nouveau système, et l'esprit de secte qui, comme une plaie indigène, naît et se perpétue si aisément sur le sol germanique, domina bientôt partout, et divisa les Universités. Les controverses animées auxquelles la nouvelle doctrine avait donné lieu en Allemagne, ne passèrent pas le Rhin; la France en fut préservée par la philosophie de Condillac, qui avait pénétré dans tous les esprits. Mais le brownisme, proscrit en chaire et dans les écrits les plus estimés, se réfugia dans la pratique vulgaire, et trouva, par la commodité de son application au lit du malade, un accès facile dans l'esprit du plus grand nombre des médecins. Les ouvrages que Brown a laissés sont :

Elementa medicinæ. Édimbourg, 1780, in-12; Londres, 1784, in-8, 2 vol.; Édimbourg, 1788, in-8; Milan (ed. Moscati), 1792, in-8; Hildburghausen, 1794, in-8, traduit en anglais par T. Beddoes, Londres, 1795, in-8, 2 vol. avec la vie et le portrait de l'auteur; traduit en allemand sur le texte latin, par Weikard, Francfort-sur-le-Mein, 1795, in-8; *ibid.*, 1798, in-8; trad. sur l'édition anglaise de Beddoes, par Pfaff, Copenhague, 1796, in-8; *ibid.*, 1798, in-8; *ibid.*, 1804, in-8, 2 vol.; trad. en français d'après l'original latin, avec des additions et des notes de l'auteur, tirées de la traduction anglaise, et la table de Lynch modifiée par Pfaff, par Fouquier; Paris, 1805, in-8. — Nous avons en outre, en français, trois traductions de l'ouvrage de Weikard : l'une, sans nom d'auteur, est faite sur l'ouvrage même du médecin allemand, qui a plutôt imité que traduit les *Élémens* de Brown; les deux autres ont été faites par M. Léveillé et par Bertin, sur la version italienne de l'ouvrage de Weikard, par Joseph Frank.

Observations on the old system of

physick (anonyme). Londres, 1787, in-8 ; traduit en italien par G. Rasori. Pavie, 1792, in-8, 2 vol.

Brown est aussi généralement regardé comme auteur de l'ouvrage suivant :

Inquiry into the state of medecine, on the principles of the inductive philosophy. Édimbourg, 1781, in-8, traduit en italien, et augmenté de notes par Jos. Frank. Pavie, 1795, in-8.

(*Biblioth. germanique.* — Weikard. — Sprengel. — Rodolphe Abraham Schiferli, *Analyse raisonnée du système de Brown.* Paris, 1798, in-8.)

BROWNE (Patrice), médecin et botaniste, naquit à Crasboyne, en Irlande, en 1720. Il passa un grand nombre d'années dans les Antilles, particulièrement à la Jamaïque, et fit six fois le voyage des Indes. De retour en Angleterre en 1782, il se retira à Bellinok, dans le comté de Mago, en Irlande, et s'occupait d'une *Flore de l'Irlande*, qu'il allait mettre à l'impression, lorsqu'il mourut, en 1790, à Rusbrook. A l'exception de quelques années particulièrement consacrées à la pratique de la médecine, il s'est presque uniquement occupé de botanique. Il fut un des premiers, en Angleterre, à adopter le système de Linnée, avec lequel il entretenait une correspondance, et qui donna son nom (*brownea*) à un genre de la famille des légumineuses. Il a laissé, outre une bonne carte de la Jamaïque, tracée de sa main, et gravée en deux feuilles :

Civil and natural history of Jamaica. Histoire civile et naturelle de la Jamaïque. Londres, 1756, in-fol., et fig.; *ibid.*, 1790, in-fol., réimpression de la première édition, avec un nouveau titre, qui n'a pas été faite par Browne.

Browne, a, de plus, inséré dans l'*Exshaw's magazine* (année 1774) un catalogue des oiseaux et des poissons de l'Irlande, classés d'après la méthode de Linnée, et a laissé en manuscrit de nouvelles observations sur les plantes de la Jamaïque, faites dans son dernier voyage.

BROWNE (Thomas) naquit à Londres en 1605. Il prit le grade de docteur à Leyde, et, après son retour dans sa patrie, en 1634, se fixa à Norwich. En 1665, il fut admis au Collége des médecins de Londres comme membre honoraire. Charles II, passant à Norwich en 1671, le créa chevalier. Browne mourut le 19 octobre 1682. Il a laissé les ouvrages suivans, qui lui valurent une réputation étendue :

Religio medici. Londres, 1642, in-8; *ibid.*, 1643, in-8; *ibid.*, 1644, in-8; *ibid.*, 1654, in-8; traduit en latin, par J. Merryweater, Leyde, 1644, in-12;

par L.-N. Moltke, Strasbourg, 1652, in-8 avec notes; trad. du latin en français, par Nicolas Lefèvre, La Haye, 1688, in-12. — Cet ouvrage, dans lequel Browne fait sa profession de foi relativement à la religion, à la métaphysique et à la morale, eut une grande vogue. Les modifications qu'il apportait dans divers points de croyance de l'église anglicane, aux dogmes de laquelle il professait son attachement, le firent passer, aux yeux de beaucoup de personnes, pour un incrédule déguisé. Il fut attaqué avec force par divers théologiens anglais et allemands, sous prétexte d'athéisme : il était loin de mériter cette imputation, car il croyait à l'existence d'esprits intermédiaires entre les anges et l'homme, qui, suivant lui, pouvaient communiquer avec eux. Sa croyance à la sorcellerie fut même funeste à des malheureux accusés de ce prétendu crime. Son attestation pour la vérité de faits analogues à ceux qu'on leur imputait, fut en grande partie cause de leur jugement et de leur supplice. Cependant tout le livre de Browne décèle des sentimens manifestes de philantropie et de tolérance.

Pseudodoxia epidemica, or enquiries into very many received tenets, and commonly presumed truths. Essai sur les erreurs populaires. Londres, 1646, in-fol.; *ibid.*, 1650, in-fol.; *ibid.*, 1658, in-4; *ibid.*, 1664, in-4; *ib.*, 1666, in-4; *ib.*, 1672, in-4; *ib.*, 1673, in-8; traduit en français sur la septième édition, par l'abbé Souchay,

Paris, 1732, in-12, 2 vol.; *ibid.*; 1742, in-12, 2 vol. — Ce livre augmenta beaucoup la réputation de Browne. L'auteur y montre des connaissances étendues sur la physique de son temps, et y déploie une vaste érudition. Il combat les erreurs populaires à l'aide du raisonnement, sans employer ni le sarcasme ni l'ironie. Cet ouvrage mérite encore d'être lu, quoiqu'il n'ait plus aujourd'hui le même degré d'utilité.

Hydriotaphia, or an urn burial. garden of cyrus, or the quinconcial etc. Sur les urnes funéraires, et Traité du quinconce, etc. Londres, 1658. in-8. — Dans ces deux ouvrages, qui ont paru réunis, Browne montra des connaissances étendues comme antiquaire. Dans le premier traité, on trouve la première notion du gras des cadavres, qui n'a été bien connu que depuis les fouilles du cimetière des Innocens. Le deuxième traité montre que Browne avait cultivé la botanique et diverses branches de l'histoire naturelle. Il tâche de prouver que la nature, dans ses productions, emploie plus souvent le nombre cinq que les autres nombres.

Quelques autres ouvrages posthumes de Browne, sur divers sujets d'antiquités, ont été publiés. Ses œuvres ont été réunies (Londres, 1666, in-fol.; *ibid.*, 1686, in-fol., avec la vie de l'auteur, par Tenisson; *ibid.*, 1704, in-fol.; *ibid.*, 1708, in-8, 4 vol.)

(Maty, *Mémoires littér.* — Moréri. — Chauffepié.)

BROWNE (Joseph), médecin anglais, qui vivait vers le commencement du dix-huitième siècle, a laissé les ouvrages suivans :

Lecture of anatomy, against the circulation of the blood. Discours d'anatomie sur la circulation du sang, 1698, in-8.

*The modern practice of physic vin-
dicated, and the apothicaries cleared,
from the groundless imputation of
doctor Pitts.* Londres, 1703, 1705, in-8.

*Institutions in physick, collected
from the writings of the most eminent
physicians, etc.* Institutions de médecine, etc. Londres, 1714, in-8.

*Practical treatise of the plague and
all pestilential infections that have
happened in this Island for the last
century, laging down the rules and
methode then used by the mas learnest
physicians of those times, etc.* Traité
pratique de la peste et de toutes les
affections pestilentielles qui ont régné
en Angleterre dans le dernier siècle,
etc. Londres, 1720, in-8.

*Antidotaria, or a collection of an-
tidotes against the plague and other
malignant diseases together with some
decent and usefull remarks on the late
pharm. Lond., etc.* Recueil des antidotes employés contre la peste et les
autres maladies malignes, etc. Londres, 1721, in-8.

(*Catal. de la Bibl. de la Soc. médic.-
chir. de Londres.*)

BROWNE (ANDRÉ), médecin écossais, qui vivait vers la fin du
dix-septième siècle, est auteur des ouvrages suivans :

*De febribus tentamen theoretico-
practicum, seu vera febrium hypothe-
is mecanica adaucta, ex principiis
Bellini in febrium antecedentia et con-
sequentia; tota ferè œconomia animalis, præcipuè methodus curandi febres per cathartica cum paregoricis à
Sydenhamo primum usurpata ratione,
et experientiá confirmata.* Édimbourg,
1695, in-8.

Haller attribue au même auteur,
quoique d'une manière dubitative, les
ouvrages suivans :

*A vindicatores schedule concerning
the new cure of fevers.* Londres, 1691,
in-8.

*A indication of Sydenham method
of curing continual fevers.* London,
1700, in-8.

(*Haller, Bibl. méd.*)

BROWNE (ÉDOUARD), fils de Thomas Browne, dont il a été question ci-dessus, naquit en 1642. Il fit ses premières études à
Norwich et à Cambridge, puis se fit recevoir docteur en médecine
à Oxford. En 1688, il commença ses voyages dans diverses parties
de l'Europe. A son retour, il fut reçu membre de la Société
royale et du Collége de médecine de Londres, et publia une première relation de ses voyages. En 1673, Browne retourna sur le
continent. Il fut ensuite nommé médecin du roi Charles II, et, en
1682, médecin de l'hôpital Saint-Barthélemy. En 1705, il fut élu
président du Collége royal, et mourut le 27 août 1708 (en 1710,
Watt). Il n'a laissé que la relation de ses voyages, publiée sous le
titre suivant :

An account of several travels. Londres, 1773, in-4; *ibid.*, 1685, avec
des augmentations (Browne avait fait
en 1677 un nouveau voyage en Allemagne); traduit en français. Paris,
1674, in-4. — On trouve dans ce re-

cueil beaucoup d'observations sur la physique et l'histoire naturelle; mais l'objet principal de l'auteur était la minéralogie.

Browne traduisit du grec les *vies* *de Thémistocle et de Sertorius*, qui ont paru dans l'édition de Plutarque, de Dryden.

(*Biog. univ.*—Rob. Watt., *Bibliotheca Britannica*, etc.)

BROWNRIGG (Guillaume.), né en 1711, dans le Cumberland, exerça la médecine d'abord à Whitehaven, puis à Ormathrait. Il était membre de la Société royale de Londres. On a de lui :

De praxi medicâ ineundâ. Dissertation inaugurale. Leyde, 1737, in-4.

Art of making common salt. Londres, 1748, in-8 ; *ibid.*, 1751, in-8.

Considerations on the meand of preventing the communication of pestilential contagion, and of eradicating it in infected places. Considérations sur le moyen de prévenir la communication de la peste, et de l'extirper des lieux qui en sont infectés. Londres, 1771, in-4.

Brownrigg a, de plus, inséré dans l'*Abrégé des Transactions philosophiques* trois Mémoires sur des objets de chimie médicale (tomes X, XII et XIII).

(Rob. Watt., *Bibliotheca Britan.* — *Catal. de la Bibl. de la Soc. médic. et chir. de Lond.*)

BRU (...), chirurgien à Montauban, ancien chirurgien d'armée, chirurgien-major de la marine, directeur des établissemens de santé dans tous les ports et arsenaux du Roi, sous-lieutenant de la garde nationale parisienne, auteur des ouvrages suivans :

Avis aux mères qui se proposent de nourrir leurs enfans, sur un moyen propre à les favoriser dans cette pénible fonction. Toulouse et Montauban, 1780, in-12, 12 pages.

Instruction sur le traitement des maladies vénériennes par les gâteaux toniques mercuriels. Montauban, 1785, in-8.

*Méthode nouvelle de traiter les maladies vénériennes par les gâteaux toniques mercuriels, sans clôture, et parmi les troupes, sans séjour d'hôpital, éprou*vée dans les ports du roi : ouvrage dans lequel on donne la composition desdits gâteaux, ainsi que celle d'une pommade particulière; on y rend compte de quelques expériences eudiométriques. Fait et publié par ordre du gouvernement, dédié à M. le comte de la Luzerne, ministre de la marine; approuvé par l'Académie royale de chirurgie. Paris, 1789, in-8, 2 vol.

. (Ersch, *France littéraire.* — L'ancien *Journal de médecine.*)

BRUAND (Pierre-François), né à Besançon en 1716, mort dans la même ville en 1786, s'était acquis une réputation méritée dans la pratique de son art. Le roi de Prusse Frédéric l'engagea à passer dans ses États; mais il préféra aux emplois brillans qu'on lui offrait une vie obscure et tranquille, qu'il consacra entièrement à ses concitoyens et au soulagement des pauvres. On lui doit :

Moyens de rappeler les noyés à la vie. Besançon, 1763, in-8.

Mémoire sur les maladies contagieuses et épidémiques des bêtes à cornes. Besançon, 1766, in-12, 2 vol. — Cet ouvrage, qui avait remporté le prix proposé par l'Académie de Besançon, en 1763, a été réimprimé avec des additions sous ce titre : *Traité des maladies épizootiques et contagieuses des bestiaux et des animaux les plus utiles à l'homme.* Besançon, 1782, in-12, 2 vol.

Bruand était membre des sociétés de médecine de Paris et de Montpellier, dont les Mémoires contiennent de lui des observations intéressantes.

On trouve encore, dans le *Journal de Médecine* de 1773, une note de Bruand, sur le traitement des vers strongles, par une solution de sublimé corrosif.

(*Biogr. univ.*)

BRUECKMANN (François-Ernest), savant allemand, plus célèbre comme naturaliste que comme médecin, était né le 27 septembre 1697, dans le couvent de Marienthal, près Helmstadt, de François-André, professeur en droit. Après avoir fait ses études à Iéna, il fut reçu docteur en médecine à Helmstad en 1721, et passa les deux années suivantes à Brunswick. Il parcourut ensuite la Bohème, la Hongrie, et la plupart des provinces de l'empire germanique, recueillant une immense collection d'objets d'histoire naturelle, et particulièrement de pierres. De retour à Wolfenbuttel en 1728, il se livra à la pratique de l'art de guérir. L'Académie des Curieux de la nature, et, deux ans après, celle de Berlin l'admirent au nombre de leurs membres. En 1747, il fut associé au Collège des médecins de Brunswick, et, peu de temps après, à l'Académie des Sciences naturelles de Florence. Il mourut le 21 mars 1753. Brueckmann employait tout le temps que lui laissait la pratique de la médecine, aux travaux du cabinet : aussi a-t-il publié un très-grand nombre d'ouvrages, presque tous relatifs aux sciences physiques et naturelles, dont on peut voir la liste dans la *Biblioth. hist. natur.* de Boehmer, et dans la *Biblioth. botan.* de Haller. Nous ne citerons que les recueils suivans :

Centuria epistolarum itinerarium acc. J.-G. Buchneri epist. de memorabilibus Voigtlandiæ subterraneis. Wolfenbuttel, 1742, in-4, avec le portrait de l'auteur.

Centuria secunda acc. museum closterianum. Ibid., 1749, in-4, 1296 pages et 44 pl.

Centuria tertia. Ibid., 1750 et *sqq.*, in-4, 998 pages, 28 pl. — Cette *centurie* n'est pas achevée; elle ne contient que soixante-quinze lettres. — Au jugement de G.-R. Boehmer, il y a plus de mauvais que de bon dans cet ouvrage; Du Petit-Thouars en juge plus favorablement.

Opuscula medico-botanica. Bruns-wick, 1747, in-8.

La plupart des recueils scientifiques de l'époque contiennent un grand nombre d'articles de Brueckmann.

(*Comment. de reb. in med. gest.* — G.-R. Boehmer, *Biblioth. hist. nat.*. — La *Biographie* de Boerner contient un article étendu sur Brueckmann.)

BRUENING (GEORGES-FLORENT-HENRI) étudia la médecine à Leyde, fut reçu docteur à Utrecht en 1758, enseigna l'anatomie et la chirurgie, et devint comte palatin et médecin conseiller du prince de Hohenloe-Waldenberg et Schillings. Hamberger et Meusel n'indiquent, non plus que Ersch, ni la date de sa naissance ni celle de sa mort. Il a écrit :

Dissertatio sistens singultum, morbum, symptoma, signum. Utrecht, 1758, in-4.

Constitutio epidemica Essendiensis anni 1769-1770, sistens historiam febris scarlatino-miliaris anginosæ, eique adhibitam medelam ; accessit observationum medicarum hfic pertinen- *tium decas.* Essen et Leipsick, 1770, in-8.

De ictero spasmodico infantum Essendiæ anno 1772 epidemico. Essen et Leipsick, 1773, in-8.

(Hamberger et Meusel, *l'Allemagne savante.* — *Biographie médicale.*)

BRUGNATELLI (LOUIS-V.), célèbre chimiste italien, naquit à Pavie en 1761. Il se livra d'abord à l'étude de la médecine, et fit des progrès rapides. En 1784, il fut nommé répétiteur de chimie à l'université de Pavie, et en 1787, adjoint à la chaire de chimie du professeur Scopoli, et plus tard à celle du professeur Brusati. Enfin, en 1796, il obtint la chaire de chimie générale appliquée aux arts, qu'il conserva, et dans laquelle il se montra avec éclat jusqu'à sa mort, arrivée le 24 octobre 1818. On a de lui :

Elementi di chimica appogiati alli più recenti scoperti. etc. Pavie, 1795-97, tom. I et II. L'ouvrage a eu quatre éditions.

Farmacopea generale ad uso degli speziali et de medici moderni, etc. Pavie, 1802, in-8 ; *ibid.,* 1807, in-8. — Il y a eu encore trois éditions et une traduction française par Planche. Paris, 1811, 2 vol. in-8.

Materia medica vegetabile ed animabile per servire di compimento alla *farmacopea generale.* Pavie, 1817, t. I.

Brugnatelli est aussi l'auteur de plusieurs recueils scientifiques importans, dont voici les titres :

Biblioteca fisica d'Europa. Pavie, 1788-91, 20 vol.

Giornale fisico-medico, continué ensuite sous le titre d'*Avanzamenti della medicina e fisica.* Pavie, 1792-96, 20 vol.

Annali di chimica. Pavie, 1790-1805, 22 vol.

Commentari medici, commencés par Brugnatelli et L. Brera, et continués, depuis la 2ᵉ partie du tome I, par ce dernier. Pavie, 1797.

Giornale di fisica, chimica e storia naturale, publié par Brugnatelli seul jusqu'au tome VIII, et de concert avec Brunacci et Configliachi, jusqu'au tome XI. Pavie, 1803-1818, et continué depuis par Gasp. Brugnatelli.

Brugnatelli a consigné dans ces divers recueils un très-grand nombre d'articles qui sont énumérés à la suite de la notice sur Brugnatelli, insérée dans le *Giornale di fisica, chimica, etc.*, de Gaspard Brugnatelli. 2ᵉ décade. 1818, tome I, page 405.

L'ouvrage suivant a été publié après la mort de l'auteur, par G. Brugnatelli, son fils :

Litologia umana, etc. c.-à-d. Lithologie humaine, ou recherches chimiques et médicales sur les concrétions pierreuses qui se forment dans diverses parties du corps humain, et surtout dans la vessie. Pavie, 1819, in-fol. avec pl. On trouve une analyse détaillée de cet ouvrage remarquable dans les *Archives générales de médecine*, tome III, page 438.

BRUGNONE (Jean), l'un des médecins vétérinaires les plus célèbres de l'Italie, naquit à Ricaldone, près Acqui, le 27 août 1741. Il fit ses études au Collége des Provinces, et reçut le bonnet de docteur en chirurgie à l'Université de Turin, au mois de mars 1764. Il s'appliqua particulièrement à l'observation des maladies des animaux, et, sur la proposition de Bertrandi, le roi de Sardaigne l'envoya, à l'École de Lyon, suivre les leçons de Bourgelat sur la médecine vétérinaire. Il y resta trois ans, et vint ensuite passer deux ans à l'École d'Alfort. De retour dans sa patrie, il fut placé à la tête de l'École vétérinaire que le roi fonda à cette époque, et qui dut bientôt aux talens de Brugnone une juste célébrité. En 1780, il fut nommé professeur adjoint de chirurgie à l'Université, et chargé spécialement d'enseigner l'art des dissections. En 1783, il fut élu chirurgien en chef des prisons, et directeur des haras du roi, à Chivasso, en 1791. Il occupa ensuite et successivement la chaire de professeur d'anatomie pratique comparée à l'Université, et celle de professeur d'anatomie à l'École vétérinaire. Les nombreux travaux de Brugnone attestent à la fois et la profondeur et la variété de ses connaissances, et justifient les titres honorables qu'il reçut de la plupart des Sociétés savantes de l'Europe. Brugnone est mort à Turin le 3 mars 1818. On a de lui :

La mascalcia ossia la medicina veterinaria ridotta ai suoi principii. Turin, 1774, in-8. — C'est le traité de la conformation extérieure du cheval, par Bourgelat, que Brugnone a augmenté de beaucoup d'observations qui lui sont propres. On en trouve une analyse dans le *Journal des Savans* de mai 1775, pag. 555.

Storia della squinancia cancrenosa

manifestasi sui cavalli a Torino, inséré dans le *Scelta d' opuscoli interessanti, etc.*, vol. II, pag. 64, et vol. III, page 3.

Trattato delle razze de' Cavalli. Turin, 1781, in-8.

Recherches physiques sur la nature et sur les causes d'une épizootie qui se manifesta à Fossan, parmi les chevaux des dragons du roi. Insérées dans les *Memorie della reale Acad. delle scienze di Torino*, vol. VI, p. 33, 1re partie.

De testium in fœtu positu, de eorum in scrotum descensu; de tunicarum, quibus hi continentur, numero et origine, dissertatio. Même collection, vol. VII, page 13, 2e partie; réimprimé par les soins de Sandifort, à Leyde, 1788, avec la dissertation d'Azzoguidi. *Observationes ad uteri constructionem pertinentes,* les recherches de Paletta sur le *gubernaculum testis*, etc.

Observations anatomiques sur les vésicules séminales, propres à en confirmer l'usage. Même collect., v. VIII, page 609.

Observations et expériences sur la qualité vénéneuse et même meurtrière de la renoncule des champs. Même collection, vol. IX, pag. 108.

De ovariis, eorumque corpore luteo, observationes anatomicæ. Même collection, vol. IX, pag. 393.

Descrizione e cura preservativa dell' epizoozia delle galline, serpeggiante in questa città, e ne suoi contorni. Turin, 1790, in-8.

Description d'un monstre humain, dans *Memorie dell' Acad. delle scienze di Torino*, vol. XI, pag. 271.

Descrizione e cura del morbo-contagioso, serpeggiante sulle bestie bovine. Turin, 1795, in-8.

Del vajuolo dei quadropedi e degli uccelli. Dans les *Memorie della reale societa agraria di Torino*, vol. IX, pag. 1.

Discours d'inauguration prononcé dans la grande salle de l'Université, le 27 prairial an X, à l'ouverture solennelle de l'école vétérinaire. Turin, messidor an X, in-8.

Ippometria ad uso degli studenti della scuola veterinaria. Turin, 1802, in-8.

Bometria ad uso degli studenti della scuola veterinaria. Turin, 1802, in-8.

Observations anatomiques sur l'origine du tympan et celle de la caisse. Dans les *Memorie delle scienze*, v. XII, page 1.

Observations myologiques. Ibid., même volume, page 157.

Mémoire sur l'introduction, dans la 27e division militaire, des bêtes à laine de race espagnole, et sur leur éducation. Dans la *Bibliotheca italiana*, tome III, page 213.

Essai anatomique et physiologique sur la digestion dans les oiseaux. Dans les *Memorie dell' Academia*, v. XVI, page 306.

Des animaux ruminans et de la rumination. Même collect., vol. XVIII, page 309.

Sur une découverte concernant la vaccine. Insérée dans la *Biblioteca italiana*, tome I, page 145.

Brugnone fut, avec Penchienati, l'éditeur des œuvres complètes de Bertrandi, en 14 vol. in-8, publiés de 1786 à 1802.

(Carena, *Elogio del profess. Brugnone*, dans les *Memorie della reale Academia delle scienze di Torino*, tome XXIV, page 451. — Huzard.

Notices nécrologiques sur quelques vé-
térinaires, insérées dans le procès-ver-
bal de la séance publique annuelle

tenue à l'école d'Alfort, le 18 novembre
1819.)

BRUHIER D'ABLAINCOURT (Jean-Jacques), savant médecin du dernier siècle, était né à Beauvais. Après avoir reçu le
bonnet doctoral dans l'Université d'Angers, il se mit sur les
bancs de la Faculté de médecine de Paris, et y fut reçu docteur-
régent. Il exerça ensuite l'art de guérir dans la capitale, fut censeur royal et associé de l'Académie royale d'Angers. Sa mort
arriva le 24 octobre 1756. Bruhier travailla pendant plusieurs
années au *Journal des Savans;* il enrichit la littérature médicale
de plusieurs ouvrages, et d'un assez grand nombre de traductions.

Observations importantes sur le ma-
nuel des accouchemens, traduites du
latin de Deventer, et augmentées de
réflexions sur les points les plus inté-
ressans. Paris, 1733, in-4.

La médecine raisonnée de M. F.
Hoffmann, traduite en français. Paris,
1739-1743, in-12, 9 vol. — Le traducteur y a joint une dissertation sur
les connaissances que doit avoir un
médecin. On trouve en tête du premier volume la vie d'Hoffmann, traduite du latin de J.-H. Schulze.

Caprices d'imagination, ou lettres
sur divers sujets. Paris, 1740, in-12;
Amsterdam, 1741, in-8.

Dissertation sur l'incertitude des si-
gnes de la mort et l'abus des enterre-
mens et embaumemens précipités, par
M. J.-B. Winslow, traduite du latin.
Paris, 1742, in-12. — Bruhier ne s'est
pas borné à une traduction sèche;
mais il a travaillé sur le même fond que
son auteur : il remonte jusqu'à l'antiquité la plus reculée, pour en tirer des
exemples de sépulture donnée à des
vivans. — Examen de la manière dont
la vie peut subsister pendant plusieurs
jours sans respiration. — Réflexions

sur le détail des cérémonies funèbres
des Romains, etc.

Dissertation sur l'incertitude des si-
gnes de la mort et l'abus des enterre-
mens et embaumemens précipités. 2e
partie. Paris, 1745, in-12. — Ouvrage
méthodique, composé sur le même fond
que la première partie, enrichi d'une
foule d'observations nouvelles. Les
deux parties réunies, édition revue,
corrigée et augmentée. Paris, 1749,
in-12, 2 vol.; *ibid.,* 1752, in-12,
2 vol.

Mémoire sur la nécessité d'un régle-
ment général au sujet des enterremens
et embaumemens. Paris, 1745, in-12.
— Malheurs qui peuvent résulter de la
précipitation dans les enterremens et
embaumemens. — Projet de réglement
sur cet objet.—Nécessité de faire ouvrir les femmes qui meurent enceintes, etc.

Addition au Mémoire présenté au
Roi, sur la nécessité d'un réglement
général au sujet des enterremens et
embaumemens. Paris, 1746, in-12 et
in-4. — Il y répond aux objections
qu'on avait faites contre son *Mémoire,*
principalement à celle-ci, que les exem-

ples des personnes arrachées.au tombeau sont si rares, qu'à peine y en a-t-il un en cent ans. Il relève deux nouveaux abus dont il n'avait pas parlé dans son Mémoire; l'un sur les ouvertures des corps, l'autre sur la pratique d'ôter les oreillers aux mourans.

Mémoires pour servir à l'histoire de M. Sylva. Paris, 1744, in-8.

Traité des fièvres, traduit du latin de M. Hoffmann, suivi de plusieurs dissertations qui ont rapport à la même matière, traduites du latin du même auteur. Paris, 1746, in-12, 2 vol.

Observations intéressantes sur la cure de la goutte et du rhumatisme, de MM. Fr. Hoffmann, V.... et James. Paris, 1747, in-12.

La politique du médecin, trad. de *Hoffmann.* Paris, 1751, in-12.

Traité des alimens de Lémery. Paris, 1755, in-12, 2 vol. — Bruhier a fait des additions considérables à la plupart des chapitres, et il en a ajouté plusieurs autres.

C'est à Bruhier qu'on doit la publication des

Dissertations et consultations médicinales de Chirac et Sylva. Paris, 1744, in-12, 2 vol.

Enfin, on trouve un grand nombre d'articles de notre auteur dans le recueil périodique connu sous le nom de *Journal de Verdun.*

(*Journal des Savans.*)

BRUMFELS (Othon) naquit à Mayence vers la fin du quinzième siècle. Son père, qui était tonnelier, favorisa ses premières études, et le jeune Brumfels se livra avec ardeur à la philosophie et à la théologie. Ses parens s'étant ensuite refusés à lui donner les moyens de continuer ses études, il se décida à entrer dans l'ordre des Chartreux. Il abandonna bientôt cette vie monastique. Lorsque la doctrine de Luther se répandit en Allemagne, il se crut appelé à la prêcher dans les campagnes; mais ses forces ne répondirent pas à son zèle, et une maladie dont il fut atteint le contraignit de prendre un exercice moins fatigant. Il vint alors à Strasbourg, où il se livra à l'enseignement. Ce fut à cette époque qu'il employa tous ses instans de loisir à étudier les écrits des médecins grecs et arabes; et les connaissances qu'il acquit en peu de temps le mirent à même d'être reçu docteur à Bâle en 1530. Immédiatement après, il fut mandé par les autorités de la ville de Berne pour y exercer la médecine. Les services qu'il rendit lui avaient déjà mérité l'estime générale, lorsqu'il mourut, le 3 novembre 1534, après trois ans environ de séjour dans cette ville. Les ouvrages qu'il a laissés prouvent qu'il avait une connaissance approfondie des auteurs anciens : on doit le compter parmi les hommes qui contribuèrent le plus à la restauration de la botanique. On a de lui :

Catalogus illustrium medicorum, seu de primis medicinæ scriptoribus. Strasbourg, 1530, in-4. — Brumfels est le premier, depuis la renaissance des lettres qui ait entrepris de donner un catalogue des médecins célèbres.

Herbarum vivæ icones ad naturæ imitationem summâ cum diligentiâ et artificio effigiatæ, unà cum effectibus earumdem. Strasbourg, tome I, 1530, 1532, 1537, 1539, in-fol. ; *ibid.*, tome II, 1530, 1536, 1539, in-fol. Tom. III, 1536, 1539, 1540, in-fol. Les trois volumes parurent ensuite à la fois à Strasbourg, 1573, in-fol. — Suivant Haller, la plupart des planches de cet ouvrage ne sont pas mauvaises, et quelques-unes égalent celles de Fusch, si même elles ne sont pas meilleures.

Theses, seu communes loci totius ri medicæ, et de usu pharmacorum, deque artificio suppressum alvum ciendi. Strasbourg, 1532, in-8.

Neotericorum aliquot medicorum in medicinam practicam introductiones Strasbourg, 1533, in-12.

Iatrium medicamentorum simplicium, continens remedia omnium morborum. Strasbourg, 1533, in-8, 2 vol.

Onomasticon medicinæ omnia nomina herbarum, fructicum, suffructicum, arborum, seminum, florum, radicum, lapidum, metallorum, instrumentorum et definitionum medicina-

lium. Strasbourg, 1534, in-fol. ; *ibid,*, 1543, in-fol. — C'est un dictionnaire des termes de médecine, pour la rédaction duquel Brunfels compulsa les auteurs anciens, ce qui le rend utile pour la connaissance des dénominations jadis en usage.

Epitome medices ex gravissimis auctoribus summam totius medicinæ complectens. Anvers, 1540, in-8 ; Paris 1540, in-8 ; Venise, 1542, in-8 ; Lyon 1552, in-12.

Plusieurs bibliographes indiquent, sous le nom de Brunfels, l'ouvrage suivant, dont Haller ne fait pas mention : *Chirurgia parva.* Francfort, 1569, in-8. Brunfels est encore auteur de plusieurs ouvrages écrits en allemand, dont on peut voir les titres dans la *Biblioth. med.* de Haller.

C'est aussi à lui qu'on doit l'édition suivante de plusieurs écrivains arabes et grecs :

Serapionis, Rhazis, Averrhois, libr i de simplicibus, et P. Æginetæ de simplicibus medicamentis cum explicatione dictionum arabicarum. Strasbourg, 1531, in-fol.

(Melchior Adam.— Haller.—Éloy.)

BRUNN (Jean-Jacques a) naquit à Bâle le 30 septembre 1591. Son grand-père, Jean-Jacques Grynœus, célèbre théologien, prit soin de son éducation. Il fut reçu docteur en philosophie en 1611, et commença aussitôt l'étude de la médecine. Il partit en 1613 pour visiter les Universités étrangères. Il vint en France, séjourna à Montpellier, où il jouit de l'amitié de Pierre Morel, et prit le grade de bachelier ; parcourut en observateur la France, l'Angleterre, la Belgique et l'Allemagne, et, revenu dans sa patrie en 1615, prit le grade de docteur. Le 21 juin 1625, il fut nommé professeur d'anatomie et de botanique. Il quitta cette chaire pour celle de professeur de médecine pratique, le 21 mai 1629. Brunn remplit cette charge avec beaucoup de zèle et de talent jusqu'à sa mort, qui arriva le 22 janvier 1660. On a de lui :

Manuductio ad consultationem medicam rectè instituendam. Decas controversiarum de temperamenti naturá et speciebus. Bâle, 1616, in-4. — *Vita et mors J.-Jac. Grinæi.* Bâle, 1618. — *De humoribus corporis humani.* Bâle, 1619, in-4. — *Systema materiæ medicæ, continens medicamentorum universalium et particularium, simplicium et compositorum seriam ac sylvam methodo medendi ac formulis remediorum prescribendi accommodatam.* Bâle, 1630, in-8; Genève, 1639, in-8; Leipsick, 1645, in-8; Padoue, 1647, in-12; Rouen, 1650, in-12; Leipsick, 1654, in-8; Amsterdam, 1659, in-12; *ibid.*, 1665, in-12; Amsterdam et La Haye, 1680, in-12. — Ces trois dernières éditions sont dues aux soins de Blaes, qui y a fait diverses additions.

On doit encore à J.-J. de Brunn une édition du *Methodus præscribendi formulas remediorum.* Bâle, 1630, in-8; Leipsick, 1645, in-8.

(Mercklin, *Lind. renov.* — *Athenæ rauricæ.*)

BRUNNER (Jean-Conrad), anobli sous le nom de Von Brunn, l'un des anatomistes les plus distingués du dix-septième siècle, naquit à Diessenhofen, petite ville municipale près de Schaffouse, le 16 janvier 1653. Il commença ses études dans sa ville natale, et les continua à Schaffouse. A l'âge de seize ans, il fut envoyé à Strasbourg, où il s'appliqua à la médecine pendant quatre ans, et fut reçu docteur en 1672. Il vint ensuite à Paris, fréquenta avec beaucoup d'assiduité les cours publics, les hôpitaux et les amphithéâtres. Les recherches curieuses qu'il fit sur le pancréas l'ayant fait connaître à Duverney, celui-ci conçut pour lui la plus grande estime, et l'admit depuis à tous ses travaux anatomiques. En quittant Paris, Brunner alla en Angleterre, où il eut des liaisons avec Oldenbourg, secrétaire de la Société royale de Londres, Willis, Lower, et les médecins les plus distingués de l'époque. D'Angleterre il passa en Hollande, et suivit à Leyde les leçons de Syen, Craanen, Drelincourt et Maets. A Amsterdam, il connut Swammerdam et Ruysch. Il retourna ensuite en Allemagne, où il eut bientôt une pratique et une réputation étendues. En 1685, il fut admis au nombre des membres de l'Académie des Curieux de la nature, sous le nom d'*Hérophile.* En 1687, il fut fait professeur en médecine à Heidelberg. Il refusa, neuf ans après, la chaire qui lui fut offerte à Leyde. Jean-Guillaume, électeur palatin, l'anoblit en 1711, et lui fit présent de la seigneurie de Hammerstein, dans le pays de Berg. En 1720, le canton de Schaffouse, pour reconnaître plusieurs services importans qu'il en avait reçus, le gratifia du droit de bourgeoisie pour lui et sa postérité. Brunner s'était acquis une si haute réputation, qu'il fut consulté par plusieurs monarques, et par un grand nombre de princes. Il mourut à Manheim, d'une fièvre rémittente, le 2 octobre 1727, à l'âge de 74 ans 8 mois 26 jours. Il s'était marié le 12 décembre 1678, à la seconde fille du célèbre J. J. Wepfer. Il eut dix enfans, dont les deux aînés moururent en bas âge. *Erhard*, son troisième fils, mourut en 1721, et avait été conseiller et médecin du landgrave de Hesse-Cassel, et professeur en médecine à Heidelberg.

Brunner fut, au jugement de Haller, une des meilleures têtes du dix-septième siècle. Il se distingua de fort bonne heure, et fit des expériences très-difficiles, pour démontrer que les animaux peuvent se passer du pancréas, et que la liqueur que cette glande fournit n'est pas essentielle à la vie. Il renversa par-là, de fond en comble, la doctrine de De Le Boe. Il découvrit dans la suite les follicules glanduleux pituitaires, et donna, sur la digestion, un grand nombre d'expériences exactes, et de vues judicieuses. Voici les titres de ses ouvrages:

De fœtu monstroso et bicipite. Strasbourg, 1672, in-4. — C'est sa dissertation inaugurale.

Experimenta nova circa pancreas, accedit diatribe de lympha et genuino pancreatis usu. Amsterdam, 1683, in-4; Leyde, 1722, in-8, et dans la *Bibliothèque anatomique de Manget.* — La deuxième édition est plus complète que la première; on y a joint des recherches ultérieures de l'auteur, qui avaient été consignées dans les *Éphémérides des Curieux de la nature.*

Diss. de panaceis. Heidelberg, 1686, in-4.

De glandulis in duodeno intestino detectis. Heidelberg, 1687, in-4; Schwabach, 1688, in-4. — *Physiologica de glandulis duodeni cogitata.* Francfort, 1715, in-4. — Suivant la remarque de Haller, Wepffer et Pechlin avaient déjà indiqué ces follicules muqueux, auxquels le nom de Brunner est désormais attaché.

De glandulá pituitariá diss. Heidelberg, 1688, in-4; et avec l'ouvrage précédent, dans l'édition de 1715.

Diss. de affectione hypochondriacá. Heidelberg, 1688, in-4.

Diss. de pleuripneumoniá epidemicá Philipsburgi grassante. Heidelberg, 1689, in-4.

Dissertatio medica de methodo tuta et facili citra salivationem curandi luem veneream, quam experimentis et observationibus practicis firmatam et illustratam, alius sibi comparavit. Nunc autem publici juris facere decrevit Joh. Jacobus filius. Schaffouse, 1739, in-4 de 80 pages. — Ouvrage publié sur les manuscrits de J.-C. Brunner, par son fils. L'auteur combat la méthode par les frictions et la salivation. Il recommande une tisane analogue à celle de Feltz, faite avec les bois sudorifiques, et le mercure et l'antimoine liés dans un nouet. L'ouvrage est terminé par un recueil d'observations à l'appui.

On trouve un grand nombre d'observations de Brunner, dans les *Actes des Curieux de la nature;* nous citerons les suivantes: *Dec.* 11, *an* 6 *obs.* 195. Brunner décrit une dysenterie épidémique qui fit beaucoup de ravagés. Pour prouver que les désordres morbifiques ne sont pas bornés au canal intestinal, il rapporte qu'une femme accouchée depuis peu ayant été prise de la maladie, son médecin lui conseilla de cesser d'allaiter son enfant, mais de se faire téter par de petits chiens pour conserver son lait. Trois de ces animaux qui furent employés successivement pendant que la dysenterie avait toute son acuité, furent pris dès le second jour de violentes évacuations alvines, de vomissemens, d'une espèce de choléra-morbus. Un quatrième, qui ne commença à téter que quand la malade fut convalescente, n'en éprouva aucune indisposition. Nous citerons encore de Brunner plusieurs observations d'apoplexies, dont une prouve, à n'en pas douter, que notre auteur connaissait le procédé qu'emploie la nature pour guérir les épanchemens et les cavernes apoplectiques.

(Le *Moréri* de 1731. — Manget.— Haller.— Lefebure de Saint-Ildefont.)

BRUNO (Jacques-Pancrace) naquit à Altdorf le 23 janvier 1729. Il fit ses humanités sous son père, qui était professeur de morale et de langue grecque; puis il alla à Iéna étudier la médecine sous Rolfinck, Mœbius et Schelhammer. Il revint ensuite à Altdorf, où il s'appliqua en même temps à la théologie et à la médecine. Reçu maître ès-arts en 1650, il entreprit de visiter les Universités étrangères; il demeura assez long-temps à Padoue, et revint dans sa ville natale se faire recevoir docteur en 1653. Il s'établit l'année suivante, et se maria à Nuremberg. On l'appela en 1655 à Hof, en Voigtland, pour y être médecin de la ville, et professeur en littérature grecque et en physique. En 1662, la chaire de pratique et d'institutions de médecine d'Altdorf étant devenue vacante par la mort de Christophe Nicolaï, les curateurs de l'Académie nommèrent Bruno pour la remplir. Il l'occupa avec beaucoup d'honneur jusqu'à sa mort, qui arriva en 1709. Il avait mis au jour:

Oratio de vitâ, moribus et scriptis Casp. Hofmanni, en tête de l'*Isagoge medica* de ce dernier. Hof., 1661, in-12; Leipsick, 1664, in-12; Altdorf, 1678, in-12.

Jessenii à Jessen, de sanguine, venâ sectâ dimisso, judicium, notis et castigationibus ad hodiérna et vera artis medicæ principia. Nuremberg, 1668. in-12.

Dogmata medicinæ generalia, in ordinem redacta, à rebus extraneis depurata et ad vera recentiorum præsertim principia accommodata. Nuremberg, 1670, in-8.

Propyleum medicum, hoc est epitome.

mera et vera medicinæ elementa et dogmata generalia, quæstionibus et responsionibus comprehendens, avec le précédent. Altdorf et Nuremberg, 1696, in-8.

Remoræ et impedimenta purgationis in scriptis Hippocratis detecta, per vera artis medicæ principia demonstrata, aliisque veterum et recentiorum doctorum testimoniis confirmata; et exercitationibus quinque comprehensa; quibus annexæ sunt theses medicæ de purgationis modo ac viis per alvum, etc. Altdorf, 1676, in-4.

Castellus renovatus, hoc est lexicon medicum, quondam à Barthol. Castello inchoatum, per alios posteà continuatum, nunc verò ad vera novaque artis medicæ principia accommodatum, à plurimis mendis et vitiosis allegationibus correctum et innumerabilium penè vocabulorum accessione

amplificatum. Nuremberg, 1682, in-4; *ibid.*, 1688, in-4; Leipsick, 1713, in-4; Padoue, 1713, in-4; *ibid.*, 1711, in-4; Genève, 1748, in-4. — On trouve à la fin du dictionnaire un supplément important de Bruno : *Mantissa nomenclaturæ medicæ hexaglottæ, vocabula latina ordine alphabetico, cum annexis arabicis, hebraeis, græcis, gallicis et italicis proponentis.*

On doit en outre à Bruno un assez grand nombre de dissertations dont on peut voir les titres dans les *Bibliothèques* de Haller.

Bruno laissa un assez grand nombre de manuscrits dont les plus importans avaient pour titre : *Commentaria in aphorismos Hippocratis.* — *Enchiridion medicum theoretico-practicum :* ils n'ont point été publiés.

(Roques, *Supplém. au Dict. histor.* — Haller.)

BUCHAN (GUILLAUME), médecin écossais, membre du Collége royal d'Édimbourg, naquit en 1729, à Ancran, dans le comté de Roxburg. Il dirigea pendant un certain temps l'hôpital des enfanstrouvés à Ackworth; de là il séjourna à Édimbourg, et y publia son ouvrage sur la médecine populaire, qui a eu un succès si extraordinaire. Buchan pratiqua depuis à Londres, où il mourut en 1805. Il a laissé :

Cautions concerning the prevention cold Bathing and drinking the mineral waters. Avis sur l'usage en bains et en boisson des eaux minérales. Londres, 1786, in-8.

A letter to the patentee concerning the medical properties of the fleecy hosiery. Lettre sur les effets hygiéniques des bas de laine. Troisième édition. Londres, 1790, in-8.

Observations concerning the prevention and cure of the venereal disease; intended to guard the ignorant

and unwary against the baneful effects of that insidious malady. Observations sur le traitement préservatif et curatif de la maladie vénérienne. Londres, 1796, in-8; *ibid.*, 1797, in-8. Le même ouvrage, auquel est joint un supplément contenant des remarques sur quelques affections vénériennes anomales, une pharmacopée syphilitique, etc., par le docteur Buchan jeune. Londres, 1803, in-8.

Advice to mothers on the subject of their own health and on the means of promoting the health, strenght and beauty of their offspring. Avis aux mères sur leur propre santé et sur les moyens d'assurer la santé, la force et la beauté de leurs enfans. Londres, 1803, in-8, trad. en français par Duverne de Presle. Paris, 1804, in-8.

Domestic medicine, or a treatise on the prevention and cure of diseases, by regimen and simples medicines; with an appendix containing a dispensatory for the use of private practitionners. Médecine domestique, ou traité des moyens de prévenir et de traiter les maladies par le régime et des remèdes simples. Édimbourg, 1772, in-8; la 21ᵉ édition, donnée par Alex. P. Buchan, Londres, 1813, in-8, 756 pages. Traduit en français par Duplanil. Paris, 1775-76-78, in-12, 5 vol. avec notes; *ibid.*, 1783, in-8, 5 vol.; *ibid.*, 1789, in-8, 5 vol.— L'ouvrage est divisé en deux parties : la première est un traité d'hygiène; la deuxième, plus étendue, est une nosologie thérapeutique. Il a certainement les inconvéniens attachés à tous les ouvrages de médecine populaire; mais il est un des mieux faits parmi les livres de ce genre.

BUCHOLZ (Chrétien-Frédéric), pharmacien, docteur ès-sciences, naquit le 19 septembre 1770, à Eisleben, ville du comté de Mansfeld. Il s'appliqua de bonne heure à l'étude de la pharmacie et de la chimie, sciences dans lesquelles son père s'était acquis une réputation justement méritée. En 1794, Bucholz se fixa à Erfurt, où il dirigea la pharmacie de Voigt, son beau-père. C'est depuis cette époque qu'il a publié les écrits nombreux qu'on a de lui. Tous ses travaux sont d'une exactitude rigoureuse; et l'on est étonné qu'il ait pu faire tant de recherches analytiques et littéraires, malgré les occupations multipliées de sa profession. Sa santé, jusqu'alors très-robuste, fut altérée singulièrement par les événemens de la guerre, et surtout pendant le siége d'Erfurt. Dans les dernières années de sa vie, sa vue s'était très-affaiblie : il devint presque aveugle, et cette situation pénible le plongea dans une mélancolie profonde qui ne contribua pas peu à abréger sa carrière. Il succomba le 9 juin 1818, dans sa 48ᵉ année. Il a laissé les ouvrages suivans :

Taschenbuch fuer aerzte, physici und apotheker, zum gebrauche beym verordnen und pruefen der arzneymittel. Erfurt, 1795, in-8; Hambourg, 1796, in-8; Erfurt, 1798, in-8.

Versuch zur endlichen berichtigung der bereitung des zinnobers auf den sogenannten nassen wege. Erfurt, 1801, in-8.

Reytraege zur enveiterung ung berichtigung der chemie. Erfurt, 1799, in-8; 1ᵉʳ cahier; 2ᵉ cahier, 1800; 3ᵉ cahier, 1803.

Grundriss der pharmacie mit vorzueglicher hinsicht auf die pharmaceutische chemie für die ersten aufaenger der apothekerkunst. Erfurt, 1802, in-8; *ibid.*, 1819, in-8. Cette édition posthume a été publiée par Rodolphe Brandes.

Katechismus der apothekerkunst, oder grundzuege des pharmaceutischen wissens, in fragen und antworten fuer lehrer und lernende, besonders zum leitfaden bey pruefung, junger pharmaceuten bestimmt, und in systematischer ordnung abgefasst. Erfurt, 1810, in-8; nouvelle édition publiée par Brandes, sous ce titre : *Handbuch der pharmaceutischen wissenschaft,* etc. Leipsick, 1820, in-8, 2 vol.

Theorie und praxis der pharmaceutisch-chemischen arbeiten, oder darstellung der bereitungsmethoden der wichtigsten pharmaceutisch - chemischen præparate, nach den neuesten erfahrungen und zwecksichtlich ueber brauchbarkeit und vorzueglichkeit geprueft. Leipsick et Bâle, 1812-13, in-8, 2 vol.; Leipsick, 1818, in-8, 1 vol.

Chemische analyse der schwefelquellendes Guenthersbades bey sondershausen, nebst beschreibung der- selben *in topographischer, œconomischer und medizinischer hinsicht.* Ilmenau et Fondershausen, 1816, in-8.

Bucholz a consigné encore un grand nombre de Mémoires intéressans dans les *Annales de Chimie* de Crell, dans le *Journal de Chimie* de Scherer, dans le *Journal de Pharmacie* de Trommsdorf, dans le *Journal de Physique et de Chimie* de Schweige, et dans celui de Gehlen, dans les *Annales de Physique* de Gilbert, et dans les *Actes de l'Académie des sciences utiles.* — Il a publié une troisième édition des *Élémens de Chimie* de Gren (Halle et Berlin, 1809, in-8, 2 vol.), et du *Manuel de Pharmacologie,* du même auteur. Il a fait cette dernière publication conjointement avec le professeur Bernardi.

(*Journal de Pharmacie,* an. 1818. — Ludwig, *Biog. inéd.* — Ersch, *Literatur der medicin,* etc., 1822. — Enslin.)

BUCHOZ (PIERRE-JOSEPH), médecin naturaliste, naquit à Metz le 27 janvier 1731. Il suivit d'abord l'étude du droit, et fut reçu avocat à Pont-à-Mousson en 1750. Il exerçait cette profession depuis quelque temps, lorsqu'il l'abandonna pour étudier la médecine, qui avait plus de rapport avec l'histoire naturelle, pour laquelle il avait un goût décidé. Après avoir reçu le bonnet de docteur en médecine à Nancy, en 1759, il obtint le titre de médecin ordinaire de Stanislas, roi de Pologne. Buchoz s'occupa pendant quelque temps de son nouvel état, mais il le quitta bientôt pour se livrer entièrement à la botanique et à la matière médicale. Il forma les plans les plus vastes, mais sans avoir les connaissances nécessaires pour les bien exécuter; toutefois, les ouvrages nombreux qu'il a laissés prouvent qu'il fut l'un des plus laborieux écrivains de son époque. Buchoz est mort à Paris le 30 janvier 1807. Nous n'indiquerons ici que ceux de ses ouvrages qui ont trait plus particulièrement à la médecine :

Traité historique des plantes qui croissent dans la Lorraine et les Trois-

Évêchés, contenant leur description, leur figure, leur nom, l'endroit où elles croissent, leur culture, leur analyse et leurs propriétés, tant pour la médecine que pour les arts et métiers. Paris, 1770, 10 vol. in-12. — Ces volumes avaient paru successivement à Nancy, de 1762 à 1770.

Lettres périodiques sur la méthode de s'enrichir promptement et conserver sa santé par la culture des végétaux. Paris, 1768-1770, in-8, 5 vol.

Médecine rurale et pratique, tirée des plantes usuelles de France. Paris, 1768, in-12, 2 vol.

Méthode pour apprendre, par les notes de la musique, à connaître le pouls de l'homme, par M. Marquet (beau-père de M. Buchoz). *Nouvelle édition, augmentée de l'éloge de l'auteur.* Amsterdam, 1769, in-12.

Manuel médical et usuel des plantes tant exotiques qu'indigènes, auquel on a joint un catalogue raisonné des plantes rangées par familles, des observations pratiques qu'on en peut faire dans la plupart des maladies, et différens discours sur la botanique. Paris, 1770, in-12, 2 vol.

Traité de la phthisie pulmonaire. Paris, 1769, in-8.

Dictionnaire raisonné universel des plantes, arbres et arbustes de la France, etc., etc., considérés relativement à l'agriculture, etc., etc., et à la médecine des hommes et des animaux. Paris, 1770, in-8, 4 vol.

Dictionnaire vétérinaire et des animaux domestiques, etc., etc. Paris, 1770-1775, in-8, 6 vol.

Manuel alimentaire et usuel des plantes, tant exotiques qu'indigènes, etc., etc. Paris, 1771, in-8.

Manuel de médecine pratique, royale et bourgeoise, ou pharmacopée tirée des trois règnes de la nature, appliquée aux maladies des habitans de villes. Paris, 1771, in-8.

Dictionnaire minéralogique et hydraulogique de la France. Paris, 1772-1775, in-8, 4 vol.

Médecine moderne, ou remèdes nouveaux et autres récemment usités pour le traitement des maladies les plus désespérées et les plus funestes à l'humanité (avec M. Marquet). Paris, 1776, in-8.

Médecine pratique et moderne, recueillie d'après les ouvrages de feu M. Marquet. Paris, 1782, tome I; *ibid.*, 1783, tome II; *ibid.*, 1783, tome III.

Médecine des animaux domestiques. Paris, 1782; *ibid.*, 1784, in-12.

L'art alimentaire, ou méthode pour préparer les alimens les plus sains pour l'homme. Paris, 1783, in-8; *ibid.*, 1787, in-8, 2 vol.

Choix des meilleurs médicamens pour les maladies les plus désespérées. Paris, 1783, in-12; *ibid.*, supplément, 1785, in-12.

Histoire naturelle, physique et médicale de l'homme. Paris, ...; 2e éd. *ibid.*, 1784, in-8, 4 vol.

Médecine végétale tirée uniquement des plantes usuelles appliquées aux différentes maladies qui règnent dans les campagnes. Yverdun, 1770, in-8; Paris, 1784, in-8.

Traité sur l'ipo, espèce de poison subtil dont se servent les Sauvages pour empoisonner leurs flèches. Paris, 1785, in-8.

Dissertation sur le café, ses différentes préparations et ses propriétés. Paris, 1785, in-fol.; *ibid.*, 1787-88-96, in-fol.

Dissertation sur le thé, sur sa récolte, et sur les bons et mauvais effets à son infusion. Paris, 1785, in-fol.

Dissertation en forme de supplément sur les plantes qui peuvent remplacer le thé. Paris, 1786, in-fol.

Dissertation sur le sparrmann de la Chine, plante nouvellement découverte, et recommandable par sa racine; un des meilleurs stomachiques. Paris, 1786, in-fol. — Ces diverses dissertations et plusieurs autres furent réunies et publiées sous le titre suivant :

Nouveau traité physique et économique, par forme de dissertations, de toutes les plantes qui croissent sur la surface du globe. Paris, 1786-88, in-fol., 2 vol.

Dissertation en forme de préface sur l'histoire naturelle et médicale de l'homme. Paris, 1789, in-fol.

Dissertation sur les usages que la médecine tire de l'homme même pour la guérison de ses semblables. Paris, 1790, in-fol.

Dissertation en forme de consultation sur une nouvelle machine pour les fumigations végétales dans les maladies de matrice et dans la passion hystérique. Paris, 179..

Manuel vétérinaire des plantes. Paris, 1799, in-8.

Nouvelle médecine domestique, tirée principalement des végétaux de la France. Paris, 1800, 2 vol. gr. in-12.

Nous n'avons pas indiqué une foule d'autres écrits de Buchoz; tout ce qu'il a laissé est généralement médiocre, et ne consiste qu'en des compilations faites plus ou moins exactement.

(*Biog. univ.* — Ersch, *la France littéraire et le supplément.* — Désessarts, *les Siècles littér. de la France.*)

BUCQUET (Jean-Baptiste-Michel), censeur royal, docteur-régent, et professeur de chimie dans la Faculté de médecine de Paris, membre de l'Académie royale des Sciences, associé ordinaire de la Société royale de médecine, naquit à Paris le 18 février 1746. Son père, avocat au Parlement, l'avait destiné au barreau; mais un goût naturel lui fit embrasser la médecine. Il travailla avec tant d'ardeur, qu'il fut bientôt en état de faire à ses condisciples, avec lesquels il avait des conférences habituelles, des répétitions de chimie, d'histoire naturelle et d'anatomie. Après sa réception, ses leçons publiques attirèrent la foule; et, en 1775, il fut chargé de l'enseignement de la pharmacie à la faculté de médecine. En 1776, il fut nommé à la chaire de chimie, vacante par la mort de Roux; et les succès qu'il obtint justifièrent le choix dont il avait été l'objet. Des travaux nombreux et importans avaient déjà assuré sa réputation, lorsqu'il fut appelé à ce poste honorable. Mais il ne devait pas l'occuper long-temps. Il devint victime de son ardeur infatigable pour l'étude, et des moyens violens qu'il employait pour calmer des coliques très-vives qu'il ressentait depuis plusieurs mois. Il succomba à une colite chronique au mois de janvier 1780, avant d'achever sa 34e année. On a de lui :

Introduction à l'étude des corps naturels, tirés du règne minéral. Paris, 1773, in-12, 2 vol.

Introduction à l'étude des corps tirés du règne végétal. Paris, 1773, in-12, 2 vol. — Cet ouvrage, dit Fourcroy, était, en son temps, le plus complet et le plus méthodique tableau de l'analyse végétale.

Mémoire sur la manière dont les animaux sont affectés par les différens fluides aériformes méphitiques, et sur les moyens de remédier aux effets de ces fluides; précédé d'une histoire abrégée de ces différens fluides aériformes ou gaz. Paris, 1778, in-8, de l'imprimerie royale. Un abrégé de ce mémoire a été inséré dans les *Mém. de la Soc. roy. de Médecine*, an 1776, p. 177. — Bucquet fait voir, à l'appui de l'opinion de Boerhaave, que l'action de l'air frais, celle de l'eau froide, l'usage des eaux spiritueuses et du vinaigre, celui de l'alcali volatil, de l'esprit de sel et de la vapeur de soufre qui brûle, peuvent être employés avec avantage, et que les moyens n'agissent pas par une vertu spécifique, mais en irritant les fibres, dans lesquelles ils produisent des oscillations capables de faire renaître le jeu des organes, qui n'était que suspendu.

Bucquet a consigné aussi des mémoires importans parmi ceux de l'Académie des Sciences : *Expériences physico-chimiques sur l'air qui se dégage des corps dans le temps de leur décomposition, etc.* (*Mém. des Sav. étrang.*, tome VII.) — *Mémoire sur quelques circonstances qui accompagnent la dissolution du sel ammoniac par la chaux, etc., présenté en 1773.* (*Ibid.*, tome IX.) — *Deux Mémoires sur plusieurs combinaisons salines de l'arsenic.* (*Ibid.*, tome IX.) — *Mémoire sur l'analyse de la zéolithe.* (*Ibid.*, t. IX.) — *Mémoire sur l'analyse du sang, lu à l'Académie des Sc., le 12 mai 1774.* — *Mémoire sur les moyens d'obtenir facilement les éthers marin et nitreux.* — Ces deux derniers mémoires sont indiqués par Vicq-d'Azyr comme n'étant pas imprimés.

Mémoire sur l'analyse de l'opium. (*Mém. de l'Acad. des Sc.*, an. 1776, p. 377.)

Rapport sur l'analyse du rob antisyphilitique de Laffecteur. Paris, 1779, in-8. — Il ne put constater la présence du mercure dans cette liqueur: Toutefois, il pensait qu'une bouteille pouvait en contenir trois grains, à la vérité non susceptibles d'être démontrés par l'analyse.

(Vicq-d'Azyr, *Éloges*, tome I. — *Biog. univ.* — *Biogr. méd.*)

BUECHNER (André-Élie) naquit à Erford, le 9 avril 1700, de Wolfang Henri Buechner, pasteur des hôpitaux, et l'un des directeurs du Gymnase et de la chambre des Orphelins. Il montra dès son enfance une grande ardeur pour l'étude des sciences : à seize ans, il commença ses cours de philosophie, et en 1717, il soutint avec éclat plusieurs thèses sur cette question : *An possit dari aliquod bonum jucundum quod non sit honestum?* Son goût naturel l'entraîna bientôt vers la physique et la médecine, qu'il cultiva avec non moins de succès; et jaloux d'accroître ses connaissances, il se rendit, en 1719, à Halle, où il suivit les leçons de Fr. Hoffmann.

Alberti, Coschwitz, Bass et Buxbaume. Dans le but de se perfectionner davantage, il se rendit à Leipsick en 1721, parcourut la
Souabe, la Franconie, la Saxe-Inférieure, et reçut la même année
le bonnet de docteur en médecine, à Erford, en 1726. Il avait pris
le bonnet de docteur en philosophie à cette dernière Faculté, quand
il fut élu membre de l'Académie des Curieux de la nature, sous le
nom de *Bacchius*. Il se livra dès-lors à l'enseignement, et, en 1729,
on lui donna la chaire de professeur extraordinaire en médecine, devenue vacante par la mort de Fischer. En 1732, il fut nommé secrétaire de l'Académie des Curieux de la nature, à la place d'Ettmuller,
qui venait de mourir, et il succéda, en 1735, à J. J. Baïer, président de l'Académie, qui succomba à cette époque. Le titre de président était accompagné de ceux de comte palatin et de premier médecin de l'empereur : Buechner les obtint en même temps. En 1737,
il fut élu professeur ordinaire de médecine; peu après, il refusa les
offres d'Anne, impératrice de Russie, qui lui proposa la place de
médecin près de sa personne; mais il accepta la chaire de chimie
que l'électeur de Mayence lui fit donner au mois de septembre de
la même année. En 1744, on l'appela à Halle pour occuper la chaire
que la mort d'Hoffmann laissait vacante, et dans laquelle il se montra avec distinction, malgré les grands souvenirs laissés par son prédécesseur. Il avait été nommé, en 1755, membre de la *Société de
médecine* de Montpellier, de celle de Mayence en 1756, de celle
de Florence en 1759, et de la Société royale de Londres en 1763.
Buechner succomba le 30 juillet 1769. Il a laissé un grand nombre
d'écrits, qui prouvent toute l'étendue des connaissances de ce médecin laborieux, et qui n'ont pas peu contribué à répandre davantage la doctrine d'Hoffmann. L'Académie des Curieux de la nature
ne dut pas moins à son zèle pour la science : il augmenta considérablement la bibliothèque de cette illustre Société, et en publia le
catalogue. L'histoire de cette Académie, qu'il a écrite en 1755, est
sans contredit l'un des ouvrages les plus importans de Buechner.
Nous n'indiquerons pas ici les nombreuses dissertations soutenues
sous sa présidence, dont on peut voir les titres dans la *Bibliothèque
de Haller*. Nous ne ferons connaître que les ouvrages particuliers
publiés sous son nom :

Programma de combinandis anti-   muneri professoris institutum præmis-
quorum et modernorum dogmatibus   sum. Erfurt, 1729, in-4.

*Sammlung von natur-und medicine-
wie auch dazu gehoerigen kunstund
literatur-geschichte, so sich im jahr
1726 in den drey herbstmonaten in
schlesien und andern laendern zugetragen haben, als der acht und drey-
sigste versuch aus licht gestellt.*Erford,
1730, in-4.

*Programma quo chemiam complura
abdita naturæ mysteria accuratè ex-
planantem, et exactè sæpiùs imitantem
sistit, et prælectionum rationem, minus professoris chymiæ in perantiquâ
academiâ Geranâ clementer sibi de-
mandatum auspicaturus, indicat.* Erford, 1731, in-4.

*Miscellanea physico-medica-mathe-
matica, oder angenehme, curieuse und
nuetzliche nachrichten von physikal-
und medicinischen wie auch dazu gehoerigen kunst-und literatur geschich-
ten diesich 1727 in deuts chland und
andern reichen zugetragen, oder be-
kannt worden sind.* Erford, 1731-34,
in-4, 4 vol.

*Programma concredito sibi præsidio
Societatis imperialis naturæ Curiosorum præmissum.* Erford, 1735, in-4.

*Vollstaendiges und accurates uni-
versal-register aller wichtigen und
merkwuerdigen materien, welche in
dem chemals durch Herrn. D. Kanold
von jahr 1717 bis 1726 einzeln nach
einander herausgegebenen 38 versu-
chen und 4 supplementis derer sogen-
nanten sammlungen. von natur-und
medicin-wie auch dazu gehœrigen.
Kunst-und literatur-geschichte befinde
lich sind.* Erford, 1736, in-4.

*Fundamenta physiologiæ, ex phy-
sico-mechanicis principiis deducta.*
Halle, 1746, in-4.

*Fundamenta pathologiæ generalis
anatomico et physico mechanicis principiis, ex Hoffmanni medicinâ syste-
maticâ deprompta.* Halle, 1746, in-8.

Fundamenta therapiæ generalis.
Halle, 1747, in-8.

Fundamenta therapiæ specialis.
Halle, 1747, in-8.

Fundamenta pathologiæ specialis.
Halle, 1748, in-8.

*Fundamenta semiologiæ medicæ,
tàm generalis quàm specialis.* Halle,
1748, in-8.

*Fundamenta materiæ medicæ, ad
specialem praxis imprimis accomodatæ, simplicium medicamentorum historiam, vires, delectum, usum et præ-
parata in compendio exhibentia, in
usum auditorum edita.* Halle, 1754,
in-4.

*Academiæ Sacr. Rom. Imp. Leop.-
Carolinæ naturæ Curiosorum historia.*
Halle, 1755, in-4.

*Academia naturæ Curiosorum bi-
bliotheca physica, medica, miscellanea.* Halle, 1755, in-4.

*Abhandlung von einer besondern
und leichten art, taube hærend zu ma-
chen; nebst noch einigen andern medicinischen abhandlungen.* Halle, 1759
et 1760, in-8.

Buechner a encore inséré beaucoup
d'articles dans le *Journal de Breslau*
et dans les *Actes des Curieux de la
nature*, recueil dont il dirigea long-
temps la publication, ainsi que celle
des *Nova acta.*

(Roques, *Supplém. au Dict. histor.
— Comment. de rebus in scient. nat.
et med. gestis. — Memoria E. E.
Buechneri. nov. act. Curios.,* tom. IV.)

BUFFON (George-Louis Leclerc, comte de). Ce nom rappelle
l'un des plus célèbres naturalistes et des plus grands écrivains fran-

çais. A ce double titre, il semble qu'il ne devrait pas trouver place dans notre recueil, consacré aux auteurs qui se sont exclusivement occupés de quelque branche des sciences médicales. Mais, outre les rapports nombreux qui lient l'étude de l'homme à celle des animaux, il est des considérations directes sur l'économie humaine que ne saurait négliger le naturaliste philosophe. Aussi Buffon, qui a embrassé de son vaste coup-d'œil l'histoire de la nature entière, a-t-il dû comprendre celle de l'homme placé à la tête des êtres organisés. Nous devons donc faire mention de Buffon, qui a traité de grandes questions de physiologie générale; mais, en raison de la direction spéciale de ses travaux, nous ne lui donnerons qu'un espace peu proportionné à leur importance et à sa célébrité.

Buffon naquit à Montbard, en Bourgogne, le 7 septembre 1707. Son père était conseiller au parlement de cette province. Il fit ses premières études au collége de Dijon, où il se livra avec une prédilection très-marquée aux mathématiques. A dix-neuf ou vingt ans, s'étant lié avec le jeune lord Kingston, dont le gouverneur, homme instruit, lui inspira dès cette époque un goût vif pour les sciences, il voyagea avec son ami en France, en Italie, et le suivit en Angleterre. Déjà dans ses voyages se manifesta le penchant qui plus tard l'entraîna exclusivement vers l'observation de la nature : elle s'empara entièrement de son admiration; les arts des hommes disparurent à ses yeux devant les œuvres éternelles de la création. Incertain encore sur la direction à donner à ses travaux, mais animé de la noble ambition de la gloire que la conscience de son génie lui promettait, Buffon se livra d'abord à diverses études. Pour se perfectionner dans l'étude de l'anglais, sans négliger celle des sciences, il traduisit la *Statistique des végétaux*, de Hales, et le *Traité des fluxions*, de Newton. Il parut pendant quelque temps disposé à cultiver à la fois la géométrie, la physique et l'économie rurale, et fit sur ces divers sujets des recherches qu'il présenta successivement à l'Académie des Sciences, dont il avait été nommé membre en 1733. La place d'intendant du Jardin-du-Roi, qu'en mourant son ami Dufay lui légua en quelque sorte, en le désignant au ministre, le détermina à se consacrer entièrement à l'histoire naturelle. Dès-lors sa vie fut remplie par les soins qu'il donnait à l'établissement qui lui était confié, et par les travaux que lui coûtèrent les diverses parties de sa vaste *Histoire naturelle*, dans laquelle il ne se proposait rien moins que de comprendre toute la nature. Aucun événement remarquable ne troubla la longue existence de Buffon : il jouit dans toute sa plénitude de la renommée que la postérité attache maintenant à son nom. Admiré dans toute l'Europe, les souverains, les grands de diverses contrées lui rendirent hommage. L'Académie française l'appela de bonne heure dans son sein; Louis XV érigea sa terre en comté; et il vit de son vivant ériger sa statue, au pied de laquelle était gravée cette superbe inscription : *Majestatis naturæ par ingenium.* Soit par calcul, soit par indifférence ou modération, il resta étranger aux discussions et cabales qui agitaient l'État et la littérature; il s'attacha dans ses écrits à ne choquer jamais les doctrines politiques et religieuses dominantes, se conformant même, dans la pratique, aux usages reçus; ce qui fit dire que, comme certains philosophes anciens, il avait une doctrine secrète et une doctrine publique. Aussi eut-il toujours un grand crédit auprès des ministres de son Gouvernement, et il le fit servir au perfectionnement de l'établissement qu'il avait sous sa direction. Buffon eut une vieillesse robuste; seulement, les dernières années de sa vie furent troublées par les douleurs de la pierre, qui n'interrompirent pas ses travaux. Il mourut à Paris, le 16 avril 1788, âgé de quatre-vingt-un ans.

On a souvent comparé Buffon à Aristote et à Pline, tous deux étonnans par l'immensité de leurs connaissances, et par celle des plans qu'ils ont conçus et exécutés. S'il n'égala pas l'esprit philosophique du premier, il surpassa le second en éloquence et pour la grandeur des vues ainsi que pour l'exactitude des détails. Doué d'une imagination ardente, d'un génie élevé, animé par un sentiment profond des beautés de la nature, Buffon entreprit, le premier parmi les modernes, de rassembler et d'exposer tout ce qui compose les sciences naturelles. S'il ne put exécuter en entier ce vaste projet, d'ailleurs au-dessus des forces d'un seul homme; si, dans les parties qu'il a traitées, il se laissa trop souvent entraîner à l'esprit de système, à cette manière vague de philosopher d'après des aperçus généraux; s'il montra pour les classifications une aversion si contraire aux progrès de la science, il n'en a pas moins élevé un monument imposant. On sera toujours frappé de l'art avec lequel il sut lier des matériaux si divers par leur nature; de celui dans lequel il excella surtout, de généraliser ses idées et d'enchaîner ses observations, de manière à donner à de simples conjectures l'apparence de vérités démontrées. On admirera toujours la hardiesse et la profondeur de ses vues, et la magnificence continue de son style. Ses ouvrages firent naître un goût général pour l'histoire naturelle, et furent du moins utiles par l'effet qu'ils produi-

sirent, s'ils ne servirent pas toujours autant les progrès de cette
science, à cause des systèmes et des erreurs qui y sont mêlées aux
vérités. Néanmoins, malgré les justes critiques dont ils ont été l'objet, il est d'autres mérites que ceux du style qui les recommandent.
Jusqu'à lui, l'histoire naturelle n'avait été écrite avec étendue que
par des compilateurs sans talent : les autres ouvrages généraux
n'offraient que de sèches nomenclatures; il existait des observations
en grand nombre, mais sur des objets isolés. Buffon vivifia tous ces
matériaux; il y ajouta un grand nombre de faits, et dans plusieurs
parties, il est resté le modèle d'après lequel a été fait tout ce qu'il y
a de bon en histoire naturelle.

Nous ne chercherons pas à donner une idée de tout ce qui entre
dans le grand ouvrage exécuté par Buffon. Il nous suffira d'indiquer le jugement qui a été porté sur les parties principales, et d'exposer quelques-unes des opinions physiologiques de ce célèbre naturaliste. Dans son discours sur la manière d'étudier et de traiter
l'histoire naturelle, il a développé les règles de la méthode de
Bacon; règles qu'il a si souvent violées. Ses théories de la terre ne
peuvent soutenir l'examen dans les détails : elles sont établies sur
un trop petit nombre de faits; il y admet des hypothèses contraires
au système de Newton; mais il eut le mérite de faire sentir que l'état
actuel du globe résulte d'une succession de changemens dont il est
possible de suivre les traces. Son *Histoire des quadrupèdes* est ce
qu'il a fait de plus estimé sous le rapport scientifique. Éloigné, par
la nature de son génie, de cette observation minutieuse et délicate
sans laquelle il n'y a pas de connaissances exactes, il s'adjoignit dans
ce travail Daubenton, qui décrivit les caractères extérieurs et les
formes anatomiques de chaque espèce. Toutes les théories générales,
la peinture des mœurs des animaux ou des grands phénomènes
de la nature, appartiennent à Buffon. L'*Histoire des Oiseaux*, dans
laquelle il fut aidé par Guéneau de Montbeillard et l'abbé Bexon,
est inférieure à l'*Histoire des Quadrupèdes*, sous le rapport de
l'exactitude des détails et de la sévérité de la critique. Elle est conçue
d'après une méthode qui en rend la lecture plus commode et plus
instructive. L'*Histoire des Minéraux* appartient tout entière à
Buffon. Plus que dans tous ses autres ouvrages, il s'y est livré à son
goût pour les hypothèses, et ne s'est pas assez aidé des connaissances chimiques, et des progrès que Romé de Lille avait déjà fait
faire à la minéralogie. Enfin, son *Histoire de l'Homme*, quoique
renfermant un grand nombre d'erreurs, restera toujours comme

le plus magnifique tableau qui ait été fait des phénomènes extérieurs propres à l'espèce humaine. Buffon est le premier qui ait fondé sur la considération de l'organisme tout entier la distinction des races humaines. Dans ses tables de probabilités pour la durée de la vie, il eut le mérite de faire à la science de l'homme la seule application du calcul qui puisse lui convenir; et il a fourni des données précieuses sur les conditions favorables à la population.

Buffon, quoiqu'appartenant à l'école de Locke, n'a pas eu sur les facultés intellectuelles et morales de l'homme et des animaux un système de philosophie assez suivi pour mériter d'être exposé. Ses opinions psycologiques sont extrêmement vagues ; il est même tombé à ce sujet dans des contradictions et des obscurités qu'on attribue à la crainte de blesser les doctrines religieuses. C'est ainsi qu'à l'imitation de Descartes il a considéré les animaux comme de pures machines : mais ses idées sur ce mécanisme sont plus obscures encore que celles de ce philosophe. Il avait très-bien vu que l'excellence des sens, chez l'homme, n'influait pas sur le degré de son intelligence ; mais il admet cette influence chez les animaux sans la démontrer, et en conclut la nature différente de ces derniers et de l'homme. Quelques-unes des vues de Buffon ont jeté une vive lumière sur l'histoire naturelle et la physiologie générale. Dans son discours sur la nature des animaux, il a établi la distinction entre la vie organique et la vie animale, qui a fourni à Bichat de si beaux développemens : il a aussi signalé cette importante loi de la constante uniformité des organes placés au centre, et servant à la vie organique ou intérieure, comparés aux variétés sans nombre des parties extérieures, et placés aux extrémités du corps des animaux : vue admirable et féconde! dit Moreau de la Sarthe, dont les travaux d'anatomie comparée de Cuvier ont été les développemens heureux et utiles. Ses idées sur la dégénération des animaux et sur les limites que les climats, les montagnes et les mers assignent à chaque espèce, peuvent être considérées comme de véritables découvertes qui se confirment chaque jour, et qui ont donné aux recherches des voyageurs une base fixe dont elle manquait auparavant. Enfin, son hypothèse sur la nutrition et la génération des animaux a eu trop de célébrité, pour n'en pas faire mention. Suivant Buffon, les animalcules que les observations microscopiques ont fait découvrir ne sont pas réellement des animaux : ce sont des molécules organiques, élémens communs des corps organisés, et servant à la reproduction des êtres, à leur accroissement, à leur conservation. Ces molécules passent sans cesse, sans jamais se détruire, des végétaux aux animaux, et de ceux-ci aux premiers, par la nutrition et la putréfaction. Ces corps organisés constituent un moule intérieur destiné à les recevoir, suivant une forme déterminée. Dans l'enfance des animaux, les molécules organiques ne servent qu'à leur accroissement : après cette époque, où les organes ont acquis tout leur développement, les molécules surabondantes se rassemblent dans le réservoir particulier d'où elles s'échappent dans l'acte de la génération, conservant, suivant les différentes parties de l'animal d'où elles proviennent, une disposition à se réunir, de manière à présenter les mêmes formes et à reproduire des individus semblables à ceux de qui elles sont émanées. A l'aide de ce système assez simple, mais qui est contredit par un grand nombre de faits, et surtout par les observations de Haller et de Spallanzani sur le développement de l'œuf du poulet, Buffon expliquait facilement la formation des êtres de l'un ou de l'autre sexe, les ressemblances des enfans avec leurs parens, certaines monstruosités, et les générations spontanées. Enfin Buffon, dans un Mémoire présenté à l'Académie des Sciences, a donné une description et une explication de plusieurs variétés du strabisme, qu'il attribue à une disproportion native ou acquise dans la force visuelle des deux yeux; et il propose, pour guérir cette infirmité, de ramener l'équilibre en diminuant par l'inaction la force de l'œil prépondérant, et en augmentant celle de l'œil faible par un exercice exclusif. Voici l'indication des diverses éditions des œuvres complètes ou séparées de Buffon :

Histoire naturelle générale et particulière. Paris, de l'imprimerie royale, 1749-1788, in-4, 36 vol. avec figures; les quinze premiers volumes (1749-67) contiennent la *Théorie de la terre,* l'*Histoire de l'homme et celle des quadrupèdes;* sept autres (1774-89) servent de supplément à ceux-ci. *Histoire des oiseaux* (1770-83), 9 vol. *Histoire des minéraux* (1783-88), 5 vol. L'*Histoire des ovipares, des serpens, des poissons et des cétacés,* par Lacépède (1787-1804), 8 vol., complète cette édition, recherchée pour la beauté des gravures. — *Ibid.,* de l'imprimerie royale, 1752-1805, in-12,

90 vol. avec figures, y compris la partie anatomique, par Daubenton, et la continuation, par Lacépède; 71 vol. sans la partie anatomique : cette édition porte le titre d'*OEuvres complètes.* — Amsterdam et Dordrecht (par Allamand et autres), 1766-1799, in-4, 38 vol. Buffon a profité pour ses supplémens de beaucoup de bons articles ajoutés à cette édition. — Paris, de l'imprimerie royale, 1774-1804, in-4, 36 vol., fig., sous le titre d'*OEuvres complètes.* Dans cette édition, peu estimée, la partie anatomique est supprimée et les supplémens refondus; la continuation est de Lacépède.

1.

36

Berne, *Soc. typogr.*, 1784-86, in-8, 22 vol.

Deux-Ponts, 1785-91, in-12, 54 vol., fig. color.

Strasbourg, 1789-99, in-12, 43 vol., fig. color. et cartes.

Prague, Calve (Berne, *Soc. typog.*), 1794, in-8, 40 vol., fig.

Nouvelle édition, accompagnée de notes, etc., ouvrage formant un cours complet d'histoire naturelle, rédigé par Sonnini (dite *le Buffon de Sonnini*). Paris, 1798-1807, in-8, 127 vol., 1150 pl. — *Les ouvrages de Buffon, avec notes et additions,* 64 vol.; *Reptiles,* par Daudin, 8 vol.; *Mollusques,* par Denis de Montfort, 6 vol.; *Crustacés et insectes,* par Latreille, 14 vol.; *Poissons,* par Sonnini, 13 vol.; *Cétacés,* par le même, 1 vol. (une grande partie de ces deux ouvrages est empruntée de Lacépède); *Plantes,* par Brisseau-Mirbel et autres, 18 vol.; *Tables générales,* par Sue, 3 vol. *La partie anatomique,* par Daubenton, n'entre pas dans cette édition.

Nouvelle édition, mise dans un nouvel ordre, par Bern.-Germ.-Et. de Lacépède. Paris, 1799 et années suivantes, in-12, 52 vol. — Par le même, édition faisant suite à la collection des stéréotypes de MM. Didot. Paris, 1799-1802, in-18, 76 vol., fig. Une table méthodique et synonymique des quadrupèdes et des oiseaux forme le 14e volume de cette édition; les 20 derniers comprennent les continuations par Lacépède.

OEuvres, etc.; nouvelle édition, précédée d'une notice sur la vie de l'auteur, et suivie d'un discours intitulé : *Vue générale des progrès de plusieurs branches des sciences naturelles, depuis le milieu du dernier siècle,* par le comte de Lacépède. Paris, 1817-19, in-8, 17 vol., pl.; *ibid.,* 1820 et an-

nées suivantes, in-8, 25 vol., pl. — Ces éditions contiennent les continuations de Lacépède.

Cours complet d'histoire naturelle, contenant les trois règnes de la nature, par MM. Buffon, Castel, Patrin, Bloch, Sonnini, Latreille, Brongniart, de Tingri, Bosc, Lamarck et Brisseau-Mirbel. Paris, in-18, 80 vol., 783 fig. Dans cette édition, rédigée par Castel, les ouvrages de Buffon, abrégés, disposés suivant la classification de Linné, sont réduits à 26 vol.

OEuvres complètes. Paris, Bastien, 1810, in-8, 34 vol., fig. — C'est l'édition la plus complète des ouvrages de Buffon, quoiqu'il n'y entre aucun des Mémoires importans insérés dans le recueil de l'Académie des sciences.

Histoire naturelle de Buffon, mise dans un nouvel ordre, précédée d'une notice sur la vie et les ouvrages de Buffon, par M. le baron Cuvier. Paris, Ménard et Desenne, 1825-26, in-18, 36 vol., 400 pl. — Dans cette édition, le texte de Buffon est tronqué.

OEuvres, etc., nouvelle édition, publiée par R. Duthillœul. Douai, Tarlier, 1823, in-8, 12 vol.

OEuvres complètes, avec les descriptions anatomiques de Daubenton, par Lamouroux et Desmarets. Paris, 1824 et années suivantes, in-8, 40 vol, 720 planches lithographiées. — Dans cette édition, les supplémens sont placés à la suite des morceaux auxquels ils se rapportent; on y a joint l'éloge de Buffon par Vicq-d'Azyr, et celui de Daubenton, par Cuvier; une synonymie par ce dernier; un tableau méthodique des espèces décrites par Buffon; une table alphabétique des noms et des synonymes mentionnés dans l'ouvrage; le rapport de M. Cuvier sur les progrès des sciences physiques depuis 1789.

OEuvres complètes, mises en ordre et précédées d'une notice historique, par A. Richard (sans la partie anatomique de Daubenton), *suivies d'un supplément contenant le rapport de M. Cuvier, sur les progrès des sciences physiques depuis 1789 jusqu'à 1808, et les rapports annuels du même à l'Académie, de 1809 à 1827.* Paris, 1824 et années suivantes, in-8, 32 vol., 200 planches. Le supplément comprend les quatre derniers volumes.

On a imprimé séparément les ouvrages suivans de Buffon :

Les époques de la nature. Paris, 1778-90, in-12, 2 vol.

Histoire naturelle de l'homme. Nouvelle édition; Paris, 1792, in-12, 2 vol.

Histoire naturelle des oiseaux. Paris, de l'imprimerie royale, 1771, gr. in-4 ou in-fol., 10 vol., 1008 planches enluminées (y compris 35 d'insectes). Ouvrage très-recherché à cause des planches.—Berne, *Soc. typog.*, 1798, in-8, 18 vol., fig.

Théorie de la terre. Berne, *Soc. typ.* 1792, in-8, 3 vol.

Histoire de la terre et des minéraux, avec la physique expérimentale. Berne, *Soc. typog.*, 1800, in-8, 7 vol., pl.

Histoire naturelle des animaux domestiques. Berne, *Soc. typog.*, 1800, in-8.

On a fait plusieurs abrégés ou extraits des ouvrages de Buffon, que nous ne croyons pas devoir citer.—Buffon a encore inséré dans la collection des Mémoires de l'Académie royale des Sciences, et dans celle des Mémoires de l'Académie de Dijon, des Mémoires importans sur divers sujets de physique, d'agriculture et d'histoire naturelle, qui n'ont point été compris dans les œuvres complètes.

(Vicq-d'Azyr, *Éloges.* — Condorcet, *Éloges.* — Cuvier, *Biog. univers.*, article *Buffon.*— Moreau de la Sarthe, *Notice sur la vie et les ouvrages de Buffon,* à la suite de l'éloge par Vicq-d'Azyr. — On peut consulter, pour quelques particularités de la vie de Buffon, l'ouvrage de Hérault de Séchelle : *Voyage à Montbard.*)

BUISSON (Mathieu-François-Régis), né à Lyon en 1776, était cousin de Bichat; il fut son disciple, son ami et son collaborateur. Les connaissances et le talent que Buisson a montrés pendant sa courte carrière, portent à penser qu'il serait devenu un des hommes les plus distingués de notre époque, si une mort prématurée ne l'eût enlevé en octobre 1804. Ses principes religieux et spiritualistes très-prononcés influèrent en plusieurs points sur ses doctrines physiologiques et médicales. Du reste, il appartient entièrement à l'école de Bichat, dont il signala et combattit quelques erreurs. Il a laissé :

De la division la plus naturelle des phénomènes physiologiques considérés dans l'homme, avec un précis historique sur M.-F.-X. Bichat. Paris, an x (1802), in-8. — Cet ouvrage forma d'abord la dissertation inaugurale de l'auteur. Buisson y montre que Bichat avait exagéré les différences qui exis-

rent entre les vies animale et organique. Il part de l'idée de M. de Bonald,
que l'homme est une intelligence ser-
vie par des organes, pour établir sa
division des phénomènes physiologiques. Toutes les fonctions qui ont un
rapport immédiat avec l'intelligence,
telles que la vue, l'ouïe, la locomotion
et la voix, qui établissent des relations
entre l'homme et les corps extérieurs,
sont réunies sous le nom de *vie extérieure*, parce que c'est par leur moyen
que l'intelligence agit, exécute ses vo-
lontés, sert à son expression. Les autres fonctions, destinées à l'entretien
des organes sont de la vie active que
du reste de l'économie, constituent la
vie intérieure. Ces dernières fonctions
sont de trois sortes : les unes, *explo-
ratrices*, le goût et l'odorat, sont chargées de juger les substances destinées
à être introduites dans l'économie
pour sa réparation, les aliments et l'air ;
les autres, *préparatoires*, la digestion
et la respiration, élaborent ces substances pour les rendre propres à la
nutrition ; les troisièmes, *intérieures
immédiates*, ayant toutes rapport à la
circulation, et comprenant les absorptions et les sécrétions, opèrent la composition et la décomposition de l'animal. Ce sont celles-ci seules qui réunissent les caractères assignés par Bichat à la vie organique. Buisson, dans
les réflexions qui terminent son ouvrage, combat l'erreur de ce grand
physiologiste, qui avait cherché à établir que tout ce qui est relatif aux passions appartient à la vie organique ;
qu'elle est le terme où elles aboutissent
et le centre d'où elles partent. Buisson
dans cet ouvrage, s'élève vivement
contre les idées et le langage matérialiste et peu orthodoxe de Bichat. Il
avait, de concert avec M. Roux, aidé
Bichat dans la rédaction de son anatomie descriptive ; il a composé une
partie du troisième volume et le quatrième volume ; il y a joint un précis
historique sur cet homme célèbre.

On a imprimé, après la mort de
Buisson, plusieurs morceaux inédits
dans la *Bibliothèque médicale*, entre
autres un fragment sur Van Helmont,
dans il défend la doctrine spiritualiste.
Buisson travaillait, dit-on, à un traité
complet de physiologie, d'après le
plan qu'il s'était tracé ; mais il n'en
reste que les prolégomènes.

BULLEYN (GUILLAUME), médecin anglais du seizième siècle, naquit dans l'île d'Ely, vers le commencement du règne de Henri VIII.
Quoiqu'il ait eu une grande réputation, et qu'il ait été membre du
Collège de médecine, on a peu de détails sur sa vie, ce qu'on en
sait a été puisé dans ses écrits. Il fit ses humanités à Cambridge,
suivant les uns, à Oxford, suivant les autres. On ignore où il étudia
la médecine, et où il prit le grade de docteur. Il paraît avoir voyagé
en Allemagne, en Écosse, et surtout en Angleterre, dans le but
d'observer les productions de ces contrées, et principalement les
végétaux. Il résida dans plusieurs endroits, mais plus long-temps
à Durham, où il pratiqua la médecine avec succès. C'est là qu'il
fit connaissance et gagna la faveur de sir Thomas, baron de Hilton,
source de ses malheurs. Après la mort de ce seigneur, Bulleyn

... été à Londres, il y fut poursuivi par le frère du baron de Hoon, comme meurtrier de ce dernier. Rien ne fut épargué pour le faire condamner. Mais étant sorti pleinement justifié de cette accusation, son implacable ennemi tenta de le faire assassiner, et réussit enfin à le faire enfermer pour dettes. C'est en prison, où il resta long-temps, qu'il composa plusieurs des ouvrages que nous allons indiquer. Mais il y a, comme le remarque Aikin, quelque chose d'obscur dans ces événemens racontés par Bulleyn, et sur lesquels nous n'avons pas d'autres informations. Bulleyn mourut à Londres le 7 janvier 1576. Il avait des connaissances étendues sur les anciens médecins et naturalistes, et ses écrits ont de l'intérêt, en ce qu'ils indiquent l'état de la médecine à cette époque en Angleterre. Ce sont:

The government of health. Le guide de la santé. Londres, 1548, in-8; ibid., 1555, in-8; ibid., 1562, in-8. — C'est un livre de médecine populaire.

A regimen against the pleurey. Londres, 1652, in-12.

Bulwarke of defence against all sickness, soreness, and wound, that daily assault mankind. Boulevard de défense contre toutes les maladies. 1562, in-fol.; Londres, 1579, in-fol. — Cet ouvrage est composé de quatre parties. La première (des simples) est une énumération d'articles de matière médicale, presqu'entièrement tirée des anciens. Le deuxième livre, intitulé: dialogue entre la maladie et la chirurgie, concernant les tumeurs et les blessures, est entièrement chirurgical et tiré de différens auteurs; il est terminé par l'exposition de la méthode de son frère Richard, pour guérir de la pierre, méthode qui consistait dans l'administration d'apéritifs et de diurétiques, de breuvages lubrifians, et l'application d'un emplâtre émollient sur la région des reins. Dans la troi-sième (des composés) se trouve un recueil de formules de médicamens externes et internes. Le quatrième traite de l'emploi des purgatifs, de la saignée, etc.; du régime, des effets des passions, des signes pronostiques, et d'autres objets variés.

A dialogue both pleasant and pitiful, wherein is shewed a godly regimen against the plague, with consolations and comfort against death. Dialogue agréable et touchant à la fois, dans lequel est indiqué le meilleur régime contre la peste, avec des consolations propres à fortifier contre la mort. Londres, 1564, in-8. — Production singulière, dans laquelle sont traités sans ordre ni liaison une foule de sujets, et dont la moindre partie est consacrée à la médecine. Le dialogue a lieu entre des individus échappés aux dangers de la peste. L'auteur y parle de cette maladie d'après divers auteurs, et prend occasion de décrire celle qui avait ravagé l'Angleterre en 1563.

(Aikin, Biogr., Mémoires. — Hutchinson, Biogr. med.)

BULLIARD (Pierre), botaniste, naquit à Aubepierre, en Barrois, en 1742 environ. Il fit ses études au collège de Langres, et montra de bonne heure un goût décidé pour l'histoire naturelle. Peu de temps après avoir achevé ses humanités, il obtint une place à la nomination de l'abbé de Clairvaux, et un logement à l'abbaye. Pendant son séjour dans cette retraite, il étudia l'anatomie et la botanique dans les meilleurs ouvrages, et vint ensuite à Paris pour y continuer ses études médicales. Mais son goût pour l'histoire naturelle le fit changer de résolution, et dès-lors il poursuivit exclusivement la carrière dans laquelle il s'est distingué. Bulliard est mort à Paris, en septembre 1793, laissant les ouvrages suivans :

Flora Parisiensis. Paris, 1774, in-8, 6 vol, avec fig. col. — Cette flore, devenue aujourd'hui très-rare, est précédée d'une introduction à la botanique, d'après le système de Linné.

Aviceptologie française, ou traité général de toutes les ruses dont on peut se servir pour prendre les oiseaux. Paris, 1778 et 1796, in-12.

Herbier de la France, ou collections des plantes indigènes de ce royaume. Paris, 1783-1793, en 15 parties, renfermant 610 pl. color., qui ont paru en 151 cahiers in-fol.

Dictionnaire élémentaire de botanique. Paris, 1783, in-fol., avec 2 pl.; *ibid.*, 1797, in-fol.; nouv. édit., revue par L. Cl. Richard, Paris, 1799, in-8; revue et augmentée par le même, Paris, an X (1802), in-8.

Histoire des plantes vénéneuses et suspectes de la France. Paris, 1784, in-fol., 2 vol. ornés de 85 pl. color.; *ibid.*, 1798, in-8, sans figures.

Histoire des champignons de la France. Paris, 1791-1812, in-fol, avec pl. col. — Ce bel ouvrage, aussi intéressant par son sujet que par la manière dont il est traité, était, lorsqu'il parut, le plus complet que l'on eût encore vu sur cette partie de la botanique.

Histoire des plantes médicinales. Paris, 1809, petit in-fol. — Cet atlas se compose de 399 pl., accompagnées d'une description très-succincte des caractères botaniques de chacune d'elles, et d'une indication, en quelques mots, de leurs propriétés médicinales.

Les cinq ouvrages sur les plantes ont été réunis sous ce titre commun : *Herbier de la France.* Paris, 1809-1812, 7 vol. in-fol.

Bulliard est le premier qui ait employé le moyen plus facile et plus économique d'imprimer les plantes en couleur. Il a fait lui-même les dessins et les gravures de tous ses ouvrages.

(Du Petit-Thouars, *Biog. univ.*)

BUNON (ROBERT), chirurgien-dentiste, naquit à Châlons-sur-Marne en 1702. Il fut reçu à Saint-Côme en 1739, et pratiqua son art avec succès à Paris, où il est mort le 25 janvier 1748, laissant les ouvrages suivans, qui justifient la réputation dont il a joui :

Dissertation sur un préjugé très-pernicieux, concernant les maux de dents qui surviennent aux femmes grosses. Paris, 1741, in-12, 20 pp. — Il fait voir que l'extraction des dents canines n'offre rien de dangereux, et que les nerfs de ces dents n'ont rien de commun avec les yeux.

Essai sur les maladies des dents, où l'on propose les moyens de leur procurer une bonne conformation dès la plus tendre enfance, et d'en assurer la conservation pendant tout le cours de la vie. Paris, 1743, in-12, 240 pp. — Il prouve que les dents de la première dentition ne sont pas dépourvues de racines, mais que cette partie est détruite peu à peu par l'absorption, à mesure que les secondes dents se développent.

Expériences et démonstrations faites à l'hôpital de la Salpétrière et à Saint-Côme, en présence de l'Acad. roy. de Chirurgie; pour servir de suite et de preuves à l'essai sur les maladies des dents. Paris, 1746, in-12, 410 pp. — Cet ouvrage renferme beaucoup de faits, et entre autres des exemples de l'épaisseur différente de l'émail des dents. Bunon y fait connaître les observations nombreuses qu'il a recueillies sur l'érosion des dents, qu'il rapporte à des maladies plus ou moins graves survenues aux enfans pendant le travail de la formation des dents. Il montre la coïncidence qui existe entre l'étendue, le siége, le nombre et la forme de ces érosions avec l'intensité et le retour de ces maladies, lesquelles sont particulièrement les exanthèmes cutanés, la variole, etc.

(Haller.—Éloy.)

BURETTE (Pierre-Jean), l'un des médecins les plus érudits du dernier siècle, naquit à Paris le 21 novembre 1665. Son père, dont la fortune était médiocre, et que la nécessité avait forcé d'utiliser le talent qu'il possédait sur la harpe, ne négligea pas les premiers soins d'éducation de son fils, et lui enseigna aussi de bonne heure l'art qu'il professait. Le jeune Burette fit de rapides progrès. La précocité de son talent ayant excité la curiosité de Louis XIV, ce monarque voulut entendre le jeune virtuose, qui fut plusieurs fois admis en sa présence. Cette circonstance acheva de donner la vogue à Burette père et fils. Cependant ce dernier se sentait appelé à une toute autre vocation, malgré la réputation dont il jouissait. Il employait à l'étude tous les momens de loisir que lui laissaient ses leçons de musique, et les langues grecque et latine lui étaient déjà devenues très-familières, lorsqu'il annonça à son père le projet qu'il avait conçu de se livrer à la médecine : il était alors âgé de dix-huit ans. Les connaissances solides qu'il possédait déjà accélérèrent ses progrès en philosophie au collége d'Harcourt, où il soutint ses thèses avec applaudissement. Il obtint ensuite, et avec la même distinction, les grades de bachelier et de licencié à la Faculté de médecine de Paris, et reçut le bonnet de docteur en 1690. Il ne tarda pas à être attaché comme médecin en chef à l'hôpital de la Charité, et conserva cette place pendant trente-cinq années. En 1698, il fut chargé, par la Faculté de médecine, de donner des leçons de matière médicale, et il composa à cette occasion un *Traité de matière médicale*, qui est resté manuscrit, et qu'on conserve dans la bibliothèque de la Faculté de Paris. Il avait présenté en tableaux séparés les élémens de botanique de Tournefort; cet auteur les reproduisit lui-même dans l'édition latine de son ouvrage. En 1713, il fut nommé professeur de chirurgie latine; il composa alors un *Traité des opérations chirurgicales*, qui n'a pas été publié. En 1710, il obtint la chaire de médecine au Collége de France. En 1704, il avait été nommé à celle de censeur royal. Profondément versé dans la lecture des auteurs anciens et des langues étrangères vivantes, il avait puisé aux sources mêmes ses connaissances en médecine. Il fut nommé à la place d'associé de l'Académie des Inscriptions et Belles-Lettres en 1711, et à celle de pensionnaire de l'Académie en 1715. En 1706, il fut attaché à la rédaction du *Journal des Savans*, et, pendant trente-trois ans, il y coopéra d'une manière très-active. Les articles qu'il y a insérés ne formeraient pas moins de huit volumes in-4°. Dans le mois de mars 1747, il eut une attaque d'apoplexie, qui le fit succomber au bout de deux mois environ, le 19 mai 1747. L'année suivante, on publia le catalogue des livres de sa riche bibliothèque, d'après les manuscrits qu'il avait laissés, en y joignant un mémoire sur sa vie et ses ouvrages (3 volumes in-12). Burette avait été employé à la Bibliothèque royale pour la recherche des livres d'histoire naturelle et de médecine. On a de lui:

An siccus aer humido salubrior? Aff. Paris, 1690, in-4. — C'est la thèse qu'il soutint pour sa réception de docteur. Elle fut soutenue de nouveau sous sa présidence, en 1741.

Les suivantes ont été soutenues sous sa présidence :

An à solâ partium structurâ, corporis humani functiones? Aff. Resp. J.-M. Berthod. Paris, 1691, in-4.

An gymnastice, optimus segnioris diaphorescos stimulus? Aff. Resp. Joan. Cl.-Ad. Helvétius. Paris, 1707, in-4.

An gymnastice, morborum contumacium optima plerumque medicina? Aff. Resp. J.-B. Faust, Allot de Mussay. Paris, 1715, in-4. Cette thèse fut de nouveau soutenue en 1746.

An gravidis aquæ potus? Aff. Resp. J.-B. Boyer. Paris, 1727, in-4.

An refusa in sanguinis alvum pinguedo, cedat in corporis nutrimentum? Aff. Resp. Oliv. Bougourd. Paris, 1733, in-4.

An canalis intestinorum, glandula primaria? Aff. Resp. Ant. Bergier. Paris, 1741, in-4.

Éloge de madame Dacier. Paris, 1721, in-4.

Dialogue de Plutarque sur la musique. Paris, 1735, in-4.

Burette a consigné un grand nombre d'articles dans les *Mémoires de l'Académie des inscriptions*, parmi lesquels nous citerons les suivans : *Dissertation sur la gymnastique des an-*

ciens. — Dissertation sur l'usage des bains. — Mémoire pour servir à l'histoire de la danse des anciens. — Mémoire pour servir à l'histoire de la sphéristique ou de la paume des anciens.— Trois Mémoires pour servir à l'histoire des athlètes (Tome I). — *Mémoire sur la musique à plusieurs parties. — Trois Mémoires pour servir à l'histoire de la lutte, du pugilat et de la course des anciens; dissertation sur ce que l'on nommait pentakle dans l'ancienne gymnastique; dissertation sur l'exercice du disque ou palet* (tome III). — *Mémoire sur la musique des anciens* (tome IV). — *Dissertation où l'on fait voir que les merveilleux effets attribués à la musique des anciens, ne prouvent point qu'elle fût aussi parfaite que la nôtre.— Dissertation sur le rhythme de l'ancienne musique. — Sur la mélopée de l'ancienne musique. — Addition à cette dissertation* (tome V).— Le tome VIII renferme encore un grand nombre d'autres écrits sur la musique des anciens, ainsi que les tomes X, XIII et XV.

On trouva dans les manuscrits de Burette les deux ouvrages suivans, dont le dernier a seul été imprimé :

De morbis omissis.

De aquarum medicatarum galliæ natura, viribus et usu, tractatio. Paris, 1772, in-8 : à la suite du 2ᵉ vol. du *Dictionnaire minéralogique et hydraulique de la France*, page 43, par Buchoz.

(*Catal. de la Bibl. de Burette. — Table du Journ. des Sav.*)

BURGGRAV (JEAN-PHILIPPE), fils d'un autre Jean-Philippe, aussi médecin, avec lequel il a été confondu par divers biographes (Carrère, Goulin, etc.), naquit à Darmstadt, le 1ᵉʳ septembre 1700, fit ses études à Iéna et à Halle, prit le bonnet doctoral à Leyde, et vint se fixer à Francfort-sur-le-Mein, où il mourut le 5 juin 1775. Il était premier médecin et conseiller-aulique du duc de Mayence. Les ouvrages qu'il a laissés, et les témoignages de Haller et de ses contemporains, doivent le faire regarder comme un homme de beaucoup de savoir.

Diss. de methodo medendi, pro climatum diversitate, variá instituendá. Leyde, 1724, in-4.

De existentiá spirituum nervosorum, eorumque verá origine, indole, motu, effectibus et affectibus in corpore humano vivo, sano et ægro, commentatio medica, viro clariss. A. O. Goelicke opposita. Francfort-sur-le-Mein, 1725, in-4.

Vertheidigung von der Wuerklichkeit nervengeister. Francfort-sur-le-Mein, 1727, in-4.

Spiritûs nervosus, immerens exul restitutus ab iniquis imputationibus viri clariss. A. O. Goelicke absolutus. Francfort-sur-le-Mein, 1729, in-4.

Annotationes ad H. Conringii librum de habitus corporum germanicorum antiqui et novi causis. Francfort-sur-le-Mein, 1727, in-8.

Lexicum medicum universale omnium verborum, præcipuè verò rerum, ad medicinam et disciplinas illi famulantes spectantium, explicationem systematicam exhibens, etc.

Tom. I, A-B. Francfort, 1733, in-fol. — Il est fâcheux que ce vaste recueil n'ait pas été continué par l'auteur : on y trouve beaucoup de bons articles.

Bedenken von dem geschaefte der Erzeugung. — Contre le système des Ovaristes, en faveur des animalcules spermatiques.

De aere, aquis et locis urbis Francofurtanæ ad Mænum, commentatio. Access. disquisitio de origine et indole animalium spermaticorum. Francfort, 1751, in-8. — Topographie bien faite.

On trouve un grand nombre d'observations de Burggrav dans les collections académiques du temps. Muller et Jassoy mirent au jour après sa mort :

Auserlesene medicinische faelle und gutachten; Observations et Consultations de J. Ph. Burggrav. Francfort-sur-le-Mein, 1784, in-8, 356 pp.

(Haller. — *Comment. de reb. in med. gest.*)

BURNET (Thomas), médecin écossais de la fin du dix-septième siècle, sur la vie duquel on n'a aucun document. On sait seulement, par les titres qui accompagnent son nom sur ses ouvrages, qu'il était médecin du Roi, et membre du Collége royal de médecine d'Édimbourg. On ignore la date de sa mort. Il était frère du fameux évêque de Salisbury, Gilbert Burnet. Quelques auteurs l'ont confondu avec un autre Thomas Burnet, auteur d'une théorie de la terre. Il a laissé :

Thesaurus medicinæ practicæ ex præstantissimorum medicorum observationibus collectus. Londres, 1672, in-4; *ibid.,* 1673, in-4; *ibid.,* 1685, in-12; Venise, 1687, in-12; *ibid.,* 1694, in-12; Genève, 1697, in-12; *ibid.,* 1698, in-4; Londres, 1743, in-8, traduit en français avec des observations de Dan. Puerarius; Genève, 1676, in-12; Lyon, 1687, in-12; *ibid.,* 1694, in-12; *ibid.,* 1733, in-8. — Traité général de médecine pratique, par ordre alphabétique.

Hippocrates contractus in quo Hippocratis opera omnia in brevem epitomen reducta habentur. Édimbourg, 1685, in-8; Venise, 1733, in-1; Vienne, 1737, in-8; Venise, 1751, in-8; Strasbourg, 1765, in-8. — Abrégé commode des œuvres d'Hippocrate. Il n'y est pas établi de distinction entre les traités authentiques et les apocryphes.

(Chauffepié. — Hutchinson, *Biogr. med.* — Haller, *Bibl. med.*)

BURRHUS (Joseph-François), dont le vrai nom est Borri, Milanais, enthousiaste, chimiste, hérésiarque et prophète, s'attacha d'abord à la cour de Rome; mais ayant ensuite déclamé contre elle, et rempli la ville du bruit de ses révélations, il fut obligé de la quitter. Retiré à Milan, sa patrie, il contrefit l'inspiré, dans la vue, dit-on, de s'en rendre maître par les mains de ceux à qui il communiquait son enthousiasme. Il commençait par exiger d'eux le vœu de pauvreté; et, pour le leur faire mieux exécuter, il leur enlevait leur argent; il leur faisait jurer ensuite de contribuer autant qu'il serait en eux à la propagation du règne de Dieu, qui devait bientôt s'étendre à tout l'univers, par les armes d'une milice dont il serait le général et l'apôtre. Ses desseins ayant été découverts, il prit la fuite; l'inquisition lui fit son procès, et le condamna au feu comme hérétique. Son effigie fut brûlée à Rome en 1660. Borri se réfugia à Strasbourg, et de là à Amsterdam, où quelques cures inespérées qu'il opéra lui valurent le titre de *médecin universel*. Une banqueroute l'ayant chassé de la Hollande, il passa à Hambourg, où la reine Christine perdit beaucoup d'argent à lui faire chercher la pierre philosophale. Le roi de Danemarck imita Christine, et ne réussit pas mieux. La faveur singulière dont Borri jouissait auprès de Frédéric III, l'avait rendu odieux aux seigneurs de la cour. Aussitôt après la mort du roi, il se sauva en Hongrie. Le nonce du pape, qui était alors à la cour de Vienne, le réclama. L'empereur le rendit, mais avec parole du pape de ne point le faire mourir. Conduit à Rome, il y fut condamné à y faire amende honorable, et à une prison perpétuelle. Il mourut le 10 août 1695, à 70 ans, au château de Saint-Ange. Borri ne fut point un homme ordinaire. On peut voir dans la collection de lettres publiées par T. Bartholin, tom. III et IV, le jugement qu'en portaient les médecins contemporains. On a de lui :

Gentis Burrorum notitia (anonym). Strasbourg, 1660, in-4. — Argelata attribue cet ouvrage à Borri, qui fait descendre sa famille d'Afranius Burrhus, gouverneur de Néron.

Epistolæ duæ ad Thomam Bartholinum de cerebri ortu et usu medico et de artificio humores oculi restituendi. Copenhague, 1669, in-4.

La chiave del Gabinetto del Cavagliere G. F. Borri, col favor della quale si vedono varie lettere scientifiche, chimiche, e curiosissime, con varie istruzioni politiche, ed altre cose degne di curiosita e molti segreti bellissimi. Cologne, Martean, (Genève) 1681, in-12. — Ouvrage rare et recherché des curieux. La deuxième

partie du volume avait été publiée séparément, sous ce titre:

Istruzioni politiche date al re di Danimarca. — On y remarque, dit Delaunaye, cette belle maxime : *Che un principe fa piu coll' esempio verso i suoi suggetti, che colla pena*.

De vini degeneratione in acetum, decisio experimentalis; dans la *Galleria di Minerva*, tom. II. — Opuscule très-remarquable suivant Manget.

Lenglet - Dufresnoy attribue à Borri l'ouvrage suivant, dont Argelata ne parle point:

Ambasciata di Romolo a' Romani. Genève, in-12.

Hippocrates chimicus, seu specimina quinque chimiæ Hippocraticæ a Fran-

cisco Josepho Burrho recognita . et utriusque facultatis medicæ professori Maximo Olao Borrichio dedicata. Cologne; 1690, in-12, 148 pp.—Les bibliographes ne font point mention de cet ouvrage sous le nom de Borri. Cependant le nom, la date, et jusqu'à la dédicace, tout se rapporte parfaitement à lui.

(Bayle. — Chaudon et Delandine, *Dict. hist. — Biogr. univ.*)

BURTIN (François-Xavier), médecin et naturaliste, naquit à Maëstricht en 1743. Il était membre des Sociétés de médecine de Paris, de l'ancienne Académie de Bruxelles et de Harlem, de l'Institut des Pays-Bas, etc., etc. Burtin est mort le 6 août 1818, laissant des ouvrages assez nombreux qui ont la plupart pour objet les beaux-arts et l'histoire naturelle. Nous n'indiquerons que ceux qui ont rapport à la médecine :

De febribus. Louvain, 1767, in-4.

Mémoire sur cette question : Quels sont les végétaux indigènes que l'on pourrait substituer, dans les Pays-Bas, aux végétaux exotiques, relativement aux différens usages de la vie ? qui a remporté le prix en 1783. Bruxelles, 1784, in-4 de 187 pages.

De la meilleure méthode d'extirper les polypes utérins. Bruxelles, 1812, in-8, fig.

(Ersch. — Guérard.)

BURTON (Jean), médecin, accoucheur et antiquaire distingué, ne dans le comté d'York en 1697, mort en 1771, a écrit un assez grand nombre d'ouvrages qui sont étrangers à notre art; ceux qui nous concernent sont les suivans :

A treatise on the non-naturals; in which the great influence they have on human bodies is set forth, and mechanically accounted for. To is subjoined a short essay on the chin-cough, with a new method of treating that obstinate distemper. Traité des choses non-naturelles, dans lequel est indiquée et expliquée la grande influence qu'elles ont sur le corps humain, auquel est joint un essai sur la coqueluche et sur une nouvelle méthode de traiter cette maladie. York, 1738, in-8.

Account of the life and writings of Boerhaave. Notice sur la vie et les ouvrages de Boerhaave. Londres, 1748, in-8.

An essay towards a complete new system of midwifery, theoretical and practical; together with the description, causes and method of removing or relieving the desorders peculiar to pregnant and lying-in women and newborn infants, etc. Essai d'un nouveau système complet, théorique et pratique, de l'art des accouchemens, etc. Londres, 1751, in-8, 18 pl.; trad. en franç. avec de nombreuses addit., par Lemoine. Paris, 1771-1775, in-8, 2 vol. — Burton pense que le coccyx ne peut jamais être une cause d'accouchement difficile, et qu'il est inutile de repousser cet os. Suivant lui, il n'est pas nécessaire que le fœtus ait donné des signes de vie pour être autorisé à couper le cordon ombilical. Il prescrit aux femmes en travail la position sur le dos ou sur le côté. Cette dernière situation est usitée depuis lui chez les Anglaises. Il rejette divers instrumens usités, tels que le crochet, et propose un double crochet en forme de forceps, ainsi qu'un tire-tête servant en même temps de perce-crâne. L'ouvrage de Burton, quoique ne renfermant pas des choses très-neuves après le traité de Smellie, qui est antérieur, annonce un savant et habile accoucheur.

A letter to wam Smellie, M.D., containing critical and practical remarks upon his treatise on the theory and practice of midwifery, etc. Lettre à G. Smellie, contenant des remarques critiques et pratiques sur son Traité théorique et pratique de l'art des accouchemens. Londres, 1755, in-8. — Le traité de Burton avait été critiqué dans quelque journal avec rigueur, tandis que Smellie y était exalté. Notre auteur, piqué, fit cette lettre, dans laquelle il critique avec vivacité, et souvent à tort, son rival, et exagère de légères erreurs qui lui sont échappées. Cette lettre fut également traduite par Lemoine, et entre dans le 2e vol. de la traduction précédemment citée.

Burton a encore inséré dans les *Med. Epist.* d'Édimbourg, année 1736, une notice sur les monstruosités, et dans les *Trans. philos.*, an. 1761, no 494. p. 520, une lettre sur l'extirpation, par la ligature, d'une excroissance de la matrice à la suite de fleurs blanches.

(*Comment. de reb in med. gest.* — Suc. — Ancien *Journal de med.* — *Catal. de la biblioth. de la Soc. med. et chirur. de Londres.* — Rob. Watt., *Bibl. Brit.*) ·

BUTINI (Jean-Antoine), né à Genève en 1723, reçu en 1747 docteur en médecine à Montpellier, correspondant de la Société royale des Sciences de cette ville, membre du Conseil des Deux-Cents, a laissé :

Dissertatio hydraulico-medica de sanguinis circulatione. Montpellier, 1747, in-4. Réimprimé dans les *Dissert. et quæstiones medicæ.* Lucques, t. I, 1767.

Traité de la petite-vérole communiquée par l'inoculation. Paris, 1752, in-12.

Lettre sur la cause de la non-pulsation des veines. Genève, 1760, in-8, 32 pp.

Butini a laissé plusieurs manuscrits, parmi lesquels on compte plus de huit cents observations de maladies, et un ouvrage sur l'*Esprit du christianisme*, ou la Doctrine de l'Évangile détachée des additions humaines. Il avait aussi traduit l'abrégé de la chronologie des anciens royaumes, de Reid, et composé plusieurs pamphlets politiques.

(Senebier, *Hist. litt. de Genève.*)

BUTTER (Guillaume), né en 1726, membre du Collège royal de médecine d'Édimbourg, pratiqua son art à Derby, puis à Londres. Il mourut en 1805. Il a laissé les ouvrages suivans :

Method of cure for the stone, chiefly by injections with descriptions and delineations of the instruments contrived for those purpose. Méthode pour le traitement de la pierre, principalement par les injections, avec des descriptions et des dessins des instrumens employés dans ce but. Edimbourg, 1754, in-12, traduit en français par Roux, et imprimé à la suite de sa traduction de l'*Essai* de R. Whytt, sur l'eau de chaux. — Butter se servait, pour faire des injections d'eau de chaux dans la vessie, d'une sorte de sonde à double courant.

Dissert. de frigore quatenùs morborum causâ. Edimbourg, 1757, in-8.

Dissert. medica et chirurgica de arteriotomiâ. Edimbourg, 1761, in-8.

Treatise on the kinkcough : with an appendix containing an account of hemlock and its preparations. Traité de la coqueluche, avec un appendice contenant une histoire de la ciguë et de ses préparations. Londres, 1773, in-8. — L'auteur regarde la ciguë comme le remède le plus propre à combattre la coqueluche. Il place le siége de cette maladie dans les intestins, prétendant que les particules contagieuses qui engendrent les maladies épidémiques agissent sur la membrane continue qui tapisse l'intérieur des poumons et du conduit digestif, avec cette particularité, que l'agent contagieux de l'angine affecte spécialement la membrane de l'arrière-bouche, celui de la rougeole la membrane des poumons, celui de la variole la membrane de l'estomac, celui des fièvres intermittentes la membrane du duodénum, celui de la coqueluche la membrane des intestins. Ce traité a été l'objet de remarques critiques de la part d'un anonyme (*Animadversions on late treatise on the kinkcough; to which is annexed an essay on that desorders.* Londres, 1774, in-8, p. 55, préf., p. 8). Le critique cherche à réfuter les divers

points de la théorie de Butter, et l'efficacité de sa méthode thérapeutique. Il lui reproche d'avoir tenté de se faire un monopole de la vente de l'extrait de ciguë, comme il avait voulu s'attribuer la méthode de Whytt, relative au traitement de la pierre par les injections.

An account of puerperal fever, as they appear in Derbyshire and some of the counties adjacent. Histoire de la fièvre puerpérale qui règne dans le comté de Derby et dans quelques pays adjacens. Londres, 1775, in-8.

Treatise on the disease commonly called angina pectoris. Traité de l'angine de poitrine. Londres, 1791, in-8; *ibid.*, 1806, in-8. — L'auteur attribue cette maladie à une affection arthritique du diaphragme.

A treatise on the venereal rose. Traité de la couperose. Londres, 1799, in-8.

A treatise on the infantile remittent fever. Traité de la fièvre rémittente des enfans. Londres, 1782, in-8; *ibid.*, 1806, in-8. — L'auteur donne ce nom à la maladie décrite par Sauvage, sous la dénomination de *hectica infantilis.* Selon lui, la cause de la fièvre réside dans des saburres des premières voies qui occasionnent un spasme dans tout le corps, et il réfute l'opinion de ceux qui l'attribuent aux vers, qui, suivant lui, ne produisent aucun effet dangereux chez les enfans. Avant de parler du traitement de la fièvre, Butter avance que toutes les maladies du corps humain ont l'irritation pour principe. Nonobstant cette étiologie, qu'il applique à la fièvre rémittente, le traitement qu'il indique est peu conséquent à cette idée.

An improved method of opening the temporal artery; also a new proposal for extracting the cataract, with cases and observations tending to illustrate to good effects of arteriotomy in various diseases of the head. Méthode perfectionnée pour ouvrir l'artère temporale, et nonveau procédé pour l'extraction de la cataracte, avec des observations tendantes à prouver les bons effets de l'artériotomie dans plusieurs maladies de la tête. Londres, 1₇83, in-8.

(*Comment. de reb. in gest.* — Ancien *Journal de médecine.*— Sprengel, *Hist. de la Médec.*—Rob. Watt., *Bibl. brit.*)

C

CABANIS (Pierre-Jean-George) naquit en 1757 à Conac. Son père s'était fait avantageusement connaître par ses connnaissances en agriculture et en économie rurale, et par les procédés nouveaux qu'il y avait introduits. Cabanis fit ses premières études au collège de Brives. Une sévérité outrée de ses maitres et de son père, en aigrissant son carractère opiniâtre et en provoquant sa résistance, fut cause du peu de succès qu'il obtint dans ses études malgré ses heureuses dispositions. Mais abandonné à lui-même, à 14 ans, au milieu de Paris, où son père l'avait amené, le goût de l'étude se réveilla en lui avec une sorte de fureur : il reprit en sous-œuvre son éducation ébauchée, et pendant deux ans il se livra ardemment à la culture des classiques grecs, latins et français, se montrant peu assidu aux leçons des professeurs de philosophie, mais lisant Locke, et suivant les cours de physique de Brisson. Il partit alors pour la Pologne, où l'appelait l'offre d'une place de secrétaire auprès d'un grand seigneur polonais. Il en revint bientôt avec les impressions pénibles que lui causa l'état affligeant de ce malheureux pays : c'était en 1773, époque de son premier partage. Revenu à Paris après deux ans d'absence, et lié avec le poète Roucher, Cabanis sentit renaitre ses premiers goûts pour la poésie, et se proposa de suivre la carrière des lettres : il traduisit alors en vers une grande partie de l'*Iliade d'Homère*. Mais, malgré quelques succès, le vide que lui laissait son existence, l'absence de toute perspective solide, le décidèrent à prendre une autre direction, et il choisit la médecine, dont les études variées offraient d'ailleurs une ample pâture à l'activité de son esprit. Dubreuil fut son guide dans cette nouvelle carrière. Il s'y livra avec la même ardeur qu'il mettait à tout ce qu'il entreprenait. Ce fut à cette époque que, retiré à Auteuil pour les soins de sa santé, il y fit connaissance avec la veuve du célèbre Helvétius, qui réunissait chez elle les hommes les plus distingués du siècle; c'est chez cette dame, et chez l'ancien ministre Turgot, ami de son père, qu'il vécut familièrement avec d'Holbach, Franklin, Condillac, Thomas,

Diderot, d'Alembert, Condorcet, etc. On peut croire qu'indépendamment de la tournure naturelle de son génie, ces relations ont influé en quelque chose sur la direction de ses travaux, qui ont eu la plupart pour but la partie philosophique et les applications générales de la médecine.

La révolution approchait et éclata bientôt. Cabanis se montra aussi dévoué aux principes sur lesquels elle était fondée, qu'ennemi des fureurs qui l'ont souillée. Il s'était lié étroitement avec le fameux Mirabeau, auquel il avait consacré, ainsi que plusieurs autres hommes de talent, ses lumières et sa plume pour le triomphe de leurs principes communs. C'est à lui que Mirabeau dut le *Travail sur l'éducation publique*, trouvé dans ses papiers après sa mort, et publié par Cabanis lui-même en 1791. Le grand orateur ne voulut d'autres soins que ceux de son ami, et mourut dans ses bras. Une liaison encore plus intime fut celle qu'il avait contractée avec Condorcet, dont il épousa la belle-sœur quelque temps après la mort funeste de cet homme illustre. Après le règne de la terreur, en l'an 3, lorsqu'on forma les écoles centrales, Cabanis fut nommé professeur d'hygiène aux écoles de Paris. En l'an 4, il fut élu membre de l'Institut national des Sciences et des Arts; en l'an 5, professeur de clinique à l'École de Médecine de Paris; en l'an 6, représentant du peuple au conseil des Cinq-Cents; puis, après la révolution du 18 brumaire, à laquelle il prit part, membre du sénat-conservateur. Il était aussi administrateur des hôpitaux de Paris. C'est dans cette dernière époque qu'il publia la plupart de ses ouvrages. Cependant sa santé s'altérait depuis quelque temps. Une première attaque d'apoplexie, au printemps de 1807, le força de renoncer à tout travail sérieux. Des accidens de plus en plus fréquens annonçaient sa fin. Une nouvelle attaque l'emporta le 5 mai 1808, à l'âge d'environ 50 ans.

Une bonté active, une simplicité et une noblesse soutenues, formaient le fond du caractère privé comme du caractère public de Cabanis. La plus pure et la plus ardente philantropie règne dans tous ses ouvrages. C'est à éclairer les hommes, à leur faire atteindre le degré de perfection dont ils sont susceptibles, que tendent tous ses efforts. Ses écrits se distinguent en géneral par un style pur et élégant, par des pensées fortes et grandes, par des vues profondes, par une logique vigoureuse plutôt que sévère, enfin, souvent par une vive et persuasive éloquence. Cabanis n'a pas été ce qu'on appelle un médecin praticien : c'est en spéculateur et en philosophe qu'il a envisagé et traité principalement la médecine; et, sous ce rapport, il occupera toujours un des premiers rangs parmi ceux qui se sont livrés à la haute physiologie. Quelles que soient les erreurs qu'on puisse reprendre à juste titre dans son principal ouvrage, celui sur lequel se fonde surtout sa célébrité, les *Rapports du physique et du moral*, ce n'en est pas moins un des plus beaux monumens élevés à la science de l'homme. On doit à Cabanis d'avoir posé les véritables principes de la psycologie, et d'avoir concouru à arracher cette belle partie de la physiologie à la métaphysique scolastique, qui l'a toujours enveloppée de ses nuages. Cabanis a été accusé de matérialisme et d'athéïsme; cela devait être : philosophe rigoureux de l'école empirique, il s'est arrêté devant les causes premières, et a démontré que la morale, indépendante de toute croyance religieuse ou métaphysique, avait une base certaine dans les facultés et les besoins que l'homme tire de son organisation. Trop de préjugés s'élevaient contre cette utile vérité, pour qu'elle ne lui suscitât pas de violentes attaques. A défaut de ses ouvrages, dont ses adversaires déduisaient de fausses conséquences, Cabanis a répondu à leurs injures par les exemples de sa vie. Il a publié :

Observations sur les hôpitaux. Paris, 1789, in-8. — Cabanis rejette les grands hôpitaux, et voudrait que ces établissemens fussent moins étendus et plus multipliés.

Journal de la maladie et de la mort d'Hor.-Gabr.-Vict. Riquetti de Mirabeau. Paris, 1791, in-8.

Essai sur les secours publics. Paris, 179...— C'est un extrait de différens rapports que Cabanis avait faits à la commission des hôpitaux de Paris.

Mélanges de littérature allemande, ou Choix de traductions de l'allemand. Paris, an v (1797), in-8. — Ce volume contient six morceaux trad. de Meissner, Stella, tragédie de Goëte, l'élégie de Gray, sur un cimetière de campagne, et la Mort d'Adonis, trad. du grec de Bion.

Du degré de certitude en médecine. Paris, 1797, in-8; *ibid.*, 1802, in-8, avec des notes, les *Observations sur les hôpitaux*, l'*Essai sur les secours publics*, et le *Journal de la maladie et de la mort de Mirabeau; ibid.*, 1819, in-8, avec une notice sur Cabanis, par Richerand. — Cet écrit a été composé par Cabanis, pour réfuter les allégations des détracteurs de la médecine, qui la regardent comme le plus souvent conjecturale. Pour cela, l'auteur expose les principales objections qui sont faites contre l'existence et la certitude de cette science, et répond victorieusement à plusieurs. Mais, malgré toutes les raisons spécieuses que donne l'auteur, il est des objections qu'il tourne plutôt qu'il ne les résout; telles sont celles qui sont tirées de la difficulté d'apprécier la valeur des phénomènes morbides, ainsi que de la variation des théories et de la thérapeutique.

Ainsi c'est sur ce que peut être la médecine, plutôt que sur ce qu'elle était de son temps, que Cabanis fonde les espérances d'arriver au plus haut degré de certitude que comporte la nature mobile des objets sur lesquels elle s'exerce.

Rapport fait au conseil des cinq-cents sur l'organisation des écoles de médecine. Paris, an VII (1799).

Quelques considérations sur l'organisation sociale en général, et particulièrement sur la nouvelle constitution. Paris, 1799, in-12.

Traité du physique et du moral de l'homme. Paris, 1802, in-8, 2 vol.; *ibid.,* 1803, augmenté de deux tables, l'une analytique, par M. Destutt de Tracy, l'autre alphabétique, par M. Sue, in-8, 2 vol.; *ibid.,* 1815, in-8, 2 vol., sous le titre: *Rapports du physique,* etc.; *ibid.,* 1824, in-8, 2 vol., avec les tables et quelques notes de M. Pariset; *ibid.,* 1824, in-12, 3 vol., avec les tables et une notice sur la vie de l'auteur (par M. Boisseau). — Cet ouvrage se compose de douze mémoires, dont les six premiers ont été lus à l'Institut en 1796 et 1797, et sont imprimés dans les deux premiers volumes de cette société (classe des sciences morales et politiques). Après avoir présenté des considérations générales sur l'étude de l'homme, et sur le rapport de son organisation physique avec ses facultés morales, l'auteur fait l'histoire physiologique des sensations; puis il examine l'influence des âges, des sexes, des tempéramens, des maladies, du régime, du climat, sur la formation des idées et des affections morales; et il termine par des considérations sur la vie animale, l'instinct, la sympathie, le sommeil et le délire; sur l'influence du moral sur le physi-

que, et sur les tempéramens acquis. — Tout le livre est consacré à prouver cette proposition, et à en développer les conséquences immédiates, que tous les phénomènes moraux de l'homme dépendent de modifications de son organisme; que, par conséquent, on ne peut bien connaître le moral sans le physique; que, en d'autres termes, le moral n'est que le physique considéré sous un autre point de vue. Disciple de Condillac, et surtout de Locke, dont il se rapproche davantage, Cabanis a complété la doctrine du sensualisme, en montrant que, dans la théorie des phénomènes moraux, on avait omis un des élémens de leur production, les impressions internes, celles qui ont leur siége dans les organes autres que les sens; et il a cherché à déterminer les conditions matérielles, et en quelque sorte le mécanisme de ces phénomènes. Il démontre que les idées et les déterminations morales sont un effet de l'action du cerveau, mise en jeu par les impressions diverses qui arrivent à cet organe, de même que les alimens, en tombant dans l'estomac, l'excitent aux mouvemens qui favorisent leur dissolution. C'est de là qu'il a dit métaphoriquement, ce qu'on lui a si souvent et si ridiculement reproché, que le cerveau *digérait,* en quelque sorte, les impressions, qu'il faisait organiquement la sécrétion de la pensée. Mais avec toute l'école sensualiste, Cabanis a trop accordé aux impressions sensoriales; il a envisagé d'une manière trop générale et trop vague l'activité cérébrale et la sensibilité; il n'a pas eu assez égard à l'organisation et à l'activité spéciale du centre sensitif, qui le rendent propre à répondre à telle ou telle impression, à produire tel ou tel ordre de phénomènes; conditions qui avaient été signalées théoriquement par Bonnet et quelques autres, mais que, dans ces derniers temps, Gall a cherché à déterminer expérimentalement et d'une manière précise. Enfin, on peut lui reprocher de s'être trop souvent laissé entraîner à des idées hypothétiques, de n'avoir pas assez évité un vague et une incertitude de langage qui jettent de l'obscurité sur sa théorie physiologique de l'entendement humain.

Coup-d'œil sur la révolution et sur la réforme de la médecine. Paris, an XII (1804), in-8. — Tableau rapide de l'histoire de la science, terminé par des vues utiles et souvent profondes sur ce qui doit être fait pour son avancement et son amélioration.

Observations sur les affections catarrhales en général, et particulièrement sur celles connues sous les noms de rhumes de cerveau et de rhumes de poitrine. Paris, 1807, in-8; *ibid.*, 1813, in-8. — Opuscule peu digne de Cabanis.

Lettre à M. F., sur les causes premières, avec des notes, par Bérard. Paris, 1824, in-8. — Cette lettre, publiée après la mort de Cabanis, a été le sujet de censures amères et inconvenantes de la part de son éditeur. On a prétendu y voir une rétractation de Cabanis matérialiste dans ses ouvrages et spiritualiste dans sa conscience. Mais l'auteur, dans cette lettre, comme dans ses *Rapports du physique et du moral*, professe les mêmes principes philosophiques. Il y déclare qu'on ne peut raisonner avec certitude que sur les choses accessibles aux sens; que la nature des causes premières ne peut être l'objet que d'hypothèses plus ou moins probables; et seulement alors il déduit les raisons qui tendent à faire pencher en faveur de l'existence d'un principe immatériel dans l'homme.

Cabanis avait inséré dans divers recueils plusieurs articles qui ont été reproduits dans la collection de ses œuvres, publiées sous ce titre:

OEuvres complètes et inédites de Cabanis, accompagnées d'une notice sur sa vie et ses ouvrages, par Thurot. Paris, 1823-25, in-8, 5 vol., avec portr. — Cette édition avait été annoncée comme devant former 7 vol. Il n'en a paru que 5, et sans notice. Outre les ouvrages indiqués plus haut, on y trouve une *Note sur le supplice de la guillotine*, le *Travail sur l'éducation publique*, que Cabanis avait fait pour Mirabeau, une *Note sur un genre particulier d'apoplexie*, deux discours sur Hippocrate, une *Notice sur Benj. Franklin*, un *Éloge de Vicq-d'Azyr*, une *Lettre sur les poèmes d'Homère*, des fragmens de traduction en vers de l'*Iliade*, le *Serment d'un médecin*, en vers. Cette pièce a été insérée dans un recueil intitulé : *Révélations du dix-huitième siècle*. Paris, 1814, in-18.

(Guinguené, dans *Biog. univ.* — Quérard, *France litter.*)

CABROL (BARTHÉLEMY), né à Gaillac, ville du diocèse d'Alby, dans le Haut-Languedoc, étudia la médecine à Montpellier, et vint ensuite se fixer dans sa ville natale, en 1555. Il y acquit bientôt beaucoup de réputation, fut nommé chirurgien de l'hôpital Saint-André de la même ville; et les succès qu'il obtint dans sa pratique le décidèrent à venir s'établir à Montpellier en 1560. En 1570, il fut choisi pour démontrer publiquement l'anatomie à l'école de Montpellier; et en 1595, Henri IV ayant créé une charge de dissecteur ou anatomiste royal, Cabrol l'obtint. Il s'acquitta de ses nouvelles fonctions avec distinction, et plus tard, il devint premier chirurgien de Henri IV. Les biographes n'indiquent pas l'époque de sa mort. On a de lui :

Διάγραμμα *anatomicum*, *id est, anatomes elenchus accuratissimus, omnes humani corporis partes eâ quâ secari solent methodo, delineans. Accensere osteologia, observationesque medicis ac chirurgis perutiles.* Genève, 1604, in-4. Suivant Éloy, l'ouvrage, publié d'abord en français, a eu, sous le nom d'*Alphabet anatomique*, les éditions suivantes : Tournon, 1594, in-4; Genève, 1602 et 1624, in-4; Montpellier, 1603, in-4; Lyon, 1614 et 1624, in-4. — Cabrol se servait de cet ouvrage dans ses cours d'anatomie; il est écrit en forme de tables, qui sont au nombre de quatre-vingt-onze, à la suite desquelles l'auteur a joint des observations, pour la plupart chirurgicales et fort intéressantes; quelques-unes seulement sont relatives à l'anatomie. Parmi les premières on trouve les suivantes : — Ablation d'une excroissance cornée au front. — Anus contre-nature résultant d'une plaie du colon par arme à feu. — Blessure du cerveau par arme à feu, avec perte de substance, paralysie du côté affecté, suivie de guérison. — Plaie profonde du foie, cicatrisation reconnue plus tard sur le cadavre. — Épanchement de sang dans l'abdomen, évacué par une incision faite aux parois de cette cavité. — Fistule résultant d'une perforation de l'appendice cœcale. — Déviation des menstrues par l'ombilic, et retour des règles par les voies naturelles. — Liga-

ture et cautérisation de l'ombilic communiquant avec l'ouraque; guérison. — Fracture du crâne avec dénudation de la dure-mère, suivie d'aliénation, et guérison. — Plaie d'arme à feu traversant le crâne, de la lèvre inférieure au sinciput, suivie de guérison. — Rétention des règles par oblitération du vagin; incision de la cloison virginale. — Paracentèse pratiquée avec succès à l'ombilic dans un cas d'hydropisie. — Plaie de la vessie suivie de guérison. — Poils trouvés dans un abcès. — Plaie considérable du cerveau avec séjour du corps vulnérant, suivie de guérison. — Énormes tumeurs enkystées dans l'abdomen, etc., etc. Parmi les observations d'anatomie, nous citerons : — L'ouverture du cadavre d'un individu qui avait été affecté de faim canine, et chez lequel il n'existait qu'un seul intestin qui n'avait presque pas de circonvolutions : le canal cholédoque était extrêmement dilaté, et s'ouvrait près de l'estomac. — Deux exemples de reins uniques, dont l'un était placé en travers au devant du rachis, et dans l'autre cas, le seul rein qui existait, occupait sa place ordinaire. — L'observation d'un homme chez lequel on ne trouva aucun vestige de testicules. — Cet ouvrage de Cabrol a été réuni à celui de deux autres anatomistes sous ce titre :

Collegium anatomicum clarissimo-

*rum trium virorum Jasolini, Severini,
Cabrolii.* Hanau, 1654, in-4 ; Francfort, 1668, in-4.

(Haller. — Portal. — Lauth, *Hist.
de l'anat.*).

CACHET (Christophe), né à Neufchâteau, en 1572, fit ses études
chez les jésuites à Pont-à-Mousson, alla étudier la médecine à Padoue, visita les principales villes d'Italie et séjourna quelque temps
à Rome. Après avoir pris à Fribourg le titre de docteur en droit,
il se livra à la pratique de l'art de guérir, et acquit en peu de temps
une réputation qui lui valut le titre de conseiller et de médecin ordinaire des ducs de Lorraine, Charles III, Henri II, François II
et Charles IV. Il mourut le 30 septembre 1624, à l'âge de 52 ans.
Malgré toute son érudition, Cachet a peu fait pour la science.
Nourri de la philosophie scolastique, il en appelle rarement à l'observation ; il combattit pourtant avec quelque avantage, en faveur
de la médecine hippocratique, contre les rêveries de l'alchimie. Ses
ouvrages sont :

*Controversiæ theoricæ, practicæ, in
primam aphorismorum Hippocratis
sectionem. Opus in duas partes divi-
sum ; philosophis ac medicis perutile
ac perjucundum, in quo quæcumque
ad venæ sectionem, purgationem, et
probam victus rationem pertinent,
non minus accurate quam acute ac
eleganter in utramque partem dispu-
tantur ac enodantur. Pars prima.* Toul,
1612, in-8.

*Pandora Bacchica furens, medicis
armis oppugnata. Hic temulentiæ or-
tus, et progressus ex antiquorum monumentis investigatur. Bacchi vis ef-
frenis Æsculapii clava retunditur atque
compescitur. Opus varietate curiosum,
doctrinâ salutare, à D. Monsino,
gallicè primum conscriptum. Nunc
verò latinè redditum, auctum, locu-
pletatum.* Toul, 1614, in-12.

*Apologia dogmatica in hermetici
cujusdam anonymi scriptum de curatione calculi, in qua chymicarum inep-
tiarum vanitas exploditur, et antiqua
hippocraticæ doctrinæ veritas à sericis*

*novorum homuncionum dentibus vocu-
lis, calumniis illæsa conservatur.* Toul,
1617, in-12.

*Vray et asseuré préservatif de petite-
vérole et rougeole, divisé en trois livres, enrichy de quatre-vingts problèmes non moins doctes et curieux que
nécessaires pour l'entier esclaircisse-
ment des causes de ces maladies, de
leurs différences, de leurs signes diagnostiques et prognostiques, de leur
préservation et curation ; le tout en
faveur des dames et de leurs chers pou-
pons. Dédié à la royne.* Toul, 1617,
in-8 ; Nancy, 1623, in-8.

*Exercitationes equestres in épigram-
matum centurias sex distinctæ : quarum
prima, et quarta de virtute et moribus ;
secunda de Deo et divis ; tertia, de
fide et religione ; quinta, miscellanea
continet ; sexta circa res medicas occu-
patur : his accesserunt elegiæ duæ,
prima de morte et passione Christi ;
altera de Assumptione Dei-paræ Virginis.* Nancy, 1622, in-8.

(Dom Calmet, *Bibl. lorr.*)

CADET-DE-GASSICOURT (Charles-Louis), pharmacien, naquit à Paris le 23 janvier 1769. Des études brillantes l'entraînèrent d'abord dans la carrière des lettres et de l'éloquence; il fut reçu avocat en 1787. Cependant il avait manifesté aussi de bonne heure du goût pour les sciences physiques, comme le prouve le Mémoire sur l'histoire naturelle, qu'il composa à l'âge de 15 ans, et auquel Buffon accorda des éloges; mais depuis 1787 jusqu'en 1800, Cadet-de-Gassicourt se livra entièrement à l'exercice du barreau, consacrant ses instans de loisir à des compositions littéraires de genres très-différens. Comme avocat, il signala plus d'une fois son humanité, son désintéressement et son courage par des actes pleins de noblesse et de générosité; c'est lui qui rendit la tranquillité et la vie à ces deux orphelins de Bezons, Annette et Lubin, dont Marmontel nous a conservé l'histoire. Lorsque la révolution éclata, il embrassa avec ardeur un nouvel ordre de choses qui promettait à son pays des institutions fortes et libérales, et le patriotisme éclairé qu'il montra fit proscrire sa tête quand il s'éleva avec indignation contre le parti qui substitua un instant l'anarchie à la liberté légale. La mort de son père fit rentrer Cadet-de-Gassicourt dans la carrière des sciences, qu'il n'avait jusqu'alors cultivées que par goût; il s'y livra par état, et bientôt il se montra le digne successeur de son père, après avoir subi ses examens avec applaudissemens au Collége des pharmaciens. De cette époque datent les travaux nombreux et les recherches importantes qui ont prouvé à la fois et la flexibilité du talent et les connaissances étendues de Cadet-de-Gassicourt. C'est à lui que l'on doit le *Conseil de salubrité* établi près la préfecture de police de Paris; il en fut nommé secrétaire-rapporteur, et conserva cette place pendant les quinze années qu'il y travailla avec une activité et un zèle infatigables. Il avait été, en 1785, l'un des fondateurs du *Lycée de Paris*, connu maintenant sous le nom d'*Athénée*. Malgré son âge assez avancé, on le vit, en 1812, prendre, sur les bancs de l'Université, le grade de docteur ès-sciences, et il soutint avec éclat, à cette occasion, deux thèses: l'une sur *l'étude simultanée des sciences*, l'autre sur *l'extinction de la chaux*. Cadet-de-Gassicourt était membre d'un grand nombre de sociétés savantes, nationales et étrangères. Il est mort d'une altération organique de l'appareil digestif, le 21 novembre 1821. On a de lui:

La Chimie domestique, ou introduction à l'étude de cette science, mise à la portée de tout le monde. Paris, 1801, in-12, 3 vol.

Dictionnaire de Chimie, contenant la théorie et la pratique de cette science, son application à l'histoire naturelle et aux arts. Paris, 1803, in-8, 2 vol. — Malgré les progrès immenses que la science a faits depuis cette époque, on lit dans cet ouvrage des articles encore remplis d'intérêt.

Le thé est-il plus nuisible qu'utile? ou Histoire analytique de cette plante, et des moyens de la remplacer avec avantage. Paris, 1808, in-8, 32 pp.

Formulaire magistral et mémorial pharmaceutique. Paris, 1812, in-18; *ibid.,* 1814, in-18; *ibid.,* 1816, in-18; *ibid.,* 1818, in-18; *ibid.,* 1823, in-18; *ibid.,* 1826, in-18.

Des moyens de destruction et de résistance que les sciences physiques peuvent offrir dans une guerre nationale, etc. Paris, 1814, in-8.

Pharmacie domestique, d'urgence et de charité. Paris, 1815, in-18, deuxième édit.

Considérations statistiques sur la santé des ouvriers, insérées dans les *Mém. de la Soc. méd. d'émulation,* huitième année, première partie. Paris, 1817.

Voyage en Autriche, en Moravie et en Bavière, fait à la suite de l'armée française, pendant la campagne de 1809. Paris, 1818, in-8.

Projet d'institut nomade. Paris, 1820, in-8. — Cadet-de-Gassicourt, pénétré de toute l'importance qu'il y aurait à rendre populaire les richesses scientifiques dont les arts doivent s'emparer, avait conçu l'idée d'une société d'hommes qui, réunissant la connaissance des arts à celle des sciences, eussent parcouru la France à des époques sagement combinées, pour accroître par leurs lumières et leurs conseils les progrès de l'industrie, et signaler ses besoins au Gouvernement.

Cadet-de-Gassicourt a donné de nombreux articles dans les *Annales de chimie,* le *Bulletin de la Société d'encouragement,* dans le *Dictionnaire d'agriculture,* et surtout dans le *Bulletin* et le *Journal de pharmacie,* dont il fut un des principaux fondateurs, en 1809. Entr'autres articles, nous citerons les suivans : Recherches géoponiques, avec l'analyse des terres arables; Recherches sur l'efflorescence des sels; Mémoire sur la fermentation acéteuse et l'art du vinaigrier; Mémoire sur le café; Observations sur la propriété dissolvante de l'albumine et d'autres liquides animaux; Notices sur le blanc de Krems; sur un blutoir pharmaceutique, sur quelques tabacs du commerce, et sur les sternutatoires en général; Conjecture sur la formation du fer dans les végétaux; Description d'un appareil propre à extraire les gaz méphitiques des puits et des fosses d'aisance; Analyse d'une matière rendue par un goutteux; Mémoire curieux sur le gluteu, sur de la manne observée sur un saule; Mémoire sur l'arbre Cirier (*Myrica*); Essai sur un nouvel électromètre, sur la coloration des bois indigènes; Analyse de l'eau minérale de la Chapelle-Godefroy; sur les baguettes d'artillerie propres à remplacer les lances à feu; Notice sur le papayer; Méthode utile pour reconnaître les vins colorés accidentellement; Examen de différentes colles-fortes employées dans les arts; Mémoire sur la gélatine tannée; Conjectures sur la formation de la glace dans la caverne de La Grâce-Dieu; un grand travail sur les teintures alcooliques, etc., etc.

Cadet-de-Gassicourt était aussi l'un

des collaborateurs du *Dictionnaire des Sciences médicales*, dans lesquelles il a consigné beaucoup d'articles, parmi lesquels on distingue ceux-ci : Alchimie, Charlatans, Cosmétiques, Fard, Honoraires, Médecine politique, etc., etc. Il a publié aussi les éloges de Deparcieux, Caraudau, Baumé, Parmentier, Lalande, et un *Essai sur la vie privée de Mirabeau*, qu'on retrouve en tête des œuvres complètes de cet éloquent orateur.

Un grand nombre d'opuscules en vers et en prose, remplis d'esprit et de facilité, prouvent le talent littéraire de Cadet-de-Gassicourt. Tels sont entr'autres : le *Souper de Molière*, pièce jouée avec succès en 1775 ; *Mon Voyage, ou Lettres sur la Normandie* ; *Saint - Géran, ou la Nouvelle langue française* ; le *Voyage au Mont-Valérien* ; l'*Esprit des sots*, etc., etc. Enfin, les écrits suivans lui assignent aussi un rang distingué comme publiciste : *Observations sur les peines infamantes*. 1789, in-8 ; le *Tombeau de Jacques Molay*, qui parut en 1797, et dans lequel l'auteur avait pour but de déterminer l'influence que les sociétés maçonniques ont exercée sur les événemens de notre révolution ; *Raisons d'un bon choix, ou Théorie des élections de 1797*, Paris, 1797, in-12, 22 pp. ; *Cahier de réformes*, 1799 ; *Lettres sur Londres et les Anglais* (1816 ou 1817) ; *Analyse raisonnée, ou Liste d'électeurs et d'éligibles du département de la Seine en 1817* ; *Candidats présentés aux électeurs de Paris*, 1817 ; *Confidences de l'hôtel de Bazancourt*, 1818 ; les *Quatre âges de la Garde nationale*, 1818 ; *Qui nommerons-nous ?* 1820, etc., etc.

Cadet-de-Gassicourt a laissé inédit un *Traité sur la salubrité publique et la police administrative*.

(Eusèbe-Salverte, *Notice sur la vie et les ouvrages de Cadet-de-Gassicourt*. Paris, 1822, in-8. — Virey, *Notice idem*, dans le *Journal de Pharmacie*, t. VIII. Paris, 1822. — Pariset, *Eloge de Cadet-de-Gassicourt*, dans les *Mém. de l'Acad. royale de Méd.*, t. I. Paris, 1828, in-4. — Quérard, *France littéraire*.)

CADET-DE-VAUX (Antoine-Alexis), oncle du précédent, naquit à Paris, le 13 janvier 1743 ; il embrassa de bonne heure la pharmacie, sous les auspices de son frère Louis-Claude, et lui succéda en 1759, dans la place d'apothicaire-major de l'hôtel royal des Invalides, qu'il occupa pendant six années. Il fut ensuite pharmacien en chef de l'hôpital du Val-de-Grâce, et pendant les années 1771 et 1772, il fut chargé de donner des leçons de chimie et de pharmacie aux élèves de l'école royale vétérinaire. En 1771, il avait été nommé membre de l'Académie impériale des Curieux de la nature. Il établit une pharmacie dans la rue Saint-Antoine ; mais il ne put s'astreindre aux devoirs d'une profession sédentaire et aux détails du commerce. Au bout de deux ou trois ans, il quitta cet établissement pour se livrer entièrement aux améliorations de l'hygiène publique, de l'économie domestique et de l'agriculture. Les travaux qu'il a publiés prouvent qu'il s'occupa tout entier de ce genre de recherches. Dans le principe, comme il n'avait pas de fortune, il fonda, de concert avec Suard et Corancez, le *Journal de Paris*, alors rédigé dans un but et avec un esprit qui en assurèrent le succès. Ses travaux sur l'hygiène publique le firent nommer par M. Lenoir, lieutenant-général de police, inspecteur de salubrité, place qu'on créa pour lui, et qu'il conserva jusqu'à la révolution. Émule et ami de Parmentier, toutes les époques de la vie de Cadet-de-Vaux appartiennent à l'histoire des arts économiques. Il est mort à l'âge de 85 ans, à la suite d'une attaque d'apoplexie, le 29 juin 1828, à Nogent-les-Vierges, département de l'Oise, où il s'était retiré depuis près d'une année. On a de lui :

Observations sur les fosses d'aisance, et moyens de prévenir les inconvéniens de leur vuidange; par MM. Laborie, Cadet et Parmentier. Imprimé par ordre et aux frais du Gouvernement. Paris, 1778, in-8, 108 pp.

Discours prononcés à l'ouverture des Cours de l'École gratuite de boulangerie, le 8 juin 1780; par MM. Parmentier et Cadet-de-Vaux. Paris, 1780, in-8, 97 pp.

Précis des observations contradictoires à celles de M. Janin, sur le prétendu anti-méphitique; inséré dans le *Journal encyclopédique*, juin, 1782.

Avis sur les blés germés, Paris, 1782, in-8.

Avis sur les moyens de diminuer l'insalubrité des habitations après les inondations. Paris, 1784; ibid., 1802, in-8.

Mémoire sur les bois de Corse, et Observations générales sur la coupe des arbres. Paris, 1792, in-12.

Recueil de rapports et expériences sur les soupes économiques et les fourneaux à la Rumfort. Paris, 1801, in-8.

Mémoire sur la peinture au lait, lu à la séance du 2 messidor an IX. Paris, an IX-1801, in-3; 14 pp.; ibid., 1802, in-8.

Moyens de prévenir et de détruire le méphitisme des murs; publié et imprimé par ordre du ministre de l'intérieur. Paris, 1801, in-8, 8 pp.

Mémoire sur la gélatine des os, et son application à l'écocomie alimentaire, privée et publique, etc.; imprimé et distribué par ordre du ministre de l'intérieur. Paris, sans date (1801), in-8, 100 pp.

L'art de faire le vin, d'après la méthode de Chaptal. Paris, an IX, in-8, 80 pp.

De la taupe, de ses mœurs, et des moyens de la détruire. Paris, an IX, in-12.

Traité du blanchissage domestique à la vapeur. Paris, 1805, in-12.

Dissertation sur le café, son historique. Paris, 1806, in-8.

Essai sur la culture de la vigne sans le secours de l'échalas. Paris, 1807, in-8.

Mémoire sur la matière sucrée de la pomme. Paris, 1808, in-8.

Mémoire sur quelques inconvéniens de la taille des arbres à fruit. Paris, 1809, in-8.

Traité de la culture du tabac. Paris, 1810, in-12.

Le Ménage, ou l'emploi des fruits dans l'économie domestique. Paris, 1810, in-12.

Moyens de prévenir le retour des disettes. Paris, 1812, in-8.

Aperçus économiques et chimiques sur l'extraction du sucre de betterave. Paris, 1812, in-12.

Instruction sur la préparation des tiges et racines de tabac. Paris, 1812, in-12.

Des bases alimentaires de la pomme de terre. Paris, 1813, in-8.

De l'économie alimentaire du peuple et du soldat, ou moyens de parer les disettes et d'en prévenir à jamais le retour. Paris, 1814, in-8.

Nouveau procédé de peinture applicable à l'intérieur et à l'extérieur des maisons. Paris, 1814, in-8.

L'Ami de l'économie aux amis de l'humanité, sur les pains divers dans la composition desquels entre la pomme de terre. Paris, 1816, in-8.

Instruction sur le meilleur emploi de la pomme de terre dans sa co-panification avec les farines de céréales. Paris, 1817, in-8, 24 pp.

Plantation des germes de la pomme de terre, ou instruction sur la préférence à donner à la plantation des germes ou yeux de la pomme de terre, comme moyen le plus économique, etc. Paris, 1817, in-8, 16 pp.

De la Gélatine des os, et de son bouillon. Paris, 1818, in-12.

Pains divers obtenus par l'Association des nouveaux produits de la pomme de terre avec toutes espèces de farines céréales, même les plus inférieures, etc. Paris, 1818, in-18, 20 pp.

Conservation du moût soustrait à la fermentation spiritueuse, ou moyens de soustraire, dans les années abondantes, le moût à la fermentation spiritueuse, pour ne la reproduire qu'à des époques plus éloignées. Paris, 1819, in-12, 48 pp.

Traités divers d'économie rurale alimentaire et domestique. Paris, 1821, in-8.

L'Art œnologique réduit à la simplicité de la nature par la science et l'expérience; suivi d'observations critiques sur l'appareil. Gervais. Paris, 1828, in-12.

De la Goutte et du Rhumatisme; précis d'expériences et de faits relatifs au traitement de ces maladies. Paris, 1823, in-12.

Cadet-de-Vaux est un des auteurs du *Cours complet d'agriculture.* On lui doit aussi la traduction du latin en français des *Instituts de Chimie* de Spielmann, avec notes. Paris, 1770, in-12, 2 vol.

(Éloy, *Dict. hist.*—*Notice sur Cadet-de-Vaux,* dans le *Journal de Chimie médicale,* août 1828. — Quérard, *France litt.*)

CADET-GASSICOURT (LOUIS-CLAUDE), frère du précédent, et père de Charles-Louis Cadet-de-Cassicourt, pharmacien, naquit à Paris le 24 juillet 1731. Privé dès l'enfance de l'appui et des conseils de son père, il trouva un protecteur non moins zélé et plus puissant dans M. Saint-Laurent, trésorier des Colonies, qui le soutint généreusement, ainsi que ses jeunes frères.

Sous ses auspices, Louis Cadet continua ses études, et s'étant
livré à la pharmacie, il y fit des progrès assez rapides pour être
nommé, à l'âge de 22 ans, apothicaire-major des Invalides. Quatre
ans après, en 1757, il fut apothicaire-major des armées d'Allemagne, et ensuite de l'armée française en Portugal. Bientôt des
travaux importans signalèrent Cadet comme un chimiste supérieur,
et lui ouvrirent les portes de l'Académie des Sciences en 1766.
Il avait été agrégé à l'Académie impériale des Curieux de la
nature, sous le nom d'*Avicenne*, en 1761. Nos relations commer-
ciales avaient fait conduire en France deux jeunes Chinois auxquels
Louis XV voulut qu'on apprît la chimie. Cadet fut chargé de la leur
enseigner, et s'acquitta de cette tâche avec un zèle égal à son désintéressement. Malgré les occupations multipliées de la profession
qu'il avait embrassée, il se livra à des recherches à la fois nombreuses et importantes qu'il a consignées dans divers recueils, et
postérieurement dans les Mémoires de l'Académie des Sciences et
dans le Journal de physique. Nommé à une place de commissaire
du Roi pour la chimie, près la manufacture de Sèvres, Cadet, qui
était alors dans l'aisance, n'accepta la place qu'en refusant les appointemens qui y étaient attachés, et qu'il fit donner, avec une troisième place de chimiste, à un savant estimable et pauvre, très-versé
dans toutes les parties de la métallurgie qui intéressaient la manufacture. L'âge n'avait point encore ralenti l'activité de Cadet-Gassicourt, lorsqu'il commença à éprouver tous les symptômes de la
pierre : peu à peu les douleurs, dans la région des reins et de la
vessie, augmentèrent d'intensité et le décidèrent à supporter l'opération de la taille; mais il n'y survécut que cinq jours, et succomba le 25 vendémiaire an VIII. On a de lui :

*Analyses chimiques des nouvelles
eaux minérales vitrioliques, ferrugi-
neuses, découvertes à Passy, dans la
maison de madame de Casalbigi, avec
les propriétés médicinales de ces mêmes
eaux, etc., etc.* Paris, 1757, in-12 de
133 pp.

Analyse des dragées de Kieser; par
MM. Piat et Cadet, insérée dans le
*Recueil de plusieurs pièces concernant
le Traité des tumeurs et des ulcères,*
publié à Paris, 1759, in-12.

*Mémoire sur la terre foliée de
tartre.* Extrait du Journal des Savans,
avril 1764, broch., in-12 de 23 pp.
*Catalogue des remèdes dont on peut
s'approvisionner pour avoir une cas-
sette de pharmacie bien fournie.* Paris,
1765, in-12, 72 pp.

*Expériences et Observations chimi-
ques sur le diamant; par* MM. Macquer, Lavoisier. Cadet et Mitouard.
broch., in-8 de 31 pp. Sans date ni
lieu d'impression. (Paris.) — Ces ex-

périences furent communiquées à l'Académie des Sciences, dans ses séances du 29 avril et du 2 mai 1772. — Elles mirent hors de doute la combustibilité du diamant. Cadet aperçut l'enduit charbonneux dont se couvre ce corps singulier par sa combinaison avec une première portion d'oxigène.

Expériences et observations chimiques sur le diamant; par M. Cadet. — Ces expériences particulières sont consignées dans le t. II (Introduction), p. 401, du *Journal de Physique.*

Réponse de M. Cadet à plusieurs observations de M. Baumé, maître apothicaire de Paris : 1° *sur l'éther vitriolique;* 2° *sur le mercure précipité, per se;* 3° *sur la réduction des étaux de cuivre et d'étain à travers les charbons.* Paris, 1775, in-4, 24 pp.

Les *Mémoires de l'Académie des Sciences de Paris,* le *Journal de physique,* et plusieurs autres recueils, contiennent un assez grand nombre de Mémoires ou Dissertations de Cadet, parmi lesquelles nous citerons ses Observations sur la possibilité d'extraire avec avantage le vitriol d'une sorte de charbon de terre qu'on exploite à Sévrac, en Rouergue; l'analyse de huit espèces d'eaux minérales jusqu'alors inconnues; les moyens de préparer l'éther sulfurique à des prix très-modiques, etc., etc. Cadet a encore dirigé les articles *Bile* et *Borax* de l'*Encyclopédie.*

(Éloy. — Eusèbe-Salverte, *Notice sur la vie et les écrits de L. C. Cadet-Gassicourt.* Paris, an VIII, in-8. — Boullay, *Notice sur la vie et les travaux de L. C. Cadet.* Paris, 1805, in-8.)

CADOGAN (Guillaume), médecin qui jouit d'une grande réputation à Londres, où il mourut en 1797, âgé de 86 ans. Il a publié :

De nutritione, incremento et decremento corporis, Leyde, 1737, in-4.

An essay on the nursing and management of children, from their birth to three years of age. Sur l'éducation des enfans, depuis leur naissance jusqu'à l'âge de trois ans. Londres, 1748, 1750, 1753, 1772 et 1779, in-8, traduit en français, à la suite de l'Essai sur les fièvres, de Huxham. Paris, 1768, in-12. — Ce petit écrit, fort estimé dans son temps, contribua à détruire les procédés vicieux qu'on suivait dans la manière de nourrir et d'élever les enfans.

A dissertation on the gout and all chronical diseases, etc. Dissertation sur la goutte et les autres maladies chroniques, considérées comme provenant des mêmes causes, avec une méthode rationnelle et naturelle de traiter ces maladies; livre à l'usage de tous les malades. Londres, 1764, 1771, in-8. — Suivant l'auteur, les principales causes de la goutte sont l'oisiveté, le chagrin et l'intempérance.

Oratio anniversaria in theatro collegii R. med. Lond., ex Harvæi instituto habita. Londres, 1774, in-4.

(Haller. — Chalmers, *Biog. dict.* — Robert Watt., *Biblotheca. Britannica.*)

CÆLIUS AURELIANUS, l'auteur à qui l'on doit le traité de médecine pratique le plus important que nous ait transmis l'antiquité, et le seul monument qui subsiste des travaux de l'école méthodique, n'est plus connu que par cet ouvrage même. Nul écrivain ancien n'a parlé de lui, et l'on serait réduit à composer l'histoire de sa vie avec des conjectures, si l'on croyait devoir chercher ailleurs que dans ses œuvres de quoi honorer sa mémoire. On sait, parce que les manuscrits de son livre nous l'apprennent, qu'il était de Sicca, dans la Numidie; mais on ignore où il passe sa vie. Quant à l'époque où il écrivait, l'opinion de G.-J. Vossius (*de Philosoph.*, p. 98), et celle de Th. Reinesius (*Var. Lect. l. III.*, c. 17 et 18), qui le font vivre, le premier, avant Galien, l'autre, long-temps après, sont à peu près également vraisemblables. Cælius ne cite point le médecin de Pergame ni n'est cité par lui, et l'écrivain le plus moderne dont il fasse mention est Léonide (qui vivait au deuxième siècle); d'où il semblerait assez naturel d'induire qu'il fut contemporain de Galien. Mais, d'un autre côté, son style demi-barbare, et surtout un grand nombre de mots latinisés, qu'on ne connaissait pas à cette époque, et dont la patrie de l'auteur ne suffit pas pour rendre compte, ne laissent pas que de donner un assez grand poids à l'opinion de Reinesius, d'après laquelle il n'aurait vécu qu'au cinquième siècle. Quoi qu'il en soit de cette question, que divers érudits ont dès long-temps reconnue pour insoluble, au moins sait-on que les principes de Cælius Aurelianus, empruntés, comme il le dit lui-même, à Soranus d'Éphèse, sont une des plus glorieuses productions du second siècle de notre ère. Ce n'est pas ici le lieu de les faire connaître; nous les exposerons avec quelque étendue à l'article MÉTHODISME : nous dirons seulement, à l'égard de celui qui nous les a transmis (quoiqu'il soit difficile de déterminer la part qu'il a eue à l'ouvrage publié sous son nom), qu'il montre, en général, un esprit fort droit, quoique un peu trop enclin à la dispute, qu'il fait preuve d'une connaissance fort étendue de tout ce qui avait été écrit avant lui, et qu'il ne lui manque, pour être l'auteur le plus utile de l'antiquité, qu'un style d'une lecture moins difficile, ou un fidèle traducteur. Le seul ouvrage de Cælius Aurelianus qui soit parvenu jusqu'à nous, est le suivant :

Tardarum sive chronicarum passionum libri quinque, edente Ioh. Sichardo, avec quelques ouvrages d'Oribase. Bâle, 1529, in-fol. Recus. in collect. Aldin. med. antiq. Venise, 1547, in-fol.

Celerum sive acutarum passionum libri tres, edente Jo. Guinterio Andernaco. Paris, 1533, in-8.

Les huit livres réunis, avec des notes attribuées à Jacques Dalechamp, Lyon, 1567, in-8; ibid., 1579, in-4.

Les mêmes, sous ce titre :

Cælii Aureliani de morbis acutis et chronicis libri VIII. Soli ex omnium methodicorum scriptis superstites. Joh. Conrad Ammanus recensuit, emaculavit, notulasque adjecit. Accedunt seorsim Theod. Janss. ab Almeloveen in Cæl. Aurelianum notæ et animadversiones, tam propriæ, quàm quas ex doctorum virorum lucubrationnibus huc indè collegit; ut et ejusdem lexicon Cælianum. Amsterdam, 1709, in-4; ibid., 1722, in-4; ibid., 1755, in-4; Venise, 1757, in-4; Lausanne, ed Haller, 1774, in-8, 2 vol (t. 10-11 des *Artis med. princip.*). Paris, ed. Delâtre, t. I, 1825, in-8. Le tome II de cette édition, qui devait faire partie d'une *bibliothèque classique médicale,* n'a pas été publié. Les ouvrages perdus de Cælius Aurelianus sont nombreux. Voici ceux dont il donne lui-même les titres dans celui qui nous est resté :

Liber de specialibus adjutoriis.

Epistolarum græcarum ad prætextuem.

Lib. I de febribus.

Liber medicaminum.

De mulieribus.

Muliebrium passionum.

De passionum causis.

Lib. III. Responsionum medicinalium.

Salutarium præceptorum.

Liber interrogationum et responsionum.

Problemata.

De chirurgiâ.

Kühn a publié, dans plusieurs dissertations qu'on trouve réunies dans le second volume de ses *Opuscula academica,* des remarques historiques, critiques et philologiques sur Cælius et ses ouvrages, tirées en partie des manuscrits de Triller. Il est à désirer que le savant éditeur d'Hippocrate et de Galien publie une édition de notre auteur, telle que peuvent la faire espérer les fragmens que nous venons de citer; fragmens que nous n'avons pas en ce moment à notre disposition, mais que nous espérons mettre à profit pour l'article MÉTHODISME. (Voyez ce mot.)

(J.-A. Fabricii, *Biblot. lat., suppl.*)

CAELS (THÉODORE-PIERRE), médecin de la fin du dix-huitième siècle, associé au Collège des médecins de Bruxelles, est connu par les ouvrages suivans :

De Belgii plantis, qualitate quâcum hominibus, cæterisve animalibus noxiâ seu venenatâ præditis, symptomatibus ab eorum usu productis, necnon antidotis adhibendis, dissertatio. Bruxelles, 1774, in-4. — Cette dissertation fut couronnée en 1773 par l'Académie de Bruxelles.

Ratio occurendi morbis à mineralium abusu produci solitis. Amsterdam et Bruxelles, 1781, in-12, de 117 pp. — Le même ouvrage a été traduit du latin sous ce titre :

De la cure des maladies produites par les minéraux. Amsterdam et Bruxelles, 1787, in-8. — Cet ouvrage est un résumé très-bien fait de ce qu'on connaissait jusqu'alors sur cette matière; l'auteur y a joint des observations et des réflexions qui sont dignes d'intérêt.

(Carrère. — Quérard.)

CAGNATI (Marsile), médecin de Vérone, vivait dans la seconde moitié du seizième siècle et au commencement du dix-septième. Il étudia la médecine à Padoue, sous Bernard Paterno et J. Zabarella, et vint ensuite s'établir à Véronne, où il exerça avec distinction pendant un assez grand nombre d'années. Malgré son âge déjà avancé, il vint à Rome, vers 1580, occuper la chaire de professeur public en médecine. Il y est mort en 1610, laissant les ouvrages suivans :

Enarrationum liber. Rome, 1581, in-8.

Variarum observationum. Lib. II. Rome, 1581, in-8; lib. IV, *ibid.,* 1587, in-8. — Cette seconde édition est augmentée de deux livres sur le régime dans l'état de santé et dans l'état de maladie. Dans ces observations, Cagnati a enrichi l'histoire de l'art de quelques notices curieuses; il a rétabli le texte des écrivains grecs, et fait connaître les résultats de la comparaison qu'il avait faite des manuscrits conservés dans la bibliothèque du Vatican.

In Hippocratis aphorismorum secundæ sectionis xxiv *commentarius, etc.* Rome, 1591, in-4.

De sanitate tuendâ libri duo. Rome, 1591, in-4; Padoue, 1603, in-4.

Romanæ epidemiæ descriptio, scilicet examen vulgaris ægritudinis quæ in urbe anno 1591 orta est. Rome, 1599, in-4. — C'est une description fort exacte d'une fièvre pétéchiale qui était accompagnée d'une violente congestion cérébrale, donnant lieu à des douleurs de tête, à des épistaxis, etc.

Le traitement employé par Cagnati consistait en saignées au début de la maladie, en boissons délayantes, réfrigérantes, en laxatifs, purgatifs; en un mot, tout l'appareil des moyens contre-stimulans de la nouvelle école italienne.

De Tiberis inundatione disputatio medica. Rome, 1599, in-4.

De Romani aeris salubritate commentatio. Rome, 1599, in-4.

De morte causa partûs disputatio. Rome, 1602, in-4. — Cette dissertation est relative à la médecine légale : l'auteur recherche les causes de l'avortement, entre dans plusieurs détails sur l'accouchement, et blâme à tort Avicenne d'avoir avancé que les os pubis se disjoignent alors.

De ligno sancto disputationes duo. Rome, 1602, in-4; *ibid.,* 1603, in-4; *ibid.,* 1643, in-4.

Les cinq dernières dissertations ont été réunies sous ce titre :

Opuscula varia. Rome, 1603, in-4.

(Brambilla. — Sprengel. — Tommasini, *Opere minori,* t. I, Bologne, 1814.)

CAILLAU (Jean-Marie) naquit à Gaillac, département du Tarn, le 4 octobre 1765. Après avoir terminé ses études, il entra dans la Congrégation de la Doctrine chrétienne, et se livra à l'enseignement avec succès dans plusieurs colléges jusqu'en 1787. A cette époque, il abandonna cette carrière, ainsi que la compagnie religieuse dont il faisait partie, et vint se fixer à Bordeaux. Il continua encore quelque temps les fonctions de précepteur, et commença l'étude de la médecine en 1789. Les connaissances qu'il acquit en peu d'années le firent désigner pour remplir les fonctions de médecin à l'armée des Pyrénées-Occidentales dans les hôpitaux de Bayonne et de Saint-Jean-de-Luz, en 1794 et 1795. De retour à Bordeaux en 1796, Caillau se livra de nouveau à l'étude, et vint en 1803 à Paris prendre le bonnet de docteur. Il établit dès-lors sa résidence à Bordeaux, où il partagea son temps entre les occupations pénibles de la pratique et les travaux de cabinet. Il fut nommé en 1815 vice-directeur de l'Ecole de médecine de cette ville, et directeur en 1819. Caillau est mort le 8 février 1820, laissant les ouvrages suivans :

Mémoire sur la gale, suivi de cas de pratique de cette maladie. Bayonne, 1795, in-8.

Avis aux mères de famille sur l'éducation physique, morale, et les maladies des enfans, depuis le moment de leur naissance jusqu'à l'âge de six ans. Bordeaux, 1796, in-12.

Mémoire à consulter adressé à la société de santé de Paris, sur une éruption venteuse extraordinaire à la verge. Bordeaux, 1796, in-8.

Journal des mères de famille ; ouvrage périodique, entièrement consacré à celles qui se destinent à élever et à nourrir leurs enfans dans l'ordre de la nature. Bordeaux et Paris, 1797-98, in-8, 4 vol.

Premières Lignes de nosologie enfantine. Bordeaux, 1797, in-12.

Examen d'un livre intitulé : Philosophie médicale, *par le docteur Lafon.* Bordeaux, 1797, in-8.

Rapport sur la mortalité des enfans, qui a eu lieu à Bordeaux pendant les cinq derniers mois des années IV et V (1796-97). Bordeaux, 1797, in-8.

Mémoire à consulter pour un malade dont l'affection, très-singulière, consistait à éprouver des sensations désagréables à l'approche des métaux. Bordeaux, 1799, in-8.

Mémoire sur l'asphyxie par submersion. Bordeaux, 1799, in-8.

Avis aux mères de famille, aux pères, aux instituteurs de l'un et de l'autre sexes, à tous ceux qui s'occupent de l'éducation physique et morale, de l'instruction et de la santé des enfans. Bordeaux, 1799, in-8.

Notice sur la vie et les écrits de P. Desault. Bordeaux, 1800, in-8.

Eloge de J.-C. Grossard. Bordeaux, 1800, in-8.

Plan d'un cours de médecine enfantile. Bordeaux, 1800, in-8.

Discours prononcé à l'école élémentaire de médecine de Bordeaux, en 1801. Bordeaux, 1801, in-4.

Précis analytique du cours de médecine analytique fait à Bordeaux. Bordeaux, 1801, in-8.

Mémoire sur une prétendue pluie sulfureuse qui a eu lieu dans le mois de mai 1800, et qui doit être attribuée à la poussière des étamines de pins qui sont dans les environs de Bordeaux. Bordeaux, 1801, in-8.

Mémoires (deux) sur la dentition. Bordeaux, 1801-02, 2 part., in-8.

Medicinæ infantilis brevis delineatio, cui subjunguntur considerationes quædam de infantiâ et morbis infantilibus: Paris, 1803, in-8.

Plan d'un ouvrage ayant pour titre : Mémoires pour servir à l'histoire de la médecine et de la chirurgie, à Bordeaux, depuis le quatrième siècle jusqu'en 1800. Bordeaux, 1804, in-8.

Notice sur l'emploi médical de l'écorce du pin contre les fièvres intermittentes. Bordeaux, 1805, in-8.

Mémoire sur les diverses substances que le crime et le hasard mettent à la portée de nuire aux hommes; sur les moyens de reconnaître si un homme, encore vivant, a été empoisonné. Bordeaux, 1805, in-8.

Mémoire sur la première dentition. Bordeaux, 1805, in-8.

Essai et observations sur l'endurcissement du tissu cellulaire chez les enfans nouveau-nés. Bordeaux, 1805, in-8.

Éloge de A.-S. Lucadou, médecin à Bordeaux. Bordeaux, 1806, in-8.

Mémoire sur les époques de la médecine. Bordeaux, 1806, in-8.

Notes relatives à l'établissement en faveur des noyés, dans la ville de Bordeaux. Bordeaux, 1806, in-8.

Considérations sommaires sur les enfans à grosse tête, et aperçu sur une influence de quelques maladies sur le physique et le moral de l'enfance. Bordeaux, 1806, in-8.

Avis sur la vaccine. Bordeaux, 1807, in-8.

Réflexions sur les dangers de retirer trop brusquement les enfans des mains de leurs nourrices. Bordeaux, 1807, in-8.

Lettre au docteur Strandsforth, contenant l'examen d'un ouvrage de

M. le professeur Richerand, *sur les erreurs populaires en médecine.* Bordeaux, 1810, in-8.

Manuel sur les eaux minérales factices. Bordeaux, 1810, in-8.

Instruction sur le croup. Bordeaux, 1810, in-8.

Tableau de la médecine hippocratique. Bordeaux, 1806, 1811, in-8.

Mémoire sur les rechutes dans les maladies aiguës et chroniques. Bordeaux, 1812, in-8, 41 pp.

Mémoire sur le croup. Bordeaux, 1812, in-8.

Réflexions morales sur les femmes, considérées comme garde-malade dans les hôpitaux. Bordeaux, 1813, in-8.

Examen critique des nosologies modernes. Bordeaux, 1814, in-8.

Rapport sur les moyens de réprimer le charlatanisme. Bordeaux, 1816, in-8.

Éloge de Villaris. Bordeaux, 1817, in-8.

Réflexions sur la mort prématurée de quelques enfans célèbres. Bordeaux, 1818, in-8.

Réflexions sur l'art d'écouter, considéré relativement à la médecine. Bordeaux, 1818; in-8.

Réflexions sur les vésanies et sur quelques auteurs qui ont traité des affections mentales. Bordeaux, 1818, in-8.

Éloges de Mingelouseaux père et de Mingelouseaux fils. Bordeaux, 1818, in-8.

Éloge d'Eusèbe Valli. Bordeaux, 1818, in-8.

Mélanges de médecine et de chirurgie. Bordeaux, 1818; in-8.

Réponse à une lettre et à un mé-

moire de M. Cazalès, sur la rage. Bordeaux, 1818, 1819, in-8, 2 part.

Mémoire sur Vanhelmont et ses écrits. Bordeaux, 1819, in-8.

Réflexions médicales sur le penchant des hommes à la crédulité. Bordeaux, 1819, in-8.

Notice sur les glandes surrénales. Bordeaux, 1819, in-3.

Plaintes de la fièvre puerpérale contre les nosologistes modernes. Montpellier, 1819, in-8.

Almanach de la société de médecine de Bordeaux. Bordeaux, 1819, in-8.

Notice sur Gabriel Tarragua. Bordeaux, 1819, in-8.

Médecine enfantile, ou Conseils à mon gendre et aux jeunes médecins sur cette partie de l'art de guérir. Bordeaux, 1819, in-8.

Indépendamment de ces opuscules nombreux, qui montrent que Caillan était un médecin laborieux, il cultiva la poésie avec quelque succès, et publia un grand nombre de morceaux insérés en partie dans le Recueil de l'Académie des Jeux floraux de Toulouse. On trouve de lui, dans les *Annales cliniques* de Montpellier, tome XXII, un *Mémoire philologique sur la mort d'Alexandre-le-Grand.* Il a traduit du latin la *Callipédie,* de Claude Quillet.

(*Biog. méd.* — Quérard, *la France littér.*)

CAIUS. *Voyez* KAYE.

CALDANI (Léopold-Marc-Antoine), médecin et anatomiste célèbre, naquit à Bologne le 21 novembre 1725: sa famille était noble et originaire de Modène. Il avait terminé ses études et sa philosophie à quatorze ans, lorsque son père voulut qu'il se destinât au barreau, afin de lui faire suivre une carrière dans laquelle son aïeul s'était acquis une grande réputation; mais un goût décidé l'entraîna vers la médecine, et ses sollicitations, réunies à celles de plusieurs amis de son père, déterminèrent ce dernier à laisser le jeune Léopold suivre sa véritable vocation. Il commença l'étude de la médecine à 16 ans; il s'était en quelque sorte déjà initié aux premiers élémens de cette science, en disséquant plusieurs animaux, dirigé par le seul désir de connaître leur organisation, et de s'expliquer les phénomènes qu'il observait sur eux. Les recherches anatomiques et l'observation des maladies l'occupèrent bientôt tout entier; ses succès furent aussi brillans que rapides, et à 22 ans, il obtint la place d'aide de clinique à l'hôpital de *Santa Maria della Morte.* Ses nouvelles fonctions lui donnaient toutes les facilités désirables pour se livrer à son étude favorite, l'anatomie de l'homme sain et malade; peu après il fit une série de leçons sur cette matière à un assez grand nombre d'élèves. Il avait déjà fait preuve de connaissances très-étendues, lorsqu'il reçut le bonnet de docteur, le 12 octobre 1750: aussi ne tarda-t-il pas à jouir d'une réputation de praticien qui contrastait singulièrement avec sa jeunesse. Signalé par des travaux recommandables, Caldani fut admis, à l'âge de 24 ans, en qualité d'adjoint, à l'Institut des Sciences de Bologne, et en 1755, le sénat de Bologne lui donna la chaire de médecine, à la charge par lui de professer l'anatomie, en 1760. C'est dans cet intervalle de temps qu'il s'appliqua à vérifier par de nombreuses expériences les observations de Haller sur les parties sensibles et irritables du corps, et c'est de cette époque que date la correspondance intéressante qu'il entretint avec ce célèbre physiologiste, et qui ne fut interrompue que par la mort de ce dernier. (Voyez *Epist. ab erud. viris ad Alb. Hallerum*). En attendant l'époque où il devait occuper la chaire d'anatomie, Caldani se préparait journellement à cette nouvelle tâche, tout en exerçant la médecine et la chirurgie; il faisait à la fois des recherches cadavériques et des expériences sur les animaux vivans. Le 5 janvier 1758, il se rendit à Padoue pour assister aux leçons de Morgagni, et puiser à son école de nouvelles connaissances. Pendant son séjour à Padoue, il allait chaque soir chez Morgagni, où il ne profitait pas moins dans les entretiens que dans les cours de son illustre maitre. Enfin, l'année 1760 arriva, et la manière brillante et neuve avec laquelle Caldani enseigna l'anatomie dans l'Université de Bologne, fixa dès-lors sa réputation comme anatomiste. Mais ses succès lui suscitèrent des ennemis, et les désagrémens qu'il essuya, le décidèrent à se rendre à Venise, où il reçut sa nomination de professeur pour l'Université de Padoue. Il y occupa d'abord la chaire de médecine théorique, devenue vacante par la mort du professeur Jac. Piacentini, sous la condition de succéder à Morgagni, qui était déjà vieux, et qui enseignait l'anatomie à cette Université. On sait qu'alors cette partie de la médecine était professée en un petit nombre de leçons.

La juste célébrité que Caldani s'était acquise dans l'exercice de la médecine et de la chirurgie, s'accrut encore à Venise: il se livrait d'avantage à la pratique, parce qu'il avait moins de facilités pour s'occuper d'anatomie: aussi employa-t-il alors ses loisirs à publier divers opuscules sur la médecine et la physiologie, et des articles nombreux dans le journal de médecine rédigé par le docteur Orteschi. Une décision du magistrat qui présidait les études en 1771, ayant obligé chaque professeur à publier ses leçons, ce fut par suite de cette mesure que Caldani composa ses élémens de pathologie (1772). L'année suivante, parurent ses institutions de physiologie pour le cours qu'il fut chargé de professer ensuite. En 1771, il avait succédé au célèbre Morgagni, que la mort enleva à la chaire d'anatomie : il rendit l'enseignement de cette science plus profitable aux élèves, en démontrant tous les organes sur le cadavre, ce qui ne s'était pratiqué jusqu'alors que très-incomplétement; Morgagni lui-même remplaçant souvent les préparations anatomiques par les planches de Vesling, d'après lesquelles il donnait ses descriptions. Plus tard, il fit pour l'anatomie ce qu'il avait fait pour la physiologie et la pathologie ; il publia un livre élémentaire sur cette science, qui fut accueilli avec faveur, et dans lequel il inséra beaucoup d'observations anatomiques neuves et intéressantes. Caldani occupa jusqu'en 1805 les deux chaires de médecine théorique et d'anatomie de l'Université de Padoue; quoique son âge avancé ne lui permît plus de se livrer à l'enseignement de la médecine aussi activement que par le passé, cependant il fit encore des leçons de séméiotique qu'il publia en 1808. Quand il succéda à Morgagni, il avait proposé aux directeurs des études de créer un cabinet d'anatomie; mais sa demande ne fut pas accueillie, malgré ses instances répétées. La considération et la confiance que Caldani avait acquises étaient si grandes, que, malgré sa condition d'étranger, le gouvernement de Venise le nomma protecteur et syndic de l'Université des artistes, charge qu'il remplit depuis 1788 jusqu'en 1801. Lorsque le sénat de Venise fonda l'Académie de Padoue, Caldani fut consulté sur les réglemens qu'il convenait d'établir, et il fut le premier appelé à présider cette société dont les actes renferment beaucoup de Mémoires de Caldani. Ce fut à l'âge de 76 ans qu'il entreprit de publier son recueil de planches anatomiques, pour l'exécution desquelles il s'adjoignit son neveu, l'affaiblissement de sa vue pouvant nuire à un semblable travail. Ses relations avec Haller, Bonnet, Albinus, Sandifort, Blumenbach, Van-Swieten, Quarin, Frank, Formey, Walter, Pringle, etc., prouvent la haute estime dont il jouissait auprès des savans les plus célèbres de son temps. Il était membre de la plupart des Sociétés savantes de l'Europe. Caldani éprouvait depuis trois ans des accès d'asthme, lorsqu'une pneumonie se développa, le 24 décembre 1813, et le fit succomber le 30 du même mois. Il était âgé de 88 ans et un mois. Caldani a laissé les ouvrages suivans :

Sull' insensitività ed irritabilità di alcune parti degli animali. Lettera scritta al chiarissimo sig. Alberto Haller. Bologne, 1757, in-4. Réimprimée dans le recueil de Hyacinthe Barthélemi Fabri, part. I. On a donné la traduction française de cette lettre dans le tome III des *Mémoires sur la nature sensible et irritable des parties du corps des animaux.* Lausanne,

1760. — Caldani confirme par de nouvelles observations les résultats publiés par Haller.

Lettera terza del sig. dott. Leopoldo Marc' Antonio Caldani sopra l'irritabilità e insensitività Halleriana. Bologne, 1759.

Lettera sull' uso del Muschio nella Idrophobia. Venise, 1761, in-8.

Riflessioni fisiologiche sopra due dissertazioni del sig. Claudio Nicola Le Cat. Venise, 1767, in-8. Caldani publia cet opuscule et le suivant pour répondre aux objections que Lecat et De Haen avaient faites à la doctrine hallérienne.

Esame del Capitolo settimo contenuto nella XII parte dell' ultima opera del chiarissimo sig. Antonio De Haen. Padoue, 1770, in-8.

Lettera al sig. di Haller sui fenomeni che accadono ai muscoli di alcuni animali di sangue freddo tagliati attraverso, irritando inappresso la midolla spinale. Inséré dans l'*Estratto della letteratura Europea*, pour l'année 1763, et dans le tome V de la *Correspondance de Haller*.

Storia della Malattia che Trasse di Vita la nobile signora. C. B. P. C. Venise, 1766. — Caldani prouve que l'extrait de ciguë qu'il avait fait prendre à une dame affectée de tumeurs squirreuses à l'une et l'autre mamelles, n'avait eu aucune action nuisible.

Innesto felice del vajuolo. Padoue, 1768. — Il rapporte l'exemple d'une inoculation de la variole, pratiquée heureusement sur un jeune enfant.

Institutiones pathiologicæ, auctore L. M. A. Caldanio. Padoue, 1772, in-8; *ibid.*, 1776, in-8; Leyde, 1784, in-8; Venise, 1786, in-8; Naples, 1787, in-8. — Caldani an-

nonce dans sa préface qu'il a suivi particulièrement les principes de Boerhaave, Haller, Gaubius et autres; mais cet ouvrage renferme beaucoup de remarques intéressantes de l'auteur lui-même, et des observations importantes sur la nature de différentes maladies jusque-là mal connues.

Institutiones physiologicæ, auctore L. M. A. Caldanio. Padoue, 1773, in-8; *ibid.*, 1778, in-8; Leyde, 1784, in-8; Venise, 1786, in-8; Naples, 1787, in-8, 2 vol. Cette dernière édition a été très-augmentée par l'auteur : le professeur Saverio Macri y a joint des notes; trad. allemand. Prague, 1784, et Leipsick, 1785. — Cet ouvrage élémentaire fut adopté dans différentes universités : il renferme beaucoup d'observations propres à Caldani. Il avait reconnu que les globules du sang sont ronds, ainsi qu'on l'a vérifié depuis; ses expériences ont prouvé, contre l'opinion de Lamure, que le battement des artères consiste spécialement dans la dilatation et le resserrement alternatifs des parois de ces vaisseaux. Il a très-bien établi la différence qui existe entre la contractilité des membranes cellulaires et celle des muscles. Il démontre que l'usage de la valvule qui existe à l'embouchure du canal thoracique, dans la veine sous-clavière, n'est pas de s'opposer à l'introduction du sang dans ce canal, mais d'empêcher que l'écoulement du chyle dans la veine ait lieu autrement que goutte à goutte.

Dialoghi di fisiologia e di pathologia. Padoue, 1778....; *ibid.*, 1793.. — Ce livre est une espèce de Manuel, composé pour les étudians qui se disposaient à subir les examens qui se faisaient à la fin de chaque année.

In morte del grande Alberto di

Haller. Padoue, 1780.... — C'est un éloge de Haller par Caldani.

Institutiones anatomicæ. Venise, 1787, in-8, 2 vol. en quatre parties; Naples, 1791, in-8, 2 vol.; Leipsick, 1792, in-8, 2 vol.; trad. en ital. par le doct. Castellani. Brescia, 1807. — Caldani a consigné dans cet ouvrage élémentaire un grand nombre de ses observations particulières sur divers points d'anatomie : il y soutient, entr'autres points de physiologie, l'absorption veineuse.

Institutiones στμιωτικης, *auctore Leopoldo M. A. Caldanio.* Padoue, 1808, in-8.

Caldani a consigné encore un trèsgrand nombre de Mémoires dans divers recueils scientifiques; mais il a donné une édition séparée de quelques-uns de ceux qu'il lut à l'Académie de Padoue. Voici le titre de ce recueil:

Memorie lette nell' Accademia di Scienza, lettere ed arti di Padova da Leopoldo M. A. Caldani. Padone, 1804.... avec fig. — Les Mémoires contenus dans ce recueil sont au nombre de sept; ils ont pour objet: *L'Examen comparatif de la structure des os de l'homme et du bœuf; — La composition des dents; — Quelques remarques particulières sur les vaisseaux chylifères et les veines du mésentère; — Recherches sur les causes de la force et de la durée constante des mouvemens du cœur, et de l'extrême susceptibilité de ses parois internes à l'impression des stimulans; — Sur un fœtus singulièrement monstrueux; — Sur un enfant manquant de bras; — Essai sur la respiration; — Appendice au Mémoire sur la structure des os de l'homme et du bœuf.*

Icones anatomicæ, quotquot sunt celebriores, ex optimis neotericorum operibus summâ diligentiâ depromptæ et collectæ opera et studio Leopoldi M. A. et Floriani Caldani. 4 vol. gr. in-fol. Venise, 1801-1813. — *Iconum anatomicarum explicatio.* Venise, 1802-1814. — Ce grand ouvrage est un recueil précieux des planches anatomiques les plus exactes.

Parmi les observations insérées par Caldani dans le *Giornale di Medicina* du docteur Orteschi, ou trouve deux dans le premier volume, publiées sous le nom de *Dorilao,* surnom qui lui fut donné quand il fut admis à l'Académie *degli Agiati* de Roveredo. Le même volume renferme aussi plusieurs articles de lui, qu'il indique à Haller, dans sa lettre du 11 juin 1763. Le second volume de ce journal contient deux lettres sous le nom de *Dorilao,* et qui ont pour objet la guérison de deux hydropiques obtenue par l'usage de la crème de tartre; en outre, une observation sur la morsure de la vipère. Dans le tome troisième, on lit un exemple d'anévrisme terminé par la mort; celui d'une affection pulmonaire, également mortelle, mal déterminée pendant la vie, et suivie de l'ouverture du cadavre, etc., etc.

Chacun des volumes de la collection intitulée : *Saggi scientifici e letterari dell' Accademia di Padova,* contient des travaux de Caldani, indépendamment de ceux qu'il publia isolément, et que nous avons indiqués plus haut. Les voici : *Expériences et Observations propres à déterminer quel est le point du cerveau où ses fibres s'entre-croisent* (vol. I). — *De ureterum inæqualitate et de fœtus nutritione* (vol. II). — *De chordæ tym-*

pani officio, et de peculiari peritonæi structurá (vol. III). — *Observations microscopiques sur la forme des molécules rouges du sang* (vol. III, part. I). — *Lettre à M. Bonnet, et réponse de ce dernier sur la génération* (vol. III, part. II). — *Mémoire sur les effets du verre avalé* (vol. III, part. II). Les deux dissertations latines qui viennent d'être indiquées ont été réimprimées sous ce titre :

Leopoldi M. A. Caldani commentationes Academiæ medicinales præsertim anatomiam spectantes, Fasciculus I. Gottingue et Leipsick, 1799...

La collection des *Memorie di matematica e di Fisica della Società italiana delle Scienze residante in Modena,* contient encore des travaux nombreux de Caldani : tels sont ses *Lettres à Spallanzani, sur la reproduction de la tête des limaçons après son ablation* (vol. II). — Une *Lettre sur un cas singulier de passion iliaque* (vol. IV). — *Sur un prétendu hermaphrodite* (vol. VII). — *Conjectures sur les causes des différences de couleur des Africains et des autres peuples* (vol. VIII).—*Examen de quelques observations de gestation chez le mulet* (vol. IX). — *Mémoire sur la prétendue existence de quelques quadrupèdes, dits* Giomerri ou Giumarri (vol. X). — *Quelques considérations sur le cancer* (vol. XII). — *Mémoire sur une espèce particulière de cholera-morbus* (vol. XII). — *Quelques Réflexions sur la chaleur animale*

(vol. XIII). — *Sur les mouvemens de l'Iris* (vol. XIV). — *Description d'une maladie de la peau, qui régna épidémiquement à Padoue en* 1807 (vol. XIV). — *Réflexions et Observations sur la couleur rouge du sang* (vol. XV). — *Cas singulier d'expulsion d'une portion d'intestin* (vol. XVI).

Réflexions sur les couleurs, et particulièrement sur celles qu'on nomme accidentelles. Caldani adressa ce Mémoire, dans le mois de janvier 1813, à l'Institut italien, dont il avait été nommé membre pensionnaire en 1812. Il répéta les expériences de Buffon sur les couleurs accidentelles ; et comme il obtint des résultats très-variables, il publia ses observations sur ce sujet, fit connaître les notions que les anciens possédaient à cet égard, et montra que le prisme, dont on attribue l'invention à Newton, est décrit par Marini, dans le chant XXI, stance XXIV de son poème intitulé *Adone.*

On peut consulter, sur Caldani et ses écrits, le recueil intitulé : *Epistolarum ab eruditis viris ad Albertum Hallerum scriptarum,* dans lequel on trouvera une foule de particularités sur la vie et les travaux de Caldani.

(Florian Caldani, *Éloge de Léopold M. A. Caldani,* inséré dans les *Memorie di Matematica e di Fisica della Società italiana delle Scienze, residente in Modena,* t. XIX, partie contenant les *Mém. de Phys.* Modène, 1823, in-4).

CALDERA DE HEREDIA. *Voyez* HEREDIA.

CALLARD DE LA DUCQUERIE (Jean-Baptiste), doyen et professeur primaire de la Faculté de médecine en l'Université de Caen, vivait encore en 1715, âgé de 85 ans. On a de lui :

Lexicon medicum etymologicum, etc. Caen, 1692, in-12; Paris, 1693, in-12, avec des augmentations.

Callard de la Ducquerie avait préparé une édition de cet ouvrage, qui aurait formé un volume in-folio, mais qui ne paraît point avoir été imprimée, quoi qu'en disent Carrère, Éloy, etc.

Parmi les manuscrits qu'il a laissés, on a trouvé une copie informe d'un traité intitulé : *Ager medicus cadomensis,* etc.

(*Journal des Savans.*)

CALLISEN (Henri), naquit en 1740 à Prcetz en Holstein, où son père était pasteur. Il était âgé de 15 ans lorsqu'il vint à Copenhague pour y étudier la chirurgie. Il fut d'abord obligé de se faire inscrire dans la jurande des barbiers pour devenir élève d'un chirurgien militaire. Le directeur-général, le docteur Krüger, le prit chez lui, le seconda dans ses études, et le fit nommer chirurgien d'un régiment en garnison à Copenhague. Dégoûté de son nouveau poste par l'état de servilité auquel il se voyait réduit, il prit son congé ; et l'appui de son protecteur, le docteur Krüger, lui fit obtenir une place de chirurgien en chef d'une frégate royale. Après deux ans de service sur mer, Callisen fut nommé (1762) pensionnaire royal à l'amphithéâtre de chirurgie, et chirurgien de réserve à l'hôpital Frédéric. En 1766, il obtint la permission de voyager aux frais du Roi, et séjourna quatre années tant en France qu'en Angleterre, où il se lia particulièrement avec Lecat et Hunter. Rappelé à Copenhague en 1771, en qualité de chirurgien en chef de la flotte et du lazaret, il ouvrit des cours de chirurgie, et l'année suivante il reçut le bonnet doctoral. En 1773, il fut nommé professeur de médecine à l'Université de Copenhague, membre du Collége médical du royaume, et examinateur à l'amphithéâtre d'anatomie. Dans cette même année, il fonda avec plusieurs de ses collègues la Société de Médecine de Copenhague, qui reçut depuis le titre de Société royale. De concert avec Saxtorph, il créa en 1774 une Société de conférences pour exercer les étudians en médecine. La jalousie lui suscita des ennemis, car lors de la fondation de l'Académie de chirurgie, Callisen en avait été exclu : mais en 1791 il fut nommé à l'une des chaires de l'Académie, et à la mort de Hennings, trois ans après, il obtint la place de directeur-général, et se démit alors de celle de chirurgien en chef de la flotte. Lorsqu'il cessa ses cours publics en 1805, ses nombreux élèves firent frapper à cette occasion une médaille en or à son effigie, et avec ces mots : *Senescenti doctori discipulorum pietas.* Callisen avait été un promoteur zélé de la vaccine. Sa vieillesse fut honorée des témoignages unanimes de l'estime publique. Il était conseiller d'Etat, commandant de l'ordre de Dannebrog, et médecin de la famille royale. Callisen est mort à l'âge de 84 ans, le 5 février 1824. On a de lui :

De sanitate tuendá. Copenhague, 1772, in-8. Cet ouvrage (indiqué par Rob. Watt) serait-il le même que le suivant, qui paraît être la thèse inaugurale de Callisen, et que Pflug a traduit de l'allemand sous ce titre :

Adhandlung uber die mittel die sufahrenden, etc., ou *Traité sur les moyens de conserver la santé des navigateurs, et en particulier, des équipages des vaisseaux de guerre de S. M. Danoise.* Copenhague, 1778, in-8.

Institutiones chirurgiæ hodiernæ. Copenhague, 1777, in-8; Louvain, 1777, in-8. Cet ouvrage, considérablement augmenté, fut ensuite publié par Callisen sous ce titre :

Systema chirurgiæ hodiernæ. Copenhague, 1788, in-8, 2 vol.; *ibid.,* 1798-1800, in-8, 2 vol.; *ibid.,* 1815-1817, in-8, 2 vol.

On trouve dans les *actes de la Société de Copenhague* des articles nombreux de Callisen, que nous allons indiquer : *De concretione polyposá, cavá ramosá, tussi rejectá. — Hernia lethalis cum rupturá atque stricturá omenti. — Circà inconstantiam symptomatum in herniá omentali. — Adnotationum circà callum ossium continuatio, fractæ patellæ reunionem maximè attingens* (vol. I). *— De summá ebrietate observatio. — Observata quædam medico-chirurgica: herniarum rariorum biga; obstructio alvi insuperabilis à paralysi intestini; hæmorrhagia ex ano lethalis; subluxatio vertebrarum colli non lethalis* (vol. II).

—Specimen descriptionis morborum, anno 1779, in nosocomio nautico grassantium, part. I. *De inflammationis pectoris.—Observata quædam circà febrem putridam, anno 1779-80, cum adjunctis monitis circà inefficaciam corticis peruviani et efficacissimam vim pulveris seminum synapeos anglicanis. — Relatio epidemiæ bilioso-nervoso-putridæ,* etc., *cum observatis circà effectum camphoræ dosi consuetis longè majori datæ et seminum sinapeos anglicani* (Acta regiæ soc. tom. I.).— *Observatio de herniotomiá ob accedentem trismum lethali. — Observatio de diarrhææ cum obstructione alvi haud in frequenti connubio* (vol. II). *— Observata quædam circà epidemiam bilioso-nervoso-putridam inter nautes classis regiæ Danicæ, anno 1788-89. — Commentatio de satis atque cautelis injectionis cavitatis tympani per processum mastoïdeum ossis temporum pro auferendá surditate institntæ* (vol. III.).*—Momenta quædam circà calorem, vires vitales et morbos inflammatorios. — De aquá fervidá scopo vesicatorio adhibenda* (vol. IV).

Callisen est encore l'auteur d'un ouvrage dont nous ignorons le titre, ayant pour objet des *Observations physico-médicales sur la ville de Copenhague,* publiées en 1807.

(*Revue encyclopédique,* tom. 24, année 1824. — *Bulletin des sciences médicales,* n° de février, année 1825. — Rob. Watt, *Biblioth. Britannica.*)

CALLOT (François-Joseph), petit-neveu du célèbre graveur de ce nom, naquit à Nancy, le 13 mai 1690. Il fit ses études médicales à Montpellier, fut agrégé à la Faculté de Pont-à-Mousson, devint conseiller, médecin-aulique des ducs de Lorraine, Léopold et François, en 1723 et 1729, et se retira en 1737 à Nancy, où il passa le reste de sa vie. Il a mis au jour :

Diss. de Diabete. 1715.

Diss. de mediciná. 1715.

Discours prononcés en 1724, 1727 et 1729, aux ouvertures des assemblées des directeurs du bureau des pauvres de Béziers dont il était membre.

L'idée et le triomphe de la vraie médecine, en forme d'apologie, etc. Commercy, 1742, in-12.

On lui doit encore plusieurs autres productions médicales ou littéraires de peu d'importance, dont on trouve l'indication dans la *Bibliothèque lorraine* de dom Calmet, d'où nous tirons cette notice.

CALVET (ESPRIT-CLAUDE-FRANÇOIS), médecin, naturaliste et antiquaire, né le 14 novembre 1728, passa sa vie à Avignon, sa patrie, et y mourut le 25 juillet 1810. Long-temps professeur de la Faculté de médecine de cette ville, il avait été associé à plusieurs Académies, et il était depuis 1763 correspondant de celle des Inscriptions et Belles-Lettres. Il institua la ville qu'il habitait légataire de tous ses biens, par un testament dans lequel il prescrivait les funérailles qui lui seraient faites en imitation de celles de l'antiquité. Il léguait, entre autres choses, une collection de médailles et d'antiques, pourvue de dotations suffisantes à son administration et à son entretien. Telle est la fondation du *musée Calvet* d'Avignon. Nous ne connaissons de Calvet que les opuscules suivans :

Diss. therapeutica inauguralis de arthritide. Resp. Cl.-Jos. Savary. Avignon, 1759.

Tentamen mesdicum de hæmorrhagiis internis. Avignon, 1761, in-4.

Quæstiones et dissertationes medicæ. Avignon, 1761-1762, in-4.

D. an potus café *quotidianus, valetudini tuendæ, vitæque producendæ noxius? Resp. P.-Jos-Maria Collin.* Avignon, 1762, in-4. 22 pp.

De fluidi nervei secretione naturá et usu. Avignon, 1762, in-4.

An febribus intermittentibus epithemata in carpis. Neg. Avignon, 1762, in-4.

An præsertim apud divites adhibenda sit variolarum inoculatio. Aff. Avignon, 1762, in-4.

Calvet a donné, dans le *Magasin encyclopédique,* l'explication de deux médailles qu'il avait offertes au Musée d'Avignon. Il avait travaillé long-temps à un *Spicilegium inscriptionum antiquarum,* dont les antiquaires qui le connaissaient désiraient la publication, mais qui est resté manuscrit, ainsi que beaucoup d'autres écrits formant six vol. in-fol. sur la Médecine, les Antiquités, l'Histoire naturelle, et la Philosophie. On en trouve le catalogue dans une Vie d'Esprit Calvet, par le docteur Guérin, conservateur du muséum Calvet. Avignon, 1825, in-18.

(Haller.—Hefter.—Quérard, *France littér.*)

CALVO (Jean), professeur en médecine dans l'Université de Valence (Espagne), doit être cité honorablement au rang de ceux dont les efforts contribuèrent, vers la fin du seizième siècle, à ramener à l'étude des anciens. On a de lui :

Primera y segunda parte de la chirurgia universal y particular del cuerpo humano. Séville, 1580, in-4; Madrid, 1626, in-fol.; Auvers, 1674, in-fol.; Valence, 1690, in-fol. Cette dernière édition contient une troisième partie sur les *fracturas y dislocaciores*, par André Tamayo. — Brice Gay a traduit et publié une partie de cet ouvrage sous ce titre :

Epitome des ulcères. Poitiers, 1614, in-12.

Libro de medicina y chirurgia. Barcelonne, 1592, in-8. — Cet ouvrage traite des plaies en général et en particulier, et de la maladie vénérienne.

L'auteur pense que deux individus de sexe différent peuvent contracter cette maladie, quoique sains, s'ils se livrent avec excès au coït. Il préconise le traitement par les sudorifiques; il conseille les frictions mercurielles.

Tratado de las simples. Valence, 1596, in-fol., avec la Chirurgie de Guy de Chauliac.

Calvo a traduit en espagnol la Chirurgie de Guy de Chauliac, avec les remarques de Jean Falcon. Valence, 1596, in-fol.

(Haller, *Biblioth. chirurg.* — Eloy. — Carrère.)

CALVO (Marco Fabio), médecin, né à Ravenne, vivait à Rome sous le pontificat de Clément VII, et y mourut en 1527. On lui doit la première traduction latine qui ait été faite des œuvres d'Hippocrate. Il l'entreprit d'après l'ordre du pape Clément, qui mit à sa disposition un manuscrit de la bibliothèque du Vatican. L'ouvrage fut publié à Rome en 1525, in-fol. Quoique écrite d'un style barbare, cette version est on ne peut pas plus précieuse, à cause de la fidélité et de l'exactitude superstitieuses que le traducteur pousse souvent jusqu'à exprimer littéralement les différentes variantes qu'il a trouvées dans ces manuscrits. Un bon juge en ces matières, Coray, la recommande, à ce titre, à tous ceux qui voudront désormais nous donner des éditions d'Hippocrate, ou y rétablir des passages altérés. Il reconnaît qu'elle lui a été plus d'une fois d'un très-grand secours.

CAMERARIUS (Joachim), littérateur et savant universel, que J.-A. Fabricius nomme le phénix de l'Allemagne, naquit à Bamberg le 12 avril 1500. Il commença ses études dans sa patrie, et alla les continuer à Leipsick, et à Erford, où il fut reçu maître-ès-arts en 1521. Depuis lors il enseigna successivement les langues grecque et latine dans les Universités de Nuremberg, de Tubingue et de Leipsick, qui lui durent une nouvelle organisation. Il mourut le 17 avril 1574, d'une rétention d'urine causée par un calcul pour lequel il ne voulut point se laisser opérer. Camerarius fut un des hommes du seizième siècle qui contribuèrent le plus au progrès des sciences et des belles-lettres; nul ne posséda à un aussi haut degré de perfection la connaissance du grec et du latin, ni une érudition plus profonde et plus variée. Il eut une grande part aux affaires politiques et religieuses de son temps, et fut chargé de négociations importantes. L'étendue de ses connaissances, la modération, la sagesse de ses principes, et l'énergie de son caractère, lui méritèrent l'estime des empereurs Charles-Quint, Ferdinand, et Maximilien II, et l'intime amitié de Mélanchton. Camerarius ne fut point médecin; ce n'est qu'à titre de polygraphe qu'il s'occupa de médecine; mais l'influence qu'il eut sur la restauration des sciences nous a paru devoir lui faire trouver place ici, quoique nous n'ayons à citer, parmi les cent cinquante ouvrages dont il est l'auteur, qu'un petit nombre de productions qui se rapportent à l'objet de ce dictionnaire.

Commentarius de theriacis, et mithridateis. Item ad Pamphylianum libellus. Galene Andromachi. Theriacæ Antiochi. Antidotus Philonis. Conversa in latinum : adjectis et his, et aliis quibusdam græcis, diligentiâ magnâ emendatis. Nuremberg, 1534, in-8. . . . .

De tractandis equis, sive, ιππικης. Ejusdem (Camerarii) conversio, libelli Xenophontis de re equestri in latinum. Historia rei nummariæ, etc. Tubingue, 1539, in-8; Leipsick, 1556, in-8.

Διασκιυι ωνομαςαι, hoc est, diligens exquisitio nominum quibus partes corporis humani appellari solent. Additis etiam functionum nomenclaturis. Bâle, 1551, in-fol.

(J.-Alb. Fabricius, *Bibl. græca.* — Niceron. — *Lindenius renovatus.*)

CAMERARIUS (Joachim II), fils du précédent, naquit à Nuremberg le 6 novembre 1534. Après avoir fait ses humanités sous les yeux de Melanchton, l'ami de son père, et étudié la médecine à Leipsick et à Breslau, il passa en Italie, séjourna un an à Padoue, autant à Bologne, où il reçut, le 27 juillet 1562, le titre de docteur en médecine, revint pratiquer l'art de guérir dans sa ville natale en 1564, et mourut le 11 octobre 1598. Jouissant à Nuremberg

de la plus haute considération, Camerarius se servit de son crédit
pour y faire des établissemens utiles. En 1592, il obtint des magistrats l'autorisation de fonder un collége de médecine, dont il fut
élu doyen à perpétuité. Plusieurs princes souhaitèrent de l'avoir
pour médecin, mais il préféra aux faveurs des cours, la liberté de
se livrer à la culture de la botanique, qui avait beaucoup de charmes
pour lui, aux recherches chimiques et aux travaux du cabinet. C'est
surtout comme botaniste qu'il conserve une réputation méritée. Ses
ouvrages sont :

De re rustica opuscula nonnulla,
lectu cum jucunda, tum utilia, jam
primum partim composita, partim
edita à Joachimo J.-F. Camerario,
Nuremberg, 1577, in-4, avec une
planche; *ibid.*, 1596, in-8. — Ce petit
livre est terminé par un catalogue des
auteurs dont les ouvrages imprimés
ou manuscrits se rapportent à la même
matière. Ce catalogue remplit onze
feuillets.

*Synopsis quarumdam brevium, sed
perutilium commentariorum de peste
clariss. V. V. Donzellini, Ingrassiæ,
Cæsaris Rincü, et post hæc sui ipsiús
éadem de lue scripta in lucem retulit.
Adjectæ sub finem sunt eodem Camerario authore de bolo Armeniæ et terra
lemnia, observationes.* Nuremberg,
1583, in-8.

*De plantis epitome utilissima, Pet.
And. Matthioli. Novis iconibus et des-
criptionibus pluribus nunc primum diligenter aucta. Accessit Catalogus
plantarum quæ in hoc Compendio
continentur, exactissimus.* Francfort-
sur-le-Mein, 1586, in-8.—De 1003 figures qui se trouvent dans cet abrégé
de Matthioli, il en est peu, au rapport
de Haller, qui ne soient ou entièrement nouvelles, ou du moins perfec-
tionnées sous le rapport des caractères.
La plupart sont du célèbre Conr. Gessner. Camérarius qui les avait achetées

de Gaspard Wolf, héritier de la bibliothèque et des manuscrits de Gessner,
prend soin d'en avertir dans la dédicace et la préface de son livre, et c'est
à tort qu'il a été accusé de plagiat. Du
reste, ces figures passent pour les plus
parfaites qui aient été exécutées en
bois. Cet *epitome* fut traduit en allemand, et eut dans cette langue huit ou
neuf éditions.

*Hortus medicus et philosophicus,
in quo plurimarum stirpium breves descriptiones, novæ icones non paucæ,
indicationes locorum natalium, observationes de culturá earum peculiares,
atque insuper nonnulla remedia eupo-
rista, necnon philologica quædam
continentur. Item Sylva Hercynia, sive
catalogus plantarum sponte nascentium in montibus et locis plerüque
Hercyniæ Sylvæ quæ respicit Saxo-
niam, conscriptus singulari studio a
Joanne Thalio. Omnia nunc primum
in lucem edita.* Francfort-sur-le-Mein,
1588, in-4, 2 vol., ordinairement
réunis; *ibid.*, 1654, in-4. — Ces deux
catalogues sont disposés par ordre
alphabétique. Les figures, au nombre
de 56, sont bonnes, au jugement
d'Adanson.

*Symbolorum et emblematum centu-
riæ tres : I. ex re herbariá desumta;
II. ex animalibus; III. ex insectis.
Quibus rariores stirpium, animalium*

et insectorum proprietates, cum philologicis aliis complexus est. Nuremberg: 1590-1597, in-4; Francfort, 1654, in-4; ibid., 1661, in-4; Mayence, 1677, in-4.

On trouve quelques lettres de J. Camérarius dans la *Cista medica* de J. Hornung.

(Melch. Adam. — *Lindenius renovatus.* — Haller.)

CAMERARIUS (JEAN-RODOLPHE), chef d'une famille qui se distingua long-temps dans la médecine, vécut dans la première moitié du dix-septième siècle. Il a publié :

Horarum natalium Centuriæ II. Prima pro certitudine astrologiæ. Francfort. 1607, in-4. *Secunda ibid.*, 1610, in-4.

Disputationum medicarum in illustri academiâ Tubingensi habitarum decas prima, etc. Tubingue, 1611, in-8.

Sylloge memorabilium medicinæ, et mirabilium naturæ arcanorum centuriæ, I-XII. Strasbourg, 1624-1630, in-12. *centuriæ XIII-XVI; ibid.*, 1652, in-12. *centuriæ XX.* Tubingue, 1683, in-8.—L'auteur était mort depuis long-temps quand parurent, dans cette dernière édition, les centuries XVII à XX, jusqu'alors inédites. La première Centurie avait été publiée seule dès 1614. Nuremberg, in-8. C'est un recueil très-varié, mais fait sans critique.

CAMERARIUS (ÉLIE-RODOLPHE), fils du précédent, né à Tubingue, le 7 mai 1641, mourut dans la même ville le 7 juin 1695. Reçu docteur en 1663, il avait fait, pendant plusieurs années, des cours particuliers, et avait acquis la plus haute réputation comme professeur et comme praticien. Il eut, en 1672, le titre de médecin et conseiller du prince de Wurtemberg, et, en 1677, la chaire ordinaire de médecin de l'Université de Tubingue. Depuis 1669, l'Académie des Curieux de la nature le comptait au nombre de ses membres, sous le nom d'Hector. Les seuls ouvrages qu'il ait laissés sont des dissertations dont Haller disait : *Ejus disputationes melioris ferè sunt notæ, certè eo seculo.* En voici les titres :

Theoria physica de plantis. Tubingue, 1656, in-4. — Haller et Bœhmer s'accordent à attribuer cette diss. à E.-R. Camerarius, qui n'avait alors que 15 ans; et l'on sait que ce dernier débuta dès l'âge de 12 ans dans la carrière des études académiques. — *Diss. de acidularum usu externo.* Tubingue, 1677, in-4.—*D. de lacrymis*, 1678.— *D. de physographiâ*, 1678. — *D. de ictero*, 1679.—*D. de anorexiâ*, 1679. —*D. cur epilepsia hodiè inter nos* tàm *frequens sit?* 1680.—*D. de spasmo intestinorum*, 1680.—*D. de physotherapiâ*, 1680.—*D. quale siguum in morbis præbeat urina*, 1680.— *D. de palpitatione cordis*, 1681.—*D. de vomitu gravidarum*, 1682. — *D. de mictione pultaceâ*, 1683.— *D. historia cardialgiæ sublatæ*, 1683.—*D. valetudinarii senilis lineæ generales*, 1683. *Lineæ speciales*, 1684.— *D. de subitaneâ refectione*, 1683. — *D. historia anatomica renum et vesicæ*, 1683.— *D. de phlogosibus vagis cum scorbuto*, 1684. —*D. de phrenitide*, 1684.—*D. tensio cordis lipothymiæ causa*, 1686. — *D. de vomitu aquæ ex gulâ*, 1686.— *D. indicatio symptomatum*, 1686. — *D. positiones medicæ miscellaneæ*, 1687.—*D. II*, *de coryzâ siccâ*, 1688 et 1689.—*D. casus de ægritudine animi*, 1688. —*D. de clysmatibus*, 1688. — *D. de tumore ex cessante scabie*, 1688.—*D. de glandulis præter naturam patulis*, 1689.—*D. de casu in quo menses*, *præter naturam emananentes*, *per emmenagoga sunt ciendi*, 1690. —*D. de catalepsi epilepticâ*, 1690.—

Anatome hydropicæ cum scholiis, 1691. — *Obex curationis morborum tàm gravis quàm frequens occasione aphor.* 12, *sect.* 11, 1691.—*Pleuritis et abscessus pectoris cum succedente colicâ spasmodicâ et gutta serenâ*, 1692.—*D. de febre malignâ tertianâ*, 1692. — *D. de febre intermittente anomalâ cardialgicâ*, 1692. — N'est-ce pas la même que la précédente? — *D. de febribus in genere*, 1692. — *D. de ozenâ*, 1692.—*Positiones medicæ*, 1693.—*D. de tenesmo*, 1693.—*D. de febre petechiali.*

(Du Petit-Thouars. — Haller.)

CAMERARIUS (Rodolphe.-Jacques), fils ainé du précédent, et le membre le plus distingué de cette famille, vint au monde à Tubingue, le 17 février 1665. Après avoir fait d'excellentes études littéraires et philosophiques, et suivi pendant trois ans les cours de médecine, il parcourut l'Allemagne et la Hollande en naturaliste, et visita les Universités; passa en Angleterre, où il eut des liaisons avec les savans les plus distingués de l'époque; vint ensuite a Paris, et habita pendant cinq mois chez le célèbre Maréchal, alors chirurgien de la Charité. Après la France, il visita l'Italie, et revint au bout de deux années de voyages prendre le bonnet doctoral à Tubingue en 1687. L'année d'après il fut nommé professeur extraordinaire de médecine et inspecteur du jardin botanique. En 1689, on lui confia la chaire de physique de cette Université. En 1695, il remplaça son père, que la mort venait d'enlever, dans la chaire ordinaire de médecine. Les différens honneurs académiques de l'Université lui furent conférés plusieurs fois, et il jouit de la plus haute estime jusqu'au 11 septembre 1721, qu'il mourut de phthisie pulmonaire. Il était depuis 1688 membre de l'Académie des Curieux de la nature. R.-J. Camerarius a la gloire, sinon d'avoir découvert, du moins d'avoir fait connaître mieux que Grew et Ray ses prédécesseurs, la distinction du sexe des plantes. La plupart de ses productions sont des opuscules académiques dont on peut voir la longue liste dans *les Bibliothèque de Haller.* Nous indiquerons ceux qui ont été insérés dans le recueil des thèses choisies de ce dernier :

De sexu plantarum epistola. Tubingue, 1694, in-4.—C'est une lettre adressée à Valentin, qui l'inséra dans son ouvrage *De polychrestâ exoticâ;*

elle fut aussi insérée dans les *Miscell. nat. Curios. dec. III. ann. II. app.*, et réimprimée à Tubingue, en 1749, in-8, avec un opuscule de Gmelin.

Ephemerides meteorologicæ Tubengenses. Tubingue, 1698, in-4.

Constitutiones epidemicæ annorum 1699, 1700, 1701, 1702.—Imprimées à la suite des Œuvres de Sydenham, de l'édit. de Genève, de 1736, in-4.

D. de vomicá cerebri. Resp. Zeller. Tubingue, 1711, in-4. — Cette thèse est remarquable; on y trouve la description des cavernes cérébrales apoplectiques.

D. extispitia hepatitide defunctorum. Tubingue, 1716, in-4. *Recus. in* Haller *Disp.*

D. de diarrhœa et febre ardente, à quibus plerisque exteris Lutetiæ Parisinorum agentibus, periculum imminet. Tubingue, 1717, in-4.

On trouve dans les *Ephém. des Curieux de la nature* un grand nombre d'observations de R.-J. Camerarius, dont plusieurs sont très-curieuses.

Notre auteur étant mort en 1721, c'est un autre Camerarius, surnommé Rodolphe-Jacques, comme celui-ci, à qui l'on doit les dissertations suivantes, que Haller attribue par inadvertance au professeur de Tubingue.

De fœtu 46 annorum. Tubingue, 1722.—Il s'agit d'un fœtus momifié, renfermé dans un kyste osseux et cartilagineux, trouvé dans l'utérus d'une femme de 94 ans.

Decas observationum. Tubingue, 1725, in-4.

De subitaneá morte à sanguine in pericardium effuso. Tubingue, 1731, in-4. *Recus. in* Haller *Disput.*

(Manget. — Haller.)

CAMERARIUS (Élie), frère puîné du précédent, homme d'un esprit singulier, offrant un mélange bizarre de scepticisme et de crédulité, fut aussi professeur à Tubingue, membre de l'Académie des Curieux de la nature, et conseiller et premier médecin de Frédéric-Louis, prince de Wurtemberg. Il mourut le 8 février 1734, à l'âge de 61 ans. Il a laissé, outre un grand nombre de dissertations, et d'observations insérées dans les Éphémérides des Curieux de la nature, les ouvrages suivans :

Dissertationes tres : I. de spirituum animalium statu naturali et præter naturali; II. spiritus Boylei fumantis naturam exhibens obviaque circà ipsum phænomena; III. usus et abusus potuum theæ et coffeæ in his regionibus. Tubingue, 1694, in-8.

Dissertationes Taurinenses epistolicæ XX physico-medicæ ad ill. Germaniæ et Italiæ medicos. Tubingue, 1712, in-8.

Eclecticæ medicinæ physicæ specimina queis ostenditur quâ ratione discentes præjudiciis depositis, celebrium virorum scripta in suos usus convertere queant, etiam quando dissentiunt, exemplis Baglivi, Mortoni, Vieusseni, aliorum illustrata. Francfort, 1713, in-4.

Medicinæ conciliatricis conamina et primæ lineæ de optima medicinam docendi discendique ratione, et adnota-

tiones in medicinam corporis Tschir-
nausianam. Francfort-sur-le-Mein,
1714, in-4.

Systema cautelarum medicarum

circa præcognita partesque singulas
artis saluberrimæ methodo eclecticâ
concinnatum. Francfort, 1721, in-4.
(Haller. — Eloy.)

CAMPANELLA (Thomas), moine célèbre par son savoir, ses opinions et ses malheurs, était de Stilo, bourg de Calabre, où il naquit le 5 septembre 1568. Les progrès qu'il fit dans ses premières études tinrent du prodige. A quatorze ans et demi il entra dans l'ordre de Saint-Dominique. Il se donna tout entier à la philosophie, et fit une étude approfondie de tous les systèmes. Les contradictions sans nombre qu'il y rencontra, et son caractère enthousiaste le jetèrent dans un pyrrhonisme absolu. Ses vigoureuses attaques contre le péripatétisme, alors en honneur, les triomphes que lui valurent dans les disputes scolastiques la vivacité de son esprit, et la subtilité de sa dialectique, soulevèrent contre lui la haine des pédans (1), et celle bien plus dangereuse des théologiens. Il ne tarda pas à en ressentir les effets. Comme il passait par Bologne pour se rendre de Florence à Padoue, ses papiers lui furent volés et envoyés à Rome au tribunal de l'inquisition. Il fut assez heureux pour sortir sans encombre de cette première attaque. Une seconde ne se fit pas long-temps attendre. Quelques paroles qu'on lui prêtait, ou qui lui étaient échappées sur le gouvernement d'Espagne, et sur des projets de révolte, ayant été dénoncées, il fut arrêté et conduit à Naples en 1599, comme criminel d'état. On le mit jusqu'à sept fois à la question, dont il supporta les tourmens avec un inébranlable courage, et on le retint vingt-sept ans en prison. Il n'en sortit qu'à la sollicitation du pape Urbain VIII, qui, pour lui procurer la liberté, dut le réclamer comme un justiciable de l'Église, et le déclarer prisonnier du Saint-Office. Échappé aux mains des Espagnols le 15 mai 1626, il ne fut mis entièrement en liberté qu'en 1629. Il ne l'aurait pas conservée long-temps, car il était déjà

---

(1). Qu'on en juge par ce passage de Gail. Du Val : « Ce sont les mêmes dogmes des Manichéens, qu'a voulu follement, témérairement, et plus audacieusement, renouveller je ne scay quel nouveau philosophastre, impudent calomniateur du grand Aristote, et l'ennemy juré du péripatétisme, frère Thomas Clochette, dit *Campanelle*, Dominicain. Car c'est ce vil et méprisable Marsyas, ce pygmée, ce Dave, ce Phaéton, ce hibou, cette chauve-souris, ce Zoïle, ce jaseur impertinent, qui s'élève contre l'Apollon, l'Hercule, l'OEdipe, le soleil, le prince de la philosophie.

l'objet de nouvelles dénonciations. Il se déguisa donc en Minime, et sortit secrètement de Rome en 1634, dans le carrosse de l'ambassadeur de France. Il vint par mer à Marseille. Le célèbre Peiresc l'appela près de lui à Aix, et l'y retint quelques mois. L'année suivante, Campanella vint à Paris; il reçut un accueil favorable de Louis XIII et du cardinal de Richelieu; et il jouissait enfin depuis quatre ans du repos et d'une pension de deux mille livres, quand il mourut le 21 mai 1639, dans sa soixante-onzième année.

Ce n'est pas seulement comme philosophe, et à cause de l'influence qu'il eut sur le renouvellement des sciences, que Campanella a dû trouver place dans ce Dictionnaire, mais à titre de *polyhistor*, et comme ayant écrit plusieurs traités qui se rapportent directement à la médecine.

En physique, il suit en général les principes de Télésio, et reconnaît, avec la matière amorphe, le chaud et le froid comme principes de toutes choses. Il admet de plus un principe d'animation infus dans toute la nature, auquel les corps de toute espèce, même la matière brute, doivent le sentiment, et les animaux les propriétés vitales qui les distinguent. En médecine, il fait jouer à ce principe le même rôle à peu près que les Stahliens attribuèrent depuis à l'âme. C'est ainsi qu'il considère la fièvre comme un combat entre l'esprit animateur et la cause accidentelle de la maladie, comme un travail destiné à l'éliminer, et approprié à cet objet. La fièvre est donc toujours un phénomène secondaire, un résultat symptomatique, et jamais une maladie essentielle.

En médecine comme en philosophie, il arriva souvent à Campanella de prendre pour de solides vérités les illusions de son imagination enthousiaste; il s'y montra quelquefois homme d'un génie pénétrant, mais plus souvent créateur d'hypothèses absurdes ou ridicules. Nous n'indiquerons de lui que les ouvrages suivans :

Philosophia sensibus demonstrata et in octo disputationes distincta adversus eos qui proprio arbitratu, non autem sensata duce natura philosophati sunt : ubi errores Aristotelis et asseclarum ex propriis dictis, et naturæ decretis convincuntur, et singulæ imaginationes pro eâ à peripateticis factæ prorsus rejiciuntur, cùm verâ defensione Bernardi Telesii. Naples, 1591, in-4.

De sensu rerum et magia libri IV. Mirabilia occultæ philosophiæ, ubi demonstratur mundum esse Dei vivam statuam benèque cognoscentem, omnesque illius partes, partiumque particulas sensu donatas esse aliàs clariori, aliàs obscuriori, quantum sufficit ip-

sarum conservationi, ac totius in quo consentiunt, et ferè omnium naturæ arcanorum rationes aperiuntur. Tobias Adami recensuit et nunc primum evulgavit. Francfort, 1620, in-4. *Iidem libri correcti et defensi à stupidorum incolarum mundi calumniis.* Paris, 1636, in-4.

Medicinalium juxta propria principia libri septem. Lyon, 1635, in-4.

(Nicéron. — Brucker, *Hist. crit. philos.*, t. V, et app. — Tiraboschi. — J. Conr. Barchusen, *De med. origine et progressu Dissertationes*, etc. Barchusen est le seul historien de la médecine qui ait exposé avec quelque étendue, et surtout avec fidélité, les opinions physiologiques et médicales de Campanella. Quant à ses principes philosophiques, l'exposition qu'on en trouve dans l'histoire de Buble manque de précision et de clarté. Il faut préférer Brucker, que Diderot avait copié sans le nommer, et que Naigeon a recopié en l'invectivant.)

CAMPARDON, maître en chirurgie à Masscube, fut nommé vers 1762 chirurgien-major des eaux et de l'hôpital de Bagnères-de-Luchon, plus tard, inspecteur de ces eaux, associé de l'Académie royale des sciences de Toulouse, et enfin vers 1780, membre correspondant de l'Académie royale de chirurgie. Il était aussi associé non résidant de la Société royale de médecine de Paris. C'est là tout ce que nous savons sur sa vie; la date de sa mort nous est inconnue. Outre un assez grand nombre d'observations de Campardon, l'ancien *Journal de médecine* renferme quelques mémoires de ce chirurgien, qui méritent d'être indiqués ici :

Observations sur la maladie noire. Tom. XII, 1760.

Mémoire sur les eaux minérales et sur les bains de Bagnères-de-Luchon, appuyé sur des observations qui constatent leurs vertus médicinales, par le nombre de guérisons qu'elles ont opérées. 7 articles. Tom. XVIII et XIX. 1763.

Observations sur plusieurs fractures du crâne, et particulièrement sur l'espèce d'enfoncure appelée par les Grecs thlasis ou phlasis. 3 articles. Tom. L. 1778. — Ce mémoire avait obtenu une médaille d'or de l'Académie de Chirurgie, en 1762.

Observations sur le traitement des cancers, et particulièrement sur leur extirpation, avec quelques remarques sur l'usage de la belladona et de la ciguë. 3 articles. Tom. LV. 1781.

Observation sur une section césarienne pratiquée du côté du rectum et du vagin, etc., dans le *Recueil périod. de la Soc. de méd. de Paris.* Tom. XII, p. 274.

CAMPER (PIERRE), anatomiste célèbre, naquit à Leyde, le 11 mai 1722, de Florent Camper, ministre du saint Évangile, et de Catherine Ketting, hollandaise d'origine. Son grand-père avait pratiqué la médecine à Leyde, où sa famille occupa long-temps les places les plus distinguées de la magistrature. Son père avait pour amis les hommes illustres dont s'honorait sa patrie, et ce fut sous les yeux de Boerhaave, de Muschenbroeck, de Gravesande, du chevalier Moor, que Camper passa ses premières années, et étudia la physique, les mathématiques et le dessin, dont il fit plus tard un si fréquent usage dans la description des animaux. Son goût pour les sciences l'entraîna vers la médecine. Gaubius, Van Rooyen et Albinus furent ses maîtres. Il fit de rapides progrès, et le 14 octobre 1746, Camper reçut le bonnet de docteur en philosophie et en médecine : il était alors âgé de 24 ans. Les deux thèses qu'il soutint à cette occasion, et que nous indiquerons ci-après, annonçaient déjà un talent supérieur dans le jeune Camper. En 1748, il se rendit à Londres, où il fréquenta particulièrement Mead, Hunter, Smellie, Pearsons, Pringle, Pitcairn, etc., etc.; dans l'été de 1749, il arriva à Paris, où il avait été adressé à M. Louis, aux docteurs Sanchez, Verdun, et à Buffon. Cette même année, il fut nommé professeur en philosophie, en médecine et en chirurgie à Francker; il commença ses cours en 1750. C'est à la même époque qu'il reçut le titre de membre de la Société royale de Londres. Pendant les vacances de 1752, il retourna en Angleterre pour assister aux leçons de Smellie, de Kelly, de Sharp, d'Archer, d'Hawkins, etc. La réputation qu'il s'était acquise depuis qu'il professait à Francker, fixa sur lui l'attention des directeurs de l'*Athénée* d'Amsterdam, qui le nommèrent, en 1755, professeur en chirurgie et en anatomie, et en 1758, professeur en médecine. Malgré les occupations multipliées que donnait à Camper sa place de professeur à l'Athénée d'Amsterdam, il fit paraître, en 1759, le premier volume de ses *Démonstrations anatomico-pathologiques*, et c'est de cette époque que datent les nombreux travaux qu'il publia pour ainsi dire chaque année jusqu'à sa mort. La vie trop agitée d'Amsterdam avait déterminé Camper à se démettre de sa place de professeur en 1761, et depuis deux ans, il était retiré à sa campagne près de Francker, quand il fut appelé pour professer la médecine, la chirurgie, l'anatomie et la botanique, à l'Académie de Groningue. Il s'y rendit en 1763, et peu après on le nomma médecin de cette ville. En 1768, il contribua puissamment à arrêter les progrès d'une épizootie contagieuse, et il établit dans la Frise une société uniquement occupée de cet objet. Il resta attaché à l'Académie de Groningue jusqu'en 1773, où il cessa de se livrer à l'enseignement public, pour se consacrer entièrement à l'éducation de ses enfans, tout en continuant le cours de ses travaux littéraires qui lui valurent de nombreuses couronnes académiques, et l'honneur de l'association à la plupart des sociétés savantes de son temps. Malgré ses occupations scientifiques, Camper donna beaucoup de temps et d'application aux affaires publiques. Nommé successivement député de deux bailliages, il fut pendant long-temps membre des États de la Frise. En 1783, il fut élu membre de la régence de Worcum, et en 1786, membre du Conseil-d'État des Provinces-Unies. Ces distinctions et ces honneurs furent pour lui la source de mille chagrins; sa santé s'affaiblit, et il mourut le 7 avril 1789. Son corps fut déposé à Leyde, dans le tombeau de ses pères.

Parmi les travaux anatomiques de Camper, plusieurs ont servi à compléter l'histoire naturelle des animaux, et d'autres ont enrichi la science de découvertes intéressantes. Il a le premier constaté, par des observations directes, la présence de l'air dans les cavités intérieures du squelette des oiseaux, et les changemens que l'état de domesticité apporte dans leur organisation. Il a découvert chez l'orang-outang et dans le renne un sac membraneux communiquant dans le larynx. On lui doit un beau Mémoire sur l'organe de l'ouïe des poissons, appareil dont l'existence avait été long-temps révoquée en doute. Ses recherches sur l'ostéologie comparée ont jeté le plus grand jour sur la nature d'un grand nombre de fossiles. Camper a beaucoup contribué au perfectionnement de l'application du dessin à la description des diverses parties du corps des animaux, et il rédigea un cours d'anatomie en faveur des peintres, auxquels il enseigna cette science pendant plusieurs années dans l'amphithéâtre de l'école de peinture d'Amsterdam. On connaît ses observations ingénieuses sur l'angle facial de l'homme et des animaux. On lui doit aussi des recherches intéressantes sur les causes des hernies chez les enfans nouveau-nés; une modification avantageuse des bandages herniaires; une méthode nouvelle de pénétrer dans les articulations du genou et de la hanche, quand elles sont le siége de l'hydropisie, etc., etc. Tous ces travaux sont consignés dans les écrits indiqués ci-après:

De visu dissert. inaug. Leyde, 1746, in-4.

De nonnullis oculi partibus, dissert. inaug. medica. Leyde, 1746, in-4. — Ces deux dissertations, citées avec éloge par Baldinger, et recueillies par Haller, sont celles que Camper composa pour son admission au doctorat. Dans la première, Camper se déclare le partisan de la théorie de Smith sur la vision; dans la seconde, il a décrit et peint le canal goudronné de Petit, dans les yeux des animaux.

De mundo optimo. Francker, 1750.... Discours d'inauguration prononcé par Camper quand il commença ses cours à Franeker.

De anatomes in omnibus scientiis usu. Amsterdam, 1758.... Autre discours qu'il prononça en occupant pour la première fois la chaire de professeur à l'Athénée d'Amsterdam. Ce fut pour la même occasion qu'il composa le suivant : *De certo in medicinâ.* Amsterdam, 1758....

En 1752, Camper seconda Smellie dans la publication de son ouvrage sur les accouchemens, en dessinant les planches suivantes, ainsi qu'il en est fait mention dans la préface : planches 12, 16, 18, 19, 24, 26, 27, 28, 34 et 36.

De patellæ fracturâ dissert. Franeker, 1754, in-4. Réimpr. en 1789, avec des additions et un Mémoire sur les fractures de l'olécrâne.

En 1759, Camper réunit à la seconde édition in-4 de la traduction hollandaise du *Traité de Mauriceau,* les six dissertations suivantes :

1°. *De Trunco et pelvi feminarum et recenter natorum capitibus, eorumque variis rationibus atque figuris.* — 2° *De vero situ uteri intrà pelvim, et infantum intrà uterum.* — 3° *De partu naturali, variis capitum incuneatorum accidentiis, et de signis vitæ et mortis infantum.* — 4° *De recte Röonhusianorum, et ejus encheiresi.* — 5° *De Smelliana forcipe, et ejus usu.* — 6° *De uteri prolapsu et de pessariorum rariorum commodis.* — Ces dissertations furent traduites en allemand à Leipsick, 1777, in-8.

Demonstrationum anatomico-pathologicarum, lib. I, continens brachii humani fabrica et morbos. Amsterdam, 1760, in fol. Entr'autres remarques intéressantes, Camper fait observer que la position de l'artère sous-clavière, entre la clavicule et l'apophyse coracoïde, est telle qu'en faisant porter l'omoplate en arrière, on peut comprimer l'artère avec le doigt assez exactement pour que ses pulsations cessent aussitôt dans tout le membre.

Demonstrationum anatomico-pathologicarum, lib. II. Pelvis virilis. Amsterdam, 1762, in-fol. Ce second fascicule fait regretter que Camper n'ait pas continué un semblable ouvrage.

Dissertatio de causis herniarum in recenter natis frequenter contingentium. Harlem, 1760. Inséré dans le tome VI, part. I, des *Mém. de la Soc. de Harlem,* in-8.

De la génération du pipa ou crapaud d'Amérique. Même recueil et même vol. Inséré aussi dans les *Œuvres posthumes,* que nous indiquerons plus bas.

Continuatio diss. de causis herniarum in recenter natis frequenter contingentium. Inséré dans le tome VII, part. I, des *Mém. de la Soc. d'Harlem,* 1762. — Les deux dissertations suivantes sont imprimées dans le même volume.

Dissertatio de organo auditûs piscium squammigerorum, præsertim ex morrhuâ. — Camper découvrit le sens de l'ouïe chez ces poissons, en 1761.

Dissertatio de regimine infantum. Ce travail lui valut une médaille d'argent de la Société des Sciences de Harlem (1762).

Epistola ad anatomicorum princi-

.pem magnum *Albinum*. Groningue, 1764, in-4. Camper expose à Albinus les inconvéniens qui existent lorsqu'on représente les objets, comme il l'a fait, en suivant la méthode dans laquelle on subordonne tout aux lois de la perspective.

De organo auditûs ceti. Inséré dans les *Mém. de la Société de Harlem*, tome XI, part. III, 1765.

De sede organi auditûs, ejusque præcipua parte ossea in balænis mysticeris. Dans le même recueil, t. XVII, part. I, 1776.

De fasciolâ hepaticâ ovium. — De malignâ et insanabili equorum ozæna quam la morve vocant Galli. — Observ. circà vitulinum fœtum intrà uterum, ossibus exceptis, penitùs putrefactum salvâ matre. — Ces trois dissertations, écrites en hollandais, de même que la plupart des précédentes, sont insérées dans le tome II du *Nouveau cours d'agriculture*. Amsterdam, 1762.

Tentamen de optimis modis prata tàm alta quàm depressa fœderati Belgii excolendi. En hollandais, dans le tome III du même recueil, 1764.

De origine fasciolarum hepaticarum in ovibus et bobus. En hollandais. Inséré dans le tome IV du même recueil, 1765.

Observationes novæ circà callum ossium fractorum. Ces observations, faites en 1765, sont insérées dans le tome III des *Essays and observ. physical and litterary*. Édimbourg, 1771.

Mémoire sur l'organe de l'ouïe des poissons; présenté en 1767 à l'Académie royale des Sciences de Paris, et imprimé dans le VII° vol. des Mémoires de cette Société, pour l'année 1774.

Lessen over de thans zweevende Veesterfte. Leeuwarden, 1769, in-8. Observations et remarques sur l'épizootie de Groningue.

Aanmerkingen over de inentinge, etc., ou *Observations sur l'inoculation de la petite-vérole appuyées sur des expériences.* Leeuwarden, 1770, in-8. — Cet opuscule contient les remarques les plus importantes que Camper consigna dans le Mémoire qu'il adressa ensuite à l'Académie royale de Toulouse, et qui fut couronné en 1772. La question était de déterminer les avantages et la meilleure méthode d'inoculer la variole.

Redenvoering over den oorsprong, etc., ou *Mémoire sur l'origine et sur la couleur des Nègres.* Amsterdam, 1772, in-8. — Ce Mémoire avait été lu par Camper dans la séance publique du 14 novembre 1764, à Groningue.

Mémoire sur l'introduction de l'air dans les os des oiseaux, avec une description anatomique du pecari et du fourmillier du Cap, et observations sur l'organe de l'ouïe et sur les évents des poissons souffleurs. Camper adressa ces Mémoires à l'Académie royale des Sciences de Paris, en 1772. C'est en 1771 qu'il découvrit la pénétration de l'air dans les os des oiseaux.

De incommodis ab unguentorum et emplastrorum abusu, etc. Mémoire sur les inconvéniens qui résultent des onguens et des emplâtres, et sur la réforme dont la pratique vulgaire est susceptible à cet égard, dans le traitement des ulcères; inséré dans le recueil des *Prix de l'Acad. royale de Chirurgie pour l'année* 1773, t. IV, part. II, in-4, p. 627.

Mémoire sur la construction des bandages pour les hernies; inséré dans le t. V, p. 626, des *Mém. de l'Acad. roy. de Chirurgie.* Paris, 1774, in-4

Remarques sur les accouchemens laborieux par l'enclavement de la tête, et sur l'usage du levier de Roonhuysen dans ce cas. Même recueil, même volume que le précédent.

Dissertatio de emolumentis et optimâ methodo insitionis variolarum; à Acad. reg. Scient. Tolosana, anno 1772, præmio condecorata. Groningue, 1774, in-8. — Camper a joint à cette dissertation une lettre au docteur Van Gescher, sur l'utilité de la section de la symphyse dans les accouchemens laborieux, et des observations critiques sur le commentaire de Van-Swieten, relatif à la variole. Cette lettre avait été déjà publiée en hollandais, le 10 juin 1771, dans le recueil intitulé: *Nieuwe vaderlandsche letteroefleningen*, part. V, sect. IX, pag. 386.

Mémoire sur la structure des grands os des oiseaux, et sur la manière dont l'air s'y introduit. En hollandais. — Ce mémoire est inséré dans le premier volume des actes de la Société batave de Rotterdam, à laquelle Camper adressa ce travail en 1774, ainsi que les deux Mémoires suivans, qui sont insérés dans le même volume. Il est réimprimé dans les *OEuvres complètes.* 1° *Mémoire sur le coassement des grenouilles mâles*; 2° *sur la construction des bandages herniaires.* En hollandais. — Ce dernier Mémoire est le même, à cela près de quelques modifications, que celui qu'il adressa à l'Académie royale de Chirurgie, et dont il est fait mention plus haut. Camper l'avait écrit en 1771.

Dissertation anatomico-légale sur les signes de vie et de mort des enfans nouveau-nés. En hollandais. Leeuwarden, 1774, in-8.

Réflexions sur l'infanticide, avec le projet d'un hospice pour les enfans trouvés; des causes de l'infanticide et du suicide, accompagnées de deux expériences sur l'insufflation des poumons des enfans mort-nés. En hollandais. Leeuwarden, 1774, in-8; trad. en allemand. Francfort et Leipsick, 1777, in-8.

Exposition abrégée de l'anatomie d'un jeune éléphant. En hollandais. Inséré dans le recueil déjà indiqué: *Nieuwe vaderland*, etc. 1774. — Camper imprima dans le même recueil, pour 1775, une lettre dans laquelle il démoutre l'antériorité qu'il a sur Hunter pour la découverte de l'introduction de l'air dans les os des oiseaux. Il donna à la suite l'exposé d'une *Nouvelle manière de durcir l'acier dans l'huile bouillante, pour construire les bandages.* Il communiqua cette découverte à l'Académie royale des Sciences de Paris en 1777.

Dans cette dernière année, il inséra dans le même recueil belge une *Lettre sur l'opération de la taille en deux temps*, suivant la méthode de Franco. 1777.

Mémoire sur le rhinocéros à deux cornes. Dans les *Commentaires de l'Académie des Sciences de Pétersbourg*, vol. XIII et XVII. (1777.)

Sur l'épizootie de la Hollande, et les avantages de son inoculation. Dans les *Mém. de la Soc. roy. de Méd. de Paris*, pour l'année 1779, p. 321.

Dissertatio de verâ et præcipuâ causâ morborum inter pecora et armenta epidemicè, seu epizooticè grassantium. Mémoire couronné en 1778, par la Société des Amis de l'histoire naturelle de Berlin, et imprimé dans le tom. IV, sect. V, p. 95, du recueil de cette Société.

Abrégé de l'anatomie de l'orang-

outang, et de quelques singes de Bornéo. En hollandais. Amsterdam, 1778. Inséré dans le recueil belge déjà cité. — C'est l'ébauche du travail complet que Camper a publié plus tard.

Traités d'Hippocrate, de Celse et de Paul d'Ægine, sur la fistule et la chute de l'anus.; traduits en hollandais, et accompagnés de commentaires et d'observations. Amsterdam, 1778, in-8. (En hollandais.)

Traité de la véritable nature du cancer, et nouveau signe du cancer incurable des mamelles ; inséré dans le journal intitulé : *Genees, natuur en huysbonkundig kabinet,* n° III. Leyde, 1779. — Camper décrit dans cet opuscule les glandes et les vaisseaux lymphatiques, qu'il découvrit en 1775 dans le thorax.

Observations sur le renne; insérées par le professeur Allamand dans ses additions au tome XV de l'*Hist. nat.* de Buffon. Amsterdam, 1771. Réimprimées par Buffon dans le tome III du *Supplément à l'Hist. nat.*

Mémoire sur l'organe de la voix de l'orang-outang, et de quelques espèces de singes; inséré dans les *Philosoph. transact.* Londres, 1779, part. II.

Fascicules sur l'Hist. naturelle. Amsterdam, 1779..... Ils renferment l'anatomie de différentes espèces de singes, du rhinocéros à double corne et du renne, de l'hippopotame, du fourmiller du Cap, de la baleine, etc., etc. Camper dut faire imprimer collectivement, la même année, les discours qu'il avait prononcés à l'Académie de Peinture d'Amsterdam, dans les années 1771, 1774 et 1778.

Nous avons extrait les indications bibliographiques qui précèdent du catalogue que Camper a publié sous ce titre:

Historiæ litterariæ cultoribus S. P. D. Petrus Camper, natus Leidæ, XI maii MDCCXXII. Harlingen, 1779, in-4, 8 pp.

Camper a composé un grand nombre de Mémoires académiques qu'il avait l'intention de réunir en un vol. in-4 : nous en avons indiqué déjà plusieurs. Nous allons faire connaître ceux qu'il n'avait pas désignés, ainsi que les autres écrits qu'il fit paraître dans les dernières années de sa vie.

Mémoire sur la théorie et le traitement des maladies chroniques des poumons, avec des recherches historiques et critiques sur les principaux moyens de guérison employés contre ces maladies par les médecins anciens et modernes, et même par les empiriques; couronné en 1773 par l'Acad. roy. de Lyon.

Essai sur les influences que l'air, par ses diverses qualités, peut avoir dans les maladies chirurgicales, et sur les moyens de le rendre salutaire dans leur traitement. Premier accessit du prix de 1776; inséré dans le tom. V des *Prix de l'Acad. roy. de Chirurgie,* in-4, part. II, p. 915.

Déterminer ce que c'est qu'un spécifique, et les qualités que doit avoir un remède de ce genre ; indiquer ceux que l'expérience a fait connaître ; expliquer leur manière d'agir, exposer la méthode à suivre dans leur usage ; enfin, désigner les maladies contre lesquelles on désire encore des spécifiques. Mémoire auquel l'Acad. de Dijon décerna une médaille d'or en 1779.

Dissertation sur la meilleure forme des souliers. (Sans lieu ni date d'impression); broch.; in-8, 80 pp.

Dissertatio chirurgica de somni et vigiliæ indole, atque usu, in morbis, qui manu curantur. Mémoire couronné par l'Acad. roy. de Chirurgie en 1781,

Comment le vice de différentes excrétions peut influer sur les maladies chirurgicales, et quelles sont les règles de pratique relatives à cet objet. Mémoire qui remporta le prix pour l'année 1782, à l'Acad. roy. de Chirurgie. Il est inséré, ainsi que le précédent, dans le tom. V, part. II, des *Prix de l'Acad. roy. de Chirurg.* in-4.

Exposer la nature, les causes, le mécanisme et le traitement de l'hydropisie, et surtout faire connaître les signes qui fixent d'une manière précise les indications des différens genres de secours. Mémoire qui obtint la médaille d'or à la Soc. roy. de Médecine, pour l'année 178....

Lettre à M. B. Hussem, sur les causes de la claudication, et sur les moyens de prévenir ce défaut. Amsterdam, 1782.... (En hollandais.)

Mémoire sur cette question. Exposer les raisons physiques pourquoi l'homme est sujet à plus de maladies que les autres animaux? Quels sont les moyens de rétablir la santé qu'on peut emprunter des observations que fournit l'anatomie comparée? Adressé par Camper, en 1783, à la Société batave de Rotterdam, et imprimé dans les OEuvres posthumes, que nous indiquerons ci-après.

Observationes circa mutationes quas subeunt calculi in vesicâ. Pestini, 1784, in-4, fig.; trad. du hollandais en latin par le doct. Szombathy.

Dans les années 1786 et 1787, Camper publia encore divers travaux sur l'histoire naturelle, qu'il adressa à la Société roy. de Londres, à l'Académie des Scienc. de Pétersbourg, à la Société des Curieux de la nature. Nous croyons inutile de les rappeler ici. Nous terminerons en disant qu'il avait revu avec soin, en 1788, la seconde édition de son *Mémoire sur les fractures de la rotule et de l'olécrâne*, qui a été publié, après sa mort, par son fils Ad. Gilles Camper.

Dissertation physique sur les différences réelles que présentent les traits du visage chez les hommes de différens pays et de différens âges, etc.; publiée après la mort de l'auteur par Gilles Camper; trad. du hollandais par Denis-Bernard Quatremère D'Isjonval. Utrecht, 1791, in-4, fig.

Dissertationes decem quibus ab illustribus Europæ præcipuè Galliæ, Academiis Palma adjudicata. Lingen, 1798-1800, in-8, 2 vol. — Collection publiée par Herbell, qui renferme les principales dissertations indiquées précédemment, et auxquelles l'éditeur a ajouté les deux suivantes : *De optima agendi vel exspectandi in medicina ratione. — De forcipum indole et ratione.*

Icones herniarum; edit. Sam. Th. Sœmmering. Francfort, 1801, in-fol., atlas, fig. Les planches ont été dessinées par Camper.

Description anatomique d'un éléphant mâle, avec 20 pl. Paris, 1802, in-fol.

OEuvres de Pierre Camper qui ont pour objet *l'Histoire naturelle, la physiologie et l'anatomie comparée.* Paris, 1803, in-8., 3 vol. avec atlas. — Cette édition posthume, publiée par H. J. Jansen, renferme une notice étendue sur Camper, écrite par son fils, et dans laquelle nous avons puisé une grande partie des matériaux de cet article; on y a joint les éloges de Camper par Vicq-d'Azyr et Condorcet. Ce recueil contient les recherches de Camper sur l'orang-outang et quelques autres espèces de singes : —

Un discours sur les agrémens et les rapports de l'histoire naturelle avec l'étude des belles-lettres et de l'antiquité. — L'anatomie du rhinocéros à deux cornes. — Ses recherches sur le renne. — Ses conjectures sur les pétrifications de Maëstricht. — L'anatomie de l'éléphant mâle. — Le Mémoire présenté à la Société batave de Rotterdam. — De l'origine et de la couleur des Nègres. — Leçons sur l'épizootie de Hollande. — Mémoire sur l'éducation physique des enfans. — Ses discours lus à l'Académie de dessin : 1° Sur la manière dont les différentes passions se peignent sur le visage; 2° sur l'analogie qui existe entre la structure du corps humain et celle des animaux; 3° Du beau physique ou de la beauté des formes. — De la génération du pipa ou crapaud d'Amérique —Du chant des grenouilles. — De la structure des os dans les oiseaux.

CAMPET (Pierre), né en 1726, exerça la médecine à Cayenne en qualité de chirurgien en chef des hôpitaux militaires, depuis 1754 jusqu'en 1772, époque à laquelle il obtint sa retraite, revint en France, et se fixa à Paris. En 1767, il avait composé un traité sur le tétanos qui règne dans la Guiane française. A son retour, il le présenta à l'Académie royale de chirurgie, ainsi que plusieurs autres observations, et ses divers travaux lui méritèrent le titre de correspondant de cette Société savante, en 1774. Campet est mort au commencement de notre siècle. Il a publié les résultats de sa pratique aux colonies, dans l'ouvrage suivant:

Traité pratique des maladies graves qui règnent dans les contrées situées sous la zone, et dans le midi de l'Europe. Paris, 1802, in-8 de 550 pp. — L'auteur a placé en tête de cet ouvrage son *Traité sur le tétanos*, qui se compose de vingt observations de cette maladie, développée, soit spontanément, soit à la suite de plaies. Sur les vingt malades, treize ont guéri. Son traitement consiste en purgatifs répétés, laudanum à l'intérieur et lavemens de tabac, frictions sur le dos avec l'huile chaude, puis application de feuilles fraîches de tabac, légèrement contuses, et ramollies en les approchant momentanément du feu. Ce topique, employé de la sorte, paraît jouir de propriétés sédatives très-prononcées. Il fait ensuite connaître ce qu'ont écrit sur cette maladie Firmin à Surinam, Pison au Brésil, Bontius à Batavia, et compare leur traitement à celui qu'il a suivi. Campet donne un chapitre intéressant sur le *trismus des nouveau-nés*, qui est très-commun et le plus souvent funeste à Cayenne. Suivant lui, cette maladie détruit la dixième partie des enfans dont les négresses accouchent. Ce tétanos partiel est beaucoup plus fréquent chez les enfans nègres que chez les blancs. L'auteur indique, parmi les causes de cette différence, l'ulcération de l'ombilic par suite du tiraillement du cordon et du défaut de précautions dans les soins que reçoivent les enfans d'esclaves. Cette ulcération s'observe très-souvent sur eux. Nous citerons encore quelques observations d'abcès du foie guéris après l'incision des parois du foyer. Le reste de l'ouvrage est une suite d'articles assez insignifians, sans aucune liaison entre eux, et qui justifient peu par leur ensemble le titre que l'auteur a donné à son livre. Ce sont des notes diverses, rédigées pour la plupart avec une naïveté singulière, et que l'auteur a réunies sans qu'elles aient aucun rapport avec l'objet principal qu'il se proposait. C'est ainsi qu'on trouve, après une série de formules pour des maladies très-différentes, un abrégé de la vie d'Hippocrate; puis des exemples de l'effet thérapeutique d'une poudre cathérétique, un article sur les Asclépiades, quelques formules de remèdes usuels, et enfin une note sur les Archiâtres.

CAMPOLONGO (ÉMILE), né à Padoue en 1550, étudia la médecine dans l'Université de sa ville natale, où il reçut le bonnet de docteur, et y fut nommé professeur de médecine théorique en 1578, à l'âge de vingt-huit ans. Il était très-versé dans la connaissance des langues, et fit une étude particulière des écrits de Galien. Il passa plus tard à la chaire de médecine pratique, qu'il occupa jusqu'à sa mort, arrivée en 1604. On a de lui :

Theoremata de humanâ perfectione, veritatis indagatoribus Patavii discutienda relicta. Padoue, 1573, in-4.

De arthritide, liber unus ; de variolis, liber alter. Venise, 1586 et 1596, in-4. — Dans la goutte, Campolongo saignait à la veine la plus voisine du siége, de la douleur, quand une seule partie était affectée, et à celle du côté opposé, lorsqu'il fallait diminuer la masse totale du sang. Cet ouvrage n'est, suivant Sprengel, qu'un libelle dirigé contre Fernel. Campolongo cherche à prouver que la métastase d'une humeur quelconque sur les articulations, peut donner la goutte. Quelquefois il se sert de topiques répercussifs. Le livre sur la petite-vérole est une apologie de la théorie des Arabes, contre l'opinion de Fernel, qui attribuait cet exanthème à des qualités occultes de l'air; il prescrit le régime et le traitement conseillés par les Arabes.

De arthritide, liber unus. Spire, 1592, in-8. — On trouve joints à ce traité : 1o *Medicamentorum facilè parabilium, adversùs omnis generis articulorum dolores enumeratio,* par Antoine Schneberger; 2o *De multiplici salis usu,* par le même; 3o *Gemma amethystus, sive carbunculus Æthyops,* par le même; 4o *Consilium pro epileptico scriptum,* de J. Fernel.

Methodi medicinales duæ, in quibus legitima medendi ratio traditur, propositæ in academiâ Patavinâ à viris nobiliss. profess. D. Alb. Bottono et Æmilio Campolongo. Francfort, 1595, in-8.

Σημειωτιχη, *seu nova cognoscendi morbos methodus, ad analyseos Capivaccianæ normam expressa.* Witteberg, 1601, in-8. — Conring fait l'éloge de cet ouvrage, dont nous donnons le titre d'après Merklin.

De lue venereâ libellus. Venise, 1625, in-fol. — Cet ouvrage, resté long-temps manuscrit, ne fut imprimé, comme on le voit par sa date, qu'après la mort de l'auteur.

De vermibus, uteri adfectibus, et

morbis cutaneis. Paris, 1634, in-4;
réuni à la *Médecine-pratique* de Fabrizio d'Aquapendente.

(Haller, *Methodus studii.*—Carrère.
—Sprengel.)

CAMUS (ANTOINE LE), né à Paris le 12 avril 1722, fit ses premières études au collége de Clermont, et à 17 ans il prit le grade
de maîtres-ès-arts, après avoir terminé sa philosophie au collége
d'Harcourt. A cette époque, il commença l'étude de la médecine.
En 1742, il reçut le titre de bachelier à la Faculté de médecine de
Paris, et le bonnet de docteur en 1745. Le Camus était connu déja
par une pratique étendue et des écrits estimés, lorsqu'il fut nommé
professeur des écoles en 1762, et à la chaire de chirurgie en 1766.
Il est mort à Paris, le 2 janvier 1772, laissant les ouvrages suivans:

Amphiteatrum medicum, poema, pro solemni restaurati amphitheatri medici inauguratione. Paris, 1745, in-4.

Quæstio medica : an pulsationis defectus in venis ab æquabilitate motûs sanguinis. Paris, 1745, in-4.

Quæstio medico-chirurgica : an inter apostemata, pauca sint ferro aperienda. Paris, 1746, in-4; ibid., 1750, in-4; ibid., 1766, in-4.

La médecine de l'esprit. Paris, 1753, in-12, 2 vol.; ibid., 1769, in-4 et in-12, 2 vol.

Abdeker, ou l'art de conserver la beauté. Paris, 1754, in-12, 4 vol.

Projet pour anéantir la petite-vérole. Paris, 1767, in-4.

La Médecine pratique, rendue plus simple, plus sûre, et plus méthodique; pour servir de suite à la Médecine de l'esprit. Paris, 1769, in-4 et in-8, tom. I; ibid., 1772, in-4, tome II : ce second volume fut publié après la mort de l'auteur par Bourru, qui y a joint une notice sur la vie et les travaux de Le Camus. — Notre auteur divise les maladies en quatre classes ou districts: celles de la tête, de la poitrine, du bas-ventre et des tégumens. Les premières sont la source de toutes les maladies nerveuses. Lorsque la fièvre les accompagne, elle est symptomatique, et amène souvent la guérison; les saignées sont inutiles, et quelquefois même nuisibles pour leur cure. Les maladies de la seconde classe, celles de la poitrine, ayant leur siége dans les poumons et le cœur, causent les fièvres idiopathiques : la saignée est le principal remède dans ces maladies. Celles qui appartiennent au troisième district, c'est-à-dire à l'estomac et ses dépendantes, doivent être traitées par les émétiques et les purgatifs. Enfin, les maladies des tégumens, qui forment la quatrième et dernière classe, réclament l'usage des sudorifiques, des diaphoniques, des cordiaux, etc. Cet ouvrage renferme un grand nombre d'observations pratiques qu'on consultera toujours avec fruit. Le second volume contient beaucoup de remarques intéressantes sur les altérations des humeurs, et du sang en particulier.

Quæstio medica : an fructuum horæorum usus et esus sit salubris? Paris, 1771, in-4.

Le Camus a encore inséré dans le *Journal économique* des articles nombreux, dont nous allons indiquer les principaux : *Sur la constitution du climat de Paris*, janvier, 1753 : ce travail fut publié séparément. Paris, 1753, in-12. — *Sur les maladies du collége de Sainte-Barbe*, juillet, 1753, sous le nom de l'abbé Genèt. — *Mémoire où l'on explique comment on peut guérir différentes maladies avec l'eau simple*, août, septembre, octobre, 1753. — *Réponse à la lettre de M. Cantwell*, contre l'article relatif aux maladies du collége de Sainte-Barbe, avril, 1754. — *Mémoire sur la rage*, octobre, 1754. — *Observations sur l'abus de la saignée*, mai et juin, 1755. — *Mémoire contre les huiles*, août, 1755. — *Dissertation sur l'éternuement*, septembre, 1755. — *Sur l'inoculation chinoise*, octobre, 1755. — *Lettre de M. Le Camus à l'auteur du Journal économique*, octobre, 1756. — *Observations sur les dragées du sieur Keyser*, janvier, 1757. — *Projet pour conserver l'espèce des hommes bien faits*, février, 1757. — *Mémoire contre l'usage de faire bouillir les plantes*, avril, 1757. — *Mémoire sur la formation de la pierre dans le corps humain*, mai, 1757. — Ces différens mémoires furent ensuite réunis et publiés en un volume sous ce titre :

Mémoires sur différens sujets de médecine. Paris, 1760, in-12.

Mémoire sur la pharmacie. Paris, 1765, in-8. — Ce travail avait été inséré dans le *Journal économique* de la même année.

Plan proposé pour l'exécution du projet d'anéantir la petite-vérole, dans le *Journal économique*, août, 1769 ; publié à part. Paris, 1769, in-4.

On doit encore à Le Camus une nouvelle traduction des amours pastorales de Daphnis et Chloé, par Amyot, et par un anonyme. Paris, 1757, in-4.

L'Amour et l'Amitié, comédie allég. Paris, 1763, in-4.

(Bourru, *Notice histor. sur M. Ant. Le Camus*, insérée dans le 2ᵉ vol. de la *Médecine pratiq.* de l'auteur.)

CAMPY (DAVID DE PLANIS). *Voyez* PLANIS CAMPY.

CANEVARI (DÉMÉTRIUS), né à Gènes en 1559, où il s'appliqua à l'étude de la philosophie et de la médecine, reçut le bonnet doctoral dans l'Université de sa ville natale. Après s'être fait agréger au Collége des médecins, il vint à Rome, où il exerça la médecine avec succès, et amassa une brillante fortune. Il fut archiâtre du pape Urbain VII, pendant la courte durée de son pontificat. Canevari légua à la ville de Gènes la riche bibliothèque qu'il avait formée, avec une pension annuelle de 200 écus pour le bibliothécaire. Il est mort à Rome le 22 septembre 1625, laissant les ouvrages suivans :

De ligno sancto commentarius. Rome, 1602, in-8. — Canevari a publié cet écrit pour prouver qu'il n'y a qu'une espèce de gaïac, et qu'un bois apporté en Italie sous ce nom, était bien différent du véritable gaïac, qui est, suivant lui, anti-vénérien. Il attribue les mêmes propriétés à la squine et à la salsepareille, tout en préconisant davantage les frictions mercurielles.

Morborum omnium, qui corpus hu-

manum adfligunt, ex arte curando-
rum, accurata methodus. Venise, 1605,
in-8.

Ars medica. Gênes, 1626, in-fol.

De primis naturâ factorum princi-
piis commentarius, in quo quæcumque
ad corporum naturalium ortûs et inte-
ritûs cognitionem desiderari possunt,
accuratè, sed breviter, explicantur.
1626 (sans indication de format ni

de lieu d'impression. — Mangel.)

Commentarius de hominis procrea-
tione. Indiqué par Haller (*Biblioth.*
anat.), comme imprimé à Venise,
d'après la *Biblioth. Bodlei,* mais sans
indication d'année et de format.

(Haller, *Method. stud.*—Mandosio,
Degli Archiatri Pontifici, tom. I. —
Carrère.)

CANGIAMILA (François-Emmanuel), docteur en théologie,
chanoine théologal de l'église de Palerme, et inquisiteur provincial
du royaume de Sicile, naquit à Palerme le 1er janvier 1702. Il
se livra d'abord à l'étude du barreau, reçut le bonnet doctoral en
1717, et suivit cette carrière pendant quelque temps. Mais une
vocation toute spéciale lui fit embrasser l'état ecclésiastique en 1713,
et dès-lors il s'occupa exclusivement de théologie. Ce fut au milieu de
ses nouvelles fonctions qu'il publia l'ouvrage dont nous allons parler
ci-après, et qui nous a paru mériter d'être indiqué dans ce Dictionnaire, quoique l'auteur ait été d'ailleurs étranger à la médecine.
Cangiamila est mort à Palerme, âgé de 61 ans, le 7 janvier 1763.
Voici le titre de son ouvrage, qui parut d'abord en italien, à Palerme en 1745, in-folio :

Embryologia sacra, sive de officio
sacerdotum et medicorum circà æter-
num parvulorum in utero existentium
salutem. Milan, 1751, in-4; Palerme,
1758, in-fol.; Venise, 1769, in-fol.;
Vienne, 1765, in-8; trad. française
par l'abbé Dinouart, Paris, 1762, in-
12; *ibid.,* 1766, in-12.— La seconde
édition de la traduction française contient beaucoup d'additions, et un
éloge historique de Cangiamila, où
nous avons puisé les détails qui précèdent. Cet ouvrage, dicté par des principes religieux qu'il n'est pas de notre
objet d'examiner, renferme des préceptes hygiéniques très-sages pour les
femmes enceintes; l'auteur préconise
l'opération césarienne, en indiquant
les cas où l'on ne doit pas hésiter à la
pratiquer. Le traducteur annonce dans
une note, que Cangiamila avait laissé
en manuscrit à la Bibliothèque de
Palerme un autre ouvrage intitulé,
Médecine sacrée.

(Haller—Dinouart; *Abrégé de l'em-*
bryologie sacrée.)

CANNANI (Jean-Baptiste), célèbre dans l'histoire de l'anatomie, naquit à Ferrare en 1515. Il y professa l'anatomie, et cultiva cette science avec succès; il fut disciple de Brasavola, suivant Mandosio. Ne prenant que la nature pour guide, il suivit
l'exemple de Vésale, et n'adopta point aveuglément les descriptions

de Galien. C'est lui qui découvrit, en 1547, les valvules des veines rénales, iliaques primitives et azygos, ainsi que nous l'apprennent Amatus Lusitanus et Fallope, ses contemporains. Il avait été successivement proto-médecin du duc Alfonse II, et archiâtre du pape Jules III. Cannani mourut à Ferrare en 1578, dans sa 63ᵉ année. Il est à regretter qu'on ne possède de son ouvrage sur les muscles autre chose qu'une simple esquisse annexée par lui aux planches de Jérôme Carpentier. Ce livre est peut-être le plus rare de tous les ouvrages de médecine. Haller est presque le seul bibliographe qui l'ait lu. Il paraît qu'il n'en existe guère que quatre exemplaires (Haller). Sprengel, a pu consulter l'un d'eux qui est conservé dans la bibliothèque de Dresde. Voici le titre de cet ouvrage :

Musculorum humani corporis picturata dissectio per Joan.-Bapt. Cannanum, Ferrariensem medicum, in Barthol. Nigrisoli, Ferrar. Patritii gratiam nunc primum in lucem edita. —Ce livre, sans date ni lieu d'impression, ne renferme qu'un petit nombre de pages, et contient 27 planches petit in-4. On lit sur le titre de l'exemplaire cité par Sprengel : *Sum Andreæ Aurifabri Vratislav. doct. 1547, Venetiis.* — Les figures et les descriptions de Cannani ont surtout mieux fait connaître les muscles des membres supérieurs. La planche II représente le sublime qui est divisé en cinq portions tendineuses ; dans la pl. III, on remarque le cubital interne ; dans la pl. XVIII, les lombricaux et le court fléchisseur du petit doigt ; dans la pl. XIX, le palmaire cutané que Cannani a découvert le premier (Fallope). Il a aussi fait connaître, ou du moins représenté le premier avec précision, le court fléchisseur du pouce, les inter-osseux et l'adducteur du petit doigt. Toutefois, il a exagéré singulièrement la grosseur naturelle de ces muscles. Selon Brambilla, Cannani a publié aussi l'ouvrage suivant :

Anatomes libri duo. Turin, 1574, in-8. Mandosio pense qu'il peut y avoir erreur de Brambilla, qui aura confondu Cannani avec Carcani (Jean-Bapt.), auteur d'un ouvrage de cette date, avec ce titre.

(Haller—Morgagni, *Epist. anat.* XV, et *de sed. et caus.* epist. XXIV, s. 24. — Brambilla.—Mandosio, *degli archiatri pontifici.* —Sprengel.)

CANTWEL (ANDRÉ), né dans le comté de Tipperary, province de Münster, en Irlande, vint étudier la médecine à Montpellier, où il reçut le bonnet de docteur. En 1732, il concourut pour la chaire de médecine, devenue vacante par la nomination d'Astruc au Collège de France ; peu de temps après il se rendit à Paris, où il prit de nouveau le bonnet de docteur, et où il fixa sa résidence. En 1758, il fut désigné pour professer la chirurgie en langue française dans les écoles de la Faculté de Paris, dont il avait été docteur-régent. Cantwel était membre de la Société royale de Londres. Il est mort à Paris, le 11 juillet 1764. On a de lui :

Dissertationes de eo quod deest in medicinâ. Paris, 1729, in-12.

Dissertation sur les fièvres en général. Paris, 1730, in-4.

Dissertation sur les sécrétions. Paris, 1731, in-12.

Questiones medicinæ duodecim. Montpellier, 1732, in-4. — Ce sont les douze questions que l'auteur soutint à Montpellier, lors du concours pour la chaire d'Astruc.

Lettre anglaise, où le mercure est indiqué comme spécifique de la rage. Londres, 1738, in-12.

An aer ab inundatione salubris? Paris, 1741, in-4.

An ptyalismus frictionibus provocatus perfectæ luis venereæ sanationi adversetur? Paris, 1741, in-4.

An calculo vesicæ scalpellum semper necessarium? Paris, 1742, in-4. — On trouve dans cette thèse un détail des expériences faites par l'auteur pour constater l'efficacité de l'eau de chaux dans le cas de calcul vésical.

An in calculi ætate et temperamento ægrotantis remedium alcalino saponaceum anglicum? Paris, 1742, in-4.

Nouvelles expériences sur le remède de mademoiselle Stéphens. Paris, 1742, in-12.

Lettres sur le traité des maladies de l'urètre (de Daran). Paris, 1749, in-12.

Ergò microscomi vita motus mere mechanicus. Paris, 1749, in-12.

Mémoire sur les maladies qui ont affligé le collége de Sainte-Barbe en 1753 (mois de mai et juin), inséré dans le *Journal économique*, avril 1754. *Réplique sur le même sujet,* même Journal, mai 1754.

Lettre de M. Cantwel, docteur, régent de la Faculté de médecine, à M. Le Camus, docteur-régent de la même Faculté, insérée dans le *Journal de med. chir. et phar.*, juillet 1754, tom. I. — Cette lettre, relative à la polémique engagée entre Le Camus et Cantwel, au sujet des maladies du collége de Sainte-Barbe, est suivi de deux consultations de Cantwel sur un abcès enkysté voisin de l'estomac, et sur une goutte héréditaire.

Analyse des nouvelles eaux de Passy. Paris, 1755, in-12.

Dissertatio de dignitate et difficultate medicinæ. Paris, 1755, in-4.

Dissertation sur l'inoculation, en réponse à celle de M. de La Condamine. Paris, 1755, in-12.

Réponse à la lettre de M. Missa, au sujet de l'inoculation. Paris, 1755, in-12.

Tableau de la petite-vérole. Paris, 1758, in-12. — L'auteur s'élève avec force contre la pratique de l'inoculation.

Analyse chimique de l'eau minérale de Merlange, insérée dans le *Journal de med. chir. et phar.*, tom. XVI.

Ergò sanitas a debito partium tono? Paris, 1763, in-4.

Cantwel a donné, dans les *Philos. transact.*, n. 453, la description d'un enfant qui en portait un autre à son épigastre.

Cantwel a traduit de l'anglais un ouvrage de Hans Sloane, sous le titre suivant :

*Histoire d'un remède très-efficace

pour la faiblesse et la rougeur des yeux, et autres maladies du même organe, avec un remède infaillible contre la morsure du chien enragé. Paris, 1746, in-8. — Cette traduction a été jointe à l'ouvrage de Saint-Yves sur les maladies des yeux, imprimé à Amsterdam, 1767, in-12.

(Ancien *journal de med. chir. et pharmacie.* —Carrère.—Quérard.)

CAPIVACCIO (Jérôme), désigné par quelques biographes sous le nom de *Capo di Vacca*, naquit à Padoue dans la première moitié du seizième siècle. Il étudia avec succès les belles-lettres, la philosophie et la médecine, et fut nommé en 1552 professeur extraordinaire, puis professeur titulaire de médecine, en 1564, à l'Université où il avait suivi ses premières leçons. Il dut à ses connaissances approfondies dans plusieurs langues, et à une éloquence peu commune, la réputation dont il jouit pendant les vingt-cinq années qu'il se consacra à l'enseignement public. Il avait été disciple d'Argentier. En 1587, le grand-duc de Toscane offrit à Capivaccio la première chaire de l'Université de Pise, avec des honoraires bien supérieurs à ceux qu'il recevait de la république de Venise; mais il ne voulut point quitter une place dans laquelle il avait pendant si long-temps reçu les témoignages d'estime de ses concitoyens, et il refusa cette offre honorable. Capivaccio mourut à Padoue en 1589, à la suite d'une fièvre maligne. On a de lui :

Methodus anatomica, sive ars conservandi, cum præfatione Teucri Annæi Privati (Joh. Lonicero Adami fil.) *de anatomicæ laudibus.* Venise, 1593, in-4.—Abrégé d'anatomie de toutes les parties du corps, écrit presqu'en entier d'après Galien, dont l'auteur a copié même les erreurs les plus grossières.

Nova methodus medendi lectionibus publicis explicata. Francfort, 1593, in-8; Bologne, 1596, in-8.—Capivaccio avait écrit ce livre uniquement dans le but de satisfaire au désir de ses nombreux élèves.

De lue venerea acroases. Spire, 1590, in-8; Francfort, 1594, in-8.

Consilia medica. Francfort, 1598, in-fol.; *ibid.*, 1605, in-4.

Medica pratica. Francfort, 1594, in-fol.; Venise, 1597 et 1598, in-fol.; Lyon, 1594, 1595, 1596, in-8.

Opera omnia quinque sectionibus comprehensa. Quarum I, physiologicâ; complectitur tractatum de fœtus formatione; de signis virginitatis, tàm masculi quàm fœminæ ; de methodo anatomicâ. II, pathologica, etc., etc.; III, therapeutica, etc., etc.; IV, mista, etc., etc.; V, extranea, nimirùm logica, etc., etc. Francfort, *curante Jona Rhodio,* 1603, in-fol.; Venise, 1606 et 1617, in-fol.—Quelques parties de ce recueil ont été publiées séparément; telles sont les suivantes :

De signis virginitatis tàm masculi quàm fœminæ. Venise, 1606, in-fol.

De fœtus formatione. Padoue, sans date (Haller), in-fol. 12 pp.; Venise, 1602 et 1621, in-fol.

De pulsibus. Venise, 1601, in-fol. — Cet opuscule, qui n'est que le second chapitre de la seconde section (*pathologica*) des *Opera omnia*, a été réuni aussi à l'*ars sphygmica* de Struthius.

De urinis Tractatus. Servetæ, 1555 et 1595, in-8. — Capivaccio regardait l'uroscopie comme un art très-utile et croyait que l'urine peut servir à déterminer d'abord les affections du foie, et ensuite l'état de tout le système sanguin.

(Haller.—Brambilla.—Sprengel.)

CAPOA (LÉONARD DI) naquit en 1617 à Bagnolo, dans le royaume de Naples. Après avoir étudié successivement la théologie et le droit à Naples, il se livra à la médecine, et fit une étude particulière du grec, pour puiser aux sources mêmes ses connaissances en médecine. A vingt-deux ans, il retourna dans sa ville natale, où il était fixé depuis quelque temps, quand une affaire de meurtre, dans laquelle il se trouva compromis, le força de s'enfuir. Il revint à Naples, et y établit dès-lors sa résidence. Il y fonda une société sous le titre d'*Academia degli investigatori*, dont le but était de faire de nouvelles recherches dans la médecine. Le scepticisme outré qu'il montra hautement pour les principes de l'art de guérir, lui suscita beaucoup d'ennemis parmi ses confrères; mais il n'en persista pas moins dans ses idées jusqu'à sa mort, arrivée le 17 janvier 1695. Christine, reine de Suède, lui donna à diverses reprises des marques de son estime. Il avait été agrégé à l'Académie des Arcades de Rome. On a de lui :

Lezioni intorno alla natura delle mofette. Naples, 1683, in-4 ; Cologne (Naples), 1714, in-8.

Parere, divisato in otto ragionamenti soprà l'origine e il progresso della medicina. Naples, 1681, in-4 ; *ibid.*, 1689, in-4 ; *ibid.*, 1695, in-4 ; *ibid.*, 1714, in-4. — Cet ouvrage est divisé en huit discours ou chapitres, dans lesquels l'auteur déclame sans mesure contre la médecine, qu'il considère comme une science incertaine et conjecturale.

Ragionamenti intorno alla incertezza de' medicamenti. Naples, 1689, in-4; *ibid.*, 1695, in-4. Cet écrit, réuni au précédent, a été imprimé à Naples en 1714, in-4. — L'auteur s'attache à y prouver que nous ne connaissons pas les propriétés des médicamens, qu'on ne peut pas compter sur leur action, d'autant plus qu'on n'a aucune notion précise sur leur manière d'agir.

(Haller, *Méth. stud.* — Éloy. — Carrère.)

CARCANO-LEONE (JEAN-BAPTISTE), disciple distingué de Fallope, naquit à Milan vers 1537. Ce fut sous ce maître célèbre que Carcano fit ses études à l'Université de Padoue. Fallope avait su tellement apprécier les talens et les connaissances de son jeune dève, qu'il le désigna à la république de Venise, comme celui qui pouvait le suppléer dans l'enseignement. Carcano avait alors à peine 25 ans. Mais la mort de Fallope empêcha qu'on donnât suite à cette proposition, et Carcano fut envoyé à l'archi-gymnase de Pavie, où il jouit jusqu'à sa mort d'une réputation brillante, comme professeur et comme praticien. Les biographes n'indiquent pas l'époque de sa mort; cependant l'inscription mise sur son tombeau peut faire penser qu'il n'existait plus en 1600. On a de lui :

Joan.-Baptistæ Carcani, de cordis vasorum in fœtu unione; ad Nicol. Boldonium protophysicum.—De musculis palpebrarum oculorum motibus inservientium; ad Zachar. Caymum. Pavie, 1574, in-8. — Carcano a rectifié les opinions de Vésale et de Fallope, son maître, sur plusieurs points : il se plaint surtout de ce que les anatomistes de son époque s'obstinaient à vouloir trouver dans le corps de l'homme les résultats des dissections faites sur les animaux. Il décrit avec beaucoup de précision le trou ovale et le canal artériel, la valvule de ce canal, qu'il compare à celle de l'orifice du conduit cholédoque; il rejette l'existence de valvules dans la veine azygos, et donne une description des veines profondes et superficielles du pénis. Il a décrit les muscles des paupières et du globe de l'œil, les points lacrymaux, et reconnu la nature et les usages de la glande lacrymale.

De vulneribus capitis liber absolutissimus triplici sermone contentus. Milan, 1583, in-4. —Cet ouvrage forme le traité le plus complet sur les plaies de tête et sur l'opération du trépan, qui eût paru jusqu'alors. Carcano conseilla le premier de ne pas épargner le muscle crotaphite et l'os temporal, de ne pas se servir aussi fréquemment de la rugine et du ciseau, de ne pas croire le trépan lui-même nécessaire toutes les fois qu'on remarque les signes d'un épanchement de sang, et enfin de ne pas tarder à pratiquer l'opération dès qu'on la juge convenable. Mais il a recommandé une pratique blâmable, celle d'écarter les fractures du crâne avec des coins de bois pour donner issue aux congestions purulentes; il regardait aussi comme très-dangereuse l'ablation d'une portion de la substance corticale du cerveau. Toutefois, il défend avec raison la théorie de Maggi sur les plaies d'armes à feu, et adopte en tous points les principes très-rationnels émis par cet auteur sur le pansement de ces sortes de plaies.

Exenteratio cadaveris illustriss. cardinalis Caroli Borromæi (id est sancti Caroli). Milan, 1584, in-4.

Lettera del felice successo di sua anatomia fatta quest' an. MDLXXXV del mese di Gennajo nello studio di Pavia, etc., etc. Pavie, 1585, in-4.

(Argellata.—Haller.—Sprengel.)

CARDAN (Jérôme), l'un des grands esprits de son siècle, naquit à Pavie, le 23 septembre 1501. Son père, docteur en médecine et jurisconsulte célèbre, fut son premier instituteur, et lui apprit le latin en conversant avec lui dans cette langue; il lui enseigna

aussi les élémens de l'arithmétique, de la géométrie et de l'astrologie. A vingt ans, il alla étudier dans l'Université de Pavie : deux
ans après, il y expliqua Euclide. A vingt-quatre ans, il prit le titre
de docteur. Il exerça la médecine en divers lieux jusqu'à l'âge de
trente-trois ans, époque à laquelle il fut nommé professeur de
mathématiques à Milan. Il ne conserva cette place que deux années.
Il fut professeur en médecine dans presque toutes les Académies
d'Italie. Il voyagea en Allemagne, en France et en Angleterre,
revint dans sa patrie, fut mis en prison pour dettes à Bologne, en
sortit au bout de six mois, et se rendit à Rome, où le pape lui
accorda une pension. Il mourut dans cette ville en 1576. Nous ne
pouvons donner ici des détails plus étendus sur sa vie, ni nous
arrêter à faire connaitre son caractère, mélange bizarre de toutes
sortes de contradictions. Cardan a lui-même pris soin de le faire dans
l'ouvrage le plus étrange et le plus curieux peut-être qui ait jamais été
écrit. (*De vita propria. Ed. Naude.* Paris, 1643, in-8°.) Ses immenses
connaissances, sa sagacité extraordinaire, sa grande liberté de
penser, et son style en général mâle et relevé, le placeraient en
tête des écrivains les plus justement célèbres du seizième siècle, s'il
n'avait uni à tant de qualités un goût décidé pour les paradoxes et
le merveilleux, une crédulité enfantine, une superstition peu conce-
vable, une vanité insupportable, et une jactance sans bornes. Tantôt,
dit de Thou, il semble s'élever au-dessus de la portée de la nature
humaine, tantôt il raisonne plus mal qu'un enfant. On doit, en effet,
le regarder comme un des auteurs dont les ouvrages, remplis d'ailleurs de puérilités, de mensonges, de contradictions, de contes
absurdes, et de charlataneries de tous les genres, offrent le plus
de preuves de ce génie hardi, inventif, qui cherche à s'ouvrir de
nouvelles routes, et qui les trouve. Leibnitz, qui se connaissait en
mérite et en talens, dit que Cardan était un grand homme avec tous
ses défauts, et aurait été incomparable sans ses défauts. Cardan
occupe une place plus distinguée peut-être dans l'histoire des progrès de la philosophie et des mathématiques, que dans celle de la
médecine. Il a cependant composé sur cette science un grand
nombre d'ouvrages, dont quelques-uns ne sont pas encore entièrement dépourvus d'intérêt : ils contribuèrent certainement à rompre
les chaînes de l'ancien galénisme.

Cardan avait pris pour devise : *Tempus mea possessio, tempus ager meus.* Il justifia le choix qu'il en avait fait, comme le
prouvent les deux cent vingt-deux traités contenus dans les

dix volumes in-folio de ses œuvres, qui n'y sont même pas complètes.

Nous ne citerons d'une manière particulière que ceux de ces traités qui ont quelque rapport avec l'objet de notre ouvrage :

De libris propriis. Nuremberg, 1544. — *De libris propriis eorumque ordine et usu ac de mirabilibus operibus in arte medicâ factis.* Lyon, 1557, in-8. — *De libris propriis eorumque usu liber recognitus.* Bâle, 1562, in-4, en tête des *Opera quædam lectu digna.* Bâle, 1585, in-4, à la suite des *Somniorum synesiorum, lib. IV.*

Contradicentium medicorum libri X. Paris, 1546, in-8; Lyon, 1548, in-4, 2 vol.; Anvers, 1564, in-8. Marbourg, 1607, in-8. Les 2 premières édit. ne contiennent qu'une partie de l'ouvrage.

De Sarza-Parilla, avec les *Contradicentia medica.* Lyon, 1548, in-4, et dans les éditions de 1564, 1607.

De subtilitate libri XXI. Nuremberg, 1550, in-fol.; Paris, 1551, in-8. Edit. augmentée, Bâle, 1554, in-fol. 3ᵉ édit., avec la Réfutation des critiques de Scaliger, et des additions, Bâle, 1560, in-fol.; *ibid.,* 1582, in-8; Lyon, 1580, in-8; cette édition, faite sur celle de 1554, est incomplète; Bâle, 1611, in-fol.; *ibid.,* 1664, in-fol. Trad. franç., par Richard Leblanc. Paris, 1556, in-4. — Cet ouvrage est le chef-d'œuvre de Cardan; on y trouve des preuves éclatantes de son vaste savoir et de sa haute intelligence, mais assez souvent aussi de sa déraison. Naigeon en a inséré un long extrait dans l'*Encycl. méthod. philos. anc. et mod.*

De rerum varietate libri XVII. Bâle, 1557, in-fol.; Avignon, 1558, in-8; *ibid.,* 1581, in-fol.

In Thessalicum medicum actio secunda, dans les *Opera quædam lectu digna.* Bâle, 1560, in-4; et avec les *Somniorum synesiorum libri IV.* Bâle, 1585, in-4.

In septem particulas aphorismorum Hippocratis commentaria. Bâle, 1564, in-fol.

De venenis libri tres, avec les *Comment. in septem aphorism. Hippocratis particulas.* Bâle, 1564, in-fol.

De methodo medendi sectiones tres. Paris, 1565, in-8; Marbourg, 1607, in-8. — Les deux premières sections avaient paru sous ce titre : *De malo recentiorum medicorum medendi usu libellus,* centum errores illorum continens. *Item alius de simplicium medicinarum noxa.* Venise, 1545, in-8; Lyon, 1548.

Podagræ encomium, dans les *Opuscula medica et philosophica.* Bâle, 1566, in-8; à la suite des *Somniorum synesiorum libri IV.* Bâle, 1585, et ailleurs.

De aqua, dans le tom. II des *Opuscula medica et philosophica.* Bâle, 1566, in-8.

Liber de vitali aquâ, seu de æthere. Ibid.

Medicinæ encomium, dans les *Opuscula medica.* Bâle, 1566, in-8, et ailleurs.

Ars curandi parva, tom. I des *Opuscula medica.* Bâle, 1566, in-8.

De radice cina responsum petitioni M. Antonii Majoragii, tome II des *Opuscula medica.* Bâle, 1566, in-8.

In librum Hippocratis de septimestri et octimestri partu commentarius. Bâle, 1568, in-fol., avec les Comm. sur les prognost.

In prognosticorum Hippocratis librum libri IV. Bâle, 1568, in-fol.

De causis; signis, ac locis morborum liber. Bologne, 1569, in-8; Bâle, 1583, in-8; *ibid.*, 1707, in-8.

In librum Hippocratis de aere, aquis et locis commentarii. Bâle, 1570, in-fol.

Commentaria in librum Hippocratis de alimento, prælecta dùm profiteretur Bononiæ. Rome, 1574, in-8; Bâle, 1582, in-8.

Examen XXII. Ægrorum Hippocratis. Rome, 1575, in-8.

De sanitate tuendâ libri IV. Rome, 1580, in-fol. Bâle, 1582, in-fol.

Somniorum synesiorum omnis generis insomnia explicantes lib. IV. Bâle, 1585, in-4.

Theonoston (liber II), seu de vitâ producendâ, atque incolumitate corporis conservandâ. Rome, 1617, in-4.

De vitâ propriâ liber. Paris, 1643, in-8, avec une longue et curieuse préface par Naudé.

Opuscula medica senilia in quatuor libros tributa. Lyon, 1638, in-8.

Metoposcopia libris tredecim et octogentis faciei humanæ iconibus complexa. Accedunt Melampodis de nævis corporis tractatus, gr. lat. Paris, 1658, in-fol., fig. en bois. Cet ouvrage manque dans l'édit. de Spon.

Apologia ad Andream Camutium, etc, dans les *Opuscula medica.* Bâle, 1566, in-8.

De naturâ liber unicus, dans le tom. II des *Opera omnia.*

De aceti naturâ juxtà materiam liber, dans le tom. II des *Opera omnia.*

Problematum naturalium, medicorum, moralium, flagitiorum, mathematicorum, casuum, mistorum sectiones septem. Ibid.

Anatomia Mundini cum expositione Cardani, tom. X des *Opera omnia.*

Commentaria in libros Hippocratis de victu in acutis. Ibid.

Commentaria in libros epidemiorum Hippocratis. Ibid.

Tractatus de epilepsiâ. Ibid.

De apoplexiâ. Ibid.

Paralipomænon, libri XVIII. Ibid.

Opera omnia, tàm hactenùs excusa hic tamen aucta et emendata, quàm nunquam aliàs visa, ac primum ex auctoris ipsius autographo eruta; curâ Caroli Sponii. Lyon, 1663, in-fol., 10 vol.

(Naudé. — De Thou et Teissier, *Eloges des Hommes savans.* — Bayle. — Nicéron. — Brucker. — Montucla, *Hist. des Mathém.*—Naigeon, *Encycl. méthod., philos. anc. et mod.*)

CARL (JEAN-SAMUEL), fils de Jean Ernest, habile apothicaire, naquit à Oehrengen en 1676. Il étudia la médecine à Halle sous Frédéric Hoffmann et Stahl, et prit le grade de licencié en 1699. Peu de temps après, il fut nommé médecin du comte de Isenbourg-Stollberg, puis du comte de Wittgenstein, à Barlebourg, et enfin, en 1736, du roi de Danemarck. Il mourut, le 13 juin 1757, à Melldorf, dans le Holstein. Carl fut, après Alberti, le disciple le plus distingué de Stahl; comme lui, il consacra sa vie à développer et à défendre les principes de leur maitre. Comme lui, il exagéra le côté spiritualiste de cette doctrine, et la compromit en déterminant la nature de l'âme vivifiante, sur laquelle Stahl s'était énoncé d'une manière assez indéterminée, pour se faire accuser par Leibnitz de matérialisme. Carl, au contraire, a mérité qu'Adelung lui reprochât d'avoir mis trop souvent dans ses ouvrages une théosophie mystique. Plusieurs de ces ouvrages sont purement philosophiques. Nous ne citerons que les suivans, renvoyant pour les autres aux sources indiquées plus bas.

Disp. de analysi chimico-medicâ reguli antimonii medicinalis. Halle, 1698, in-4.

Disp. inaug. qua pathologiæ fundamenta practica, proponit. præs. G. E. Stahl. Halle, 1699, in-4.

Lapis Lydius philosophico-pyrotechnicus ad ossium fossatilium docimasiam analyticè demonstrandam adhibitus. Francfort-sur-le-Mein, 1704, in-8.

Praxeos medicæ therapia generalis et specialis in usum privatum auditorum ichnographicè delineata. Halle, 1718, in-4.

Specimen historiæ medicæ ex solidæ experientiæ documentis, maximè vero monumentis stahlianis in syllabum aphoristicum redactum. Halle, 1719, in-4.

Ichnographia praxeos clinicæ. Halle, 1722, in-8.

Synopsis medicinæ stahlianæ. Budingen, 1724, in-8.

Elementa chirurgiæ medicæ ex mente stahlianâ. Budingen, 1727, in-8.

Otia medica, dicata contemplationibus philosophicis. Budingen, 1725, in-4.

Diætetica sacra, h. e. disciplina corporis ad sanctimoniam animæ accommodata. Copenhague, 1737, in-8.

Historia medica pathologico-therapeutica. Copenhague, 1737, in-8, 2 vol. — C'est une 2e édit., augm. du specimen indiqué ci-dessus.

Therapia dogmatico-clinica ichnographicè delineata. Budingen, 1737, in-8, 2e édit., augm. de l'*ichnographia* ci-dessus.

Hygiene, lumine revelationis, rationis, experientiæ, gratiæ, naturæ, sensûs commendata. Copenhague, 1740, in-8.

Parmi un assez grand nombre d'ouvrages écrits en allemand par notre auteur, nous citerons une médecine populaire, et une médecine des cours. Carl a encore inséré une foule d'articles dans le *Commercium litterarium Noribergense*, et dans les actes de l'Académie des Curieux de la nature, dont il était membre.

(Adelung, *Suppl. et contin. du Dict. de Joecher.*—Haller.)

CARMINATI (Bassiano), natif de Lodi, médecin et chimiste distingué, s'était fait un nom, plus de vingt ans avant la fin du dernier siècle, et vivait encore vers 1819. Nous ignorons l'époque de sa mort. Nul biographe ne nous apprend rien sur sa vie; ses titres ne nous sont connus que par ses propres ouvrages. Après avoir, à ce qu'il paraît, pratiqué l'art de guérir dans sa ville natale, il fut nommé, vers 1780, professeur de médecine dans l'Université royale de Pavie. Plus tard il occupa, dans la même Université, les chaires d'hygiène, de thérapeutique générale et de matière médicale, et celle de pharmacie. Il était en même temps premier médecin de l'hôpital. Un grand nombre d'Académies, celles de Naples, de Sienne, de Mantoue, de Mayence, de Milan, etc., le comptaient parmi leurs associés. Napoléon le nomma membre de l'Institut du royaume d'Italie. Carminati jouissait d'une grande réputation, et ses écrits prouvent qu'il la méritait. Nous ne connaissons que les suivans :

De animalium ex mephitibus et noxiis halitibus interitu, ejusque propioribus causis, libri tres. Laude Pompeiâ, 1777, *excudebant regii typographi publicâ auctoritate.* In-fol., 218 pp. — Pour découvrir la véritable cause de la mort des animaux tués par les vapeurs méphitiques, l'auteur a fait des expériences multipliées sur des animaux à sang chaud et à sang froid. Il les a exposés à la vapeur du soufre, de la poudre à canon, de l'acide nitreux, à la vapeur de l'arsenic et du charbon, à des exhalaisons putrides, à celles de la fermentation vineuse acide, à la fumée de l'opium, du tabac et du camphre.

Risultati di sperienze e osservazioni sui vasi sanguigni e sul sangue. Pavie, 1783, in-4, 53 pp. — Expériences nombreuses sur les animaux vivans, dont l'objet principal est de démontrer, contre l'opinion de Rosa, que le sang remplit partout les vaisseaux qu'il parcourt, sans laisser de place à une prétendue vapeur éthérée animale, mais qui donnent encore plusieurs autres résultats intéressans.

Ricerche sulla natura et sugli usi del sugo gastrico in medicina ed in chirurgia. Pavie, 178.... Trad. en allemand, Vienne, 1785, in-8. — Expériences faites avec du suc gas-trique pris chez des animaux d'espèces très-diverses, et administré à l'intérieur, dans plusieurs maladies, ou appliqué comme topique sur des ulcères sordides, douloureux, vénériens, scrofuleux, etc., etc.

Opuscula therapeutica, vol. 1. Pavie, 1788, in-8, 317 pp. — Ce volume renferme six dissertations qui ont pour objet des expériences cliniques sur autant de substances médicamenteuses. La plus importante est la sixième sur l'emploi de l'opium dans le traitement des maladies vénériennes.

Saggio di alcune ricerche sui principii e sulla virtu della radice di calaguala. Pavie, 1791, in-8. — Cette substance parut à Carminati se rapprocher de la racine de plusieurs fougères indigènes, sous le rapport de ses parties constituantes; mais elle ne manifesta pas l'efficacité qu'on lui avait attribuée contre une foule de maladies aiguës et chroniques, et elle ne parut agir que sur l'urine, encore d'une manière peu marquée.

Hygiene, terapeutice, et materia medica. Pavie, 1791-1795, in-8, 4 vol. in-8. Le premier volume est un traité complet d'hygiène, où l'histoire des alimens est exposée avec beaucoup de détails; les autres renferment la thérapeutique générale et la matière médicale. Cet ouvrage est d'un homme savant et d'un praticien habile. Il a été abrégé et traduit en italien par Acerbi (1813). Dès l'épo-que de la publication, il avait été mis en allemand par Kreysig.

(Anc. *Journal de méd. — Comment. de reb. in med. gest.* — Sprengel.)

CARON (J.-Ch.-Félix), ancien membre du Collége de l'Académie Royale de chirurgie, avait été nommé chirurgien en chef de l'hôpital Cochin, lors de la fondation de cet établissement. A l'époque du concours pour le croup (1808), il s'acquit une spèce de célébrité par la chaleur qu'il mit à soutenir que la trachéotomie est le seul moyen de guérison de cette maladie aiguë. L'ouvrage qu'il publia sur ce sujet ayant paru avant le concours, Caron en fut naturellement exclu. Cette décision devint l'occasion de réclamations multipliées, et de plusieurs écrits qu'il publia, toujours dans le but de proclamer la trachéotomie comme l'unique moyen de guérison du croup, quoiqu'il n'eût aucun exemple pour appuyer son opinion. Caron est mort à Paris, le 19 août 1824, dans un âge avancé. On a de lui :

Compendium institutionum philoso-phiæ, in quo de rhetoricâ et philoso-phiâ tractatur, ad usum candidato-rum baccalaureatûs artiumque magis-trii. Paris, 1770, in-8, 2 vol.

De poplitis aneurismate. Paris, 1772, in-8,

Dissertation sur l'effet mécanique de l'air dans les poumons, pendant la respiration ; avec un nouveau moyen de rappeler les noyés à la vie, pro-posé par le docteur Menzies. Paris, 1798, in-8.

Recherches critiques sur la qua-trième partie d'un ouvrage ayant pour titre : De la connexion de la vie avec la respiration, traduit de l'anglais de Edm. Goodwin, par J.-N. Hallé; où il s'agit de déterminer l'action chi-mique que l'air a sur les poumons, dans la respiration. Paris, 1798, in-8.

La chirurgie peut-elle retirer quel-ques avantages de sa réunion à la médecine ? etc. Paris, 1802, in-8.

Réflexions sur l'exercice de la mé-decine. Paris, 1804, in-8.

Remarques sur un fait d'insensibi-lité qui quelquefois doit avoir lieu dans les amputations des grandes ex-trémités. Paris, 1804, in-8.

Traité du croup aigu. Paris, 1808, in-8, 301 pp.

Examen du Recueil de tous les faits et observations relatifs au croup, pu-bliés par l'Ecole de Médecine de Paris, dans le mois de juin 1808. Paris, 1809, in-8, 139 pp.

Remarques et observations récentes sur le croup, avec des réflexions sur l'inadmission au concours d'un traité sur cette maladie, publié en 1808. Pa-ris, 1810, in-8, 46 pp.

Programme d'un prix relatif à la trachéotomie dans le traitement du croup. Paris, 1812, in-8, 16 pp.

Réfutation d'un mémoire de clinique chirurgicale de M. Pelletan, sur la bronchotomie. Paris, 1812, in-8.

Démonstration rigoureuse du peu

d'utilité de l'École de Médecine, du grand avantage que l'on a retiré, et que l'on retirera toujours du rétablisse- ment du Collége de Chirurgie. Paris, 1818, in-8 , 32 pp.

(Quérard, *France Littéraire.*)

CARPI. *V.* BERENGARIO.

CARRÈRE (Thomas), né à Perpignan le 11 février 1714, fit ses études à Perpignan et à Montpellier. Reçu maître-ès-arts le 19 février 1735, il prit le bonnet de docteur le 22 janvier 1737. La même année, il obtint au concours la place de professeur en médecine à l'Université de Perpignan. Nommé recteur de l'Université en 1752, et médecin de l'hôpital militaire de Perpignan en 1753, les services qu'il rendit dans ces différens emplois, lui valurent le titre de conseiller-médecin ordinaire du Roi, le 21 mai 1759. Deux ans plus tard, il fut promu au décanat de sa Faculté, et à la place de protomédic des comtés de Roussillon, Conflans, Cerdagne et pays adjacens. Carrère est mort le 26 juin 1764, laissant les ouvrages suivans :

Theses ex universâ medicinâ. Perpignan , 1736, in-4. — Ces thèses contiennent des notions succinctes sur les différentes parties de la médecine, et les principes les plus généraux de l'art de guérir.

Réponse à une question de médecine, dans laquelle on examine si la théorie de la botanique, ou la connaissance des plantes, est nécessaire à un médecin. 1740, in-4 (sans indication de lieu, ni d'imprimeur).

Lettre d'un médecin de province à M. Louis XX, médecin de la Faculté de Perpignan. In-4 (sans indication de lieu ni d'année, mais écrite en 1743).

Réponse à la lettre raisonnée de Louis XX, médecin de la Faculté de Perpignan. 1743, in-4 (sans indication de lieu).

Lettre à M. Gourraigne, médecin de la Faculté de Montpellier. 1743, in-4 (sans indication de lieu).

Réflexions sur les éclaircissemens que M. Simon a donnés au sujet de la maladie d'un officier d'artillerie. 1744, in-4 (sans indication de lieu).

Dissertatio medica de hominis generatione. Perpignan , 1744, in-4. — C'est un résumé de ce qu'on savait alors sur le développement de l'œuf humain.

Dissertatio, an veræ phthisi pulmonari, ultimum gradum nondùm assecutæ, aquæ Prestenses, vulgò de la Preste. Perpignan , 1748, in-4. — L'auteur considère la phthisie comme contagieuse et héréditaire ; il conseille comme moyen curatif l'usage intérieur des eaux thermales sulfureuses de *la Presta*, qui sont en Roussillon ; il rapporte des observations à l'appui de leur efficacité.

Essai sur les eaux minérales de Nossa, en Conflans ; sur leur nature, sur leurs vertus, sur les maladies auxquelles elles peuvent convenir, et sur la manière de s'en servir. Perpignan, 1754, in-12.

Réponse à l'auteur d'une lettre sur l'impossibilité de reconnaître, par l'ouverture du cadavre, les causes éloignées et immédiates des maladies. 1755, in-12 (sans indication de lieu).

Traité des eaux minérales du Roussillon. Perpignan, 1756, in-8. — Cet ouvrage est le premier qui ait paru sur les eaux minérales du Roussillon.

L'auteur y rapporte beaucoup d'observations sur les effets de ces différentes sources.

Dissertatio medica de sanguinis putredine. Perpignan, 1759, in-4.

Dissertatio medica de hæmatoscopiâ. Montpellier, 1759, in-8.

(Carrère, *Biblioth. littér.*)

CARRÈRE (JOSEPH-BARTHÉLEMY-FRANÇOIS), fils du précédent, naquit à Perpignan le 24 août 1740. Il commença ses études dans l'Université de sa ville natale, sous la direction immédiate de son père, et vint ensuite à Montpellier, où il reçut le bonnet doctoral, le 26 novembre 1759. De retour à Perpignan, il fut nommé agrégé à l'Université; le 20 décembre 1661, il obtint la chaire d'anatomie et de chirurgie. Un Musée d'histoire naturelle ayant été fondé par l'Université en 1770, Carrère en fut nommé directeur-garde et démonstrateur. Depuis une année il était inspecteur-général des eaux minérales de la province du Roussillon et du comté de Foix, quand il vint se fixer à Paris en 1773. En 1775, il fut nommé censeur royal, et en 1776, médecin du garde-meuble de la couronne. Plus tard, les événemens de la révolution ayant forcé Carrère à s'expatrier, il passa en Espagne, où il habita pendant quelques années. Il est mort à Barcelonne, le 20 décembre 1802, laissant les ouvrages suivans :

De vitali corporis et anima fœdere. Perpignan, 1758, in-8.

Dissertatio physiologica de sanguinis circulatione. Perpignan, 1764, in-8.

Dissertatio de alimentorum digestionis mechanismo. Perpignan, 1765, in-8.

De revulsione. Perpignan, 1770, in-8.

Réponse à un ouvrage qui a pour titre : Recherches anatomiques, *par* Louis-Michel Coste, *etc. ; dans laquelle l'auteur établit avec évidence la compression que les artères iliaques reçoivent de l'intestin rectum trop distendu.* Perpignan, 1771, in-4. — Carrère ajoute à ses argumens le détail de deux autopsies, dans lesquelles on a trouvé : chez un sujet, le rectum, distendu par l'air qu'on avait insufflé, comprimant fortement les troncs primitifs des artères iliaques dès leur bifurcation ; chez un autre sujet, le même intestin distendu par des excrémens endurcis, comprimant les iliaques primitives, et surtout celle du côté droit.

Dissertatio de retrogrado sanguinis motu. Perpignan, 1772, in-8. — L'auteur établit, d'après des expériences qu'il a faites sur des chiens, des grenouilles et des lapins, que le sang peut éprouver un mouvement rétrograde dans son cours : 1° des rameaux artériels dans les troncs ; 2° des troncs veineux dans leurs rameaux ; 3°. des oreillettes du cœur dans les troncs veineux ; 4° du ventricule du cœur dans les oreillettes ; 5° des gros troncs artériels dans les ventricules du cœur.

Traité théorique et pratique des maladies inflammatoires. Paris, 1774, in-12.

Le médecin ministre de la nature, ou recherches et observations sur le pépasme, ou coction pathologique. Paris, 1776, in-12.—A part les idées théoriques de l'auteur, il s'élève avec raison contre l'usage intempestif des purgatifs, et préconise la médecine expectante.

Bibliothèque littéraire, historique et critique de la médecine ancienne et moderne. Paris, 1776, in-4, 2 vol.— Cet ouvrage, qui devait être composé de huit volumes, s'arrête au milieu de la lettre C. Il est plus complet que celui d'Éloy, mais pas toujours plus exact.

Lettre de M. Carrère, etc., à M. Bacher, médecin de la Faculté de Paris, un des nouveaux auteurs du Journal de médecine. Paris, 1777, in-8 de 8 pages.—L'auteur y répond aux remarques critiques faites sur l'ouvrage précédent par Bacher, insérées sous forme de lettres dans l'ancien *Journal de Médecine*, tome XLVI et suiv.

Dissertation médico-pratique sur l'usage des rafraîchissans et des échauffans dans les fièvres exanthématiques. Paris, 1778. — Cet opuscule fut composé à l'occasion d'une question proposée par la Société royale de Médecine de Paris. L'auteur y a consigné des remarques intéressantes sur divers cas d'éruption tardive de la petite-vérole.

Mémoire sur la douce-amère, ou solanum scandens, dans le traitement de plusieurs maladies, et surtout des maladies dartreuses. (Paris), 1781, in-8. — L'auteur traite successivement de l'époque où l'on doit recueillir cette plante, des doses auxquelles on peut l'administrer, des précautions qu'il faut prendre à cet égard, des combinaisons dans lesquelles elle peut entrer ; il range la douce-amère parmi les meilleurs dépuratifs internes ; il en préconise les avantages dans les maladies de la peau, les ulcères rebelles, les rhumatismes, la goutte, les métastases laiteuses, l'ictère, les obstructions des viscères abdominaux, et contre la syphilis invétérée.

Catalogue raisonné des ouvrages qui ont été publiés sur les eaux minérales en général, et sur celles de la France en particulier, avec une notice de toutes les eaux minérales de ce royaume, et un tableau des différens degrés de celles qui sont thermales ; publié d'après le vœu de la Société royale de Médecine. Paris, 1785, in-4 de 584 pp. — Bibliographie très-riche et très-importante, dans laquelle on a souvent puisé sans en citer l'auteur.

Manuel pour le service des malades. Paris, 1786, in-12 ; ibid., 1787, in-12.

Précis de la matière médicale, par Venel, avec des notes. Paris, 1786, in-8 ; ibid., 1802, in-8, 2 vol.

Recherches sur les maladies vénériennes chroniques. Paris, 1788, in-12. — Carrère insiste pour qu'on apporte beaucoup de ménagement dans l'emploi des préparations mercurielles, surtout lorsque l'ancienneté de la maladie, et ses complications avec d'autres affections, en rendent le diagnostic douteux. Il conseille de préférence les médicamens dits dépuratifs.

Traité sur une question de médecine légale. (Barcelonne), 1802,.... — Il s'agissait de savoir si un enfant extrait par l'opération césarienne après la mort de la mère, a survécu à celle-ci. L'auteur fit hommage de cet ouvrage à la Société de médecine-pratique de Montpellier.

Tableau de Lisbonne en 1796, suivi de lettres écrites en Portugal sur l'état ancien et actuel de ce royaume. Paris, 1797, in-8.

(Andouard, *Notice historique sur M. Carrère,* insérée dans les *Actes de la Soc. de méd. prat. de Montpellier,* 1801-1807. — Carrère, *Bibl. litt.* — Ancien *Journal de Médecine.* — *Biog. méd.*)

CARRERO (Pierre-Garcie), médecin espagnol, qui jouissait d'une grande réputation au commencement du dix-septième siècle, était né à Calahorra, dans la Vieille-Castille. Il fit ses études médicales à l'Université de Tolède et à celle d'Alcala de Henarez, où il reçut le bonnet de docteur; il y obtint ensuite la chaire de médecine. Appelé plus tard à la cour de Madrid, il devint le médecin ordinaire de Philippe III, roi d'Espagne, vers l'année 1615. Carrero a publié les ouvrages suivans :

Disputationes medicæ et commentaria in omnes libros Galeni de Locis affectis. Alcala de Henarez, 1605, 1611, in-fol. — L'auteur s'attache à expliquer les passages les plus difficiles et les plus obscurs, du traité de *Locis affectis* de Galien.

Disputationes medicæ et commentaria in Fen primam libri primi Avicennæ. Alcala de Henarez, 1611, in-fol.; *ibid.,* 1617, in-fol.

Disputationes medicæ et commentaria in Fen primam libri quarti Avicennæ. Bordeaux, 1628, in-fol.; publié par Pierre Ferriole, docteur en médecine, disciple de l'auteur, et ancien professeur d'anatomie à l'Université d'Alcala de Henarez.

(Haller. — Carrère.)

CARROZZA (Jean), médecin, naquit à Messine le 8 juin 1678. Après avoir fait de brillantes études, il se livra à la médecine sous les auspices de Dominique La Scala. La mort de son maître, qui arriva peu de temps après, ne ralentit pas son zèle pour la science. Il continua d'étudier avec succès, et la place de médecin de la ville de Sainte-Lucie fut la juste récompense de ses travaux. Il y exerça la médecine si heureusement, que pendant trois années il ne perdit aucun malade, à l'exception d'une femme sexagénaire. De retour à Messine en 1702, il reçut le bonnet de docteur après avoir soutenu ses épreuves avec une grande supériorité: il parait qu'il fixa sa résidence dans cette ville. Mongitore, auquel nous empruntons ces détails, parle de Carrozza comme d'un médecin vivant quand il écrivait cette notice. Nous ignorons l'époque de sa mort. On a de lui :

Conclusio universalis, id est de omni scibili. Messine, 1702, in-4. — C'est la dissertation inaugurale de Carrozza.

Contra vulgo-scientias acquisitas per disciplinam opusculum. Rothomæ, 1702, in-4.

Antropologiam. Tomum primum, in quo facilior, et utilior medendi theoria, et praxis palàm fit absque electuariis, confectionibus, lohoc, tabellis, syruppis, julep, rob, apozematis, saccharis, catharticis, sternutatoriis, masticatoriis, epithematibus, sacculis, vesicantibus, phlebotomia, tandem sine quibusdam decoctis, vinis medicatis, emplastris, etc. Messine, 1705, in-4.

(Mongitore, *Bibliot. sicula.*)

CARTHEUSER (Jean-Frédéric), membre de l'Académie des Sciences de Berlin, de l'Académie électorale de Mayence, etc., était né le 29 septembre 1704 à Hayn, dans le comté de Stolberg. Il fit ses études à Iéna et à Halle, prit sa licence, et reçut le bonnet doctoral dans cette dernière Université, et se livra à l'enseignement académique. En 1740, il fut nommé professeur de chimie, de pharmacie et de matière médicale à Francfort-sur-l'Oder. Quatre ans après, il remplaça Gœlicke dans la chaire d'anatomie et de botanique; plus tard, il succéda à de Bergen dans celle de pathologie et de thérapeutique. Il mourut le 22 juin 1777, laissant la réputation d'un homme fort instruit dans toutes les branches de la médecine, mais surtout d'un des meilleurs écrivains sur la matière médicale. Outre un grand nombre de Dissertations, dont quelques-unes ont été réunies et seront indiquées ci-dessous, Cartheuser a publié les ouvrages suivans :

Specimen amœnitatum naturæ, et artis oder kurze probe einer abhandlung aller merkwerdigkeiten der natur und kunst. Halle, 1733, in-4.

Amœnitates naturæ, seu historiæ naturalis pars 1, generalior, oder der curioesen abhandlung aller merkwerdigkeiten der natur. Halle, 1735, in-4.

Elementa chymiæ medicæ dogmatico-experimentalis una cum synopsi materiæ medicæ selectioris. Halle, 1736, in-8. Francfort-sur-l'Oder, 1753, in-8; *ibid.*, 1766, in-8.

Tabulæ formularum præscriptioni inservientes, in usum Tyronum. Halle, 1740, in-8; *ibid.*, 1748, in-8; Francfort-sur-l'Oder, 1752, in-8; *ibid.*, 1766, in-8.

Programma de materiâ medicâ rationali per experimenta spagirica promovendâ. Francfort-sur-l'Oder, 1740, in-4.

Rudimenta materiæ medicæ ratio-

nalis, experimentis et observationibus physicis, chymicis atque medicis superstructa. Francfort-sur-l'Oder, 1741, in-8.

Pharmacologia theoretico-practica rationi et experientiæ superstructa. Berlin, 1745, in-8; Venise, 1756, in-4; Cologne, 1763, in-8; Berlin, 1770, in-8.

Fundamenta materiæ medicæ rationalis. Francfort - sur - l'Oder, 1749-1750, in-8, 2 vol.; Paris, 1752, in-12, 2 vol.; Francfort, 1767, in-8, 2 vol.; Paris. 1769, in-12, 4 vol. Trad. en français. Paris, 1755, in-12, 4 vol. Le même publié par Désessarts, avec des notes. Paris, 1769, in-12, 4 vol. — L'auteur a distribué les substances pharmaceutiques suivant leurs qualités sensibles, ou leurs principes chimiques les plus évidens. On lui doit un grand nombre d'analyses, faites avec tout le soin possible, et autant d'exactitude qu'il était possible d'en mettre à l'époque où il écrivait.

Diss. de genericis quibusdam plantarum principiis hactenùs neglectis. Francfort-sur-l'Oder, 1754, in-4, et in-8; ibid., 1764, in-4.

Fundamenta pathologiæ et therapiæ. Francfort-sur-l'Oder, 1758-1762, in-8, 2 vol.

Libellus de morbis endemiis. Francfort-sur-l'Oder, 1771, in-8.

Dissertationes physico-chimico-medicæ. Francfort-sur-l'Oder, 1774, in-4.

Dissertationes nonnullæ selectiores physico-chemicæ ac medicæ varii argumenti. Francfort-sur-l'Oder, 1775, in-8.

(Adelung. *Suppl. au Dict. de Joecher.*)

CASSEBOHM (Jean-Frédéric), l'un des anatomistes les plus habiles du dix-huitième siècle, fit ses études à Halle, sa patrie, et à Francfort-sur-l'Oder. Il vint sans doute en France, car Haller le qualifie disciple de Winslow. Il fut nommé professeur d'anatomie à Halle, en 1738; et, trois ans après, il fut chargé de remplir la même chaire à Berlin. Cassebohm mourut le 7 février 1743, laissant, quoique encore jeune, une réputation solidement établie sur des productions peu nombreuses, mais fort estimables. Voici les titres de ces ouvrages:

Disp. de aure internâ. Francfort-sur-l'Oder, 1730, in-4.

Pr. de differentiâ fœtûs et adulti anatomicâ. Halle, 1730, in-4.

Tractatus quatuor anatomici de aure humanâ, tribus figurarum tabulis illustrati. Halle, 1734, in-4, 84 pp. et 3 pl. — Carrère, suivi depuis par plusieurs bibliographes, indique et analyse, comme s'il l'avait vue, une édition, qui n'existe pas, des trois premiers traités seulement, et qu'il intitule:

De aure humanâ, tractatus primus, secundus et tertius.

Tractatus quintus anatomicus de aure humanâ; cui accedit tractatus sextus anatomicus de aure monstri humani, cum tribus figurarum tabulis, et indice tàm horum duorum, quàm quatuor priorum tractatuum ante annum de aure humanâ editorum. Halle, 1735, in-4, 70 pp. et 3 pl. — Haller indique en quelques lignes ce qu'il y a de neuf dans cet excellent ouvrage :

« Verè omnia etsi breviter, multa etiam penitùs eruta, ut canalis arteriæ tympanicæ, foraminula venarum tympani, meatus auditorii; laminæ quatuor membranæ tympani, ligamenta ossiculorum, vasa tympani, interna foramina minora vestibuli, et vascula, cochleæ scalæ, earumque in apice per duo foramina communicatio; membrana pulposa vestibuli et canalium semicircularium; nervi mollis rami et vascula cochleæ; hiatus Fallopii. Zonas Valsalvæ refutat, et foramen membranæ tympani. »

Methodus secandi musculos, et me- *thodus secandi viscera.* Halle, 1640, in-8. *Methodus secandi, oder deutliche anweisung zur zerglliderung des menschlichen Korpers.* Berlin, 1746, in-8; *ibid.*, 1769, in-8.

Haller possédait un manuscrit de Cassebohm sur l'art de l'anatomiste, qui formait un traité complet d'anatomie, et un traité remarquable. La *Médecine légale* d'Alberti contient les détails d'une autopsie faite par Cassebohm, avec un soin tout particulier, et la Dissertation de Glass sur la circulation pulmonaire, renferme des remarques propres à notre auteur.

(Adelung. — Haller.)

CASSERIO (Jules), chirurgien et anatomiste célèbre, naquit à Plaisance, en 1545, d'une famille pauvre et obscure. Réduit par sa position à l'état de domesticité, Casserio entra au service de Fabrizio d'Aquapendente, et il dut à cet heureux hasard de suivre la carrière pour laquelle il avait une véritable vocation. Fabrizio ne tarda pas à reconnaître les dispositions brillantes de son jeune serviteur, et son goût particulier pour l'étude des sciences. Dèslors il s'attacha à seconder ce talent naissant, faisant ainsi pour Casserio ce que Fallope avait fait pour lui-même. Casserio devint bientôt l'élève chéri de Fabrizio; il puisait chaque jour de nouvelles connaissances dans les leçons et les entretiens de son bienfaiteur, et les progrès rapides qu'il fit dans l'anatomie et la chirurgie, le mirent en peu de temps à même de prendre le grade de docteur en chirurgie et en philosophie. Dès qu'il eut obtenu ce titre, Fabrizio lui témoigna hautement le degré de confiance qu'il avait dans ses connaissances, en le chargeant de le remplacer dans la chaire d'anatomie et de chirurgie, lorsque ses occupations ou sa santé ne lui permettaient pas de donner ses leçons publiques. En 1604, son état toujours valétudinaire l'engagea à se démettre de sa place de professeur, et le sénat de Venise la donna à Casserio. Ce dernier soutint dignement un parallèle dangereux pour lui, et justifia d'une manière brillante le choix dont on l'avait honoré. Mais la mort vint interrompre brusquement sa nouvelle carrière: il succomba en 1616.

Casserio occupe un rang distingué dans l'histoire de l'anatomie, qu'il a enrichie de découvertes nombreuses. Il se livra surtout avec ardeur à l'étude de l'anatomie comparée, et sut faire des applications heureuses de cette science à l'anatomie de l'homme. Ses descriptions sont incomplètes sous certains rapports ; mais il y suppléa par les figures généralement exactes dont il a enrichi ses ouvrages. On a de lui :

De vocis auditûsque organo historia anatomica. Ferrare, 1600, in-fol., fig.; Venise, 1607, in-fol. (Portal). — Si Casserio fut moins brillant en théorie que Fabrizio, son maître, s'il lui fut inférieur dans ses descriptions, il l'a certainement surpassé dans l'art des dissections : cet ouvrage en fournit une preuve. Les planches multipliées qui l'accompagnent démontrent combien notre auteur fit d'observations d'anatomie comparée. Il a très-bien décrit les cartilages et les muscles du larynx ; il a montré que Vésale avait eu tort de nier l'existence des cavités ventriculaires de cet organe. Il a donné le premier une description exacte de l'opération de la trachéotomie, et la figure de tous les instrumens qu'elle exige. Il faisait l'incision au-dessous du troisième cerveau cartilagineux de la trachée-artère, et se servait pour cela de la lancette. Il employait ensuite une canule courbe, longue d'un pouce, dilatée à son extrémité, et garnie d'un petit rebord, auquel on fixait un fil qu'on attachait ensuite autour du cou. — Casserio fut le premier anatomiste, dans le dix-huitième siècle, qui fit des découvertes relatives à la structure de l'organe de l'ouïe. Il décrit fort exactement les deux apophyses du marteau, ainsi que les muscles des osselets de l'ouïe ; il a découvert le muscle externe du marteau. Il reconnut que le limaçon n'a pas d'issue à sa partie supérieure. Quant à sa théorie de l'audition, il regarde l'air contenu dans l'intérieur de la caisse du tympan et du labyrinthe, comme le corps intermédiaire destiné à transmettre les sons au nerf acoustique. Il est très-probable que Casserio a vu le conduit parotidien, mais sans soupçonner sa véritable nature ; il l'indique sous le nom de tendon du muscle de la joue.

Pentæstheseion, hoc est de quinque sensibus liber organorum fabricam, actionem et usum continens. Venise, 1609, in-fol.; Francfort, 1609, in-fol.; *ibid.*, 1610, in-fol.; *ibid.*, 1612, petit in-fol.; *ibid.*, 1622, in-fol. — Les planches de cet ouvrage sont généralement inférieures à celles du précédent. Elles contiennent de bonnes figures des muscles intrinsèques et extrinsèques de la langue, ainsi que des septième, huitième et neuvième paires de nerfs ; plusieurs coupes des fosses nasales. Dans les planches relatives à l'œil, Casserio représente les follicules sébacés dont on attribue la découverte à Meibom, et les fibres de l'uvée.

Tabulæ anatomicæ LXXVIII, cum supplemento XX tabularum Dan. Bucretii, qui et omnium explicationes edidit. Venise, 1627, in-fol.; Amsterdam, 1644, in-fol. (avec l'*Anatomie de Spigel*); Francfort, 1632, in-4; *ibid.*, 1656, in-4; *ibid.*, 1707, in-4. — Ces planches, gravées par Fialetti, artiste fort célèbre, furent publiées après la mort de Casserio, par Daniel Burcretius (dont le véritable nom est *Rindfleisch*). On y trouve indiquées plusieurs observations intéressantes, que d'autres écrivains s'approprièrent ensuite. Les muscles du dos, du cou et de la poitrine, sont bien représentés, de même que ceux du pied; Casserio y a figuré le premier le muscle transversal des orteils. Il montre une anastomose des artères mammaires et épigastriques. On y remarque de bonnes figures des diverses parties du cerveau, telles que le corps calleux, la glande pinéale, le canal appelé à tort aqueduc de Sylvius, les couches optiques. La membrane arachnoïde est aussi figurée avec exactitude.

Tabulæ de formato fetu (avec les planches de Spigel). Amsterdam, 1645, in-fol. — Parmi ces figures, nous nous contenterons de citer celle du placenta et de la membrane hymen, que Casserio a représentée le premier avec exactitude.

(Haller. — Brambilla. — Sprengel.)

CASSIUS, surnommé l'iatrosophiste, ou médecin philosophe, fleurit sous l'empire d'Auguste, en même temps que Thémison, et un peu avant Celse, qui le nomme le médecin le plus ingénieux de son siècle. On ignore complétement les particularités de sa vie; il ne nous est connu que par un petit, mais curieux, recueil de *Problèmes de médecine et de physique*, dont quelques bibliographes contestent l'authenticité, toutefois sans rien alléguer qui puisse nous empêcher de regarder comme l'auteur de cet ouvrage l'*Ingeniosissimum medicum* de Celse. En voici le titre :

Κασσίου ἰατροσοφιστοῦ ἰατρικαὶ ἀπορίαι καὶ προβλήματα περὶ ζώων καὶ τετραπόδων. Paris, 1541, in-8. *Eadem latinè, interprete Adriano Junio (Jonghe), cum græci exemplaris castigationibus.* Paris, 1541, in-4, réimprimé dans les *Artis medicæ principes* de Henri Étienne (1567).

Les mêmes, sous ce titre :

Cassii iatrosophistæ naturales et medicinales quæstiones LXXXIV. Circa hominis naturam et morbos aliquot, Conrado Gesnero interprete, nunc primum editæ: Eadem græcè, longè quàm antèhac castigatiores; cum scholiis quibusdam, etc. Zurich, 1562, in-8. *Item,* grec et latin, avec des notes par André Rivinus. Leipsick, 1653, in-4. En grec, avec les *Questions naturelles* de Théophilacte. Leyde, 1596, in-12. — Ce livre, peu volumineux, renferme plusieurs vérités qui peuvent être utiles même de nos jours. C'est, pour l'historien, un trésor dans lequel il trouve de grandes lumières sur l'esprit dominant du siècle. Image de l'époque médicale où il fut écrit, il représente toutes les doctrines qui la signalèrent. Tour à tour partisan et antagoniste d'Asclépiade, Cassius dit, dans un endroit, que la fièvre guérit certaines affections chroniques, en rétablissant le rapport naturel des corpuscules et des pores; qu'elle change la couleur des malades, par le dérangement qu'elle détermine des corpuscules primitifs; et, dans un autre, il combat l'explication donnée par Asclépiade de la lenteur avec laquelle les ulcères ronds se cicatrisent. Quelques méthodistes pensaient que le sommeil resserre; Cassius dit, au contraire, qu'il relâche. Notre auteur adopte également quelques principes des pneumatistes. Il attribue, par exemple, l'asphyxie à l'épuisement du pneuma contenu dans les artères. Il dit que la brûlure n'occasione de phlyctènes que chez les corps vivans, parce que le pneuma n'existe que chez des êtres doués de la vie. Mais il ne se fait point scrupule d'abandonner cette école pour l'ancien dogmatisme, comme quand il cherche la cause de la fièvre dans l'augmentation de la chaleur intégrante. Ainsi, on voit Cassius emprunter alternativement à chaque secte ce qui lui paraît le mieux établi, sans adopter exclusivement les principes d'aucune d'elles.

(C. Gessner, *Ed. Cassii.*—J.-A. Fabricius, *Bibl. græc.* — D. Leclerc.)

CASTELL (Pierre), médecin du dernier siècle, reçu à l'Université de Gottingue, et disciple de Haller, nous est connu par la dissertation suivante :

Experimenta, quibus varias corporis humani partes sentiendi facultate carere constitit. Gottingue, 1753, in-4; réimprimé dans la *Collection des thèses chirurgicales* de Haller, tome V; inséré dans le 2ᵉ vol. du *Recueil sur l'irritabilité et la sensibilité*, publié par Haller. Lausanne, 1760, in-12, 4 vol. — Les expériences entreprises par l'auteur sur des chiens et des chevreaux, ont été faites sur les tendons, les ligamens, les membranes capsulaires des articulations, sur la dure-mère, le périoste, la pie - mère, la plèvre et le péritoine. Cette dissertation est divisée en six sections. Dans la première, l'auteur prouve, par dix-sept expériences, que les tendons n'ont aucune sensibilité, et que leurs blessures ne sont ni dangereuses ni mortelles. La seconde comprend sept expériences, qui tendent à démontrer que les ligamens sont insensibles, et que leurs lésions n'ont d'autre effet que d'entraver leurs fonctions pour la suite. Dans la troisième section, on trouve dix expériences montrant que la dure-mère et le périoste sont dépourvus de sensibilité. La quatrième section comprend deux expériences qui tendent à établir que la pie-mère est insensible. Les cinq expériences de la section suivante prouvent qu'il en est de même pour les plèvres. Enfin, quatre expériences conduisent à la même conclusion pour le péritoine et ses dépendances.

(Haller, *Bibl. anat.*—*Bibl. chirurg.*; ibid., *Disputationes chirurg.* tom. V.)

CASTELLANUS. *V.* DUCHASTEL.

CASTELLI (Barthélemy), médecin célèbre de Messine, vivait vers la fin du seizième siècle. Il était docteur en théologie, en philosophie et en médecine, et professait cette dernière science à l'Académie de Messine. Castelli était très-érudit : il est le premier auteur d'un dictionnaire des termes de médecine; celui qu'il a laissé eut une très-grande vogue et de nombreuses éditions. On a de lui :

Brevem et dilucidam ad logicam Aristotelis introductionem. Messine, 1596, in-16.

Totius artis medicæ methodo divisiva compendium, et synopsis, in quo quidquid ab Hippocrate, Galeno, Avicennæ, cæterisque summæ auctoritatis doctoribus ad eamdem artem scriptum est, mira dexteritate, facilitate, et studio acervatim contexitur. Messine, 1597, in-4.

Miscellaneorum partem primam. Tractatus, qui in hâc parte continentur, de prædestinatione; de aeris temperie; de cælorum afficientia; de origine mundi; de principio individuationis. Messine, 1599, in-4.

Orationem ad illustriss. Messanensem senatum habitam Messanæ in novâ erectione almi studii Messanensis. Messine, 1596, in-4.

Lexicon medicum græco-latinum. Venise, 1607, in-8; *ibid.*, 1626, in-8, avec des additions d'Emmanuel Stupano. Bâle, 1628, in-8; Rotterdam, 1644, in-8, avec des additions d'Adrien Ravenstein; *ibid.*, 1651, 1657, 1665 et 1670, in-8; Lyon, 1667, in-8; Nuremberg, 1682, in-4. Une édition, bien préférable aux précédentes, corrigée soigneusement et très-augmentée, fut publiée ensuite par J. Pancrace Bruno, sous le titre suivant :

Amalthæum Castellanum Brunonianum, sive lexicon medicum primùm à Bartholomæo Castello Messanensi inchoatum, ab aliis etiam continuatum, tandem ad vera, novaque artis medicæ principia accomodatum, etc. Cura et studio iterato Jacobi Pancratis Brunonis, etc. Padoue, 1699, in-4. — Les autres éditions de ce dictionnaire sont indiquées à l'article Bauxo.

(Mongitore, *Biblioth. Sicula.*)

CASTELLI (Pierre), médecin et botaniste distingué, naquit à Messine vers la fin du seizième siècle. Il vint d'abord à Rome professer la médecine au collége des Mammertins, et fut ensuite nommé à la chaire de botanique dans sa patrie. Peu après on lui donna la place de directeur du jardin qu'on venait d'y créer, et qu'il enrichit d'un grand nombre de plantes, particulièrement de celles de Sicile et d'Italie. Il publia même le catalogue de ce jardin et des végétaux qu'il avait observés sur le mont Etna. Les ouvrages écrits par Castelli sur la médecine, la botanique, l'histoire naturelle et la chimie, montrent des connaissances à la fois profondes et variées, et beaucoup d'érudition. Plusieurs contiennent des faits nouveaux, et il combat dans quelques autres, des opinions reçues jusque-là généralement, et dont il paraît avoir triomphé. Castelli est mort vers l'an 1656 ou 1658. Il a laissé les ouvrages suivans :

Chalcantinum dodecaporion, sive duodecim dubitationes de usu olei vitrioli. Rome, 1619, in-4.

Della durazione degli medicamenti, tanto semplici. Rome, 1621, in-4. — Dans cet opuscule, l'auteur s'élève contre les fautes de l'*Antidotaire romain*, qui était mal rédigé.

De nomine hellebori simpliciter prolato. Rome, 1622, in-4 ; Venise, 1622, in-4. — Castelli déploie beaucoup d'érudition, et une grande connaissance des auteurs grecs, pour prouver que toutes les fois qu'il est mention de l'ellébore dans les écrits d'Hippocrate et des anciens, c'est de l'ellébore *blanc* seul dont il s'agit. L'opinion contraire était alors adoptée presque généralement, et fut vivement défendue par un autre médecin, nommé Manelphe ; mais celle de Castelli prévalut.

Theatrum floræ, in quo ex toto orbe selecti flores proferuntur. Paris, 1622, in-fol, avec 69 pl.

Arte degli speziali. Rome, 1622, in-4.

Epistolæ medicinales. Rome, 1626, in-4.—Castelli vante beaucoup l'usage de l'huile de vitriol dans le crachement de sang et les fièvres. Il recommande les médicamens acides en général.

De abusu venæ-sectionis. Rome, 1628, in-8.

Discorso delle differenze tra gli semplici, freschi e i Secchi, con il modo di Seccargli. Rome, 1629, in-4.

Annotazioni sopra l'antidotario romano. Rome, 1629, in-4 ; Messine, 1637, in-fol.

De visitatione ægrorum pro discipulis ad praxim instruendis. Rome, 1630, in-12.

Incendio del monte Vesuvio. Rome, 1632, in-4.

Discorso dell' elettuario Rosato di Mesue, nel quale si raggiona delle Rose che intrano in detto elettuario, e della Scammonea. Rome, 1633, in-4.

Emetica, in quibus de vomitoriis et vomitu. Rome, 1634, in-fol.

Tripus Delphicus. Naples, 1635, in-4.—Castelli traite, sous ce titre de *Trépied de Delphes*, des pronostics dans les maladies.

Relatio de qualitatibus frumenti cujusdam messanam delati. Naples, 1637, in-4.

De optimo medico. Naples, 1637, in-4. — Castelli montre trop l'amour-propre d'auteur dans cet opuscule, où il fait l'éloge de ses propres travaux, et des progrès qu'il annonce devoir faire faire ultérieurement à la science.

Chrysopus cujus nomina, essentia, usus facili methodo traduntur. Messine, 1638, in-4. — Traité sur l'histoire naturelle et médicale de la gomme-gutte, sur son usage, et sur la manière de l'administrer.

De hyænâ odoriferâ zibethum gignente exetasis. Messine, 1638, in-4 ; Francfort, 1668, in-12, avec fig.: réimprimé dans l'*Histoire des quadrupèdes* de Jonston, à Amsterdam.

Opobalsamum examinatum, defensum, judicatum, absolutum et laudatum. Naples, 1640, in-4 ; Venise, 1640, in 4.

Opobalsamum triumphans. Rome, 1640, in-4 ; Venise, 1640, in-4. — Ces deux écrits furent publiés au sujet des contestations qu'il y eut entre les droguistes et les pharmaciens de Rome, d'une part ; et, d'autre part, de Manfredi et Panuti, associés, sur la nature du baume de la Mecque, qui entre dans la composition de la thériaque. Ubaldini, premier médecin du pape, intervint dans cette discussion, et la termina.

Hortus Messaniensis. Messine, 1640, in-4; avec le dessin du jardin. C'est une simple nomenclature des plantes qu'on y cultivait.

Catalogus plantarum Ætnearum, publié dans la première centurie des lettres de T. Bartholin.—Ce catalogue renferme des erreurs. Castelli y indique le mechoacan comme une plante de Sicile; il a sans doute voulu désigner un liseron.

De abusu circà dierum criticorum enumerationem. Messine, 1642, in-8. —L'auteur fait voir l'abus ou l'erreur qu'il y a dans l'énumération des jours critiques.

In Hippocratis aphorismorum librum primum critica doctrina per puncta et quæstiones. Macerata, 1646, in-12; *ibid.*, 1648, in-4.

Præservatio corporum sanorum ab imminente lue ex aeris intemperie anni 1648. Messine, 1648, in-4.

De smilace asperá, botanico-physica sententia. Messine, 1652, in-4.— L'auteur examine dans cette dissertation si le *smilax aspera* qui croit en Sicile, n'est pas la même plante que la salsepareille d'Amérique, et si cette dernière ne pourrait pas être remplacée par le smilax pour l'usage médical.

Responsio chymiæ de effervescentiá et mutatione colorum in mixtione liquorum chymicorum. Messine, 1654, in-4.— Castelli prouve dans cet opuscule qu'il s'occupait de chimie, et qu'il en observait soigneusement les divers phénomènes.

(Eloy.—*Biog. univ.*)

CASTRO (Etienne-Roderic De), désigné en latin sous le nom de *Castrensis*, était natif de Lisbonne. Il vint en Italie, où il occupa avec distinction une chaire de médecine à l'Université de Pise. Ses écrits nombreux annoncent un médecin laborieux. Il mourut en 1637, âgé de 78 ans. On a de lui :

De meteoris microscomi, libri quinque. Venise, 1621 et 1624, in-fol.

De complexu morborum tractatus. Florence, 1624, in-8; Nuremberg, 1646, in-12.

Quæ ex quibus, opusculum, sive de mutatione aliorum morborum in alios. Florence, 1627, in-12; Lyon, 1645, in-12; Francfort, 1646, 1667, in-12.

Philomelia. Florence, 1628, in-8.

Tractatus de asitiá. Florence, 1630, in-8; Turin, 1647, in-8.

De sero lactis tractatus. Florence, 1631, 1632, in-8; Nuremberg, 1646, in-12.

Commentarius in Hippocratis libellum de alimento sectiones duæ priores. Florence, 1635, in-fol. — Une quatrième section fut publiée par son fils, en 1639, in-fol.

Posthuma varietas, de spiritibus, de causá continente, de epilepsiá. Florence, 1636 et 1640, in-4. — Publié par les soins de son fils François de Castro, ainsi que quelques-uns des autres écrits posthumes de Castro, indiqués ci-après :

Castigationes exegeticæ, quibus variorum dogmatum veritas elucida-tur. Florence, 1640, in-fol.

De epilepsiâ posthuma dissertatio. Florence, 1640, in-8.

De pleuritide disceptatio. Florence, 1641, in-8.—Castro a vu des granu-lations (probablement tuberculeuses) dans toute l'étendue des poumons.

De causâ continente. Florence, 1641, in-8.

Disceptationes medicæ. Florence, 1642, in-4.

Ratio consultationis an post vario-las purgatione corpus egeat. Francfort, 1642, in-4.

Medicæ consultationes. Florence, 1644, in-4.

Opuscula duo. Variæ exercitationes medicæ et expositio in aliquot ægrotos Hippocratis. Venise, 1656, in-8.

Syntaxis prædictionum medicarum, cui accessit triplex elucubratio : I. de chirurgicis administrationibus ; II. de potu refrigerante ; III. de animalibus microscomi. Lyon, 1661, in-4.

Tractatus de naturâ muliebris. Ha-nau, 1654, in-4; Francfort, 1669, in-4 ; Cologne, 1689, in-4.

(Haller, *Bibl. med. pract.*—Éloy.)

CASTRO (Roderic De), médecin portugais, que quelques bio-graphes ont confondu avec le précédent, étudia la médecine à Sa-lamanque, et vint se fixer à Hambourg vers 1596. Il y exerça la médecine avec succès jusqu'à sa mort, arrivée en 1637. Il a laissé les ouvrages suivans, dont Zacutus, son contemporain, parle avec beaucoup d'éloges :

Tractatus brevis de naturâ et causâ pestis quæ anno 1596 Hamburgensem civitatem afflixit. Hambourg, 1596, in-4; *ibid.*, 1597, in-4.

De universâ muliebrium medicinâ. Hambourg, 1603, in-fol.; *ibid.*, 1604, in-fol.;*ibid.*, 1628, 1662, in-4 ; Franc-fort, 1668, in-4. — Cet ouvrage con-tient l'histoire anatomique et physio-logique des parties de la femme et de l'homme ; celle de l'acte de la géné-ration, de la grossesse. L'auteur établit que l'accouchement qui a lieu à huit mois est toujours funeste à l'enfant ; il nie que les os pubis éprouvent quelque écartement lors de l'accouchement; il admet la membrane allantoïde chez le fœtus. — Il traite de la lactation, du flux menstruel, et des variations qu'il peut offrir dans son cours ; des dé-viations qu'il présente quelquefois; des altérations nombreuses que l'uté-rus et ses dépendances sont suscepti-bles d'éprouver, etc. Cet ouvrage an-nonce dans l'auteur un praticien exercé.

Medicus politicus, seu de officiis medico-politicis tractatus, 4 distincti libris in quibus bonorum medicorum virtutes exponuntur, malorum fraudes et imposturæ deteguntur, alia utilia proponuntur. Hambourg, 1614, in-4 ; *ibid.*, 1662, in-4.

(Haller, *Méthod. stud. — Bibl. anat. — Bibl. med. pract.* — Eloy. — Car-rère.)

CAT (Le). *Voyez* LECAT.

CAVALLO (Tibère) était fils d'un médecin distingué de Naples, où il naquit en 1749. Il vint, en 1771, en Angleterre pour y apprendre le commerce; mais, séduit par l'étude des sciences physiques, il abandonna la carrière à laquelle on le destinait, pour se livrer à ses goûts. Il fit plusieurs ouvrages estimés sur la chimie et la physique, qu'il enrichit de plusieurs expériences qui lui sont propres. Celui qui fonde surtout sa réputation, est son Traité de l'Électricité, matière dont il s'est particulièrement occupé, et sur laquelle il a publié un grand nombre d'écrits. Il était membre de l'Académie des Sciences de Naples et de la Société royale de Londres. Il mourut dans cette ville le 26 décembre 1809. Les ouvrages qui nous l'ont fait placer dans notre biographie sont les suivans :

An essay on the theory and practice of medical electricity. Essai sur la théorie et la pratique de l'électricité médicale. Londres, 1780, in-8.

An essay on the medicinal properties of factitious aire with an appendix on the nature of the blood. Essai sur les propriétés médicales des airs factices, avec un appendice sur la nature du sang. Londres, 1798, in-8.

(Chalmers. — R. Watt.)

CAVERHILL (Jean), médecin et physiologiste anglais du dix-huitième siècle; membre du collége de Londres, nous est connu par les ouvrages suivans :

Explanation of the cause and cure of the gout. Sur les causes et le traitement de la goutte. Londres, 1769, in-8.

Experiments of the causes of heat in living animals, and velocity of the nervous fluid. Expériences sur la cause de la chaleur chez les animaux, et sur la vitesse du fluide nerveux. Londres, 1770, in-8.—Caverhill pense que le fluide nerveux, composé de particules terreuses, se ment avec lenteur, et est cependant la cause de la chaleur animale. Une expérience sur un lapin lui a prouvé que la lésion de la moelle épinière déterminait une diminution graduelle de la chaleur de l'animal, nonobstant une accélération des mouvemens du cœur. Ainsi, d'après les expériences de l'auteur, la chaleur n'est point en raison directe de la vitesse de la circulation.

A dissertation on nervous ganglions and nervous plexus. Sur les ganglions et les plexus nerveux. Londres, 1777, in-8.—Suivant Caverhill, il existe des ganglions sur le trajet de presque toutes les artères, dont les pulsations déterminent un afflux plus abondant des esprits vitaux destinés à animer les muscles qui reçoivent des rameaux de ces ganglions. Les plexus ont la même utilité, mais à un moindre degré. Les pulsations de l'artère carotide activent les nerfs du cœur, et excitent cet organe. L'auteur explique de la même manière les mouvemens des muscles intercostaux et la respiration. D'après ui, les nerfs sensoriaux et les nerfs ugues n'ont pas de ganglions. Enfin, il rapporte que la voix a persisté après la section des nerfs récurrens.

Caverhill a encore publié deux écrits sur des sujets de chronologie et d'antiquité.

(Haller, *Bibliot. anat.* — R. Watt., *Bibliot. britan.*)

CAZE (De La). *V.* LA CAZE.

CELSUS (A. Cornelius), l'Hippocrate latin, est, après le vieillard de Cos, l'auteur le plus ancien dont les écrits soient parvenus jusqu'à nous. A peine les trois siècles qui séparent ces deux grands hommes nous ont transmis quelques fragmens mutilés des nombreux ouvrages qu'ils virent naitre. A ce titre, et sous beaucoup d'autres rapports, l'histoire de Celse devrait inspirer le plus vif intérêt; malheureusement elle ne se compose presque que de conjectures, et n'a pour base que quelques monumens insuffisans pour satisfaire notre curiosité. Il est vrai que la savante critique des Scaliger, Casaubon, Rhodius, Leclerc, Fabricius, Morgagni, Bianconi, etc., etc., a tiré de ces monumens tout le parti possible, et c'est beaucoup de leur devoir quelque lumière sur un sujet dont l'obscurité semblait impénétrable. Dans l'impossibilité de reproduire ici même une faible partie des discussions dont cette matière a été l'objet, nous sommes réduits à en adopter les résultats les mieux constatés, renvoyant, pour une étude plus approfondie du sujet, aux sources, dont nous aurons soin d'indiquer les meilleures.

Le nom, l'âge, la patrie et la profession de Celse ont été des sujets d'incertitude et de contestations. La plupart des manuscrits du seul ouvrage qui nous soit resté de cet auteur, et presque toutes les éditions imprimées, lui donnent le prénom d'Aurelius. Sur un exemplaire de l'édition aldine, appartenant à Charles Moroni, était écrit à la main Auli *Cornelii Celsi,* etc. Leo Allatius crut reconnaitre aux caractères de l'écriture la main d'Alde Manuce, ce qui a fait dire à un grand nombre de biographes peu attentifs, que l'édition même de ce dernier portait cette correction. On ignore sur quelle autorité le savant imprimeur l'avait faite; mais on reconnut qu'elle devait être juste, car sans cela, Celse offrirait le seul exemple que l'on connaisse d'un nom de famille donné pour prénom; et cet exemple, entièrement contraire au génie de l'antiquité, serait surtout étrange dans un personnage portant le nom illustre de Cornelius. Un manuscrit fort ancien et extrêmement précieux, de la bibliothèque du Vatican, parait avoir mis fin à toute incertitude, car il porte en toutes lettres Aulus-Cornelius Celsus.

A quelle époque fleurit le Cicéron des médecins, car c'est ainsi qu'il s'est fait nommer par l'élégance et la pureté de son style? Un grand nombre de savans, et parmi eux Rhodius, ont pensé qu'il avait vécu sous Néron, Vespasien, et jusqu'au règne de Trajan; leur opinion a été parfaitement réfutée par Leclerc, Schulze, Morgagni, et surtout par Bianconi. Ce dernier a prouvé jusqu'à l'évidence que Celse vécut dans l'âge d'or de la latinité, au siècle d'Auguste, et il a rendu fort probable que notre auteur n'est point différent de ce Celsus, ami de Virgile, d'Horace et d'Ovide, qui mourut vers la fin de l'empire d'Auguste. Dans le nombre des raisons alléguées par les historiens que nous venons de nommer, il suffit de rappeler les suivantes : 1° Quintilien cite Celse comme ayant écrit avant Gallion le père : or, ce Gallion fut sans doute celui qui adopta le frère aîné de Sénèque le philosophe, l'intime ami de Messala Corvinus, et qui mourut sous l'empire d'Auguste. 2° Celse parle de Themison comme d'un médecin qu'il avait pu voir, ou du moins qui n'était mort que peu d'années avant l'époque où il écrivait; mais Themison, disciple et successeur immédiat d'Asclépiade, n'aurait pu prolonger ses jours jusqu'à la mort de Jules-César qu'en vivant plus de quatre-vingts années. 3° Selon le témoignage de Pline, dans un traité d'agriculture, Julius Græcinus avait copié de Celse l'article relatif à la culture de la vigne : or, ce J. Græcinus est le même que, dans un accès de fureur, Caius César tua de sa propre main, comme nous l'apprend Tacite. 4° Enfin, selon toute apparence, Celse était antérieur à Antonius Musa, ou du moins plus âgé que lui, car il ne dit rien du célèbre médecin d'Auguste, dans l'histoire qu'il fait de l'école méthodique, à laquelle appartenait ce dernier.

Cælius Rhodiginus a prétendu que Celse était de Vérone, mais sans alléguer les motifs de son opinion ; et l'on s'accorde généralement, sans preuve directe à la vérité, à penser qu'il était de Rome.

Si Celse n'avait écrit que les huit livres de médecine que nous avons de lui, le choix qu'il a su faire de ce qu'il y avait de plus excellent dans les ouvrages publiés jusqu'à lui, une foule de détails techniques dont le sien est rempli, l'esprit vraiment médical qui y règne, auraient fait rejeter bien loin toute idée qu'un pareil ouvrage eût pu venir d'ailleurs que de la plume d'un praticien consommé.

Mais Celse avait composé, sous le titre d'*Artium libri*, une sorte d'encyclopédie, où chaque science était exposée dans un traité particulier. Au rapport de Columelle, cinq livres étaient consacrés à l'agriculture; et la première phrase de l'ouvrage de Celse que nous possédons, et le titre de la plupart des manuscrits, prouvent que c'étaient ceux qui précédaient immédiatement celui-ci. Sept livres traitaient de la rhétorique. On ignore si les ouvrages de Celse relatifs aux lois, à l'art militaire et à l'histoire, qui sont cités par Quintilien, faisaient partie de cette encyclopédie. On est dans le même doute à l'égard d'une histoire des dogmes des philosophes, dont saint Augustin parle de manière à faire penser qu'il a bien en vue l'ouvrage de notre auteur, dont Quintilien a fait mention.

Des productions si variées, et l'habileté dont Celse avait fait preuve dans toutes, sont, comme chacun sent, bien propres à jeter dans l'incertitude sur la profession de l'auteur. Scaliger, Leclerc, et surtout Morgagni, ont rassemblé un grand nombre de passages de son *Traité de Médecine*, où il paraît invoquer sa propre expérience; il semble presque impossible qu'un homme étranger à la chirurgie ait pu décrire, comme il l'a fait, des procédés opératoires fort compliqués, dont certains détails ne peuvent avoir d'importance que pour celui qui met la main à l'œuvre, ou qui a vu tout au moins pratiquer des opérations. Mais, d'un autre côté, on ne saurait taire que l'opinion qui fait Celse médecin, présente des difficultés presque insolubles. Bianconi les a mises dans le plus grand jour, et cherché en même temps à lever celles de l'opinion contraire. S'il fallait, dit ce savant critique, déterminer la profession de Celse, d'après l'habileté qu'il montre dans chacune des sciences qu'il a traitées, on devrait en faire, non-seulement un médecin, mais aussi un agriculteur, un rhéteur et un homme de guerre, puisqu'il avait écrit sur l'agriculture, la rhétorique et l'art de la guerre, des ouvrages qui n'étaient point au-dessous de leur sujet. Au reste, pour lever tous les doutes, il suffirait peut-être de se rappeler que chez les anciens, le plan des études était bien plus étendu que dans nos temps modernes, et qu'il comprenait la presque universalité des connaissances humaines. Que d'objets Caton n'avait-il pas traités dans ses écrits, outre la médecine, l'agriculture et la guerre? Et Varron, profondément instruit en tout genre de littérature, n'avait-il pas renfermé dans les siens presque tout ce qu'on pouvait savoir alors? Qui sait même si Celse, assez voisin de cette époque, ne s'était pas proposé de suivre dans ses compositions l'exemple du plus docte des Romains? Ajoutons encore qu'autrefois la médecine était la science dont l'étude était la plus généralement suivie, et dont, par cette raison, on trouve d'impor-

tantes leçons répandues dans les écrits des anciens. C'est ainsi que
quand Cicéron, Lucrèce et Horace touchent des points de médecine, ils se montrent très-instruits dans cette partie. Virgile la
connaissait à fond, et les ouvrages d'Ovide contiennent beaucoup
de préceptes relatifs à la santé. Plinius Valerius nous a conservé
un remède contre l'ophthalmie, dont Auguste lui-même avait imaginé la composition. Adrien avait étudié méthodiquement chacune
des parties de la médecine. Et que dirons-nous de Pline, qui traite
avec tant de soin et d'exactitude ce qui a rapport à cette science,
qu'il a passé pour médecin aux yeux de beaucoup de personnes.
Disons donc, pour en finir, que Celse, ainsi que beaucoup d'autres,
possédait la science de la médecine, mais qu'il ne faisait pas métier de l'exercice de cet art, comme les Grecs venus à Rome dans
cette intention avaient coutume de faire. Pline nous apprend que
les Romains s'abstenaient d'exercer la médecine : « C'est le seul art
des Grecs, dit-il, dont la gravité romaine ne se permette pas encore la pratique, malgré le lucre qu'elle produit. » Mais il ajoute
que si les Romains dédaignaient l'exercice de cet art, ils estimaient
l'art lui-même, et en faisaient une étude approfondie; et Celse aurait
pu s'exprimer sur son propre compte, comme Pline, lorsqu'il dit
de lui-même : « Nous exposerons soigneusement ces propriétés,
sans déroger à la gravité romaine, et par goût pour les arts libéraux; non comme médecin, mais comme prenant intérêt à la santé
des hommes. » Aujourd'hui, la médecine n'est étudiée que par ceux
qui se proposent d'en faire leur état ; ce qui a induit tout le monde
à penser que, puisque Celse connaissait cette science, il était réellement médecin. Mais Pline qui désigne comme médecins ceux qui le
furent, parmi les auteurs dont il mettait à profit les ouvrages, ne
donne jamais cette qualification à Celse, quoiqu'il ait si souvent
occasion de le citer. Celui-ci, de plus, ne se trouve mentionné dans
aucun des anciens médecins, par la raison qu'ils ne le comptaient
pas au nombre de leurs praticiens.

L'ouvrage de Celse forme le tableau le plus parfait que nous possédions de la médecine ancienne, et, depuis Hippocrate, la meilleure source à consulter pour son histoire ; l'auteur y fait preuve
partout d'une vaste érudition et d'un jugement exquis. Il n'est ni
dogmatiste, ni empirique, ni méthodiste; il est tout cela, suivant
l'occurence; mais il fait profession de conserver en tout temps sa
liberté de penser, et de ne s'enrôler sous aucune bannière. Aussi a-t-
on dit qu'il appartenait à la *secte éclectique*. Il y a là erreur dans

les mots, car nous ne croyons point qu'il ait jamais existé une pareille secte ; le syncrétisme pratique des derniers pneumatistes , est
bien loin, suivant nous, de mériter la qualification d'éclectisme que
les historiens lui ont donnée ; mais Celse fut éclectique en ce sens,
qu'il emprunta à toutes les écoles ce qui lui parut suffisamment
prouvé, sans se croire engagé à embrasser les dogmes plus ou
moins incertains qu'elles proclamaient chacune de leur côté, pour
des vérités incontestables.

Il serait déplacé de faire ici l'exposition des opinions de Celse, et
de ses titres à la reconnaissance de la postérité. Grâce à son propre
mérite, et surtout à l'injure des temps qui nous a privés des ouvrages qui parurent dans le cours des trois siècles antérieurs à l'ère
chrétienne, Celse forme à lui seul une époque importante dans l'hit
toire de la médecine, et c'est aux articles consacrés à chacune des
branches de cette science, qu'il faut voir l'exposition des travaux
de notre auteur. *Voyez* ACCOUCHEMENT, ANATOMIE, CHIRURGIE,
MÉDECINE, etc. ; voyez encore à la fin de cet article l'indication des
meilleures sources à consulter sur Celse et ses ouvrages.

Le nombre des éditions de l'ouvrage de Celse (*De arte medicâ
libri octo*) est très-considérable ; nous marquerons d'une étoile
celles qu'on peut considérer comme originales :

* Florence, 1478, in-fol. ; Milan, 1481, in-fol. ; Venise, 1493, in-fol. ; ibid., 1497, in-fol. ; Lyon, 1516, in-4 ; * Venise, *ex emendat. J. Bapt. Egnaṇ, impensis L. Ant. Juntæ*, 1524, in-fol. (un grand nombre de biblio-graphes, depuis J.-A. Fabricius, ont, à tort, attribué cette édition aux Al-des) ; * ibid., *apud Aldum et Asulanum*, 1528, in-4, avec *Serenus Samonicus* ; ibid., Ald. (en tête des *Medici antiqui latini*), 1547, in-fol. ; * Haguenau, 1528, in-8, avec les notes de *Cæsarius, Serenus Samonicus* et *Rhemnius, Fan-nius Palemon*, Salingiaci, 1538 ; * Paris, 1529, in-fol. : cette édition fort belle, ignorée de la plupart des bibliographes, contient, à la suite de Celse, l'ouvrage de *Scribonius Largus*, imprimé pour la première fois par les soins de Ruell ; * Lyon, 1549, in-16 ; ibid., 1554, in-16 ; * Bâle, 1552, in-fol., avec les Commentaires de Panti-nus ; Padoue, 1563, in-8, avec *Sere-nus Samonicus et Rhemnius Fannius* ; * Lyon, 1566, in-8, avec les mêmes , et les notes de Rob. Constantin ; Ve-nise, 1566, in-8 ; * Paris, 1567, in-fol., parmi les *Artis med. princip.* d'Henri Etienne ; Lyon, 1587, in-12 ; ibid., 1592, in-12 ; ibid., 1608, in-16 ; * Leyde, 1592, in-4, avec les Com-mentaires de *Brachelins et de Rous-seus* ; Genève, 1626, in-12, avec *Sa-monicus, Rhemnius et Vindicianus* ; * Leyde, 1657, in-12 , ibid., 1665, in-12 : c'est l'édition tant critiquée de Van der Linden ; * Amsterdam, 168-, in-12 ; ibid., 1713, in-12, éd. publiée par Almeloveen, d'après la précédente,

et avec quelques notes de Rob. Constantin, Casaubon, etc.; Iéna, 1713, in-12, Praef. J. Wolfg. Wedel.; *Padoue, 1722, in-8, édit. de Volpi, avec trois lettres de Morgagni sur Celse et ses ouvrages; Leyde, 1730, in-8; *ibid., édit. variorum, 1746, in-8; Bâle, 1748, in-8, d'après la précédente; *Padoue, 1749, in-8, 2 vol, édit. de Volpi, avec 6 lettres de Morgagni: le texte des éditions qui précèdent, depuis celle d'Almeloveen, est donné d'après l'édition de Van der Linden; *Leipsick, 1766, in-8, variorum, par Krause; *Padoue, 1769, in-4, par Targa: ces deux éditions, qui sont les meilleures, surtout celle de Targa, ont servi de type à toutes celles qui ont paru depuis; Lausanne, 1772, in-8, 2 vol., formant les t. VIII et IX des *Artis medicæ principes* de Haller; préface importante du savant éditeur; Paris, 1772, in-12, par Valart; *Leyde, 1785, in-4; cette édition, faite sur celle de Targa, est en-richi [illegible] tre latine de Bianconi, [illegible] de Celse, sa vie et ses ouvrages, des notes et commentaires *variorum*, et d'un immense lexique de l'ouvrage de Celse, par George Matthiæ: ces avantages, et surtout le dernier, rendent cette édition préférable à toutes les autres; Leyde, 1791, in-12; texte seul, d'après la précédente; Strasbourg, 1806, in-8, 2 vol.; Paris, 1808, in-32, 2 vol., édit. Pariset; Vérone, 1810, in-4; Edimbourg, 1815, in-12; Londres, 1816, in-12; Paris, 1821, in-12, 2 vol., avec la traduction française de Ninnin en regard et la lettre de Bianconi sur l'âge de Celse; *ibid.*, edent. Ratier et Fouquier, 1823, in-18; *ibid.*, edent. Delattre, 1826, in-8: c'est le tome I d'une *Bibliothèque classique médicale*, qui devait avoir 100 volumes, dont 2 seulement ont paru. Londres, 1826, in-8; trad. en français par Ninnin, 1753, in-12, 2 vol. (Paris, 1821, édit. citée). Trad. par Fouquier et Ratier; Paris, 1823, in-18.

(Rhodius, *Vita Celsi*, en tête de la plupart des éditions de Celse, depuis celle d'Almeloveen. — Leclerc. — J.-A. Fabricius, *Bibliot. latin.* — Barchusen. — Morgagni, *in Celsum et Serenum Samonicum epistolæ decem*, imprimé d'abord séparément, puis dans la 2e édition de Volpi, et enfin parmi les *Opuscula* de Morgagni. — Schulze. — Mahudel, *Réflexions sur le caractère, les ouvrages et les édit. de Celse*, dans *Acad. des Inscript. et Belles-Lettres*, t. VIII, p. 97. — Dujardin, *Hist. de la Chirurgie.* — *Diss. medica de A. Cornelii Celsi medicina*, etc. Præs. Georg. Matthia, resp. Sebast. Christ. Kortholt. Gottingæ, 1766. — *De Celso non medico practico conjecturæ: auctore M.C.J. Eschenbach*, *Nov. Act. erud. Lips.*, 1772, p. 127. — Bianconi, *Lettere sopra A. Cornelio Celso*, etc. Rome, 1779, in-8. — Extrait de ces lettres dans l'*Esprit des Journaux*, octobre 1780, p. 91. — Du même Bianconi, *Epistola de Celsi ætate*, en tête de l'édit. de Celse de Leyde, 1785; réimprimée à la suite de l'édit. française de Celse, publiée à Paris en 1821.)

CÉSALPINO (André), philosophe célèbre, anatomiste habile, et l'un des créateurs de la méthode en botanique, naquit à Arezzo, dans la Toscane, en 1519. Il se livra de très-bonne heure à l'étude des sciences, et il était précédé d'un nom déjà célèbre quand il fit, jeune encore, un voyage en Allemagne, où il fut accueilli par les hommes les plus distingués du siècle. Césalpino occupa long-temps une chaire de philosophie et de médecine dans l'Université de Pise. Clément VIII le fit son premier médecin, et le nomma professeur de médecine au collége de Sapience. Il y passa le reste de ses jours, et mourut à Rome le 23 février 1603, à l'âge de 84 ans, ou le 26 mars 1602, suivant l'opinion de Tournefort. Nous ne devons point envisager ici Césalpino comme philosophe; qu'il nous suffise de dire que sa doctrine est un véritable panthéisme; mais ce panthéisme incline-t-il plus ou moins au matérialisme que celui de Spinoza? C'est sur quoi les historiens de la philosophie ne sont point d'accord. Brucker n'ayant pas lu ses ouvrages, et n'exposant ses opinions que d'après le livre que Taurellus écrivit contre Césalpino, ne peut être suivi avec confiance; Buhle n'en mérite pas davantage, puisqu'il ne cite jamais les sources où il puise; il est d'ailleurs obscur, et manque de précision. La plupart des autres historiens se sont bornés à copier le dictionnaire de Bayle. Ce qui résulte de plus clair des dissidances qui règnent entre eux, c'est que les ouvrages de Césalpino manquent de clarté; et peut-être pourrait-on dire avec Tiraboschi, qu'entre Taurell et Césalpino, on ne saurait dire qui a raison, et qu'il y a tout à parier qu'ils ne s'entendaient pas eux-mêmes.

Les titres de gloire de Césalpino, comme naturaliste, ont plus de valeur aux yeux des médecins. Avant lui, on ne classait les plantes que d'après les lieux où elles croissent, les vertus qu'elles possédent, ou tout autre caractère aussi peu propre à mettre quelque ordre véritable dans leur arrangement; il en distribua les classes d'après des caractères tirés du fruit, particulièrement du nombre des capsules et cellules, du nombre, de la forme, des dispositions des semences, et de la situation du *corculum*, radicule ou œil de la semence, qu'il regardait comme très-important. Césalpino décrivit avec la plus grande habileté les plantes de son pays, et laissa un herbier composé de 768 espèces. La minéralogie lui fut également redevable de quelques principes de classification.

On a attribué à Césalpino la gloire d'avoir connu la circulation du sang. Pour celle que fait ce liquide des cavités droites aux cavités gauches du cœur, à travers les poumons, le passage suivant ne permet point de douter qu'elle n'ait été connue à Césalpino:

» Idcircò pulmo per venam arteriis similem ex dextro cordis

» ventriculo fervidum hauriens sanguinem, eumque per anastomo-
» sim arteriæ venali reddens, quæ in sinistrum cordis ventriculum
» tendit, transmisso interim aere frigido per asperæ arteriæ canales,
» qui juxta arteriam venalem protenduntur, non tamen osculis
» communicantes, ut putavit Galenus, solo tactu temperat. Huic san-
» guinis circulationi ex dextro cordis ventriculo per pulmones in
» sinistrum ejusdem ventriculum optime respondent ea, quæ ex
» dissectione apparent. Nam duo sunt vasa in dextrum ventriculum
» desinentia, duo etiam in sinistrum; duorum autem unum intro-
» mittit tantum, alterum educit, membranis eo ingenio constitutis. »

Mais Colombo avait précédé Césalpino dans la connaissance de
la circulation pulmonaire; et quant à la circulation générale, Sénac,
et M. Portal après lui, ont fort bien montré ce qu'il fallait penser
de l'opinion de ceux qui veulent ravir à Harvey sa découverte,
pour en gratifier Césalpino. Les œuvres de ce dernier sont:

Quæstionum peripateticarum li-
bri V. Florence, 1569, in-4; Venise,
1571, in-4; Florence, 1580, in-4;
Genève, 1588, in-fol.; Venise, 1593,
in-4. — C'est contre cet ouvrage, où
sont consignées les opinions philosophiques de Césalpino, que Taurellus
écrivit le suivant :

Alpes cæsæ, hoc est Andreæ Cæsal-
pini monstrosa et superba dogmata
discussa et excussa. Francfort, 1597,
in-8.

Dæmonum investigatio peripatetica,
in qua explicatur locus Hippocratis si
quid divinum in morbis. Florence,
1580, in-4.

De plantis libri XVI. Florence,
1583, in-4.

Quæstionum medicarum libri duo.
Venise, 1593, in-4; ibid., 1604,
in-4.

De metallicis libri III. Rome,
1596, in-4; Noremberg, 1602, in-4.

Catoptrose, sive speculum artis me-
dicæ hippocraticum, spectandos, di-
gnoscendos, curandosque universos,
tum particulares totius corporis hu-
mani morbos, in quo multa visuntur,
quæ à præclarissimis quibusque me-
dicis intacta prorsus relicta erant
arcana. Rome, 1601, 1603, in-12,
3 vol.; Francfort, 1605, in-8; Venise,
1606, in-4 et in-8; Trévise, 1666,
in-8; Strasbourg, 1670, in-8.

Appendix ad libros de plantis et
quæstiones peripateticas. Rome, 1603,
in-4.

Praxis universæ artis medicæ. Trévise, 1606, in-8.

(Bayle — Nicéron. — Bracker. —
Tiraboschi. — Pulteney.)

CAZE (DE LA). *Voyez* LACAZE.

CHABERT (PHILIBERT), médecin vétérinaire célèbre, naquit à
Lyon, le 6 janvier 1737. Son père, qui était maréchal, lui donna
les premières notions d'un art qu'il devait illustrer. Il vint ensuite
à Paris, où il se perfectionna chez Lafosse le père, et il servit dans

les équipages du prince de Condé, en qualité de maréchal. Après avoir fait les campagnes de Hanovre, il entra à l'école vétérinaire de Lyon, après la paix de 1763. Bourgelat reconnut bientôt les talens de Chabert : il le plaça d'abord à la tête des hôpitaux des forges de l'école d'Alfort. Il fut nommé successivement professeur de maréchallerie, des maladies et des opérations, inspecteur des études, et enfin directeur de l'École d'Alfort. En 1780, il succéda à Bourgelat dans la place de directeur et inspecteur-général des écoles royales vétérinaires. En 1805, Chabert fut nommé membre de la Légion-d'Honneur. Il avait été correspondant de la Société royale de Médecine et de l'Institut de France. Chabert est mort, le 8 septembre 1814, laissant les ouvrages suivans :

Traité du charbon, ou anthrax dans les animaux. Inséré dans le *Journ. d'Agricult.,* juin et juillet, 1779; Paris, 1780, in-4, 28 pp.; réimprimé dans l'*Almanach vétérin.,* Paris, 1782; Paris, 1782, in-8, 109 pp., imprimerie royale; *ibid.,* 1783, in-8, 140 pp.

Du claveau. Paris, 1781, in-4, imprim. royale. — Cet opuscule, composé par Bourgelat, et donné par lui en manuscrit à ses élèves, en 1771, avait été déjà imprimé avec des additions dans le *Journal d'Agricult.,* février 1777. — C'est un extrait fait et publié par Chabert.

Almanach vétérinaire, Paris, 1782, in-12. Publié conjointement avec MM. Flandrin et Huzard.

Traité des maladies vermineuses dans les animaux. Paris, 1782, in-8, 110 pp., imprim. royale. — Il résulte des expériences comparatives faites par l'auteur, que l'huile empyreumatique animale, rectifiée et distillée avec trois fois son poids d'essence de térébenthine, est le moyen qui a été le plus efficace pour détruire les différens vers intestinaux des animaux. Cet ouvrage a eu une seconde édition.

Traité de la gale et des dartres des animaux. Paris, 1783, in-8, 56 pp.

Instruction sur la manière de conduire et de gouverner les vaches laitières. Paris, 1785, in-8; *ibid.,* 1797, in-8. L'auteur a publié cette seconde édition avec M. Huzard.

Instruction sur les moyens de s'assurer de l'existence de la morve, et d'en prévenir les effets. Paris, 1785, in-8, imprim. royale; 4e édit., augmentée de la dernière loi sur les maladies contagieuses. Paris, 1797, in-8, publiée avec M. Huzard.

Du sommeil. Paris, 1796, in-8; *ibid.,* 1805, in-8.

Instructions sur la péripneumonie des bêtes à cornes, imprimées par ordre du gouvernement. Paris, imprim. royale.....; *ibid.,* 179..., in-8.

Des organes de la digestion dans les ruminans. Paris, 1797, in-8.

Des lois sur la garantie des animaux, etc. Paris, 1804, in-8.

Des moyens de rendre l'art vétérinaire plus utile, en améliorant le sort de ceux qui l'exercent, etc. Paris, 1804, in-8.

D'une altération du lait de vache,

désignée sous le nom de lait bleu. Paris, 1805, in-8.

Traité élémentaire et pratique sur l'engraissement des animaux domestiques, etc. Paris, 1805, in-12.

Instructions et observations sur les maladies des animaux domestiques, avec les moyens de les guérir, de les conserver en santé, de les multiplier, de les élever avec avantage, etc. Paris, 1812, in-8, 6 vol. — Ce recueil, que l'auteur a composé conjointement avec MM. Flandrin et Huzard, contient le Traité du charbon et les divers articles que renfermait l'*Almanach vétérinaire.* Les trois derniers volumes ont eu une 3ᵉ édit. de 1812 à 1824.

Chabert a publié encore un *Traité de la ferrure*, et plusieurs mémoires de médecine vétérinaire, qui sont insérés dans les *Mém. de la Soc. d'Agriculture*, dans la *feuille du Cultivateur* et dans les instructions vétérinaires.

(*Biogr. nouv. des Contemporains.* — Quérard.)

CHALMERS (LIONEL), médecin de Charleston, dans la Caroline du Sud, nous est connu par les ouvrages suivans :

Essay on fevers, more particulary those of the common, continued, and inflammatorn kinde, - wherein a new and successful method is propoſed for removing them speedily, to which is added an essay on the crisis of those disorders. Londres, 1768, in-8.

An account of the weather and diseases of south Carolina. Londres, 1776, in-8, 2 vol.

Chalmers a inséré en outre, dans le recueil intitulé : *med. Obs. and inq.*, t. 1, p. 87, un mémoire sur l'opisthotomes et le tétanos. (R. Watt.)

CHAMBERLEN ou CHAMBERLAYNE (HUGUES), célèbre accoucheur anglais, auquel on rapporte la découverte du forceps, naquit en 1664, dans une famille qui fournit des médecins à tous les souverains de la Grande-Bretagne, depuis Jacques I jusqu'à la reine Anne. Il fit ses premières études à Cambridge, et y prit, en 1690, ses degrés de docteur en médecine. Avec son père et ses frères, il inventa un instrument destiné à extraire la tête de l'enfant dans le cas d'accouchemens laborieux. En 1672, il vint à Paris; mais ayant échoué dans un cas d'accouchement difficile, il se rendit en Hollande, où il réussit mieux. Il vendit son secret à deux praticiens de ce pays. A son retour à Londres, il eut une nombreuse clientelle, et acquit une grande fortune. Il mourut en 1723. On a pensé, et Smellie l'assure, que le forceps décrit par Chapman n'était autre que celui de Chamberlayne; mais Crantz (*Hist. rei inst. obstetr.*) trouve cette opinion mal fondée. On doit à Chamberlayne :

Practice of midwifery. Londres, 1665, in-8.

Il avait publié en 1683 (Londres, in-8.) une traduction anglaise de

Traité de Mauriceau sur les maladies des femmes grosses. Cette traduction a été réimprimée plusieurs fois depuis. Londres, 1716, in-8; *ibid.*, 1727, in-8; *ibid.*, 7ᵉ édition, 1736, in-8; *ibid.*, 1755, in-8.

CHAMBON-DE-MONTAUX (Nicolas), né en 1748 à Brevannes, département de Seine-et-Oise, fut reçu docteur en médecine à Paris, et vint s'établir à Langres, où il exerça pendant quelques années. En 1780, il revint à Paris, se fit agréger à la Faculté de cette ville, et fut nommé médecin de la Salpêtrière. Plus tard il quitta cette place, embrassa la carrière administrative, et le 3 décembre 1792, il fut élu maire de Paris à la place de Pétion. Il occupa cette place jusqu'au 13 février 1793, époque où il se démit de ses fonctions, et reprit sa profession de médecin, qu'il continua d'exercer à Paris jusqu'à sa mort, qui est arrivée en 1826. Il a publié :

Traité de l'anthrax ou de la pustule maligne. Neufchâtel, 1781, in-12, 230 pp.—Cet ouvrage fut couronné, ainsi qu'un autre mémoire de M. Thomassin, par l'Académie de Dijon, qui avait mis au concours la question suivante : « Déterminer la nature du charbon malin, connu en Bourgogne, et dans quelques provinces voisines, sous le nom de *pustule maligne*; en désigner les causes, et établir, d'après l'observation, la méthode la plus sûre à suivre dans le traitement de cette maladie. »

Maladies des femmes en couches et à la suite des couches. Paris, 1784, in-12, 2 vol.

Maladies des filles, pour servir de suite aux maladies des femmes. Paris, 1785, in-12, 2 vol.

Des maladies de la grossesse. Paris, 1785, in-12, 2 vol.

Maladies des filles, des femmes et de la grossesse, et maladies chroniques à la suite des couches., 2ᵉ édit., avec correct. et addit. d'articles qui n'ont pas paru dans la précédente. Paris, 1799, in-8, 8 vol. —Cet ouvrage comprend les trois précédens, et renferme, sur la physiologie et la pathologie relatives aux femmes, tout ce qu'on savait de plus précis à l'époque de sa publication. L'auteur s'y montre à la fois savant et fort habile praticien.

Des moyens de rendre les hôpitaux utiles à l'instruction. Paris, 1787, in-12.

Traité de la fièvre maligne simple et des fièvres compliquées de malignité. Paris, 1787, in-12, 4 vol.

Observationes clinicæ, curationes morborum, et phenomena ipsorum in cadaveribus observata, referentes. Paris, 1789, in-4.

Maladies des enfans. Paris, 1798, in-8, 2 vol.

Manuel de l'éducation des abeilles. Paris, 1798, in-8.

Traité de l'éducation des moutons. Paris, 1810, in-8, 2 vol.

Lettre à M. C., sur les calomnies répandues contre moi, comme maire de Paris, et renouvelées de ce temps. Paris, 1814, in-8.

Comparaison des effets de la vac-

cine avec ceux de la petite-vérole inoculée par la méthode des incisions. Paris, 1821, in-8.

On trouve encore de Chambon-de-Montaux des articles nombreux dans l'*Encyclopédie méthodique*, plusieurs autres dans le *Diction. d'Agriculture* de Rozier, et divers mémoires dans la Collection de la Société royale de Médecine, dont il avait été membre. Chambon était associé de l'Académie royale de Chirurgie. On trouve dans le t. IV des *Prix de l'Acad.*, deux mémoires de lui qui furent couronnés : l'un *sur les loupes*, l'autre *sur l'abus des onguens et des emplâtres*.

(*Biogr. nouv. des Contemporains.* — Quérard.)

CHAMBON (Joseph), né en 1647 à Grignan, en Provence, étudia la médecine à Aix, où il reçut le bonnet de docteur. Il s'était rendu à Marseille dans le but de s'y fixer ; mais une querelle qui lui survint le força de passer en Italie. Il alla ensuite en Allemagne, puis en Pologne où il devint le médecin du roi Jean Sobieski. Il resta près de lui jusqu'à l'époque du siége de Vienne ; il vint alors en Hollande, et rentra en France. Fagon, premier médecin du Roi, le fit agréger à la Faculté de médecine de Paris, ville où il se livra à la pratique. Chargé par M. d'Argenson, alors lieutenant-général de police, de donner des soins à un seigneur napolitain renfermé à la Bastille, Chambon composa et fit présenter au Roi un mémoire justificatif en faveur de son malade. Mais il ne fut pas heureux dans ce rôle d'avocat, car son mémoire lui valut deux années de détention dans la même prison que son client. [Lorsqu'il sortit de la Bastille, sa position *comme médecin* avait beaucoup changé. Il fut obligé de se retirer en Provence, et il obtint la place de médecin des galères à Marseille. En 1705, il revint à Grignan, où il vivait encore en 1732. On a de lui :

Non ergò ab hepatis intemperie ascites. Paris, 1696, in-4, avec Louis Gryant.

Ergo sanitas à Calidi, frigidi, humidi et sicci moderatione. Paris, 1696, in-4, avec Cl. Guirin.

Traité des métaux et des minéraux, et des remèdes qu'on en peut tirer, avec des dissertations sur le sel et le soufre des philosophes, et sur la goutte, la prunelle, la petite-vérole, et autres maladies, avec un grand nombre de remèdes. Paris, 1700, in-12 ; *ibid.*, 1714, in-12.

Principes de physique, rapportés à la médecine pratique, et autres traités sur cet art, et une dissertation sur le principe universel. Paris, 1711, in-12 ; *ibid.*, 1750, in-12, 2 vol.

(Haller, *Bibl. med. pract.* — Éloy. — Carrère.)

CHAMPEAUX (Claude), reçu maître en chirurgie, en 1763, à Lyon, où il exerça sa profession avec distinction occupa succesvivement la chaire d'anatomie, et la place de chirurgien en chef de l'hôpital de la Charité de cette ville. Il était chirurgien ordinaire du Roi pour les rapports en justice, correspondant de l'Académie royale de chirurgie, qui lui décerna deux couronnes. Champeaux a laissé les ouvrages suivans :

Réflexions sur les hermaphrodites. (Lyon), 1765, in-8. — Cette dissertation fut publiée par Champeaux sous le voile de l'anonyme, à l'occasion du *Mémoire pour Anne Grand-Jean*, *connue sous le nom de Jean-Baptiste Grand-Jean, accusé et appelant, jugé à Lyon.* Cette pièce, ainsi que la dissertation de Champeaux, sont insérées dans les *Mémoires de Chirurgie* d'Arnaud, première partie, pag. 329 et 353. L'auteur conclud qu'il n'existe pas de véritable hermaphrodite. Ce mémoire renferme beaucoup de faits intéressans.

Expériences et observations sur la cause de la mort des noyés, et les phénomènes qu'elle présente, faites publiquement à l'Ecole roy. vétérinaire de Lyon, sous les yeux des commissaires nommés approuvées par leur rapport et le jugement de l'Académie royale de Chirurgie. Lyon, 1768, in-8. — Champeaux a publié cet ouvrage conjointement avec Faissole, qui était comme lui chirurgien du roi à Lyon. Ils constatèrent chez les individus submergés vivans l'existence d'eau écumeuse dans la trachée-artère, et une congestion prononcée des vaisseaux cérébraux. Dans leurs expériences sur des chiens, ils ont trouvé constamment de l'écume dans la trachée-artère, et peu ou pas du tout d'eau dans l'estomac : l'animal périt au milieu d'une violente inspiration. Quand ils avaient étranglé l'animal avant sa submersion, en le retirant de l'eau, ils n'ont point vu d'écume dans les bronches, ce qui est un signe certain que la submersion a eu lieu du vivant de l'individu. Chez ceux qui ont été étranglés, les vaisseaux du cerveau sont gorgés de sang. Ils rapportent l'observation d'une fille qui fut jetée à l'eau après avoir été étranglée...

Mémoire où l'on expose les inconvéniens qui résultent de l'abus des onguens et des emplâtres, et de quelle réforme la pratique vulgaire est susceptible, à cet égard, dans le traitement des ulcères. — Inséré dans le tom. IV, seconde partie, des *Prix de l'Acad. roy. de Chirurgie.*

Mémoire sur la question suivante : Comment l'air, par ses diverses qualités, peut influer dans les maladies chirurgicales ; et quels sont les moyens de le rendre salutaire dans leur traitement ? — Inséré dans le tome V des *Prix de l'Acad. de Chirurgie.*

(Haller, *Bibl. anat.* — Eloy.)

CHAMPIER (Symphorien), en latin *Camperius* et *Campegius*, suivant le choix que cet auteur fit plus tard de ce dernier nom, mu par la vanité de se faire croire une origine commune avec les illustres familles des Campegi, de Boulogne, et des Campisi, de Pavie, naquit en 1472, à Saint-Saphorin-le-Château, près de Lyon.

Après avoir fait ses humanités à Paris, il alla étudier la médecine à Montpellier, et s'établit ensuite à Lyon, où il pratiqua cet art avec un grand succès. Il s'acquit aussi dès ce temps une réputation étendue par ses ouvrages. Antoine, duc de Lorraine, l'ayant pris pour son premier médecin, le mena avec lui, en 1509, en Italie. Il accompagna encore ce prince, en 1515, dans le même pays. Ce fut dans ce dernier voyage que Champier, étant à Pavie, y fut agrégé au Collége de médecine de cette ville. De retour à Lyon, il fut nommé, en 1520 et en 1533, un des douze échevins de cette cité; et il se servit de son crédit pour faire admettre le projet d'un Collége de médecine, qui ne fut fondé cependant que long-temps après sa mort, en 1576. On en ignore l'époque précise. Les uns disent qu'il mourut en 1535, d'autres en 1539 ou 1540. Champier écrivit sur toutes sortes de sujets : sur la philosophie, sur l'histoire et la médecine. Loué avec excès par ses contemporains, il fut censuré outre mesure, peut-être, par ses successeurs, qui ne lui ont pas assez tenu compte de l'époque où il vivait. Haller a dit plus justement de lui : *Non indoctus homo, polygraphus et collector, semibarbarus tamen.* Champier est peu estimé comme historien. Ses écrits en médecine, dépourvus de goût et de critique, ne sont pas cependant sans mérite. Il fut un des premiers qui se portèrent vers l'étude des auteurs grecs, et qui concoururent à ébranler l'influence des Arabes. Ses ouvrages qui concernent la médecine sont les suivans :

Janua logicæ et physicæ. Lyon, 1498, in-4.

De medicinæ claris scriptoribus, in V tractatus divisus. Lyon, 1506, in-8 ; *ibid.*, 1531, in-8.

Dialogus in magicarum artium destructionem. Lyon, in-4 (avant 1507).

Liber de quadruplici vitâ. Lyon, 1507, in-fol., avec des opuscules tout-à-fait étrangers à la médecine.

Liber de triplici disciplinâ, in quo Platonicæ philosophiæ libri tres ; vocabularius, sive difficilium terminorum naturalis philosophiæ ac medicinæ explanatio, etc. Lyon, 1508, in-8.

Rosa gallicâ omnibus sanitatem affectantibus utilis et necessaria, quæ continet præcepta ex Hippocratis, Galeni, Erasistrati, Asclepiadis, Dioscoridis, Rhazis, Hali Abbatis, Isaac, Avicennæ, multorum aliorum cl. virorum libris collecta. Nancy, 1511, in-12 ; Paris, 1514, in-8 ; Valence, 1514, 1518, in-8, avec l'opusc. *Margarita preciosa de medici et ægri officio.*

Speculum, sive epitome Galeni, seu Galenus abbreviatus, vel incisus et intersectus, etc. Lyon, 1511, 1516, 1517, in-8.

Paradoxa in artem parvam Galeni. Lyon, 1516, in-8.

Epitome commentariorum Galeni

in libros Hippocratis coi. Centiloquium isagogicum in libros Hippocratis. Lyon, 1516, in-8.

Medicinale bellum inter Galenum et Aristotelem gestum, quorum hic cordi, ille autem cerebro favebat, etc. Lyon, 1516, in-8.

Symphonia Platonis cum Aristotele, et Galeni cum Hippocrate. Paris, 1516, in-8.

Cribratio, lima et annotamenta in Galeni, Avicennæ et conciliatoris opera. Lyon, 1516, in-8.

Categoriæ medicinales in libros demonstrationum Galeni. Lyon, 1516, in-8.

Practica nova in medicina, de omnibus morborum generibus, in tradizionibus græcorum, latinorum, arabum, ac recentium auctorum, libri V. De omnibus febrium generibus, lib. I. Lyon, 1517, in-8 (in-4, avec un titre différent. Falcon.); Venise, 1522, in-fol.; Lyon, 1525, in-8; Bâle, 1537, in-4.

Mirabilium divinorum humanorumque libri IV. Lyon, 1517, in-4.

I. Arculani expositio perutilis in primam seu quarti canonis Avicennæ, unà cum annotamentis S. Champerii. Lyon, 1518, in-fol.; Venise, 1560, in-fol.

Vita Arnaldi de Villanova (en tête des Œuvres d'Arnand). Lyon, 1520 et 1532, in-fol.

Annotamenta, errata et castigata in Avicennæ opera (avec les Œuvres de cet auteur). Lyon, 1522, in-4.

Vita Mesuæ (avec les Œuvres de ce médecin). Lyon, 1523, in-8.

Symphonia Galeni ad Hippocratem, Celsi ad Avicennam, cum Clysteriorum Campis. Contra Arabum doctrinam pro Galeno, unà cum sectis anti-
quorum medicorum. Lyon, 1528, in-8; ibid., 1531, in-8.

De corporum animorumque morbis et eorum remediis. Lyon, 1528, in-8.

Castigationes et emendationes pharmacopolarum, sive apothecariorum ac Arabum medicorum, Mesuæ, Serapionis, Rhazis, Alpharabii et aliorum juniorum medicorum, in IV lib. divisæ, etc. Lyon, 1532, in-8.

Claudii Galeni Pergameni historiales Campi, in IV lib. congesti et commentariis illustrati. Clysteriorum Campi secundum Galeni mentem. De phlebotomiâ lib. II. Bâle, 1532, in-fol.

Epistola responsiva pro Græcorum defensione in Arabum errata. Lyon, 1533, in-8.

Hortus gallicus, pro Gallis, in Gallia scriptus, etc., in quo gallus in Gallia omnium ægritudinum remedia reperire docet, nec medicaminibus egere peregrinis, quum Deus et natura de necessariis unicuique regioni provideat. Lyon, 1533, in-8, 83 pp.

Campus Elysius Galliæ amœnitates refertus, in quo sunt medicinæ compositæ, herbæ et plantæ virentes, in quo quidquid apud Indos, Arabes et Pœnos reperitur, apud Gallos reperiri posse demonstratur, etc. Lyon, 1533, in-8, 135 pp., avec les opuscules suivans : *Apologetica disceptatio, in quâ docetur an sanguis mitti debeat in causone et sub cane aut prope canem, et an pharmacia fortis danda sit in principio febrium Arsivarum.—Speculum medici christiani de instituendo sapientiæ cultu, ac de veris et salutaribus animi et corporis remediis. — Theriacâ gallicâ cum mithridatio gallico. — Periarchonde id est de principiis utriusque philosophiæ.*

Epistolæ physicæ Campegii, Manardi et Coronæi de transmutatione metallorum. Lyon, 1533, in-8.

Cribratio medicamentorum ferè omnium, digesta in sex libros. Acc. questio de exhibitione medicinarum venenosarum; de mixtorum generatione; de concretis et abstractis; apologia in academiam novam Hetruscorum, ac contra Avicennam et Mesuam Antonii Galfredi. Lyon, 1534, in-8. Quelques-uns de ces opuscules ne se trouvent pas dans cette édition, vue et citée par Haller. Dans cet ouvrage, se trouve l'opuscule de Jean Champier, neveu de Symphorien, intitulé : *Catalogus librorum Galeni, et quo hi sint ordine legendi.*

Gallicum pentapharmacum, rhabarbaro, agarico, mannâ, terebenthinâ, et sene, gallicis constans. Cum Donati à mutiis, med. Ragusini, epistola de terebenthinæ resinæ facultatibus. Lyon, 1534, in-8.

Libri septem de dialecticâ, rhetoricâ, geometriâ, arithmeticâ, astronomiâ, musicâ, philosophiâ naturali, medicinâ et theologiâ; item de legibus et republicâ, atque philosophiæ parte, quo de moribus tractat; ex Aristotelis et Platonis sententiâ. Bâle, 1537.

Annotamenta, errata et castigationes in Petri Aponensis opera, avec les Œuvres de cet auteur. Venise, 1548, in-fol.

Quorumdam neoticorum medicorum catalogus, qui nostris temporibus vixerunt, à la suite de l'ouvrage de Fusch : *Illustrium medicorum qui superiori sæculo floruerunt ac scripserunt, vitæ.* Paris, 1542, in-8.

Le myrouel des appothiquaires et pharmacopoles, par lequel il est montré comment les appothiquaires communément errent en plusieurs simples médecines, contre l'intention des Grecs, et par la fausse intelligence des auteurs arabes, lesquels ont falsifié la doctrine des Grecs. Plus, les lunettes des cyrurgiens et barbiers. Lyon, in-8, sans date.

Dialogue de la cure du phlegmon, où sont introduits devisans, Phlegmoniatrus, Philochirurgus et Metcorus. Lyon, in-8, sans date.

On trouve très-souvent réunis sous un même volume plusieurs des opuscules précédens de Champier, ce qui rend fort difficile l'indication bibliographique exacte de chacun d'eux.

(Nicéron, *Mém.* — Haller. — Eloy.)

CHANDLER (Bernard), chirurgien à Canterbury, puis docteur en médecine, nous est connu par les ouvrages suivans :

An essay towards an examination of the present successful and most general mode of inoculation. Londres, 1767, in-8. — Chandler fut un des premiers qui firent connaître la méthode de Sutton.

An inquiry in to the various theories and methode of cure of apoplexies and palsies. Cambridge, 1784, in-8. — Ce qui offre le plus d'intérêt dans ce petit ouvrage, c'est l'exposition des opinions des anciens sur l'apoplexie et la paralysie.

(R. Watt. — *Comment. Lips.*)

CHANDLER (George), chirurgien anglais du dernier siècle, a publié :

Treatise of a cataracte, its nature, species, causes and symptoms; with a distinct representation of the operation of couching and extraction, also M. David's comparative view of their respective merits; with some hints respecting the prevention of cataract, and superseding the necessity of other operations. Traité de la cataracte, etc. Londres, 1775, in-8, avec planches. — Maigre compilation tirée des ouvrages de Heister, Platner, Yves et Turner.

Treatise on the diseases of the eye, and their remedies. To which is prefixed the anatomy of the eye, the theory of vision; and the several species of imperfect sight. Traité des maladies des yeux, avec l'anatomie de l'œil et la théorie de la vision; etc. Londres, 1780, in-8, pl. — Cet ouvrage n'est pas beaucoup meilleur que le précédent, et méritait peu les honneurs qu'il reçut d'une traduction allemande.

(R. Watt. — *Comment. Lips.*)

CHAPMAN (Edmond), célèbre accoucheur anglais, qui pratiquait à Londres dans la première moitié du 18e siècle, et qui a écrit :

Treatise on the improvement of midwifery chiefly with regard to the operation to wich are added fifty more cases selected from upwards of 17 years practice. Traité des progrès de l'art des accouchemens. Londres, 1735, in-8; *ibid.*, 1759, in-8. — Cette édition, quoique annoncée comme augmentée, diffère à peine de la première. Le même titre existe dans toutes les deux, malgré la distance de vingt-quatre années qui les séparent. Cela ferait supposer, si l'auteur n'en a pas imposé sur l'annonce d'une pratique de vingt-sept ans dès sa première édition, qu'il était assez âgé lorsqu'il donna la seconde. Smellie indique une première édition antérieure, de 1733. Dans cet ouvrage, Chapman s'élève contre l'usage du crochet, et ne veut pas qu'on s'en serve, à moins qu'on ait des preuves certaines de la mort de l'en-

fant. Il y décrit et figure, le premier, le forceps inventé par les Chamberlen. Il veut qu'on ne s'en serve que lorsque la tête, descendue dans le vagin, ne peut plus permettre de faire la version, et préfère même cet instrument au crochet, pour extraire l'enfant mort, lorsque la tête n'est pas trop haute. Contrairement à Deventer, il pense qu'on ne doit pas amener la tête du fœtus en même temps que les bras. Il opérait la délivrance immédiatement après l'accouchement. On trouve dans cet ouvrage plusieurs faits intéressans d'accouchemens laborieux.

Reply to Douglas's short account of the state of midwifery at London. Réponse au court exposé de l'état de l'art des accouchemens à Londres, par Douglas. Londres, 1737, in-8.

(Haller. — Portal. — R. Watt.)

CHAPMAN (Samuel), qu'Éloy, et, après lui, Adelung, et les auteurs de la *Biographie médicale*, ont à tort confondu avec le précédent, fut, comme lui chirurgien à Londres, au milieu du dernier siècle. Il mit au jour :

An essay on the venereal gleet in   *which the different species of this diseases is distinguished, and their causes assigned, with the symptomes and cure of each.* Londres, 1751, in-8.

Observations on venereal complaints and on the methods recommended for their cure; letter the second. Londres, 1755, in-8, sans nom d'auteur. — L'ouvrage précédent ne serait-il pas la première lettre annoncée dans le titre de celle-ci?

A treatise on the venereal disease, containing a particular account of the nature, cause, signs, and the cure of the several venereal disorders, both local and universal. And being dejigned as a translation and abridgment of the learned Dr. Astruc's treatise of this disease. Traité de la maladie vénérienne, contenant une exposition particulière de la nature, de la cause, des symptômes et du traitement des différens accidens qui accompagnent cette maladie, selon qu'elle est locale ou universelle. Ce traité est en quelque sorte une version abrégée du savant ouvrage du docteur Astruc sur cette matière. Londres, 1755, in-12, a vol.; ibid., 1770, in-8.

Pulmonary and other complaints, apparently supported by fever, of the intermittent or remittent kind, and cured by the bark. Inséré dans les *Med. communications*, v. I, p. 260.

(R. Watt.)

CHAPPOT, médecin à Toulouse, ne nous est connu que par l'ouvrage suivant:

Système de la nature sur le vice écrouelleux, ou Médecine empirique. Toulouse et Paris, 1779, in-8.

CHARAS (Moïse) naquit à Uzès, en Languedoc, vers l'an 1618, d'une famille protestante. Il s'appliqua particulièrement à la pharmacie, et s'établit d'abord à Orange, où ses talens commencèrent à lui faire une réputation. Il vint ensuite à Paris, et mérita bientôt la place de démonstrateur de chimie au Jardin-du-Roi. Il occupa aussi la chaire de chimie du Collége de France pendant neuf ans. Au bout de ce temps, alarmé par les premières persécutions religieuses, *les conversions achetées*, que devaient bientôt suivre les *dragonnades* et la révocation de l'édit de Nantes, il quitta la France vers 1680, et se retira en Angleterre, où il resta jusqu'à la mort de Charles II, qui lui avait donné le titre de son chimiste. Pendant son séjour dans ce royaume, il se fit recevoir docteur en médecine. Il passa ensuite en Hollande, il y exerça la médecine avec beaucoup de réputation. Le bruit de ses succès le fit connaître à l'ambassadeur du roi d'Espagne, qui, le croyant capable de prolonger les jours de son maître, voulut l'engager à aller à la cour de Madrid. Charas craignait les rigueurs de l'inquisition, et ne pouvait se déterminer à faire ce voyage : il finit pourtant par se laisser persuader, et se rendit à Madrid.

Ses craintes n'avaient été que trop fondées. Peu de temps après son arrivée en Espagne, il composa un traité sur la vipère, dans lequel il prouva que la morsure de cet animal était aussi dangereuse dans la Castille que dans les autres pays de l'Europe. Cette assertion heurtait un préjugé généralement répandu, que les vipères n'avaient aucun venin à douze lieues autour de la ville de Tolède, attendu que Dieu avait accordé cette grâce aux prières d'un saint archevêque de cette ville. Les prêtres et les moines s'élevèrent violemment contre une assertion qui tendait à détruire dans l'esprit du peuple un préjugé dont ils avaient fait leur profit. Ils firent intervenir la religion. Ils taxèrent hautement Charas de fanatisme, d'impiété et d'irréligion. Les médecins, jaloux de ses succès et de son crédit à la cour d'Espagne, se joignirent aux premiers. Comment Charas aurait-il pu résister à des ennemis aussi nombreux, aussi puissans et aussi acharnés! Il fut déféré à l'inquisition, arrêté, et conduit, à l'âge de soixante-douze ans, dans les cachots de ce tribunal. Il y fut retenu pendant quatre mois, et n'en sortit qu'après avoir abjuré la religion protestante, et reçu les sacremens de confirmation, de pénitence et d'eucharistie. A peine sorti de prison, Charas s'éloigna d'un pays où l'on forçait la raison à fléchir le genou devant le fanatisme. Il revint à Paris, où il trouva son fils, devenu catholique comme lui. Il fut reçu en 1692 à l'Académie des Sciences, en qualité de chimiste, et mourut en 1698, âgé de 80 ans. Nous avons de Charas :

Thériaque d'Andromaque, avec des raisonnemens et observations nécessaires sur l'élection, la préparation et le mélange (des ingrédiens). Paris, 1668, in-8 ; 1685, in-4, en latin ; Genève, 1685, in-4.

Nouvelles expériences sur la vipère, les effets de son venin, et les remèdes exquis que les artistes peuvent tirer du corps de cet animal. Paris, 1669, in-8 ; 1690, in-8.

Suite des nouvelles expériences sur la vipère, et une dissertation sur son venin, pour servir de réponse à une lettre de M. Redi, etc. Paris, 1672, in-8 ; 1690, in-8, réimprimé avec l'ouvrage précédent et des additions ; Paris, 1694, in-8.

Pharmacopée royale galénique et chimique. Paris, 1672, in-8 ; 1676, in-8 ; Lyon, 1692, in-4, 2 vol.; *ibid.,* 1753, in-4, 2 vol., édition augmentée par Lemonnier ; en latin, Genève, 1684, in-4.

(Condorcet, *Éloges des membres de l'Acad. des Sc. de Paris.*)

CHARLES (René), originaire de Preny-sur-Moselle, professeur de médecine dans la Faculté de Besançon, est auteur des ouvrages suivans :

Quæstiones medicæ circà thermas Borbonienses, quas propugnavit D. Ant. Duport, die 16 aprilis 1721. Besançon, in-8, trad. en français par l'auteur lui-même, sous ce titre : *Dissertation sur les eaux de Bourbonne.* Besançon, 1749, in-12. — C'est la réunion de 6 dissertations qui avaient été soutenues sous la présidence de Charles. Au jugement de Carrère, cet ouvrage mérite d'être consulté.

Quæstiones medicæ circa acidulas Bussonas, quas propugnabit Franç. Jos. Payen, die 1 martii 1738. Besançon, in-8, de 100 pp.

Observations faites par M. Charles, professeur, etc., sur les cours de ventre et la dyssenterie qui règnent dans quelques endroits de cette province. 26 octobre 1741, in-4.

Observations sur différentes espèces de fièvres, et principalement sur les fièvres putrides, malignes et épidémiques, et sur les pleurésies qui ont régné en Franche-Comté depuis quelques années. 1743, in-8.

Lettre d'un professeur en médecine de l'Université de Besançon à un curé de la campagne, sur la toux et les rhumes épidémiques. Besançon, 1743.

Observations sur la maladie contagieuse qui règne en Franche-Comté parmi les bœufs et les vaches. Besançon, 1744, in-4.

Quæstiones medicæ circa fontes medicatas Plumbariæ, quas propugnavit D. Claud. Maria Giraud, die 14 junii 1745.

Quæstiones medicæ circa fontes medicatas Plaimbariæ, quas propugn. J. Cl. Morel. Besançon, 1746, in-4. (Dom Calmet, *Biblioth. lorraine.* — Carrère, *Catalogue des livres sur les eaux minérales.*)

CHARLETON ou **CHARLTON** (Gautier), célèbre médecin anglais, naquit en 1619 à Shepton-Mallet, ville du comté de Somerset, dont son père était recteur. Après des études brillantes à l'Université d'Oxford, il y prit, en 1642, ses degrés en médecine, et fut, peu de temps après, nommé un des médecins ordinaires de Charles I, qui se trouvait dans cette ville lors de la guerre civile. Lorsque le parti royal déclina, Charleton se rendit à Londres, fut admis dans le Collége de médecine de cette ville, et y eut bientôt une pratique étendue. Ce fut alors qu'il publia ses divers écrits sur la médecine et sur d'autres sujets, qui lui acquirent une grande réputation. Cette réputation fut telle, que l'Université de Padoue lui offrit une chaire de médecine, qu'il refusa. Après la restauration il conserva le titre de médecin ordinaire du roi Charles II, qu'il avait eu, au rapport de Wood, pendant l'exil de ce prince; et dès la fondation de la Société royale, il fut choisi un des premiers pour en faire partie. Le Collége des médecins le chargea, en 1680 et 1683, de faire des leçons d'anatomie, et le nomma, en 1689, son président; fonctions qu'il remplit jusqu'en 1691. Peu de temps après, il se retira à l'île de Jersey; on ne sait pas trop pour quelle raison. On ignore également s'il y resta long-temps, ou s'il revint à Londres. Mais ce qu'il y a de certain, c'est qu'il mourut dans cette île à la fin de 1707, âgé de 88 ans.—Charleton ne fut pas seulement célèbre comme médecin, il fut également renommé pour ses vastes connaissances en philosophie, en histoire et en antiquités. Si nous cherchons à apprécier ses titres en médecine, nous devrons reconnaître qu'ils sont de peu de valeur aujourd'hui. Il se distingua par des connaissances étendues dans les différentes branches de la médecine, et ses écrits se recommandent par la méthode et la clarté. Mais ils ne contiennent rien d'original. Ils sont remplis d'idées hypothétiques prises dans les systèmes de Vanhelmont, dans ceux des chémiâtres et des mécaniciens. Ses ouvrages en anatomie et en physiologie ne sont pas le fruit de recherches positives. Il avoue n'avoir disséqué que peu de cadavres. Mais il eut le mérite d'embrasser un des premiers la nouvelle théorie de la circulation de son contemporain Harvey. Son attachement à la philosophie atomistique, rendit un peu suspects ses sentimens religieux, malgré le soin qu'il avait pris d'établir une distinction entre les opinions philosophiques et religieuses d'Epicure. Les ouvrages écrits par Charleton, sont les suivans :

Spiritus gorgonicus vi suâ saxiparâ irritus, sive de causis, signis et sanatione lithiaseos diatriba. Leyde (Londres, Haller), 1650, in-8.

The darkness of atheism disover-rd by the light of nature, physico-theologal treatise. Les ténèbres de l'athéisme dissipés par les lumières de la nature. Londres, 1651, in-4.

The Ephesian and Cimmerian matrone, two remarkables examples of the power of love and wit. Londres, 1653, in-8; *ibid.*, 1658, in-8.

Physiologia Epicuro - Gassendo-Charletoniana : or a Fabric of natural science erected upon the most ancient hypothesis of atoms. Londres, 1654, in-fol.

Epicurus, his morals, collected out of various authors ; with an apology for Epicurus. Londres, 1655, 1656, 1670, in-4.

The immortality of the human soul demonstrated by reasons natural. L'immortalité de l'ame prouvée par des raisons naturelles. Londres, 1657, in-4.

Natural history of nutrition, life, and voluntary motion, containing all the new discoveries of anatomists concerning the œconomy of human nature, methodically delivered in exercitations physico-anatomical. Histoire naturelle de la nutrition, de la vie et des mouvemens volontaires, etc. Londres, 1659, in-4; trad. en latin sous le titre : *Exercitationes physico-anatomicæ de motu animali.* Amsterdam, 1659, in-12; Londres, 1659, in-12; *ibid.*, 1678, in-12; La Haye, 1681, in-16, avec la dissertation de Cole : *De secretione.* 1688, in-12.—C'est le même ouvrage que celui qui est indiqué par plusieurs auteurs sous le titre: *OEconomia animalis novis anatomicorum inventis, indèque desumptis modernorum medicorum hypothesibus physicis superstructa et mechanicè explicata.

Consilium hygiasticum pro Marchione Durazzo. Londres, 1661, in-4.

Exercitationes pathologiæ, in quibus morborum penè omnium natura, generatio et causæ ex novis anatomicorum inventis sedulò inquiruntur. Londres, 1661, in-4.

Disquisitiones duæ anatomico-physicæ. Prior de fulmine, altera de proprietatibus cerebri humani. Londres, 1665, in-8.

Chorea gigantum, or the most famous antiquities of great Britain, vulgary called Stone-Heng, Standing or Salisbury-Plain, restored to the Danes. Londres, 1663, in-4. — Dans cet écrit, Charleton cherche à démontrer, d'après des renseignemens qui lui avaient été fournis par Olaüs Wormius, célèbre antiquaire danois, que les énormes débris existant dans la plaine de Salisbury, et connus sous le nom de *Danse-des-Géants*, étaient les restes d'un temple bâti par les Danois, et non par les Romains, comme le prétendait le célèbre architecte Inigo Jones.

Onomasticon zoicon, plerorumque animalium differentias et nomina propria pluribus linguis exponens. Cui accedunt mantissa anatomica, et quædam de variis fossilium generibus. Londres, 1668, in-4; ibid., 1771, in-4; Oxford, 1677, in-fol.

Two philosophical discourses; the first concerning the different wits of men; the second concerning the mistery of vintners, or a discourse of the various sicknesses of wines, and their respective remedies at this day commonly used, etc. Discours, 1° sur les différens esprits des hommes; 2° sur les diverses altérations des vins, et les procédés communément usités pour y remédier. Londres, 1668, 1675, 1692, in-8.

De scorbuto liber, singularis. Cui accessit Epiphonema in medicastros. Londres, 1671, in-8; Leyde, 1672, in-12. — Les symptômes du scorbut sont tracés d'après Eugalenus, Willis et Sennert. La théorie de l'auteur est toute chimique.

Natural History of the passions, Histoire naturelle des passions. Londres, 1674, in-8.

Enquiries in to humane nature, in six anatomical prelections, in the new theater of the r. college of physicians in London. — C'est dans une de ces leçons que Charleton avance que la membrane interne de l'estomac et des intestins est formée par la peau et son épiderme, qui se continuent à l'intérieur.

Oratio anniversaria habita in theatro inclyti collegii medicorum londinensis, 5 Augusti 1680, in commemorationem beneficiorum, à doctore Harvey aliisque præstitorum. Londres, 1680, in-4.

The Harmony of natural and positive divine laws. Harmonie de la loi naturelle et de la loi divine positive. Londres, 1682, in-8.

Three anatomical lectures concerning, 1° the motion of the blood through the veins and arteries; 2° the organic struction of the heart; and 3° the efficient causes of the heart's pulsation. Trois leçons sur le mouvement du sang dans les veines et les artères, sur la structure du cœur et sur la cause efficiente du mouvement de cet organe. Londres, 1683, in-4.

Inquisitio physica de causis catameniorum et uteri rheumatismo, in quâ probatur sanguinem in animali fermentescere nunquàm. Londres, 1685, in-8; Leyde, 1686, in-12.

Charleton traduisit en outre en anglais plusieurs traités de Vanhelmont, et publia encore quelques écrits étrangers à sa profession.

(Nicéron, *Mémoires.* — Haller. — Chalmers. — Watt.)

CHARMETTON (JEAN-BAPTISTE) naquit à Lyon en 1710, fut reçu maître en chirurgie au collége de cette ville en 1743, devint chirurgien de l'hôpital général, et professeur d'anatomie, et mourut le 27 janvier 1781. Il était associé de l'Académie royale de chirurgie, qui le couronna deux fois pour les ouvrages suivans :

Mémoire sur cette question : Déterminer ce que c'est que les remèdes dessicatifs et les caustiques, expliquer leur manière d'agir, distinguer leurs différentes espèces, et marquer leur usage dans les maladies chirurgicales. Lyon, 1748, in-12.

Essai théorique et pratique sur les écrouelles. Avignon, 1752, in-12. Le même, sous ce titre : *Traité des écrouelles.* Lyon, 1755, in-12.

CHARRIÈRE (JOSEPH DE LA), né à Annecy en Savoie, vers le milieu du 17ᵉ siècle, vint étudier la médecine à Paris, et retourna dans son pays, où il exerça sa profession avec distinction jusqu'à sa mort. Il a laissé les deux ouvrages suivans :

Traité des opérations de la chirurgie, avec plusieurs observations et une idée générale des plaies. Paris, 1690, in-12; ibid., 1692, in-12; ibid., 1693, in-8; ibid., 1716, in-12; ibid., 1721, in-8; ibid., 1727, in-12. — Cet ouvrage, qui fut traduit en latin, en anglais et en hollandais, est un des premiers qu'on ait publiés sur la médecine opératoire; il eut par cette raison de nombreuses éditions, malgré ses défauts.

Anatomie nouvelle de la tête de l'homme et de ses dépendances. Paris, 1703, in-8. — Cet ouvrage est une compilation faite d'après Duverney et Vieussens.

(Haller, *Bibl. anat.*; ibid., *Bibl. chirurg.* — Éloy.)

CHARTIER (RENÉ), né en 1572 dans le Vendômois, consacra sa jeunesse aux lettres, à la philosophie, à la jurisprudence et à la théologie. Ses poésies latines lui valurent la place de professeur de belles-lettres à l'Académie d'Angers. Il occupa cette chaire avec distinction pendant quelques années, et fut ensuite à Bordeaux, puis à Bayonne, où il professa la rhétorique. Quoique livré à la carrière de l'enseignement, il s'était en même temps occupé de l'étude de la médecine à Angers et à Bayonne. Son goût pour cette science le détermina à se rendre à Paris, où il reçut le bonnet de docteur, le 26 août 1608. Nommé, en 1613, médecin des Dames de France, sœurs du Roi, il remplit ensuite les mêmes fonctions auprès du Roi. En 1617, il obtint la chaire de chirurgie au Collége royal de France, et l'occupa jusqu'en 1623. Il mourut à Paris, le 29 octobre 1654, à l'âge de 82 ans, d'une attaque d'apoplexie qui le surprit à cheval. Chartier n'a pas laissé d'ouvrage original, mais il s'est acquis une réputation méritée comme éditeur de différens ouvrages, et surtout des œuvres d'Hippocrate et de Galien.

E. partium similarium sola proprius intemperies morbus; de J. Duret et René Chartier. Paris, 1607, in-4.

E. ad lipothymiam usque sanguis mittendus; André du Chemin et René Chartier. Paris, 1608, in-4.

E. die impari crisi die pari tuta cathersis; René Chartier et Guillaume Gerbault. Paris, 1612, in-4.

E. apoplexiæ phlebotomia; René Chartier et J. Berault. Paris, 1617, in-4.

E. ulcerato utero non dolente τα συμπαθή dolent.; René Chartier et Mathieu Denyau. Paris, 1634, in-4. — Ce sont les diverses dissertations soutenues par Chartier à la Faculté de Paris. Voici les éditions qu'il a publiées :

Lud. Dureti adversaria, S. scholia in Jacobi Hollerii librum de morbis internis. Paris, 1611, in-4.

Bartholomæi Perdulcis (Perdoulx), universa medicina ex medicorum principum sententiis consiliisque collecta à Ren. Chartier. Paris, 1630, in-4.

Magni Hippocratis Coï et Claudii Galeni Pergameni archiatron universa quæ extant opera. Renatus Chatterius Vindocinensis, doctor medicus Paris. regis christianissimi cons-medicus, ac professor ord. plurima interpretatus; universa emendavit, instauravit, notavit, auxit, secundum distinctas medicinæ partes in tredecim tomos digessit et conjunctim græcè et latinè primus edidit; astruxit et medicam synopsin, rerum his in operibus contextarum indicem. Paris, 1639 à 1679, in-fol., 13 tomes en 9 vol. — Chartier n'a publié que dix tomes de cette collection; et comme il ne suivit pas un ordre régulier dans leur publication, les trois qui restaient à paraître quand il mourut, et qu'on doit aux soins des docteurs Blondel et Lemoine, sont les IX, X et XII. On peut voir, pour les détails bibliographiques relatifs aux différences de titres ou de date que présentent ces treize tomes, la *Lettre de M. de Villiers*, doct.-rég. de la Faculté de Paris, à M. XX, docteur en médecine. Paris, 1776, (29 août), in-4. — Ce travail important de Chartier, pour l'exécution duquel il ruina sa fortune et celle de sa famille, lui coûta en même temps beaucoup de temps et de soins. Il l'avait commencé en 1733. S'étant appliqué de bonne heure à l'étude des écrits d'Hippocrate et de Galien, il revit le texte sur les anciennes éditions, le restitua d'après les manuscrits originaux de la Bibliothèque du Roi et du président de Mesmes; il corrigea les traductions défectueuses, en fit de nouvelles, joignit des notes au texte, et n'omit rien de ce qui était nécessaire pour rendre cette édition exacte. La traduction latine est mise à côté du grec, et corrigés presque mot à mot ; l'ordre des matières est tel, qu'on a dans un même volume les traités d'Hippocrate et de Galien sur le même sujet. Avant de publier ce travail immense, qui prouve combien Chartier était érudit, il avait fait imprimer un *Index* ou Programme, où il indiquait ceux des écrits d'Hippocrate et de Galien dont on n'avait que les titres, en invitant tous ceux qui découvriraient dans les bibliothèques quelques-uns de ces écrits, de les lui faire parvenir à Paris. Voici le titre de ce programme :

*Index operum Galeni quæ latinis duntaxat typis, in lucem edita sunt; eorum aliquod græcum in bibliothecis locupletioribus abditum ; aut etiam aliud Basiliensi aut Venetianâ mi-*nimè *positum comperiatur ; id græcè transcriptum Lutetiam ad R. Chartier, doct. med., etc., etc. Mittatur ut obnixè rogatis, cujus curæ operum quæ extant omnium Hippocratis et Galeni editio, supremo sanctioris consilii decreto et privato privilegio demandata est.* Paris (29 août), 1633, in-4, 4 pp. — Cet Index, en grec et en latin, divisé d'après les tomes de l'ouvrage, est indiqué par l'abbé Gouget comme formant un très-petit volume de 39 pages, imprimé à Paris, sans date, chez Siméon Piget.

(Gouget, *Mém. hist. sur le Collége de France*, t. III, p. 107 et suiv.—De Villiers, *Lettre à M. XX, doct. en méd.*—Andry, *Encyclop. méthod.*—Haller, *Bibl. med. pract.*)

CHARTIER (JEAN), fils du précédent, reçut le bonnet doctoral le 11 octobre 1654. Il fut médecin ordinaire du Roi, et professeur en médecine au collége de France. Il a publié :

La science du plomb sacré des sages, ou de l'antimoine, où sont décrites ses rares et particulières vertus, puissances et qualités. Paris, 1651, in-4, 56 pp. — La publication de cet ouvrage rendit plus vive que jamais la querelle sur l'antimoine ; et Guy-Patin, alors doyen, fit rayer l'auteur du tableau des membres de la Faculté ; mais il y fut rétabli le 16 août 1653, sous le décanat de Paul Courtois. Cet ouvrage parut plus tard, traduit en latin, dans le *Theatrum chimicum*, tom. VI, édit. de Strasbourg, 1659, et formant le 515e traité de la collection.

Jean Chartier est aussi l'éditeur de l'ouvrage suivant :

Palladii de febribus concisa synopsis, interprete Joanne Charterio, etc., etc. Paris, 1646, in-4, 46 pp., grec et latin.

(De Villiers, *Lettre à M. XX, doct. en méd.*—Andry, *Encyclop. méthod.*)

CHASTEL (DU). *V.* DUCHASTEL.

CHAUMETON (FRANÇOIS-PIERRE), né le 20 septembre 1775, à Chouzé, petit bourg du département d'Indre-et-Loire, vint étudier la médecine à Paris, après avoir fait des humanités avec autant de rapidité que d'éclat, et avoir appris les langues savantes, particulièrement la grecque. Entré d'abord en qualité de chirurgien

43.

dans les hôpitaux militaires, sa sensibilité trop vive l'oblige de renoncer à cette profession; il s'adonna dès-lors à la pharmacie, et fut appelé en qualité de pharmacien au Val-de-Grâce, quand on établit cet hôpital d'instruction. Un voyage qu'il fit peu après en Italie acheva de développer son goût pour l'étude des langues, et pour l'histoire littéraire de la médecine. De retour à Paris, il s'occupait à réunir les notes nombreuses qu'il avait recueillies, quand la mort de sa femme vint tout à coup interrompre ses travaux, et le jeter dans une mélancolie qui devint de plus en plus profonde avec le temps. Afin de l'éloigner des objets qui entretenaient en lui de pénibles souvenirs, ses amis le décidèrent à voyager, et lui obtinrent une place de médecin des armées en Hollande. Obligé de se faire recevoir docteur, il fut à Strasbourg, en 1805, où il prit ses grades, et partit de là pour la Hollande, où il demeura plusieurs années. Il parcourut successivement, à la suite des armées, la Prusse, la Pologne, l'Autriche et les provinces Illyriennes, s'attachant à se familiariser avec la langue nationale de ces divers pays, et à scruter avec soin les bibliothèques. Sa santé, très-altérée, fut encore ébranlée par une secousse bien forte pour lui: il vit l'incendie de sa bibliothèque anéantir en un seul jour la riche collection de livres qu'il avait amassés à grands frais, depuis dix années, et détruire une *zoologie médicale* entièrement terminée, et qu'il n'eût pas tardé de publier. Il demanda sa retraite, et vint se fixer à Paris. C'était précisément à l'époque où l'éditeur du *Dictionnaire des sciences médicales* projetait la publication de cet ouvrage. Chaumeton fut chargé de diriger cette entreprise, en même temps que des articles de matière médicale et de bibliographie. Quelques années après il entreprit la *Flore médicale*, dont il a composé tout le texte jusqu'à la lettre G. Après avoir lutté pendant quatre ans contre une phthisie pulmonaire, qui le privait de tout repos, il succomba le 10 août 1819. Chaumeton a peu écrit, et aucun de ses ouvrages ne peut donner une juste idée de ses connaissances étendues. Il fut sans contredit un des médecins les plus érudits de notre époque. Si son jugement, comme critique, fut quelquefois égaré par une sévérité outrée, et une âcreté de caractère que son état de souffrance expliquait et excusait en partie, ses réflexions, marquées au coin du savoir eurent du moins toujours pour but de démasquer les manœuvres du charlatanisme, ou de rabaisser les prétentions ridicules de la médiocrité. Chaumeton a laissé les ouvrages suivans:

Essai médical sur les sympathies. Paris, 1803, in-8.

Essai d'entomologie médicale. Strasbourg, 1805. — C'est la dissertation inaugurale de Chaumeton.

Flore médicale décrite par F.-P. Chaumeton, peinte par madame Panckoucke et P.-J.-F. Turpin. Paris, 1814, in-8, fig., tom. I; *ibid.*, 1815, t. II. A partir du tome troisième (1816), MM. Chamberet et Poiret s'adjoignirent à Chaumeton, que sa santé empêchait de continuer seul ce travail.

Indépendamment des articles que Chaumeton a insérés dans le *Dictionnaire des Sciences médicales*, dont il était l'un des collaborateurs, ainsi que de la *Biographie universelle*, nous citerons ceux relatifs à la bibliographie médicale, consignés dans les tomes I, II, III et IV du *Journal universel des sciences médicales*; une notice sur l'état de la médecine en Italie, dans les tomes I, XII et XIII du même recueil; les notices biographiques sur Th. Denmann et sur Menuret, dans le tome I du même journal; celles sur le professeur Walter et le docteur Rush, insérées dans le tome I du *Journal complém. du Dict. des Sc. méd.*; celle sur l'histoire naturelle et médicale du pothos fétide, dans le tome III du *Journ. complém.*—Chaumeton a encore consigné d'autres articles dans le *Magasin encyclopédique*, la *Biblioth. médicale*, et les *Annales de méd. politique de Kopp*.

(Jourdan, *Notice sur Chaumeton*, dans le *Journ. compl.*, tome V.—Virey, *Notice, idem*, dans le *Journal universel des Sc. méd.*, tom. XVI.)

CHAUSSIER (François), né à Dijon en 1746, fut reçu docteur en médecine et en chirurgie à l'Université de Besançon, le 14 janvier 1780. Un cours d'anatomie et de physiologie, qu'il ouvrit peu de temps après son retour dans sa ville natale, commença sa réputation comme professeur. Les États de Bourgogne annexèrent ce cours à ceux qui se faisaient à l'Académie de Dijon, où Chaussier occupa dès-lors cette chaire, ainsi que celle de chimie et de matière médicale. Plusieurs mémoires publiés antérieurement parmi ceux de l'Académie, avaient déjà prouvé qu'il possédait des connaissances étendues dans ces deux autres branches des sciences médicales. Les travaux de Chaussier, qui l'avaient placé au rang des médecins les plus distingués de son époque, ses succès dans l'enseignement, mais surtout les vues judicieuses qu'il avait développées dans un mémoire, où il demandait la réforme de divers abus introduits dans la constitution des corps et colléges de chirurgie, le firent appeler à Paris, en juillet 1794, pour s'occuper avec Fourcroy des moyens de rétablir l'enseignement de l'art de guérir. C'est lui qui rédigea le rapport et le projet de décret qui furent imprimés et lus à la Convention, le 7 frimaire an III. Après avoir rempli cette mission, Chaussier était retourné à Dijon reprendre ses travaux habituels, quand il fut rappelé à Paris pour occuper la chaire d'anatomie et de physiologie dans la nouvelle École. Le 9 mai 1804, il fut nommé médecin de l'hospice de la Maternité, et, vers le même temps, professeur de chimie et médecin de l'École polytechnique. Il perdit ces deux dernières places en 1815. Quand l'École de Médecine fut désorganisée en 1822, Chaussier fut du nombre de ceux que la proscription atteignit. Dès le lendemain de cette mesure arbitraire, une attaque d'apoplexie le frappa au milieu de ses fonctions de médecin en chef à l'hospice de la Maternité. Depuis cette époque, sa santé s'affaiblit graduellement, et il succomba le 9 juin 1828, à l'âge de 82 ans. Chaussier était membre de l'Institut, de l'Académie royale de Médecine, et d'un grand nombre de sociétés savantes nationales et étrangères. L'anatomie lui doit la réformation d'une partie de sa nomenclature. En physiologie, c'est lui qui a fondé parmi nous le vitalisme organique. Il était à la fois professeur savant et praticien habile. Chaussier n'a publié qu'un petit nombre d'ouvrages de quelque étendue; mais il a inséré dans diverses collections un grand nombre d'articles ou de mémoires fort intéressans, que nous indiquons ci-après:

Description de l'aérostat de l'Académie de Dijon, par MM. de Morveau, Chaussier et Bertrand. (Dijon), 1784, in-8.

Méthode de traiter les morsures des animaux enragés, et de la vipère; suivie d'un précis sur la pustule maligne, par MM. Enaux et Chaussier. Dijon, 1785, in-12; trad. allemande, Berlin, 1786, in-8.

Consultation médico-légale sur une accusation d'infanticide. Dijon, 1785, in-4.

Observation sur la manière de transplanter les muriers blancs; instructions sur la manière de semer le grain de murier: imprimées par ordre des États de Bourgogne. Dijon, 1786, in-8.

Exposition sommaire des muscles, suivant la classification et la nomenclature méthodiques adoptées au cours d'anatomie de Dijon. Dijon, 1789, in-8; Paris, an V (1797), in-4.

Mémoire sur quelques abus dans la constitution des corps et colléges de chirurgie, et particulièrement sur l'abus des droits, prérogatives, et priviléges attachés à la place de premier chirurgien du roi. Dijon, 1789, in-8, 46 pp.

Observations chirurgico-légales sur un point important de la jurisprudence criminelle; lues à la séance publique de l'Acad. de Dijon, le 20 décembre 1787. Dijon et Paris, 1790, in-8, 62 pp. — Quelques bibliographes ont fait un double emploi en citant les *Opuscules de médecine légale* comme un ouvrage différent des deux dernières brochures.

Instruction sur l'usage des remèdes que le département de la Côte-d'Or envoie dans les campagnes. Dijon, 1792, in-8.

Tables synoptiques: 1o *Plan général des divisions et subdivisions principales d'un cours d'anatomie; idem,*

3ᵉ édit., sous ce titre : *Plan et division d'un cours de zoonomie ; 2° des solides organiques ; 3° des humeurs ou fluides animaux ; 4° de la force vitale ; 5° du squelette ; 6° des muscles ; 7° des artères ; 8° des veines ; 9° des lymphatiques ; 10° des nerfs ; 11° du nerf trisplanchnique ; 12° des viscères ; 13° des fonctions en général ; 14° de la digestion ; 15° phénomènes cadavériques ; 16° de l'ouverture des cadavres ; 17° mesures relatives à l'étude et à la pratique des accouchemens ; 18° accouchemens ; 19° séméiotique générale, 1ʳᵉ part., de la santé ; 20° 1ᵉ part., de la maladie ; 21° des méthodes nosologiques ; 22° des blessures ; 23° de la neuralgie ; 24° des hernies, suivant la nomenclature anatomique ; 25° de la lithotomie et de la lithomylie.* Paris, 1799-1826, format atlantique. — La plupart de ces tables synoptiques ont eu trois ou quatre éditions : elles forment par leur ensemble l'un des ouvrages les plus importans de Chaussier, et qui montre avec quelle méthode et quelle clarté il exposait ses principes sur la science de l'homme.

Discours prononcés aux séances publiques de la Maternité, en 1805, 1806, 1807, 1808... 1813, etc.— On trouve dans ces différens discours les observations de Chaussier sur quelques difformités du fœtus, sur les fractures auxquelles il est sujet dans le sein de la mère, sur les convulsions et les autres accidens nerveux qui compliquent la grossesse, sur l'impossibilité de l'empoisonnement par le verre pilé, sur l'asphyxie des nouveau-nés, sur les suites de l'accouchement, sur la vaccine et la docimasie pulmonaire (avec tableaux), l'éloge de Baudelocque, etc. Ces discours de Chaussier

sont insérés dans les *Procès-verbaux de la distribution des prix, faite annuellement aux sages-femmes de la Maternité*, imprimés par l'administration des hospices civils de Paris, in-8.

Exposition sommaire de la structure et des différentes parties de l'encéphale ou cerveau. Paris, 1807 (1800), in-8, 6 pl.

Recueil des programmes des opérations chimiques et pharmaceutiques qui ont été exécutées aux jurys médicaux de 1809, 1810. 2 cahiers in-4.

Consultations médico-légales sur une accusation d'empoisonnement par le sublimé corrosif, ou muriate de mercure suroxydé ; suivies d'une notice sur les moyens de reconnaître et de constater l'existence de ce poison. Paris, 1811, in-8, 17-167 pp.

Recueil anatomique à l'usage des jeunes gens qui se destinent à l'étude de la chirurgie, de la médecine, de la peinture et de la sculpture. Paris, 1820, in-4, pl. ; 2ᵉ édit., sous ce titre : *Planches anatomiques à l'usage, etc...* par Dutertre. Paris, 1823, in-4.

Considérations sur les convulsions qui attaquent les femmes enceintes. Paris, 1823, in-8, 19 pp.

Recueil de mémoires, consultations et rapports sur des objets de médecine légale. Paris, 1824, in-8, avec pl.

Mémoire médico-légal sur la viabilité de l'enfant naissant. Paris, 1826, in-8, 40 pp.

Parmi les articles nombreux insérés par Chaussier dans divers recueils scientifiques, nous nous contenterons de citer les suivans : *Sur plusieurs traitemens par le sel sédatif mercuriel.* — *Mémoire de physique expérimentale sur quelques propriétés de l'air inflammable.* (Insérés dans *Obs. sur la phys.*, *l'hist. nat. et les arts.* Dijon, 1777, t. IX, et X.)—*Réflexions sur les moyens propres à déterminer la respiration dans les enfans qui naissent sans donner aucun signe de vie, et à rétablir cette fonction chez les asphyxiés; et sur les effets de l'air vital ou déphlogistiqué pour produire ces avantages.* (Insérés dans Hist. et Mém. de la Soc. roy. de Médecine, A., 1780 et 1781, Hist., p. 346.) — *Mémoire d'anatomie sur les vaisseaux omphalo-mésentériques.* — *Mémoire sur un acide particulier découvert dans le ver à soie, avec des observations sur l'origine, le siége de cet acide, la manière de le préparer et de le conserver.* — *Observations sur les procédés employés pour faire périr la chrysalide du ver à soie.* — *Essai d'anatomie sur la structure et les usages des épiploons.* Ce mémoire avait été lu en 1776, et un certain nombre d'exemplaires avaient été tirés à part. — *Observations sur une cataracte compliquée avec la dissolution du corps vitré.* (Nouveaux Mém. de l'Acad. de Dijon, de 1782 à 1788.)

Observations sur quelques abus dans le service des officiers de santé militaires, aux régimens et aux hôpitaux militaires, par Bernard Chaussier et Franck (François) Chaussier, insérées dans le *Journal de méd., chirurg. et pharm.,* tome XCV. — La *Biographie médicale* indique une édition de ces observations de Dijon, 1790, mais c'est une erreur. Nous ignorons si elles ont été publiées à part.

Mémoire sur le moyen de préserver les cadavres des animaux de la putréfaction, en conservant leurs formes essentielles, et même en leur donnant la fraîcheur, l'apparence de la vie; lu à l'Institut en l'an X (*Voy.* Ma-

gasin encyclopédique, 1802, tome I, et 1803, tome I.)

Notice sur la vaccine, 1808. — *Observ. sur une affection vermineuse (des vers vésiculaires diaphanes, ovoïdes, et de différentes grosseurs, dans un kyste situé dans le thorax.) — Notice sur la rage.* — *Obs. sur les accusations d'infanticide, sur les moyens que l'on doit employer pour parvenir à la connaissance précise du fait.* — *Remède spécifique contre le croup et la coqueluche (sulfure de potasse),* inséré dans l'*Annuaire de la Soc. de Méd. du département de l'Eure,* 1808 à 1810.

Précis d'expériences sur l'amputation des extrémités articulaires des os longs. — *Obs. sur les effets du gaz carboneux dans l'économie animale.* (Bullet. de la Soc. philomath., an IV et an X.)

Mém. sur un nouveau genre de sel (hydrosulfure, sulfure de soude), et sur son usage, dans le traitement de quelques maladies. — *Obs. sur une espèce rare de hernie abdominale.* (Rec. périod. de la Soc. de Méd., t. VII et XII.)

Mémoire sur les fractures et les luxations survenues à des fœtus encore contenus dans la matrice. — *Note sur une hernie congéniale du cœur.*—*Obs. sur une perforation de l'estomac et du diaphragme, avec introduction des alimens dans la plèvre gauche.*—*Sur les hernies du poumon.*—*Sur l'oblitération spontanée de plusieurs artères considérables.* — *Rapport sur les enterrémens précipités.* — *Obs. sur une éruption variolique dans la trachée-artère.* — *Sur les communications des veines utérines avec l'ombilicale.* — *Rapport sur le parc aux huîtres du Havre.* — *Péritonite et entérite obser-*

... dans un *fœtus*. (Bullet. de la Fac. et de la Soc. de Méd. de Paris, 1804 à 1821.)

On attribue à Chaussier les dissertations inaugurales suivantes : *Sur les avantages de la paracentèse pratiquée au le commencement de l'hydropisie abdominale*. Paris, an XI, in-8. (Soutenue par Lassis.) — *La paracentèse, dans le cas d'ascite primitive, est-elle le moyen sur lequel la médecine puisse le plus compter ?* Paris, 1804, in-4. (Soutenue par C. Gauderan.) — *De la chlorose.* An XI, in-8. (Soutenue par Billard.) — *Sur l'anévrisme.* An XII, in-8. (Soutenue par Deguise père.) — *Sentences et observations d'Hippocrate sur la toux.* An XII. (Soutenue par Chapelain-Durocher.) — *Propositions sur divers objets de médecine.* An XII. (Soutenue par Morland.) C'est dans cette thèse que se trouve le Commentaire de Chaussier sur le passage de Celse relatif à la taille bi-latérale. — *Sur quelques cas d'érosion de l'estomac.* 1806, in-4. (Soutenue par Morin.) — *Sur l'Infanticide.* 1811, in-4. (Soutenue par Lecieux.) — *Manière de procéder à l'ouverture des cadavres.* 1814. (Soutenue par Renard.) — *Sur les érosions et perforations spontanées de l'estomac.* 1819. (Sout. par Laisné.) — *Sur l'ecchymose, la sugillation, la contusion, la meurtrissure.* 1814. (Soutenue par Rieux.) Ces quatre dernières dissertations ont été réimprimées ensemble. Paris, 1819, in-8. — *Sur les hémorrhoïdes.* 1814. (Soutenue par Lavedan.) — *Considérations médico-légales sur deux articles du Code pénal.* 1819. (Sout. par Huard.)

Chaussier a pris part à la rédaction du *Journal de l'École polytéchnique ;* il fut chargé des articles de pharmacie des tomes III et IV, de la partie *Chimie*, etc., de l'*Encyclopédie méthodique ;* il a fait, en commun avec M. Adelon, des articles dans la *Biographie universelle* et dans le *Dict. des Sc. méd.*

(*Notice sur Chaussier*, dans les *Archives générales de méd.*, t. XVII. — Quérard.)

CHENOT (ADAM), l'un des meilleurs observateurs qui aient écrit sur la peste, ne nous est connu que par ses ouvrages. Il était docteur en philosophie et en médecine, et intendant des affaires relatives à la santé publique en Transylvanie. Il observa la peste qui régna dans cette contrée depuis le commencement d'octobre 1755 jusqu'à la fin de janvier 1757, et celle qui ravagea le même pays en 1770 et 1771. Il nous a transmis l'histoire de l'une et de l'autre dans les ouvrages que nous allons indiquer. Chenot mourut en 1779.

Tractatus de peste. Vienne, 1766, in-8. — Cet ouvrage n'étant pas fort connu en France, il peut être utile de dire qu'on en trouve un extrait peu étendu, mais substantiel, dans le t. XVI des Commentaires de Leipsick.

Historia pestis Transylvanicæ, 1770-1771; *opus posthumum edidit. Fr. de Schraud.* Ofen, 1799, in-8.

(*Comment. de reb. in med. gest.* — Ersch.)

CHESELDEN (Guillaume), l'un des plus grands chirurgiens que l'Angleterre ait produits, naquit, en 1688, à Burrow-on-the-Hill, près de Somerby, dans le comté de Leicester. Après avoir reçu une bonne éducation littéraire, il suivit les leçons du célèbre anatomiste Cowper, chez lequel il fut placé en 1703, et étudia en même temps la chirurgie sous Fern, chirurgien en chef de l'hôpital Saint-Thomas. Il n'avait que vingt-deux ans quand il entreprit un cours public d'anatomie, qu'il continua de faire pendant vingt années. Peu de temps après, la Société royale l'admettait parmi ses membres. La réputation que s'acquit Cheselden, et par ses leçons d'anatomie, et par ses ouvrages sur cette science, et enfin par l'habileté qu'il montra dans la pratique de la chirurgie, le fit choisir pour succéder au docteur Fern à l'hôpital Saint-Thomas. Il fut aussi nommé chirurgien consultant de l'hôpital Saint-Georges et de l'infirmerie de Westminster, et premier chirurgien de la reine. Ces places donnèrent lieu à Cheselden de mettre en évidence tous ses mérites; et sa haute réputation ne tarda pas à lui procurer une fortune brillante. L'Académie des Sciences de Paris le mit au nombre de ses membres correspondans; et, dès la création de l'Académie royale de Chirurgie, il fut désigné, le premier, associé-étranger de cette compagnie. En 1737, désirant restreindre ses occupations, il obtint, comme une espèce de retraite, la place de chirurgien en chef de l'hôpital de Chelsea, consacré aux invalides. Cheselden fut frappé, en 1751, d'une attaque de paralysie. Il en était parfaitement guéri, lorsque, trois mois après, une nouvelle attaque d'apoplexie l'enleva, le 10 avril 1752, dans la soixante-quatrième année de son âge. — Cheselden fut un anatomiste distingué; mais c'est la chirurgie qui lui fournit ses principaux titres devant la postérité. Son nom se rattachera toujours à l'opération de la taille latérale, qu'il a perfectionnée, et qu'il exécutait avec une extrême habileté, ainsi qu'à l'opération ingénieuse et délicate de la pupille artificielle, qu'il a inventée. En cherchant le procédé de Raw, il en trouva un qui s'en rapproche probablement beaucoup, et qui est celui du Frère Jacques, perfectionné et déterminé avec sûreté et précision. Il a beaucoup simplifié le manuel de plusieurs opérations, et a inventé ou perfectionné divers instrumens. Il partage avec J. L. Petit l'honneur d'avoir indiqué l'amputation de la jambe en deux temps. Enfin il a laissé un grand nombre d'observations importantes sur divers points de chirurgie. « Guidé par une excellente théorie, dit Morand, qui, ayant fait le voyage d'Angleterre pour s'instruire du procédé de Cheselden dans l'opération de la taille, suivit pendant quelque temps la pratique de ce célèbre chirurgien; maître de sa main, fécond en ressources, et par conséquent prêt à tous les événemens, il faisait les opérations avec une dextérité et un sang-froid admirables; également éclairé sur toutes, il les faisait toutes également bien. » Pour dernier trait à la louange de ce grand chirurgien, nous dirons que l'émotion dont il ne pouvait se défendre lorsqu'entrant dans son hôpital, il pensait à l'importance de ses fonctions, montre avec quelle conscience il les remplissait. Voici les titres de ses ouvrages :

Syllabus, sive index partium corporis humani præcipuarum anatomiæ in trigenta quinque prælectiones distinctus. 1711, in-4. — Cet opuscule, qui servait de texte aux leçons d'anatomie de l'auteur, fut joint à l'ouvrage suivant.

Anatomy of the human body. Anatomie du corps humain. Londres, 1713, in-8, fig.; *ibid.*, 1722, in-8; *ibid.*, 1726, in-8, avec 34 pl.; *ibid.*, 1732, in-8; *ibid.*, 1734, in-fol., avec 40 pl.; *ibid.*, 1741, in-8. Eloy indique deux autres éditions de 1750 et 1752, et Chalmers et Watt, une onzième de 1778. — Dans ces éditions, qui ont été successivement augmentées, Cheselden a joint des observations pathologiques intéressantes aux descriptions anatomiques. L'auteur a donné dans cet ouvrage des planches assez remarquables par leur exactitude; il y a consigné les travaux d'Alex. Monro sur la névrologie et sur les vaisseaux lactés. Dans l'édition de 1732, il consigna la relation si connue de l'opération de la cataracte, qu'il fit sur un aveugle de naissance, et les observations psycologiques que lui fournit ce fait. Il y décrivit aussi son opération de la pupille artificielle. L'édition de 1741 fut surtout considérable-

ment augmentée : Cheselden y inséra un grand nombre d'observations chirurgicales. Il y indique les résultats qu'il avait obtenus de l'opération de la taille par le haut appareil, et de ceux, plus satisfaisans, qu'il avait retirés de sa méthode.

Treatise on the high operation of the stone. De l'opération de la taille par le haut appareil. Londres, 1723, in-8, avec 17 pl.; *ibid.*, 1725, in-8; trad. en franç., par Noguez, avec l'ouvrage de Douglas. Paris, 1724, in-12. — Cet ouvrage, dans lequel Cheselden décrit les opérations qu'il avait faites par cette méthode, renouvelée de Franco et de Rosset, par les frères Douglas, lui attira de la part de l'un d'eux, Jean, une critique violente et peu méritée. Dans un libelle anonyme, mais attribué à J. Douglas, et intitulé : *Lithothomus castratus, ou Examen du traité de M. Cheselden,* il lui est reproché d'avoir copié l'ouvrage de Douglas, quoique celui-ci soit cité avec éloge par Cheselden, qui d'ailleurs ne s'était pas borné à exposer les idées de ce chirurgien. Cheselden publia dans ce traité des planches estimées sur la vessie et le péritoine qui environne cet organe.

Short Historical account of cutting

for the stone. Londres, 1730. . . . — C'est dans cette brochure que Cheselden décrit le procédé pour la taille, qui fut appelé sa méthode perfectionnée. « Je fais, dit-il, une incision aussi longue que je puis sur le côté du raphé, en commençant un peu au-dessus de l'endroit où l'on coupe dans le grand appareil; puis dirigeant l'instrument en bas, entre le muscle accélérateur de l'urine et l'érecteur de la verge, et sur les côtés du rectum; déprimant alors l'intestin avec un ou deux doigts de la main gauche, je cherche la sonde, et incise sur elle la portion de l'urètre placée au-delà des corps caverneux, ainsi que la glande prostate, en portant l'instrument de *bas en haut* pour éviter de blesser l'intestin; et j'introduis le gorgeret sur la cannelure de la sonde dans la vessie. — L'histoire de cette méthode a été publiée dans l'ouvrage suivant : *Histoire et description de la taille latérale, suivant la méthode perfectionnée de W. Cheselden, etc. Trad. franç. par Guérin.* Paris, 1818, in-8, 172 pp., av. pl.

Osteographia, or anatomy of the bones, Londres, 1733, in-fol. — Dans les planches magnifiques qui constituent seules cet ouvrage, les os sont représentés de grandeur naturelle; l'auteur y a joint des figures représentant des squelettes de différens animaux et un grand nombre de maladies des os. Cet ouvrage fut encore censuré amèrement et injustement par J. Douglas, dans un libelle intitulé : *Remarques sur le livre pompeux, l'Ostéographie, de M. Cheselden.* L'Ostéographie, suivant Haller, contient des fautes dans la partie qui traite des os de la tête; mais l'on y trouve de bonnes observations de mécanique, et l'on doit à l'auteur plusieurs figures nouvelles concernant les ligamens articulaires.

Cheselden a encore inséré plusieurs mémoires dans les *Transactions philosophiques,* entre autres, en 1711, la description d'os humains de dimension considérable, trouvés auprès de Saint-Alban, dans le comté de Hertfort; en 1713, des observations anatomiques; en 1728, dans le n° 402, les observations qu'il avait faites sur l'aveugle-né qu'il avait opéré de la cataracte, et la description des instrumens dont il s'était servi pour cette opération; etc. Il a aussi ajouté des notes et des planches à la traduction anglaise du Traité d'opérations de Ledran, faite par Gataker, 1749, in-8. Il décrit dans ces notes les instrumens qu'il avait inventés ou perfectionnés, et de plusieurs desquels il donne les dessins faits par lui-même, et il expose les procédés qu'il employait pour diverses opérations.

(Morand, *Elog. de Cheselden,* dans *Mém. de l'Acad. roy. de Chirurg.* — Haller. — Portal. — Éloy. — Chalmers. — Hutchinson. — R. Watt.)

CHESNE (Du). *V.* DUCHESNE.

CHESNEAU (Nicolas), oncle du célèbre grammairien Dumarsais, naquit à Marseille en 1601. Il fit ses études médicales à Toulouse, et y fut reçu docteur; après quoi, il revint se fixer dans sa ville natale. Il y mourut dans un âge fort avancé, après avoir mis au jour les ouvrages suivans :

Discours et abrégé des vertus et propriétés des eaux de Barbotan, en la comté d'Armagnac. Bordeaux, 1629, in-8, 61 pp. En latin, sous ce titre :

Epitome de naturâ et viribus luti et aquarum Barbatensium in comitatu Auscitanensi, à la suite du recueil d'observations indiqué plus bas.

Pharmacie théorique. Paris, 1660, in-4; ibid., 1682, in-4.

Observationum medicinalium libri quinque, quibus accedunt ordo reme-diorum alphabeticus ad omnes ferè morbos conscriptus, sicut et epitome de naturâ et viribus luti et aquarum Barbatensium, etc. Paris, 1672, in-8; ibid., 1683, in-8; Leyde, 1719, in-4; ibid., 1743, in-4. — Ce dernier ouvrage de Chesneau est le seul qui mérite d'être consulté; on y trouve plusieurs observations intéressantes; mais il faut être prévenu que ce n'est point, comme le titre le ferait croire, un recueil uniquement composé de faits.

CHESTON (RICHARD BROWNE), chirurgien de l'infirmerie de Glocester, a publié :

Pathological observations and inquiries from the dissection of morbid bodies. Observations pathologiques et recherches anatomico-pathologiques. Glocester, 1766, in-4. — L'auteur traite dans cinq chapitres de l'emphysème, des abcès des reins et du foie, de l'hydropisie des ovaires et de l'utérus, des tumeurs blanches du genou. Il donne sur chacun de ces sujets des observations qui lui sont propres, avec les recherches cadavériques qu'il a faites. Dans un appendice, il donne douze observations anatomico-pathologiques sur des cas divers. Cheston a inséré dans *Med. obs. and inq.,* t. VI, p. 31, 1784, le récit de la maladie et le résultat de l'examen du corps de M. Halder, qui mourut d'une affection du cœur; et dans *Philos. trans.,* obs. XIV, p. 684, 1780, sur l'ossification du canal thoracique.

(R. Watt. — *Comm. de Leipsick.*)

CHEVALIER (JEAN-DAMIEN), natif d'Angers, reçut le bonnet de docteur à Paris en 1718. Il exerça quelque temps la médecine à Saint-Domingue, en qualité de médecin du Roi, et mourut à Paris en 1770. On a de lui :

Réflexions critiques sur le traité de l'usage des différentes saignées, principalement de celle du pied, par Silva, en forme de lettre. Paris, 1730, in-12.

Ergo à diversâ causâ moventur cerebrum et dura meninx? Paris, 1737, in-4.

An vini potus salubris? Paris, 1745, in-4.

Lettres à M. Dejean, sur les maladies de Saint-Domingue. Paris, 1752, in-12.

Lettres sur les plantes de Saint-Domingue. Paris, 1752, in-8.

Chirurgie complète. Paris, 1752, in-12, 2 vol.

(Haller, *Biblioth. anat.* — Eloy. — Quérard.)

CHEYNE (George) naquit en Écosse en 1671. Il fut d'abord destiné à l'état ecclésiastique, et ses études furent dirigées dans ce but. Mais il abandonna ce projet, et choisit la médecine. Il suivit à Édimbourg les leçons du célèbre Pitcarn, qui fut à la fois son maître et son ami. Après avoir pris dans cette ville le grade de docteur, il se rendit à Londres. Il avait alors trente ans. La vie dissipée qu'il mena, soit par goût, soit par le désir d'acquérir promptement de la clientèle, à l'aide des jeunes gentilshommes dans la compagnie desquels il était reçu, altéra profondément sa santé en quelques années. Il acquit un embonpoint excessif, et fut atteint de toutes les incommodités qui accompagnent ordinairement l'obésité, tels que la dyspnée, l'assoupissement, l'indolence : d'autres maux l'accablèrent encore. Il avait déjà publié divers ouvrages qui l'avaient fait avantageusement connaître. Les soins de sa santé l'occupèrent pendant plusieurs années; et il parvint à améliorer son état par le séjour à la campagne, par l'exercice, et surtout par la diète lactée et végétale, à laquelle il s'astreignit le reste de sa vie, et qu'il préconisa avec ardeur dans ses ouvrages. L'usage des eaux de Bath contribuèrent aussi à cet heureux changement. Il reprit alors avec activité les occupations de sa profession, se partageant entre Bath et Londres, où il passait alternativement l'été et l'hiver. Nous avons rapporté ces circonstances de la vie de Cheyne, parce qu'elles dirigèrent ses méditations du côté de l'hygiène, et que les travaux qui en furent le fruit sont aujourd'hui ses principaux titres de recommandation auprès de la postérité. Il mourut à Bath, le 12 avril 1743, dans la soixante-douzième année de son âge, ayant joui d'une grande réputation comme praticien et comme écrivain, et regretté généralement, à cause de la droiture et de l'aménité de son caractère. Il était membre du Collége des médecins d'Édimbourg et de la Société royale. Cheyne, disciple de Pitcarn, appartient, comme son maître, à l'école iatromathématique. Ses principes de physiologie pathologique étaient, comme ceux de Bellini, une combinaison des principes de cette école et de la secte chémiatrique. Il y joignit la nouvelle application que Keill y avait faite de l'attraction newtonienne. Il fut un des premiers parmi les iatromathématiciens anglais qui adoptèrent plusieurs idées de Stahl. En effet, il avait autant égard au mélange des humeurs qu'à la forme des solides, aux mouvemens toniques et à l'influence de l'âme. Il révoquait en doute, avec Stahl, l'existence des esprits vitaux, et expliquait les sensations par les seules vibrations des nerfs. Les nombreux écrits de Cheyne sont remplis de ces théories auxquelles on ne fait pas attention; mais plusieurs contiennent quelques bons préceptes de pratique sur le traitement des maladies chroniques, et en particulier de l'hypochondrie. Ils ont pour titre :

A new theory of acute and slow continued fevers, wherein, besides the appearance of such, and the manner of their cure, occasionally the structure of the glands, and the manner and laws of secretion, the operation of purgative, vomitive, and mercurial medicines are mechanically explained. nouvelle théorie des fièvres continues, aiguës et chroniques, etc.; avec *An Essay concerning the improvements of the theory of medicine.* Londres, 1702, in-8.; *ibid.* 1722, in-8; *ibid.* 1724, in-8.

Remarks on two late pamphlets written by D.' Oliphant againts D. Pitcain's the new theory of fevers. Edimbourg, 1702, in-8.

Philosophical principles of natural religion : containing the elements of natural philosophy, and the proofs for natural religion arising from them. Londres, 1705, in-8; *ibid.,* 1715, in-8; *ibid.,* 1736, in 8.—L'auteur cherche à prouver l'existence de Dieu par la structure de l'homme et des animaux, dont chaque partie, dans sa dépendance de l'ensemble, montre une admirable prévision du Créateur. Il nie que les mouvemens volontaires puissent être attribués à une cause mécanique, et prétend que les mouvemens indépendans de la volonté sont dus à l'effet d'un antagonisme nécessaire.

An Essay on the nature and true method of treating the gout, together with an account of the nature and qualities of Bath Waters, the manner of using them, and the diseases in which are proper; as also the nature and cure of most chronical distempers. Essai sur la nature et le traitement de la goutte, suivi d'une indication de la nature et des propriétés des eaux de Bath. Londres, 1720, in-8; *ibid.,* 1722, in-8; *ibid.,* 1725, in-8 (7° édit. aug.); *ibid.,* 1728, in-8.

De naturâ fibræ ejusque laxæ sive resolutæ morbis. Londres, 1725, in-8; Paris, 1742, in-8.

Essay on health and long life. Londres, 1725, in-8. Trad. en français, Paris, 1725, in-12; Bruxelles, 1727, in-12. Traduit en latin par l'auteur, avec des additions, sous ce titre :

Tractatus de infirmorum sanitate tuendâ, vitâque producendâ; libro ejusdem argumenti anglicè edito longe auctior et limatior; huic accessit de naturâ fibræ ejusque laxæ sive resolutæ morbis tractatus nunc primum editus. Londres, 1726, in-8; Paris, 1742, in-12, 2 vol. — Cet ouvrage contient d'excellens préceptes d'hygiène, et peut être encore aujourd'hui consulté avec fruit.

An Essay on sickness and health. Essai sur la maladie et la santé. Londres, 1725, in-8.

The english malady, or a treatise on nervous diseases of all kinds; as spleen, vapours, lowness of spirits, hypochondriacal and hysterical distempers, etc. De la maladie anglaise, ou Traité des maladies nerveuses de tous genres. Londres, 1733, in-8; Dublin,

1733, in-8; Londres, 1735, in-8; *ibid*, 1739, in-8.

Essay on regimen ; together with five discourses medical moral and philosophical : serving to illustrate the principles and theory of philosophical medicine, and point out some of its moral conséquences. Essai sur le régime, avec cinq discours médico-philosophiques. Londres, 1739, in-8; ibid., 1740, in-8; ibid., 1753, in-8.

Natural method of curing the diseases of the body and the disorders of the mind depending of the body, in three parts. I. General reflections of the economy of nature in animal life. II. The means of preserving life and faculties and concerning the nature and cure of acute contagions and cephalic disorders. III. Reflections on the nature and cure of particular chronical distempers. Méthode naturelle de traiter les maladies du corps, et celles de l'esprit qui en dépendent, etc., Londres, 1742, in-8. Trad. en franç. par de La Chapelle. Paris, 1749, in-12, 2 vol. — *Boni senis opus nunc septuagenarii qui sedecim annis solo lacte vixerat cum pane*, a dit Haller.

An account of himself and of his various cures. Londres, 1743, in-8; ibid., 1753, in-8.

Cheyne a aussi publié quelques ouvrages de mathématique transcendante.

(Haller.. — Chalmers. — Eloy. — R. Watt.)

CHIARUGI (V.), médecin italien, professeur en médecine et en chirurgie à Florence, ne nous est connu que par l'ouvrage suivant. Nous ignorons s'il est auteur d'autres écrits.

Della pazzia in generale et in spezie, trattato medico-analytico, con una centuria di osservazioni. Florence, 1794, in-8, 3 vol. — Suivant Pinel, Chiarugi n'a fait que suivre dans cet ouvrage les routes battues. Il traite d'abord de la folie en général, puis de ses différentes espèces en particulier. Mais à cette partie dogmatique du travail de l'auteur, se trouvent réunies cent observations qui ne sont pas dépourvues d'intérêt, et qui se rapportent à chacune des formes de l'aliénation mentale. Parmi ces cent observations, cinquante-neuf sont accompagnées des détails de l'autopsie cadavérique : cinq, relatives à l'épilepsie simple et à la mélancolie, n'offrent aucune altération bien manifeste du cerveau ni de ses membranes. Dans les cinquante-quatre autres, on a trouvé une infiltration plus ou moins abondante de sérosité dans les méninges, un épaississement de ces membranes avec ou sans injection sanguine, un épanchement séreux dans les ventricules. Le cerveau était plus ferme que dans son état naturel sur quinze cadavres ; il était plus mou sur trois, et sur trente-six il avait sa consistance ordinaire. Toutefois, Chiarugi ne paraît pas attacher beaucoup d'importance à ces diverses altérations, par rapport à l'étiologie de la folie : il pense que chaque partie du cerveau est douée d'un degré particulier de vitalité différent de celui des autres parties, et ; suivant lui, la folie dépend d'une augmentation ou d'une diminution de cette vitalité dans une ou plusieurs parties, ou autrement d'un dérangement d'équilibre de la puissance nerveuse cérébrale ; il considère les degrés différens de consistance du cerveau comme les effets de cette altération vitale. Chiarugi dit avoir guéri la démence par l'inoculation de la gale, et il a vu la variole amener une crise qui a déterminé la cure de la folie.

CHICOYNEAU (François), né à Montpellier en 1672, de Michel Chicoyneau, chancelier de l'Université de Médecine, et professeur d'anatomie et de botanique de la même Université, fut d'abord destiné au service maritime. La mort prématurée de ses deux frères, qui suivaient la carrière de leur père, détermina ce dernier à changer la direction des études du seul enfant qui lui restait, et le jeune Chicoyneau suivit dès-lors les cours de l'Université de Médecine. Le 10 mars 1693, il reçut le bonnet doctoral. Peu après, il succéda à son père dans la place de chancelier de l'Université et dans ses deux chaires d'anatomie et de botanique. Il remplissait ces fonctions avec distinction depuis plusieurs années à Montpellier, lorsqu'il fut désigné par le duc d'Orléans, régent du royaume, avec MM. Boyer et Verney, pour se rendre à Marseille lors de la peste, en 1720. Il trouva dans cette mission honorable l'occasion de signaler un dévouement digne des plus grands éloges. De retour à Montpellier, il continua de se livrer à l'enseignement avec le même succès jusqu'en 1731. A cette époque, il fut appelé à Paris pour être médecin des Enfans de France. Il occupait cette place depuis neuf mois, quand Chirac, alors son beau-père, et premier médecin du Roi, vint à mourir; il fut aussitôt appelé à lui succéder. Chicoyneau avait été nommé associé-libre de l'Académie royale des Sciences, en 1732. Il est mort, le 13 avril 1752, à l'âge de 80 ans. On a de lui :

Ergo ad curandam luem veneream frictiones mercuriales non in hunc finem adhibendæ ut fluxus salivæ excitur? Montpellier, 1718, in-8; trad. angl. Londres, 1723, in-4.—Chicoyneau est le premier avec J. N. Pechlin qui ait fait connaître les inconvéniens de la salivation mercurielle, et qu'elle n'est pas nécessaire pour guérir la syphilis.

An ægrotantes imaginarii solâ diversitate idearum, rejecto omni remediorum apparatu, sanandi sint? Montpellier, 1723, in-8.

An febribus malignis purpuratis sive non purpuratis statim post venæ sectionem in malleolo emetica seu cathartico-emetica? Montpellier, 1722, in-8. — Dans une autre dissertation, Chicoyneau recherche si le quinquina convient dans la catalepsie, dont les accès sont périodiques. Ces thèses, et plusieurs autres également de lui, ont été réunies sous ce titre :

Questiones medicæ XII. Montpellier, 1732, in-4.

Relation succincte touchant les accidens de la peste de Marseille, son prognostic et sa curation. Paris, 1720, in-8, 31 pp. Publiés avec Verney et Soullier, médecins de Montpellier.

Observations et réflexions touchant la nature, les événemens et le traitement de la peste de Marseille. Lyon et Paris, 1721, in-12. Avec Soullier et Verney.

Lettre de M. Chicoyneau, pour prouver ce qu'il a avancé dans ces observations. Lyon, 1721, in-12. — Il nie, ainsi que ses collègues, la contagion de la peste.

Oratio de contagio pestilenti. Lyon, 1722, in-4; trad. franc. Montpellier, 1723; in-8.

Traité des causes, des accidens et de la cure de la peste, avec un recueil d'observations, fait et imprimé par l'ordre du Roi. Paris, 1744, in-4, avec Sénac.

(Haller, *Method. stud.* — Éloge dans l'*Histoire de l'Académie royale des Sc.* an. 1752. — Éloy. — Sprengel. — Quérard.)

CHIMIATRIE. *V.* IATRO-CHIMISME.

CHIMIE. On ne trouve pas de traces de l'existence de cette science chez les anciens peuples dont les annales composent les premières pages de l'histoire. C'est vainement qu'on a cru prouver l'opinion contraire, en confondant avec la chimie elle-même les procédés de quelques arts économiques ou industriels, et les rudimens de l'art pharmaceutique, tels qu'ils existaient chez les Égyptiens, les Chinois, les Phéniciens, et plus tard chez les Grecs. Une étude approfondie de cette branche des connaissances humaines, démontre clairement qu'elle est d'une création qui appartient tout entière aux nations modernes.

On ne saurait faire remonter son origine plus haut qu'au septième siècle, lorsque les Arabes commencèrent à s'occuper de connaissances utiles. Les rêveries de l'ALCHIMIE (*voyez ce mot*), née dans les commencemens de l'ère chrétienne, avaient donné naissance à une foule de recherches auxquelles on devait déjà la découverte d'un grand nombre de faits. Tandis que les soi-disant philosophes de cette époque cherchaient à la fois la transmutation des métaux et le remède universel, les médecins multipliaient les médicamens, inventaient beaucoup de compositions, de préparations compliquées, qu'ils variaient à l'infini; et, en traitant des plantes et des animaux par l'eau et le feu, dans des vaisseaux distillatoires, ils avaient reconnu qu'on en séparait des produits et des substances volatiles qui se représentaient plus ou moins constamment, suivant certaines circonstances. Telles furent les véritables sources où la chimie a pris son origine, et le langage mystérieux et métaphorique sous lequel elle resta si longtemps cachée ou défigurée.

Le plus ancien des auteurs arabes qui ait écrit sur la chimie, est Geber, dont le véritable nom était Abou-Moussali-Djafar-Al-Sofi : il vivait dans le huitième siècle. Ce qui est fort remarquable, c'est qu'il admettait trois principes ou élémens pour tous les corps, opinion qui s'est propagée depuis lui jusqu'à une époque rapprochée de nous. Au nombre de ces élémens était le soufre; il donnait à ce terme une acception très-analogue à celle que Stahl imposa plus tard à celui de *phlogistique*. Il accordait à ce corps à peu près le même rôle dans la nature. Les écrits de Geber font mention, d'une manière claire et très-positive, de la coupellation pour la purification des métaux, par l'intermédiaire du plomb et des os calcinés, de plusieurs préparations martiales et antimoniales, de diverses espèces d'alun et de vitriol, du sublimé corrosif, de quelques oxides de mercure, du nitrate d'argent, de différens sulfures alcalins et terreux, du soufre précipité de ces sulfures par les acides, des acides nitrique et nitro-muriatique, de leur action dissolvante sur différens corps, et particulièrement sur les métaux. Cet auteur décrit exactement plusieurs fourneaux et appareils distillatoires, dont l'usage s'est perpétué jusqu'à nos jours. La définition que Geber donne de la chimie prouve qu'il en comprenait bien l'objet. C'est une science, qui a pour but, dit-il, de connaître l'action que les diverses substances de la nature exercent les unes sur les autres. Cependant, malgré ses connaissances étendues, Geber ne sut point s'élever au-dessus des erreurs de son siècle. Il concourut même à les propager, comme le prouve ce qu'il a écrit sur la transmutation des métaux, et sur le remède universel.

Après Geber, les médecins arabes de l'école de Cordoue sont les seuls chez lesquels on retrouve des traces de la culture de la chimie; et encore ils ne l'envisagent que dans ses rapports avec l'art de guérir. Leurs écrits attestent qu'ils ne lui firent faire que peu de progrès. On y trouve seulement la description de diverses préparations tirées du règne minéral, d'un plus grand nombre appartenant au règne végétal, et de plusieurs appareils distillatoires assez perfectionnés. En effet, c'est des Arabes, et particulièrement de Mesué l'ancien, Rhazès, Avenzoar, Averrhoès, que date l'emploi en médecine de certains composés chimiques, usités encore aujourd'hui. Dans le même temps, l'exploitation des mines d'or, d'argent, de fer, d'étain, de cuivre, etc., qui s'accrut considérablement jusqu'au treizième siècle, en Espagne, en France, en Allemagne, dut nécessairement faire approfondir peu à peu les connaissances qu'exige la métallur-

gie; et tout porte à croire que ces connaissances étaient plus étendues qu'on ne le jugeait en s'en rapportant aux écrits de cette
époque. Les chrétiens d'Occident avaient puisé dans les écoles et
les écrits des Arabes les doctrines qui y étaient professées. L'influence de ces derniers survécut à la ruine de leur puissance. Elle
se fit sentir particulièrement dans la propagation de leurs erreurs;
elles s'enracinèrent, s'étendirent à la faveur des ténèbres qui cou-
vraient l'Europe. L'opinion que tous les métaux étaient composés
de soufre et de mercure devint générale et dominante; partout on
s'occupa de la décomposition et de la recomposition de ces deux
corps. Les moines surtout, dans la solitude de leurs cloîtres, paraissent s'être adonnés à ces recherches chimériques. Toutefois, dans
la période que nous examinons, c'est-à-dire depuis le milieu du
treizième siècle jusqu'au commencement du quinzième, quelques
hommes s'élevèrent au-dessus de leurs contemporains; et quoiqu'ils
partageassent une partie des préjugés et des erreurs de leur époque, ils firent faire des progrès évidens aux sciences. Ainsi, Albert-
le-Grand exerça une influence marquée, autant par ses connaissances
étendues, qu'en propageant les idées puisées dans la Physique
d'Aristote et de ses commentateurs. Roger Bâcon, qui surpassa en
savoir tous ceux de son temps, donna les premières notions exactes
et précises de la poudre à canon, dont il est même généralement
regardé comme l'inventeur; il travailla sur tous les métaux connus
alors, et il est le premier qui ait considéré comme tels le manga-
nèse et le bismuth. Arnaud de Villeneuve fit plusieurs découvertes,
parmi lesquelles on distingue celle de l'esprit de vin. Raimond
Lulle, fameux dans l'histoire de l'alchimie, fait mention du tartrate
acidule de potasse, du moyen d'en extraire l'alcali par la combustion, de la déliquescence de cet alcali, de son extraction des
cendres des végétaux; il enseigne la préparation de l'acide nitrique,
et parle de sa faculté de dissoudre les métaux : il composait une
eau régale en mêlant du sel ammoniaque et du nitre; il dissolvait
l'or dans ce liquide, ainsi que dans les sulfures alcalins, et, suivant
lui, ces derniers jouissaient de propriétés merveilleuses. L'éther,
l'alcool, le muriate d'argent, l'oxide d'argent, l'ammoniaque
pure, etc., lui étaient connus. Il donne la description de plusieurs
appareils et de différentes opérations chimiques.

Dans cette même période, divers arts, liés à la chimie, se perfectionnèrent notablement; d'autres furent plus cultivés et plus
généralement répandus : de ce nombre sont les fonderies de fer,

de cuivre, les fabriques d'ustensiles métalliques, les verreries, l'exploitation des mines; celle des alunières et des vitriols, les ateliers de teintures, etc. C'est de cette époque que date l'établissement des pharmacies.

Dans le cours du quinzième siècle, les chimères de l'astrologie, de la théosophie et de l'alchimie, continuèrent à dominer tous les esprits, et s'opposèrent à de nouveaux progrès en chimie. Cependant, Basile Valentin, l'un des adeptes les plus renommés de cette époque, posséda des notions assez exactes sur la théorie et la pratique de cette science, et sur son influence dans la préparation des médicamens. Il ajouta réellement aux connaissances qu'on avait déjà, et perfectionna plusieurs appareils pour faciliter les travaux chimiques. On trouve dans son traité de l'antimoine beaucoup de préparations indiquées plus tard comme nouvelles. Jean Pic de La Mirandole, et son neveu François, ont aussi rendu des services à la science, et s'élevèrent contre les pratiques mystiques de l'astrologie. Dans cette période, on s'occupa beaucoup, en Italie surtout, de l'application de la chimie aux opérations pharmaceutiques. La première pharmacopée parut alors à Florence. Vers la fin de ce siècle, les manufactures en général, et l'exploitation des mines, prirent également une nouvelle activité.

Le seizième siècle vit paraître Paracelse, et fut tout entier rempli par l'école de ce novateur enthousiaste, dont les principes amenèrent une révolution à la fois dans la chimie et dans l'art de guérir. Il serait difficile de donner une idée précise du système chimique de ce réformateur célèbre, autant à cause des contradictions dans lesquelles lui-même est tombé, que de l'obscurité qui règne dans ses ouvrages et dans ceux de ses disciples. On ne doit pas être étonné s'il retarda la marche de la chimie, en la combinant avec la cabale, l'astrologie, la magie, dont il empruntait les secours pour résoudre divers problèmes; mais il faut dire aussi qu'il eut des idées assez justes sur le principe auquel Stahl donna, dans la suite le nom de phlogistique. Suivant lui, ce principe existait dans le soufre et dans les métaux, et il le regardait comme indispensable pour la réduction de ces derniers. Il connaissait des fluides élastiques permanens autres que l'air, qui n'était, d'après lui, qu'un composé d'eau et de feu. Il considérait l'étincelle qui résulte du choc du briquet comme un produit de ce feu contenu dans l'air. On voit que ces idées renferment le germe de deux systèmes célèbres qui parurent long-temps après. Paracelse eut la prétention de trouver, dans les principes de la science qu'il enrichissait de ses découvertes, l'explication des lois de la vie. Si ses idées erronées s'opposèrent pendant long-temps au perfectionnement de la médecine, en y introduisant la doctrine des âcretés chimiques, le système auquel elles se rattachaient eut le grand avantage de représenter la chimie comme un art indispensable pour la préparation des médicamens : cette science acquit ainsi peu à peu plus de considération. Paracelse soutint le premier que certains poisons pouvaient être employés comme remèdes, avec beaucoup de succès; ses principes le conduisirent à recommander, contre l'opinion généralement admise alors, l'usage des médicamens tirés du règne minéral, à la place de sirops et de décoctions qu'on employait exclusivement, malgré la nullité de leur action. Parmi les nombreux disciples et les antagonistes de Paracelse, nous nous contenterons de citer Blaise de Vigenère, Glazer, Crollius, et plus tard, Beguin, Zwelfer, Kircher, Digby, de La Poterie, etc. Mais nous signalerons plus particulièrement deux hommes qui occupent une place distinguée dans cette époque de l'histoire de la chimie. Le premier, André Libavius, de Halle, en Saxe, est un de ceux qui surent le mieux apprécier les avantages de cette science, et son influence sur la médecine. Rejetant les théories extravagantes de l'école de Paracelse, et son style obscur et mystique, il rédigea un *Compendium* de chimie générale, le premier ouvrage de ce genre qu'on ait publié, remarquable par l'ordre et la clarté qui y règnent. Au milieu des observations nombreuses qu'il emprunta à ses prédécesseurs et à ses contemporains, on en trouve beaucoup qui lui appartiennent, spécialement dans l'application de la chimie aux arts. Les rapports de cette science avec les travaux des mines, et l'art d'essayer les métaux, furent également exposés avec talent, et traités pour la première fois d'une manière systématique par George Agricola. Son ouvrage intitulé : *De re metallicâ*, abonde en connaissances utiles, que les modernes savent apprécier encore aujourd'hui, et auxquelles ils ont peu ajouté.

La fin du seizième siècle, et surtout le commencement du dix-septième, annoncèrent dans les esprits une marche plus philosophique que celle qui avait été suivie, une tendance à coordonner les faits qu'on avait observés jusque-là; c'est alors que se montra une classe d'éclectiques, qui commencèrent à séparer cette science des rêveries théosophiques. A leur tête, est André Libavius, que nous avons déjà cité, qui fraya le premier la route que ses successeurs, et particulièrement Ange-Sala, suivirent pour élever la chimie au rang des véritables sciences, et la purger de ces pratiques mystiques qui la transformaient en un art chimérique. Daniel Sennert s'éleva avec raison contre le langage énigmatique de l'école de Paracelse, et seconda de cette manière la création d'une science qui ne devait pas tarder à naître. A cette époque, parurent plusieurs ouvrages où l'on s'efforça d'établir un enchaînement entre les vérités qu'on avait découvertes. Nous citerons en particulier Barner et Bohn, qui, suivant Stahl, présentèrent les premiers dans un cadre méthodique tout ce qu'avaient appris les travaux antérieurs. Les sociétés savantes qui furent fondées presque en même temps, vers le milieu du dix-septième siècle, en Italie, en Angleterre et en France, contribuèrent à dissiper les erreurs qu'avait enfantées le goût des sciences occultes. On reconnut que la voie des expériences était la seule qu'il fallait suivre pour scruter utilement la nature. Mais ces progrès de l'esprit humain, dus en grande partie à Bâcon, Galilée, Toricelli, Descartes, Newton, ne se manifestèrent que graduellement, et la première moitié de ce siècle se ressentit encore beaucoup de l'influence des idées qui avaient dominé dans le précédent. Vanhelmont et Glauber nous en offrent chacun un exemple, et cependant l'un et l'autre ont contribué aux progrès ultérieurs de la chimie. Le premier appela l'attention sur les fluides aériformes, qu'il sut distinguer des simples vapeurs, et qu'il désigna sous le nom générique de *gaz*, qu'on leur a conservé depuis. Le second découvrit des faits remarquables, qui ne perdent rien de leur importance, quoique la plupart se trouvent mêlés aux rêveries mystiques de l'école de Paracelse.

La seconde moitié de ce siècle fut remplie par Sylvius de Le Boë. Son éloquence brillante favorisa singulièrement l'extension de sa doctrine, et ses principes chimiques exercèrent sur la médecine une influence que nous ferons connaître ailleurs. Parmi les auteurs dont les travaux et les écrits ont concouru à l'avancement de la science pendant cette période, nous citerons seulement Becher, Schroeder, Rolfink, Hermann Conring, Otton Tachenius, Borch (Borrichius), Jacques Le Mort, Starkey, Kunkel, Nicolas Lemery, Lefebvre et Hombert. Entre tous, se distingue le célèbre physicien Robert Boyle. Il apprit à mettre plus de rigueur et de précision dans les recherches chimiques, et montra surtout qu'il faut étudier la nature et non la deviner. On ne peut se refuser à le compter parmi ceux qui ont préparé et amené l'établissement de la chimie pneumatique.

Au milieu du mouvement général qui agite les esprits, au commencement du dix-huitième siècle, apparaît Stahl, qui, comme l'a dit Fourcroy, fixa pour cinquante années la théorie de la chimie, dont il sut présenter l'ensemble le plus imposant, le système le plus lié et le plus étendu. Éclairé par les travaux et les vues de Kunkel, et surtout de Becher, dont il commenta les ouvrages, le célèbre professeur de Halle imagina sur le feu combiné, ou phlogistique, un système ingénieux qu'il accorda avec tous les faits connus jusqu'à lui. Dans le même temps, Boerhaave contribuait aussi, par ses savantes leçons, à donner à la chimie une marche plus philosophique, et l'enrichissait d'une foule d'expériences sur le feu, la chaleur, la lumière, l'analyse végétale, etc. C'est dans le même esprit, et en poursuivant la carrière ouverte par ces deux hommes remarquables, que les plus habiles chimistes ont ensuite marché pendant plus d'un demi-siècle : en France, Geoffroy aîné, Gross, Rouelle, Réaumur, Louis-Lemery, Hellot, Macquer, Baron, Baumé, Bucquet; en Allemagne et en Suède, Hoffmann, Pott, Cronstedt, Neumann, Marggraf, Wallerius, Lehmann, Gellert; en Angleterre, Freind, Shaw, Lewis; en Hollande, Gaubius, etc. Tels sont ceux dont il suffit de citer les noms pour rappeler les travaux qui ont contribué, dans cette période, aux progrès de la chimie; mais au milieu de ces travaux, nous devons citer plus particulièrement, comme ayant conduit aux résultats les plus importans, la détermination des affinités chimiques, que Geoffroy aîné imagina le premier de représenter dans un tableau méthodique, en 1718; idée heureuse, que Senac et Macquer développèrent ensuite, et qu'ils éclairèrent par de nouvelles observations. Nous n'entreprendrons pas d'énumérer ici toutes les découvertes qui furent faites dans le laps de temps qu'indiquent les auteurs que nous venons de nommer; nous dirons seulement qu'il résulta de ces nombreux travaux d'heureuses modifications et des perfectionnemens dans l'analyse végétale et animale; que ces recherches multipliées nécessitèrent une liaison, un rapprochement systématique de tous les faits connus jusqu'alors, et que les ouvrages importans, publiés sur ce sujet par Senac, Juncker, Fréd. Hoffmann, Shaw, Cartheuser, Macquer, Vogel, Spielmann, répondirent parfaitement aux besoins de leur époque.

Cependant, en étudiant les corps déjà fort nombreux qui composaient le domaine de la chimie, on avait peu tenu compte jusqu'alors de l'influence de l'air et de la formation de fluides gazeux de diverse nature. Les idées de Stahl, sur le feu combiné, avaient ainsi éloigné les savans de l'examen d'un ordre de phénomènes dont la connaissance devait bientôt changer complétement la face de la science; quoique Van-Helmont les eût entrevus et mystérieusement annoncés, que Ray, Boyle, Mayow, Hales eussent mis sur la voie des recherches qui pouvaient conduire à les faire découvrir, ces phénomènes restaient méconnus ou mal appréciés. Enfin, les observations importantes de Venel, de Black, qu'on doit considérer comme le premier moteur de la révolution chimique, de Brownrigg et de Macbride, sur le gaz appelé air fixe par Hales; celles de Cavendish sur plusieurs fluides élastiques différens de l'air, furent bientôt suivis de nouveaux faits relatifs à la nature et aux propriétés différentielles de ces corps gazeux, matériaux qui ne tardèrent pas à fournir les bases de la chimie pneumatique. Chaque jour la science s'enrichissait de nouvelles découvertes par les travaux de Priestley, l'un des plus illustres physiciens qui aient contribué à la création de la doctrine des gaz, par ceux de Rouelle cadet, Schéèle, Bergmann, Bayen, Fontana, Berthollet, etc. : mais malgré l'ensemble qui existait dans les efforts de ces savans, il y avait la plus grande divergence d'opinion sur la théorie des phénomènes multipliés qui s'offraient à l'observation. Une révolution était préparée de toutes parts dans les esprits; il fallait, pour qu'elle pût s'accomplir, qu'un génie supérieur vînt en guider et en diriger la marche. Cette gloire était réservée au célèbre Lavoisier: quoiqu'on lui doive une suite de découvertes chimiques importantes, a dit Fourcroy, qui suffiraient pour le mettre au premier rang des physiciens de son siècle, c'est bien plutôt par les immenses améliorations qu'il a portées dans les expériences de la chimie, par l'exactitude des résultats qu'il en a tirés, par la force du génie qui lui a montré et ouvert une carrière nouvelle, par l'extrême et sévère précision de ses résultats, et enfin par la création d'une doctrine fondée sur tous les faits relatifs aux fluides élastiques, que les fastes de la science consacreront son nom à la postérité. Aussi illustre que Stahl, par la généralité de ses idées et la profondeur de ses vues, plus heureux que lui par la nature des travaux de son âge qui l'ont beaucoup rapproché de la vérité, Lavoisier fut le chef de l'école qui, en détruisant toutes les erreurs de celles qui l'avaient précédée, devait élever à la nature un monument impérissable par l'établissement de la doctrine pneumatique. Embrassant toute la chimie dans ses travaux sur la combustion en général, la calcination des métaux, l'analyse de l'air, la nature de la formation et de la décomposition des acides, les dissolutions métalliques, la composition de l'eau, soupçonnée par Laplace, et étudiée par Monge, l'analyse des végétaux, la fermentation, la respiration, etc.; il consolida ainsi les bases de sa doctrine en faisant jouer à l'oxigène le rôle principal dans tous les phénomènes de la nature et de l'art.

La révolution opérée par Lavoisier eut d'abord le sort de toutes les innovations. La propagation de ses idées trouva de nombreux opposans. Mais enfin la vérité triompha, et les adversaires de notre célèbre compatriote devinrent bientôt ses partisans. Berthollet fut le premier qui embrassa les principes de Lavoisier, et son exemple fut suivi par Condorcet, Laplace, Cousin, Monge, Coulomb, Dionis, Fourcroy, Guyton-Morveau, etc. La science, ainsi renouvelée, exigeait un langage nouveau pour être présentée dans son ensemble avec la clarté de principes qu'elle avait acquise. Lavoisier, Guyton-Morveau, Berthollet et Fourcroy, se réunirent pour créer une nomenclature qui rendit dès-lors l'étude de la chimie aussi simple et facile qu'elle avait été jusque-là compliquée et rebutante: elle ne tarda pas à se répandre dans toute l'Europe avec la doctrine pneumatique. En Angleterre, Cavendish, Kirwan, Nicholson, Pearson, Tennant, etc.; Black à Edimbourg; Dandolo, Volta, Venturi, Spallanzani, etc., en Italie; Girtanner, Klaproth, Humboldt, Hermstadt, Scherer, Schmeisser, en Allemagne; en Hollande, Deyman, Vantroostwyck, Lauwerenburg, etc.; en Espagne, Proust, Chabanon, Arezula, accueillirent unanimement la nouvelle doctrine. Elle imprima une telle impulsion à la chimie, dans le cours des quinze dernières années du dix-huitième siècle, que cette science fit plus de progrès dans ce peu de temps, qu'elle n'en avait fait dans la longue série des siècles précédens. Ajoutons qu'on dut compter parmi les principales causes de ces progrès, l'esprit mathématique qui s'introduisit dans la science, et la précision rigoureuse qu'on porta dès-lors dans l'examen de toutes ses opérations. Bergmann en avait donné le premier l'exemple, dans ses méthodes d'analyse minérale; Priestley, Cavendish et Lavoisier, montrèrent à quels résultats importans pouvait conduire cette manière de procéder.

Ces nouvelles connaissances, qui portaient la lumière dans la chimie minérale, hâtèrent surtout les progrès, jusque-là très-lents, de la chimie organique. Pendant le seizième siècle, les essais sur les matières animales et végétales étaient bornés à l'analyse par le

feu ; aussi les résultats qu'on avait obtenus étaient autant d'erreurs.
Vers le milieu du dix-septième siècle, la chimie animale fit quelques progrès : Brandes, en découvrant le phosphore, et trouvant par hasard le moyen de l'extraire de l'urine, fit naître une nouvelle série de recherches. Pendant la première moitié du dix-huitième siècle, on s'occupa beaucoup de l'examen de l'urine et des matières excrémentitielles. D'autres substances animales furent également étudiées, et les travaux de Rouelle cadet, qui commencèrent en 1771, donnèrent à la chimie animale une forme scientifique. Nous citerons ici, comme ayant contribué, vers la fin du dix-huitième siècle, à accroître singulièrement nos connaissances sur la chimie organique, Gahn, Schéèle, Bergmann, Nicolas, Macquer, Crawford, Carminati, Berthollet, Fourcroy, Monge, Spallanzani, Seguin, Parmentier, Deyeux, Hatchett, Cruishank, de Crell, Jordan, brans dont plusieurs comptèrent encore assez long-temps parmi les célébrités du siècle suivant. A l'exemple de Berzélius, nous citerons encore Bichat, dont les expériences ont fait connaître quelques-unes des propriétés chimiques de la plupart des tissus animaux. La chimie végétale, étudiée en même temps, avait fait des progrès plus marqués; mais elle ne se composait aussi que de faits isolés, sans aucune liaison entre eux. Ainsi, dans l'école de Stahl, et surtout dans celles de Boerhaave et de Rouelle, on avait déjà distingué, dans les végétaux, les gommes ou mucilages, les résines, les gommes-résines, les extraits, les huiles fixes et volatiles; on possédait et on caractérisait divers acides végétaux. Le sucre, l'amidon, le camphre, le baume, la sève, les diverses matières colorantes étaient connus et employés, quoiqu'on n'eût pas des idées nettes sur leur nature intime. Telles étaient, en général, les connaissances acquises, quand Lavoisier, et les chimistes sortis de son école, vinrent les augmenter par leurs découvertes. Mais c'est à Fourcroy, et surtout à Vauquelin, qui y portèrent le flambeau de l'analyse, que cette branche de la chimie organique dut ensuite ses plus grandes améliorations.

Le commencement du dix-neuvième siècle vit une foule d'hommes recommandables poursuivre avec non moins d'ardeur que de succès, les travaux qui avaient illustré la fin du siècle précédent. Toutes les parties de la chimie devinrent l'objet de recherches multipliées. Il serait trop long de rappeler ici les nombreuses découvertes qui appartiennent à notre époque; nous ne devons d'ailleurs, dans un article de ce genre, que signaler celles qui ont exercé une influence sur la marche ultérieure de la chimie. La doctrine pneumatique, éclairée et perfectionnée par tant de travaux remarquables, devait subir encore des modifications importantes. Berthollet, dans sa statique chimique, avait établi de nouvelles lois pour les affinités, mais en admettant à tort que les combinaisons des corps s'effectuent en proportions indéfinies. Proust eut la gloire de démontrer cette erreur de Berthollet, et bientôt les recherches de Richter, Dalton, Gay-Lussac, Wollaston et Berzélius, créèrent la théorie atomistique, qui consiste en un nouveau système des lois qui président à la composition et aux affinités chimiques des corps. Cette théorie, féconde en résultats utiles, qui fit faire un grand pas à l'analyse, et qui a donné à la science une précision presque mathématique, a été confirmée plus récemment par la connaissance que l'on a acquise des phénomènes électro-chimiques, phénomènes étudiés successivement par MM. OErsted, Ampère, Berzélius, Gay-Lussac, Thénard, Dulong, Becquerel, Larive, etc., etc. D'après les principes de la chimie pneumatique, on considérait dans la théorie de l'acidification, l'oxigène comme le principe générateur de tous les acides; mais les recherches modernes ont démontré que l'hydrogène, le phtore, etc., pouvaient former des acides en se combinant avec un autre corps; elles ont fait découvrir, en même temps plusieurs corps jusque-là méconnus, et entre autres, le chlore, désigné auparavant sous le nom d'acide muriatique oxigéné. Ce corps simple, entrevu par M. Ampère, dont la nature a été déterminée par MM. Davy, Gay-Lussac, Vauquelin, Thénard, etc., et confirmée quelque temps après par la découverte de l'iode, fit connaître aux chimistes un nouvel ordre de combinaisons. On sait tout le parti que la thérapeutique a tiré dans ces derniers temps des chlorures de chaux et de soude, des préparations d'iode, des cyanures, etc. Le génie de Lavoisier avait soupçonné depuis longtemps, dans les terres et les alcalis fixes, l'existence de métaux particuliers. En 1807, Davy vint justifier les prévisions de l'illustre chimiste français. Les métaux nouveaux, révélés par l'action de la pile de Volta, furent, à la même époque, reconnus et étudiés par MM. Gay-Lussac et Thénard. Bientôt les recherches d'autres chimistes augmentèrent la liste de ces substances métalliques. Toutes ces découvertes, importantes pour la science en général, et pour la chimie minérale en particulier, n'avaient pu être sans influence sur la chimie organique. Aux savans que nous avons déjà nommés, et dont la plupart s'étaient également occupés de l'examen des matières organisées, nous ajouterons Bostock, Henry, Thomson, Chenevix, Sertuerner, Brande, Morichini, Nysten, Berzélius, Brugnatelli, John, Chevreul, Braconnot, Pelletier, Robiquet, etc., etc., auxquels cette partie de la chimie doit l'essor rapide qu'elle a pris de nos jours. Parmi ces travaux, nous citerons ceux de M. Chevreul, sur les corps gras; les recherches de cet habile chimiste ont ouvert une carrière nouvelle que plusieurs chimistes contemporains parcourent avec distinction, et particulièrement MM. Bussy et Lecanu, etc., etc. Une découverte non moins originale, et bien importante par ses résultats et ses applications thérapeutiques, est celle des alcalis végétaux, due à M. Sertuerner : ses observations sur la morphine ont été l'origine des investigations semblables, faites dans ces derniers temps par un grand nombre de chimistes, et surtout par MM. Pelletier et Caventou, qui ont fait connaître d'une manière exacte la plupart des alcaloïdes. Enfin, si l'on pouvait douter de l'influence actuelle de cette science sur l'étude des phénomènes que présentent les corps organisés, il nous suffirait de citer le travail remarquable de M. Berzélius (*Journal de Physique et de Chimie, etc.*, n^os de novembre et de décembre 1814), dans lequel ce savant a su faire marcher de front les recherches anatomiques et chimiques, de manière à donner aux travaux du chimiste qui s'occupe des animaux, un but déterminé et scientifique, et qui concoure à éclairer la physiologie. Parmi les découvertes capitales de ce siècle, nous devons aussi mentionner celles de l'analyse élémentaire des corps organiques, qui appartient à MM. Gay-Lussac et Thénard, et qui depuis a reçu des perfectionnemens nombreux de MM. Chevreul, Bérard, Berzélius, Ure, Prout, Dumas, etc.

Nous ne multiplierons pas davantage les citations, pour faire apprécier les progrès que la chimie doit aux efforts des savans de notre époque. Bornons-nous à faire remarquer que le résultat le plus général des travaux multipliés qui se poursuivent de toutes parts, consiste dans le perfectionnement de l'art de l'analyse, et conséquemment dans une connaissance plus exacte de la composition de tous les corps de la nature. Comme les principes de cette science se simplifient de plus en plus, on voit aussi ses applications s'étendre et se multiplier ; il nous suffira de rappeler celles que les arts doivent à Vauquelin et M. Chevreul, celles que la toxicologie et la médecine légale doivent aux travaux de M. Orfila. Qui ne connaît les secours que cette science fournit à la physique, à l'histoire naturelle, à l'hygiène; ceux que lui empruntent l'anatomie, la physiologie, la médecine interne et externe, la thérapeutique, la matière médicale, et surtout la pharmacie. Du reste, nous ne chercherons pas à établir ici quel est l'état actuel de la chimie, car les recherches qui amènent chaque jour quelque nouvelle découverte, reculent continuellement les limites de cette science, et ne permettent pas d'assigner un terme à ses progrès futurs.

On peut consulter pour plus amples détails sur cette matière les ouvrages suivans : H. Conring, *Hermetica medicina*. Helmstadt, 1646 ; *ibid.*, 1669, in-8. — Olaus Borrichius, *Dissertatio de ortu et progressu chimiæ*. Copenhague, 1668, in-4. — (Du même) *Hermetis Ægyptiorum et chemicorum sapientia ab herm. couringii animadversionibus vindicata*. Copenhague, 1674, in-4. (Du même) *Conspectus chimicorum illustrium*. Copenhague, 1697, in-4. — Nathan. Albinæi, *Bibliotheca chimica contracta*. Genève, 1654, in-8. — P. Borel, *Bibliotheca chimica, cum appendice usque ad annum 1653 pertingens*. Paris, 1654, et Heidelberg, 1656. — Manget, *Bibliotheca chimica curiosa*. Genève, 1702, in-fol. 2 vol. — Boerhaave, *Elementa chimiæ* (disc. préliminaire). — Venel, *Encyclopédie*, première édit., article *Chimie*. — Macquer, *Dic. de chimie*, Paris, 1726, in-8, 2 vol. dans le *Disc. prélimin.* — Schroeder, *Hist. de l'ancienne chimie et philosophie*, etc., inséré dans sa *Biblioth. de physique et de chimie*. Marpurg. 1775, in-8. — Bergmann, *de primordiis chimiæ*. — (Du même) *Historiæ chimicæ medium seu obscurum ævum à medio sæculo VII ad medium sæculum XVII* : ces deux dissertations sont insérées dans le 4e volume des opuscules de Bergmann. — (Du même) *Oratio de nuperrimis chimiæ incrementis*, 1777 : inséré dans le sixième vol. de la même collection. — *Sur les progrès de la chimie*, article inséré dans *The philosophy of medicine ; or, medical extracts on the nature of health and disease, including the laws of the animal œconomy, and the doctrines of pneumatic medecine.* Londres, 1799, in-8, quatrième édit., vol. I, p. 193. — Gmelin, *Histoire de la chimie* (en allemand) traduite et insérée par extraits dans les tomes 2, 3 et 4 de la *Bibliothèque germanique*. — Fourcroy, *Encyclopédie méthodique*, art. *Chimie*. — (Du même) *Système des connaissances chimiques*, tome 1. — Cuvier, *Rapport historique sur les progrès des sc. naturelles, depuis 1789, et sur leur état actuel*. Paris, 1810, in-4. — Berzélius, *Discours sur les progrès et l'état présent de la chimie animale*, inséré dans le *Journal de chimie, physique et hist. natur.*, numéros de novembre et décembre 1814. — J. Fréd. John, *Tableaux chimiques du règne animal*. Paris, 1816, petit in-fol. — Virey, *Discours sur l'histoire et des progrès des sciences pharmaceutiques*, inséré dans le premier volume des mém. de l'*Acad. roy. de médecine*. Paris, 1828, in-4.

CHIRAC (PIERRE), né en 1650, à Conquest en Rouergue, fut d'abord destiné à l'état ecclésiastique, et commença ses études à Rhodez dans le collége des jésuites. Il vint ensuite (1678) à Montpellier, pour étudier la théologie ; peu de temps après il entra en qualité de précepteur chez M. Caquet, maître apothicaire, afin de diriger l'éducation de son fils qui se destinait à la médecine. Chirac reconnut bientôt que telle était aussi sa véritable vocation, et il renonça à son premier état. Il avait trente ans quand il commença l'étude de la medecine (en 1680). Il fut distingué au milieu des élèves de la faculté, par Michel Chicoyneau, chancelier de la Faculté, qui le plaça auprès de ses enfans comme précepteur : cette nouvelle position devint la source de sa fortune. Chirac, tout en s'occupant de l'instruction de ses élèves, se livra avec ardeur à l'anatomie, et acquit rapidement des connaissances assez positives pour faire des cours particuliers qui lui fournirent les moyens de prendre ses dégrés et le bonnet de docteur en 1683. Il continua pendant trois années des cours particuliers d'anatomie qui établirent sa réputation comme professeur. En 1687, Chirac obtint, par le crédit de Chicoyneau, son protecteur, la chaire de médecine de la Faculté; et s'il dut cette place à la faveur, il justifia du moins d'une manière supérieure le choix qu'on avait fait de lui. En 1692, il fut nommé médecin des armées du roi, en Catalogne, et vers 1696, médecin du port de Rochefort. De retour à Montpellier, après une absence de cinq années, il reprit de nouveau la carrière de l'enseignement avec un succès qu'attestait suffisamment l'empressement des élèves à suivre ses leçons : c'est dans le même temps qu'il prit part à plusieurs discussions polémiques dans lesquelles il ne conserva pas toute la retenue convenable. En 1706, quand le duc d'Orléans partit pour aller commander l'armée du roi en Italie, le comte de Nocé engagea ce prince à prendre Chirac pour son médecin; l'offre fut acceptée, et Chirac accompagna le prince en Italie et en Espagne. La guérison rapide d'une blessure que le duc reçut au poignet, à la bataille de Turin, lui acquit la confiance de ce prince, avec lequel il revint à Paris, où il se fixa. Homberg, premier médecin du duc d'Orléans, étant mort en 1715, Chirac fut nommé à sa place; en 1731, le roi l'appela près de lui en qualité de premier médecin. Chirac, profitant de la faveur dont il jouissait, voulut fonder à Paris une académie de médecine qui eût entretenu une correspondance avec les médecins de tous les hôpitaux du royaume; mais comme cette institution paraissait attaquer les droits de la Faculté de médecine, les membres de cette compagnie s'opposèrent énergiquement au projet de Chirac, qui mourut sans avoir pu le réaliser. Un autre projet qu'il forma, et qui n'eut d'exécution que pendant quelques années à la Faculté de Montpellier, reposait sur un principe qu'on ne conteste plus aujourd'hui. Dans le but de faire cesser la division établie entre la médecine et la chirurgie, il voulut réunir ces deux branches d'une même science, et l'on reçut des docteurs médecins-chirurgiens. Il légua même à la Faculté de Montpellier une somme de 30,000 livres, dont la rente devait servir à la réception gratuite de trois docteurs de cette espèce, par année (Astruc). Suivant l'auteur de l'éloge inséré dans l'*Hist. de l'Acad. des sc.*, Chirac avait légué cette somme pour fonder à l'école de Montpellier deux chaires nouvelles : l'une d'anatomie comparée, l'autre destinée à l'explication du traité *De motu animalium* de Borelli. De ces deux intentions du testateur, quelle qu'ait été la véritable, elles sont également honorables pour sa mémoire, et l'on doit regretter que les réclamations de sa famille aient empêché qu'on réalisât l'une et l'autre. Chirac est mort à Versailles, le 1er mars 1732, âgé de quatre-vingt-deux ans. Les ouvrages qu'il a laissés sont en petit nombre, et ne répondent pas à la réputation dont il jouissait : ils sont généralement écrits dans un style fort négligé, et remplis d'explications très-hypothétiques pour la plupart. En voici les titres :

Extrait d'une lettre écrite à M. Regis, sur la structure des cheveux. Montpellier, 1688, in-12. — Suivant Chirac, le bulbe des poils a une enveloppe cartilagineuse, à laquelle se rendent plusieurs filamens fibreux de la face interne du derme. En arrachant le poil de cette enveloppe bulbeuse, il vit que sa tige était creuse par le bas, à la manière des plumes ; mais ce qui le surprit davantage, dit-il, c'est qu'il observa dans ce petit canal une rangée de petites vésicules, qui formaient une espèce de fétu semblable à celui qu'on trouve dans les plumes. Ce fétu s'étendait dans le poil près d'un pouce hors de la peau, ainsi qu'il s'en assura en coupant d'espace en espace une petite partie du poil. Ce sont, dit Chirac, ces petites vésicules qui se remplissent de sang dans la plique, et qui sont la source du sang qui s'écoule quand alors on coupe les cheveux près de leur racine. Sans doute Chirac n'a pas vu tout ce qu'il a décrit ; mais le fond de ses observations mérite quelque confiance. Dans un mémoire présenté à l'Académie des sciences, en 1819, M. Dutrochet a montré que les poils offraient en effet beaucoup d'analogie de structure avec les plumes, et ses idées se rapprochent singulièrement de celles de Chirac. (Voy. *Journ. complémentaire du Dic. des Sc. méd.* tome v, p. 366.)

Dissertatio academica, in qua disquiritur an incubo ferrum rubiginosum ? Montpellier, 1692, in-12.

Dissertatio, in qua disquiritur an passioni iliacæ globuli plumbei hydrargyro præferendi ? Montpellier, 1694, in-12.

Specimina vitiosæ corporis humani mechanices. (Montpellier) 1697, in-8. — Rédigé par J. Gabriel de La Ville.

Lettres ou réflexions préliminaires

sur l'apologie de *M. Vieussens*, et sur *la préface qui la précède.* Montpellier, 1698, in-12. — Chirac revendique la prétendue découverte d'un acide dans le sang.

De motu cordis adversaria analytica. Montpellier, 1698, in-12. — Chirac admettait dans le cœur des fibres transversales propres à dilater les cavités de cet organe, et d'autres fibres moitié verticales et moitié en spirales. Quant au mouvement du cœur, Chirac recourant toujours à des hypothèses nouvelles, considérait la fermentation ou l'effervescence comme cause du mouvement du sang. Cette fermentation était produite par une matière acide que le sang verse dans les locules creusées dans le tissu des fibres du cœur. Chirac ne fit d'ailleurs que répéter en cela les explications déjà données par Vieussens.

Quæstio medico-chirurgica, utrum absoluta vulnerum suppuratione ad promovendam cicatricem præstent detergentia salino aquea sarcoticis aliis oleois et pinguibus quibusdam medicamentis. Montpellier, 1707, in-12; trad. en français sous ce titre :

Observations de chirurgie sur la nature et le traitement des plaies, et sur la suppuration des parties molles; par *M. Fizes.* Paris, 1742, in-12. — Chirac publia cette dissertation latine sur le traitement des plaies, à l'occasion de la blessure du duc d'Orléans, pour le traitement de laquelle il fit usage, avec succès, des eaux de Balaruc. A part toutes les théories chimiques qu'il expose au sujet de ce traitement, il conseille en général un pansement simple pour les plaies, et leur réunion par première intention; il blâme l'emploi des poudres et des em-

plâtres digestifs. Il recommande les eaux de Balaruc, ou une lessive alcaline, si l'on ne peut se procurer de ces eaux.

Observations sur les incommodités auxquelles sont sujets les équipages des vaisseaux, et la manière de les traiter. Paris, 1724, in-8.

Traité des fièvres malignes et des fièvres pestilentielles qui ont régné à Rochefort en 1694, avec des consultations sur plusieurs maladies. Paris, 1742, in-12. — Cet ouvrage est remarquable par l'esprit d'observation que l'auteur y montre; il s'abandonne moins ici à ces théories hypothétiques qui lui sont si familières, pour se laisser guider par l'expérience. Chirac fit de nombreuses ouvertures de cadavres, qui le conduisirent à penser que les fièvres qu'il observait étaient le résultat d'une inflammation du cerveau, et des organes de la digestion. Il déduit de ses observations une thérapeutique plus rationnelle. — Georget a consigné dans les *Archives générales de méd.*, tome 1, an. 1823, un extrait des faits et des principes exposés par Chirac dans l'ouvrage dont il s'agit.

Dissertations et consultations médicinales, de Chirac et Sylva. Paris, 1744, in-12, 2 vol. — On retrouve dans ce recueil les observations de Chirac sur les poils, sa dissertation sur l'incube, etc., et une notice biographique de Chirac.

Chirac a inséré dans les *Ephém. des Curieux de la nature,* an IV, déc. 11, obs. 125, le récit d'une expérience relative au vomissement; il pense que cet acte ne résulte pas de la contraction de l'estomac, mais de la compression simultanée des muscles abdominaux et du diaphragme sur cet organe. On sait que M. Magendie a renouvelé cette expérience dans ces derniers temps, et que celles de Béclard et Legallois ont fait voir la part que l'œsophage avait dans le vomissement. Cette expérience de Chirac est aussi consignée dans l'*Hist. de l'Acad. des sc.*, an. 1700.

Sur les moyens de conserver quelque temps la vie à un animal, après lui avoir enlevé le cerveau, et lui avoir coupé la tête; inséré dans les *Philos. transact.*, n° 226, et dans le *Journal des savans*, an. 1688. — Le moyen indiqué par Chirac consiste dans l'insufflation de l'air dans les poumons, de manière à entretenir une respiration artificielle.

(Astruc, *Mém. pour servir à l'hist. de la Fac. de Montpellier.* —Haller, *Biblioth. anat.*; id. *Bibl. med. pract.*; id. *Bibl. chirurg.*—Éloge dans l'*Hist. de l'Acad. roy. des sc.* an. 1732. —Gautheron, *Éloge de Chirac*, dans le recueil des éloges des académiciens de Montpellier; par M. Desgenettes. —Portal.)

CHIRURGIE. Quelque arbitraires que soient les limites que l'on ait voulu poser entre la chirurgie et la médecine proprement dite, il est certaines parties de l'art de guérir qu'on s'est constamment accordé à faire entrer dans les attributions de la première : telles sont les opérations, le traitement des plaies, des fractures, des luxations, etc. Et quoiqu'il soit impossible d'établir une distinction précise entre ces deux branches médicales, relativement aux objets qu'elles embrassent, divers motifs, que le cours de cet article fera aisément saisir, nous portent à ne pas les confondre dans un même coup d'œil historique. Nous allons donc suivre les progrès de la chirurgie depuis sa naissance jusqu'à nos jours, signaler les hommes qui ont concouru à ses progrès, et enfin indiquer la situation civile et politique de ceux qui exercèrent cet art.

§. I. *Origine de la chirurgie, et état de cet art dans les premiers temps de la civilisation.* Il est très-difficile d'assigner une époque précise aux commencemens de la chirurgie. L'origine de cette science remonte sans doute aux premiers âges du monde, et se confond avec celle de la médecine proprement dite, dont elle n'a été séparée dans l'exercice qu'après une longue suite de temps. Toutefois, il est permis de présumer que la chirurgie est née avant la médecine interne, puisqu'elle a pour objet des maux accessibles à la vue, auxquels la main de l'homme pouvait immédiatement s'appliquer, et qui d'ailleurs devaient être, dans l'enfance des sociétés, plus communs que ceux qui sont du ressort de la pathologie interne. Si, laissant de côté toutes conjectures, nous nous en rapportons aux documens consignés dans les premières annales des peuples, nous voyons les mêmes hommes pratiquer, sous le titre de médecins, dans quelques rangs qu'ils soient, et la chirurgie et la médecine interne, panser les plaies et prescrire certains remèdes dans le cas de fièvre. Les mêmes abus, les mêmes superstitions régnent sur ces deux parties du même art. A cause de ces considérations communes, qui trouveront plus naturellement leur place à l'article consacré à la médecine en général, nous nous abstiendrons d'en dire davantage, et nous chercherons immédiatement ce qu'était la chirurgie chez les peuples anciens.

Les peuples orientaux, qui ont précédé de si long-temps les Grecs dans la civilisation, ne paraissent avoir possédé qu'une chirurgie très-bornée: cette science n'y fit aucuns progrès, quoique la coutume des embaumemens, la cérémonie de la circoncision, et surtout l'art si commun de châtrer les hommes et les animaux, semblassent devoir leur donner quelques connaissances anatomiques, et l'habitude des opérations. Toute leur médecine consistait en prescription de simples. La cautérisation et la saignée paraissent cependant avoir été employées chez plusieurs de ces peuples; mais pour ce qui concerne toutes les autres parties de la chirurgie, on n'y trouve aucune trace d'avancement. Ce qu'on raconte des connaissances des Égyptiens sur plusieurs maladies, et notamment sur les maladies des yeux, ce qu'on dit de leurs instrumens de chirurgie et de leurs emplâtres, décrits dans les livres fabuleux d'Hermès, doit se rapporter aux Égyptiens modernes ou aux savans d'Alexandrie, du temps des Ptolomées. L'ignorance des prêtres égyptiens, qui pratiquaient la médecine, était telle, au rapport d'Hérodote, qu'ils ne purent guérir une entorse que s'était donnée Darius, fils d'Hystape. C'est donc chez les Grecs seulement que la chirurgie a pris quelque forme: ce sont eux qui ont communiqué aux autres peuples les connaissances chirurgicales qu'on a pu remarquer plus tard chez ces derniers.

Malgré ce que nous avons dit touchant l'antériorité présumée de l'origine de la chirurgie, les premières notions qui nous soient parvenues relativement à la médecine chez les Grecs, n'ont trait qu'à la médecine interne. On ne parle nullement de cure chirurgicale opérée par Mélampe, le plus ancien des médecins grecs. Pendant long-temps il n'est mention que du pansement des plaies à l'aide de simples employées comme topiques: ce fut là toute la science du fameux centaure Chiron, et des héros auxquels il enseigna son art, d'Hercule, de Thésée, d'Achille, etc. Ce n'est qu'à Esculape, élève aussi de ce même Chiron, et bien postérieur à Mélampe, qu'on peut rapporter le premier exercice de quelques parties importantes de l'art chirurgical. Les cures qu'il opéra à l'aide du fer, du feu et des médicamens, ont paru tellement merveilleuses à ses contemporains, que les honneurs de l'apothéose lui furent décernés. Les auteurs qui ont fait mention d'Esculape, disent qu'il s'appliqua particulièrement à la chirurgie; mais rien n'indique qu'il ait traité autre chose que des blessures, contre lesquelles il employait les incisions et les cautérisations. Machaon et Podalyre, fils d'Esculape, héritèrent des connaissances et de l'habileté de leur père, et devinrent fameux au siége de Troie. Quoiqu'on ait lieu de penser que l'opération de la saignée était employée long-temps auparavant, c'est à Podalyre que se rapporte la première opération de ce genre, dont il est fait mention dans les fastes de l'art.

Quoi qu'il en soit, à ces époques peu avancées de la civilisation, l'art de guérir n'était pas seulement exercé par une classe particulière d'hommes qui s'y consacraient. Il semble que l'étude de cet art entrât dans l'éducation de ceux que leur naissance appelait à conduire les peuples. Ainsi, en l'absence de Machaon et de Podalyre, Homère nous montre Patrocle arrachant les flèches, lavant les plaies et les pansant; et, presque du temps d'Hippocrate, Denys, tyran de Syracuse, au rapport d'Ælian, incisait, brûlait et entreprenait divers traitemens chirurgicaux. Les femmes, si souvent la cause de guerres et de combats dans ces temps barbares, comme dans ceux de notre fabuleuse chevalerie, devaient être également portées, et par leur position et par la pitié naturelle à leur sexe, à exercer quelques parties d'un art qui a pour but le soulagement de l'humanité. Ce furent les femmes qui pendant long-temps furent chargées de cette partie de la chirurgie qui a rapport aux *accouchemens.* Voyez ce mot.

Après la guerre de Troie, la pratique de la chirurgie, comme celle de la médecine interne, renfermées dans l'ordre sacerdotal des Asclépiades, ne fit que des progrès très-lents. L'observation des blessures, les incisions qu'elles nécessitaient, ne purent fournir que des connaissances grossières d'anatomie : le respect superstitieux pour les morts empêchait d'en acquérir de plus étendues. Aucun monument antérieur aux écrits d'Hippocrate ne nous est parvenu qui nous mette à même d'apprécier les connaissances chirurgicales que le temps amassa successivement dans les diverses écoles de la médecine grecque : transmises par tradition, ce n'est que du temps d'Hippocrate, et par les soins de ce grand homme, qu'elles sont devenues publiques. Ce n'est véritablement qu'à dater de cette époque qu'on peut tracer l'histoire de la chirurgie.

§. II. *État de la chirurgie à l'époque d'Hippocrate.* Quelque opinion qu'on ait du génie d'Hippocrate, qui, suivant Haller, doit être réputé le père de la chirurgie aussi bien que de la médecine, on ne pourrait sans erreur lui attribuer entièrement le degré d'avancement où nous voyons cette partie de l'art parvenue dans les écrits qui portent son nom. Ce n'est qu'après de nombreux essais qu'on a pu arriver à hasarder des opérations aussi importantes que celles qu'on pratiquait déjà à cette époque; et il a fallu plus que l'expérience et le génie d'un seul homme, pour arriver à établir les règles qu'il nous a tracées avec tant d'exactitude et de précision. Ce n'est pas ici le lieu de discuter l'authenticité des traités hippocratiques où il est parlé de chirurgie, de distinguer ceux qui paraissent avoir été composés avant Hippocrate, ou par quelques médecins contemporains de l'école de Cnide, de signaler enfin ceux qui ont été composés plus tard, et même par des médecins d'Alexandrie (V. *Hippocrate*); il nous suffit que ces écrits, sortis ou non de la plume d'Hippocrate, nous retracent assez fidèlement l'état de la chirurgie de son temps. Seulement il nous est difficile d'établir la part qu'il a eue aux progrès de cet art. On peut conjecturer qu'il a tiré des livres de médecine existant alors ce qu'ils contenaient de bon, et qu'il a profité des manuscrits ou des traditions conservés dans l'ordre des Asclépiades.

Il fallait, comme nous l'avons déjà remarqué, que la chirurgie eût fait chez les Grecs de grands progrès avant Hippocrate, pour que des règles générales nous aient été transmises par cet homme célèbre, sur les opérations. Ainsi l'on trouve dans les traités *De officinâ medici et de medico*, des préceptes excellens sur les instrumens que doit employer le chirurgien, sur la disposition des lieux, celle des lumières, sur la situation de l'opérateur, enfin sur la forme et l'effet des bandages. Le nombre et la variété des bandages étaient tels, qu'à l'occasion des fractures du nez, Hippocrate s'élève contre les médecins de son temps qui, moins occupés de l'utilité que de la complication et de l'élégance des bandages, commettaient de grandes fautes, et plus dans cette fracture que dans aucune autre (*De articulis.*)

Dans les inflammations, indiquées par la chaleur, la douleur et la fièvre, Hippocrate prescrivait les émolliens, qu'il désignait sous le nom générique de rafraîchissans, tels que les feuilles de poirée, d'ache, d'olivier, de ronces, de figuier, etc.; tous ces végétaux étaient employés en forme de cataplasmes, cuits ou simplement broyés (*De medico*). Il observe que les corps gras y sont nuisibles (*De affectionib.*). Il distingue les tumeurs formées par le sang, les phlegmons, de celles qui le sont par la pituite: les premières causent de la douleur, les autres ne font éprouver qu'un sentiment de pesanteur (*De loc. in homin.*).

Sous la dénomination d'abcès ou d'apostème, il paraît comprendre toute collection purulente, mais surtout celles qui sont la suite d'une dépuration ou d'une crise, et qui ont leur siége aux articles, et particulièrement à la base de la mâchoire. Il remarque très-bien l'inconvénient d'ouvrir ces abcès avant d'en avoir déterminé la maturité uniforme dans tous les points; il établit les signes par lesquels on peut reconnaître qu'elles ont ces qualités, et décrit les progrès, l'état et les suites de ces tumeurs (*Aphor. sect.* 4. — *de epidem.* lib. 1. — *De medico* — *coact. prænot.*).

Il n'est fait dans les écrits hippocratiques aucune mention d'emplâtres pour le traitement des plaies; on n'y trouve indiqué que l'usage des huiles ou de quelques préparations grasses, destinées à des linimens sur les plaies ou sur certaines parties malades. Ces préparations formées par la macération de lis, de roses, etc., dans l'huile commune, quelque simples qu'elles paraissent, étaient, dans les premiers temps, ignorées des Grecs, et leur vinrent de l'Égypte; c'est de là qu'il est quelquefois question, dans Hippocrate, de certains onguens égyptiens. Hippocrate employait peu de topiques. Excepté les plaies des articles, il était dans l'usage de les laver toutes avec du vin (*De ulcerib.*). Dans les plaies des extrémités, il laissait couler le sang abondamment, dans la vue de modérer l'inflammation et la suppuration qui en sont la suite. L'expérience lui avait appris que toute plaie contuse devait nécessairement suppurer; il appliquait des cataplasmes sur les bords tuméfiés; la suppuration une fois établie, il pansait la plaie avec de l'éponge, qu'il recouvrait des feuilles de quelques plantes. La marche des plaies, leurs époques d'inflammation, de suppuration, étaient parfaitement connues. Hippocrate prescrit de s'abstenir, le troisième ou quatrième jour où l'inflammation et les autres accidens augmentent, de fatiguer les plaies, de les sonder, et de tout ce qui pourrait y porter de l'irritation : il avait très-bien observé que les médicamens gras ne conviennent pas aux plaies enflammées non plus qu'aux ulcères sordides (*De affection.*). Dans le premier cas, il prescrit les rafraîchissans, et dans le deuxième, les médicamens âcres, propres à déterger la partie. On ne connaissait point alors les bandages unissans que nous employons aujourd'hui; mais l'indication de réunir les plaies immédiatement avait été saisie, et on cherchait à la remplir dans l'application du bandage. Hippocrate ne se bornait pas à traiter localement les plaies, il leur appliquait le régime des maladies aiguës: peu de boissons et peu d'alimens; la diète était d'ailleurs proportionnée à la gravité du mal, et il avait le plus grand soin d'entretenir la liberté du ventre (*De ulcerib.* — *De morb.*, lib. 11). Les plaies qu'il estime mortelles sont celles du cerveau, de la moelle épinière, des intestins grêles, du foie, du diaphragme, de la vessie, du cœur ou de quelque vaisseau qui rend beaucoup de sang. Il y joint encore celles qui attaquent les grands vaisseaux du cou; cependant il observe qu'elles ne sont pas toutes décidément mortelles, en raison de la variété de siége de ces parties, et de la manière dont a été faite la plaie (*De morb.*, lib. 11; *prœdictor.* — *Aphor.* 18, sect. 6). Il remédiait à l'hémorrhagie des plaies en les remplissant de manière à produire une compression (*Épidem.* lib. vi), quelquefois aussi par l'application du feu (*De loc. in homin.*). Enfin, les remarques consignées dans les ouvrages hippocratiques, sur la marche, le pronostic et le traitement des ulcères, montrent qu'on possédait à peu de chose près, à cette époque, les connaissances que nous avons aujourd'hui sur ce genre de maladie.

Les moyens chirurgicaux employés dans le traitement des maladies internes, ou du moins pour remplir des indications médicales, constituaient une portion très-importante de la chirurgie de ce temps. La saignée tient le premier rang. Il y avait peu de veines accessibles à l'instrument qu'on n'ouvrît. Comme les lois de la circulation étaient inconnues, et qu'Hippocrate croyait à un flux et un reflux du sang dans ses vaisseaux, l'écoulement de ce liquide par la saignée avait pour unique but la dérivation et la révulsion (*De loc. in homin.*). Aussi devait-on ouvrir autant de veines qu'il y avait de parties malades à soulager. Avait-on mal à l'occiput; il attaquait la veine préparate ou frontale; dans les douleurs des lombes et des testicules, il incisait la saphène ou la veine poplitée; dans la pleurésie, la veine au pli du bras; il ouvrait quelquefois les veines des narines et celles de l'anus, etc.

Les mêmes principes de dérivation et de révulsion présidaient à l'emploi des ventouses. Hippocrate appliquait les ventouses, tantôt sans faire de scarifications, tantôt en en faisant.

L'application du feu était usitée dans une foule de cas : ce qu'on ne guérit pas par les médicamens, a dit Hippocrate dans un de ses aphorismes, le fer le guérit ; ce que le fer ne guérit pas cède à l'action du feu, ou le mal est incurable. Les instrumens dont Hippocrate se servait étaient des fers chauds, des fuseaux de bouis trempés dans l'huile bouillante ; tantôt une espèce de champignon qu'il faisait brûler sur la partie malade, tantôt du lin cru. Cette dernière méthode était la même que celle que Prosper Alpin prétend avoir été pratiquée chez les Égyptiens, et paraîtrait représenter assez exactement le moxa, dont nous avons emprunté l'usage aux Chinois. Dans le cas de douleurs de tête, où les cautérisations n'avaient aucun effet, Hippocrate formait une sorte d'exutoire, en faisant au front une incision coronaire, et mettant entre les deux lèvres de la plaie de la charpie pour les tenir écartées et laisser un libre cours au sang et aux humeurs.

On voit, d'après le traité *De vulneribus capitis*, et divers passages de plusieurs autres écrits, que les plaies de tête avaient attiré particulièrement l'attention ; un grand nombre d'observations intéressantes avaient été faites sur le diagnostic et le pronostic de ces plaies. Les contre-coups paraissent avoir été bien connus. Mais le traitement, qui consistait principalement dans la trépanation, nous semblera bien vicieux, aujourd'hui que cette opération est si rarement pratiquée. Dans toutes les fractures sensibles ou non à la vue, lorsque la trace du trait restait sur l'os, qu'il y eût fente, ou qu'il n'y en eût pas, Hippocrate avait recours au trépan. S'il se déclarait des accidens graves, et qu'on ne reconnût pas de lésion à l'endroit frappé, il faisait des recherches à l'endroit opposé, et même des incisions, pour constater l'état de l'os. Quand les accidens l'engageaient à recourir aux incisions, pour savoir si l'os était endommagé, il les faisait assez grandes, et détachait de l'os les tégumens et le péricrâne. Le lendemain, après la levée de l'appareil, s'il présumait que le trait eût atteint et endommagé l'os, quoiqu'il n'y vît aucune lésion, il le ruginait en long et en travers, ainsi que les environs, persuadé que la fracture et la contusion ne sont pas toujours à l'endroit où le coup a porté. Pour vérifier jusqu'où l'os était lésé, il l'enduisait d'une matière noire, et ruginait toutes les parties pénétrées par cette matière, qu'il regardait comme malades. Lorsque la sonde ou la vue ne pouvaient indiquer la nature et l'étendue de la lésion de l'os, il faisait serrer entre les dents du malade la férule ou l'asphodile, pour entendre le cliquetis qu'il croyait devoir se produire. Hippocrate re-

gardait donc le trépan indiqué toutes les fois qu'il existait une fis-
sure ou une contusion, qu'un coup avait été porté par un homme
fort et robuste, que le trait était venimeux, que le malade avait
éprouvé un vertige ténébreux ou un sommeil profond, enfin que la
fente était trop profonde pour être enlevée par la rugine. Il paraît,
contre l'opinion de Leclerc et de Sprengel, qu'il n'a jamais trépané
pour ouvrir un passage aux humeurs épanchées sous le crâne,
mais seulement pour enlever quelque portion d'os viciée. Toutes
ses vues curatives se portaient sur la lésion de l'os, accident
auquel il attribuait tous les autres. Hippocrate avait deux espèces
de trépan : l'un à couronne armée de dents, en forme de scie à
son extrémité, et assez semblable à celui dont nous nous servons
aujourd'hui ; et un autre qui servait dans certaines affections de l'os,
ou dans l'hydropisie de poitrine, pour en tirer l'eau par la perforation d'une côte (Foësius, *OEconom. Hippocrat.*, aux mots τρύπανον
et πριστήριον). Il se servait aussi, pour déterminer l'exfoliation de la
première table, en cas de contusion et de fente, d'un trépan nommé
de nos jours encore *perforatif;* procédé qui a été renouvelé depuis
par le chirurgien Belloste. Hippocrate ne voulait pas qu'on pénétrât
jusqu'à la membrane, dans la crainte que, restant trop long-
temps à découvert, elle ne se tuméfiât et ne pourrît, ou qu'elle ne fût
blessée par les dents du trépan. Il laissait donc la portion d'os qui
tenait se détacher d'elle-même. Aussi, lorsqu'ayant ratissé l'os jusqu'à
la seconde table, il trouvait la carie étendue plus loin, il refermait
l'ulcère le plus tôt possible, sans oser attaquer la partie profondément
lésée. Déjà il avait reconnu l'inconvénient de trépaner sur les sutures. Du reste, Hippocrate donne les préceptes les plus judicieux
pour l'exécution même de l'opération du trépan.

Notre auteur établit assez bien le diagnostic des polypes du nez
(*De morb.* lib. 11). Pour extirper celui qui est mou, oblong et pendant, il fait passer de la bouche dans les fosses nasales un fil auquel
est attachée une éponge ronde et maintenue à une consistance solide
par un lien. Cette éponge, tirée avec force dans les fosses nasales, détermine l'arrachement du polype. Si le polype était charnu
et remplissait les narines, il brûlait hardiment la tumeur avec un fer
chaud, introduit à trois ou quatre reprises, à l'aide d'une canule.
Dans le cas où la tumeur était charnue, ronde et mollette, il l'extirpait au moyen de la ligature pratiquée par un procédé fort ingénieux. Le polype était-il dur et calleux, il incisait l'aile du nez ; il
enlevait la tumeur, cautérisait la place et réunissait le nez par une

suture. Il traitait l'ozéne en cautérisant l'ulcère et le saupoudrant d'ellébore.

Il paraît que l'évulsion des dents a été pratiquée très-anciennement. Hippocrate prescrit de n'arracher que les dents cariées et branlantes; mais quand elles ne sont ni cariées ni mobiles et qu'elles causent cependant des douleurs violentes, il faut les cautériser (*De affectibus*).

Il traitait là grenouillette en y excitant la suppuration; il incisait la tumeur lorsque le pus était formé, à moins qu'elle ne s'ouvrît d'elle-même; ensuite il y appliquait le feu (*De morb.* lib. 11). — Il ouvrait les amygdales suppurées avec l'instrument tranchant (*De morb. épidem.* lib. 11). — L'excision de la luette était assez usitée du temps d'Hippocrate, puisqu'il recommande de ne pas la pratiquer avec maladresse et à contre-temps. Toutefois, dans un des ouvrages hippocratiques il est dit qu'il ne faut pas l'inciser lorsqu'elle est enflammée, à moins qu'elle n'ait une sorte de pédicule à sa partie supérieure (*Prænotiones*). Dans deux autres, au contraire, il est donné le précepte de l'exciser, d'y plonger un instrument très-acéré lorsqu'elle est très-gonflée par l'inflammation. (*De morb.* lib. 11. — *De affection.*). Il distingue cette inflammation d'une tuméfaction œdémateuse de la luette. Dans ce cas, il faut en inciser la pointe et presser la tumeur contre le palais. — Dans l'angine, si le danger de suffocation était imminent, il introduisait dans la trachée-artère une canule à laquelle était attachée une vessie; au moyen de quoi on poussait de l'air dans les poumons (*De morb.* lib. 11).

L'opération de l'empyème a été pratiquée dès les temps les plus reculés. C'est du moins ce qu'on peut inférer de l'origine presque fabuleuse qu'on lui assigne. Les détails dans lesquels entrent Hippocrate et les auteurs des écrits hippocratiques, prouvent qu'il avait fallu qu'avant eux on eût trouvé des occasions nombreuses de la pratiquer et de la soumettre à des règles générales (*Aphor.* — *De intern. affection.* — *De loc in hom.* — *De morb.*). On ouvrait la poitrine, soit avec le feu, soit avec le fer. Les derniers hippocratistes semblent avoir donné la préférence à l'instrument tranchant. Quinze jours après que les signes d'épanchement dans la poitrine avaient été observés, on faisait baigner le malade; puis il était placé sur un siége, et on l'agitait par les épaules, pour savoir de quel côté on entendait le bruit du liquide. On y faisait l'ouverture, plutôt par derrière que par-devant, à la partie la plus déclive. On regardait le côté gauche comme moins dangereux. Il est possible que l'éléva-

tion du foie à droite, mal appréciée, ait été cause de quelques accidens. On coupait d'abord la peau avec un large bistouri, puis on
perforait le restant des parties molles avec une lancette entourée de
fil jusqu'à quelque distance de sa pointe; on ne laissait écouler
qu'une partie du liquide épanché, et l'on fermait l'ouverture par
une tente de lin cru, fixée à un fil, qui était retirée deux fois par
jour. Le dixième jour, où tout le pus était sorti, on injectait dans
la poitrine, du vin et de l'huile tiède pour nettoyer le poumon, etc.
Dans quelques cas on faisait l'ouverture avec un fer rougi; mais les
disciples de l'école d'Hippocrate paraissent avoir tellement redouté
l'évacuation complète de la sérosité dans l'hydropisie de poitrine,
qu'ils aimaient mieux perforer une côte, parce qu'il était plus facile
de boucher une ouverture faite à un os : c'est ce qu'on pratiquait
avec un trépan pointu.

Hippocrate avait observé l'incurabilité des cancers des mamelles,
dont il décrit assez bien la marche. Suivant lui, cette maladie élude
l'effet de tous les remèdes (*Prædictor.* lib. 11). Il se peut qu'on pra-
tiquât déjà des opérations sur cette partie; mais d'après l'opinion
exprimée ci-dessus, ce ne devait être que rarement. L'incision des
mamelles en suppuration, dont il est fait un précepte, n'est que l'opération usitée dans les abcès (*De morb. mulier.* lib. 11).

Dans l'hydropisie, Hippocrate évacuait l'eau du scrotum, des
cuisses, des jambes, par de petites scarifications ou mouchetures,
qu'il faisait avec un scalpel fortaigu (*De intern. affection.*). La ponction de l'abdomen était généralement pratiquée dans l'école de Cos.
On se servait aussi bien du fer rouge que de l'instrument tranchant
pour la faire.

Les signes et le traitement de la néphrite calculeuse sont indiqués
avec une précision vraiment remarquable (*De intern. affectionib.*).
Les abcès des reins, annoncés par la tuméfaction et la protubérance
de la partie, étaient ouverts. On pensait qu'en ouvrant l'abcès, on
avait l'espoir de sauver le malade, qui périssait si l'on n'agissait pas
ainsi. Il est parlé encore d'une autre maladie des reins annoncée,
comme la néphrite calculeuse, par des douleurs violentes. Elle était
attribuée à la rupture des veines qui se rendent aux reins, lesquels
se remplissent de sang. Le malade en rend d'abord avec les urines,
et par la suite on voit au sang succéder le pus. Lors donc que le rein
est suppuré, il s'élève aux environs de l'épine une tumeur qu'il faut
ouvrir par une incision assez profonde, pour parvenir au foyer du

pus. Si on l'atteint, le malade guérit. Si le pus se fait jour par le rectum, il y a encore à espérer pour le salut du malade.

Il est peu fait mention des fistules dans les écrits hippocratiques, à l'exception des fistules à l'anus, auxquelles est consacré tout entier le traité *De fistulis*. On employait plusieurs méthodes pour traiter celles-ci. Dans certains cas, on faisait passer à travers les orifices externes et/ internes 'de la fistule une mèche mince de toile de lin, enduite de suc de grande tithymale, et saupoudrée de fleurs d'airain brûlé, dont les chefs étaient rapprochés également; on introduisait dans l'anus un gland de corne rempli de terre cimolée, qu'on ôtait toutes les fois que le malade voulait se présenter à la garde-robe. Le sixième jour, on remplissait ce gland d'alun pulvérisé; il était laissé dans l'anus jusqu'à ce que l'alun fût fondu; enfin on enduisait l'anus de myrrhe, jusqu'a ce que l'ulcère parût tout-à-fait consolidé. On ne dit pas quel était le succès de cette méthode. Dans d'autres cas, la fistule était traitée par la ligature. Un lien composé de fils de lin entouré d'un crin de cheval, était introduit au moyen d'une sonde d'étain dans l'ouverture fistuleuse. Avec un doigt porté dans l'anus, on recourbait l'extrémité de la sonde qui était retirée au dehors. La sonde détachée, on faisait, avec les deux extrémités du lien, un nœud bien serré. Le nœud était resserré tous les jours, à mesure que les chairs comprises dans l'anse étaient détruites. C'est cette méthode qu'on a plus tard renouvelée, en substituant un fil de plomb aux fils de lin.

Hippocrate se servait encore de la ligature pour l'extirpation des tumeurs hémorrhoïdales; mais il en réservait toujours une, pour ne point contrarier la nature en lui fermant totalement et tout à coup, une voie de décharge qu'elle s'était ouverte (*Aphor.* 12, sect. 6. — *De victus rat. in acut.*). Dans le *Traité des hémorrhoïdes*, au contraire, il est prescrit de détruire toutes les tumeurs par le feu.

Il parle de la chute du rectum, dans le livre 11 des *Prorrhétiques*, ainsi que dans le *Traité des fistules*. La chute de la matrice a été décrite assez exactement dans plusieurs endroits des livres hippocratiques. On en distinguait de trois espèces: la première, lorsque le col de la matrice s'abaisse et entraine avec lui une portion du corps de ce viscère, ce qui est sensible au tact; la seconde, lorsque le corps de la matrice s'avance au point de se laisser apercevoir à l'orifice du vagin; la troisième enfin, quand la matrice est totalement renversée. Des topiques froids et astringens étaient, avec la position du tronc plus bas que les jambes, les principaux moyens employés.

Il en est un autre que l'on mettait encore en usage, et que sa singularité a fait souvent citer. Persuadé que la matrice était sensible au parfum des odeurs suaves, on en plaçait de fétides aux parties naturelles, et d'agréables sous le nez. Dans le cas où la matrice pendante et renversée n'avait pas repris sa situation naturelle à l'aide de ces moyens, on en opérait la réduction avec la main. On liait ensuite les cuisses rapprochées, et on laissait dans cet état la malade le jour et la nuit suivante. Le lendemain, pour rappeler ou fixer la matrice, on appliquait à la hanche une large ventouse, qui était laissée long-temps. La malade gardait le lit quarante jours, sans qu'il lui fût permis de se lever, même pour les évacuations naturelles. Ce temps expiré, elle pouvait se lever, mais il fallait qu'elle marchât peu et vécût de régime. Bien des siècles après, Th. Bartholin avait conservé, dans le traitement de la chute de matrice, l'usage des ventouses et des odeurs (*De naturâ pueri. — De morb. mulier. — De sterilib.*).

Nous ne dirons rien de ce qui concerne les accouchemens; nous en avons traité ailleurs. V. *Accouchemens* (art des).

C'est surtout dans l'étude des fractures et des luxations, qu'on est frappé des progrès qu'avait faits la chirurgie au temps d'Hippocrate. On en trouve l'explication dans les connaissances plus précises que l'on avait alors sur l'anatomie des os et des articulations. Nous ne citerons pas tout ce que contiennent sur ce sujet les traités *De officinâ medici*, *de fractis*, *de articulis*. Il suffira d'en extraire les principales propositions, pour juger de l'état de cette partie de la science.

Déjà l'on possédait des notions satisfaisantes sur le pronostic des fractures, par rapport aux différences qu'elles présentaient dans leurs complications, leur forme, leur direction et leur siége, aux membres supérieurs ou inférieurs, et à telle ou telle partie de l'os. Tous les anciens se sont servis d'attelles dans le traitement des fractures. Hippocrate donne, sur ces moyens de contention et sur les autres pièces du pansement, ainsi que sur l'application de ces pièces, les détails les plus satisfaisans. On maintenait en général les fractures avec un bandage roulé, méthodiquement appliqué. Les préceptes qu'il expose sur la position des membres, dans le temps de la réduction, sont excellens. Hippocrate avait senti la nécessité d'une extension graduelle dans la réduction des fractures; c'est ce qu'on peut inférer de ce qu'il dit au sujet de la fracture du bras. Toutes les fois que l'extension faite par des hommes suffit, il veut qu'on s'en contente. Il

faut rejeter les machines lorsqu'on peut s'en dispenser; sinon il faut
choisir les plus simples. Il censure les gouttières dont on se servait
de son temps, et qui étaient destinées à recevoir la cuisse fracturée. Il
pensait qu'on pouvait très-bien guérir sans elles, par les moyens ordinaires, et que lorsqu'elles ne dépassaient pas le genou, elles avaient
l'inconvénient de ne pas s'opposer à la flexion de la jambe qu'il
avait reconnue très-défavorable au maintien des fragmens du fémur.
Dans les fractures compliquées de plaie sans saillie des os, il employait les moyens curatifs ordinaires; seulement le bandage était
moins serré. Il blâme fortement l'usage commun des praticiens de
son temps, qui appliquaient dès le commencement le bandage ordinaire. Dans le cas de plaies, d'ulcérations où il fallait lever fréquemment l'appareil, il se servait d'un bandage assez semblable à celui
qu'on nomme à dix-huit chefs. Lorsqu'aucun des bandages ordinaires ne maintient la fracture, on doit avoir recours à quelque machine capable de tenir le membre dans un état d'extension. A ce sujet
Hippocrate condamne la pratique de ceux qui attachaient au lit le
pied du malade, comme toujours nuisible et jamais utile; le reste du
corps venant à céder, il n'y a plus d'extension. Il décrit une machine
assez ingénieuse, propre à atteindre le but désiré. Après de très-
bons préceptes sur la réduction des fractures compliquées, il conseille, si tous les efforts ont été inutiles, de ne pas aggraver le mal
par des tentatives nouvelles. Quand l'os qu'on n'a pu réduire pique
et agace les chairs, il faut couper l'excédant, surtout s'il est dénudé,
puisqu'on ne saurait le conserver. Hippocrate annonce qu'il réchappe
peu de personnes après des fractures de la cuisse ou du bras où
l'os a percé les chairs, tant parce que ces os sont grands et garnis
de moelle, que par la lésion des nerfs, des muscles et des veines qui
les avoisinent.—On peut lire encore avec intérêt les détails qui sont
donnés sur la fracture de l'avant-bras et du bras, sur celles de la
mâchoire inférieure, du nez, sur le décollement de l'acromion, que
bien des médecins prenaient pour une luxation de l'humérus, et
surtout sur la fracture de la clavicule. Beaucoup de médecins de ce
temps pensaient obtenir la réunion des deux fragmens de la clavicule par un bandage qui abaisserait le fragment interne. Hippocrate signale le vice de cette pratique et pose l'indication essentielle
de la guérison de cette fracture. Suivant lui, il fallait rapprocher de
sa situation naturelle la portion externe, seule susceptible de déplacement. Il avait très-bien observé que la portion de la clavicule qui
tient à la poitrine, reste élevée, tandis que la partie attachée à

l'épaule s'affaisse. Les situations et les bandages prescrits par Hippocrate pour le traitement de cette fracture étaient assez propres à remplir l'indication posée. Sa pratique, dans la fracture des côtes, était très-saine. Il remarque que l'on a tort de s'inquiéter moins de la contusion que de la fracture. Toutefois, il prolongeait d'autant plus l'application du bandage roulé sur la poitrine, que les accidens de contusion étaient plus longs et plus graves.

Les luxations n'étaient pas traitées avec moins de soins que les fractures. L'auteur du traité *De articulis* dit n'avoir vu que la luxation du bras sous l'aisselle, c'est-à-dire en bas, qui est en effet la plus ordinaire, et jamais en haut, en arrière ni en devant. Contre l'opinion de ses contemporains, il révoque en doute la possibilité de cette dernière. Il établit très-bien le diagnostic de la luxation du bras en bas, et donne, pour faire la réduction, plusieurs procédés qui ont été long-temps en usage, et parmi lesquels sont ceux de l'échelle, de la porte, et la machine connue sous le nom d'*ambi*. Les remarques faites à l'occasion du pronostic et de quelques autres points de l'histoire de ces maladies montrent une observation très-attentive, une expérience très-éclairée. L'auteur parle des luxations spontanées du bras, que la plupart des médecins du temps n'entreprenaient pas de guérir, et pour lesquelles il appliquait le cautère actuel, suivant certaines règles qu'il serait difficile de justifier toutes. On trouve également des détails très-curieux, sinon toujours très-exacts, sur les luxations du coude, du poignet, des doigts, de la mâchoire inférieure. La cuisse se luxe en dedans, plus souvent en dehors, rarement en devant et en arrière. La réduction de cette luxation était opérée par des procédés analogues à ceux qu'on suivait pour celle du bras. Ainsi, dans la luxation en dedans, le malade était suspendu, et un homme fort et adroit, embrassant de l'avant-bras le haut de la cuisse, se suspendait lui-même à ce membre, et opérait ainsi, en portant la tête de l'os en dehors, l'extension et la coaptation. La machine connue sous le nom de banc d'Hippocrate, servait aussi à cette luxation, et est donnée comme très-avantageuse non-seulement dans les luxations de la cuisse, mais encore dans celles d'autres membres, en l'accommodant aux cas particuliers et en l'employant avec intelligence. L'auteur de l'ouvrage cité décrit très-bien la luxation de la cuisse en dehors, et les moyens d'y remédier. Il veut qu'en faisant l'extension et la contre-extension, on pousse la tête de l'os de dehors en dedans avec un levier large placé au gros de la fesse et même un peu au-dessus. Suivant lui, le procédé de réduction par la suspension ne conviendrait pas, parce que l'avant-bras de celui qui se suspend repousserait la tête hors de sa cavité. Les luxations en arrière et en devant sont également décrites avec les moyens d'en faire la réduction. L'auteur indique parfaitement les suites de ces luxations non réduites. Il ne parle pas des luxations spontanées de la cuisse, qui sont cependant plus fréquentes que celles du bras. Toutefois, il est un passage de son traité qui indique qu'il avait observé ce genre de maladie; c'est lorsqu'il remarque que ceux dont la cuisse est luxée depuis leur naissance ou dans le cours de leur accroissement, par une *cause interne* ou par une cause externe, qui est la plus ordinaire, ont dans la suite la cuisse plus courte et plus décharnée parce qu'ils ne peuvent s'en servir.

L'auteur du traité hippocratique *De articulis* décrit les différentes affections que produisent les gibbosités, et même les fractures des vertèbres prises pour des luxations de ces os. Il établit fort bien les divers accidens résultant de ces dernières affections : la gêne de la respiration quand la gibbosité est au-dessus du diaphragme; les maladies des reins et de la vessie; des abcès vers les hypocondres et les aines, quand la bosse est au-dessous du diaphragme; la compression, et même la rupture de la moelle épinière, et par suite l'engourdissement de beaucoup de parties nobles, la suppression des urines, des fèces, quand un poids considérable sur l'épine cause un déplacement en dedans des vertèbres. Il avait très-bien distingué, sans s'en rendre compte, les diverses gibbosités. Les bosses angulaires sont dangereuses et mortelles, tandis que celles qui sont demi-circulaires et externes ne causent ni suppression d'urine, ni paralysie, ni la mort, en ce qu'elles n'empêchent pas le cours des liqueurs, ce qui arrive dans la courbure angulaire, outre plusieurs autres accidens, tels que la paralysie des parties supérieures et inférieures, et même de tout le corps. Il décrit, pour le blâmer, le procédé que quelques médecins charlatans et ignorans de son temps employaient pour guérir les gibbosités. Ce moyen, qu'il dit n'avoir jamais vu réussir, ce qu'on n'a pas de peine à croire, consistait à lier le patient aux degrés d'une échelle qu'on laissait tomber perpendiculairement d'une hauteur considérable. Il propose, de son côté, dans le cas de gibbosité, une machine à l'aide de laquelle on faisait une extension graduelle, pendant qu'on pressait de diverses manières sur la partie saillante de l'épine. Il rend compte de procédés ou d'essais qu'on faisait de son temps; tous plus ou moins ridicules et qui ne pouvaient réussir. On voit que l'art et le métier d'orthopédiste ne sont pas des inventions de nos jours.

Dans le même traité *De articulis*, et dans quelques passages de ceux connus sous les titres de *Mochlicon*, *de fractis*, se trouvent des détails étendus sur les luxations du genou, de la jambe, du pied. A propos des luxations de cette partie, sont décrits les effets des pieds-bots, quoique cette difformité ne soit pas considérée comme une luxation. Le traitement prescrit contre cette déviation des pieds en dehors ou en dedans, est analogue à celui qu'employa, au siècle dernier, Venel, qu'on regarda comme ayant fait une découverte pratique importante.

Tel fut l'état de la chirurgie à cette première époque de son histoire, autant du moins que nous pouvons le saisir, d'après les écrits hippocratiques; car il est probable que beaucoup de documens sur divers points ne nous sont pas parvenus, et que plusieurs opérations autres que celles dont nous avons parlé, étaient pratiquées. Ainsi, les amputations, dont la nature fournit en quelque sorte l'exemple dans la séparation qu'elle détermine de certaines parties gangrénées, étaient probablement mises à exécution dans les temps anciens. Un passage du traité *De articulis* paraît se rapporter à ce genre d'opération. L'auteur ne voit de danger que dans la syncope dont l'amputation est suivie. On cherchait à prévenir l'hemorrhagie, y est-il dit, en prescrivant un régime rafraîchissant et peu substantiel, après l'ablation de la partie, et en donnant au moignon une position horizontale ou élevée au-dessus du plan du corps. La lithotomie était également pratiquée, et nous n'avons aucun détail sur la manière dont cette opération était faite. Il n'en est question que dans le *serment*, où Hippocrate faisait jurer à ses élèves de ne la point pratiquer. On a conclu de cette défense, qu'Hippocrate n'avait point exercé la chirurgie: c'est une erreur; dans les traités de chirurgie qu'on s'accorde universellement à lui attribuer, il parle toujours d'après lui-même, d'après sa propre expérience; il oppose souvent ce qu'il fait aux pratiques vicieuses de ses contemporains. S'il a défendu la lithotomie, c'est probablement que cette opération lui paraissait si délicate et si grave, qu'il n'était pas prudent de la pratiquer, ou qu'on devait l'abandonner à certaines personnes qui s'y livraient exclusivement.

Plusieurs médecins, contemporains d'Hippocrate, jouirent d'un grand renom et exercèrent comme lui la chirurgie aussi bien que la médecine interne. Mais l'histoire ne nous dit pas quelle part ils eurent aux progrès du premier de ces arts. Parmi eux, l'on cite Philistion, qui, suivant Oribase, inventa une machine pour réduire les luxations; et Ctésias, qui guérit Artaxerce-Memnon d'une blessure que ce prince reçut à la bataille de Cunaxa, et qui, d'après le fragment, seul reste de ses écrits sur la médecine, regardait la réduction de la cuisse comme parfaitement inutile, persuadé que la tête du fémur, une fois déplacée, ne pouvait plus être retenue dans sa cavité (Galien, *In comm.* iv, *ad libr. de articulis*).

§. III. *État de la chirurgie depuis le temps d'Hippocrate jusqu'à celui de Celse, c'est-à-dire, jusqu'au premier siècle de l'ère chrétienne.* Aucun écrit des médecins qui ont fleuri dans cette période de trois cents ans environ n'est parvenu jusqu'à nous. L'Encyclopédie médicale de Celse, dans laquelle sont recueillies la plupart des connaissances que la médecine avait acquises avant lui, et divers passages de plusieurs auteurs postérieurs, sont les seules sources où l'on puisse puiser pour esquisser l'histoire de l'art à cette époque, qui comprend la célèbre école d'Alexandrie.

Hippocrate transmit à ses successeurs des connaissances chirurgicales, qu'ils étendirent sans doute, mais non en proportion des circonstances plus heureuses où ils se trouvèrent. Les fils et le gendre de l'illustre médecin de Cos, Thessalus et Polybe, cultivèrent comme lui la chirurgie. C'est même à eux que l'on attribue la rédaction de quelques-uns des traités de la collection hippocratique où il est question de maladies chirurgicales et d'opérations. On cite aussi, après Hippocrate, Dioclès de Caryste, qui, au rapport de Celse, inventa un instrument propre à tirer les traits qui ne pouvaient être poussés par le côté opposé, et qui est donné par Galien comme l'auteur d'un traité sur les bandages et appareils (*De iis egit quæ fiunt in ἰατρεία*); Philotime, que le même Galien dit avoir composé un semblable traité. Mais le médecin de ces temps au nom duquel se rattache une des opérations les plus hardies que l'on puisse tenter, c'est Proxagoras, de Cos, maître d'Hérophile, et qui s'adonna tout particulièrement à l'anatomie. Cælius Aurelianus rapporte (liv. 3, ch. 18) que ce médecin, lorsqu'il avait vainement employé les vomitifs et autres moyens par lesquels il combattait la passion iliaque, ouvrait le ventre et même l'intestin, qu'il désobstruait, et recousait ensuite les parois de la cavité. Aucun autre nom recommandable, sous le rapport de l'art chirurgical, ne nous a été transmis comme ayant brillé dans cet intervalle de temps qui sépare Hippocrate de l'école d'Alexandrie.

Attirées par les faveurs des Ptolémées, les sciences, dans la nouvelle capitale de l'Égypte, qui devint bientôt celle du monde savant, prirent un essor inconnu jusqu'alors. L'anatomie, cultivée avec ardeur, semblait promettre à la chirurgie de rapides progrès. Mais les connaissances anatomiques dont s'enrichit alors la médecine servirent plutôt de texte à des théories spéculatives, qu'elles ne fournirent d'applications positives; à ce point que les médecins de la secte empirique n'hésitèrent pas à proscrire l'étude de l'anatomie comme inutile et funeste. On ne peut croire, cependant que cette science, malgré l'abus qu'on en faisait, n'ait en rien contribué à l'avancement de la chirurgie, que Celse dit avoir été cultivée avec tant de succès en Égypte, et qu'elle n'ait pas servi de guide dans ces opérations sûres et hardies dont l'écrivain romain nous a laissé la trop concise description. Hérophile, qui doit être cité le premier en date comme en génie, exerçait la chirurgie, témoin Diodore Cronos qu'il traita d'une luxation, après lui avoir ironiquement démontré que l'os du bras n'avait pu changer de position, par un raisonnement semblable à celui dont se servait ce sophiste pour nier le mouvement. Mais c'est là tout ce que nous savons d'Hérophile comme chirurgien. Erasistrate, son émule en découvertes anatomiques, pratiquait, au rapport de Cælius Aurelianus, la chirurgie avec tant de hardiesse, que dans les abcès du foie et de la rate, il ne craignait pas d'ouvrir l'abdomen pour appliquer les remèdes immédiatement sur les parties malades (*Cæl. Aur. chron.* lib. 3, ch. 4). Il se servait aussi du cathéter qui porta son nom par la suite (*Introd. in galen. oper.*, t. IV), Ce cathéter avait la forme d'un S romain. Mantias, disciple d'Hérophile, écrivit un traité sur les appareils de chirurgie (*Galen. de fasciis*); et Andreas de Caryste, rangé par Celse au nombre des anciens partisans de la secte d'Hérophile, inventa plusieurs collyres actifs et quelques machines destinées à réduire les luxations du fémur. Alexandre Philalète et Démosthènes, de l'école hérophilienne de Laodicée, composèrent, au rapport de Galien et d'Oribase, sur les maladies des yeux, des traités fort estimés des anciens.

Après Hérophile et Erasistrate, la chirurgie, suivant Celse, fit de grands progrès en Égypte. Elle y fut pratiquée, dit cet auteur, par Philoxène, qui écrivit plusieurs traités sur cette partie de l'art; par Gorgias, Sostrate, Héron, les deux Apollonius, Ammonius, surnommé le lithotomiste, pour avoir imaginé de rompre les pierres trop volumineuses pour être extraites sans déchirer le col de la vessie. Le même Ammonius arrêtait les hémorrhagies par l'application de caustiques, notamment de l'arsenic rouge, dans le but de former une escarre sur les vaisseaux d'où sortait le sang (*Aetius, tetr*, iv, serm. 2, c. 5r, col. 7r). Celse, d'après lequel nous avons énuméré les médecins de l'école d'Alexandrie renommés par leurs talens dans l'art chirurgical, ajoute que cet art fut cultivé par plusieurs autres hommes célèbres qui l'enrichirent de leurs travaux et de leurs découvertes. Il est à regretter que l'auteur romain n'indique pas quelle part chacun eut à ces découvertes. Mais déjà, à cette époque, le goût d'une polypharmacie futile commençait à infester la science. Un grand nombre de médicamens composés furent inventés pour le traitement des maladies externes. Plusieurs médecins sont cités pour leurs collyres, propres à diverses affections des yeux, pour leurs onguens destinés au pansement des plaies et des ulcères, etc. Il est probable que l'invention de ces remèdes formait une grande partie des travaux et des découvertes en chirurgie dont parle Celse. Aux noms indiqués plus haut, nous devons ajouter ceux de quelques médecins de la secte empirique : de Glaucias, qui est connu par plusieurs corrections faites aux bandages usités dans les plaies de tête, les fractures de l'humérus et celles de la clavicule ; d'Héraclide, de Tarente, qui fit une étude particulière de la chirurgie et la cultiva ensuite avec distinction. Ce médecin, du reste, est plus connu par les médicamens qu'il inventa ; on rapporte cependant de lui la dissection habile qu'il faisait de la paupière adhérente au globe de l'œil (*Celse*, lib. 7, ch. 7).

C'est du temps d'Hérophile et d'Erasistrate, que quelques auteurs, d'après un passage mal interprété de Celse, pensèrent qu'avait eu lieu la séparation de la chirurgie et de la médecine. Mais cette prétendue séparation n'est fondée que sur une distinction scolastique qu'établit Celse entre les maladies qui sont traitées, ou par le régime, ou par les médicamens, ou par les moyens chirurgicaux. Ce ne fut que dans le moyen âge que le partage de la médecine et de la chirurgie eut réellement lieu. Ni les médecins qui précédèrent Hérophile et Erasistrate, ni ceux qui les suivirent long-temps après, ne s'abstinrent de cultiver et d'exercer toutes les parties de la médecine. Les principaux chefs de secte, Hérophile, Asclépiade, Thémison, Philinus, Sérapion, pratiquèrent la chirurgie. Il en fut de même, plus tard, d'Arétée, de Galien et de tous les médecins anciens dont le nom est venu à la postérité. Il n'y a nul doute que quelques personnes, s'étant montrées plus habiles dans certaines parties de l'art, dans la pratique de certaines opérations, ne s'y soient livrées plus particulièrement ; mais c'est là toute la division qu'a subie la médecine dans

les temps anciens, Cette opinion devient évidente, par la connaissance de plusieurs passages de Scribonius Largus, qui vivait peu de
temps après Celse. « Le domaine de la médecine est si vaste, dit-il,
que chacun est le maitre d'y choisir sa part; aussi en voit-on porter
le nom de médecins, bien qu'ils ne professent qu'une seule partie de
l'art. » Dans les écrits des anciens, de même que dans le texte de
quelques lois relatives à la responsabilité des médecins, ce titre s'applique également, et à ceux qui guérissent par le régime et les médicamens, et à ceux qui pratiquent des opérations. Aucune loi ne
réglant l'exercice de la médecine, chacun pouvait, suivant sa vocation ou les circonstances, pratiquer l'art tout entier, ou seulement
quelques parties plus ou moins restreintes et faciles; de là les dénominations de médecins diététiques, pharmaceutiques et chirurgiques, et la distinction plus réelle de ceux-ci en médecins oculistes,
herniaires, dentistes, anaires, articulaires, etc.; aussi Galien dit-il
qu'il y avait autant de ces médecins particuliers que d'organes du
corps humain (Galen. *De part. art. med.*, cap. 11). C'est avec
moins de fondement encore que, se basant sur un passage obscur et
altéré d'Aristote, on avait admis, dès le temps d'Hippocrate, des mé-
decins-architectes et des médecins-ministres, espèce de manœuvres
destinés à exécuter les ordres des premiers. Il est bien avéré, comme
l'a démontré Goulin (*Encycl. méthod.*, Med. art. *Architecte*), que
le passage cité a un tout autre sens que celui qu'on a voulu lui donner. On est fondé seulement à croire, d'après divers documens, que
les médecins anciens confièrent, dans plusieurs occasions, à leurs esclaves ou à leurs élèves, l'exécution de certaines opérations peu importantes.

Rome, devenue la maîtresse du monde, attira bientôt dans son
sein toutes les illustrations et les talens. Long-temps les Romains, livrés à la seule science des armes, n'eurent pour médecins que des
hommes ignorans et grossiers, dont l'art consistait en quelques pratiques superstitieuses. La chirurgie, dont leurs guerres continuelles
semblaient devoir favoriser les progrès, n'était pas chez eux plus
avancée que la médecine interne. Dans un siècle avancé, l'un des
hommes les plus éminens de la république donnait un exemple singulier d'ignorance et de crédulité: Caton l'ancien, cet austère censeur, connu par son aversion pour les médecins comme pour les
beaux-arts, prétendait posséder des secrets particuliers pour la guérison des fractures. Il a consigné dans son ouvrage les paroles barbares qu'il fallait prononcer pour cela. Deux cents ans environ avant

l'ère chrétienne, le grec Archagatus vint exercer la médecine à Rome. Mais il perdit bientôt le crédit qu'il avait acquis, et reçut le surnom de bourreau, à cause du fréquent usage qu'il faisait du fer et du feu. Un siècle après, Asclépiade réussit mieux en suivant une autre voie. Ce médecin pratiqua la laryngotomie, à l'imitation des anciens, à ce qu'il prétend ; mais Cælius Aurelianus lui attribue l'invention de cette opération, qu'il considère comme une tentative téméraire. C'est la première mention qui en soit faite dans l'histoire de l'art. Nous n'avons à parler de Thémison, son disciple et chef de la secte méthodique, que parce qu'il est le premier qui indique l'emploi des sangsues, qu'il disait n'être pas d'un usage récent ; des ventouses étaient appliquées sur le siége de leurs piqûres, afin d'en tirer plus de sang. A cette époque, appartiennent encore plusieurs chirurgiens habiles qui exercèrent à Rome ; tels sont Tryphon le père, Evelpiste et Megès, le plus savant d'entre eux, dit Celse, comme on peut en juger par ses écrits. La chirurgie, ajoute cet écrivain, est redevable de ses progrès aux changemens heureux qu'y ont introduits ces hommes célèbres.

Enfin nous arrivons à Celse, dont l'ouvrage nous donne la mesure assez exacte des progrès que la chirurgie avait faits depuis Hippocrate jusqu'à lui. Malgré les détails étendus dans lesquels entre Celse au sujet des plaies et des ulcères, on y trouve peu de connaissances nouvelles ; mais on peut se faire une idée de l'ardeur avec laquelle on s'était occupé du traitement de ces maladies, par la liste des médicamens qu'on employait pour arrêter l'écoulement de sang, pour déterminer la cicatrisation, favoriser la formation du pus, pour déterger, corroder, etc. On doit noter que dans les cas d'hémorrhagie que les moyens ordinaires n'arrêtaient pas, Celse conseille de faire deux ligatures au vaisseau, à l'endroit de la blessure, et de couper ce qui reste entre elles, afin que les vaisseaux se cicatrisent en dedans et que leurs orifices demeurent fermés. Si la ligature est impraticable, il propose la cautérisation actuelle (Liv. 5, ch. 26, §. 21). Dans les plaies par morsure d'hommes, de singes, de chiens, de serpens et d'autres animaux, blessures qu'on croyait avoir toutes quelque chose de venimeux, on commençait par faire une ligature du membre au-dessus de l'endroit blessé, puis on faisait autour de la plaie des scarifications, et l'on y appliquait des ventouses, ou bien on y pratiquait la succion. Les morsures de chiens enragés étaient en outre traitées par l'application du cautère actuel ou de caustiques actifs. On trouve dans Celse des détails curieux sur l'extraction des traits et des corps étrangers. La description que Celse fait des abcès est beaucoup plus complète que celle que l'on trouve dans les écrits hippocratiques; et les principes de traitement sont généralement bons. On peut en dire autant des fistules. Quand une fistule pénétrait au-dessous d'une côte, on emportait la portion de cet os, pour ne rien laisser de vicié qui pût entretenir la fistule; ce qui a été imité plus tard par Lecat et David. Les fistules à l'anus étaient traitées, comme du temps d'Hippocrate, par la ligature; mais le procédé était différent à quelques égards. Dans les cas cependant où la fistule s'ouvrait dans le rectum, ou bien lorsqu'elle avait plusieurs sinus, on se servait de l'instrument tranchant. Au sujet de la gangrène, Celse décrit l'amputation des membres, opération que l'on pratiquait lorsque la mortification n'avait point cédé aux moyens ordinaires et faisait des progrès. On incisait circulairement jusqu'à l'os la chair du membre gangréné, entre le mort et le vif, jamais près de l'article. Les chairs étaient relevées et détachées de l'os, qu'on sciait le plus près possible des chairs saines restées adhérentes. L'on n'opposait à l'hémorrhagie que la compression et les styptiques; aussi les opérés périssaient-ils souvent d'hémorrhagie et de syncope.

Les maladies des yeux sont plus exactement décrites que dans Hippocrate; mais le traitement est le même que celui des Grecs. Les pratiques absurdes en usage chez ces derniers n'en ont pas encore disparu; toutefois il est quelques points sur lesquels la science avait fait de notables progrès. Celse croyait la cataracte susceptible de guérison dans son origine, tout en en méconnaissant la nature; plus tard, l'opération était regardée comme la seule ressource. Il décrit les préparatifs de l'opération et le procédé de l'abaissement du cristallin, tel à peu près qu'on le fait aujourd'hui. On enlevait avec l'instrument tranchant les vaisseaux engorgés de la conjonctive, qui forment l'onglet. L'opération de la fistule lacrymale est indiquée aussi par Celse; mais comme on n'avait pas saisi l'indication de conserver la voie des larmes, on ne devait que rarement réussir par les incisions et cautérisations qu'on pratiquait. Il n'en est pas de même des opérations ingénieuses par lesquelles on cherchait à remédier au relâchement et au renversement des paupières. On n'a rien inventé de mieux pour atteindre le but qu'on se proposait. La déviation des cils était traitée par la cautérisation de leurs bulbes. On guérissait le staphylôme, soit en liant la tumeur, soit en la cautérisant, après en avoir excisé une petite portion.

Les maladies de l'oreille sont décrites avec soin, et le traitement bien ordonné. Déjà, dès cette époque, on avait imaginé de restaurer des parties mutilées à l'aide d'opérations que l'on n'a fait qu'imiter dans notre siècle. C'est ainsi que par des incisions appropriées on attirait la peau environnante, pour suppléer à des parties des oreilles, du nez ou des lèvres qui manquaient. L'opération du bec-de-lièvre était pratiquée telle qu'on la fait aujourd'hui (Liv. 7, ch. 9). Dans la grenouillette, Celse enlevait le kyste tout entier, et arrivait ainsi à une cure radicale, que plus tard on n'obtenait pas, parce qu'on négligeait de suivre son procédé. Il excisait le filet trop long de la langue, avec la précaution de ne pas endommager les veines voisines, d'où l'on avait reconnu que peut provenir une hémorrhagie fâcheuse. L'excision des amygdales était faite lorsque ces glandes étaient restées squirrheuses à la suite de l'inflammation. Enfin, l'on portait la hardiesse jusqu'à faire l'extirpation du goitre, qu'il fût constitué par une chair indolente ou par une matière molle ou fluide, et lorsqu'on n'avait pu emporter toute la tumeur, on consumait le reste par les caustiques.

Gorgias, Sostrate, Héron et Megès, avaient assez bien déterminé quelles sont les parties qui entrent dans les tumeurs ombilicales, et avaient établi les signes qui indiquent que la hernie est formée par l'intestin ou l'épiploon, ou par ces organes réunis, ainsi que ceux qui distinguent la tumeur herniaire de toute autre tumeur sarcomateuse, humorale ou venteuse. Pour guérir la hernie ombilicale, après avoir fait rentrer les parties, on détruisait la peau et le sac de la tumeur, soit par la compression entre deux clavettes de bois, soit par la ligature et la cautérisation. Les précautions les plus grandes étaient prises avant de se décider à cette opération. La méthode que les chirurgiens employaient pour la cure des hernies ventrales était moins rationnelle. On croyait à la rupture du péritoine, et l'on se proposait d'y remédier par la suture de cette membrane, que l'on pratiquait comme celle du gros intestin, dans le cas de plaie de l'abdomen. On ne sait pourquoi l'on regardait comme au-dessus de toute ressource la blessure de l'intestin grêle dans le même cas. Les détails que Celse donne sur le diagnostic et la cure de la hernie inguinale montrent combien on s'était déjà occupé de ce point de la chirurgie. Un bandage avec une pelotte était employé chez les enfans, chez lesquels ce moyen suffit souvent pour procurer la guérison. Chez les adultes, on avait recours à l'opération; on croyait devoir enlever le sac herniaire, en ménageant avec soin le testicule. Dans le cas d'étranglement, que l'on connaissait très-bien, mais dont on n'avait pas saisi l'indication ; on ne pensait qu'à l'arrêt des matières, et l'on se bornait aux cataplasmes et aux bains émolliens.

Les maladies des organes génitaux et urinaires ne sont pas traitées avec moins de soins : telles sont le paraphimosis naturel, le phimosis, les ulcères du pénis, les diverses affections du testicule et de la vessie. L'opération de la castration était pratiquée avec la plus grande régularité. On prenait des soins tout particuliers pour ne comprendre que les vaisseaux du cordon spermatique dans la ligature. L'hydrocèle, qu'on savait parfaitement distinguer de la hernie scrotale, était opérée par l'incision; puis on faisait des injections avec une dissolution de sel ou de nitre dans l'eau, probablement pour obtenir l'adhérence de la poche séreuse, comme on le fait maintenant par un procédé analogue. Le cathétérisme était pratiqué de la même manière que dans notre siècle; les sondes ne différaient guère des nôtres que par le métal dont elles étaient fabriquées, et qui était le cuivre. On a long-temps disserté sur la méthode que décrit Celse pour l'opération de la taille; et l'on a donné le nom de cet auteur à un procédé différent de celui qu'il indique. Il est bien avéré maintenant que l'incision semi-lunaire, faite au périnée au devant de l'anus, était transversale, et s'étendait également de chaque côté du raphé, et non pas obliquement sur un seul côté, comme on l'a long-temps compris. Après un grand nombre de tentatives de divers procédés, on est revenu, dans ces derniers temps, à la véritable méthode de Celse, qu'on avait méconnue, et à laquelle on a trouvé plusieurs avantages que n'offrent pas toutes celles qu'on avait laborieusement imaginées.

Celse est le premier qui ait parlé des épanchemens sous le crâne, sans lésion apparente des os. Il signala l'erreur des anciens qui, dans les fractures ou les fissures du crâne, croyaient devoir, sans tarder, emporter l'os blessé en tout ou en partie. Ce n'était que dans le cas où la plaie devenait sordide et ne se remplissait pas, qu'on avait recours à l'opération. On avait donc au temps de Celse, sur les plaies de tête, des idées plus saines que celles que nous avons trouvées dans les écrits hippocratiques. Ce n'est plus la lésion du crâne en elle-même que l'on redoute, mais bien le séjour des liquides épanchés dans cette cavité, la compression des parties qu'elle contient, et l'irritation des membranes par les esquilles osseuses. C'est dans la vue de parer aux accidens que déterminent de semblables causes, qu'on se livre à diverses opérations avec le trépan, avec le ciseau ou la rugine.

Il n'y a pas de maladies au sujet desquelles la chirurgie de Celse s'écarte moins de celle d'Hippocrate, que les fractures et les luxations. Toutefois, il est certains détails donnés par l'auteur romain qui ne se trouvent pas dans les écrits hippocratiques, et qui annoncent quelques progrès dans cette partie de l'art; elle y est beaucoup plus méthodiquement traitée. Celse signale l'analogie qui existe entre les fractures de la cuisse et celles du bras, entre les fractures de la jambe et celles de l'avant-bras. Il déduit très-bien le pronostic que l'on doit porter d'après les caractères de la fracture, suivant qu'elle existe au milieu ou aux extrémités de l'os, suivant qu'elle est simple, transversale, oblique ou avec esquilles. Les signes sur lesquels se fonde le diagnostic des fractures sont mieux établis que dans Hippocrate, et le traitement est, à quelques égards près, sensiblement amélioré. On procède sans délai à la réduction, dans la crainte que la contraction des muscles et l'inflammation qui survient n'y mettent obstacle plus tard. Si cette inflammation s'est développée, on attend, pour opérer la réduction, qu'elle se soit dissipée. Dans le cas où l'os fracturé ne s'était pas réuni, par suite des mouvemens trop fréquens qui lui auraient été imprimés, on cherchait à raviver, à renouveler en quelque sorte les surfaces en frottant l'une contre l'autre les extrémités des fragmens. On rompait même les cals difformes pour obtenir une consolidation plus régulière. Quant aux luxations, Celse remarque qu'elles ont toutes des signes communs, et qu'il en est de propres à chaque espèce particulière.

Pour nous résumer sur les caractères de la chirurgie au temps de Celse, telle que cet auteur nous l'a transmise, nous y saisissons de notables progrès depuis les écrits hippocratiques. Les affections sont mieux et plus complétement décrites; la thérapeutique est en général plus rationnelle, et enrichie de moyens inusités ou plus puissans. Mais, sous d'autres rapports, la science perd de sa simplicité; elle s'encombre de recettes, nées au milieu des discussions subtiles des dogmatiques et des recherches des empiriques, et dont le moindre inconvénient est d'être inutiles dans les maux auxquels on les applique.

§. IV. *État de la chirurgie depuis le premier siècle de l'ère chrétienne jusqu'aux Arabes.* Dans la période de temps qui sépare Celse de Galien, et qui comprend cent cinquante ans environ, la chirurgie fit quelques progrès partiels; mais aucune découverte fondamentale ne vint enrichir le domaine de cet art. L'empirisme, qui déjà avait envahi l'école d'Alexandrie, ne fit

que s'étendre de plus en plus, et eut sur la chirurgie en particulier l'influence la plus funeste. Les hommes qui auraient pu servir
la science par d'utiles travaux, ne surent gagner la célébrité et les faveurs de la fortune que par l'invention ou l'application de remèdes
le plus souvent bizarres ou inutiles. Presque tous les noms fameux
de cette époque ne nous sont parvenus qu'à la faveur des médicamens empiriques auxquels ils sont accolés. Les maladies des yeux
et des oreilles, les affections de la peau, qui paraissent avoir abondé
dans les principales villes populeuses de l'empire romain, furent
surtout le sujet des milliers de recettes que les médecins-chirurgiens
de ce temps nous ont laissées. Les noms des médecins-oculistes sont
particulièrement connus par les inscriptions placées sur le cachet
dont ils scellaient les boites ou vases contenant leurs remèdes, et
rassemblées par Walchius, dans son livre curieux : *Sigillum medici
ocularii romani*. Toutefois, au milieu de cet engouement général pour
la médecine et la chirurgie pharmaceutiques, on peut citer plusieurs
auteurs aux noms desquels se rattachent quelques travaux recommandables. Scribonius Largus, qui vivait peu de temps après Celse,
et qui a laissé des formules de collyres et d'emplâtres, mérite d'être
mentionné pour avoir, un des premiers, décrit les ulcères cancéreux du rectum, et avoir indiqué une assez bonne méthode de
traiter la chute de cet intestin. Pamphile, sous le règne de Claude,
devint célèbre et acquit une fortune immense, par un vésicatoire
avec lequel il guérissait la mentagre, fort commune chez les Romains, lorsqu'on repoussait de toutes parts la méthode des chirurgiens d'Égypte, appelés quelque temps auparavant pour traiter
cette maladie. Cette méthode, qui consistait à détruire jusqu'aux
os la partie affectée par les caustiques les plus actifs, laissait une
cicatrice aussi difforme que la maladie. Dans le même temps, Alcon
excellait dans l'opération de la hernie et dans la réduction des
fractures (Pline, liv. 29). Vers cette époque, brilla Thessalus de Tralles,
de la secte méthodique. Son orgueil et sa forfanterie ne doivent pas
nous porter à rabaisser, à l'exemple de Galien, le mérite éminent
dont il donna tant de preuves. Si le médecin de Pergame avait donné
autant de témoignages d'impartialité et de justesse d'esprit que de
savoir et d'imagination, on ne comprendrait pas qu'il eût osé
avancer que le système des méthodistes devait ruiner la chirurgie
de fond en comble, s'il se fût soutenu. Malgré cet anathème, nous
croyons que Thessalus introduisit une manière plus philosophique
d'envisager les maladies externes, de considérer leurs causes com-

munes, par conséquent de simplifier leur étude et leur thérapeutique. Certains préceptes que donne Thessalus, relativement au traitement des plaies, semblent avoir été écrits dans les meilleurs momens de nos auteurs les plus modernes. On ne peut donc que regretter la perte de ses écrits sur les maladies chirurgicales. Le ton d'assurance de ce médecin, joint à la simplicité de ses théories et à la sûreté de ses méthodes thérapeutiques, lui donna pendant sa vie une vogue extraordinaire. Mais la foule des empiriques, toujours accueillie par le vulgaire ignorant qui ne voit dans la médecine que l'art de trouver et d'administrer des spécifiques, et surtout Galien et ses écrits l'emportèrent sur cette école méthodique qui avait déjà fait luire un si beau jour sur la science, et lui promettait un avenir si imposant.

Dioscoride est principalement connu par les formules de médicamens qu'il nous a transmises, et parmi lesquels s'en trouve un grand nombre employés en applications extérieures ou pour des maladies chirurgicales; mais ce qui le recommande à l'historien de la chirurgie, c'est la description qu'il fait dans son livre intitulé: *Theriaca*, des effets des morsures d'animaux enragés et venimeux; description qu'avait négligée Celse. Nous omettons à dessein la sèche et futile nomenclature de noms sans titre qui remplissent cette époque, pour arriver à Arétée, dont les écrits firent un moment revivre l'ancienne splendeur de l'art de guérir. Les écrits où ce grand médecin a traité de la chirurgie ne nous sont pas parvenus, et peutêtre même n'ont pas été connus d'Aëtius, le premier auteur qui fasse mention de lui. Ce n'est donc que par occasion qu'Arétée parle de chirurgie dans celui de ses ouvrages que le temps a respecté. Mais ce qu'il en dit dénote le profond observateur et l'habile praticien. Ses connaissances en anatomie, supérieures à celles de ses contemporains et même de la plupart de ses successeurs, jusqu'à la renaissance des lettres, donnèrent une plus grande sûreté à ses notions sur les maladies et les opérations chirurgicales. Il décrit très-bien les dangereux effets de la bronchotomie dans l'angine, et nie les avantages qu'on prétendait en avoir retirés. Dans l'angine gangréneuse, dont il parle avec plus d'exactitude qu'on ne l'avait fait avant lui, aux moyens énergiques usités il joint la cautérisation actuelle et potentielle. On n'a rien ajouté d'important à sa doctrine des dépôts purulens de la poitrine et de l'abdomen. La rétention d'urine, ses causes, ses phénomènes sont beaucoup mieux exposés que dans les écrits de Celse. Arétée donne des détails curieux sur les calculs et les abcès des reins, sur l'hématurie, sur le diagnostic des calculs de la vessie, sur les plaies, les ulcères de cet organe. Malheureusement les écrits d'Arétée, qui loin de la métropole ne fut pas connu de ses contemporains, n'eurent pas l'influence qu'ils méritaient d'avoir. La science marchait dans une autre voie.

A peu près dans le même temps qu'Arétée, à la fin du premier siècle et au commencement du second, vivaient Archigènes, Rufus, Soranus et Héliodore, auxquels la chirurgie fut redevable des découvertes ou des travaux les plus importans qu'offre cette époque. Le premier, dont Cocchi a traduit et publié plusieurs fragmens recueillis dans la collection de Nicétas, décrivit mieux qu'on ne l'avait encore fait les accidens des plaies de tête. Il fait usage du trépan exfoliatif, et dans la carie du temporal, il rugine et cautérise l'os. Pour guérir la fistule lacrymale, il perforait l'os unguis. Dans l'amputation des membres, il tirait la peau en haut; il entourait et serrait le membre avec une bande. Avant l'opération, il embrassait les vaisseaux de la partie qu'il se proposait d'amputer, dans un laçs ou dans quelques brins de fils qu'il passait autour, au moyen d'une aiguille, et qu'il liait; quelquefois même, ce qui paraît assez obscur, il appliquait la même constriction au membre entier (*Collect. Nicetæ. De amputandis partibus*). Archigènes avait inventé un instrument propre à dilater le vagin, dans le but d'y ouvrir un abcès avec le bistouri (Aétius, liv. iv, c. 86). Rufus, qui écrivit un grand nombre de traités, et dont il ne reste que quelques fragmens imparfaits, définit l'anévrisme faux, en distingua les espèces, en assigna le traitement, ce qu'on attribue communément à Galien (Aétius, tetr. iv, serm. 2, c. 51). Soranus, que Cælius Aurelianus nous a si bien fait connaître, et dont il reste un fragment d'un traité des fractures, dans la collection de Nicétas, donna des signes très-exacts pour faire reconnaître les diverses fractures, surtout celles des vertèbres. Il simplifia beaucoup le traitement de ces maladies, en rejetant les machines qu'on employait pour la réduction, et en ne se servant que de ses mains et de plusieurs aides (Paul d'Eg., liv. vi, ch. 99). Enfin Héliodore, dont Oribase et la collection de Nicétas nous font connaître la chirurgie, a préconisé le débridement des petites plaies de la tête. Il n'hésitait pas à inciser ou débrider les muscles temporaux blessés ou contus, et allait même jusqu'à voir le remède des convulsions dans une opération qu'on croyait devoir les produire. Pour éviter l'effusion extrême de sang pendant les amputations, il divisait d'abord la partie du membre la moins charnue; puis, après avoir scié l'os, il faisait la section des chairs les plus épaisses. Dans la description qu'il a faite de l'excision des doigts surnuméraires, on peut trouver la première trace des amputations à lambeaux.

Tels sont, au milieu de la foule de noms que l'histoire nous a transmis, le petit nombre de ceux qui soient dignes d'être remarqués dans cette époque presque stérile pour la chirurgie. Quelques-uns de ces noms, à la vérité, sont grands, mais ce n'est pas la chirurgie qui a fourni leurs principaux titres. L'école d'Alexandrie avait encore conservé son éclat; mais l'étude de l'anatomie n'y était plus en honneur comme dans les temps d'Hérophile et d'Erasistrate; cette étude était presque proscrite à Rome : doit-on s'étonner dès-lors du peu de progrès de la chirurgie? L'absence de tout réglement sur le choix des personnes exerçant la médecine, le nombre infini de recettes que devait nécessairement amener cette liberté illimitée, contribuèrent à la dégradation de la science. Ce n'est donc pas, comme le pense Peyrilhe, parce que les monumens de la chirurgie de cette époque ont péri, qu'elle nous apparaît pauvre en découvertes, mais parce qu'elle le fut réellement.

Dans la dernière moitié du second siècle parut Galien. Cet homme extraordinaire, dont l'influence funeste sur la médecine se continua si long-temps après lui, n'exerça la chirurgie que dans les premières années de sa pratique, et n'en traita qu'accessoirement dans ses écrits. Lorsqu'il vint se fixer à Rome, il se livra exclusivement à la médecine interne, pour se conformer à l'usage suivant lequel chacun embrassait la partie de l'art qui convenait le mieux à ses goûts et à ses talens, abandonnant, comme il le dit, les opérations à ceux qu'on nommait chirurgiens. Toutefois, plusieurs faits rapportés dans ses ouvrages montrent qu'il ne renonça pas entièrement à la chirurgie. Galien eut sur cette partie de la médecine la même influence que sur les autres. Plus remarquable par sa vaste érudition que par son génie, il ne contribua aux progrès de la chirurgie par aucune invention de quelque importance; et s'il introduisit dans cette partie de la science un esprit plus méthodique, si, par ses préceptes et ses exemples, il montra tout l'avantage qu'elle retire de l'anatomie, il la remplit aussi de ses distinctions subtiles, de ses hypothèses étiologiques et de sa polypharmacie. L'éclat que son imagination répandit sur ses doctrines, fit que par la suite on s'attacha plus à imiter ses erreurs que ses bonnes qualités. Nous allons passer succinctement en revue quelques-uns des points remarquables de la chirurgie de Galien.

Galien a fait une description méthodique du phlegmon, et a indiqué un traitement assez rationnel de cette affection ; mais il ne tarde pas à gâter ces préceptes, en admettant la nécessité d'appliquer des remèdes différens, suivant le siége du phlegmon ; et à cette occasion surtout il reproche aux méthodistes de prescrire le même remède pour des maux variés. Il a signalé les effets du bandage roulé dans le traitement des fractures simples, comme préservatif ou défensif, c'est-à-dire, comme prévenant ou répercutant l'inflammation phlegmoneuse dont elles sont quelquefois suivies. Relativement aux plaies, Galien n'a rien dit de nouveau. Toutefois, ses connaissances anatomiques lui firent porter dans le pronostic de ces maladies une sûreté qu'il n'avait pas encore eue : elles lui permirent de prédire avec confiance les lésions de fonctions dont certaines plaies seraient suivies à cause des parties qui en étaient le siége. De plus, personne, avant lui, n'avait traité ni aussi amplement ni aussi soigneusement des diverses espèces de bandages (*De fasciis*). Galien a traité, mieux que ses prédécesseurs, des hémorrhagies artérielles et des moyens de les arrêter, quoiqu'on doive rapporter à Archigènes et à Rufus l'invention des procédés opératoires que nécessite la blessure des artères, nous voulons dire de la compression et de la ligature qui déjà se trouvaient indiquées dans Celse, mais d'une manière trop concise. Galien a eu une idée nette de la formation du caillot et de son utilité pour arrêter l'écoulement du sang. Lorsque la compression opérée par le doigt ne réussit pas, il recommande de soulever le vaisseau avec un crochet et de le tordre un peu. Si c'est une artère qui est lésée, les topiques ne suffisent pas pour suspendre l'hémorrhagie, il faut en faire la ligature, ou la couper en travers : les extrémités se retirent dans les chairs, et *le sang cesse de couler*. La description qu'il donne de l'anévrisme faux est moins succincte que celle de Rufus. Dans toute cette partie de la chirurgie, Galien apporta une précision remarquable, ce qui tenait à l'avantage qu'il avait sur ses prédécesseurs et ses contemporains de posséder des connaissances plus étendues sur l'anatomie des vaisseaux. Aussi reproche-t-il à ces derniers de ne savoir pas éviter ceux qui se rencontraient sur le chemin de l'instrument. Galien a indiqué d'une manière plus complète toutes les matières qui peuvent être contenues dans les diverses tumeurs ; mais il a prodigué les subtilités et les hypothèses sur la formation et le traitement de ces maladies, comme il l'a fait aussi pour l'érysipèle, le cancer, le squirrhe et les dartres, qu'il a moins bien décrites que Celse. Malgré l'exactitude qu'il a mise à dénommer, définir et classer les maladies des yeux, leurs nombreuses variétés, leurs nuances symptomatiques les plus légères, l'ophthalmologie n'a reçu de ses travaux aucun perfection-nement ni dans sa théorie ni dans sa pratique. Enfin, si Galien a fait preuve à diverses occasions d'habileté dans le diagnostic et la réduction des fractures et des luxations, il ne paraît pas avoir fait faire de progrès à cette branche importante de la chirurgie. L'emploi qu'il faisait de machines très-compliquées prouve que quelques-uns de ses prédécesseurs étaient plus avancés que lui sur ce sujet. Du reste, il a montré une très-grande hardiesse dans certaines cir-constances : il a pratiqué l'extraction de portions de côtes cariées, et même d'une côte tout entière. Une autre fois, il enleva une portion du sternum, et, dans ce cas, l'enveloppe du cœur étant tombée en pourriture, ce viscère fut mis à nu, à ce qu'il prétend, et le malade guérit ! Dans un passage, on a cru trouver l'idée de la cure de l'hy-drocèle par le séton.

Vers cette époque vécurent deux chirurgiens célèbres, sur la biogra-phie desquels règne une grande incertitude, mais que l'on présume, avec beaucoup de vraisemblance, avoir été postérieurs à Galien, qui n'en a fait aucune mention dans la liste nombreuse de ceux, beau-coup moins importans, qu'il a cités : ce sont Léonides d'Alexan-drie, et Antyllus. Les fragmens qui nous restent du premier ont tous pour sujet des matières chirurgicales, et annoncent un obser-vateur exact et un praticien habile. Léonides apporta beaucoup de discernement et de méthode dans l'emploi du cautère actuel. Il n'a pas craint d'ouvrir l'hydrocéphale interne comme l'externe. Son procédé pour opérer la fistule de l'anus n'est ni celui d'Hippo-crate ni celui de Celse. Il introduit un stylet flexible dans le trajet fistuleux; puis, portant le doigt dans le rectum, il saisit la tête du stylet, et la ramène à lui; il rapproche ainsi les deux embouchures de la fistule, et excise d'un seul coup, s'il est possible, tout ce qui est calleux; sinon il dissèque ou scarifie les callosités échappées à l'instrument. Ce qu'il dit du traitement de la même maladie par le caustique est trop obscur pour s'en former une idée. Divers autres points de la chirurgie ont été encore certainement mieux traités par Léonides que par les auteurs antérieurs. Nous terminerons ce qui le concerne, en citant de lui, moins pour constater les progrès que les caractères de sa chirurgie, son procédé d'amputation des mamelles cancéreuses, dans lequel il employait des incisions et des cautérisations successives, dans le but d'éviter l'hémorrhagie et de détruire les restes du cancer.—Antyllus ne nous est connu, de même que Léonides, que par quelques fragmens qui donnent une idée avantageuse de sa chirurgie. Sa méthode de guérir l'ectropion consistait à faire l'excision d'une portion de la conjonctive taillée en V. Il décrivit la trachéotomie : il incisait les tégumens vers le troisième ou quatrième anneau, et divisait transversalement une certaine étendue de la membrane entre les deux anneaux cartilagineux, prévenant qu'il y avait du danger à diviser en totalité la trachée artère; ce qui ferait supposer qu'on en aurait pratiqué la section circulaire et complète. — On peut aussi rapporter à ces époques, quoique d'une manière plus vague encore, les auteurs dont il est fait mention dans Aétius, sous les noms de Philumenus, d'Aspasie et de Moschion, et qui nous ont plus particulièrement occupé, lorsque nous avons fait l'histoire de l'art des accouchemens. Ces auteurs pratiquaient certainement la chirurgie. Philumenus connut très-bien les déplacemens de la matrice; et l'on attribue à Moschion l'acte hardi d'avoir extirpé en entier cet organe tombé hors de la vulve.

Après Galien, la décadence des sciences et des arts devint de plus en plus sensible. La médecine subit le sort commun. Un grand nombre de causes, dont quelques-unes ont été signalées déjà, et qui seront indiquées ailleurs avec plus de détails, devaient entraîner la ruine de cette science. Pour ce qui concerne la chirurgie en particulier, nous n'avons rien à recueillir pour son histoire pendant les deux siècles écoulés entre Galien et Oribase. On cite cependant Adamantius, connu par deux fragmens sur les maladies des dents, conservés par Oribase, et peut-être le même homme qu'Adamantinus, qui avait écrit sur les hernies; on cite encore Philagrius, qui a donné des notions exactes sur le ganglion, qu'il a cherché à distinguer par des signes un peu équivoques du méliceris et de l'athérôme, et qu'il guérissait en écrasant la tumeur, comme on le fait encore aujourd'hui (Aétius, liv. 15, chap. 9.). Le même Philagrius, dans un cas où il n'avait pu réussir à extraire un calcul engagé dans l'urètre, le retira de ce canal par une incision semblable à celle qui constitue l'opération de la boutonnière; mais il faisait l'incision sur la partie supérieure du pénis, de peur qu'il ne se formât une fistule (Aétius, liv. 11, chap. 5). Il est le premier qui traite de l'opération de l'anévrisme. Son procédé consistait à exciser la tumeur, après avoir appliqué une ligature au-dessus et une

autre au-dessous (Aétius, tetr. iv, serm. 3, chap. 3). Oribase lui-
même n'a rendu à la chirurgie d'autre service que celui de rassembler avec ordre ce que les meilleurs auteurs, et surtout Galien,
avaient écrit sur cette partie de l'art. Aétius, qui vivait ou cinquième ou sixième siècle, ne fut, comme Oribase, qu'un compilateur. Cependant son ouvrage contient, sur divers points de chirurgie, plusieurs bonnes choses qui ne se trouvent pas ailleurs, et qui
ne sont rapportées à aucun auteur. Ainsi, l'excision de l'épulis et du
parulis y est indiquée comme devant être substituée à la simple incision; l'arrachement de la dent est proposé comme le meilleur et
souvent le seul moyen pour guérir la fistule qui succède à ces tumeurs. On y trouve quelques bons préceptes pour la réduction
des hernies, et la première bonne description de l'hydropisie
hydatique de la matrice. Aétius a bien décrit aussi l'œdème et les
abcès des grandes lèvres. Il parle de l'ablation des nymphes, pratiquée dans le but de diminuer l'excitation vénérienne, et de la
division du col de la matrice avec le scalpel, pour extraire des concrétions tophacées de cet organe.

De Aétius à Paul d'Égine, on ne peut guère citer qu'Alexandre
de Tralles, auteur plus original qu'Oribase et Aétius, mais qui
écrivit peu de choses sur la chirurgie. Il ne nous reste aucun monument qui indique l'état de cette science depuis le cinquième siècle
jusqu'au septième, où vécut Paul. Cet homme célèbre soutint seul,
chez les Grecs, l'honneur de la chirurgie, dans ces temps où les
ténèbres s'épaississaient de plus en plus. Il se donne lui-même pour
un compilateur (in præfat.), et dit n'avoir que peu ajouté aux
écrits qu'il avait copiés. Les auteurs auxquels il s'est principalement
attaché, sont Celse et Aétius; son ouvrage contient aussi des fragmens d'Archigènes, de Soranus, de Léonides et d'Antyllus, qu'on
ne trouve pas ailleurs. Toutefois, il est un grand nombre d'idées
qu'on peut regarder comme lui appartenant, quoiqu'on puisse
également supposer que les auteurs nous en sont restés inconnus. Nous ne citerons ici que quelques-unes des choses les plus
importantes que l'on doive rapporter à Paul. Il a parfaitement
distingué l'anévrisme vrai de l'anévrisme faux. Le procédé qu'il
indique pour l'opération de la taille, est le petit appareil latéral; il
dit, en opposition avec Celse, que l'incision ne doit pas être faite
au milieu du périnée, mais plutôt obliquement sur le côté gauche,
vers la fesse. Il parle de l'imperforation du vagin et de l'anus. Il
traite de la fracture de la rotule, qui n'est pas mentionnée dans

Celse; enfin il ouvrait les veines jugulaires, ce qui n'avait été fait que par un petit nombre d'auteurs plus anciens, nommément par Alexandre, qui avait ordonné cette saignée dans le cas d'esquinancie.

Paul d'Égine fut le dernier médecin grec qui cultiva la chirurgie avec quelque distinction. Chez les Grecs les plus modernes, on ne trouve même pas de bons compilateurs. Il faut, toutefois, excepter Nicétas, médecin de Constantinople, au onzième siècle, qui rassembla divers fragmens d'auteurs antérieurs qui écrivirent sur la chirurgie, et surtout Actuarius, qui, au treizième ou quatorzième siècle, donna un bon abrégé de Galien. Mais déjà depuis long-temps les sciences et les arts s'étaient éteints en Occident; et, dans l'Orient, c'est chez les Arabes qu'il faut se transporter pour en trouver quelques vestiges, et pour voir la chirurgie, quoiqu'ayant perdu beaucoup de son antique éclat, conserver quelque apparence scientifique.

§. V. *De la chirurgie des Arabes.* La chirurgie, de même que les autres branches de la médecine, ne fut long-temps, chez les Arabes, que ce qu'elle est chez tous les peuples barbares; et lorsqu'après la conquête de l'Égypte par les successeurs de Mahomet, la version des livres grecs eut répandu les connaissances médicales parmi eux, la chirurgie fut peu cultivée, et resta toujours en arrière de ce qu'elle avait été chez les Grecs et les Romains. Cela provient des coutumes et des idées superstitieuses que la religion musulmane imposait à ses sectateurs. Les Arabes, ne pouvant pas se livrer à la dissection des cadavres humains, n'apprirent l'anatomie que dans les livres grecs; une connaissance pratique de cette science, à laquelle est lié si intimement le sort de la chirurgie, leur fut toujours interdite. De plus, une sorte de honte était attachée à la pratique des opérations, dont une pudeur déplacée limitait encore le champ. En faisant l'histoire de l'art des accouchemens, nous avons fait remarquer combien cette réserve, poussée à l'excès, devint funeste aux femmes, qui ne pouvaient recevoir les secours que leur état réclamait.

Dans le premier livre qui transmit aux Arabes les connaissances médicales des Grecs, les *Pandectes* d'Aaron, la chirurgie, au dire d'Ali-Abbas, était traitée d'une manière superficielle. Mais au neuvième siècle, les Arabes possédaient dans leur langue, par les soins d'Honaïn, les ouvrages d'Hippocrate et de Galien, ainsi que ceux de Paul d'Égine. Malgré cette circonstance, qui aurait dû favoriser les progrès de la chirurgie, nous ne voyons pas qu'au

temps de Rhazès (au dixième siècle), la pratique de cet art fût beaucoup répandue chez les Arabes, et qu'on suivit les exemples et les
préceptes qu'avaient laissés les derniers Grecs. Les médecins n'exerçaient pas la chirurgie. Rhazès parle souvent de maladies chirurgicales pour lesquelles il avait été appelé; mais après avoir prescrit le
traitement, il en laissait l'exécution à des chirurgiens. Ce médecin
cite en plusieurs endroits de ses ouvrages les chirurgiens de l'hôpital qui lui était confié; il avoue en avoir appris différentes choses; et dit que c'est après les avoir vus opérer, qu'il put lui-même
pratiquer la chirurgie. Certaines gens se livraient exclusivement au
traitement des maladies des yeux; d'autres à l'opération de la lithotomie. Les livres de Rhazès sont en général des compilations;
cependant il y rapporte beaucoup d'observations faites par lui-même.
Il a, le premier, décrit la maladie des os connue sous le nom de
spina ventosa. Du reste, on y trouve peu de détails sur les opérations. Les théories subtiles de Galien, qui fructifièrent tant chez les
Arabes, dominaient dans la chirurgie comme dans la médecine de
Rhazès : les qualités élémentaires lui servaient de règles dans l'emploi des emplâtres. Les *fractures* et les luxations étaient réduites
avec des machines, comme dans les premières époques de l'art.
Rhazès n'opérait pas la fistule lacrymale; il se bornait à y établir
un point de compression : ce moyen était beaucoup employé par
les chirurgiens de son temps pour guérir les fistules et les ulcères.
Ali-Abbas, qui vivait peu de temps après Rhazès, a, moins encore
que celui-ci, des observations qui lui soient propres sur la chirurgie.
On voit qu'il pratiquait la taille d'après ce qu'en avait dit Paul d'É-
gine, qu'il opérait la fistule anale par l'incision, quand elle était
complète, et la respectait lorsqu'elle ne s'étendait pas jusqu'au
rectum. La chirurgie, dans le *canon* d'Avicenne, n'est pas moins
faible que ce qui a rapport à la médecine pratique. La dépression
était la méthode qu'il employait pour l'opération de la cataracte :
il assure que plusieurs chirurgiens de son temps tentèrent de la
guérir par l'extraction; mais, suivant lui, ce procédé est fort dangereux. Il n'opérait pas les hernies, même lorsqu'elles étaient
étranglées. Avenzoar, qui vivait vers la fin du douzième siècle,
parmi les Maures d'Espagne, se fit gloire de réunir à la pratique de
la médecine celle de la chirurgie, dont les médecins de son temps
avaient encore honte, et qu'ils abandonnaient à des subalternes. Mais
il s'abstenait de faire la lithotomie, opération qu'il considérait
comme déshonorante. D'après le tableau que trace Avenzoar, on

voit que la chirurgie était peu cultivée dans le pays même où les Arabes firent fleurir le plus les sciences et les arts. Ce médecin se plaint qu'il n'y ait pas de chirurgiens assez habiles pour appliquer le trépan : du reste, lui-même nous a laissé peu de choses intéressantes. Il dit avoir extirpé avec succès un utérus tombé hors de la vulve; il en a été dit autant de Moschion. Dans le cas de dysphagie, Avenzoar prescrivait d'introduire au-delà de l'obstacle un tube par lequel on injectait des alimens liquides.

Au commencement de ce même siècle, existait chez les Arabes d'Asie le seul des auteurs de cette nation qui ait pratiqué avec ardeur la chirurgie, et qui nous ait transmis un traité étendu sur cette partie de la médecine; c'est Albucasis. Son ouvrage, dans lequel il eut l'idée, le premier, de décrire et de figurer les instrumens dont il se servait, est un curieux monument de cette époque. Il déplore l'état de langueur dans lequel était la chirurgie chez les Arabes, et qu'il attribue à l'ignorance des médecins en anatomie. Jamais l'usage des caustiques ne fut plus répandu que de son temps. Un livre tout entier est consacré à ce sujet. Une foule d'instrumens propres à appliquer le feu y sont décrits avec leurs différens usages. Il n'est presque pas d'affection locale contre laquelle Albucasis ne conseille ces moyens. Dans le cas de fistule lacrymale, il dénudait l'os, le brûlait, le ratissait; pour dernier moyen, il le perforait jusque dans les narines. Il décrit les tumeurs cystiques des paupières, et la manière dont on doit les extirper. Il a inventé des procédés ingénieux pour tirer les corps étrangers avalés; c'est à lui qu'on doit l'idée d'introduire dans l'estomac une éponge attachée à un fil. Il arrêtait les hémorrhagies occasionnées par les plaies des artères, de la même manière que les Grecs. Son procédé pour la taille ressemble à celui de Paul d'Égine; mais le premier, il indiqua celui qu'on doit suivre pour délivrer les femmes d'un calcul vésical : ce qu'en avait dit Celse avant lui est trop peu précis pour lui enlever ce mérite. Toutefois, il ne paraît pas avoir pratiqué cette opération, et doute même qu'elle pût l'être, à cause de la difficulté de trouver une sage-femme assez habile pour s'en charger. Aucune femme n'eût consenti à exposer aux regards d'un chirurgien les parties sur lesquelles il aurait dû opérer; et le chirurgien lui-même eût répugné à attenter ainsi à la pudeur des femmes. Après Albucasis et Avenzoar, les sciences dégénérèrent bientôt chez les Arabes, courbés en Asie sous le gouvernement despotique des Turcs, et resserrés de plus en plus, et enfin chassés d'Espagne. Nous l'avons déjà dit, la chirurgie ne fit aucun progrès chez eux. Mais à côté de celle des peuples chrétiens leurs contemporains, la chirurgie des Arabes brille d'un vif éclat; sous ce rapport seulement, ils servirent et préparèrent la restauration de cet art en Occident.

§. VI. *Chirurgie des peuples occidentaux pendant le moyen âge et jusqu'au milieu du 16ᵉ siècle.* Le spectacle le plus pénible qui puisse frapper un ami des lumières, c'est celui que présente l'Europe depuis le cinquième siècle. L'âge de Théodose fut le crépuscule des sciences et des arts. La nuit la plus longue et la plus ténébreuse le suivit, et sembla avoir obscurci pour jamais toutes les lumières de l'esprit humain. L'horrible bouleversement de l'empire en fut la première et la principale cause. Le faible Honorius semblait n'avoir recueilli ce riche héritage que pour en faire la proie des Barbares. Ils se répandirent comme un torrent dans le midi de l'Europe, détruisant les monumens des arts, effaçant jusqu'aux dernières traces des sciences et des lettres, et substituant aux mœurs polies des Romains le caractère inculte et sauvage de leur patrie; à la langue de Cicéron, un idiome dur et sans règles. L'Italie, jadis la reine du monde et le centre des arts, essuya les plus affreux ravages. Il n'y eut pas une ville qui ne fût plusieurs fois prise et reprise par les Goths et les Grecs, saccagée et démantelée. Les victoires de Bélisaire et de Narsès lui procurèrent un calme passager; mais bientôt les Lombards et les Sarrasins se précipitant sur elle, y apportèrent la terreur, le meurtre et la désolation. Il faut joindre à tant de maux, bien capables assurément d'anéantir le goût des sciences et des lettres, la destruction des livres, et l'extrême difficulté des études. Les Gaules subirent, comme l'Italie, le fléau des conquêtes. Jusqu'alors les habitans de ces pays avaient conservé, comme sujets de l'empire, des droits aux premières dignités de l'État; ils avaient même brillé, dans les derniers siècles, par la supériorité de leurs lumières. Les usages et les lois d'un peuple chasseur et brigand changèrent bientôt leurs mœurs et leurs idées. Ils ne connurent plus d'autre supériorité que celle de la force; d'autre génie, que celui de l'adresse; d'autre vertu, qu'une bravoure téméraire et féroce. L'ignorance maintint pendant plus de six cents ans son sceptre de plomb. A la vérité, Charlemagne, cet homme si supérieur à son siècle, si véritablement grand en toutes choses, et dont le génie s'appliquait à tout, travailla de tout son pouvoir au rétablissement des études. Attirant de tous côtés les hommes doués de

quelque instruction, par les honneurs et les récompenses; il fonda
des écoles dans les principales villes de son empire, et établit, au
sein même de son palais, une académie chargée de diriger l'instruction générale. Mais à quoi aboutirent ses efforts, qu'à laisser des
monumens d'un zèle admirable et impuissant? Sous les indignes
successeurs de ce grand homme, l'esprit humain descendit au dernier terme de l'ignorance et de la dégradation.

Nous exposerons ailleurs, avec plus de détail, les causes de cette
révolution déplorable; nous nous arrêterons particulièrement à celles
qui exercèrent plus directement leur funeste influence sur l'art de
guérir. (*V.* MÉDECINE.) La décadence avait été plus rapide encore et
plus complète pour cette branche des connaissances, que pour toute
autre. Les moines, pour qui, dans les temps de troubles, la superstition
générale fut une sauve-garde, et que les revenus et l'oisiveté de leur
état mettaient seuls en position de s'occuper d'études, étaient seuls dépositaires de l'art de traiter les malades. Les prières, l'invocation des
saints, l'application des reliques, furent trop souvent les seuls remèdes employés par ces singuliers successeurs d'Hippocrate, et la
médecine se trouva réduite, dans leurs mains, à peu près à ce
qu'elle avait été entre celles des Asclépiades, dans les temps primitifs de la Grèce. De pieux enthousiastes ont vanté les services rendus aux sciences par les habitans des cloîtres. Le seul éloge que la
vérité permette à un médecin de leur accorder, c'est de n'avoir pas
détruit tous les manuscrits dont ils furent long-temps dépositaires.
Dans les siècles de leur profonde ignorance, ils étaient hors d'état
de jeter sur l'art de guérir le moindre rayon de lumière. Quand
l'établissement régulier des écoles épiscopales eut commencé à les
éclairer, d'autres études absorbèrent le temps que leur laissaient les
plaisirs et les pratiques de leur état, et l'exercice de la chirurgie leur fut
interdit. L'Église, qui a horreur du sang, si ce n'est quand elle le
fait verser pour le salut des âmes, défendit d'abord toute opération
manuelle aux religieux élevés en grade, dont elle aurait com-.
promis la dignité (concile de Tours et autres); plus tard, elle ne crut
pas devoir permettre que les doigts sacrés de ses plus humbles
servans fussent plus long-temps souillés par des fonctions qui ne
convenaient qu'aux mains profanes des laïcs. (Boniface VIII.)

Aucun monument des connaissances chirurgicales, ou plutôt de
l'ignorance grossière de cet âge, n'a été conservé, et l'histoire de
la chirurgie de cette époque est tout entière dans celles des circonstances qui amenèrent sa décadence et son anéantissement.

Au onzième siècle, on voit poindre les premiers rayons d'un meilleur avenir. En Italie, les habitans des grandes villes, dans la nécessité de se défendre contre l'anarchie, la violence et l'oppression, s'engagèrent par des sermens à se défendre les uns les autres. Les républiques italiennes se formèrent, grandirent quelque temps à l'ombre de leurs garanties municipales. Au douzième siècle elles conquirent leur indépendance. Dès-lors le monde apprit qu'il peut y avoir des lois, des garanties, un ordre public, à l'abri desquels les âmes s'ennoblissent; dès-lors aussi les mœurs se purifièrent; la raison humaine se développa, l'industrie, le commerce prirent de l'extension, les arts libéraux commencèrent à naître, et les hommes entrevirent le bonheur et le perfectionnement pour lequel ils furent créés.

Les relations qu'avaient eues les chrétiens d'Occident avec les Arabes, les avaient préparés aux études. Malgré la haine religieuse qui séparait ces deux peuples, les Chrétiens ne pouvaient s'empêcher de reconnaître que les Musulmans avaient sur eux l'avantage de la civilisation. Les hommes qui se sentaient quelque talent pour les sciences, allaient étudier dans les universités des Maures, et revenaient propager dans leur patrie les connaissances qu'ils avaient acquises, soit au moyen de l'enseignement, soit par la traduction des œuvres de ces maîtres de l'art. D'ailleurs, les médecins juifs, qui passaient pour joindre à la connaissance des langues et des sciences orientales une grande habileté dans l'exercice de l'art de guérir, venaient souvent se fixer dans nos contrées, attirés par les récompenses que leur prodiguaient, pour les attacher auprès d'eux, les princes, et quelquefois même les papes. Ce furent là quelques-unes des principales circonstances qui amenèrent la fondation des universités, et particulièrement des écoles de médecine. L'Italie devait, comme on pense bien, précéder les autres contrées de l'Europe dans la carrière des progrès scientifiques. L'école de Salerne fut le précurseur et le modèle de celle de Montpellier, et c'est à des Italiens qu'on rapporte la renaissance de la chirurgie en France. Quoique l'école de Salerne existât probablement avant Constantin l'Africain, c'est pourtant à cet homme célèbre qu'elle dut, en grande partie, l'éclat dont elle brilla à partir du milieu du onzième siècle. L'histoire des travaux de ce moine médecin appartient à un autre article; qu'il nous suffise de dire ici que ses ouvrages sont les premiers, parmi ceux qui furent publiés dans les contrées occidentales de l'Europe, depuis l'invasion des Barbares, où l'on trouve un tableau régulier des connaissances chirurgicales. Il les avait puisées dans quelques ouvrages d'Hippocrate, de Galien et de Paul d'Égine, dans *Sextus Placitus*, et dans les œuvres des premiers médecins arabes, d'Ali-Abbas surtout, dont il devait la connaissance aux voyages et au séjour qu'il avait fait, pendant quarante ans, dans la Chaldée, la Perse, l'Inde, l'Arabie et l'Égypte.

Nous nommerons Gariapontus et Eros, non pour avoir éclairé l'art de quelques rayons nouveaux de lumière (les véritables progrès sont réservés pour une époque encore bien éloignée), mais pour s'être élevés au-dessus du grossier empirisme de leurs contemporains; ce qui est beaucoup pour un pareil siècle.

Roger de Parme, Roland son disciple, Bruno, Hugues de Lucques et Théodoric, sont plus connus et plus dignes de l'être, quoiqu'ils ne s'élèvent pas au-dessus du rôle de très-médiocres compilateurs. Nous ne saurions leur refuser un tribut de reconnaissance pour avoir acclimaté dans nos contrées la chirurgie d'Albucasis, et pour y avoir même quelquefois ajouté les résultats de leurs propres observations. C'est ainsi que Roger recommande l'éponge contre les scrophules et le goître. Il faisait un très-grand usage, ainsi que Roland et les quatre maîtres qui le commentèrent, de cataplasmes, et d'autres topiques émolliens, se fondant, dit Guy de Chauliac, sur cet aphorisme d'Hippocrate (sect. 5, aph. 67), *laxi tumores, boni; crudi verò, mali.* Bruno, au contraire, et Théodoric, suivaient une méthode opposée, et traitaient indifféremment les tumeurs, les plaies et les ulcères de toute espèce, par des topiques échauffans et dessiccatifs, d'après cette opinion de Galien : *Siccum sano propinquius, humidum verò non sano.* Du reste, Bruno avait bien vu que le véritable moyen de guérir la fistule à l'anus est de l'inciser dans sa hauteur; et Théodoric, outre qu'il fait connaître des observations importantes tirées de la pratique de son père et son maître Hugues de Lucques, apprécie comme il convient, d'après l'expérience, l'emploi de la compression dans le traitement des anévrismes faux, propose de détruire par le fer un cal vicieusement formé, et rapporte, sur plusieurs points, des exemples de guérison dans des cas graves.

Bien supérieur à tous ceux qui précèdent, par son savoir, son expérience et son jugement, Guillaume de Salicéto, né à Plaisance, et professeur à Vérone, fut le digne précurseur de Guy de Chauliac, de qui il a reçu des éloges dont celui-ci n'était pas prodigue. On remarque dans son ouvrage un cas de guérison d'une hydrocéphale, obtenue par l'application répétée du cautère actuel, le traitement qu'il prescrit contre le charbon pestilentiel, plusieurs observations de plaies du cerveau suivies de guérison, l'histoire d'un homme qui s'était coupé volontairement avec un rasoir la trachée et l'œsophage, et qu'il guérit au moyen de la suture, et l'exemple encore plus rare d'un intestin blessé d'un coup de couteau, réuni au moyen de la suture du pelletier, replacé dans le ventre, maintenu par la suture des parois abdominales, suivi d'une guérison complète. Son disciple, Lanfranc de Milan, moins remarquable comme auteur et comme artiste, est encore plus digne de fixer l'attention de l'historien, à cause de l'heureuse et puissante influence qu'il exerça sur la chirurgie, particulièrement en France. Il vivait à l'époque des plus grands troubles excités par les factions des Guelfes et des Gibelins; et comme il avait pris une part active à ces disputes, Matthieu Visconti l'exila de Milan. Il se réfugia en France, s'arrêta quelque temps à Lyon, et vint, en 1395, à Paris, où il ouvrit des cours publics et acquit une célébrité extraordinaire. Un grand nombre d'autres chirurgiens, italiens comme lui, et réfugiés en France pour la même cause, s'établirent aussi dans la capitale, et y firent fleurir les connaissances de leur pays. Les Français étaient d'ailleurs convenablement disposés pour mettre ces circonstances à profit. *Les nations académiques*, et l'Université qui leur succéda vers cette époque, avaient, par leur système d'études et la célébrité de leurs maîtres, assuré, depuis quelque temps à Paris, le privilége d'attirer, de l'Angleterre et de toutes les contrées du Nord, quiconque se sentait quelque goût pour les lettres. Les lumières commençaient à n'y être plus la propriété exclusive de la classe religieuse; enfin, la chirurgie elle-même y comptait déjà quelques hommes de mérite. Tels étaient sans doute *les quatre maîtres*, dont les noms ne sont pas parvenus jusqu'à nous, non plus que l'ouvrage qu'ils avaient composé en commun, et dont il ne nous est plus permis de juger que par le témoignage avantageux que rend Guy de Chauliac de leur mérite et de leur expérience. Déjà brillait Jean Pitard, chirurgien de Louis IX, qui suivit son maître dans ses expéditions à la Terre-Sainte, puisa dans les rapports qu'il put avoir avec les Sarrasins, non moins que dans l'ardeur de son propre génie, le désir de renouveler son art, et qui, sous le roi que nous venons de nommer, et sous Philippe-le-Bel, dont la santé fut aussi confiée à ses soins, composa et fit approuver les statuts par lesquels le *Collége des chi-rurgiens* fut légalement constitué. Un enseignement régulier fut établi; les élèves furent soumis à des examens, et les maîtres tinrent des assemblées dans l'église Saint-Jacques-de-la-Boucherie, en atten-dant qu'ils eussent une demeure fixe. Depuis lors, la tradition des connaissances acquises ne fut plus interrompue; des moyens nou-veaux d'instruction, et le nombre de ceux qui purent courir dé-sormais dans cette nouvelle carrière, excitèrent de toutes parts l'émulation; la chirurgie française se plaça au premier rang dans l'estime des connaisseurs, et le Collége de chirurgie et la Faculté de Médecine de Paris furent la source où les étrangers vinrent puiser des connaissances approfondies. C'est de là, sans doute, que Gilbert, Jean de Gaddesden, Jean du Ardern, Richard, etc., chirurgiens anglais des treizième et quatorzième siècles, tirèrent les leurs; du moins est-il certain que le premier avait voyagé sur le continent, et tous avaient une connaissance des chirurgiens italiens et français, qui suppose qu'ils avaient fait leurs études ailleurs que dans leur patrie; car les progrès scientifiques ne se propageaient pas, à cette époque, avec la facilité de communication qui les transporte aujourd'hui d'un bout du monde à l'autre; il fallait, pour en profiter, les re-cueillir aux lieux où ils prenaient naissance.

Les noms de Henri de Mondaville ou Hermondaville, de Robert Le Myre, de Jean de Saint-Amand, de Nicolas Bertrucci, Guillaume Varignagna, Dino del Garbo et de tant d'autres, dont *l'Index funereus* de J. Devaux a donné la liste, ceux de plusieurs médecins qui firent entrer dans leurs ouvrages les matières qui forment le domaine de la chirurgie, comme Arnaud de Villeneuve, Pierre d'Abano, Bernard de Gordon, etc., etc., n'intéressent l'historien qu'en tant qu'ils montrent l'extension et l'importance que prit l'étude de la chirurgie.

Malgré tant de travaux réunis, il restait encore une distance considérable entre la chirurgie du quatorzième siècle et celle de l'an-tiquité. Pour se placer à la hauteur des Grecs, il fallait, non-seule-ment du génie, mais un amour passionné pour son état, et une constance à toute épreuve, capable de surmonter les difficultés qui s'opposaient, au milieu de la rareté des livres, aux études longues et approfondies. Si l'on considère Guy de Chauliac au milieu de ce siècle qu'il illustra, on sera forcé de convenir qu'il possédait à un haut degré toutes ces qualités. Doué d'une heureuse perspicacité, d'un esprit droit, d'une raison sévère, il dut à des travaux constans et à la méthode qu'il mit dans ses études, l'érudition la plus étendue qu'il fût possible d'acquérir de son temps, et une notion des travaux de ses prédécesseurs, aussi complète que l'exigeait le projet qu'il avait formé de tracer le code des connaissances acquises en chirurgie. Un savant et judicieux historien (Ackermann) a dit que la chirurgie de Guy de Chauliac pouvait tenir lieu de tout ce qui avait été écrit jusqu'à cette époque. S'il était permis d'adopter à la lettre ce jugement, le chirurgien du quatorzième siècle serait le premier, et jusqu'ici peut-être l'unique auteur qui eût jamais mérité un pareil éloge. Du moins ne saurait-on lui refuser celui d'avoir fait un ouvrage infiniment supérieur à tous ceux qui parurent vers le même temps, et même bien long-temps après. La postérité lui a rendu cette justice, puisqu'il fut pendant près de trois siècles le classique par excellence. Il rendit l'étude facile, profitable, et les nations étrangères tributaires de notre patrie (1).

Tout semblait assurer à la chirurgie un avenir de perfectionnement et de bonheur, et à la France la gloire de marcher désormais la première dans cette honorable carrière; mais la cupidité, l'égoïsme et l'envie jurèrent la ruine de l'art, et firent consumer en de vaines et déplorables disputes près de deux siècles d'études et de progrès. Jusqu'au règne de Charles VII, tous les membres des facultés de médecine avaient été des clercs, à qui le mariage était interdit. Quoiqu'ils ne fussent point attachés à la caste religieuse par des liens indissolubles, la loi du célibat leur conservait toujours l'entrée dans l'état ecclésiastique, et leurs succès dans l'art de guérir les conduisaient souvent aux bénéfices les plus riches, et aux dignités les plus élevées. Il était donc naturel qu'ils se conformassent aux lois de l'église, qui leur promettait, au déclin de leur carrière, les honneurs et la fortune. C'était donc probablement l'obéissance aux canons des conciles, autant que les répugnances d'une fausse délicatesse et d'une vanité ridicule, qui avait engagé ces docteurs à s'abstenir de l'exercice de la chirurgie. Ils avaient pris dès long-temps l'habitude de faire exécuter sous leurs yeux, par des barbiers, les pansemens qui n'exigeaient point la main d'un

---

(1) Nous indiquerons à l'article Guy de Chauliac les découvertes de détail dont on est redevable à cet habile chirurgien; il aurait pu n'en faire aucune sans exercer pour cela une influence moins avantageuse sur les progrès de l'art.

chirurgien. Soit par l'effet de circonstances fortuites, ou pour éviter d'avoir recours à une industrie rivale, ils introduisirent peu à peu l'usage de faire pratiquer par les mêmes *servans* des saignées, des ouvertures d'abcès, et quelques autres petites opérations de même espèce. Les chirurgiens avaient eux-mêmes contribué à étendre et à enraciner cet abus, en se déchargeant quelquefois sur ces mains étrangères de ce qu'un esprit étroit peut trouver de vil dans les fonctions de leur état. Ils payèrent bien cher les secours qu'ils purent recevoir de pareils aides. Fiers de l'adresse manuelle que leur donnait l'habitude de manier l'instrument tranchant, disposés, comme l'est nécessairement l'ignorance, à s'exagérer leur habileté, alléchés surtout par les bénéfices d'un état qui valait mieux que celui de faire des barbes ou d'arranger des coiffures, les barbiers ne tardèrent pas à considérer le nouvel emploi qu'on leur avait confié, comme la partie la plus importante de leur profession et celle qui leur convenait le mieux; ils en réclamèrent instamment pour leurs confrères, et finirent, dans ce temps de priviléges, par en obtenir le privilége légal. A l'ombre de cette constitution et de la crédulité du vulgaire, ils empiétèrent de jour en jour sur le domaine de la science, et se chargèrent furtivement des maladies les plus graves. Ils osèrent même quelquefois s'ériger ouvertement en chirurgiens. Une ordonnance de 1301, et des sentences plusieurs fois renouvelées, réprimèrent leurs prétentions. Par eux-mêmes, ils n'auraient jamais été, pour les chirurgiens, des rivaux bien dangereux; mais un ennemi plus puissant trouva en eux d'utiles auxiliaires.

Depuis que le cardinal d'Etouteville eut abrogé, en 1452, la loi du célibat imposée aux médecins, depuis qu'on leur eut donné, comme dit Quesnay, des femmes au lieu de bénéfices, leur ambition s'éveilla; ils réservèrent pour eux-mêmes, de l'exercice de la chirurgie, tout ce qu'ils en pouvaient pratiquer sans déroger à leur dignité; et rien ne leur coûta pour abaisser, de quelque façon que ce pût être, et pour supplanter les *chirurgiens de robe longue* (ou du collége Saint-Côme). Associés depuis quelque temps à l'Université, ils avaient déjà pris, de cette société savante, une affection jalouse pour ce qu'ils appelaient leurs droits et priviléges. Dans un siècle où l'Université s'opposait seule aux progrès de l'ignorance, elle fut dépositaire de toutes les sciences; il ne fut plus permis de les apprendre hors de ses murs; on ne fut reconnu savant qu'aux titres qu'elle accordait. Animés du même esprit, les membres de la Faculté soutinrent hardiment qu'ils étaient les chefs et les seuls maîtres de la médecine;

ils prétendirent étendre jusque sur les chirurgiens les droits de l'Université, les obliger à venir écouter leurs leçons, et subir des examens devant eux, et engager le pouvoir à ne reconnaître comme authentiques que les titres émanés de la Faculté. Obligés, par la force des coutumes et l'évidence des lois, à renoncer aux tentatives directes d'usurpation, ils ne perdirent point de vue l'objet qui les y avait engagés ; ils marchèrent au même but par une voie détournée. Ce fut dans la compagnie des barbiers qu'ils cherchèrent des adversaires aux chirurgiens. Pour en former des ennemis plus redoutables, ils commencèrent par leur faire des leçons, dans la seule langue que ces disciples illettrés pussent entendre. Déroger à l'usage, qui avait été toujours sacré dans l'Université, d'enseigner en latin, était un véritable sacrilége dans ce siècle pédantesque. Les chirurgiens furent heureux d'avoir un pareil reproche à faire valoir contre les médecins. Ils réclamèrent, et durent à la confusion qu'en éprouvèrent ces derniers, bien plus qu'à l'évidence de leurs droits, la promesse que désormais de telles leçons seraient interdites. Peu d'années suffirent pour faire oublier cette promesse : on voit les docteurs de la Faculté régenter les barbiers, tantôt dans l'ombre, tantôt ouvertement ; et, malgré les réclamations des chirurgiens de Saint-Côme, finir par contester les titres de ces derniers, et vouloir mettre en leur place les vils instrumens de leur ambition. Il serait aussi fastidieux qu'inutile d'exposer en détail les contestations toujours renaissantes dont vingt décrets ou ordonnances ne purent tarir la source. Dans toutes ces disputes, on voit deux corps divisés par leurs intérêts ; héritiers des querelles de leurs prédécesseurs ; tantôt ennemis cachés, tantôt déclarés ; animés de la haine la plus vive, lors même qu'ils paraissaient réunis, descendre à toutes les bassesses de l'intrigue, et compromettre leur dignité par des alliances déshonorantes, pour s'asservir ou se détruire mutuellement. Il a fallu qu'une révolution complète s'opérât dans les mœurs et dans les idées, pour effacer, sur ce point, les dernières traces de la barbarie de nos ancêtres.

Pendant que la France restait stationnaire, ou semblait même rétrograder vers les temps d'ignorance, l'Italie marchait avec ardeur dans la carrière qu'elle avait ouverte, et où elle n'avait cessé de s'avancer. Toutes les villes de la Péninsule rivalisaient d'ardeur pour faire revivre les lettres, et rappeler les arts dans leur antique séjour. On cherchait partout des livres, on comparait, on corrigeait ; on multipliait les manuscrits ; des bibliothèques publiques étaient formées ; des chaires de grec et de latin établies dans chaque ville, et richement dotées ; les princes, les papes, les ministres et les grands, se disputaient l'honneur ou de cultiver eux-mêmes les lettres, ou d'en être regardés comme les protecteurs. Les malheurs de la Grèce forcèrent beaucoup d'hommes de talent à se réfugier en Italie, où ils furent accueillis avec honneur, et où l'on s'efforça de leur faire oublier les désastres de leur patrie. Ils payaient cet accueil en transportant dans notre occident les trésors de la Grèce, et en enseignant à puiser avec plus de sûreté qu'on n'avait encore pu le faire dans cette mine féconde. Alors se formèrent des assemblées scientifiques ; on proposait des discussions littéraires ; tout respirait la passion de l'antiquité et de l'érudition. La philosophie, les mathématiques, l'astronomie, la jurisprudence, firent de remarquables progrès. Sans marcher du même pas que toutes ces sciences, la médecine et la chirurgie ne restèrent point étrangères à ce grand mouvement. Déjà les décrets de l'empereur Frédéric II, et les travaux de Mondini avaient renouvelé l'anatomie. Malgré leur répugnance pour la pratique des opérations, un grand nombre de médecins cultivaient à la fois la chirurgie et la médecine ; ils manquaient de génie, mais non d'amour pour la science, et d'ardeur pour l'étude.

Nicolas de Falconis compilait de son mieux les écrits des Grecs et des Arabes. Si l'on a la patience de fouiller à travers le fatras d'une érudition mal digérée, et de surmonter le dégoût qu'inspire une prolixité rebutante, on trouve dans son volumineux ouvrage quelques remarques qui lui sont propres : un exemple d'opération césarienne pratiquée avec succès ; quelques cas intéressans de renversement de l'utérus, de plaies de la poitrine, et du péricarde. Léonard Bertapaglia, quoiqu'il eût disséqué deux cadavres, regardait comme au-dessous de lui, après avoir manié le scalpel anatomique, d'employer le bistouri chirurgical ; il usait fréquemment du caustique, et attaquait en particulier les cancers par ce moyen. Pierre de la Cerlata ou Argelata, au contraire, quoique appartenant à la cléricature, savait au besoin mettre la main à l'œuvre, extirper un testicule cancéreux, ou inciser une fistule, etc. (*Voyez* ARGELATA.) Antoine Gainer, Barthélemi de Montagnana, Marc Gatinaria, se distinguent parmi la foule des écrivains ou professeurs de cette époque, que leurs contemporains admirèrent, mais que l'histoire doit à peine mentionner. On lirait aujourd'hui avec curiosité, dans l'ouvrage du dernier, l'histoire d'une femme affectée d'un prolapsus de la matrice, à qui l'on extirpa ce viscère, et qui survécut à l'opération.

On ne saurait nier que les travaux de ces hommes, autrefois si célèbres, et maintenant si décrédités, n'aient enrichi l'art de quelques faits de détail. Mais la fin du quinzième siècle est marqué en Italie par l'apparition de deux hommes auxquels remonte, pour la chirurgie comme pour la médecine, l'époque d'une véritable régénération. *Medici*, dit Haller, *a compilatione ad naturam ceperunt redire;* et ce retour fut en grande partie l'ouvrage des deux hommes dont nous voulons parler, d'Antoine Benivieni et d'Alexandre Benedetti. Le seul traité de Benivieni *De abditis rerum causis*, est plus important que toutes les compilations réunies qu'avait vu paraître le quinzième siècle, et ce n'est pas seulement par l'influence qu'il exerça pour ramener les esprits à l'étude de la nature, mais encore par un nombre considérable d'observations remarquables qui s'y trouvent : par exemple, le traitement d'une hernie ombilicale congénitale ; un cas d'entérocèle vulvaire, celui d'une aiguille de bronze qui avait été avalée, et qui s'ouvrit un passage à travers les parties ; la guérison d'un ulcère au menton par l'arrachement d'une dent gâtée qui l'entretenait; l'enlèvement, pratiqué avec succès, d'une nécrose du fémur; une atresie de la vulve et des imperforations de l'anus guéries par l'opération; une angine guérie par l'incision (de la trachée?); une gangrène du pied, de cause interne *(Senile)*; un exemple de régénération de l'humeur aqueuse chez une fille qui avait reçu une blessure à l'œil; la destruction d'une cicatrice, qui, à la suite d'une brûlure, avait réuni un bras avec le tronc, et la liberté rendue à ce membre, etc. Alexandre Benedetti ne se montre ni moins pourvu d'une érudition choisie, ni moins riche d'expérience, ni moins habile chirurgien. À la suite de ces deux grands hommes, on voit paraître Jean de Vigo, célèbre auteur d'un ouvrage long-temps classique, dont l'histoire sera tracée sous son nom. Tout ce que nous rappellerons de lui dans ce moment, c'est qu'il parla, pour arrêter les hémorrhagies, de la ligature des vaisseaux, sans donner, à la vérité, d'une manière positive, son approbation à ce moyen, mais en le décrivant avec plus de précision que n'avait fait Albucasis. Jean de Vigo fut un des premiers qui employèrent le mercure dans les maladies vénériennes, à titre de spécifique. A la même époque, Béranger de Carpi, aussi grand chirurgien que grand anatomiste, employait le même mode de traitement ; il répandait d'ailleurs, dans ses commentaires sur Mondini, beaucoup de remarques chirurgicales importantes, et citait, entre autres observations curieuses, l'extirpation d'une matrice en état de prolapsus. Blondus ou Biondo (Michel-Ange) vantait l'usage de l'eau pure pour le traitement des plaies.

Trois points importans de chirurgie que créèrent alors des circonstances nouvelles, ou le génie des chirurgiens, arrêtent l'attention de l'histoire; et c'est encore à l'Italie que l'honneur en doit revenir. Il s'agit de la rhinoplastie, des méthodes nouvelles de pratiquer la taille par le *grand* et le *haut appareil*, et de l'histoire des plaies d'armes à feu.

L'on sait combien est incertaine la date de l'invention de la poudre à canon; mais on croit communément que l'Italie fut le premier théâtre de ses ravages. Quoi qu'il en soit, bien que Jean Lange, de Lœberg, dans ses lettres publiées en 1533, ait parlé des plaies d'armes à feu, comme différentes des plaies ordinaires; on peut regarder Alphonse Ferri comme étant le premier qui en ait donné une histoire complète. On trouve dans son ouvrage une foule d'observations exactes et de remarques utiles; malheureusement l'auteur imagina, sur la nature même du mal, une doctrine essentiellement fausse, et qui exerça pendant long-temps l'influence la plus funeste; ce fut de considérer ces blessures comme empoisonnées. Les chirurgiens qui vinrent après lui, et qui n'avaient pas autant de droits à se faire pardonner une erreur, enchérirent sur cette idée, et ajoutèrent aux moyens qu'il avait proposés, l'introduction de l'huile bouillante dans la plaie. On devine aisément les ravages qui durent suivre l'emploi d'un traitement aussi absurde. Barthélemi Maggi s'éleva de toute la force de la raison et du savoir, contre les erreurs de son contemporain. Il substitua aux opinions fausses qu'on s'était faites des plaies d'armes à feu, des notions pleines de justesse, et à un traitement incendiaire, des méthodes simples et appropriées à la nature du mal.

Jusqu'au seizième siècle, la seule méthode connue d'extraire la pierre de la vessie, était celle de Celse. Instruit à la pratique de Jean de Romani, Mariano Santo, de Barletta, opéra d'après une méthode nouvelle (*grand appareil*), en publia la description, et forma des élèves qui la propagèrent en Italie et surtout en France, où les Colot en firent un secret de famille. Cette méthode était aussi celle de Franco, qui, après quelques modifications qu'il lui fit subir, lui donna la préférence sur celle, infiniment supérieure, dont on

1. 48

lui doit l'invention, et qu'il nomma *haut appareil*. (*taille suspu-bienne*.)

Enfin, ainsi que nous l'avons dit, ce fut encore dans les premiers temps de l'époque que nous parcourons, et en Italie, que furent tentés les premiers essais pour réparer les parties détruites, et notamment pour remédier aux mutilations du nez. Nous rassemblerons plus loin, sur l'invention de la rhinoplastique, le peu de renseignemens historiques que nous possédons, en parlant du seul auteur qui, jusqu'à ces derniers temps, en eût fait l'objet d'un ouvrage *ex professo*, Gaspard Tagliacozzi.

Tandis que l'Italie marchait ainsi au premier rang dans la carrière des progrès scientifiques, les différentes contrées de l'Europe y engageaient leurs premiers pas. L'Allemagne, qui devait être bientôt la première à proclamer l'indépendance de la raison et la liberté de penser, se traînait encore sur les traces de tous les compilateurs du moyen-âge. Le préjugé funeste qui défendait aux médecins ecclésiastiques de verser le sang, et par conséquent de faire la moindre opération; le préjugé non moins absurde qui donnait à la médecine proprement dite une haute préséance sur la chirurgie, et condamnait ceux qui exerçaient cette dernière à une condition presque servile, ces préjugés régnaient en Allemagne, et étaient en quelque sorte sanctionnés par les lois.

Cependant alors s'établissaient en grand nombre ces Universités qui ont formé depuis tant de foyers de lumière. On commençait à cultiver l'anatomie, et même l'Allemagne prenait l'initiative dans l'emploi d'un moyen propre à en répandre la connaissance. Jacques Peiligk et Hundt, dit *le Grand*, mettaient au jour les premiers essais d'iconographie anatomique. La chirurgie ne pouvait rester longt-temps en arrière des autres études; elle avait aussi ses erreurs et même ses superstitions à *réformer;* elle dut être entraînée dans ce grand mouvement régénérateur qui agita les esprits à la fin du quinzième siècle. Sans s'élever beaucoup au-dessus de la médiocrité, quelques hommes rendirent à la chirurgie allemande des services qu'il y aurait de l'injustice à mesurer sur l'intérêt que présentent aujourd'hui leurs ouvrages. Jérôme Saler, ou Braunschweig, mettait au jour le premier traité régulier de chirurgie en langue allemande, qui nous soit connu. Il ne faisait guère que compiler les Arabes; mais c'était encore servir son pays que de mettre à son usage les connaissances d'un peuple et d'un siècle plus instruits. Schielhans de Gersdorf montrait plus de goût, en suivant de plus près les traces de Guy de Chauliac, et semant son ouvrage d'observations modernes. Son livre est le premier où l'on trouve décrits et figurés des instrumens pour l'extraction des corps étrangers lancés par des armes à feu, et des conseils pour s'en servir. Gersdorf avait lui-même pratiqué fréquemment de grandes opérations. Pour arrêter l'hémorrhagie fournie par une seule artère, il liait le vaisseau. Il réunissait la plaie après l'amputation des membres. Il rapporte un cas de gastroraphie. Jean de Ketam mêlait à des opinions ridicules sur l'influence des astres et la nécessité de les consulter, quelques instructions utiles sur la saignée, et, dans un traité des plaies, prescrivait la suture avec un fil très-fin, pour celle des intestins. Dans un recueil de lettres, infiniment curieux sous d'autres rapports, Jean Lange insérait un grand nombre de remarques neuves et importantes sur divers points de chirurgie. Il s'élevait avec force contre l'usage des tentes et des sétons dans le traitement des plaies; il proscrivait l'emploi de la poudre à canon, qu'on avait l'absurde coutume de brûler sur les plaies d'armes à feu; il faisait connaître beaucoup mieux que ses prédécesseurs les plaies de tête, les accidens qu'elles entraînent à leur suite, et les indications du trépan. Enfin, pour ne parler que des choses qui lui sont propres, et qui lui assurent des droits à notre estime, il décrivait une inflammation gangréneuse de la langue, qu'il avait vu régner épidémiquement, et dont il prévenait la terminaison funeste par l'amputation de l'organe, pratiquée à temps. A la même époque, Rœslin, plus connu sous le nom d'Eucharius Rhodion, publiait le traité le plus complet qui eût encore été fait sur les accouchemens; et quoiqu'il ajoutât peu aux connaissances qu'avaient eues les anciens, on peut dire que par lui l'Allemagne marchait au premier rang dans cette carrière où tant de Français devaient s'illustrer plus tard. Parlerons-nous ici de Gualt. Hermann Ryff, sous le nom duquel parurent des traités sur la plupart des sciences, mais particulièrement sur la chirurgie, dans lesquels tout n'est pas indigne de l'attention de l'histoire. Conr. Gesner, son contemporain, dont l'impartialité n'est point suspecte, le dénonce hautement comme un impudent plagiaire, à qui rien n'appartient de ce qu'on trouve dans les livres qu'il a publiés (1).

Enfin, la période que nous parcourons se termine, pour l'Alle-

---

(1) Si Percy eût connu l'auteur de ce jugement porté sur Ryff, il n'aurait pas eu le tort d'accuser Haller de calomnie.

magne, par l'apparition des œuvres chirurgicales de Paracelse. Quoiqu'en aient dit une foule d'écrivains, tout n'est pas extravagance dans ce qu'écrivit ce bizarre réformateur sur le traitement des plaies. Nous ne nierons point qu'il n'ait pu faire rétrograder la science par l'abus des onguens, des baumes, des emplâtres de toute espèce, qui forme un des principaux caractères de sa thérapeutique chirurgicale; mais nous dirons, d'un autre côté, qu'on trouve dans le premier livre de sa *Grande chirurgie* des remarques aussi justes que neuves sur la guérison naturelle des plaies, et une appréciation pleine de justesse des limites respectives du pouvoir de la nature et de celui de l'art. Il a très-bien fait ressortir aussi l'étroite union de la chirurgie avec la médecine. Ce sont ces idées de Paracelse, et non ses topiques polypharmaques qu'il eût fallu lui emprunter. Il faut convenir cependant que quelques-unes de ses drogues avaient bien aussi leur mérite. Dans le nombre de celles qu'il employait contre les ulcères, et qu'il variait autant que varient elles-mêmes ces affections, on n'a pas oublié les préparations arsenicales, par lesquelles il ne craignait pas d'attaquer le cancer, et d'autres médicamens héroïques, au moyen desquels il opérait, dit Gesner, des cures presque merveilleuses.

Les vastes contrées du nord de l'Europe étaient encore bien éloignées du temps où elles confondaient leurs travaux littéraires et scientifiques avec ceux des pays que nous venons de parcourir. Le Danemarck seul vient se rattacher à la période que nous étudions, par l'établissement de quelques institutions, et les premières traces de culture chirurgicale. On se ferait difficilement l'idée d'une ignorance et d'une grossièreté comparables à celles des anciens Saxons. Depuis qu'ils furent soumis à la domination de Charlemagne, l'introduction d'une religion nouvelle adoucit leur barbarie, mais tourna, dans la même proportion, leur esprit vers la superstition. Le Danemarck devint le pays des reliques et des miracles. Nulle part les moines de toute couleur ne pullulèrent plus rapidement, et avec eux les pratiques superstitieuses, qui établissaient leur empire sur le peuple, et faisaient leur fortune. Les premières traces de l'exercice de l'art de guérir se trouvent mêlées à celui de leurs cérémonies. *Ægrotis*, dit l'auteur des Premières Chroniques danoises, *qui pro sanitate idolis sacrificassent, et a propinquis essent diffisi baptismatis medelam contulerunt cleri, eisque sanitatem restituebant*. Autant qu'il nous est permis d'en juger par les renseignemens que nous possédons, ce fut en cela que consista tout l'art de guérir jusqne vers le quinzième siècle. L'établissement de l'Université de Copenhague, en 1478, eut peut-être quelque influence favorable sur l'étude de la médecine, mais ne fit rien pour la chirurgie. Christian III, en réformant cette Université en 1539, fit plus pour cette branche de l'art de guérir, que n'avaient fait ses prédécesseurs. On est surpris, à la vérité, de ne pas voir le nom de la chirurgie parmi ceux des connaissances que devaient enseigner, d'après ses réglemens, les deux médecins occupant des chaires à l'Université; mais Christian prescrivit l'étude de l'anatomie, et c'était le premier pas à faire pour arriver à former des chirurgiens. Jusque-là, c'étaient les barbiers qui, sous la conduite des médecins, pratiquaient les opérations peu difficiles. Quant à celles qui demandaient plus d'habileté, elles constituaient le domaine d'une classe un peu plus relevée d'opérateurs sur lesquels nous ne savons rien, si ce n'est que leur nombre, à Copenhague, ne s'élevait pas au-delà de six. La première moitié du seizième siècle prépara les voies à un meilleur avenir. Les médecins qui, d'après les réglemens de l'Université, devaient, pour achever leurs études, voyager dans les pays étrangers, rapportèrent de l'Italie l'amour de la chirurgie, ou du moins l'estime que devait faire rejaillir sur cette branche de l'art de guérir le mérite éminent des hommes qui en faisaient leur principale étude. En 1577, Frédéric II constitua légalement le Collége des chirurgiens de Copenhague, protégea leur indépendance, et prescrivit des règles à l'enseignement. Cette institution, qui semblait promettre des résultats avantageux, ne porta quelques fruits qu'à une époque éloignée.

Le quinzième siècle fut pour l'Angleterre une époque de profonde ignorance. On pourrait croire, dit l'historien Henry, que dans ces temps orageux, où les belliqueux habitans de la Grande-Bretagne faisaient presque perpétuellement la guerre, on encourageait avec soin l'étude de la chirurgie. Mais l'anatomie, si indispensable au perfectionnement de l'art de guérir, était non-seulement négligée, mais même un objet d'horreur et d'indignation. Parmi le petit nombre des chirurgiens qui pratiquaient en Angleterre, il s'en trouvait infiniment peu qui eussent quelque réputation. Lorsqu'en 1415, Henri V entra en France avec une flotte et une armée puissantes, il n'emmena qu'un seul chirurgien, Thomas Morstède, qui s'engagea à conduire avec lui douze hommes de sa profession. Le même Henri eut encore plus de peine à trouver un nombre suffisant de chirurgiens dans sa seconde expédition contre la France. Il fut réduit à autoriser, par un mandat, Thomas Morstède à faire embarquer de force tous les chirurgiens qu'il croirait nécessaires, et des artistes pour fabriquer leurs instrumens. Ces circonstances suffisent pour faire connaître l'état où se trouvait réduit notre art à cette époque. Il fit peu de progrès en Angleterre jusqu'au temps que doit embrasser la période où nous allons entrer bientôt.

L'Espagne et le Portugal n'offrent rien au quinzième siècle et dans la première moitié du seizième, qui puisse intéresser l'historien de la chirurgie. A peine convient-il de nommer ici quelques auteurs qui écrivirent sur les maladies vénériennes, tels que Francisco de Villa Lobos, Francisco Delgado, Rodrigo Dias de Isla, et Juliano Gutierres, auteur d'un *Traité de la guérison de la pierre*, sur lesquels l'historien portugais de la chirurgie moderne, Manoel Gomès de Lima, ne fournit d'autres renseignemens que ce qui concerne leur personne et le titre de leurs ouvrages.

Si l'on jette maintenant un regard en arrière, pour embrasser dans son ensemble la période que nous venons de parcourir, on verra l'Italie briller au premier rang dans la carrière des découvertes, la France marcher à sa suite, l'Allemagne y hasarder ses premiers pas, et le reste de l'Europe faisant à peine quelques efforts pour secouer la rouille du moyen-âge, s'élever lentement au degré d'instruction où l'on était parvenu dans l'antiquité.

§. VII. *Depuis Ambroise Paré jusque vers la fin du dix-septième siècle.* — Une ère nouvelle s'ouvre pour la chirurgie dans la dernière moitié du seizième siècle. Les admirables travaux de Vesale, Eustachi, Fallopia et tant d'autres, ont dévoilé la structure du corps et les rapports des organes; l'opérateur pourra désormais diriger avec hardiesse et sûreté l'instrument tranchant à travers la profondeur des parties. Que manquera-t-il aux chirurgiens pour s'avancer rapidement dans les routes si heureusement ouvertes par les anciens au milieu de circonstances bien moins favorables? Des communications fréquentes transporteront à l'avenir chaque découverte, chaque observation nouvelle, d'un bout de l'Europe à l'autre, éveilleront partout l'amour de la science, exciteront une noble émulation. On verra s'affaiblir ces différences qui mettaient à une si grande distance les unes des autres les contrées de notre Occident. Cependant l'Italie, qui a mérité à si bon droit de donner son nom à l'école anatomique de ce grand siècle, redoublera d'efforts pour conserver la suprématie qu'elle dut aux Berengario de Carpi, Jean de Vigó, Mariano Santo, Maggi; mais grâce au génie de son Ambroise

Paré, la France aura la gloire de tenir, au moins durant la vie de ce grand homme, le sceptre de la chirurgie. Il est donc juste de commencer par elle la revue des travaux qui remplirent cette période.

Entre 1525 et 1580, il y eut, suivant Pasquier, une paix de plus d'un demi-siècle entre les chirurgiens et les médecins de Paris. Mais cette paix ne fut qu'apparente, et les contestations continuèrent avec autant de vivacité qu'on en pouvait mettre sans y faire intervenir les tribunaux. Les sourdes menées des médecins ne laissèrent jamais leurs rivaux jouir en paix des droits qu'ils tenaient de leur institution primitive, ou des priviléges nouveaux qu'ils avaient obtenus. Les dispositions bienveillantes de François Ier, Henri II et Charles IX, pour la chirurgie, furent en quelque sorte obligées de céder devant la résistance de la Faculté; et les édits de François Ier et de Henri II, pour l'affiliation des chirurgiens à l'Université, ne purent avoir la sanction de l'enregistrement. Cependant la faveur des rois ne fut point perdue. A défaut d'honneurs, qui perdaient beaucoup de leur prix par cela seul qu'on les refusait au mérite, la chirurgie y gagna de voir redoubler le zèle de quelques hommes distingués qui la cultivaient. Guillaume Vavasseur et Rodolphe Lefort se firent une réputation qu'il ne nous est plus permis de juger que sur les témoignages de leurs contemporains; Mathurin de Lanouc et Jean, son fils, se firent remarquer par leur savoir, Thierry de Hery par son habileté, surtout dans le traitement des maladies vénériennes; Tagault exposait avec plus de clarté la doctrine de Guy de Chauliac et l'enrichissait de commentaires; Guido Guidi (Vidus Vidius), enseignait dans toute sa pureté l'ancienne chirurgie grecque.

Instruits par leurs utiles leçons, les esprits n'attendaient plus que cette impulsion du génie qui les pousse à la découverte des vérités nouvelles. Les besoins de la science firent naître Ambroise Paré. Il semble en effet avoir été créé pour elle. Doué à un haut degré de toutes les dispositions qu'exige son culte sacré, animé, comme le furent depuis Jean-Louis Petit et Desault, du plus vif enthousiasme pour la chirurgie, en dépit de la fortune qui semblait le condamner à l'obscurité, il s'éleva rapidement au-dessus de ses prédécesseurs et de ses contemporains, et mérita le titre, que lui ont conféré à l'envi les nations même rivales de notre gloire, de *père de la chirurgie moderne*. Nous n'indiquerons ici que quelques-uns de ses titres à un pareil honneur. C'est lui qui, malgré les contestations des préjugés et de a prévention, établit définitivement dans le domaine de l'art la ligature des artères pour arrêter les hémorrhagies, ou guérir l'anévrisme. C'est à lui que les chirurgiens français et ceux de toute l'Europe, à l'exception des Italiens, durent la connaissance de la nature et du véritable traitement des plaies d'armes à feu, et les blessés, le bonheur d'échapper pour toujours aux secours employés jusqu'alors en chirurgie, secours bien plus cruels et plus douloureux que les plaies auxquelles on les appliquait. Il a particulièrement bien décrit les plaies de tête, exposé les accidens qui peuvent les compliquer, et déterminé avec plus de justesse qu'on n'avait fait avant lui, le véritable traitement qu'elles réclament. La doctrine des hernies lui doit plusieurs perfectionnemens; celle des maladies des yeux ne lui a pas moins d'obligations; enfin, l'on peut dire qu'il fut, chez nous, le premier auteur qui ait écrit avec quelque justesse sur l'expertise chirurgicale.

Après Ambroise Paré, nul auteur n'a plus de droits que Franco à être cité pour son originalité. Plusieurs des sujets sur lesquels il s'exerça, sont les mêmes que ceux qui occupèrent son illustre contemporain; le traitement des hernies, par exemple, auquel il ajouta néanmoins un perfectionnement capital, le débridement de l'anneau pour faire cesser l'étranglement et rendre la réduction possible. Il s'acquit d'ailleurs une gloire sans partage, en inventant, dans une occasion difficile, la taille par-dessus le pubis.

Pigray, le disciple et l'ami de Paré, donna aux doctrines de ce dernier une forme plus régulière et plus commode que n'avait fait leur auteur. Guillemeau ne mérita pas moins bien de son maître, en le faisant parler la langue des savans. Il a d'autres titres à notre estime; l'ophthalmologie lui doit divers perfectionnemens, et il a droit à être compté au nombre des réformateurs de l'art des accouchemens. Séverin Pineau, habile lithotomiste et chirurgien expert, Jacques Demarque, le premier, chez les modernes, et l'un des meilleurs écrivains sur les bandages, Rousset, lithotomiste, écrivain savant, et auteur original sur l'opération césarienne, Adrien et Jacques d'Amboise, Thévenin, Nicolas Habicot, anatomiste industrieux, et hardi chirurgien, qui appuya par des succès l'emploi de la bronchotomie, Barthélemi Cabrol, professeur à Montpellier, appartiennent à cette école formée aux leçons d'Ambroise Paré, ou à l'étude de ses écrits, qui peut soutenir sans désavantage la comparaison avec les chirurgiens contemporains des diverses contrées de l'Europe. Mais l'éclat qu'elle jeta sur la France ne fut qu'un éclat passager. La Faculté

de médecine ne pouvait laisser au Collége des chirurgiens le repos
et la liberté dont les fruits menaçaient de faire oublier ses propres travaux. Les moyens ne lui avaient jamais manqué pour nuire à ses rivaux; mais elle sut trouver dans cette occasion le plus sûr et le plus
funeste. Ce fut d'avilir et de dégrader par une association déshonorante le corps qui lui faisait ombrage. Grâce à l'impudence de ses
valets, les barbiers, et à la bassesse de quelques chirurgiens indignes
d'appartenir au Collège de Saint-Louis, elle réussit par surprise et
par intrigue à faire prononcer par l'autorité suprême la réunion des
barbiers et des chirurgiens en une seule corporation, et à faire
exclure de l'Université la chirurgie qui y avait été un instant reconnue, et dont la dignité se trouvait alors si gravement compro-
mise. Cet événement, qui eut des suites si déplorables, a inspiré à
Quesnay des pages éloquentes. « Le spectacle qu'offrent ces désordres, s'écrie-t-il, ne peut inspirer que de l'indignation : un ancien
collége, ouvrage de deux grands rois, est dégradé lorsqu'il est le
plus utile; ses titres sont effacés par une fureur semblable à celle de
ces barbares qui détruisirent les monumens de la Grèce et de Rome :
il est séparé des sociétés savantes, malgré tant d'édits qui en formaient les liens. Elles l'avaient adopté par leur estime et par leurs
décrets; mais il leur prêtait à son tour un nouveau lustre par les
lumières dont il brillait. Dépouillé aujourd'hui de ses titres, de ses
priviléges, il n'est plus qu'un objet de mépris pour les Facultés.
Elles le retranchent de l'Université comme un corps gâté dont la
contagion est à craindre. Et ce qu'il y a de plus flétrissant, c'est que
ce collége fameux est condamné à devenir l'asyle de l'ignorance,
et à l'adopter par ses propres décrets. »

Depuis lors tout zèle et toute émulation pour la chirurgie furent
éteints en France; à peine pourrait-on citer les noms de quelques
hommes généreux qui cherchèrent à relever l'honneur de leur état,
les travaux d'un petit nombre de chirurgiens qui auraient pu briller
dans un siècle moins défavorable (1), et la faible influence qu'exerça
sur la renaissance de notre art, à la fin du dix-septième siècle,
l'institution de l'Académie des sciences. Il est temps d'écarter le
triste tableau de la chirurgie dégradée dans la patrie d'Ambroise
Paré, pour porter ses regards sur celui des progrès qu'elle faisait

----

(1) Ant. Lambert, Covillard, lithotomiste fort distingué, Fournier, Léon
Tassin, Bouet, Boirel, etc.

dans des pays moins esclaves des préjugés, moins asservis au joug des priviléges.

L'Italie s'était élevée, dans les belles-lettres et la culture des beaux-arts, au plus haut degré de gloire où fût parvenue aucune contrée de l'Europe. Le seizième siècle fut le siècle d'or de sa littérature. Les sciences commençaient aussi à y briller du plus vif éclat. Rien ne manquait à leur encouragement : Universités sans nombre, richement dotées, et soumises à des réglemens où tout tendait à l'instruction; Académies libres, où rien n'était négligé de ce qui pouvait exciter l'émulation; honneurs rendus aux hommes qui se distinguaient par leur génie, leur talent ou leur savoir. Au milieu des travaux qui enrichirent alors les sciences naturelles et la médecine, on est saisi d'admiration quand on considère les découvertes des anatomistes. Les noms des Vesale, Eustachi, Fallopia, Colombo, Ingrassia, Canani, Aranzi, Varoli, Aquapendente, suffisent pour faire considérer cette époque comme la plus brillante de l'histoire de l'anatomie. La chirurgie partagea cet éclat, qu'elle dut en partie aux grands hommes que nous venons de nommer. Vesale avait acquis dans la pratique et l'enseignement de la chirurgie, une assez haute réputation, pour engager, après sa mort, Prosper Borgarucci à publier sous son nom un ouvrage peu digne d'un aussi grand maître. Philippe d'Ingrassia, surnommé l'Hippocrate sicilien, homme savant, dont le principal défaut est de manquer de critique et d'écrire avec une grande proxilité, appréciait en praticien expérimenté les œuvres de ses prédécesseurs, et, contre l'opinion encore assez généralement répandue de son temps, mettait les Arabes à leur véritable place, en montrant que leur plus grand mérite fut d'avoir copié assez exactement la chirurgie des Grecs. Gabriel Fallopia, enlevé trop tôt à la science qu'il cultivait avec tant de zèle, n'était pas moins habile chirurgien qu'excellent anatomiste. Quoique publiés après sa mort, et sans qu'il y eût mis la dernière main, ses ouvrages de chirurgie tiennent un rang distingué parmi ceux de la même époque. Il suffira de rappeler que Fallopia apporta à la ligature des polypes des fosses nasales un perfectionnement remarquable. Il se servait d'une canule d'argent pour conduire un double fil d'archal, dans l'anse duquel il embrassait le pédicule de l'excroissance, et dont les deux bouts, pendans hors de la narine, permettaient, par des tractions graduées, de couper peu à peu le polype. Levret et Desault n'ont eu plus tard qu'à modifier légèrement ce procédé. Nous citerons encore la distinction importante, faite par

Fallopia, entre l'hydrocèle vaginale et l'accumulation de sérosité dans la cavité d'un sac herniaire, la part qu'il eut dans les modifications que subirent les idées qu'on s'était faites de la fistule lacrymale, et un exemple de guérison, obtenue par ce chirurgien, d'une plaie de l'estomac. J. Andr. Della Croce embrassait, dans un vaste traité, l'ensemble des matières dont s'occupe la chirurgie, et travaillait utilement pour la postérité, en rassemblant à grands frais, et en figurant et décrivant avec soin les instrumens déjà trop nombreux qui encombraient l'arsenal chirurgical. J. C. Aranzi, neveu et disciple de Maggi, défendit les principes de son oncle. Félix Palazzo ramena à une extrême simplicité le traitement des plaies. Realdo Colombo proposa le premier le trépan du sternum pour vider les abcès du médiastin. Arcolani enseigna l'art d'obturer les dents percées par la carie, au moyen de feuilles d'or. J. Cassario rassemblait les témoignages les plus solides en faveur de la bronchotomie, et décrivait avec plus de précision la manière de la pratiquer, et les instrumens qu'elle exige. Durand Sacchi donnait, sur les maladies des yeux et de la vessie, sur les tumeurs, les ulcères, et les maladies des os, des préceptes ordinairement judicieux, dont quelques-uns lui appartiennent.

Mais entre tous les chirurgiens italiens de cette époque, brillait le disciple de Fallopia, Jérôme Fabrizzio d'Aquapendente, précurseur d'un autre Fabrice, qui fit bientôt la gloire de la Suisse. Son premier mérite est d'avoir rassemblé dans un ordre régulier, et exposé avec lucidité, l'ensemble des connaissances chirurgicales alors acquises; mais ce mérite n'est pas le seul qui recommande sa mémoire. Plusieurs points de chirurgie doivent à Fabrizzio, ou des notions plus justes sur la nature de diverses maladies, ou des méthodes de traitement plus rationnelles, ou divers perfectionnemens dans les procédés opératoires. Le premier il éleva des doutes sur l'opinion alors reçue, que la cataracte consiste en une pellicule opaque tendue au-devant de la pupille, et il soupçonna que le véritable siége de la maladie était le cristallin. Il apprit à distinguer l'hypertrophie simple du testicule du squirrhe de cette glande, l'hydro-sarcocèle de l'hydrocèle sans complication. Fabrizzio détermina avec sagesse les cas dans lesquels la bronchotomie doit être employée, ceux dans lesquels elle n'offre aucune chance de salut. Il expose avec soin les différentes méthodes de traitement applicables à la fistule à l'anus, et donne la préférence à l'incision du rectum; il proscrit l'abus qu'on faisait alors des sutures, etc. Il faut convenir qu'il mérite moins d'éloges dans ce qu'il dit sur les abcès, qu'il ouvre trop tard, des amputations, à la suite desquelles il n'apprécie pas comme il convient la ligature des artères, des hernies, dans le traitement desquelles il redoute l'opération, et s'en tient à des moyens bien insignifians contre des maladies aussi graves. Marc-Aurèle Severino reproche à Fabrizzio d'avoir fait tomber en désuétude la mâle chirurgie des Grecs, pour y substituer la thérapeutique sans énergie des onguens et des emplâtres. Le reproche est trop sévère : si Fabrizzio rejette avec trop de faiblesse l'excision de la conjonctive dans l'ectropion, la rescision des amygdales, l'opération des hernies, etc., il sait ordinairement employer, avec toute la hardiesse que la prudence autorise, le fer et le feu. Il pratiquait le trépan, et fit aux instrumens employés pour cette opération quelques modifications utiles; il brûlait l'épulie, extirpait le cancer à la mamelle, qu'on se bornait trop fréquemment alors à combattre par des topiques, etc., etc.

Fabrizzio vivait encore quand parut l'ouvrage de César Magati contre la fréquence des pansemens des plaies, et l'usage des tentes; ouvrage rempli des principes les plus sages, et où le point important de chirurgie qui y est traité, est ramené à cette simplicité qui forme dans les sciences le caractère de la vérité.

A partir de cette époque jusqu'au temps de Marc-Aurèle Severino, la chirurgie italienne offre une sorte de lacune; et c'est une chose assez remarquable, qu'il y eut aussi pour les autres parties de l'Europe un quart de siècle de stérilité. Avant de franchir cet espace, durant lequel la chirurgie resta stationnaire, ou déclina sensiblement, revenons sur nos pas, et consacrons quelques lignes à l'histoire d'une opération que nous avons déjà signalée comme une découverte du quinzième et du seizième siècles; nous parlons de la rhinoplastique.

S'il faut en croire des relations qui ne sont pas sans vraisemblance, on pratique, de temps immémorial, dans les Indes, l'art qui consiste à réparer, au moyen d'un lambeau de la peau du front, le nez mutilé par un genre de supplice fort usité dans ces contrées. Carpue, et Graefe après lui, ont conjecturé qu'il fallait rapporter à cette source orientale la méthode rhinoplastique, dont on trouve les premières traces en Sicile, au milieu du quinzième siècle. Suivant eux, nous aurions aux Arabes l'obligation de nous avoir apporté cet art des Indes, comme ils nous en transmirent tant d'autres, et les peuples occidentaux ne seraient encore ici que des disciples ou des imitateurs de l'Orient. Quoi qu'il en soit de cette opinion qu'on n'appuie d'aucun document historique positif, la première mention que l'on trouve de la pratique de cette opération, se rapporte à l'an 1442, époque où florissait le Sicilien Branca, dont on vante l'habileté, mais qui fit un secret de sa méthode. Il la transmit à son fils Antoine, qui la perfectionna. De Sicile l'art passa en Calabre, où il fut exercé d'abord par Vincent Vianeo, ou Boiano, puis par son neveu Bernardin, et par Pierre son fils. Ce dernier vivait encore en 1571. Mais vingt ans plus tard, au rapport de Cortesi, l'art qu'il avait exercé était complétement oublié dans la Calabre. Cette opération curieuse ne fut point perdue néanmoins, et on la vit bientôt reparaître à Bologne plus brillante que jamais. Soit qu'il en dût la connaissance à la tradition, ou qu'il l'eût lui-même inventée de nouveau, Tagliacozzi a la gloire d'avoir le premier introduit la rhinoplastique dans le domaine de l'art. Ce titre peut d'autant moins lui être contesté, que son ouvrage fut pendant plus de deux siècles le seul traité *ex professo* que l'on eût sur cette matière, et que durant ce même intervalle, la seule opération qui ait peut-être été faite, est celle que pratiqua Molinetti en 1625.

Reprenons la suite de l'histoire, et franchissons un espace d'un quart de siècle, pendant lequel nous ne trouverions à nommer qu'Antoine Tozzi, auteur d'un ouvrage estimable sur l'anthrax, et Jean-Baptiste Cortesi, pour arriver à Marc-Aurèle Severino. Jusqu'à l'époque où parut ce chirurgien célèbre, Padoue était l'école où les Anglais, les Danois, les Hollandais et les Allemands, allaient étudier l'anatomie et la chirurgie. La célébrité de Severino transporta à Naples, où il enseignait, le privilége de passer dans toute l'Europe pour la véritable source où l'on devait aller puiser une solide instruction. Il dut exercer sur les destinées ultérieures de l'art une influence d'autant plus sensible, qu'on était accoutumé à le considérer comme un grand maître, et que sa chirurgie différait beaucoup de celle de ses précédesseurs ou de ses contemporains. Cette branche de la médecine avait perdu ce caractère de hardiesse qu'elle avait eu entre les mains des Grecs, et qu'elle n'avait retrouvé qu'imparfaitement au seizième siècle. On trouvait difficilement alors en Italie des chirurgiens qui osassent pratiquer les grandes opérations. Pas un, suivant J. B. Sylvaticus, n'aurait osé porter l'instrument sur un anévrisme; on abandonnait la lithotomie à quelques familles, où se transmettait de père en fils, sinon l'art de la bien faire, au moins la hardiesse de l'entreprendre. L'emploi du fer et du feu avait fait place à ce qu'on nommait une chirurgie douce et balsamique. Marc-

Aurèle Severino s'éleva avec la plus grande énergie contre cette mollesse, qu'il regardait comme l'anéantissement de l'art. Il mit tous ses efforts à relever cette médecine efficace, *qui*, suivant ses expressions, *armée en quelque sorte d'une main d'Hercule, écrase toutes maladies* (*De efficaci medicina, quâ, Herculeâ quasi manu armatâ cuncta mala proteruntur*); il abusa certainement du fer et du feu, et sa chirurgie fut quelquefois inutilement cruelle. Mais peut-être cette exagération dans un sens était-elle nécessaire pour détruire l'excès contraire, enraciné qu'il était depuis des siècles dans les habitudes des chirurgiens. Quoi qu'il en soit, sous beaucoup d'autres rapports, comme sous celui-ci, Marc-Aurèle Severino rendit incontestablement des services signalés à notre art.

Il trouva un digne continuateur dans Pierre de Marchetti. Mais avec ces deux hommes célèbres finit la période la plus glorieuse de la chirurgie italienne. L'Italie sembla céder à l'Angleterre, qui pouvait alors s'enorgueillir de son Wisemann, le haut rang qu'elle avait occupé depuis deux siècles.

Pendant que la médecine s'égarait en Allemagne sur les traces de Paracelse, la chirurgie comptait dans ce pays plusieurs hommes attachés à la méthode pure de l'observation. Depuis le milieu du seizième siècle ses progrès furent rapides, et au commencement du dix-septième cette partie de l'Europe marchait de pair avec la France et l'Italie. La Suisse, et particulièrement la ville de Bâle, se plaçait en tête de ce mouvement, soit par suite de l'établissement de l'Université de cette ville, ou à cause de la proximité de l'Italie; soit par l'effet du développement général des lumières et de la philosophie dans cette contrée, développement dont elle avait donné une preuve si remarquable par la marche raisonnée, et en quelque sorte scientifique, suivant laquelle elle avait procédé à la *réformation*; soit plutôt par l'effet de toutes ces causes réunies. Félix Wurtzen, l'ami de Conrad Gesner, secoua le premier le joug des traditions de l'école, ou des usages établis, pour écouter la nature, et tirer ses principes de ses propres observations. Cette indépendance doit faire absoudre son excessive prédilection pour les remèdes chimiques qu'il préparait lui-même. C'est un travers qu'il racheta d'ailleurs par un grand nombre de remarques neuves et intéressantes. Les préceptes qu'il donne sur le traitement des plaies simples et des plaies d'armes à feu, ne le cèdent point à ceux des Maggi, des Paré et des Magati, dont ils se rapprochent beaucoup. Il connaissait les fissures des os, ou fractures en long, dont on a long-temps nié l'existence, mais que des observations authentiques et assez nombreuses ne permettent plus de révoquer en doute. A ce chirurgien distingué succède un homme bien plus célèbre, et dont le nom se retrouve partout où il faut citer des observations recueillies avec perspicacité et bonne foi, et publiées avec franchise. Guillaume Fabrice de Hilden donne à chaque instant des preuves qu'il était doué de ce génie vraiment chirurgical, qui saisit les indications thérapeutiques fondamentales, et sait bientôt les moyens de les remplir, et qui trouve en lui-même plus de ressources pour modifier, suivant le besoin, les méthodes reçues, que les maladies ne présentent de circonstances extraordinaires ou imprévues. Il serait trop long d'indiquer tous les points de chirurgie qui lui durent des perfectionnemens ou des remarques utiles; Fabrice de Hilden sera long-temps encore un de ces auteurs dont l'histoire peut se borner à rappeler le nom, parce que chacun veut connaître par soi-même, et méditer leurs œuvres. L'auteur du *Sepulchretum*, Théophile Bonet, exerça incontestablement une influence avantageuse sur les progrès de la chirurgie, soit par l'excellent ouvrage que nous venons de nommer, soit par la publication en français d'un riche recueil d'observations chirurgicales tirées des meilleures sources. Nous pourrions encore indiquer, parmi les hommes qui firent faire en Suisse des progrès à la chirurgie, les deux Félix Plater, oncle et neveu, qui, quoiqu'ils n'eussent point pratiqué spécialement cette partie de l'art de guérir, n'en ont pas moins publié des observations chirurgicales intéressantes. Nous pourrions enfin citer au même titre J. J. Wepfer, et le nom de cet excellent observateur fermerait honorablement pour la Suisse l'époque que nous parcourons.

Durant cette même période, l'Allemagne proprement dite avait vu fleurir un assez grand nombre d'hommes distingués. D'abord George Bartisch, célèbre par son habileté dans la chirurgie oculaire, qui, en publiant le premier traité spécial d'ophthalmologie qui ait été fait, semblait réclamer pour son pays la gloire de marcher au premier rang dans cette carrière, et présager les succès qui ont illustré, deux siècles plus tard, les ophthalmologistes allemands. Schenck de Graffenberg, comme, plus tard, Henri de Heers et Salmuth, admettait dans son précieux recueil d'observations de médecine, les faits chirurgicaux, et servait à la fois ces deux branches de l'art de guérir. J. Jessenius a Jessen, et Sebiz donnaient d'utiles et judicieuses compilations. Mathias Louis Glandorp, tout

en faisant usage des livres, et se distinguant même par son érudition, consultait surtout son expérience, et y trouvait des choses
nouvelles; par exemple, sur les plaies du cerveau, sur l'incision de
la dure-mère dans l'opération du trépan, sur les panaris, les polypes, etc. Scultet, en courant une carrière où il n'avait qu'un petit
nombre de prédécesseurs, fit consister sa gloire à tirer de l'oubli
tous les instrumens bons ou mauvais qu'on eût jamais employés en
chirurgie, et à y en ajouter encore de son invention. C'était bien
peu connaître le caractère d'un art qui doit tirer de sa simplicité son
plus bel éclat; et néanmoins l'ouvrage de Scultet ne fut pas sans utilité; car pour apprécier ce qu'ont fait nos prédécesseurs, il faut le
connaître; vérité triviale dont l'oubli a coûté tant d'efforts inutiles
au génie, et tant fait perdre de temps à inventer ce qui était connu
depuis long-temps. Ammann et Bohn, en étudiant les plaies sous le
point de vue de la médecine légale, donnèrent à l'Allemagne une
supériorité dans cette partie des sciences médicales, qu'elle sut conserver dans le siècle suivant. Enfin, le même pays peut citer avec
honneur un chirurgien de cette époque qui ne le cédait peut-être à
aucun de ses contemporains, si ce n'est au grand Wisemann : c'est
Mathieu-Godefroy Purmann, chirurgien militaire, homme d'une
grande expérience, et dont on fait suffisamment connaître la hardiesse, en disant qu'il se soumit lui-même deux fois à l'infusion de
substances médicamenteuses dans les veines.

Jusques vers la fin du seizième siècle nous ne trouvons pas même
à mentionner les Pays-Bas. Pendant qu'elle fut soumise à la domination espagnole (et cette époque est celle des brillans travaux de
la France et de l'Italie), la Hollande, qui ne jouait dans les affaires
de l'Europe qu'un rôle bien secondaire, n'eut, si l'on peut ainsi
parler, aucune existence scientifique. Mais dès qu'elle eut conquis
son indépendance les armes à la main, elle donna au monde le spectacle le plus frappant de ce que peut la liberté pour le développement de l'industrie et des lumières. Ses Universités s'élevèrent rapidement à un haut degré de célébrité, et l'on y compta des savans,
des médecins distingués, en particulier en aussi grand nombre que
dans aucun autre pays. La chirurgie y fut cultivée avec éclat, tantôt
par des hommes qui en faisaient leur unique profession, plus souvent par des médecins qui embrassaient dans leurs études les diverses branches de l'art de guérir. C'est à cette classe qu'appartient
Pierre Forest, l'un des hommes de son temps qui rendirent le plus
de services à la médecine d'observation, et à qui la chirurgie est re-

devable d'un assez grand nombre de faits curieux, quoique on puisse lui reprocher une thérapeutique *trop peu chirurgicale*. Thomas Fyens, au contraire, quoiqu'il plus médecin que chirurgien, se déclarait l'apologiste du feu et des opérations hardies, comme le trépan, la laryngotomie, l'opération césarienne, etc. Nicolas Fonteyn publia des observations curieuses, parmi lesquelles nous nous contenterons de citer l'extirpation d'une matrice en état de prolapsus. Les ouvrages de l'habile anatomiste Paw, du savant Beverwyk, de Nicolas Tulpius, n'appartiennent à notre sujet que d'une manière secondaire. Il n'en est pas ainsi de ceux de Jean de Horne, digne disciple de l'école italienne, homme d'un jugement solide, rempli d'enthousiasme pour la chirurgie, qui aurait pu lui devoir des progrès importans, s'il n'eût été enlevé par une mort prématurée. Nous jugerons moins favorablement Paul Barbette, qui jouit pourtant de son vivant d'une grande célébrité, mais qui fut seulement un utile compilateur. Un de ses ouvrages eut pourtant le mérite de rapprocher plus qu'on ne l'avait fait l'anatomie de la chirurgie, et de laisser apercevoir, dans une exécution à la vérité fort imparfaite, l'idée d'une anatomie chirurgicale. Henri de Roonhuysen et Job de Meekren, furent assurément de fort habiles chirurgiens. Ils se bornent dans leurs ouvrages à rapporter les résultats de leur propre expérience. On y trouve un grand nombre de faits curieux, et des exemples de cas graves et difficiles, dans plusieurs desquels on ne se conduirait point aujourd'hui autrement que ne firent nos deux chirurgiens d'Amsterdam. Il ne faut point confondre ce Henri de Roonhuysen avec son fils Roger, qui imprima une tache à sa mémoire en faisant un secret d'un instrument au moyen duquel il terminait, dit-on, l'accouchement avec autant de bonheur que de promptitude, et que l'on ne croit pas différent du levier. Corneille Solingen, Muys, Antoine Nuck, Corneille Stalpaart, Vander Wiel, sont des noms que l'on cite encore avec honneur, et dont la réunion avec ceux qui précèdent, dans un espace de temps peu étendu, donne au pays auquel ils appartiennent, des droits à une haute estime.

Après la France, nul pays n'eut tant à souffrir que le Danemarck des rivalités des médecins et des chirurgiens, au seizième et au dix-septième siècles. La partie n'était pas égale entre ces deux corps, dont le dernier n'ayant, pour ainsi dire, que depuis quelques jours une constitution régulière, ne pouvait opposer que les connaissances anatomiques positives d'un très-petit nombre de ses membres, leur habileté dans l'art des opérations, l'utilité de leur ministère, à la réputation d'un corps qui passait pour posséder beaucoup de science grecque et latine, et des *droits* transmis d'âge en âge. La faveur de la cour fut presque toujours pour les médecins, et plusieurs d'entr'eux, hommes distingués d'ailleurs, tels que Olaüs Worm et Kuster, ne manquèrent jamais l'occasion d'en user contre les chirurgiens. Thomas Bartholin se montra plus libéral que ces hommes toujours prêts à sacrifier les intérêts de la science à leur intérêt particulier; mais il n'eut point de successeur à qui il transmit cet amour pour toutes les branches des sciences médicales, dont il s'était montré animé. Après lui, les docteurs, que Riegels nomme si bien λογιατροι, rétablirent de tout leur pouvoir l'empire absolu du pédantisme. La chirurgie, privée d'ailleurs des études anatomiques, dont la superstition ne l'avait laissée jouir qu'un instant, végéta dans l'avilissement et le mépris. Ce n'est qu'au milieu du dix-huitième siècle que le Danemarck commença à prendre un rang honorable parmi les pays qui cultivent la chirurgie.

L'Angleterre le précéda d'environ cent ans. On a vu le misérable état dans lequel languissait, au quinzième siècle, cette branche de l'art de guérir, dans la patrie de Hunter et de Pott. Son sort ne fut pas beaucoup plus heureux durant le seizième, et la moitié du suivant n'amena qu'avec lenteur de faibles et insensibles progrès. À peine oserait-on citer, comme ayant rempli cet intervalle, des chirurgiens tels que Banister et Read. Ce pays si industrieux était en quelque sorte obligé d'appeler à son secours l'industrie étrangère; et le lithotomiste hollandais Groenevelt, se trouva sans rivaux à Londres où il alla s'établir, et où il chercha à se naturaliser, en *britannisant* son nom (il s'appela Greenfield). Mais au milieu du dix-septième siècle commence pour la chirurgie anglaise une ère brillante, dont l'éclat ne s'est pas encore affaibli. Wisemann fut le Paré de son pays; il fit pour l'Angleterre ce qu'Ambroise Paré avait fait pour la France. L'influence puissante qu'il exerça, suffirait, indépendamment des témoignages qu'il a laissés de son esprit observateur et de son excellent jugement, pour prouver qu'il posséda à un haut degré toutes les qualités qui distinguèrent si éminemment notre illustre compatriote. Cette influence, en effet, est d'autant plus remarquable, qu'on peut douter si les Anglais étaient, au milieu du dix-septième siècle, aussi bien préparés à profiter des leçons du génie que nous l'étions un siècle auparavant. Quoi qu'il en soit, ils ont depuis lors marché d'un pas ferme et non interrompu dans cette carrière, où ils nous ont souvent disputé le premier rang.

La période que nous parcourons fut pour l'Espagne et le Portugal une époque moins stérile que la précédente, et même que les temps qui ont suivi. Si les noms de Miguel Juan Pascual Antonio Perez, Andrèa Alcazar, ne sont pas des noms bien dignes de célébrité, ceux de Bartholomeo Hidalgo de Aguerro, Juan Fragoso, Francisco de Arce, rappellent des services incontestables rendus à notre art. Aguerro introduisit dans la chirurgie de son pays la plupart des réformes d'Ambroise Paré, et François de Arce donna un fort bon traité de tout ce qui concerne la chirurgie des plaies. Du reste, leur grand mérite est surtout relatif à leur patrie; car, à vrai dire, les sciences européennes n'ont jamais dû un progrès quelconque au pays des moines et de l'inquisition.

Durant la période d'un siècle et demi qui commence à Ambroise Paré, on voit la chirurgie pénétrer successivement et s'établir dans des contrées où jusqu'alors on n'en avait eu qu'une idée grossière; on peut suivre sans trop de peine les progrès isolés qu'elle fait dans chaque pays, distinguer avec assez de précision la part que chacun de ces derniers peut avoir dans les découvertes nouvelles ou les perfectionnemens de l'art; aussi ce développement, en quelque sorte géographique, de la chirurgie, fournit-il pour cette époque, aussi-bien que pour le moyen âge, le point de vue le plus convenable sous lequel l'historien puisse l'examiner et en tracer le tableau. Dans les temps postérieurs, au contraire, la multitude des travaux qui s'accomplissent en cent endroits à la fois, les communications continuelles qui confondent et réunissent en quelque sorte les hommes les plus éloignés les uns des autres, et diverses raisons encore, doivent faire préférer un autre ordre. Celui-ci n'est plus applicable qu'à l'histoire des circonstances extérieures, politiques ou autres, qui ont eu quelque influence sur l'étude ou l'exercice de l'art, et au recensement purement littéraire des hommes qui ont acquis des droits à l'estime de la postérité. C'est par un aperçu sur ces divers objets que nous allons commencer le tableau de la chirurgie au dix-huitième siècle; l'histoire technologique viendra après, et sera traitée suivant un ordre de matières.

§. VIII. *Dix-huitième siècle.* — Le siècle auquel nous sommes parvenus l'emporte sur tous ceux qui le précédèrent, par les découvertes et les perfectionnemens sans nombre dont il enrichit la chirurgie. La première moitié de ce siècle compte des hommes qui feront éternellement la gloire de notre art. La même époque vit naître plusieurs des institutions qui ont exercé sur ses progrès l'influence la plus heureuse. La seconde moitié de cette période brille encore d'un éclat plus solide. C'est surtout alors qu'on voit se former le caractère philosophique du dix-huitième siècle, qu'il semble aujourd'hui de mode de calomnier, mais que ses admirables résultats politiques et scientifiques défendent assez contre les ennemis des lumières et contre les partisans d'une philosophie mystique et intolérante. Ce génie du siècle influe sur toutes les connaissances, et leur imprime un caractère de solidité qu'elles n'avaient jamais eu. Le joug de l'autorité cède pour toujours à l'empire de la raison; la culture de l'esprit, bornée jusqu'alors à quelques classes d'hommes, devient un besoin général; les spéculations stériles ou abstraites s'évanouissent devant les recherches utiles; le goût de l'observation fait sans cesse des progrès au détriment des rêveries chimériques de l'imagination. Au milieu de telles dispositions des esprits, l'empire gothique des priviléges touche inévitablement à sa fin; la chirurgie, qui a eu tant à en souffrir, ne pouvait être la dernière à s'en affranchir; le pédantisme en robe et en bonnet a perdu pour toujours le droit de lui dicter des lois. Ces grands résultats frappent d'abord et absorbent toute l'attention de celui qui jette un regard sur ce grand siècle; mais bientôt on sent le besoin de pénétrer les causes de cette révolution, et l'on veut suivre en détail la série des circonstances qui la préparèrent et l'accomplirent. Cette étude embrasse un ensemble de considérations qui trouveront place dans un article plus général que celui-ci; nous n'examinerons ici que les circonstances qui se rapportent directement à la spécialité qui nous occupe. Commençons par la France, car la patrie des J. L. Petit, Louis, Desault, ne peut être placée en seconde ligne. Et quel pays oserait disputer la première à celui qui posséda pendant un demi-siècle l'Académie royale de Chirurgie?

Dans la seconde moitié du dix-septième siècle, au milieu même de l'avilissement de la chirurgie, deux hommes également distingués par leurs talens et par leur élévation aux premières charges de leur état, conçurent le noble dessein de réveiller dans les esprits l'amour de la science. C'était là le véritable moyen de relever dans l'opinion publique la chirurgie tombée dans le mépris. Bienaise, et après lui Roberdeau, rétablirent à leurs frais, dans les écoles désertes de chirurgie, et entretinrent par une pension annuelle plusieurs charges de démonstrateurs. Nous verrons bientôt que cet exemple de générosité ne fut pas perdu.

Louis XIV, en réformant, par une déclaration du mois de décembre 1671, l'école royale de chirurgie du Jardin des Plantes, voulut que l'enseignement, dont les docteurs des facultés de Paris et de Montpellier s'étaient jusqu'alors disputé le privilège comme une proie, fût confié à un chirurgien. Dionis fut nommé pour l'anatomie et les opérations. La distinction avec laquelle il s'acquitta de son emploi, justifia la mesure prise par le monarque, et prouva qu'à l'avenir, pour avoir des leçons de chirurgie, il ne serait pas déraisonnable de s'adresser à des chirurgiens. Le même Louis XIV comblait d'honneurs et de richesses Félix, Clément, Mareschal, Beissier, et tous ceux dont la cour avait reçu les services. Ces encouragemens, bien qu'ils ne s'adressassent qu'individuellement à un certain nombre d'hommes distingués, n'en étaient pas moins très-capables d'enflammer l'émulation des autres, et de faire avancer la science. Mais en étudiant cette époque avec plus de soin, on ne peut manquer d'être frappé d'une circonstance dont les historiens de la chirurgie n'ont pas tenu compte, et qui néanmoins l'emporte infiniment par son importance sur toutes celles qui viennent d'être exposées. Si l'on ne peut pas dire qu'il existât alors des cliniques chirurgicales telles que celles que nous possédons aujourd'hui, au moins est-il certain que les chirurgiens des hôpitaux avaient la liberté et même l'habitude d'amener à leurs visites, et de rendre témoins de leurs opérations, leurs élèves particuliers, leurs amis, et les étrangers que les leçons anatomiques des Duverney, Littre, Mery, Winslow, attiraient alors à Paris en assez grand nombre. Les médecins français n'ayant senti que beaucoup plus tard l'avantage de faire étudier aux élèves les maladies au lit du malade, et les historiens qui ont parlé des cliniques, n'ayant eu en vue que celles de médecine, il n'est question nulle part de celles dont nous parlons; cependant l'espace seul, et non les preuves, nous manque pour démontrer que Saviard à l'Hôtel-Dieu, Mareschal et le lithotomiste Tolet à la Charité, et même Mauriceau dans les salles d'accouchemens du premier de ces hôpitaux, formèrent à la pratique un grand nombre de chirurgiens français et étrangers. Il serait bien superflu de s'attacher à faire ressortir par de longs développemens l'heureuse et puissante influence que dut avoir, quelque restreint qu'on le suppose, cet enseignement clinique si supérieur à tout autre enseignement. La chirurgie des champs de bataille ne fournissait alors que trop de leçons du même genre.

Tandis que le plus grand chirurgien du siècle, l'immortel J.-L.

Petit, faisait passer dans l'âme des élèves son enthousiasme pour l'art auquel il consacra sa vie, Mareschal, premier chirurgien du roi, et La Peyronie, si digne de le seconder et de lui succéder dans ces fonctions, éveillaient chez le monarque ces sentimens de bienveillance dont il a donné tant de preuves pour la profession de deux hommes pour lesquels il avait une haute estime et même une véritable affection. Le premier fruit de leurs sollicitations fut la création, par lettres patentes du mois de septembre 1724, dans l'école de Saint-Côme, de cinq places de démonstrateurs, chargés d'enseigner toutes les parties de l'anatomie et de la chirurgie.

Parlerons-nous des clameurs que fit pousser à la faculté de médecine cette institution si nécessaire ? Elle avait, disait-elle, le monopole légal de l'enseignement des sciences médicales ; nul n'avait le droit d'apprendre que ce qu'il lui plaisait à elle d'enseigner. Convenons que de tous les moyens qu'elle eût jusqu'alors mis en œuvre pour entraver les progrès de la chirurgie, le plus efficace eût été de rester elle-même chargée de les lui faire faire. Quelque ridicules que nous paraissent aujourd'hui ces prétentions de la Faculté, quelques-unes des démarches dont elle les appuya l'étaient encore davantage. Quesnay décrit d'une manière fort plaisante l'assaut que livrèrent aux portes de l'amphithéâtre anatomique de Saint-Côme, les docteurs en robe et en bonnet, suivis de leurs écoliers, ayant en tête le doyen de la Faculté, orné des insignes de sa dignité, un professeur armé d'un squelette, et un huissier qui, frappant à la porte à coups redoublés et menaçant de la faire enfoncer, criait : *Voici vos seigneurs et maîtres de la Faculté qui viennent réclamer le droit de vous instruire.* Ils viennent, ajoute le malin historien, s'emparer de l'amphithéâtre que vous n'avez pu bâtir que pour eux ; ils vous portent tout le savoir qui est renfermé dans leurs livres. Les huées du peuple, que la curiosité avait rassemblé, couvrirent la voix du bedeau, et les *seigneurs et maîtres* furent reconduits au bruit des sifflets.

L'enseignement fondé par l'édit de Louis XV dont nous venons de parler était incomplet et confié à un trop petit nombre de professeurs pour ne laisser rien à désirer ; par une munificence qui semblerait plutôt celle d'un roi que celle d'un particulier, aux cinq démonstrateurs nommés, Lapeyronie en ajouta un sixième, à qui il assura une pension égale à celle des autres, et qui fut chargé de faire deux cours d'accouchemens, l'un pour les élèves en chirurgie, l'autre pour les sages-femmes. Il fit en outre nommer à ces démonstrateurs un nombre égal d'adjoints, dont il se chargea lui-même de payer les honoraires. Lapeyronie ne se borna point à faire fleurir l'enseignement de la chirurgie dans la capitale, il demanda et obtint pour la ville de Montpellier la nomination de quatre professeurs et de quatre adjoints, qui durent embrasser dans leurs leçons toutes les parties de la chirurgie. Mais il manquait un amphithéâtre, et l'on négligea d'attacher des honoraires aux fonctions qu'on venait de créer; ce fut Lapeyronie qui leva cette double difficulté, et dont la bourse pourvut à tout.

Un grand talent de Lapeyronie fut de savoir faire servir les hommes et les choses à l'accomplissement de ses nobles projets. Toujours attentif à ce qui peut seconder ses vues, il sait découvrir partout le mérite même qui se cache, et s'entourer des hommes les plus capables. Quiconque excelle dans son état, montre d'heureuses dispositions, ou éprouve des besoins, est assuré de sa protection, a droit à ses bienfaits, à son amitié; aux uns il ouvre la carrière de la fortune, aux autres il montre le chemin des honneurs, il aide le plus grand nombre de ses conseils et de sa bourse, il les encourage, les anime, les excite par la plus noble des passions, l'amour de la gloire. Il serait trop long d'indiquer en détail tout ce que cet homme immortel fit pour la chirurgie, et l'on ne pourrait parler dignement des dispositions qu'il fit pour la servir encore après sa mort. Le testament de Lapeyronie est un monument admirable de philantropie et d'amour de la science; la durée des siècles n'en avait point offert le modèle. Frais d'enseignement, institution de prix annuels, fondation d'une bibliothèque, rentes considérables destinées à encourager la chirurgie de toutes les manières et à en hâter les progrès; construction d'un amphithéâtre, legs aux hôpitaux, pour assurer des cadavres aux démonstrateurs d'anatomie, etc. etc.; tels sont les articles principaux d'un testament dont l'auteur a d'autant plus de droits à notre admiration, qu'il ne fait que continuer après sa mort les immenses libéralités dont il s'était montré prodigue pendant sa vie.

Le plus grand bienfait de Lapeyronie, l'événement le plus important de l'histoire de la chirurgie moderne, mais en même temps celui dont l'influence est le mieux connue et sur lequel il est le moins nécessaire de s'étendre, c'est la création de l'académie royale de chirurgie; de ce corps à jamais célèbre, qui dicta à l'Europe un code chirurgical dont après trois quarts de siècle les articles fondamentaux ne sont point encore abrogés. A côté de ce grand événement, une foule de circonstances qui favorisèrent plus ou moins les progrès de la chirurgie s'effacent en quelque sorte, ou paraîtraient peu dignes d'arrêter l'attention. Nous ne pouvons nous dispenser néanmoins de rappeler la déclaration du roi du 23 avril. 1743 ; déclaration digne de Daguesseau qui la rédigea, laquelle rejette de la société des chirurgiens la communauté des barbiers, dont l'alliance l'avait trop long-temps deshonorée; institue des degrés académiques; exige des élèves une éducation libérale, et prescrit pour la réception au titre de maitre en chirurgie des formes sévères d'examen. Nous citerons encore la fondation de cette école où Desault débuta comme professeur de clinique, et où Chopart enseigna avec tant de zèle *l'école pratique de chirurgie*, établie par arrêt du Conseil du 4 juillet 1750, et qui reçut sa dernière forme par un réglement du roi du 19 mars 1760. A cet établissement se rattache celui d'un hospice de perfectionnement, qui n'avait d'abord que six lits, et qui fut fondé par édit du roi du mois de décembre 1776.

A l'académie succéda l'école de Desault; de cet homme dont l'heureuse et puissante influence ne saurait être méconnue que par l'ignorance ou l'envie; qui apprit à connaitre les rapports mutuels des organes et à diriger l'instrument tranchant dans la profondeur des parties avec autant de précision que si elles étaient transparentes, qui fut, en un mot, le créateur de l'anatomie chirurgicale; qui servit l'art par les découvertes dont il l'enrichit, et plus encore par l'amour de la chirurgie, par l'enthousiasme qu'il communiquait à la foule d'élèves de tous les pays, qui se pressaient à ses leçons.

Une dernière cause de l'avancement de la chirurgie française, à la fin du siècle passé, furent les guerres de la révolution. L'histoire particulière des progrès de l'art à cette époque fera bientôt connaitre la part qu'y eut la chirurgie militaire.

Nous voudrions pouvoir tracer pour les pays étrangers, comme nous venons de le faire pour la France, l'exposition des circonstances les plus importantes, qui exercèrent sur l'art dont nous étudions les progrès une influence directe; mais nous manquons de documens, et l'insuffisance de ceux qui suivent nous fait vivement regretter que, jusqu'à présent, l'histoire de la chirurgie n'ait jamais été traitée dans cet esprit.

Bien qu'elle eût dans ses nombreuses universités des professeurs de chirurgie, dont plusieurs acquièrent une juste célébrité, l'Allemagne manquait de plusieurs institutions, sans lesquelles l'étude de l'art ne peut qu'être incomplète, et ses progrès fort difficiles. L'Autriche était, sous ce rapport, une des contrées les plus mal partagées; on comptait bien à la cour et dans les armées quelques chirurgiens dignes d'estime : mais ou ils étaient étrangers, ou s'ils étaient nationaux, c'était chez les étrangers qu'ils avaient été forcés d'aller dérober leurs connaissances; les hôpitaux, cette source intarissable d'instruction, manquaient entièrement, ou n'offraient aucune des conditions sans lesquelles ils ne peuvent remplir leur objet. La chirurgie, livrée depuis des siècles aux mains grossières des barbiers et des baigneurs, était soumise à l'empire des médecins et condamnée au mépris du public. C'est à Joseph II qu'était réservé l'honneur de réformer un préjugé si déraisonnable ; ce prince philosophe n'ignorait pas qu'en général tout art condamné à ramper est anéanti ; c'est de la liberté, c'est de la considération, incompatibles avec l'esclavage, que naissent dans les sciences l'ardeur et l'émulation, mères des progrès. Aussi s'empressa-t-il d'affranchir la chirurgie; il lui conféra les prérogatives, les droits, les titres, les honneurs qui appartiennent à toute véritable science. Il éleva des hôpitaux civils et militaires sur tous les points de son royaume, et fonda à Vienne, au sein même d'un vaste hôpital, une école de *chirurgie-médecine*, telle qu'il n'en existait point alors dans tout le reste de l'Europe. Il créa six chaires publiques qui furent confiées à des hommes distingués qu'il avait fait voyager à ses dépens. Il enrichit cet établissement de tous les accessoires qui peuvent contribuer à rendre l'instruction plus facile et plus solide. Il y eut une collection complète d'instrumens de géométrie et de physique, un vaste cabinet de préparations anatomiques en cire, une collection non moins riche de préparations anatomico-pathologiques, naturelles ou artificielles, un cabinet d'histoire naturelle, formé à grands frais, un immense arsenal d'instrumens de chirurgie, de bandages et de machines, et une bibliothèque choisie et nombreuse. Des prix annuels furent fondés ; les chirurgiens employés par le gouvernement eurent des appointemens plus élevés que par le passé, et l'assurance d'une retraite honorable. Quels immenses services n'eussent point rendu à la chirurgie de pareils établissemens, s'il se fût trouvé, un siècle plus tôt, en Allemagne, un prince assez éclairé pour en sentir l'importance, assez généreux pour ne pas craindre de les acheter trop cher! Mais jusqu'alors il semble qu'aucun n'en avait eu l'idée (1). Le grand Frédéric lui-même eut, à la vérité, en tête du service chirur-

(1) La fondation d'un théâtre anatomique à Berlin, en 1713, celle d'un collége médico-chirurgical, en 1744, ayant un professeur d'anatomie et un démonstrateur de chirurgie, fit à peine quelque chose pour l'art, qui restait vili entre les mains des barbiers.

gical de ses armées, des hommes d'une grande distinction, tels que Bonness, Schmucker, Theden, Bilguer, Mursinna; mais la plupart des chirurgiens d'un rang moins élevé, et tous les aides-chirurgiens, étrangers aux connaissances anatomiques et aux premiers principes de l'art, n'avaient, pour tout savoir, que l'habitude de panser des plaies ou d'ouvrir des abcès.

Joseph II eut des imitateurs; ses établissemens ne furent point stériles, et, à la fin du dernier siècle, la chirurgie allemande pouvait soutenir sans désavantage le parallèle avec celle des autres contrées de l'Europe.

Le Danemarck fit de généreux efforts pour y prendre un rang honorable. Tandis que les familles dégénérées d'Olaüs Worm et de Thomas Bartholin se partageaient comme autant de sinécures toutes les places de l'université; tandis que les médecins se plaçaient, par leur mépris pour l'anatomie, presque au niveau du peuple ignorant et superstitieux qui la considérait comme une profanation, les chirurgiens Simon Crüger, Bertram et Clauson disséquaient dans leurs propres maisons quelques cadavres humains, et donnaient à un petit nombre de disciples pleins d'ardeur pour la science, des leçons de chirurgie bien différentes de cet enseignement grossier que les médecins étaient chargés de faire aux barbiers. Crüger et son fils, obligés de quitter le Danemarck, vinrent à Paris, où ils trouvèrent près de leur compatriote Winslow, près de Mareschal, et de Lapeyronie, de nouveaux motifs de s'attacher à l'art qu'ils chérissaient, et les circonstances les plus favorables pour y faire de nouveaux progrès. Rappelés à Copenhague par Christian VI, les deux Crüger résolurent d'y porter les réformes qu'ils avaient vu s'opérer en France dans l'état de la chirurgie. Leur premier soin fut d'ouvrir des cours où se pressa bientôt la foule des élèves. Secondé par Mohtzinger et Vohlert dont les vues étaient les mêmes, et dont le zèle égalait le sien, Simon Crüger profita de la bienveillance dont le roi les honorait tous trois, pour solliciter la fondation d'un enseignement chirurgical public et régulier. Une loi du 30 avril 1736 créa une école anatomico-chirurgicale, entièrement distincte de la Faculté de médecine, soumise à de sages réglemens, et dont Crüger fut le directeur. Six mois s'étaient à peine écoulés, que les sourdes intrigues des médecins avaient soulevé contre Crüger un orage contre lequel il fut heureux de trouver un abri dans la protection toute spéciale du roi. On peut voir dans Riegels l'histoire de toutes les luttes qu'il eut à soutenir contre la Faculté, jusqu'à la

in de ses jours en 1760. Fort des talens que ses ennemis mêmes
ne lui contestèrent jamais, attaché avec la religion la plus scrupuleuse à toutes les lois du devoir, il opposa toujours à l'intrigue et à
la calomnie une constance inébranlable, et déjoua toutes les entreprises de la Faculté. Ce grand homme mourut de douleur en recevant la nouvelle de la mort de Winslow, après avoir professé, pendant 24 ans, dans la nouvelle école, l'anatomie et la chirurgie, avec
un zèle et une exactitude qui ne se démentirent jamais. Crüger eut
encore le mérite de contribuer beaucoup avec Vohlert à la composition des sages réglemens de l'hôpital Frédéric, établissement qui
devait être également utile à la chirurgie et à la médecine, par la liberté
accordée aux élèves d'y suivre les visites et les leçons de leurs maîtres,
mais dont Crüger seul et ses disciples surent profiter.

Tant que régna le sage Frédéric V, et aussi long-temps que Christian VII, l'ami et le protecteur des sciences, gouverna par lui-même,
la chirurgie jouit en paix de son indépendance. Hennings, digne successeur de son maître, dans la place de directeur, Kölpin, professeur plein de zèle, Vohlert et Berger, soutinrent avec honneur la
gloire de leur école. Mais lorsque, en 1772, et jusqu'en 1784, la
conduite des affaires fut livrée aux mains du théologien Guldberg,
non-seulement les intérêts, mais l'existence même de l'école de chirurgie furent sacrifiés au caprice et à la jalousie de l'université. L'enseignement tomba rapidement, et avec lui la considération qu'avait
gagnée depuis un demi siècle le corps des chirurgiens. Mais cet
état d'abaissement n'était plus en harmonie avec les lumières du
siècle et ne pouvait subsister long-temps. Tode, Berger, Bodendick,
Hennings, Kölpin, Winslow, Briegel et Lüders, réunis depuis quelque temps en une société libre qui s'occupait avec zèle des progrès
de la chirurgie, demandèrent l'autorisation légale de leurs réu-
nions, et la liberté d'ouvrir gratuitement des cours publics sur l'anatomie et la physiologie, et sur toutes les parties de la chirurgie et
de l'art des accouchemens. Leur demande, appuyée d'un mémoire
plein de force et de raison sur la nécessité d'un pareil établissement,
fut accueillie avec faveur; et un édit du 22 juin 1785 créa l'Académie royale de chirurgie de Copenhague, qui, aux attributions de
celle de Paris, sur le modèle de laquelle elle était formée, joignit
celles du collége de chirurgie, et constitua, par conséquent, une
école pourvue d'un enseignement complet. Nous n'avons point de
renseignemens qui nous apprennent quels furent les résultats de cette
fondation; mais, s'il était permis de faire de l'histoire avec des con-

jectures, nous oserions assurer que l'Académie royale de chirurgie de Copenhague dut, comme celle de Paris, servir doublement la science, et par les progrès qu'elle lui fit faire, et par le degré d'estime et de considération où elle dut élever, dans l'opinion du public, les hommes qui consacrent leur vie à un art aussi salutaire.

Nous ne dirons plus que quelques mots sur l'histoire *extérieure* ou *politique* de la chirurgie au dix-huitième siècle; c'est-à-dire sur les circonstances qui durent avoir quelque influence sur son avancement. L'Angleterre, peu soucieuse en général, au moins jusqu'à une époque assez rapprochée de nous, de tout ce qui se rapporte à l'histoire des sciences, ne fournit point de documens pour cet objet; ce sont des chirurgiens français qui avaient visité Londres, qui nous ont donné là-dessus le peu de renseignemens que nous possédions. Ainsi G. Arnaud nous apprend qu'en 1745, les chirurgiens de Londres, à l'exemple de ceux de Paris, se séparèrent du corps des barbiers. Le parlement leur accorda une nouvelle charte, par laquelle il confirma leurs anciens priviléges qu'ils avaient perdus, et leur en accorda de nouveaux. Ils se firent bâtir une maison propre aux exercices de la chirurgie, avec un amphithéâtre fort commode. Quant à l'enseignement, tout ce qu'Arnaud nous en dit, c'est qu'une loi prescrivait aux chirurgiens de faire tous les ans un cours gratuit d'anatomie.

Nous ne sommes pas mieux instruits des affaires d'Espagne et de Portugal relatives à la chirurgie. La seule circonstance qui puisse intéresser son histoire, que nous ayons à citer, est l'ouverture d'un cours d'opérations chirurgicales à l'hôpital royal de Lisbonne, en 1762, par autorisation expresse du roi. Le savant Sanchez, dans une note manuscrite, placée à la suite de l'exemplaire que je possède d'un discours que le professeur Philippe Joseph de Gouvea prononça à l'ouverture de ce cours, le considère comme le premier pas de l'établissement de la chirurgie en Portugal.

Après avoir fait connaître, autant que le permettait l'insuffisance des sources, l'ensemble des circonstances qui ont eu quelque influence sur l'avancement de la chirurgie dans toute l'Europe, nous devons donner un aperçu des découvertes qui agrandirent le domaine de l'art, des perfectionnemens qui l'enrichirent. Obligés de nous renfermer dans des limites que nous ne pourrions franchir sans faire de cet article un ouvrage volumineux, ou sans répéter ici ce qui se trouve dans d'autres endroits de ce dictionnaire, nous devons nous borner à un certain nombre de faits choisis parmi les plus importans, parmi ceux dont l'intérêt est le plus général et le plus étendu. On ne cherchera donc point dans ce qui va suivre un recensement complet de tout ce qui s'est fait d'utile en chirurgie dans le dernier siècle, ni la liste de tous les noms qui jouirent de quelque célébrité.

Avant de s'engager dans l'examen de travaux relatifs à chaque point important de chirurgie, il conviendrait peut-être de jeter un coup d'œil sur la série des traités ou des recueils dont les auteurs embrassèrent, soit la totalité, soit la plus grande partie de la science : ce serait comme une première vue de ses révolutions. Quelques noms suffisent pour rappeler à l'homme instruit la distance qui sépare la chirurgie d'un siècle de celle du siècle antérieur ; ils marquent pour l'élève des époques dont le souvenir reste mieux gravé dans son esprit que celui d'une simple date. Mais dans le répertoire bibliographique qui fait suite à ce dictionnaire, les auteurs sont placés dans l'ordre chronologique suivant lequel ils se sont succédés ; et l'on y trouvera, sous le titre *Chirurgie*, une indication qu'il serait superflu de répéter ici, et à laquelle nous nous contenterons de renvoyer le lecteur. Parcourons donc rapidement les parties du domaine de la chirurgie qui ont été le plus cultivées, et signalons quelques-uns des travaux dont notre siècle a recueilli les fruits.

Tumeurs inflammatoires. — Abcès. — Gangrène. — Plaies. — Ulcères. — Il n'est point de partie de la chirurgie qui ait pris au dix-huitième siècle un aspect plus différent de celui qu'elle offrait dans les temps antérieurs, que la partie relative à l'inflammation. Rien ne ressemble moins, par exemple, à l'exposition pathologique de cet état morbide, donnée par Paracelse et Philippe d'Ingrassia, que celle qu'on en trouve dans Richter et Callisen. Aux théories galénique et alchimique, succédèrent, dans ce siècle, d'abord la théorie mécanique, qui n'était guère moins hypothétique, puis des principes moins étrangers aux données fournies par l'observation. Cette révolution dans les idées est d'une haute importance ; elle a eu plus ou moins d'influence sur toutes les parties de l'art, mais elle se rapporte plus particulièrement encore à la *médecine*, et ce sera sous le mot PATHOLOGIE que nous en traiterons, pour éviter toute répétition. Nous dirons seulement ici que ce fut un chirurgien, l'immortel Jean Hunter, qui contribua le plus à fonder la doctrine qui règne encore de nos jours sur cette matière. A mesure qu'ils connurent mieux la marche naturelle des tumeurs inflammatoires, les chirurgiens sentirent s'affaiblir la confiance que leur avaient léguée leurs prédécesseurs dans les vertus toutes puissantes de telle ou telle drogue contre chaque forme de la maladie, ou pour chaque époque de sa durée. La polypharmacie chirurgicale tomba peu à peu dans le discrédit qu'elle méritait ; l'usage et la composition des topiques furent ramenés à des règles dont la simplicité fut le premier mérite, et ces compositions monstrueuses, où mille drogues venaient mettre en commun leurs vertus, s'*aider*, se *corriger*, se *tempérer* mutuellement, pour faire un tout doué d'une puissance unique et merveilleuse, ne figurèrent plus dans des répertoires pharmacologiques, que pour témoigner de la crédulité de nos ancêtres. Le traitement des abcès fut basé sur des principes qui s'accommodaient mieux qu'autrefois aux différences que présentent les maladies comprises sous ce nom. Quant à la gangrène, outre qu'on connut mieux les procédés par lesquels s'opère la séparation entre le mort et le vif, dans toutes les espèces de la maladie, il est quelques-unes de ces espèces qu'on ne commença pour ainsi dire à étudier que dans le siècle dernier. C'est ainsi qu'on peut considérer Fournier et Thomassin comme des écrivains originaux, dans ce qu'ils nous ont appris sur le *charbon malin* ou pustule gangréneuse de la Bourgogne; la *gangrène sénile*, quoiqu'on en puisse trouver un assez grand nombre d'observations dans les auteurs, n'avait été décrite nulle part comme elle le fut par Pott ; enfin, bien que Lamotte eût observé à l'Hôtel – Dieu la *pourriture des plaies*, ou gangrène d'hôpital, à la fin du dix - septième siècle, on ne peut contester à Pouteau l'honneur d'avoir appris aux chirurgiens à la connaitre. Dussaussoy fut, après lui, le premier qui s'en occupa.

La vérité la plus solide ne parvient que lentement et avec difficulté à remplacer l'erreur long-temps accréditée : l'excellente thérapeutique des plaies, enseignée par Magati, avait à peine trouvé quelques partisans dans le siècle de cet habile chirurgien. Augustin Belloste parut l'inventer, lorsqu'il en prit la défense dans son *Chirurgien d'hôpital*, à la fin de ce siècle; et Sancassani se crut obligé de la revendiquer en faveur de son compatriote. J. L. Petit, ses disciples Guisard et Faudacq, Chabert, Garengeot, Lecat et Ledran, lui prêtèrent, comme Belloste, l'appui d'une grande expérience et de solides discussions. On voit néanmoins par les reproches qu'adresse aux chirurgiens français, J. Daniel Schlichting, dans sa *Traumatologie*, publiée au milieu du dix - huitième siècle, avec quelle difficulté cette méthode parvint à se répandre; il fallait, pour qu'elle devint générale, que l'observation attentive des plaies que l'on abandonne aux soins de la nature, eût appris le rôle qu'elle joue dans leur guérison, et à quoi se réduit l'influence des secours que l'art peut lui fournir. Mais cette étude était réservée à la deuxième moitié du dix-huitième siècle, époque où l'anatomie pathologique commença à briller d'un si vif éclat. Nous n'aborderons point cette période que nous n'ayons auparavant signalé dans les travaux antérieurs un point dont on à trop long-temps méconnu l'importance. Il serait bien difficile de remonter d'une manière précise jusqu'au premier auteur qui ait parlé du danger de la *suppression* de la suppuration des plaies; mais on peut affirmer sans crainte, qu'avant J. L. Petit, personne n'avait connu comme lui les résultats de ce qu'il appela le reflux de la suppuration, et la cause de ses dangers. Que du pus séjourne dans des clapiers profonds et sinueux où l'air puisse pénétrer et le corrompre, il pourra être résorbé; le malade sera pris d'accidens fébriles et putrides, et à l'autopsie, on trouvera, entre autres lésions, une foule d'abcès dans diverses parties du corps, mais surtout dans les poumons et le foie. «Ces abcès, dit J. L. Petit, se forment en très peu de temps, et avant qu'on ait eu aucun indice de suppuration; ce qui vient peut-être de ce que le pus qui est dans le sang, est déjà tout formé, et qu'il ne change presque point de nature..... J'ai vu quelquefois ces sortes de dépôts purulens se former d'un jour à l'autre, sans que le malade s'en fût aperçu que par quelques légères douleurs, etc. » Faudacq et Quesnay ont publié sur le même sujet des observations et des remarques fort dignes d'être lues.

Un physiologiste ingénieux, Pierre Fabre, observa avec soin le travail de la cicatrisation, et montra combien étaient faussés les idées qu'on s'était faites de la *régénération des chairs* dans les plaies avec perte de substance. Louis donna plus de développement à ses remarques, et fit voir à quel point étaient futiles les bases sur lesquelles reposait la doctrine des médicamens *sarcotiques* ou *incarnatifs*. Quelques années plus tard, J. Hunter traita le même sujet, et laissa bien loin derrière lui tous ses prédécesseurs. A peine y aurait-il quelque exagération à affirmer que tout ce qu'on sait aujourd'hui sur l'anatomie et la physiologie pathologique des plaies se trouve dans son ouvrage, le plus original, sans aucun doute, de tous ceux que vit paraître le siècle dernier. Avant Hunter, l'expérience des plus habiles chirurgiens avait prononcé sur la valeur de ces prétendus *cicatrisans* qui, interposés entre les lèvres d'une plaie, sont toujours un obstacle à sa réunion primitive, et entravent même, dans beaucoup de cas, le travail secondaire de la cicatrisation; mais l'on connut depuis la raison de ces inconvéniens; l'expérience fut basée sur des principes, et fournit à la pratique des règles d'autant plus sûres. La réunion par *première intention* devint de plus en plus fréquente, et les pansemens les plus simples furent préférés pour les plaies qu'on ne peut empêcher de suppurer.

Lafaye, dans ses *Notes sur Dionis*, s'était élevé contre l'usage, alors fort répandu, de sonder les plaies des capacités; Lecat démontra avec une parfaite solidité que cette manœuvre n'est pas moins inutile qu'incertaine et dangereuse.

Les expériences de Haller sur l'irritabilité devaient faire penser qu'il y avait quelque chose de faux et de mal observé dans les faits qui nous représentent comme très-dangereuses les plaies des tendons et des aponévroses; Bordenave montra que ce qui fait le danger de ces blessures, n'est pas, comme on l'avait imaginé, la sensibilité des tissus qu'elles atteignent, mais bien l'étranglement que ces tissus fibreux inextensibles exercent sur les parties qu'ils enveloppent dès qu'elles viennent à s'enflammer; d'où la nécessité des débridemens. Fabre prouva d'ailleurs que l'état d'inflammation donne de la sensibilité, et une sensibilité très-vive, aux parties qui en sont naturellememt dépourvues.

Des anciens avaient dit, mais plutôt peut-être sur un simple soupçon que par suite d'expériences suffisantes, qu'une plaie qui met un os à découvert, et le dépouille du périoste, en détermine nécessairement l'exfoliation. Plus tard, ce résultat ne parut point nécessaire et inévitable; mais, pour les cas où l'on ne croyait pas à la possibilité de le prévenir, on avait établi en principe que les spiritueux et les dessiccatifs appliqués sur l'os, étaient les moyens les plus propres à en hâter l'exfoliation, et qu'il fallait éviter, comme nuisibles, tous les remèdes gras et humectans. Monro fut d'une opinion toute contraire, et recommanda exclusivement ces derniers moyens. Tenon fit sur des chiens un grand nombre d'expériences, desquelles il résulta que les spiritueux, les balsamiques, les dessiccatifs déterminent une exfoliation assez profonde, et qui s'opère dans une trentaine de jours; que l'usage de l'eau tiède, au contraire, ou mieux encore de cataplasmes émolliens, procure la guérison en dix ou douze jours, sans aucune apparence d'exfoliation. Tenon reconnut, au reste, que, sur ce dernier point, l'apparence était trompeuse; car, ayant examiné avec le plus grand soin, après les avoir fait macérer, les os qui lui avaient fourni ces dernières observations, il vit avec étonnement, qu'il s'y était fait une véritable exfoliation, mais extrêmement superficielle. Poursuivant les mêmes expériences, pour apprécier les avantages ou les inconvéniens de la méthode de Belloste, qui consiste à perforer en plusieurs points l'os mis à découvert, Tenon en vint à établir que, chez les sujets qui ont passé la première jeunesse, cette méthode hâte la formation des bourgeons, et qu'il y aurait peut-être quelque avantage à l'employer chez les sujets d'une constitution faible et d'un âge avancé, quoiqu'elle n'avance pas d'une manière sensible l'époque de la cicatrisation complète.

Depuis des siècles on avait prodigieusement abusé de l'emploi des sutures ; quoique partisan décidé de la réunion immédiate, Pibrac s'éleva avec beaucoup de force contre cet abus, et opéra une révolution qui fit tomber les sutures dans un discrédit aussi·exagéré peut-être que l'avait été la faveur dont elles avaient joui auparavant. C'est ainsi que Louis ne voulait pas même admettre ce moyen de réunion pour l'un des cas qui l'exigent le plus impérieusement, pour le rapprochement et le maintien des lèvres de la plaie, après l'opération du bec - de-lièvre.

Nous bornerons ici cet aperçu sur les changemens qu'éprouva au dernier siècle la chirurgie des plaies ; celle des ulcères subit des modifications analogues, grâce aux travaux de l'académie de chirurgie. Underwood, Baynton, etc... préconisèrent les avantages de la compression, dans le traitement de ces dernières maladies; mais ils ne firent en cela que renouveler une méthode dont les avantages avaient été bien connus de Wisemann et de Sharp.

Maladies des os. — Les anciens, et particulièrement les chirurgiens du dix-septième siècle, avaient transmis un fonds très - riche sur les maladies des os ; mais ce fonds ne consistait guère qu'en des observations isolées, qui demandent des lecteurs déjà formés, et ne suffisent pas pour constituer la science et la faire avancer. J. C. Heyne et Laurent Verduc avaient tenté de faibles efforts pour en faire un corps de doctrine. J. L. Petit mit au jour son *Traité des Maladies des os*, et ses prédécesseurs furent oubliés. Personne n'avait encore rattaché avec autant de soin qu'il le fit, l'anatomie exacte des parties à l'étude des fractures et des luxations, qui seraient sans elle d'une obscurité impénétrable. L'emploi des machines pour la réduction des os luxés ou fracturés est tout ce qu'on peut reprocher à Petit. Bien long -temps après, parut un ouvrage écrit probablement à la même époque ; c'est le *Traité des Maladies des os*, du grand anatomiste Guichard Joseph Duverney, qui, sous divers rapports, ne le cède point au précédent, et l'emporte même sur quelques autres ; comme, par exemple, dans le précepte qu'on y trouve, de placer dans la fracture de la clavicule un épais coussin sous l'aisselle, et de rapprocher le coude du tronc, pour remplir une indication que Duverney avait presque aussi bien comprise que Desault. Comme traités généraux, ces deux ouvrages ne furent point surpassés jusqu'à la fin du dernier siècle, et, malgré leur mérite, ceux de J. Fréd. Boettcher, Manne et Ch. Fréd. Closs ne les firent point oublier ; mais les travaux d'une foule de chirurgiens ou d'expérimentateurs jetèrent beaucoup de lumière sur quelques-uns des sujets les plus importans. qui y sont traités.

L'anatomie pathologique s'étudia à dévoiler le travail naturel par lequel les fractures se consolident. Jusque vers le milieu du dix-huitième siècle, on admettait généralement que la réunion se faisait par l'effusion d'un *suc osseux*, qui, suintant de l'os rompu, et coulant dans les interstices de la fracture, en joignait les bouts, à peu près comme la colle réunit deux morceaux de bois. Duhamel fractura des os à un grand nombre d'animaux, et observa jour par jour, avec l'attention et la perspicacité dont il a donné tant de preuves, tous les changemens qui survinrent dans la partie, jusqu'à parfaite consolidation ; il conclut de ses expériences que le périoste se gonfle à l'endroit des fractures, et jusqu'à une certaine distance ; que les tissus fibreux environnans participent eux-mêmes à cet épaississement, dans le cas de fortes contusions ; que cette tuméfaction est constituée par une substance comme cartilagineuse, laquelle s'étend entre les fragmens de l'os fracturé et en enveloppe les extrémités ; qu'au sein de cette substance viennent se déposer des molécules terreuses qui la transforment en un os d'abord peu régulier, mais qui ne tarde pas à le devenir, en même temps que la tumeur diminue de volume, qu'elle reprend le niveau du reste de l'os, et que le périoste se réduit au degré d'épaisseur et de consistance qui lui est naturel. Duhamel avait aussi observé que la membrane de la moelle participait à ce travail d'une manière peu différente de celle du périoste.

Haller et son disciple Dethleef firent aussi de nombreuses expériences ; ils virent les mêmes changemens qu'avait observés Duhamel dans la substance comme cartilagineuse interposée entre les fragmens ; mais ils nièrent que cette substance fût le périoste, ou ses couches les plus intérieures, ou même une production de cette membrane. Ils découvrirent du reste, comme, plus tard, Jean Hunter, la formation de vaisseaux sanguins, dans cette matière d'abord amorphe. Bordenave admettait le développement de granulations cellulo-vasculeuses sur les bouts de l'os, et un travail de cicatrisation qui ne différerait de celui des parties molles que par une marche moins rapide. Camper, Troja, Bonn et beaucoup d'autres, s'occupèrent du même sujet; et tous, malgré leurs dissidences, reconnurent une partie de la vérité. On peut dire que de l'ensemble de leurs travaux, ressort la vérité tout entière, au moins telle que nous la connaissons aujourd'hui; car Duhamel, Fougeroux et Troja ont très-bien connu l'importance de la *virole* externe et du bouchon intérieur ou *cal provisoire;* Haller, Dethleef, J. Hunter, Troja, le rôle de la lymphe plastique qui s'organise entre les fragmens; Bordenave et J. Hunter, la part que prend le tissu de l'os lui-même, surtout chez les très-jeunes sujets, au travail de la réunion.

Les principes généraux du traitement des fractures avaient peu varié depuis l'antiquité. Surmonter à tout prix la puissance des muscles qui ont déplacé les fragmens et affronter ceux-ci, suivant leurs rapports naturels; s'opposer à un nouveau déplacement par des bandages résistans qui ne permissent pas une nouvelle déformation du membre, ou par l'application permanente d'une force qui l'étendît sans cesse, tel était le but thérapeutique pour lequel on avait toujours des machines prêtes. On ne s'apercevait point que dans la plupart des cas la tendance continuelle des os à se déplacer, et la résistance prodigieuse des muscles, étaient le résultat de l'extension même dans laquelle on plaçait le membre fracturé. Guillaume Sharp et Percivall Pott se partagent l'honneur d'avoir établi pour condition fondamentale de la réduction, et du maintien des fractures, l'attention de placer le membre de telle sorte que les muscles qui tendraient à déplacer les fragmens soient dans le plus grand relâchement possible. Ces principes, adoptés en France par Lassus qui les y fit connaître, par Sabatier et quelques autres, s'y seraient sans doute propagés et établis; mais l'école de Desault, dont les opinions étaient fort opposées, bien qu'on ne puisse d'ailleurs lui contester le mérite d'avoir singulièrement éclairé le diagnostic, et même la thérapeutique générale des maladies des os, l'école de Desault l'emporta durant plus d'un quart de siècle; et ce n'est que depuis quelques années qu'on a commencé à revenir aux principes des deux célèbres chirurgiens anglais. Cette révolution n'est pas encore accomplie; la science n'est pas encore entièrement fixée sur ce point; et nous n'aurions pas l'assurance de tracer un tableau de véritables

découvertes, plutôt que l'exposition d'une série d'efforts plus ingénieux qu'utiles, en énumérant tous les appareils qui furent inventés
dans le dernier siècle pour le traitement des fractures.

On avait connu de tout temps le fait de la non-consolidation de quelques fractures, dans des circonstances dont la manière d'agir était et est
encore un mystère ; quelques unes de ces circonstances n'empêchent
point une consolidation ultérieure : à cette classe appartient l'état
de grossesse, comme Alanson et d'autres ont eu plusieurs fois l'occasion de s'en assurer. Celles-là sont les moins fâcheuses, car il
en est qui arrêtent pour toujours le travail de la consolidation, à
moins que l'art ne vienne au secours de la nature ; et même il s'en
faut bien que la chirurgie puisse vanter ici sa puissance. Pour exciter dans la fracture une inflammation dont l'absence serait la cause
de la non-réunion, J. Hunter proposait de frotter fortement l'un
contre l'autre les deux bouts de l'os, ou d'engager le malade à se
servir à plusieurs reprises de son membre, sans le tirer de l'appareil. Ch. White assure avoir guéri par ce moyen une fracture jusqu'alors non consolidée de la cuisse. Le docteur Physic, de New-
Yorck, et Percy, proposèrent, pour remplir le même but, un moyen
qui paraîtrait plus efficace, l'introduction d'un séton entre les fragmens de l'os ; ces ressources peuvent être insuffisantes dans bien
des cas ; elles le sont presque inévitablement dans ceux où il s'est
développé entre les fragmens une substance fibro-celluleuse qui les
réunit en fausse articulation. C'est pour ces cas que Charles
White proposa une opération fort belle, mais difficile et hasar-
deuse, la résection de l'extrémité des fragmens, ou d'un seul, s'il
est impossible d'exciser les deux, et leur rapprochement comme
après une fracture récente. Quoique répétée un certain nombre de
fois, l'expérience n'a pas encore prononcé d'une manière définitive
sur la valeur de cette méthode. Le même Charles White est le premier qui ait pratiqué une opération analogue à la précédente, et
que Sabatier proclamait comme un des plus grands pas qu'eût faits
la chirurgie moderne ; nous parlons de la désarticulation de la tête,
de l'humérus et de la résection de cette partie désorganisée par la
carie. Bent et Orred répétèrent les premiers l'opération de White ;
Parck, et, peut-être avant lui, Moreau le père et Vermandois l'appliquèrent au traitement des maladies du coude et du genou. Pour voir
dans cette opération une découverte vraiment utile, dont les avan-

tages l'emportent sur sa gravité, peut-être convient-il d'en restreindre l'application dans les limites de sa première destination, c'est-à-dire de ne la pratiquer qu'au membre supérieur.

Nous ne dirons plus qu'un mot sur les progrès de la chirurgie, relatifs aux maladies des os, et ce sera pour signaler l'un des principaux titres de gloire de Percivall Pott. On chercherait vainement dans les ouvrages antérieurs à ce grand chirurgien, des notions comparables pour l'exactitude et la précision, à celles dont on lui est redevable sur la malaladie à laquelle on a donné son nom.

Plaies de tête. Les plaies de tête avaient été dans tous les temps l'objet d'une attention toute particulière, et les connaissances qu'on avait acquises sur ce sujet, dès les temps les plus reculés de notre histoire, ont droit de nous étonner. Les chirurgiens les plus distingués du seizième siècle et du commencement du dix-septième cultivèrent avec beaucoup de soin cette partie du domaine de l'art ; tout ce que l'observation attentive des symptômes de la maladie peut fournir de lumière sur un sujet naturellement fort obscur, fut saisi avec sagacité ; mais il est plusieurs points, et des plus importans à connaître, qui ne pouvaient être éclairés que par des recherches d'un genre nouveau, par l'anatomie pathologique. C'est à ce précieux instrument de découvertes que le dix-huitième siècle dut la grande supériorité qui le distingua. On connut d'une manière beaucoup plus précise le siége et la nature des lésions cachées dans la profondeur des parties, qu'aucun autre moyen d'investigation ne pouvait complétement dévoiler. De là des indications thérapeutiques moins incertaines, et l'emploi moins hasardeux d'une opération qui peut être aussi funeste, quand on la pratique sans nécessité, qu'elle est avantageuse dans les cas qui la réclament. Quoi qu'en aient dit plusieurs historiens, et tout récemment l'auteur d'un ouvrage important sur les plaies de tête, les anciens n'avaient point ignoré que les lésions d'un côté du cerveau entraînent la paralysie du côté du corps opposé ; Hippocrate, Cassius l'Iatrosophiste, Arétée, s'expriment là-dessus d'une façon qui ne permet aucun doute. La barbarie du moyen âge n'effaça même pas ici, comme sur tant d'autres points, la trace des découvertes de l'antiquité. On lit dans Guillaume de Salicet (que je ne puis citer en ce moment que d'après la vieille traduction française) : «A ce propos te convient-il noter ung général enseignement que toutes fois et quantes que aucun est blessé en la teste, ou de espée, ou autrement, si la lésion est si forte que à cause de telle lésion s'en ensuive perclusion, si la lésion a esté faicte en la partie dextre, la perclusion sera en la partie senestre; et par l'opposite, si la lésion a esté faicte en la partie senestre, la perclusion sera en la partie dextre. Parquoy peulx-tu entendre que les nerfs qui mouvent la partie dextre viennent de la partie senestre, et ceux qui mouvent la partie senestre viennent de la partie dextre. » *La cyrurgie de maistre Guillaume de Salicet, le second traictie, premier chapitre*, édit. de Paris, 1505, in-4°. Cette doctrine perdit de sa netteté dans les siècles qui suivirent; Prosper Martian, Dulaurens et Fabrice de Hilden, furent ceux qui la soutinrent avec le moins de confusion. Depuis ce dernier, elle s'altéra de plus en plus et finit par tomber dans l'oubli, car Valsalva, qui ne manquait point d'érudition, crut annoncer une chose entièrement neuve, quand il proclama, en 1704, que toute paralysie d'un côté du corps supposait une lésion extérieure ou interne, visible ou inapercevable dans le côté opposé du cerveau. Du reste, il y a si loin du degré de précision et de certitude auquel il porta cette doctrine, à tout ce qui avait été dit avant lui, qu'il peut à bon droit en être considéré comme le père. Petit, de Namur, la découvrit de son côté par ses propres recherches; il fit plus, il en démontra la raison anatomique, sur laquelle on n'avait jusqu'alors avancé que de fausses suppositions. Les expériences qu'il pratiqua sur des animaux vivans, dans le but de découvrir les effets des lésions de chacune des principales parties de l'encéphale, ouvrirent une voie qui a conduit les physiologistes à des aperçus curieux, et qui mènera tôt ou tard la médecine et la chirurgie à des résultats importans. Ce fut pour favoriser et exciter les recherches dans cette direction nouvelle, que l'Académie royale de chirurgie mit au concours la question des contre-coups dans les plaies de tête. Louis s'exprime d'une manière qui prouve qu'il avait bien vu la portée de cette question. Elle fut parfaitement comprise par Saucerotte et Sabouraut; au premier de ces deux habiles chirurgiens revient une belle part de l'honneur attaché aux travaux entrepris jusqu'à ce jour pour *localiser* les fonctions de l'encéphale, et déterminer les signes propres aux lésions de ses diverses parties.

Le siége de ces lésions n'est pas le seul ni même le principal point de leur histoire que le dix-huitième siècle ait eu la gloire d'éclairer. Ambroise Paré et Carcano Leone avaient déjà distingué, à travers leur apparente analogie, les symptômes qui suivent immédiatement une plaie de tête, de ceux qui surviennent quelque temps après. C'était un trait de lumière qui ne fut point remarqué. Jean-Louis Petit, dont le génie observateur trouvait plus facile de faire une dé-couverte que de l'apprendre, arriva, de lui-même, à distinguer la commotion de la compression du cerveau, à établir, entre les symp-tômes immédiats et primitifs des plaies de tête et les phénomènes consécutifs, une distinction dont l'importance pratique est capitale. L'autorité de Pott confirma et répandit cette doctrine; l'illustre chi-rurgien anglais apprit en outre à mieux connaître les épanchemens au-dessous du crâne.

On n'ignorait point, dans le siècle précédent, ni même plus an-ciennement, la fréquence des abcès de foie dans les plaies de tête; Bertrandi, Pouteau, David, s'exercèrent à expliquer pourquoi c'est dans le foie qu'ils se forment et non ailleurs. Desault déclara, comme on l'avait déjà fait autrefois, que c'était l'effet d'une sympathie toute spéciale entre le foie et le cerveau. Par malheur, le fait qu'on ex-pliquait si bien, était un fait imaginaire; Molinelli, Gaber, Morga-gni, firent voir que de pareils abcès pouvaient se former dans beau-coup d'autres parties que le foie, et surtout dans les poumons. Divers chirurgiens revinrent à l'opinion des anciens, qui avaient ad-mis dans ce cas un *reflux* de la suppuration formée dans le crâne. Mais Paletta paraît avoir trouvé la véritable solution de ce point de pathologie; il pensa qu'à la suite des fractures ou contusions du crâne les sinus veineux pouvaient s'enflammer; d'où formation de pus dans leur intérieur, mélange de cette matière avec le sang, et les suites que, depuis, M. Dance nous a si bien fait connaître.

L'histoire de la thérapeutique des plaies de tête, au dix-huitième siècle, ne sera pas longue; ses variations ne portent presque que sur l'emploi du trépan. Durant tout le moyen âge, et jusque vers la fin du seizième siècle, les chirurgiens l'avaient, par pusillani-mité, laissé tomber entièrement dans l'oubli. Un siècle plus tard, on semblait se faire un jeu de cette grave opération; on se décidait sans hésiter à cribler le crâne de dix ou douze couronnes, et, si l'on en peut croire Stalpart Vander Wiel, un seigneur de la maison de Nassau en supporta jusqu'à vingt-sept. On comprend mainte-nant combien de fois le trépan dut être appliqué, non-seulement sans nécessité, mais même contre toute raison. La Vauguyon a la gloire d'avoir nettement posé la base des principes qui nous guident encore aujourd'hui dans l'emploi du trépan; il établit qu'une plaie, une contusion, une fracture du crâne, n'ont en elles-mêmes rien qui indique cette opération; les accidens seuls la réclament, quand ils tiennent à une cause dont la perforation du crâne puisse faire cesser l'action. Mais ce principe est trop général pour indiquer la marche à suivre dans tous les cas ; sans s'en écarter absolument, divers chirurgiens, et surtout Quesnay, Pott et Bilguer, étendirent l'usage du trépan bien au-delà de ce que permet la prudence. Desault donna dans un excès contraire, et le proscrivit presque complétement. Richter, Metzger, Benjamin Bell furent plus sages ; leurs préceptes sont ceux des plus habiles chirurgiens de notre temps.

Maladies des yeux. Toutes les parties de l'ophthalmologie s'enrichirent, dans le siècle passé, ou de perfectionnemens nombreux, ou de découvertes entièrement neuves. Ces dernières seules nous occuperont ; encore n'indiquerons-nous que les principales.

Fistule lacrymale. Voici peut-être, de toutes les parties de la chirurgie, celle sur laquelle le dix-huitième siècle doit le moins aux siècles antérieurs, sur laquelle il nous a légué les découvertes les plus originales, et les preuves les plus multipliées de son industrie. Les anciens ignoraient la nature du mal, et n'obtinrent que par hasard des guérisons rares et peu solides. Les chirurgiens grecs et romains excisaient la fistule et y appliquaient des remèdes dessiccatifs dans les cas les plus simples ; quand l'os unguis était affecté, ils l'attaquaient avec les caustiques ou le fer rouge, pour en procurer l'exfoliation, ou même pour le perforer (1). Sprengel prétend que les Arabes ajoutèrent à ces moyens trois méthodes nouvelles de traitement : l'injection, la compression, et l'introduction d'un fil dans les voies lacrymales ; et il ajoute : « On voit donc que les Arabes connaissaient et pratiquaient presque toutes les méthodes en usage chez les modernes. » On ne peut s'étonner assez de voir un historien aussi distingué que le savant professeur de Halle, commettre une telle méprise, et de ne pas s'apercevoir que les méthodes de Rhazès et d'Avicenne n'ont de commun avec les nôtres que les noms dont il lui a plu de les décorer. Encore un coup, les anciens n'avaient nulle idée de la nature de la maladie ; ils ignoraient jusqu'à l'existence des voies lacrymales, et n'en pouvaient, par conséquent, connaître l'obstruction, ni songer aux moyens d'en rétablir la liberté. L'injection

(1) Il ne faut point que cette dernière méthode fasse penser que les anciens connaissaient la véritable indication à remplir pour guérir la fistule lacrymale. Ils n'avaient d'autre but, en cautérisant l'os unguis, que d'arrêter la carie de cet os qu'ils considéraient comme la cause permanente de la fistule ; et s'ils le perforaient, c'était pour faire passer dans les fosses nasales la matière de la suppuration, et rien de plus. Ils n'avaient nulle idée de l'obstacle au cours naturel des larmes.

dont parle Rhazès n'a pas l'ombre de la ressemblance avec celle d'Anel ou de Laforest; c'était tout simplement une lotion de l'intérieur de l'ulcère, qu'on pratiquait avant d'y introduire de l'ellébore noir: *illa cura fiat post clysterizationes fistulæ, et exindè impleatur;* opération qui ne différait en rien de l'injection ordinaire des autres fistules. La compression au moyen de laquelle Rhazès guérit une tumeur lacrymale, (si tant est qu'on puisse dire que ce fut la compression qu'il employa, et qu'il eût affaire à une tumeur lacrymale) (1) ne ressemble pas davantage à la méthode de compression proposée par J. L. Petit. Quant à la troisième opération dont Sprengel veut faire honneur aux Arabes, l'historien allemand dit : « Avicenne est le premier qui conseille de porter un fil *dans les voies lacrymales obstruées.* » A cela je n'ai qu'un mot à répondre, c'est qu'Avicenne ne le conseille pas ; il veut seulement, ce qui est bien différent, qu'après avoir sondé avec art toute la profondeur de la fistule, on y introduise, *dans cette fistule,* du coton imbibé de substances astringentes. *Et de meliore quidem regimine ejus, est ut mensuretur ejus profunditas cum tentâ : deindè involvatur radius cotto submerso in medicinis, et ponatur in ipsâ, siva sit medicina currens, sive pulvis;* lib. III, f. III, tr. 2, cap. 15. Il n'y a nulle obscurité dans ce passage; et s'il y en avait, il me suffirait de dire que les écrivains du moyen âge, Bernard de Gordon et Balescon, en particulier, qui l'ont copié fidèlement, n'y ont pas trouvé d'autre sens que le seul qu'il semble possible d'y trouver. Vainement chercherait-on dans les ouvrages des médecins antérieurs à Vesale des principes de quelque solidité sur la fistule lacrymale, ou des méthodes rationnelles de traitement; ce n'est que depuis les travaux de ce grand anatomiste, qu'on commença à connaître les voies lacrymales. Fallopia décrivit avec beaucoup de soin les conduits des

(1) Voici le seul passage de Rhazès où Sprengel ait pu croire avoir trouvé la méthode de la compression (l'indication qu'il donne est inexacte) : Erat filius cujusdam nomine Sæede: et patiebatur apostema in lachrymali: sed erat debile : et est fricatum et nihil fluxit ab eo : et postea passus est ophthalmias : et ligari feci ejus oculum per aliquot dies : et denuò refricari feci apostema : et disparuit : et manifestè curatus est ; et ob hoc non curetur talis morbus nisi prius ligetur per tres dies : et exindè fricetur : si non fuerit eminentia in oculis : et si apparet eminentia est cura sufficiens ligatura. Lib. 11, cap. 11, tit. 3. Qui oserait, d'après ce passage de Rhazès, répéter avec Sprengel, *qu'il est clair que cet habile médecin avait déjà observé et traité l'atonie des voies lacrymales?*

larmes et le canal nasal; mais il avait encore une fausse idée de la marche que suit le liquide dans leur intérieur. Il semblait pourtant qu'au point où il était parvenu, il ne restait plus qu'un pas à faire pour pénétrer la nature de la fistule lacrymale, et en fonder le traitement sur la connaissance du siége et des véritables indications à remplir : eh bien! plus d'un siècle et demi devait s'écouler encore avant qu'on arrivât à ce point. Stahl montra parfaitement tout ce qu'il y avait de faux dans les opinions reçues jusqu'alors sans contestation, relativement à la nature du mal; mais il n'aperçut qu'une faible partie de la vérité, quand il le fit consister en une affection du conduit lacrymal supérieur; ce fut lui qui, le premier, reconnut la possibilité de sonder ce canal. On regrette de voir quelques erreurs conservées dans l'ouvrage de Maître-Jan; mais du reste, l'auteur dit positivement que la cause essentielle de la fistule consiste dans l'obstruction des voies lacrymales.

Depuis Anel, ce point de doctrine fut définitivement établi sur les bases incontestables de l'observation; et la chirurgie, qui jusqu'alors avait agi en aveugle et n'avait guéri que par hasard, connut au juste l'objet qu'elle devait se proposer de remplir. Des moyens, sinon toujours efficaces, du moins toujours appropriés, quoiqu'à des degrés différens, au but qu'il fallait atteindre, ne manquèrent plus désormais. Anel et J. L. Petit ouvrirent la carrière : le premier créa l'art de sonder les voies lacrymales, et d'y porter des remèdes propres à les désobstruer et à combattre directement les causes de leur engorgement. Bianchi et Laforest modifièrent sa méthode, et peut-être la perfectionnèrent. J. L. Petit, moins soucieux qu'Anel et Bianchi d'éviter l'emploi de l'instrument tranchant, inventa une opération bien plus efficace; il sut au reste, dans des cas simples et favorables, tirer parti de la compression : non pas de cette compression aveugle et dangereuse employée par les anciens, sans autre vue que d'affaisser une tumeur, mais de l'art de suppléer, par une force mécanique, au défaut de ressort d'un sac trop longtemps détendu. L'histoire doit placer immédiatement après J. L. Petit, un chirurgien injustement oublié par Sabatier, Sprengel et beaucoup d'autres, à qui l'on doit un procédé préférable à celui de Petit qui lui servit de modèle, et qui n'a laissé d'autre peine à Desault pour inventer sa méthode, que de changer la direction d'un séton. En 1734, Le Cat guérit une tumeur lacrymale de la manière suivante: il fit une incision à la tumeur, porta à travers le canal nasal une sonde garnie de plusieurs fils, alla saisir ces fils dans les fosses nasales avec un crochet et les amena au dehors, retira sa sonde, et fixa à l'extrémité du fil sortant par l'incision faite à la tumeur une mèche qui fut tirée chaque jour de haut en bas dans le canal (1). Les procédés de Monro, de Jurine et de Desault rentrent, à peu de chose près, dans celui de Le Cat. Méjean proposa une autre méthode; ce fut de faire passer par le conduit lacrymal supérieur le fil destiné, comme dans les méthodes précédentes, à entraîner un séton dans le canal nasal. L'avantage qu'offre cette méthode d'éviter toute incision au devant de l'œil, est compensé et au-delà par ses difficultés, et par l'inconvénient qu'elle a de fatiguer le conduit lacrymal, ou même de l'altérer d'une manière grave; l'opération de Pouteau est moins sûre encore que celle de Méjean.

Bien que toutes ces méthodes soient fort rationnelles, il s'en fallait bien qu'elles fussent toujours suivies de succès. Le canal nasal, lors même qu'on réussissait à lui rendre sa liberté, restait sujet à s'obstruer de nouveau. C'est pour parer à cet inconvénient, que Foubert y plaçait à demeure une canule d'or ou d'argent; Pellier réussit quelquefois par cette méthode; Jonathan Waten et Ehrlich la trouvaient supérieure à toute autre, et Benjamin Bell la regardait au moins comme l'une des plus efficaces. Il convient au reste de rappeler qu'elle n'était qu'une imitation d'un procédé introduit par Woolhouse dans l'emploi d'une autre méthode dont nous avons encore à parler.

Nous avons vu que les anciens pratiquaient la cautérisation de l'unguis, et allaient jusqu'à perforer cet os. Comme ils ne fondaient cette pratique que sur un faux principe, elle était tombée en désuétude et en oubli, au point qu'on fit honneur à Woolhouse d'une invention quand il proposa d'y revenir. A la vérité, cet oculiste fameux, instruit par des récidives que la route artificielle qu'on ouvrait aux larmes avait une tendance continuelle à s'obstruer, avait imaginé, pour s'assurer de sa permanence, d'y mettre à demeure une canule d'or ou d'argent. Un grand nombre de chirurgiens adoptèrent la méthode de Woolhouse; la plupart perforaient l'unguis au moyen du fer rouge; Chéselden, en particulier, donnait la préférence à ce procédé. Monro en montra les inconvéniens, et y substituait le trocart, instrument plus innocent que celui qu'avait proposé Lamorière. Post suivit à peu près les sentimens de Monro, et Hunter ne s'en écarta

---

(1) Le Cat fit insérer l'exposition de sa méthode dans le *Journal de Verdun*, du mois de février 1735. Je n'ai vu nulle part citer cette source originale.

que pour remplacer le trocart par un emporte-pièce. Ces perfectionnemens divers n'empêchent pas que la perforation de l'unguis ne soit une méthode qu'il faut rejeter des cas ordinaires, et qu'on doit réserver pour ceux où le délabrement des voies lacrymales ne permet plus d'en essayer d'autres.

Cataracte. Les anciens ne connaissaient point la nature de cette maladie. On trouve à ce sujet, dans les historiens, des assertions et des documens contradictoires; mais cela tient à une circonstance dont on a quelquefois oublié de tenir compte, et qu'il ne faut jamais perdre de vue. Les chirurgiens antérieurs à l'époque qui nous occupe, admettaient bien que le cristallin pouvait devenir opaque; mais cet état constituait pour eux le *glaucome*, maladie essentiellement incurable, puisqu'elle avait pour siége la partie de l'œil qu'ils considéraient comme l'organe immédiat de la vision. Le nom de *cataracte* désignait au contraire, ou une toile opaque qui bouchait la pupille, comme l'avait enseigné Guillaume de Salicet, ou une humeur trouble et coagulée placée entre la face postérieure de l'iris et le cristallin, suivant l'opinion des médecins grecs. S'il arriva maintes fois aux chirurgiens d'abaisser le cristallin, ce fut l'effet d'une méprise, et parce qu'ils avaient confondu (ce qui dut leur arriver fréquemment) *le glaucome* avec *la cataracte.* Rolfinck nous apprend que vers le milieu du dix-septième siècle, Quarré, chirurgien de Paris, s'était élevé dans ses leçons contre l'opinion commune, et avait soutenu que ce que l'on prenait pour la cataracte était un *glaucome*, et que le *glaucome* n'était pas une maladie incurable. Déjà, en 1660, Pierre Borel se déclara partisan de l'opinion de Quarré. Ce fut à peu près dans le même temps que Lasnier, célèbre chirurgien de Paris, enseigna la même doctrine. Il insistait sur le peu de nécessité de la lentille cristalline pour la vision, et disait qu'abaisser la cataracte, *c'était détrôner le cristallin.* Lasnier ne trouva presque que des incrédules. Il faut excepter l'illustre Gassendi, qui reconnut et publia cette vérité. Mariotte l'admit après lui, et le cartésien Rohault ne craignit pas d'être gassendiste en ce point.

Cependant la cataracte passait encore généralement, au commencement du dix-huitième siècle, pour une pellicule formée dans l'humeur aqueuse, en arrière de la pupille. En 1705, Brisseau lut à l'Académie un ouvrage dont l'objet était de prouver que le cristallin n'était point l'organe immédiat de la vue, et que l'opacité de ce corps constituait la cataracte. Deux ans plus tard, Maitre-Jan appuya cette doctrine d'observations qui lui étaient propres, et qu'il croyait avoir faites le premier. Les deux La Hire, Littre et Mery, combattirent l'ôpinion de Brisseau, jusqu'à ce que les nombreuses dissections de Mareschal, Petit et Saint-Yves, l'eurent mise complétement hors de doute. La dispute était encore dans toute sa force à Paris, que déjà Boerhaave enseignait publiquement à Leyde, en 1708, la doctrine nouvelle qu'il avait puisée dans l'ouvrage de Maître-Jan. Heister, en 1713, s'en déclara le défenseur; la vieille doctrine trouva des champions dans Woolhouse et Andry. De ces débats, auxquels prirent part Pourfour du Petit, Winslow, Bouquot, Morgagni, Lancisi, Lapeyronie et Morand, résulta la preuve de l'existence de deux sortes de cataractes : l'une qui consiste dans l'opacité du cristallin, l'autre dans celle de son enveloppe, comme l'avait déjà enseigné Muralto. Antoine Deidier, Houin et Benomont découvrirent que cette dernière peut être *secondaire*, c'est-à-dire succéder à l'abaissement du cristallin cataracté. Houin reconnut que dans quelques cas l'opacité commence par l'humeur de Morgagni et que dans un certain nombre elle y peut indéfiniment rester limitée. Enfin, les observations de Morgagni et de Maître-Jan apprirent que le cristallin peut perdre sa transparence, sans prendre cette couleur blanche à laquelle il est si facile de reconnaître la maladie, et constituer la *cataracte noire*. Cette espèce, dont la rareté a fait long-temps nier l'existence, fut observée, dans le dernier siècle, par Pellier, Janin, Wenzel et Arrachard.

L'histoire de la cataracte fournit, comme beaucoup d'autres points de chirurgie, l'occasion de remarquer que la thérapeutique ne subit pas toujours des changemens proportionnés à ceux de la pathologie et du diagnostic. Des deux méthodes employées pour guérir la cataracte, la plus suivie de nos jours le fut aussi par les anciens, et l'autre n'est point aussi moderne qu'on le pense généralement.

Abaissement. Les médecins grecs, en général, pratiquaient l'opération par abaissement; Celse et Galien n'en décrivent point d'autre. Exposée avec plus de détail par Guy de Chauliac, Bernard de Gordon, elle traversa le moyen âge et fut seule pratiquée par les chirurgiens des seizième et dix-septième siècles. Au dix-huitième, quand on sut généralement en quoi consistait la cataracte, des idées hypothétiques, plus, sans doute, que l'expérience, jetèrent de la défaveur sur cette opération. Hovius la condamnait formellement; Rau la regardait comme une des plus incertaines de la chirurgie, et Heister assurait qu'il l'avait très-rarement vue réussir. En France, on la jugeait moins défavorablement; mais *l'extraction* proposée par Daviel, et si souvent efficace entre ses mains, ne tarda pas à être préférée et fit presque oublier l'abaissement. En se prononçant pour l'emploi presque exclusif de cette dernière méthode, le grand Scarpa ramena les esprits à une autre opinion; et c'est sans doute à cette exagération du chirurgien de Pavie, que l'on doit d'avoir enfin apprécié, au moins pour un certain nombre de cas, la valeur respective des deux manières d'opérer, et précisé les circonstances où chacune doit être préférée.

Nous sommes forcés de nous borner à l'énoncé de ces résultats généraux des travaux relatifs à l'abaissement de la cataracte. L'histoire de tous les procédés employés pour cette opération nous entraînerait beaucoup trop loin; elle ne peut trouver place que dans les traités dogmatiques, auxquels elle appartient essentiellement.

Extraction. Nous serons aussi courts, et pour les mêmes motifs, dans ce qui nous reste à dire sur l'histoire de la méthode par extraction. Et d'abord nous releverons une double erreur qui a cours sur ce point de littérature. Elle consiste a disputer à Daviel l'honneur d'avoir le premier introduit cette méthode dans le domaine de l'art, et à en attribuer la découverte à qui elle n'appartient pas. Bien qu'il paraisse à peu près certain que Daviel ne la dut qu'à lui-même, si l'on veut absolument la rapporter à une autre époque, ce n'est point au commencement du dix-huitième siècle qu'il faut remonter, comme l'ont fait beaucoup d'historiens, mais bien jusqu'à la chirurgie des Grecs. Antiles (probablement Antyllus) la connaissait déjà, comme le prouve le passage suivant de Rhazès, mal indiqué par Sprengel, qui probablement ne l'a pas consulté lui-même : *Antiles dixit, et aliqui aperuerunt sub pupillá et extraxerunt cataractam : et potest esse cum cataracta est subtilis : et cum est grossa non poterit extrahi : quoniam humor egrederetur cum eá. Et aliqui loco instrumenti posuerunt concilum vitreum : et sugendo eam suxerunt albugineum cum ea* (1). Avicenne s'exprime avec non moins de clarté (2). Les derniers écrivains arabes mentionnaient encore, mais pour la condamner sans restriction, la méthode d'extraire la cataracte. Il n'en est plus question dans les écrivains du moyen âge; et l'on arrive jusqu'au commencement du dix-huitième

(1) Rhaz. Contin., lib. 11, tract. 6, cap. 2, fol. 50, éd. Venise, 1509.

(2) Et homines quidem habent vias diversas in exercendo curam aquæ (cataractæ), quæ fit cum instrumento; ita ut quidam sint qui disrumpunt inferiorem partem corneæ, et extrahunt aquam per eam : et hoc est in quo est timor : quoniam cum aquá, quando est grossa, egreditur albugineus. Canon. lib. 3, fen. 3, tract. 4, cap. 20.

siècle, sans trouver rien qui y ait rapport. St.-Yves, en 1707, et Petit, en 1708, divisèrent la cornée transparente pour donner issue au cristallin; et beaucoup d'auteurs, les Allemands surtout, les regardent en conséquence comme les inventeurs de la méthode par extraction. Mais c'est oublier que les deux chirurgiens qu'on vient de nommer ne firent leurs opérations que dans des cas où le cristallin était déjà dans la chambre antérieure de l'œil. Mery, au contraire, dont on mêle ordinairement, sans distinction, le nom à ceux de St.-Yves et de Petit, eut l'idée qu'on pourrait faire de l'extraction une méthode générale d'opérer la cataracte. Il se borna à énoncer cette opinion, et ne la mit point en pratique. Il n'en fut plus question, jusqu'à l'époque où parut Daviel. C'est par des succès que cet habile chirurgien fit connaître sa méthode; et ce n'est que depuis lui qu'on pratiqua une opération qui fit pour ainsi dire oublier, en France, dès qu'on la connut, l'abaissement de la cataracte. La méthode de l'extraction, si simple en elle-même, avait été compliquée, par son auteur, de l'appareil inutile d'un grand nombre d'instrumens. Un bistouri particulier et un cystitome suffirent à Lafaye, et Poyet et Sharp n'eurent besoin que d'un simple couteau pour la pratiquer. Il paraît que le dernier de ces chirurgiens incisait dans un même temps et la cornée transparente et la capsule du cristallin, procédé qui fut, depuis, celui de Wenzel, mais dont il n'y a pas lieu à disputer l'invention, comme un titre de gloire, en faveur de l'un ou de l'autre. Nous pouvons clore l'histoire de cette opération au dix-huitième siècle en citant les importans travaux de Richter. Les ouvrages de ce savant chirurgien représentent, sur ce point comme sur tant d'autres, le tableau le plus parfait de tout ce qu'on savait jusqu'à lui.

Il y aurait peu d'inconvéniens à oublier de faire mention du *speculum* de Sharp, destiné à tenir l'œil immobile pendant la section de la cornée, de la double érigne de Bérenger, des instrumens de Pamard et de Rompelt. Ce n'est pas de l'habile chirurgien Guérin, de Bordeaux, et de Dumont, qu'on devait s'attendre à voir proposer des instrumens qui exécutent seuls, en quelque sorte, le premier temps de l'opération, et qui ont pour objet de suppléer une adresse qui certes ne manquait pas à leurs inventeurs.

Kératonyxis. Schmucker a prétendu trouver, dans Turquet de Mayerne (et beaucoup d'écrivains l'ont répété sans examen), un exemple de cette opération. Mais cet auteur ne fait que citer sur un oui-dire un cas de simple ponction de la cornée, pratiquée par une matrone-oculiste, pour donner issue à l'humeur aqueuse devenue trouble et opaque. Mauchart aurait bien plus de droits à la priorité. Il dit, en parlant des cas qui peuvent exiger la paracentèse de l'œil : *Sagaciorum judicio relinquimus : an non in simili turgescentiá, seu serosá, seu purulentá ipsius crystallinæ lentis, et in lacteá ; quæ vocatur, cataractá, paracentesĭs locum habere possit ; sive acu ad cataractas deponendas adhiberi solitá, paulo majore, seu tricuspide tenuissimá acu canulatá, atque dehinc vel serosi, seu lactei, seu purulenti liquoris emissio, vel exsuctio* (1) ? Il s'en faut bien qu'on trouve quelque chose d'aussi précis dans la dissertation de A. Fréd. Léon Col de Villars, sur la paracentèse de l'œil, comme moyen *de prévenir* la cataracte, quoique MM. Sanson et Begin prétendent qu'on y trouve *des exemples d'exécution* de la kératonyxis. Conradi et Beer avaient proposé une méthode qui ne laissait qu'un pas à faire pour arriver à cette opération. Elle consistait à aller à travers la cornée, déchirer, avec une sorte de lancette très-fine, la capsule du cristallin, qui restait en place, mais que l'absorption faisait disparaître. Un disciple de Reil, Buchhorn, mettant à profit les idées de son maitre, conçut la possibilité de faire de la kératonyxis une méthode générale préférable à l'extraction et à l'abaissement ordinaire. Quand il publia sa dissertation, il ne pouvait l'appuyer que par des expériences sur les animaux ; peu de temps après, Langenbeck comptait déjà plusieurs succès obtenus sur l'homme. Graefe de Berlin, Siebold de Wurzbourg, Bénédict de Chemnitz se déclarèrent les partisans de la kératonyxis, et en peu de temps cette opération fut très-répandue en Allemagne. Elle eut moins de succès en Italie, où, malgré les deux succès de Triberi, on s'accorda généralement avec Vacca Berlinghieri, Quadri, Gen et Barovero, à lui trouver plus d'inconvéniens que d'avantages. C'est aussi l'opinion qu'on s'en est faite en France, depuis qu'on connait, sur ce point, les résultats de la pratique des chirurgiens qui l'ont fréquemment essayée.

Pupille artificielle. Organe transitoire de la vie utérine, devant disparaître avant la naissance ; la membrane pupillaire peut persister après cette époque, et opposer aux rayons lumineux une barrière impénétrable. Quelques affections convulsives peuvent déterminer un rétrécissement extrême de la pupille, ou des inflam-

____

(1) Cela rappelle l'opération de la cataracte par la succion, recommandée par les Arabes.

mations l'oblitérer complétement. On croyait, dans ces cas, la vue perdue sans ressource. Comment faire percevoir la lumière à un œil au fond duquel elle ne peut pas pénétrer? Ce qui paraissait impossible, Chéselden le pratiqua. Un sujet manquait de pupilles; il lui en fit, et lui donna la vue. Sharp fut moins heureux. S'étant borné, comme Chéselden, à faire une simple incision au centre de l'iris, il vit les bords de la division se rapprocher, et son malade redevenir aveugle. Janin éprouva deux fois le même désagrément. Le hasard lui apprit une des méthodes par lesquelles on réussit à l'éviter. Ayant divisé accidentellement l'iris de bas en haut, en opérant de la cataracte des sujets dont les yeux étaient extrêmement mobiles, il vit que ces divisions ne s'oblitéraient point, et ce fut ainsi dès-lors qu'il pratiqua les pupilles artificielles. En 1770, Wenzel le père, pour prévenir d'une manière encore plus efficace l'oblitération du passage artificiel, ouvert aux rayons lumineux, excisa un limbe de l'iris, ou le centre de cette membrane, saisi et attiré avec des pinces. Ce fut la méthode que Forlenze adopta plus tard, et celle par laquelle, en 1797, Demours, étendant l'opération à des cas qu'on avait cru jusqu'alors au-dessus de tous les moyens de l'art, rendit la vue à plusieurs sujets dont la cornée était complétement opaque dans la plus grande partie de son étendue. L'art s'enrichit, en 1787, d'une méthode nouvelle. Assalini pratiqua pour la première fois cette opération, connue des Allemands sous le nom de coredialysis, et qui consiste à détacher du ligament ciliaire une portion de la circonférence de l'iris. Buzzi, de Milan, la pratiqua l'année suivante, et Schmidt s'imagina, huit ou dix ans plus tard, qu'il en était lui-même le premier inventeur; Beer, Reisinger, Langenbeck, Graefe, qui l'ont modifiée de diverses manières, Buchhorn qui en ramené l'exécution à des procédés analogues à ceux de la kératonyxis, lui donnent la préférence sur toutes les autres méthodes. Scarpa, au contraire, qui en fut d'abord le plus grand partisan, l'a abandonnée pour celle proposée par Maunoir. L'habile chirurgien de Genève fait avec des ciseaux, introduits par une section de la cornée, deux divisions à l'iris, ayant la forme d'un V, dont la pointe correspond au centre pupillaire. Quand les circonstances pour lesquelles on opère laissent la liberté de choisir, on peut, avec Scarpa, donner la préférence à la méthode de Maunoir; mais il est des cas où chacune des autres peut avoir aussi son emploi.

Maladie de l'oreille. Cette partie de la chirurgie, si éloignée encore aujourd'hui de l'état satisfaisant de quelques autres, avait été sinon entièrement négligée dans les siècles précédens, au moins cultivée avec bien peu de fruit. Le dix-huitième siècle fit quelques découvertes soit dans la connaissance des maladies de l'organe de l'audition, soit dans l'art de les traiter. Les seules dont nous parlerons ont pour objet trois opérations jusqu'alors inconnues : l'injection de la trompe d'Eustachi, la perforation de l'apophyse mastoïde et celle de la membrane du tympan.

Injection de la trompe d'Eustachi. L'un des hommes à qui l'on est redevable des travaux les plus importans sur la structure de l'organe de l'ouïe, Valsalva fut le premier qui démontra que la surdité reconnaît fréquemment pour cause l'oblitération de la trompe d'Eustachi. Il pensait qu'une expiration forte, la bouche et le nez étant fermés, pouvait, dans quelques cas, débarrasser la trompe et rétablir instantanément l'ouïe. Munniks avait la même opinion, et voulait qu'on cherchât à faire passer dans ce conduit auditif de la fumée de tabac, dont on aurait rempli sa bouche. Ce fut un maître de poste de Versailles, nommé Guyot, qui imagina le premier de faire des injections dans le pavillon guttural de l'oreille. C'était par la bouche qu'il portait en arrière et au-dessus du voile du palais la canule de la seringue qu'il fit fabriquer à cet effet. Cette opération, que Guyot ne pratiqua que sur lui-même, présenta à tous chirurgiens qui voulurent l'essayer, si l'on excepte G. Tenhaaf et Heuermann, une difficulté extrême. Cleland et Antoine Petit proposèrent de porter par le nez la canule à injection. Douglas suivit ce procédé avec succès : ce fut celui de Leschevin, de Falkenberg, de Chopart et Desault. Personne ne se prononça avec plus de faveur sur cette opération que Wathen; personne surtout ne l'appuya de résultats pratiques aussi positifs. On la négligea peu à peu, et elle a été pour ainsi dire tirée de l'oubli, quand Saissy et M. Itard, qui ont déterminé avec beaucoup plus de précision qu'on n'avait fait avant eux les cas qui la réclament, y ont eu recours de nouveau, et en ont éprouvé l'efficacité.

Perforation de l'apophyse mastoïde. Si l'histoire ne devait mentionner que les découvertes dont l'importance et l'utilité ne saurait être l'objet d'aucune contestation, il conviendrait peut-être de garder le silence sur l'opération dont nous allons tracer l'histoire en peu de mots.

J. Riolan paraît être le premier qui ait proposé de perforer l'apophyse mastoïde, pour faire cesser le bourdonnement d'oreilles (1), et Valsalva le premier qui y ait poussé des injections, et les ait vues sortir par la gorge, chez un sujet qui avait une carie de cette apophyse. Heuermann réussit par cette méthode à débarrasser le tympan des matières purulentes qui l'obstruaient, et rendit l'ouïe à son malade. Duverney avait vu plusieurs cas de surdité causée par des affections de l'apophyse mastoïde, et guérie par l'exfoliation de cet os; Acrel fit depuis la même observation. Il paraît que Jasser ignorait tous ces faits lorsque, en 1766, il guérit d'une surdité complète un soldat qui était tourmenté depuis long-temps de violentes douleurs d'oreilles et d'un écoulement purulent de l'oreille droite. Ayant fait dans l'apophyse mastoïde de ce côté une incision, pour un gonflement qui était survenu dans cet endroit, et ayant cru reconnaître, à une tache noire sur les pièces de pansement, qu'il y avait carie de l'os, il pénétra avec une sonde dans les cellules mastoïdiennes, et y fit des injections qui revinrent par le nez. Les douleurs furent calmées, et le malade fut entièrement guéri de ce côté dans l'espace de trois semaines. Jasser ne craignit point alors de faire la même opération du côté gauche; elle réussit assez bien, quoique le retour de l'ouïe ne fût pas parfait. Fielitz ne fut pas moins heureux : il pratiqua cinq fois l'opération, et obtint les succès les plus remarquables. Il en fut de même de Loeffler, et dans un cas qui paraissait assez peu favorable. La perforation de l'apophyse mastoïde gagna une foule de partisans, surtout en Allemagne. Arnemann en fit l'histoire, ou plutôt l'apologie, dans un opuscule particulier; et Hagstroem la recommanda avec beaucoup de force, quoique le seul essai qu'il en avait fait sur le vivant eût été fort peu satisfaisant. Il avait été obligé de cesser promptement les injections, parce qu'elles déterminaient chaque fois qu'on les pratiquait des douleurs excessives et des syncopes alarmantes. Les éloges donnés à l'opération par Hagstroem furent peut-être une des causes qui déterminèrent, pour son malheur, J. Juste Berger, médecin fort distingué de Copenhague, à se faire perforer les apophyses mastoïdes. Il fut opéré par Kolpin, et mourut peu de jours après, avec un

(1) G. Sprengel assure avoir inutilement parcouru les ouvrages de Riolan, pour y trouver quelque chose qui eût rapport à cette opération; l'historien allemand n'a pas été heureux, car Riolan en parle dans trois de ses ouvrages en termes qui n'ont rien d'ambigu. Callisen a cité l'un de ces passages; en voici un autre qui n'est pas moins clair : *An in tinnitu perforanda mastoïdes apophysis, ut detur exitus spiritibus ibi tumultuantibus ?* Enchirid. Anat. L. IV, cap. IV.

épanchement de pus dans le crâne. Cet événement, publié par Callisen, fit impression dans le monde médical, et peut-être, depuis cette époque, l'opération de Jasser n'a-t-elle pas été pratiquée une seule fois. Nous ne voulons point nous charger de sa défense; mais peut-être a-t-elle été proscrite trop précipitamment, et les faits connus sont-ils insuffisans pour qu'on puisse là juger en dernier ressort, et l'abandonner sans retour.

Maladies de la bouche. S'il est permis d'affirmer que la chirurgie oculaire n'est redevable d'aucune découverte importante aux oculistes de profession, on ne peut nier que les chirurgiens dentistes n'aient contribué d'une manière toute particulière au perfectionnement de cette partie de l'art qui s'occupe des maladies des dents et de celles de la bouche en général. C'est pour ce motif, et aussi parce que la plupart des chirurgiens de notre temps considèrent ces maladies, comme étant hors du domaine de leur profession, que nous consacrons un article particulier de ce dictionnaire à l'histoire de l'art du *dentiste.* Nous ne parlerons ici que des opérations relatives aux dépôts dans le sinus maxillaire.

Dépôts dans le sinus maxillaire. Jusque vers la fin du dix-septième siècle, on ignorait les maladies de ce sinus. A peine trouve-t-on dans les temps antérieurs quelques observations isolées, dont on peut connaître aujourd'hui la valeur, mais où leurs auteurs ne voyaient que des faits extraordinaires dont il était impossible de pénétrer la nature, bien loin de pouvoir déterminer le véritable traitement qu'ils réclamaient. Jean-Henri Meibomius est le premier qui ait prescrit d'ouvrir une issue aux abcès du sinus, en arrachant une ou plusieurs dents molaires. Dans les cas où il eut occasion d'employer cette méthode, les dents pénétraient dans le sinus, où le plancher de cette cavité avait été détruit au niveau de leur racine; sans cette circonstance, le médecin allemand aurait probablement porté à la perfection une opération à laquelle il ne manquait, pour y arriver, qu'une condition dont l'expérience ne fit pas sentir la nécessité à Meibomius. Ce fut Guill. Cowper qui la reconnut; ou plutôt le célèbre chirurgien anglais, ignorant qu'il eût été précédé dans cette route, inventa et perfectionna tout d'un coup la méthode qu'on préfère encore à toute autre. Il ne se contenta pas d'arracher la première grosse molaire; il perfora assez largement la lame qui séparait l'alvéole de la cavité du sinus. Heister, Juncker, Cheselden et Gorter propagèrent cette méthode; Runge, Hevin, Morand, Flajani, etc. la pratiquèrent avec succès; elle fut parfaitement appréciée par Bordenave, dans le mémoire dont il enrichit là collection de l'Académie royale de chirurgie. Il serait superflu de citer les chirurgiens qui ont contribué depuis à la faire prévaloir, puisqu'elle est restée d'ailleurs, entre leurs mains, ce qu'elle était au commencement du dix-huitième siècle. L'ordre des temps amène ici l'histoire de la méthode de Lamorier, que son importance place aussi immédiatement après celle dont il vient d'être question. Suivant ce chirurgien de Montpellier, quand un point des parois du sinus est aminci, rongé par la carie, fistuleux, à moins que ce point ne corresponde à la partie la plus élevée du sinus, l'indication est évidente, il faut agrandir l'ouverture fistuleuse, et frayer par-là une large issue à la suppuration. Mais s'il n'existe point de fistule, si aucun point des parois du sinus n'est trop profondément altéré, si les dents ne sont ni cariées ni ébranlées, ce cas est celui qui permet le procédé opératoire d'élection : il faut perforer avec un trépan la lame antérieure de l'os maxillaire au-dessous de l'apophyse malaire. Cette méthode, qui est applicable aux fongus et aux polypes comme aux abcès et à l'hydropisie du sinus, et qui permet d'extirper radicalement et de guérir ces maladies qu'on ne faisait autrefois qu'envenimer par des incisions partielles, cette méthode fut appliquée avec justesse aux cas qui la réclament spécialement, par Bordenave et Richter, soutenue avec prédilection par Kirkland et Callisen, et adoptée comme méthode générale par Desault, qui la modifia un peu en fixant à la partie inférieure de la fosse canine, le lieu d'élection sur lequel il faut opérer.

Une troisième méthode de traiter les dépôts du sinus maxillaire fut proposée dans le dernier siècle : c'est celle de Jourdain, qui consiste à sonder ou à désobstruer l'ouverture naturelle de l'antre d'Higmore, et à faire des injections dans le sinus affecté. Les commissaires de l'Académie royale de chirurgie, chargés de faire des essais pour l'apprécier, la déclarèrent très-difficile, quelquefois impossible, peu profitable et non exempte de danger. Quoique soutenue avec talent par l'auteur, qui savait du reste apprécier les autres méthodes, quoique admise par Chopart et Desault, la méthode de Jourdain est tombée en désuétude, et cependant on n'a point encore démontré qu'il soit hors de convenance de la tenter.

Le défaut d'espace nous oblige à passer sous silence les progrès de la chirurgie relativement à la grenouillette, dont la nature ne fut connue que depuis qu'on eut décrit avec un soin minutieux les voies d'excrétion de la salive, et dont on n'eut cependant qu'à perfectionner le traitement, puisqu'on avait senti depuis long-temps que la condition fondamentale du succès de l'opération était la permanence de l'ouverture pratiquée pour vider la tumeur. Il ne nous est pas plus permis de nous arrêter sur les fistules salivaires, et les opérations qu'on tenta pour les guérir au dix-huitième siècle; opérations dans lesquelles on se plait à remarquer les ingénieuses ressources de l'esprit chirurgical.

Passons également, sans nous arrêter, sur les maladies chirurgicales de la poitrine, dont la connaissance et le traitement ne restèrent point stationnaires; même silence sur toutes celles de l'abdomen, à l'exception de ces maladies d'espèces si variées, de quelques-unes desquelles on ignorait auparavant jusqu'à l'existence, et qu'on savait aussi peu prévenir qu'on était peu habile à les traiter.

Hernies. Si l'on veut se faire une idée de l'activité que les chirurgiens du dernier siècle mirent dans leurs recherches, et du succès qui les couronna, qu'on mette en présence le tableau des connaissances acquises sur les hernies aux temps de Desault, Nessi, Richter et Callisen, avec celui dont on peut prendre les traits dans les écrivains antérieurs à Dionis. On conservait assez généralement, du temps de ces derniers, l'opinion qu'avaient eue les anciens que le péritoine était déchiré dans les hernies, d'où le nom de *rupture* donné à ces maladies. Les dissections de Nuck, Ruysch, Duverney, Méry, Benevoli, Mauchart, Salzmann, Arnaud, Morgagni, Haller, et d'une foule d'autres, mirent un terme à cette erreur. Ce ne fut pas le seul perfectionnement que la science dut aux recherches anatomiques: les médecins qu'on vient de nommer, Méry, Koch, Gunz, Divour, Lachausse, Papen, Callisen, Richter, Camper, Sandifort, etc., etc., décrivirent avec précision les régions dans lesquelles s'opèrent les hernies, les divers feuillets fibreux ou cellulaires qui forment ou recouvrent, suivant les cas, le sac herniaire, les rapports de la tumeur avec les vaisseaux qu'il faut respecter. On sut, avec Goursaud, distinguer l'engouement de l'étranglement; avec Arnaud, reconnaître l'étranglement exercé par le collet épaissi du sac; avec Petit, Lecat, Neubauer, celui que causent une déchirure accidentelle de cette poche membraneuse, ou des adhérences solides du sac avec l'intestin. Les observations de Lapeyronie, Petit, Mauchart, Heister, Teichmeyer, etc., prouvèrent que la gangrène d'une portion considérable d'intestin hernié n'était pas nécessairement mortelle, ni même ne condamnait pas inévitablement le malade à porter, le reste de ses jours, un anus contre nature; point de science confirmé depuis par Desault, qui a fourni à Scarpa le sujet d'un de ses plus importans mémoires, et à M. Dupuytren celui d'une des belles inventions chirurgicales de notre siècle. Le traitement des hernies fournit matière à des contestations qui n'eurent pas toujours de solution bien positive, telles que celle relative à l'usage ou à la proscription des purgatifs, à l'application de topiques émolliens ou de fomentations froides et astringentes, à l'administration de lavemens adoucissans ou à l'injection de fumée de tabac, moyen auquel Heister, Pott et De Haen donnaient des éloges si vifs, mais malheureusement si exagérés. S'il y eut d'assez vives controverses sur ces points de thérapeutique, tout le monde fut d'accord au contraire sur quelques autres. Par exemple, sur l'immense avantage qu'avaient les bandages élastiques, invention de la fin du siècle précédent, sur les appareils contentifs qu'on avait jusqu'alors mis en usage contre les hernies. Nicolas de Blegny avait le premier employé du fer battu pour les fabriquer; Lequin et Delaunay les perfectionnèrent; Arnaud et Martin firent encore mieux; Juville les surpassa tous, mais il céda lui-même la palme au savant Camper.

Il ne faut pas oublier de dire que ce ne fut qu'au commencement de l'époque que nous parcourons, qu'on vit disparaître l'usage d'opérer la castration pour guérir radicalement les hernies; méthode qui avait été abandonnée, il est vrai, depuis assez long-temps par les vrais chirurgiens, mais qui s'était conservée entre les mains des matrones et des herniotomistes ambulans.

Les seules hernies qui fussent bien connues avant le dix-huitième siècle étaient le buboncèle et l'exomphale; et encore supposait-on faussement, à l'égard de cette dernière, qu'elle s'opérait ordinairement à travers l'anneau même de l'ombilic : on en découvrit dans le siècle passé un nombre assez considérable. Beaucoup d'écrivains ont fait l'histoire de ces découvertes en même temps que celle des maladies qu'elles avaient pour objet; c'est pour cela que nous nous bornerons à nommer les chirurgiens dont les recherches ont le plus contribué à nous les faire connaître. Tels sont, pour la hernie crurale, Nuck, Verheyen, Arnaud, Garengeot, Petit, Koch, Pott et Gimbernat; pour la hernie ischyatique, Papen, Bertrandi, Camper et Lassus; pour la hernie ovalaire, Duverney, Garengeot, Heuermann, Klinkosch et Camper; pour la hernie du périnée, Chardenon, Smellie et Bromfield; pour la hernie vaginale, Garengeot, Hoin, Levret et De Haen; pour la hernie diaphragmatique, Littre, Chauvet, Kirschbaum, Ploucquet, Preiss, Van Geuss et Fothergill ; pour la hernie de la vessie ; Dominique Sala , Méry, Petit, Benevoli, Uivoux et Salzmann, Verdier, Pipelet, Curade, Pott, Keal et Desault ; enfin , pour la hernie incomplète et pour celle formée par un appendice de l'intestin , Littre, Ruysch et Schlichting.

— *Lithotomie.* Au premier coup d'œil jeté sur l'histoire , il semble que , de toutes les opérations de la chirurgie, la lithotomie soit celle qui a éprouvé le plus de variations; mais, en examinant de près cette multitude de procédés divers , préconisés tour à tour comme la perfection de l'art, on voit toutes ces opérations se réduire à un petit nombre de méthodes fondamentales que chacun a pu modifier pour ainsi dire à son gré, mais que l'historien ne doit considérer que dans leur simplicité primitive, et dans les procédés que l'expérience a sanctionnés. Jusqu'au dix-huitième siècle, trois méthodes étaient généralement connues : le *petit*, le *haut*, et le *grand appareil* ; mais cette dernière presque seule était pratiquée. Les travaux du siècle passé mirent en honneur la taille de Franco, condamnant à l'oubli celle de Jean des Romains, et lui substituant la taille latérale, dont le règne fut de peu de durée, ainsi que la taille latéralisée qui était naguère la plus usitée, et qu'on n'abandonnera peut-être jamais entièrement. La taille transversale avait, sans aucun doute, été pratiquée dans l'antiquité; mais les siècles postérieurs l'avaient perdue de vue, et ce n'est que de notre temps qu'elle est rentrée dans le domaine de l'art. L'histoire de son renouvellement trouvera place ailleurs; nous ne nous occupons ici que de l'histoire du siècle passé.

C'est à une erreur de fait que l'on doit l'invention de la taille latérale, ou plutôt à une imposture de Raw. Ce chirurgien, qui, jusqu'à l'époque où le frère Jacques parcourut la Hollande, avait pratiqué le grand appareil, changea depuis lors de méthode, et obtint des succès prodigieux. Bien qu'il paraisse à peu près impossible de douter qu'il n'ait fait qu'adopter la méthode de Jacques Baulieu, telle que l'avait alors corrigée ce dernier, il eut l'impudence non-seulement de s'en défendre, mais même d'attaquer cette méthode à laquelle il reprochait comme un grand défaut la section d'une portion de l'urètre et du col de la vessie. Ce fut ce reproche qui trompa ceux-mêmes qui eurent occasion d'assister à ses opérations, et qui fit dire à ceux qui prétendirent faire connaître sa manière d'opérer, qu'elle consistait essentiellement en ce qu'il incisait le corps de la vessie sans en toucher le col. Mais Raw se servait, pour conduire son bistouri, d'un cathéter cannelé. Or, les essais de Bamberg, Chéselden , Morand , Garengeot, Ledran , démontrèrent qu'avec le cathéter on ne pouvait aller inciser la vessie à l'endroit qui avait été indiqué; qu'ainsi la description publiée par Albinus devait être fautive, et que la prétendue méthode de Raw n'était pas telle que l'avait crue le célèbre anatomiste de Leyde. Tous ces essais n'avaient point abouti à une méthode arrêtée qu'on pût qualifier d'un nom particulier. C'est à Foubert qu'on dut l'invention de la taille latérale. Sans le secours du cathéter, sans autre guide qu'une exacte connaissance anatomique des parties, ce hardi chirurgien se fraya une route directe dans la vessie, et réussit un grand nombre de fois à extraire des calculs de tous les volumes avec un appareil instrumental des plus simples, et sans voir ses opérations suivies des accidens qui étaient si communs à la suite des anciennes méthodes. Mais ces succès ne prouvent que l'habileté de celui qui les obtint; la taille de Foubert est pleine de dangers. « Il n'y a, dit Sabatier, qu'un homme de génie qui ait pu concevoir le projet qu'il a osé exécuter; mais la raison et l'expérience en ayant montré les incónvéniens, il faut lui donner les éloges qu'il mérite, et ne pas l'imiter. » La même réprobation doit frapper le procédé de Thomas; car ce chirurgien ne fit que changer la direction suivant laquelle on pratique une incision qui reste la même que dans celui de Foubert, et qu'employer pour la faire un instrument particulier. La taille latérale ne subit plus que quelques modifications insignifiantes, et ne tarda pas à être abandonnée pour la méthode qui lui avait donné naissance, et qui devait être long-temps la méthode générale de lithotomie.

L'origine de l'appareil latéralisé remontait au siècle précédent. Quelques écrivains de l'antiquité, Paul-d'Égine, Albucasis, etc., avaient, il est vrai, recommandé de faire l'incision des tégumens obliquement en dehors du côté gauche de la ligne médiane, et ce précepte aurait pu mettre sur la voie de la découverte dont il est ici question; mais non-seulement le frère Jacques, à qui on la doit, n'avait nulle connaissance de ce qui avait été écrit à cet égard; il ignorait même jusqu'à l'anatomie des parties sur lesquelles il portait l'instrument tranchant. Méry, qui fut chargé d'examiner et d'apprécier cette méthode, pressentit bien les avantages qu'elle était susceptible d'offrir, et proposa diverses corrections importantes. Le frère Jacques s'empressa d'adopter celle qui consistait à substituer un cathéter cannelé à la sonde sans rainure qu'il avait jusqu'alors employée. Éclairé d'ailleurs par les avis de Félix et de Duverney, il apprit à connaître la structure et la disposition des parties que l'opération doit atteindre ou respecter, et dès-lors ses succès furent presque constans. Ils ne purent cependant le garantir des poursuites de l'envie, et Jacques Baulieu se vit obligé d'aller mettre au service des étrangers un talent dont on méconnaisssait le prix dans sa patrie. Ayant passé en Hollande, il trouva dans Raw un nouveau contradicteur, qui eut la mauvaise foi d'adopter sa méthode en la décriant. Le chirurgien d'Amsterdam en imposa tellement, en faisant croire qu'il ouvrait seulement le corps de la vessie sans toucher au col, qu'il retarda beaucoup les progrès de la lithotomie, par les essais infructueux ou même dangereux dans lesquels furent engagés des opérateurs d'ailleurs très-habiles.

Après avoir fait quelques tentatives malheureuses pour imiter l'opération de Raw, telle que l'avait décrite Albinus, Chéselden imagina une méthode particulière. Les succès qu'il obtint, proclamés par Douglass, retentirent jusque chez nous, et Morand fut chargé par l'Académie des Sciences de passer en Angleterre, et d'aller étudier la méthode du chirurgien de l'hôpital Saint-Thomas sous les yeux mêmes de l'inventeur. Morand n'était pas encore de retour, que déjà Percher et Garengeot avaient en quelque sorte deviné la méthode de Chéselden, ou plutôt, chose singulière, ils avaient retrouvé, comme le chirurgien anglais, l'appareil modifié de frère Jacques, qui, depuis un quart de siècle, était tombé presque entièrement en oubli.

Morand, Ledran, Sharp, Pouteau, etc., travaillèrent à l'envi à perfectionner les procédés d'exécution de la taille latéralisée; Lecat, Haukins, mais surtout le Frère Côme, se distinguèrent entre tous ceux qui proposèrent pour la pratiquer des instrumens particuliers. Le gorgeret d'Haukins ne soutint pas long-temps la haute réputation d'utilité que lui avaient faite quelques partisans; et les corrections que lui firent subir Louis et Desault ne purent le sauver de l'oubli; Lecat y avait condamné lui-même le gorgeret cystitome dont il était l'inventeur, et il n'en prétendit soutenir l'excellence que quand le Frère Côme eut fait connaître son propre lithotome. Le public fit comme avait fait Lecat avant sa dispute; il renonça au cystitome du célèbre chirurgien de Rouen, et employa celui de Bazeilhac comme un des instrumens les plus commodes et les plus sûrs que possède l'arsenal chirurgical. Nous ne trouvons plus rien de remarquable à signaler, relativement à la taille latéralisée. On a mis bien plus d'exactitude dans la description anatomique des parties sur lesquelles on opère, et rendu par conséquent les procédés opératoires plus réguliers et plus sûrs; mais ces perfectionnemens ont été surtout l'ouvrage de notre siècle.

Nous avons signalé comme un des plus beaux titres de gloire du :eizième siècle l'invention de la taille par le haut appareil. Si l'on excepte Rosset, qui, dans son célèbre ouvrage sur l'opération césarienne, fit une apologie très-solide de la méthode de Franco, les chirurgiens qui suivirent, pendant plus d'un siècle et demi, ne surent pas apprécier l'excellence de cette méthode. A la vérité, un médecin de la Faculté de Paris, Nicolas Pietre, fit soutenir dans une thèse, en 1635, que la cystitotomie sus-pubienne n'était ni difficile, ni dangereuse. Bonnet, chirurgien de l'Hôtel-Dieu, l'avait pratiquée plusieurs fois, et les éloges que donnaient à cette opération plusieurs médecins distingués, déterminèrent le parlement de Paris à engager Colot à en faire l'expérience sur le cadavre; mais le rapport de ce lithotomiste fut tel qu'on devait l'attendre d'un homme intéressé à ne considérer comme bonne que sa propre méthode (*il ne pouvait,* disait-il, *penser à celle-là sans horreur*); et le jugement favorable de Dionis sur celle de Franco n'engagea personne à la pratiquer. Il fallait qu'elle fût tombée dans un bien profond oubli, au moins en Angleterre, pour que Jean Douglass se permit de lui imposer, quand il la renouvela en 1719, son nom ou celui de son frère Jacques Douglass, qui l'avait préconisée un an auparavant. Chéselden ajouta quelques perfectionnemens au procédé opératoire de son compatriote, en obtint de nombreux succès, et contribua beaucoup, par l'influence de son grand nom, à procurer des partisans à la taille sus-pubienne. Tel fut Heister, qui, le premier peut-être, reconnut par expérience qu'on pouvait, sans inconvénient, se dispenser de distendre la vessie par une injection; tels encore Morand, qui publia sur ce sujet un assez gros livre; et Senac, dont un simple discours mis en tête de l'ouvrage de Fr. Colot vaut bien le volume de Morand. A la suite de ces hommes célèbres, nous n'avons plus à nommer qu'un chirurgien du siècle passé; mais celui-là fit plus à lui seul pour démontrer l'excellence de la taille sus-pubienne, que n'avaient fait tous ses prédécesseurs : ce chirurgien, c'est le Frère Côme. Ce n'est que depuis peu que son ouvrage a cessé d'être classique.

Nous terminons ici cette revue sommaire des progrès les plus importans de l'art chirurgical au siècle passé. On s'étonnera peut-être de n'y pas trouver l'indication de quelques travaux qui n'ont pas été sans influence sur les progrès de la chirurgie : si nous n'en avons pas parlé, ce n'est point que nous en pensions d'une manière défavorable; mais nous avons jugé plus convenable d'en réserver quelques-uns pour être mentionnés dans l'aperçu historique sur les progrès de la chirurgie au dix-neuvième siècle, que nous placerons en tête de la *Bibliographie* de cette époque. Nous avons négligé les autres, parce qu'il était difficile de tout dire, et impossible de le faire sans dépasser de beaucoup les limites d'un article de dictionnaire.

Si nous voulions donner ici la liste de tous les ouvrages que nous avons été obligés de consulter pour y chercher des renseignemens, cette simple nomenclature couvrirait plusieurs pages, et ne serait qu'une répétition de la Bibliographie qui complétera notre Dictionnaire. Nous nous bornerons donc à y renvoyer le lecteur.

CHOMEL (Pierre-Jean-Baptiste), né à Paris en 1671, commença ses études au collége des Jésuites, à Paris, et fut les achever chez les Jésuites de Lyon. De retour à Paris, à l'âge de quatorze ans, il se livra à l'étude de la médecine, et surtout de la botanique. Son assiduité le fit remarquer de Tournefort, dont il devint l'élève et l'ami. Reçu docteur en 1697, il continua de s'occuper avec ardeur de botanique; et lorsque Tournefort eut formé le projet d'une histoire générale des plantes du royaume, Chomel se chargea d'y coopérer activement. En 1700, il parcourut dans ce but l'Auvergne, le Puy-de-Dôme et le sommet du Cantal, le Bourbonnais et les montagnes du voisinage, si fertiles en plantes médicinales. Ses travaux botaniques lui attirèrent la faveur de Fagon, qui le fit nommer médecin du Roi par quartier, en 1706. La mort de Tournefort, arrivée en 1707, ne fit que redoubler le zèle de Chomel pour l'étude de la botanique. Il avait loué un terrain inculte dans le faubourg Saint-Jacques; après y avoir réuni la plupart des plantes médicinales les plus usitées, il y donna des leçons publiques depuis 1706 jusqu'en 1714, sur la préparation des remèdes simples et composés, tirés des végétaux. Telle fut l'origine de l'école de pharmacie qui existe encore aujourd'hui dans le même local. C'est à Chomel qu'on doit cette institution. Depuis 1703, il avait lu à l'Académie des Sciences sept mémoires qui contiennent la description et l'histoire d'un pareil nombre de plantes, et communiqué diverses observations sur les eaux minérales et sur quelques cas de pathologie. En 1720, il fut nommé associé de cette compagnie savante. Élu doyen de la Faculté de médecine en 1738, il s'occupait assidument de ses nouvelles fonctions, lorsqu'il succomba à la suite d'une maladie qualifiée de fièvre maligne catarrhale, le 3 juillet 1740, touchant à sa soixante-neuvième année. On a de lui :

Ergò ruris incolæ vivaciores. Paris, 1695, in-4; avec J. Robert.

Ergò peracutis statim, ut plurimum purgatio per superiora. Paris, 1695, in-4; avec Pierre Bourdelot.

Ergò dysenteriæ vomitus. Paris, 1698, in-4; avec Gillet de la Rivière.

An sale condita lithinsi. Paris, 1704, in-4; avec Nicolas Le Tellier.

Réponse de M. Chomel à deux lettres écrites par M. Ph. Collet. Paris, 1697. — Cet écrit est relatif à deux lettres insérées dans le *Journal des Savans,* par Philibert Collet, avocat de Dijon, et amateur de botanique, qui critiquait vivement la méthode de Tournefort. Suivant Nicéron, Tournefort aurait été lui-même auteur de cette réponse.

Abrégé de l'histoire des plantes usuelles, dans lequel on donne leurs noms différens, tant français que latins; la manière de s'en servir; la dose et les principales compositions de pharmacie dans lesquelles elles sont employées, avec des observations de pratique sur leur usage. Paris, 1712, 1715, 1725, in-12, 3 vol.

Supplément à l'abrégé des plantes usuelles. Paris, 1730, in-12. — Ce supplément fut réuni à l'ouvrage précédent, et publié par le fils de Chomel, avec une notice sur l'auteur, à Paris, 1761, in-12, 3 vol.; *ibid.,* 1782, in-8, 1 vol.; *ibid.,* 1810, in-8, 2 vol. Cette édition, avec additions, a été publiée par M. Maillard.—L'ouvrage de Chomel était le résumé de ses leçons. Il eut un grand succès, dit M. Du Petit-Thouars, parce qu'en ce genre et sous cette forme abrégée et populaire, il a été long-temps le plus complet; mais ce n'est pas toujours un guide sûr, quoique l'auteur cite souvent sa propre expérience.

Lemonnier a publié un catalogue des plantes que Chomel avait découvertes.

(Notice sur Chomel, dans l'*Abrégé des plantes usuelles.*—Haller, *Biblioth. med. pract.*— *Encyclopédie méth.*— *Biog. univ.*)

CHOMEL (Jean-Baptiste-Louis), fils du précédent, naquit à Paris, et suivit la même carrière que son père. Il reçut le bonnet de docteur en 1732, et professa la botanique en 1747. Il fut médecin ordinaire du Roi, et doyen de la Faculté de médecine; il avait été appelé à ces dernières fonctions en 1755 et 1756. Chomel est mort à Paris le 11 avril 1765, laissant les ouvrages suivans.

An in partu difficili, manu potiùs quam instrumentis utendum? Paris, 1754, in-4.

An in ætate mediâ rariori indulgendum cibo? Paris, 1757, in-4.

Lettre d'un médecin de Paris à un médecin de province, sur la maladie des bestiaux. Paris, 1745, in-8.

Dissertation historique et critique sur l'espèce de mal de gorge gangréneux qui a régné parmi les enfans, l'année dernière. Paris, 1749, in-12.

Essai historique sur la médecine en France. Paris, 1762, in-12.

Éloge historique de M. Molin, médecin consultant du roi. Paris, 1761, in-8.

Éloge de Louis Duret, médecin célèbre sous Charles IX et Henri III; ouvrage qui, au jugement de la Faculté de médecine, a remporté le prix pro- *posé cette année (1764). Paris, 1765, in-12.*

Chomel donna en 1761 une édition de l'*Abrégé des plantes usuelles*, ainsi que nous l'indiquons dans l'article précédent.

(Éloy.—*Encyclop. méthod.*—*Biog. univ.* — Quérard.)

CHOPART. (François) naquit à Paris le 30 octobre 1743. Fils de *François Turlurc*, il adopta de préférence le nom de sa mère, *Marie-Anne Chopart*, et le porta toute sa vie. Après une éducation soignée, il fut reçu maître ès-arts en 1761. Entraîné par un goût particulier, Chopart embrassa l'étude de la chirurgie, et débuta par la fréquentation de l'Hôtel-Dieu; il passa de là, en qualité d'élève interne, à l'hôpital de la Pitié, puis à celui de Bicêtre, où il se livra surtout à l'étude des maladies syphilitiques. En 1767, il partagea le prix proposé par l'Académie de chirurgie, sur *le Caractère et le Traitement des Loupes;* et l'année suivante il obtint un *accessit* avec mention honorable pour un *Mémoire sur les Contre-coups dans les lésions de la tête.* Il subit ses examens avec la plus grande distinction, et fut reçu maître en chirurgie le 20 juillet 1770. Il s'était à peine écoulé un an depuis sa réception, lorsque Chopart fut nommé professeur de l'école-pratique. Il s'y fit remarquer par son attachement pour les élèves, son zèle pour leur instruction, par la clarté et la méthode de ses leçons. Il devint successivement adjoint, conseiller, commissaire, et enfin vice-directeur du comité de l'Académie de chirurgie; il fut aussi prévôt du Collège de chirurgie. Le 13 mars 1782, Chopart succéda à Bordenave dans la chaire de physiologie; il y agrandit sa réputation d'excellent professeur : aussi fut-il nommé, lors de l'institution des nouvelles écoles, à la chaire de pathologie externe. Il remplit avec zèle ses nouvelles fonctions, ainsi que celles de chirurgien de l'hospice de l'école jusqu'à sa mort, qui arriva le 21 prairial de l'an III, à la suite d'un *cholera-morbus.* Chopart avait fait deux voyages à Londres: l'un, pour accompagner un malade; l'autre, pour connaître l'état de la chirurgie en Angleterre. Il contracta avec le célèbre Hunter une liaison qui fut suivie d'une correspondance très-active. On connaît l'amitié qui l'unit à Desault, dont il partagea les travaux et la gloire.

Chopart possédait toutes les qualités de l'homme de bien. Répandu dans le monde, il y porta une gaîté naïve et une extrême franchise. Il sut conserver, en fréquentant les grands, cet amour pour l'indépendance qui caractérise l'homme dont la conscience est pure. Nous avons de ce chirurgien savant et judicieux:

Essai sur les Loupes, dans les *Prix de l'Académie de chirurgie*, tome IV, 1re partie. — *Mémoire sur les Contre-coups dans les lésions de la tête*, même recueil. Chopart fit de ce Mémoire le sujet de sa thèse; il n'eut qu'à le mettre en latin: *De lesionibus cupitis per ictus repercussos*. Paris, 1770, in-4°. — *De uteri prolapsu*. Paris, 1772, in-4.

Traité des maladies chirurgicales et des opérations qui leur conviennent. Paris, 1780, in-8°, 2 vol.; *ibid.*, an IV, in-8°, 2 v., avec l'*Éloge de Desault* par Bichat. — Ce traité, fait en commun avec Desault, contient plusieurs chapitres intéressans et instructifs, parmi lesquels ou distingue ceux relatifs aux hernies.

Traité des maladies des voies urinaires. Paris, 1791, in-8°, 2 vol. Nouvelle édition, Paris, 1821, in-8°, 2 vol. avec des notes, et un Mémoire sur les *Pierres de la vessie et sur la Lithotomie*, par E.-H. Félix-Pascal. — Ouvrage classique.

On trouve, dans *la Médecine éclairée par les sciences physiques*, t. IV, page 85, l'observation de la première amputation partielle du pied, pratiquée par Chopart, d'après la méthode dont il est l'inventeur. Plusieurs thèses ont été soutenues sous sa présidence au Collége de chirurgie.

(P. Sue, *Notice histor. sur Chopart*.)

CIGNA (JEAN-FRANÇOIS), anatomiste et physicien distingué, naquit à Mondovi, le 2 juillet 1734. Il fit des études dans sa ville natale, et fut reçu par concours, comme élève en médecine, au collége des Provinces, en 1750; son assiduité et ses progrès ne tardèrent pas à le faire remarquer de Beccaria, dont les savantes leçons inspirèrent au jeune Cigna un goût décidé pour les sciences physiques et mathématiques. Il se livrait en même temps avec ardeur à l'étude de la médecine, et en 1754 il prit sa licence à l'université de Turin; en 1755, il fut nommé répétiteur pour la médecine pratique, et agrégé en 1757. Il obtint cette dernière place après avoir soutenu avec applaudissemens plusieurs thèses que nous indiquerons ci-après. L'anatomie et la physiologie étaient, depuis long-temps, l'objet particulier de ses études, quand Cigna fut appelé à la chaire de professeur extraordinaire d'anatomie, en 1770, et à celle de professeur ordinaire, après la mort du docteur Aruno. Lié d'amitié avec Saluzzo et Lagrange, comme lui disciples distingués de Beccaria, ce fut avec eux qu'il fonda, en 1759, une société philosophico-mathématique, qui devint ensuite l'Académie royale des Sciences de Turin. Cigna fut le premier secrétaire perpétuel de cette compagnie savante ; il était l'un des quarante de la Société italienne, et correspondant de la Société royale de Londres. Cigna est mort le 16 juillet 1790, laissant les ouvrages suivans :

Specimen pro cooptatione in amplissimum Collegium medicum. Turin, 1757, in-4. — Ce travail contient les thèses soutenues par Cigna, dont voici les titres : *De electricitate.* — *De utero.* — *De irritabilitate.* — *De camphora.* — *Uteri inflammatio.* — *De nonnullis præcipuis difficultatibus quæ in cognitione et curatione febrium occurrunt.* — La dissertation sur l'électricité contient un résumé des observations de Beccaria sur l'électricité naturelle et artificielle. — Celle sur l'utérus consiste, au rapport de Haller, en une très-bonne description de cet organe. Cigna a trouvé des tumeurs et des saillies anormales dans l'utérus d'une femme morte enceinte. — Les remarques de Cigna sur l'irritabilité ont pour but de confirmer les opinions de Haller sur ce sujet.

Refutatio objectionum, quæ adversus theses de irritabilitate J. Francisci Cignæ exstant in T. II. libri Bononiæ editi, 1758, in-4. — L'auteur réfute les argumens de plusieurs antagonistes des idées de Haller sur l'irritabilité.

De iis quæ in societate acta sunt commentarii conscripti a Johanne Francisco Cigna. — Compte rendu des travaux de la Société philosophico-mathématique, dont Cigna était, comme nous l'avons dit, un des fondateurs. Ce rapport est inséré dans les *Miscellanea philosophico-mathematica societatis privatæ Taurinensis.* Turin, 1759, in-4, vol. I. — Ce premier volume des actes de cette société contient les deux mémoires suivans de Cigna :

De analogiâ magnetismi et electricitatis, page 43. — *De colore sanguinis experimenta nonnulla,* p. 68. — Cigna pensait, d'après ses expériences, que la couleur noire du sang n'est due qu'à l'absence de l'air, ce fluide pouvant seul lui donner la couleur rouge.

Le même recueil contient les mémoires suivans : *De frigore ex evaporatione et affinibus phænomenis nonnullis,* même volume. — *De causâ extinctionis flammæ et animalium in aere interclusorum,* même volume. — *De novis quibusdam experimentis electricis,* vol. III. — Ces expériences de Cigna, postérieures à celles de Symmer, sont beaucoup plus importantes, dit Priestley ; elles ont répandu un grand jour sur la théorie des deux espèces d'électricité, et sur celle de la bouteille de Leyde. Elles furent publiées par notre auteur en 1766.

De electricitate et de respiratione. Turin, 1773, in-4. — Cigna traite surtout de l'établissement de la respiration chez l'enfant naissant. Il pensait que cette fonction avait un autre but que celui qu'on lui attribue généralement. Il croyait, d'ailleurs sans preuve, que les poumons de l'enfant étaient comprimés par un air chargé de vapeurs nuisibles, qu'il fallait que l'introduction d'un air nouveau pût chasser de la poitrine. — Ces deux mémoires sont aussi insérés dans le vol. V des *Memorie dell' Accademia delle scienze,* etc., de Turin.

Theses anatomicæ singillatim editæ in usum disputationum Acad. in Regio Taurinensi archigymnasio. Turin, 177 .

Lettre de M. Cigna sur un phénomène de l'ébullition, insérée dans le journal intitulé : *Observations sur la physique, sur l'histoire naturelle, sur les arts*, etc.; par M. l'abbé Rozier. Tome III, février 1774, page 109.

Riflessioni ed esperienze sopra la pretesa castratura delle pollastre, e sulla fecondazione dell' uovo, insérées dans les *Memorie di matematica e di fisica della Soc. italiana*, etc. Tom. IV, p. 150.—Dans ce mémoire, Cigna rapporte les expériences qu'il a faites pour prouver, contre l'opinion assez généralement admise, que les poules que l'on soumet à ce qu'on nomme une castration, n'en sont pas moins aptes à la fécondation. Plusieurs poules ainsi châtrées, qu'il fit ensuite cocher par un jeune coq, pondirent des œufs qui produisirent, par l'incubation, des poussins parfaitement développés.

Cigna a laissé un grand nombre de manuscrits, que nous n'indiquerons pas ici, et dont on peut voir l'énumération dans l'éloge de cet auteur par le professeur Vassalli-Eandi.

(Haller, *Bibl. anat. — Notizie istoriche intorno alla vita ed agli studi di Gian Francesco Cigna*; par Vassalli-Eandi; inséré dans les *Memorie dell' Accademia delle scienze di Torino*, vol. XXVI, pag. 30. — *Biographia medica piemontese*.)

CIRILLO (DOMINIQUE), médecin et naturaliste, naquit en 1734 à Grugno, dans la Terre de Labour, au royaume de Naples. Il cultiva de bonne heure l'histoire naturelle, et s'adonna avec ardeur à l'étude de la médecine. Très jeune encore, il obtint au concours la chaire de botanique vacante par la mort de Pedillo. Quelques années après, il accompagna lady Walpole en France et en Angleterre; pendant son séjour à Paris à Londres, il se lia avec Nollet, Buffon, D'Alembert, Diderot et Guillaume Hunter. La Société royale de Londres le reçut au nombre de ses membres. De retour à Naples, Cirillo fut nommé professeur de médecine théorique et pratique. Dès-lors il se livra avec un zèle soutenu à l'exercice de sa profession, et montra, dans cette carrière pénible, non moins de savoir et de talent que de désintéressement. En 1779, il fut élu pensionnaire de l'Académie des Sciences et Belles-Lettres de Naples, et vers la même époque, premier médecin du roi Ferdinand. Depuis plus de vingt ans, Cirillo était entièrement occupé de travaux scientifiques et de médecine pratique, lorsque les armées françaises entrèrent à Naples, le 23 janvier 1799. Le général Championnet et le commissaire du directoire Faypoul y établirent une constitution républicaine. Cirillo fut proclamé représentant du peuple, et peu après président de la commission législative. Six mois n'étaient pas écoulés, que déjà ce nouvel ordre de choses ne subsistait plus. Le roi Ferdinand, rentra à Naples le 13 juillet de la même année. Alors les proscriptions et la hache du bourreau poursuivirent impitoyablement tous ceux qui avaient répondu au cri de *liberté*. En vertu d'une capitulation, Cirillo s'était embarqué pour Toulon; la capitulation fut violée, on l'arracha du vaisseau qui le portait, pour le plonger dans un cachot. Cirillo aurait pu racheter sa vie en désavouant les sentimens généreux qui l'avaient guidé jusque-là. Mais il préféra la mort à une rétractation humiliante, et périt sur l'échafaud avec ces milliers de victimes, au massacre desquelles encourageait et présidait ce Rufo, que l'opinion publique et les tribunaux même viennent récemment de démasquer. Cirillo a laissé les ouvrages suivans :

Ad botanicas institutiones introductio. Naples, 1771, in-4 (deuxième édition).

Fundamenta botanica, sive philosophiæ botanicæ explicatio. Naples, 1787 (troisième édition), in-8, 2 vol. Cet ouvrage est, suivant Chaumeton, un excellent commentaire de la philosophie botanique de Linné. Le deuxième volume renferme des observations intéressantes sur les propriétés des plantes.

Nosologiæ methodicæ rudimenta. Naples, 1780, in-8.

Avviso al publico intorno alla maniera di adoperare l'onguento di sublimato corrosivo, nella cura delle malattie veneree. Naples, 1780, in-8. — La traduction française de cet article est insérée dans l'ancien *Journal de méd. chir. et pharm.*, t. 59, p. 506 et suiv. C'est dans cette brochure que Cirillo publia pour la première fois sa méthode de traitement par les frictions à la plante des pieds, avec une pommade composée de 60 gr. de sublimé corrosif sur 1 once d'axonge.

Osservazioni pratiche intorno alla lue venerea. Naples, 1783, in-8, 218 pp.; Venise, 1786, in-8; Leipsick, 1790, in-8 (en allem.) : trad. en français par Auber, sous ce titre:

Traité complet et observations pratiques sur les maladies vénériennes, ou

Nouvelle méthode de guérir radicalement la syphilis la plus invétérée. Paris, an XI (1803), in-8 de 395 pp. —Les résultats sur lesquels Cirillo se fonde pour démontrer les avantages de sa méthode, sont puisés dans sa pratique; si l'ouvrage renferme sur la syphilis des idées théoriques peu satisfaisantes, les faits nombreux qui y sont rapportés montrent dans l'auteur un talent d'observation très-remarquable, et bien propre à inspirer toute confiance pour le mode de traitement qu'il préconise. On s'est généralement accordé à reconnaître que le procédé de Cirillo offrait beaucoup d'avantages dans son application, sur les frictions qu'on emploie journellement. Cependant, soit routine, ou toute autre raison, on n'a pas encore cherché à déterminer par des expériences longtemps continuées, l'efficacité de cette méthode, comparativement à celle des frictions ordinaires. Les observations de Cirillo ne constatent pas seulement les succès des frictions avec la pommade de sublimé contre la syphilis, il rapporte aussi des exemples de sciatique qu'il a guérie rapidement par le même moyen.

De essentialibus nonnullarum plantarum characteribus. Naples, 1784, in-fol.

Riflessioni intorno alla qualità delle

acque nella concia de' cuoj, etc. Naples, 1786, in-8 de 80 pp. (deuxième édition). — Cirillo examine dans cette brochure si les ateliers des chamoiseurs, tanneurs, etc., sont nuisibles à la salubrité des habitations qui les entourent. Il combat l'opinion de Ramazzini, Frank et Husty, qui répondirent affirmativement à cette question, et plaide ainsi la cause des manufactures de Sainte-Marie, près Capoue : on voulait défendre aux ouvriers de ces ateliers de jeter dans la rue les eaux qui avaient servi à la préparation des cuirs. L'opinion de Cirillo prévalut. Parmi les raisons qu'il allègue, il s'appuie sur ce que, dans la peste qui ravages Bologne et Rome en 1656, les quartiers de tanneurs furent seuls garantis de ce fléau.

Le virtù morali dell' asino, discorso acad. Nice, 1786, in-8.

La Prigione e l'ospedale, discorsi acad. Nice, 1787, in-8. — Cet écrit est un de ceux qui montrent l'active philantropie de Cirillo. Il s'élève avec force contre les abus qui existent dans les prisons et les hôpitaux, et propose les moyens d'améliorer la situation des malheureux qui y sont renfermés.

Entomologiæ neapolitanæ specimen primum. Naples, 1787, in-fol. — Cet ouvrage se compose de douze planches magnifiques, dont les dessins ont été exécutés par Cirillo.

Plantarum rariorum regni neapolitani fasciculus primus, cum tabulis æneis. Naples, 1788, in-fol. — *Fasciculus secundus; ibid.*, 1793, in-fol.

Metodo di amministrare la polvere antifebrile del dottor James. Naples, 1794, in-8.

On trouve dans les *Transact. philos.* pour l'année 1770, t. LX, p. 233, deux lettres de Cirillo contenant quelques observations sur l'arbre qui produit la manne, et sur la tarentule.

Son dernier ouvrage publié est un traité sur le *cyperus papyrus*, qui a été imprimé à Parme. Cirillo a publié encore des discours académiques en italien et en latin. Il a laissé un manuscrit que le chevalier Banks possède dans sa bibliothèque, et qui est intitulé : *Institutiones botanicæ juxtà methodum Tournefortianum*, in-fol. de 119 pp.

(*Commentarii de rebus*, etc. — *Ancien journ. de méd. chir. pharm.* — *Biog. univ.*)

CITOYS (FRANÇOIS) naquit à Poitiers en 1572. Il étudia la médecine à Montpellier, où il fut reçu docteur en 1596. Après avoir pratiqué l'art de guérir avec distinction dans sa ville natale, il vint à Paris, où ses succès furent sans doute autant le résultat de la faveur particulière dont le cardinal de Richelieu l'honora, après l'avoir fait son médecin, que de ses propres talens. Citoys était un habile courtisan; mais on rapporte une anecdote qui prouve qu'il n'était pas pour cela moins bon ami. Le joyeux abbé (Metel) de Boisrobert s'était fait éloigner de la cour pour avoir déplu au ministre, dont il avait si souvent dissipé les ennuis. Personne n'osait parler pour le favori disgracié. Citoys résolut de le faire reparaître, et y réussit. Le cardinal se plaignit d'un mal de tête et d'un accablement extraordinaire; il demande à son médecin un remède prompt contre son indisposition. Monseigneur, lui dit Citoys, je vais donner une ordonnance. Il sortit aussitôt, et écrivit : *Pour remède spéci-fique*, recipe *Boisrobert*. L'ordonnance fut exécutée. Sur la fin de ses jours, Citoys quitta la capitale et se retira à Poitiers, où il mourut en 1652, âgé de 80 ans. Il avait publié :

Abstinens Confolentanea, cui obitèr annexa est pro Jouberto apologia. Poitiers, 1602, in-8 ; Berne, 1604. — Histoire authentique d'une fille de Confolent, en Poitou, dont l'abstinence, qui avait duré plusieurs années, avait fait beaucoup de bruit ; et était alors connue de tout le monde. Citoys rapproche de ce fait ceux qu'il avait trouvés dans les auteurs, et particulièrement dans Joubert. Israël Harvet, médecin d'Orléans, ayant déclaré mensongères toutes les histoires de cette espèce, Citoys se défendit par l'opuscule suivant :

Abstinentia puellæ Confolentaneæ ub Israelis Harveti confutatione vindicata. Genève, 1602 ; trad. en angl., Londres, 1603.

De novo et populari apud Pictones dolore colico bilioso, diatriba. Poitiers, 1616. — Opuscule célèbre, fondé sur les observations de l'auteur, et plus encore sur celles de Jean Pidoux, Pascal Lecoq, François de Saint-Vertunien-Lavau, et Pierre Milou, tous médecins de Poitiers.

Advis sur la nature de la peste, et sur les moyens de s'en préserver et gu-rer. Paris, 1623, in-8.

Tous ces opuscules ont été réunis sous ce titre :

Francisci Citesii regis et eminentissimi cardinalis de Richelieu, medici, atque facultatis medicæ pictaviensi decani, opuscula medica. Paris, 1639, in-4. 302 pp. — On y trouve un mémoire inédit : *De tempestivo phlebotomiæ ac purgationis usu dissertatio.*

(Dreux du Radier, *Biblioth. hist. et crit. du Poitou*, t. IV.)

CLARE (Pierre), chirurgien anglais qui est mort en 1784, a publié :

Assay on the cure of abcesses by caustic, and on the treatment of wounds and ulcers, with observations on some improvements in surgery ; illustrated with cuts and anatomical engravings. Essai sur le traitement des abcès par le caustique, et sur celui des plaies et des ulcères, avec des observations sur quelques perfectionnemens à apporter à la chirurgie. Londres, 1778, in-8, fig. ; ibid., 1779, in-8 ; ibid., 1799, in-8.

A new and easy method of curing the male venerea, by the introduction of mercury into the system, through the orifices of the absorbent vessels ; with remarks of d' Hunter and m' Cruikshank in favour of this practice. Nouvelle et facile méthode de guérir la maladie vénérienne, etc. Londres, 1780, in-8. Il y a plusieurs éditions que nous ne connaissons pas. A cet ouvrage est joint l'*Essai sur le traitement des abcès.* — Cette méthode, dont l'auteur avait tiré de bons résultats, contestés depuis, consiste à frictionner l'intérieur des joues, des lèvres, les gencives, et même la langue avec le calomel. La salivation s'ensuivait promptement. Cette méthode n'est plus employée que dans des cas très-bornés.

Treatise on the gonorrœa; to which added a critical inquiry into the different methods of administering mercury, intended of a supplement to a former work, entitled, a new and easy method, etc. Traité de la gonorrhée, avec des recherches critiques sur les différentes méthodes d'administrer le mercure, etc. 3ᵉ édit. Londres, 1780, in-8; *ibid.*, 1784, in-8; *ibid.* 1789, in-8.

Ces divers ouvrages ont été traduits en français. Londres et Paris, 1785, in-8.

(R. Watt.)

CLARK (JACQUES), médecin anglais de la fin du dernier siècle, qui a pratiqué à la Dominique, et qui a publié :

A treatise on the yellow fever. Traité de la fièvre jaune qui régna à la Dominique, de 1793 à 1796, avec des observations sur les fièvres bilieuses rémittentes, sur les fièvres intermittentes, sur la dyssenterie, et quelques autres maladies des Indes occidentales; suivi de recherches chimiques et médicales sur les eaux thermales de la Dominique. Londres, 1797, in-8.

Clark a inséré un grand nombre d'articles dans divers recueils, entr'autres : *Histoire d'un anévrisme de l'artère crurale, accompagnée de circonstances particulières. Med. comm.,* tom. XIII, 1788. — Description de treize cas mortels d'abcès du foie, avec des réflexions sur les effets de l'ouverture de ces abcès, *ibid.*, tom. XIV. — Réflexions sur les symptômes et le traitement de l'hépatitis, *ibid.* — Description d'un cas mortel de squirrhe du foie, *ibid.* — Sur les avantages de la terre pesante muriatique (*hydrochlorate de baryte*) dans le traitement d'une espèce de scrofule qui attaque les nègres aux Indes occidentales, *ibid.*, tom. XVI, 1791. — Des effets vénéneux du jus de la racine de *jatropa manihot*, et de l'usage du poivre Cubèbe pour neutraliser ces effets; de quelques autres substances vénéneuses, et remarques sur l'emploi du *spigelia anthelmia* dans le cas de vers, *ibid.*, tom. VII, 1797. — Sur les diverses quantités de matière laiteuse fournies par certains végétaux des Indes occidentales. *Med. facts,* t. VII, 1797.

(R. Watt.)

CLARK (JEAN), fils d'un riche fermier, naquit à Roxburgh en 1744. Destiné d'abord à l'état ecclésiastique, il fit son cours de théologie à l'Université d'Édimbourg; mais il changea de projet, et embrassa la médecine. Comme il était atteint d'une affection d'estomac, qui avait été rebelle à tous les secours de l'art, on lui conseilla d'aller vivre dans un climat chaud. Il obtint, en conséquence, une place d'aide-chirurgien au service de la compagnie des Indes, et s'embarqua en 1768. Il fit plusieurs voyages, pendant lesquels il eut occasion de faire des observations intéressantes, et qu'il publia. Sa santé ne s'étant pas améliorée, il se fit recevoir docteur en médecine à l'Université de Saint-André, et s'établit à Kelso, qu'il quitta pour Newcastle, en 1775. On lui doit d'avoir fait établir dans cette ville un dispensaire pour les pauvres, et d'avoir provoqué des améliorations importantes dans l'hôpital. Clark mourut, le 24 avril 1805, à Bath, où il s'était rendu pour prendre les eaux. On a de lui :

Observations on the diseases in long voyages to hot countries, particulary on those which prevail in the east Indies; an on the some diseases as they appear in great Britain. Observations sur les maladies qui régnent durant les longs voyages aux pays chauds, particulièrement sur celles qui dominent aux Indes orientales, et sur les mêmes maladies observées en Angleterre. Londres, 1773, in-8; ibid., 1793, in-8, 2 vol.

Observations on fevers, especially these of the continued type : on scarlet fever, with ulcerated sore throat, as it appeared in 1778 : a comparative view of scarlet fever, and the angina maligna. Observations sur les fièvres, spécialement sur celles du type continu; sur la fièvre scarlatine, accompagnée d'angine ulcéreuse, qui a régné en 1778; avec un parallèle entre la fièvre scarlatine et l'angine maligne. Londres, 1780, in-8.

Letter on the influenza, as it appeared in Newcastle upon thyn. Lettre sur le catarrhe épidémique qui a régné à Newcastle. Londres, 1783, in-8.

An account of the plan for the improvement and extension of the infirmary at Newcastle. Newcastle, 1801, in-12.

A collection of papers; intended to promote an institution for the cure and prevention of infectious fevers, in Newcastle and other populous towns; together with communications of the most eminent physicians, relative to the safety and importance of annexing fever Warde to the Newcastle and other infirmaries. Part. I—II. Newcastle, 1802, in-12.

J. Clark fit insérer, dans les *Medic. commentaries*, des observations sur l'hépatite, t. V, an. 1777, p. 423, et l'histoire d'un cas de rétention d'urine, t. VI, an. 1778, p. 204.

(*Biog. univ.* — R. Watt.)

CLARKE (JEAN), accoucheur anglais, nous est connu par les ouvrages suivans :

Province of midwifery in the practice of this art disclaming againts male practitioner. Londres, 1751, in-8.

The petition of the unborn babes. Londres, 1751, in-8.

An essay on the epidemic disease of lying-in-women, of the yaws, 1787 et 1788. Londres, 1788, in-8.

Practical essays on the management of pregnancy and labour, and on the inflammatory and febrile diseases of lying-in-women. Londres, 1793, in-8; ibid., 1806, in-8.

Clarke a inséré plusieurs articles dans divers recueils : Des effets de certains alimens, des huîtres surtout, chez les femmes après l'accouchement, *Med. trans.*, t. V, 1815. — Histoire d'une hémorrhagie mortelle par suite de la déchirure d'une trompe de Fallope, dans un cas de grossesse extra-utérine. *Trans. med. and chir.*, t. I, 1793. — Réflexions sur le cas précédent. *Ibid.*, t. II, 1800. — Sur un cas d'étranglement mortel de hernie de quelques-uns des viscères abdominaux dans la poitrine. *Ibid.* — Réflexions sur la conduite à tenir dans les cas où la face du fœtus se présente en avant. *Ibid.* — Description d'une production extraordinaire résultat d'une généra-tion humaine. *Phil. transact.*, Abr. XVII, 1793. — Description d'une tumeur développée dans le placenta. *Ibid.*, XVIII.

Commentaries on some of the most important diseases of children. Part. 1, 1815, in-8.

(R. Watt.)

CLARKE (Joseph), médecin de Dublin, qui, vers la fin du dernier siècle, a écrit particulièrement sur la maladie des femmes et des enfans, et dont les mémoires ont été insérés dans plusieurs recueils. Ce sont :

Observations sur la fièvre puerpérale, et particulièrement sur celle qui s'est montrée récemment à l'hôpital des femmes en couche de Dublin. Méd. comm., t. XV, 1790. — *Description d'une maladie qui jusqu'à présent a été funeste à un grand nombre d'enfans à l'hôpital des femmes en couche; avec des réflexions sur les causes de cette maladie, et sur les manières de la prévenir.* — *Réflexions sur quelques causes qui déterminent une plus grande mortalité des enfans mâles que des enfans femelles.* Phil. trans., Abr. XVI, 1786. — *Réflexions sur les effets communément attribués par les auteurs au lait de femme, sur les changemens qu'il subit pendant la digestion, et sur les maladies des enfans qu'on prétend provenir de cette cause.* Trans. Irish Acad., t. II, 1788. — *Sur les coliques bilieuses et les convulsions, dans la première enfance.* Ibid. — *Remarques sur les causes et le traitement de quelques maladies de l'enfance,* ibid., et trad. en franç. dans les *Annales de littér. méd. étrang.*, t. II.

(R. Watt.)

CLAUDER (Gabriel), né à Altenbourg le 18 octobre 1633, étudia à Iéna et à Leipsick. Il reçut le grade de docteur en médecine dans la dernière de ces Universités; voyagea en Hollande, en Angleterre et en Italie; revint pratiquer dans son pays; fut médecin particulier de divers princes de Saxe, et membre de l'Académie des Curieux de la nature. Clauder mourut le 14 octobre 1691, suivant Gotter, ou le 19 janvier, suivant l'éloge inséré dans la *Bibliothèque de Manget.* Il avait publié quelques dissertations, dont on trouve les titres dans les catalogues de Schweickard, des observations dans les actes de l'Académie des Curieux de la nature, dont il suffit de lire les titres pour juger que l'auteur était un homme crédule et superstitieux (par exemple : *De coitu diaboli per 25 annos frequenti cum muliere, nulla venefici opera exercente*); en outre, on a de lui les ouvrages suivans :

De observatione practico-anatomicâ mirabili ad Marcum Ruysch. Padoue, 1661, in-4. — Hernie diaphragmatique de l'estomac du duodénum et du pancréas, trouvée sur le cadavre d'un homme mort de la maladie noire.

Ampelographia, seu vitis viniferæ consideratio historico-chymico-medica ad normam Collegii naturæ Curiosorum. Leipsick, 1661, in-4.

Diss. de tincturâ universali, vulgò lapis philosophorum dictâ, in quâ quid hæc sit, quod detur in rerum naturâ, an christiano consultum sit immediatè in hanc inquirere, è quâ materiâ et quomodò præparetur, per rationes et variorum experientiam perspicuè proponitur. Altenbourg, 1678, in-4; Nuremberg, 1736, in-4.

Methodus balsamandi corpora humana aliaque majora, sine eviscera-tione et sectione huc usque solitâ; ubi non modo de condituris veterum Ægyptiorum, Arabum Ebreorum, ac in specie corporis Christi, ut et modernorum diversa proponuntur, sic etiam modus subjungitur quo cadavera integra sine exenteratione possint condiri. Altenbourg, 1679, in-4. — Compilation utile, dans laquelle on trouve rassemblé avec soin et exactitude tout ce qui avait été dit jusqu'alors sur ce sujet.

Inventum cinnabarinum, hoc est dissertatio de cinnabari nativâ hungaricâ longè circulatione in majorum efficaciam fixatâ et exaltatâ. Iéna, 1684, in-4.

(Manget.—Joecher.—Haller.)

CLAUDINI (JULES-CÉSAR), médecin renommé de Bologne, fut professeur de logique, de philosophie et de médecine-pratique à l'Université. Il mourut le 2 février 1618, laissant les ouvrages suivans, dont la plupart justifient la réputation dont il jouissait de son temps :

Consilia de gonagrâ et podagrâ. Francfort, 1605, in-4, dans le recueil de Lantenbach.

Paradoxa medica, seu tract. de naturâ et usu thermarum, lutorum, stuffarum, guaiaci, sassafras, sassaparillæ, chinæ radicis, vini medicati, chalybis, balnei aquæ dulcis, medicamentorum ex viperis. Francfort, 1605, dans le recueil de Venusti.

Responsionum et consultationum medicinalium, tomus unicus in II sectiones partitus. Venise, 1606, in-fol.; *ibid.*, 1607, in-fol.; *ibid.*, 1646 et 1690, in-4; Francfort, 1607, in-8; Turin, 1628, in-4.

De crisibus et diebus criticis. Bologne, 1612, in-fol.; *ibid.*, 1628, in-4; Bâle, 1620, in-4; Venise, 1690, in-4.

De catarrho tractatus. Bologne, 1612, in-fol.; Venise, 1690, in-4.

De ingressu ad infirmos, lib. II. In quibus medici munus, sive per se curet, sive cum aliis consultet delineatum continetur. Acc. appendix de remediis generosioribus et de sede principum facultatum. Bologne, 1612, in-4; *ibid.*, 1628 et 1663, in-4; Bâle, 1616, 1617, 1741, in-8; Venise, 1690, in-4. — Cet ouvrage, qui fonde la réputation de Claudini, renferme les divers traités précédemment indiqués. Les éditions postérieures à sa mort furent publiées par les soins de son fils, François Claudini.

Empirica rationalis libris sex absoluta, et in duo volumina divisa, inquorum primo universi corporis humani affectus, penes totum, et partes; in altero verò penes speciem, individuum, ætates, causas manifestas, reconditusque, sive practicis omnibus noti, aut .prolapsi , sive novi , et peregrini rationabiliter, et absolutissimè curantur. Opus medicis, chirurgicis , et secreta profitentibus apprimè proficuum, cum privilegiis. Bologne, 1653, in-fol., a vol. — Cet ouvrage, laissé manuscrit par notre auteur, fut publié par Jules-César Claudini le jeune, son petit-fils.

(Orlandi, *Notizie degli scrittori Bolognesi.* — Haller, *Method. stud.* — Ibid., *Biblioth. med. pract.*)

CLEGHORN (GEORGES) naquit le 18 décembre 1716 à Granton, près d'Édimbourg. En 1728, il fut envoyé dans cette dernière ville pour y terminer son éducation. Après s'être livré pendant trois ans avec succès à l'étude des langues et des mathématiques, il résolut d'embrasser la profession de la médecine, et fut guidé par le célèbre Alexandre Monro, dont il suivit les leçons et la pratique médicale pendant cinq années. Ce fut alors qu'il se lia intimement avec Fothergill. Cleghorn n'avait que vingt ans lorsqu'il fut nommé chirurgien d'un régiment en station à l'île de Minorque. Pendant treize ans qu'il séjourna dans cette île, il se livra avec ardeur à l'étude. Un an après son retour en Irlande, en 1750, il vint à Londres, où il fit paraître son ouvrage sur les maladies de Minorque, aidé par Fothergill dans le travail matériel de cette publication. En 1751, il se rendit à Dublin, et y fit des cours d'anatomie. Peu de temps après, il fut admis à l'Université de cette ville comme répétiteur d'anatomie. En 1784, le Collége des médecins de Dublin le reçut parmi ses membres honoraires, et il passa à la chaire d'anatomie. Dès la fondation de la société royale de Médecine de Paris, il en avait été nommé membre; il fut aussi un des premiers membres de l'Académie irlandaise des Arts et des Sciences. Cleghorn, après une vie honorable, mourut en décembre 1789. Il a laissé :

Observations on the epidemical diseases of Minorca from 1744 to 1749; to which is prefixed a short account of the climate, productions, inhabitants, and endemial distempers of Minorca. Observations sur les maladies épidémiques de Minorque. Londres, 1751, 1768 et 1799, in-8. — Ouvrage estimé, et pour les détails d'histoire naturelle et de météorologie qu'il contient, et pour les observations médicales qui y sont consignées. L'auteur dit avoir remarqué, entre les maladies décrites par les anciens et celles qui se montrent à Minorque, une conformité qu'explique l'analogie des climats où les unes et les autres ont été observées. Parmi les affections épidémiques de l'île, il signale une fièvre tierce qui y cause les plus grands ravages au printemps et en été. Cette maladie, que caractérisent des symptômes variés et très-violens, est d'autant plus dangereuse, qu'en la méconnaissant dès le principe, les secours sont plus tard ordinairement inutiles. Toutefois, en les observant avec soin, on remarquera dans leur marche une grande régularité. Malgré les accusations dont on a chargé le quinquina, Cleghorn assure que ce médicament, employé après le cinquième accès, guérissait presque à coup sûr les plus formidables de ces fièvres.

Index of an annuel course of lectures. Dublin, 1767, in-8.

Cleghorn a inséré, en outre, quelques observations dans les *Med. observ. and inquiries,* t. III.

(Lettsom, *Mémoirs of medicine.* — *Journ. britann.* de Maty, t. VI. — R. Watt.)

CLERC (Nicolas-Gabriel), philosophe, historien, publiciste et médecin, naquit à Baume-les-Dames, petite ville de Franche-Comté, le 6 octobre 1726, d'une famille dans laquelle la profession de médecin semblait être héréditaire depuis près de deux siècles. Il fut nommé, en 1757, premier médecin des armées françaises en Allemagne. Deux ans après, sur la demande de l'impératrice Élisabeth, et avec l'agrément du roi, il se rendit en Russie. Il suivit, en qualité de médecin, le général Rasoumowski, hetman des cosaques, dans un voyage qui avait pour but de visiter les principales cours de l'Europe. A son retour, le général lui offrit la propriété de la ville de Batourin, à condition de ne la quitter jamais : il refusa pour revoir sa patrie, où il était en 1762. Il fut nommé médecin du duc d'Orléans. Il retourna en Russie en 1769, avec le titre de premier médecin du grand-duc, et de directeur scholaire du corps impérial des cadets; il devint plus tard inspecteur de l'hôpital de Paul. Ce fut pendant ce second voyage qu'il rassembla, suivant les intentions de Louis XV, les matériaux d'une histoire de Russie. Rentré en France en 1777, il fut d'abord accueilli des ministres, puis oublié presque aussitôt. Des hauts services qu'il avait rendus, la seule récompense qu'il obtint, fut le cordon de Saint-Michel, avec des lettres de noblesse, et une pension de 6,000 livres. Il prit alors le nom de Leclerc. En 1778, il fut nommé inspecteur-général des hôpitaux du royaume, et président d'une commission chargée de mettre fin aux abus qui régnaient dans cette administration. Un changement de ministère lui fit perdre ses places. Il n'échappa plus à l'oubli dans lequel l'avaient laissé les affaires politiques que pour être persécuté pendant la révolution. Il mourut le 30 décembre 1798, à Versailles, où il habitait depuis vingt ans. Les ouvrages de Leclerc sont fort nombreux. On reconnaît dans tous un homme fort éclairé, et un très-bon esprit.

Mémoire sur la goutte, 1750-1751, in-12.

Problème donné par l'Académie de Besançon : Le seul amour du devoi[r] peut-il produire d'aussi grands effets que le désir de la gloire? Dijon, 1756, in-12.

Dissertatio de hydrophobiâ... 1760, in-4.

Medicus veri amator ad appollineæ artis alumnos. Moscou, 1764, in-8.

Histoire naturelle de l'homme, considéré dans l'état de maladie, ou la médecine rappelée à sa première simplicité. Paris, 1767, 2 vol. in-8.— Ces deux ouvrages de philosophie médicale renferment des considérations fort justes sur la logique des sciences d'observation. Le second contient des renseignemens curieux sur les bains des Russes, et des peuples orientaux. En pathologie, l'auteur se montre peut-être partisan un peu trop décidé du naturisme.

Moyen de prévenir la contagion et d'y remédier, ... avec l'histoire des maladies épidémiques qui ont régné en Ukraine, en 1760. Moscou...

Essai sur les maladies contagieuses du bétail, avec les moyens de les prévenir et d'y remédier efficacement. Paris, 1766, in-12.

Yu-le-Grand et Confucius, histoire chinoise. Soissons, 1769, in-4.

De la contagion, de sa nature, de ses effets, de ses progrès, et des moyens les plus sûrs pour la prévenir et pour y remédier. Saint-Pétersbourg, 1771, in-8.

L'art de débuter dans le monde avec succès, dédié à MM. les cadets du cinquième âge. . . . . . 1774, in-8. trad. en russe.

Les plans et statuts de différens établissemens ordonnés par l'impératrice Catherine II, pour l'éducation de la jeunesse de son royaume, traduits du russe de M. Betzky. Amsterdam, 1775, in-4; in-12, 2 vol.

Education morale et physique des deux sexes, pour les rendre aussi utiles aux autres qu'à eux-mêmes, trad. du russe en français. Besançon, 1777. in-4, 2 part., fig.

La boussole morale et politique des hommes et des empires (anonyme). Boston (Neuchâtel, 1779), in-8.

Histoire de la Russie ancienne et moderne. Paris, 1783-1794, 6 vol. in-4, et atlas. — Le fils de Nic. Gab. Clerc a eu part à cet ouvrage, de même qu'à l'*Atlas* ci-après.

Portrait de Henri IV. Paris, 1783, in-8.

Atlas du commerce, etc. Paris, 1786, in-4 et atlas in-fol.

Abrégé des études de l'homme fait en faveur de l'homme à former. Paris, 1789, in-8, 2 vol.

Maladies du cœur et de l'esprit. Paris, 1793, in-8, 2 vol.

Le patriotisme du cœur et de l'esprit. Paris, 1795, in-8.

Histoire de Pierre III, empereur de Russie. Paris, in-8. — Ouvrage mutilé par l'éditeur.

(Weiss, *Biog. univ.*)

CLERC (DANIEL LE). *Voyez* LECLERC.

CLERMONT (CHARLES), en latin *Claramontius* ou *Claromontius,* médecin anglais, qui exerçait l'art de guérir dans la province de Galles, durant la deuxième moitié du dix-septième siècle. Nous le plaçons ici, quoique nous n'ayons aucun renseignement sur sa vie, parce qu'il est auteur d'un des premiers essais qui aient été publiés sur la topographie médicale de l'Angleterre. Voici le titre de son ouvrage :

De aere, solo et aquis angliæ, deque morbis Anglorum vernaculis dissertatio : nec non observationes medicæ cambro britannicæ ratiocinatione et curandi methodo illustratæ. Londres, 1672, in-12.

CLEYER (Andŕé), de Cassel, vivait au milieu du dix-septième siècle. Attaché, en qualité de médecin, au service de la Compagnie des Indes de Hollande, il séjourna long-temps à Batavia et à Java, d'où il revint en Europe vers 1680. Ses lettres, publiées par Bernard Valentin, et un grand nombre de mémoires insérés dans les *Éphémérides de l'Académie des Curieux de la nature*, dont il était membre, ont contribué à faire connaître beaucoup de plantes et de substances médicamenteuses des pays qu'il avait visités. Ce fut encore à Cleyer qu'on dut la connaissance de la médecine des Chinois, quoiqu'il ne fit que publier sous son propre nom la traduction des livres chinois de Wang-Choho et de quelques autres, faite par le Jésuite Michel Boym. Ces livres sont :

Herbarium parvum sinias vocabulis insertis constans. Francfort, 1680, in-4.

Clavis medica ad chinarum doctrinam de pulsibus. Francfort, 1680, in-4.

Specimen medicinæ sinicæ, sive opuscula medica ad mentem sinensium, continens: I. De pulsibus libros quatuor, e sinico translatos. II. Tractatus de pulsibus ab erudito Europæo collectos. III. Fragmentum operis medici, ibidem ab erudito Europæo conscripti. IV. Excerpta ex litteris eruditi Europæi in China. V. Schemata ad meliorem præcedentium intelligentiam. VI. De indiciis morborum ex linguæ coloribus et affectionibus : cum figuris æneis et ligneis. Francfort, 1682, in-4.

— On peut voir dans Manget la liste des Mémoires de Cleyer.

(Manget. — Haller. — Du Petit-Thouars.)

CLIFTON (François), médecin anglais, qui vivait vers le milieu du dix-huitième siècle, étudia à Oxford, s'établit à Londres, et fut admis parmi les membres du Collége des médecins de cette ville, et parmi ceux de la Société royale, vers l'année 1730. Il paraît qu'il pratiqua également son art à Yorck. Il était médecin du prince de Galles, et mourut le 12 mars 1748. Clifton a publié :

Disputatio inauguralis de distinctis et confluentibus variolis. Dans la collection de Haller.

Tractatus de podagrá in quo de ultimis vasis et liquidis et succo nutritio tractatur. Yorck, 1714, in-8.— L'auteur y suit les théories boerhaaviennes.

Tractatus de morbis endemicis Yorck, 1718, in-8.

Hippocratis coi operum quæ exstant omnium secundum leges artis medicæ dispositorum, editionis novæ specimen. Londres, 1727, in-fol. — Cette édition, dont les matériaux étaient tout prêts, n'a point été publiée.

Tabular observations for the improvement of physic. Tableaux d'observations propres à servir aux progrès de la médecine. Londres, 1731, in 8.

State of physic, ancient and modern; with a plan for the improvement of it. État de la médecine ancienne et moderne, avec un plan pour le perfectionnement de cette science. Londres, 1732, in-8., traduit en français par l'abbé Desfontaines. Paris, 1742, in-8. — Cet ouvrage, qui renferme à côté d'erreurs, d'assertions hasardées, des vues très-judicieuses, mérite d'être consulté pour l'histoire de la médecine. L'auteur fait une vive critique de la médecine de son temps, de l'incertitude qu'y a répandue une foule de systèmes nés de découvertes précieuses, qui auraient dû avoir un autre résultat. Selon lui, il fut un temps où la médecine fut plus parfaite; et une autre méthode que celle qui est usitée doit lui faire recouvrer son ancien état et un perfectionnement encore plus grand. Cette méthode consiste, pour chaque médecin, à tracer l'histoire de chaque maladie observée. L'auteur voudrait même qu'il fût ordonné de consigner dans un dépôt public les observations les plus remarquables de la médecine et de la chirurgie.

Clifton a donné une traduction en anglais des livres d'Hippocrate, *De l'air, des eaux et des lieux*, les épidémies et les pronostics dans les maladies aiguës, avec la description de la peste d'Athènes, par Thucydide. Cette traduction est accompagnée de notes pour éclaircir le texte.

Ses œuvres ont été rassemblées et publiées par son fils, Clifton de Wintringham, sous ce titre : *Works now firts collected and published entire; with large additions and emendations from the original manuscrips.* Londres, 1752, in-8, 2 vol.

(Haller. — Eloy. — R. Watt.)

CLIFTON DE WINTRINGHAM, fils du précédent, baronet, membre du Collége de médecine de Londres, de la Société royale, médecin en chef des armées anglaises, et médecin ordinaire du roi en 1762. Il fut d'abord attaché en 1749 au duc de Cumberland en qualité de médecin, et occupa successivement les autres places. Sa longue expérience et sa pratique heureuse lui acquirent une réputation étendue, que la publication d'ouvrages importans augmenta encore. Il fut iatro-mathématicien en théorie; mais il se livra à des expériences ingénieuses. Ses recherches sur la structure des vaisseaux sont célèbres. On a de lui :

An experimental inquiry concerning some parts of the animal structure. Recherches expérimentales sur quelques parties de l'économie animale. Londres, 1740, in-8. — Il constate la différence de densité et de résistance des artères et des veines des diverses parties.

An inquiry into the exilites of the vessels on the human body. Londres, 1743, in-8. Recherches purement théoriques sur les phénomènes qui ont lieu dans l'intimité des tissus.

Notationes et observationes in Richardi, Mend monita et precepta medica. Paris, 1773, in-8.

De morbis quibusdam commentarii. Londres, 1782-1791, in-8, 2 vol. (Hutchinson. — Haller.)

CLINCH (Guillaume), médecin anglais qui vivait vers le milieu du dernier siècle, et qui a publié :

History of the rise and progress of the small-pox. Histoire de l'origine et des progrès de la petite-vérole. Londres, 1724 et 1733, in-8.

Observationes medicæ. Londres, 1733, in-8.

Historiæ medicæ. Londres, 1733, in-8.

De tuenda valetudine. Londres, 1738, in-8.

Poems on several occasions. Londres, 1750, in-8.

Clinch a donné une édition grecque et latine des écrits qui restent de Rufus d'Éphèse. Londres, 1744, in-4.

(Haller. — R. Watt.)

CLINIQUE. L'étude de la médecine-pratique forme le complément de toute éducation médicale. C'est au lit des malades que l'élève vient chercher la preuve des théories qui lui ont été exposées, et qu'il apprend à appliquer les règles qu'on lui a transmises. Privé de leçons cliniques, l'instruction la plus solide et la plus étendue ne lui serviront, lorsqu'il voudra en faire l'application, qu'à lui montrer les difficultés d'un art qui, comme tous les autres, ne peut guère se communiquer que par l'exemple. Il est donc intéressant de rechercher quel a été chez les anciens l'enseignement clinique, et par quels degrés il a passé pour parvenir à l'état où nous le voyons aujourd'hui.

Dans les premiers temps, l'enseignement de la médecine fut presque entièrement clinique. L'exercice de cet art étant concentré dans quelques familles, et les connaissances qui constituaient la science étant peu étendues, c'était plus dans l'exemple que dans des préceptes écrits qu'on en prenait des leçons. Il en fut ainsi jusqu'à Hippocrate. Mais après ce grand homme, dont les écrits, simple expression des faits, devaient seulement faciliter et abréger l'étude de la nature, la médecine, sans être comme avant envahie par les sectes philosophiques, n'en subit pas moins l'influence, et les théories spéculatives remplacèrent de nouveau l'observation. Indépendamment de ce dédain des études pratiques, deux causes s'opposaient à ce qu'elles fussent mises généralement en usage chez les anciens à cette époque : l'absence d'hôpitaux et l'extension de l'exercice de l'art. On ne peut considérer comme exemple d'études cliniques, l'usage que quelques médecins avaient de se faire accompagner d'un grand nombre d'élèves chez leurs malades. Cet usage, qui d'ailleurs n'était pas général, était plutôt dicté par un sentiment de vanité, que par un véritable zèle pour l'instruction des élèves. Dans tout l'espace de temps qui sépara Hippocrate des Arabes, on ne trouve donc aucune trace d'institutions cliniques. Il ne paraît pas qu'il en ait existé dans l'école d'Alexandrie, si fameuse par les leçons qu'on venait y chercher de toutes parts sur la médecine.

La première institution de ce genre dont l'histoire fasse mention, est celle qui existait, quelque temps avant Mahomet, à Dschondisabour, en Perse, où la médecine était, ainsi que les autres sciences, enseignée par des professeurs la plupart de la secte des Nestoriens, qui était repoussée de l'empire romain. Cette ville possédait un hôpital public, dans lequel les jeunes médecins apprenaient à traiter les maladies. Plus tard, on voit les études cliniques établies. Ali-Abbas dit avoir recueilli la plupart de ses observations dans les hôpitaux ; et regarde comme le premier devoir d'un jeune praticien d'étudier dans ces grandes écoles les maladies que les livres décrivent souvent d'une manière peu conforme à la nature. La plupart des célèbres médecins arabes pratiquèrent et enseignèrent la médecine dans les grands hôpitaux fondés par les Mahométans d'Asie et d'Espagne. Mais trop dévoués à l'imitation de Galien, les médecins Arabes ne retirèrent, et pour les progrès et pour l'enseignement de la médecine, que peu de fruit de ces heureuses circonstances.

Pendant ce temps, la médecine, en Occident, loin d'être favorisée par des institutions cliniques, était dans le plus déplorable état ; et dans les quatorzième, quinzième et seizième siècles, lorsqu'on se livra avec ardeur à l'étude de cette science, l'enseignement en fut purement scolastique. On lisait et on expliquait aux élèves les auteurs arabes, puis les auteurs grecs, quand on eut le bon esprit de préférer les originaux aux copistes. Jusqu'au dix-septième siècle, il n'exista aucune institution clinique. Ce n'est pas que les professeurs méconnussent tout le prix des leçons de l'expérience pour les élèves. Quelques-uns la leur recommandaient fortement ; mais ils n'avaient aucun moyen de la leur faire acquérir. Combien peu d'élèves, en effet, pouvaient suivre le conseil qui leur était donné, de rester long-temps, après leurs études académiques, auprès des praticiens, afin de se livrer avec eux à l'observation clinique. Dans beaucoup d'endroits, ils suivaient les hôpitaux, assistaient à la visite du médecin : pratique utile, sans doute, mais insuffisante, pour que l'étude pratique de la médecine fût généralement sentie et cultivée, entrât dans le plan même de l'enseignement public. C'est ce que réclamaient quelques bons esprits. Thurianus, de Gênes, entre autres, au commencement du dix-septième siècle, indiqua un système d'étude clinique très-avantageux (*Iatrobulia seu de medicâ consultatione*. Gênes, 1605.). Ce vœu ne commença à se réaliser qu'assez long-temps après.

François de Le Boë, auteur du système iatro-chimique, est communément regardé comme celui qui eut le premier l'idée de faire des leçons cliniques dans l'hôpital qu'il dirigeait. Mais cette opinion ne se forma qu'à cause de l'éclat que le professeur et ses nouvelles théories répandirent sur ses leçons. Il paraît que long-temps avant, Guillaume Straten, médecin de réputation, faisait à Utrecht une clinique très-florissante, et que Otton de Heurn, prédécesseur de de Le Boë dans la chaire de médecine pratique à Leyde, avait introduit ce mode d'enseignement dans son hôpital. C'est ce que nous apprend Kyper (*Methodus medicinam ritè discendi et exercendi*), qui, dans cet ouvrage, traite en général de l'établissement des cliniques, du choix de l'hôpital, de celui des médicamens, et de la diététique, de l'ordre des visites, de la tenue des élèves, de la manière de procéder du professeur. De plus, Comparetti (*Saggio della scuola clinica nello spedale di padova*) a prouvé que la clinique de Padoue est bien antérieure à celle que de Le Boë fonda à Leyde en 1658. Ce fut en 1578 qu'elle fut établie dans l'hôpital de Saint-François. Ses premiers professeurs furent Albert Bottoni et Marc Oddo, l'un chargé de la salle des hommes, l'autre de celle des femmes. On a, du reste, peu de renseignemens sur cette institution clinique de Padoue. Il n'est pas certain qu'elle ait existé ensuite sans interruption. Une autre clinique fut aussi fondée dans le même hôpital de Saint-François de Padoue, en 1637. Mais il paraît qu'elle ne dut son origine qu'à l'influence des sectes qui régnaient alors; car on ne s'y occupait que de la connaissance du pouls et de l'examen de l'urine. Le premier professeur de cette clinique partielle fut Jules Sala. Elle était confiée aux professeurs de médecine théorique, tandis que la première était dirigée par les professeurs de pratique.

Malgré l'éclat que de Le Boë répandit sur la clinique de Leyde, cette utile institution ne fut pas continuée après la mort du professeur. Ce ne fut qu'en 1714, lorsque Boerhaave fut désigné pour la chaire de médecine pratique à Leyde, qu'elle fut rétablie par les soins de ce grand médecin, qui attirait à ses leçons une foule immense d'élèves venus de tous les points de l'Europe. Malgré le peu de ressources qu'offrait l'hôpital clinique de Leyde, qui était peu considérable, Boerhaave sut le rendre fécond pour l'instruction des élèves. — Partout ailleurs qu'à Leyde, l'enseignement pratique de la médecine était à peu près nul; en Allemagne même, les élèves ne jouissaient pas de l'accès dans les hôpitaux (Bohn, *De duplici officio medici clinico nimirùm et forensi*, 1704). L'exemple et l'influence de Boerhaave furent heureux pour les institutions cliniques. Dès 1715, une école de clinique s'ouvrait avec solennité à Rome, dans l'hôpital du Saint-Esprit, sous les auspices du souverain pontife, et dirigée par le célèbre Lancisi. En 1720, des élèves de Boerhaave, réformant l'Université d'Édimbourg, y fondèrent une clinique sur le modèle de celle de Leyde. Cette clinique n'a pas de professeur particulier; mais elle est occupée alternativement, pendant quelques mois de l'année, par chacun des professeurs de l'Université, suivant que le sort en décide. L'exemple donné par l'Université d'Édimbourg ne fut pas alors suivi en Angleterre. Plus tard, plusieurs hôpitaux de Londres devinrent des écoles de médecine pratique, qui suppléèrent à l'absence d'institutions médicales publiques dans cette ville. Les Universités de Cambridge, d'Oxford, de Dublin, possédèrent aussi des cliniques; mais les moyens d'instruction y sont moindres qu'à Édimbourg et à Londres.

L'éclat avec lequel la clinique de Vienne fut fondée, sembla décider enfin l'établissement général de ces institutions. Van Swiéten, chargé par l'impératrice Marie-Thérèse de donner un nouveau plan à l'Université de Vienne, y établit en 1733 un hôpital clinique, et le confia au célèbre Dehaen, dont les leçons furent continuées par Stoll, puis par Hildenbrand. Depuis l'époque de l'institution clinique de Vienne, il en fut établi un grand nombre dans toutes les contrées de l'Europe. Gottingue, devenue, depuis Haller, une des Universités les plus célèbres de l'Allemagne, eut une clinique que dirigèrent successivement Brendel, Vogel, Baldinger et J. P. Frank. En 1796, le professeur Arnemann institua dans cette ville une autre clinique médico-chirurgicale, où de jeunes médecins, réunis

en association libre, observent et traitent des malades, soit dans la
ville, soit dans un hospice spécialement consacré à cette institution,
et dont les frais sont remplis, partie par souscription, partie par
des secours du gouvernement. Des conférences réglées ont lieu
tous les jours sur ces malades; et les observations sont déposées
dans un recueil périodique, publié par la société.

En 1779, on établit dans l'hôpital de Prague un institut clinique sur le modèle de celui de Vienne. Plenciz le fils en fut le premier professeur. Wurtzbourg possédait depuis long-temps un vaste
hôpital, où l'on fonda, en 1734, une clinique, qui a reçu successivement divers perfectionnemens. Thomann a donné des détails
sur cet établissement (*Annales instituti clinici Wurceburgicensis*,
1799, 1800, 1801). La clinique de Hale, établie en 1787, a été
illustrée par les travaux de Chr. Reil. A Copenhague, Frédéric V
établit, en 1756, un hôpital, où le médecin est chargé de tenir
un journal d'observations, de former les élèves au lit des malades,
et de faire avec eux toutes les ouvertures de cadavres. Bang, par
ses travaux, a rendu cette école pratique célèbre. Il existe aussi
à Copenhague un hospice et une école pratique d'accouchemens et
de maladies des femmes en couche, digne de servir de modèle
aux institutions de ce genre. M. Demangeon a donné une description de cet hospice et de l'école pratique à la fin de son ouvrage:
*Examen critique de la doctrine et des procédés du docteur Sa-
combe*. Francfort-sur-l'Oder, Stockholm, Berlin, Iéna, Erlang,
Tubinge, etc., nous offrent encore dans le nord de semblables
établissemens cliniques. En Russie, la médecine était organisée dès
1765 sur un plan très-étendu d'instruction pratique. Dans les villes
principales, les diverses parties de l'enseignement médical sont
annexées à un hôpital qui fournit aux leçons de l'expérience. La
clinique de Pétersbourg a été, pendant quelques années, dirigée
par l'illustre J. P. Frank; et celle de Wilna, fondée en 1805, eut
pour professeur J. Frank, qui occupait encore naguères cette
chaire avec distinction.

L'Italie vit s'élever dans son sein un grand nombre de cliniques
très-renommées. La plus ancienne, celle de Padoue, dont il a été
déjà fait mention, fut rétablie sur un nouveau plan en 1764. Jean
de Bona en fut nommé professeur; et il eut pour successeur Comparetti, qui a laissé un ouvrage intéressant sur l'ordre et l'arrangement de cette clinique, et sur la manière dont on y instruisait
les élèves. L'Université de Pavie eut surtout une clinique floris-

sante, dont l'établissement date de 1770. Borsieri en fut le premier professeur; et cette chaire fut successivement occupée, depuis cette éqoque jusqu'à nos jours, par Tissot, J. P. Frank, J. Frank, Brera, Moscati, Raggi et M. Hildenbrand le fils. On créa en 1787, dans la même Université, une clinique chirurgicale. Aujourd'hui, quatre salles de l'hôpital de Pavie sont destinées aux cliniques, l'une pour la médecine interne, l'autre pour la chirurgie, une troisième pour les maladies des yeux, et enfin la quatrième pour les femmes en couche. Celle de chirurgie a été illustrée par Scarpa. La clinique de Gênes, fondée en 1789 d'après les conseils de J. P. Frank et d'Olivari, eut ce dernier pour professeur. Parmi les cliniques de l'Italie, nous devons principalement mentionner celles de Bologne, que dirige Tommasini; celle de Milan, où professa Rasori; les cliniques de Florence, de Pise, de Sienne, de Turin, de Naples. Dans plusieurs de ces villes, la médecine n'a d'autres écoles que celles qui sont établies dans les hôpitaux mêmes (Desgenettes, *Observ. sur l'enseignement de la médecine dans les hôpitaux de la Toscane*).

La médecine n'est pas dans un état florissant en Espagne; cependant on y trouve aussi quelques cliniques. Le docteur Salva a publié un ouvrage intéressant sur celle de Barcelonne. Enfin, l'Amérique a suivi l'impulsion donnée en Europe à l'étude de la médecine pratique. On a établi à New-York et dans plusieurs autres villes des États-Unis des cliniques bien dirigées.

Il y avait déjà long-temps que l'Italie, la Hollande, l'Angleterre et l'Allemagne possédaient des écoles cliniques, et la France était encore privée de ces utiles établissemens. Ce ne fut que lors de la création des nouvelles écoles de médecine, en l'an III (1794), que les études cliniques y reçurent une organisation spéciale. Déjà, avant cette époque, il est vrai, Desbois de Rochefort avait fait à l'hôpital de la Charité des leçons cliniques, qui furent continuées par Corvisart, dans le temps même où ce médecin n'occupait pas encore la chaire qui a jeté tant d'éclat sur l'école de Paris. Déjà aussi Desault avait établi et dirigé à l'Hôtel-Dieu de Paris une école clinique de chirurgie, qui a laissé des souvenirs glorieux et de beaux exemples (Voyez *Plan des cours de Desault, Journ. de méd., an II; et l'Eloge de Desault par Bichat*). Déjà encore plusieurs hôpitaux militaires et de la marine possédaient une instruction pratique et clinique. La Société royale de Médecine, interprète des vœux formés depuis le commencement du siècle par plusieurs médecins éclairés, avait encore, en 1790, présenté un plan d'institutions cliniques. Enfin, ces institutions firent partie des écoles de santé créées en 1794, à Paris, à Strasbourg et à Montpellier. On y fonda des chaires de cliniques médicales et chirurgicales, distinctes des chaires qui furent consacrées à l'enseignement théorique. La Faculté de Montpellier, qui a joui pendant si longtemps d'une grande célébrité, n'avait pas plus que celle de Paris d'institution clinique avant la nouvelle organisation. Une chaire de médecine pratique fut bien créée dans cette Université, en 1715, et confiée à Haguenot, qui devait faire des leçons de clinique à l'hôpital Saint-Éloy. Mais cet utile établissement n'eut pas lieu; ce ne fut qu'un projet qui ne reçut point d'exécution. Indépendamment des cliniques instituées dans l'école de Paris, plusieurs médecins et chirurgiens d'hôpitaux y donnèrent des leçons cliniques, soit sur les maladies de toutes sortes qui s'y trouvaient, soit sur les maladies spéciales auxquelles quelques-uns de ces hôpitaux étaient destinés. C'est ainsi que MM. Pinel, Cullerier, Alibert, Jadelot, Landré-Beauvais, etc., fournirent aux élèves une instruction qu'ils ne pouvaient puiser aux cliniques des écoles sur les maladies mentales, sur les affections syphilitiques, sur les affections de la peau, sur les maladies des enfans et des vieillards, etc.; malheureusement ces cliniques ne furent dues qu'au zèle de quelques médecins jaloux de propager les connaissances médicales pratiques. On attend qu'une administration éclairée, et qu'une organisation mieux entendue de l'enseignement médical fassent un devoir de ces leçons aux médecins et chirurgiens placés à la tête des hôpitaux, et que ces asiles, que la société entretient à grands frais pour le soulagement des pauvres, la paient de ses avances par la propagation de l'instruction médicale pratique.

Nous n'avons pas dû nous étendre sur l'organisation particulière des cliniques. On pourra, au besoin, puiser des documens, principalement dans les ouvrages suivans, outre ceux qui sont cités dans le courant de cet article : Tissot, *Moyens de perfectionner les études de la médecine.* 1785. J. P. Frank, *Plan d'une école clinique.* Vienne, 1790. Olivari, *Piano della scuola di clinica.* Gênes, 1789, in-8°. Fouquet, *Discours sur la clinique*, dans le *Recueil périod. de littér. méd.*, an II. *Programme de la Société roy. de Médec. sur les cliniques.* 1792. *Réglemens de la Société d'instruction médicale.* avant-propos. — Stoll, dans la préface du *Ratio medendi*; Hildenbrand, à la tête de sa *Médecine pratique*, ont donné des détails sur la clinique de Vienne, etc.

(Bruté, *Essai sur l'Histoire et les avantages des institutions cliniques*, diss. inaug. Paris, au XI (1803), in-8. — Moreau de la Sarthe, art. MÉDECINE-CLINIQUE, *Encyclop. méthod.*, partie médecine. — Gauthier, Discours préliminaire à la traduction de la *Médecine pratique* de J. Val. de Hildenbrand. — Fr. de Hildenbrand, *Annales scholæ clinicæ medicæ ticineusis*, pars I, Isagoge.)

CLOSS (JEAN-FRÉDÉRIC), *Clossius*, né à Marbach, dans le Wurtemberg, en 1735, fut d'abord médecin à Bruxelles, puis dans différentes villes d'Allemagne, de Hollande, de la Belgique, et enfin à Hanau, où il mourut en juin 1787. Il avait la réputation de savant philologue et de poète élégant. Ses ouvrages sont :

Petri apollonii collatini carmen de duello Davidis et Goliæ emendatum atque illustratum. Tubingue, 1762, in-4.

De gonorrhœa virulenta, sine contagio nata. Tubingue, 1764, in-4.

Carmen de cortice peruviano, remedio variolarum prophylactico valdè limitando. Leyde, 1765, in-4.

Nova variolis medendi methodus, cum specimine observationum miscellarum, rem medicam illustrantium. Utrecht, 1766, in-8. — La méthode de Closs consiste à appliquer des vésicatoires aux pieds, qu'on entretient tant que dure la maladie. Suivant lui, la figure est, par ce moyen, presque complétement préservée d'éruption, et l'on n'a pas à craindre de variole confluente. Dans les *Observations diverses*, Closs propose l'écorce du *salix alba* pour succédané au quinquina.

Specimen observationum in Cornelium Celsum. Utrecht, 1767, in-4. — L'auteur avait beaucoup étudié Celse. Il en promettait une édition critique; on regrette qu'elle n'ait point vu le jour.

Médicamentum non πολυχρηστον sed παγχρηστον (alias universale dictum) revelat, elegisque latinis decantat Janus irenæus soliscus (Closs). Utrecht, 1783, in-8.

Jani irenæi solisci carmen de medico, ignoratâ morbi causâ male curante. Tubingue, 1784, in-8 de deux feuilles et demie. — Parmi les observations contenues dans ce petit poème, nous citerons la suivante, qui donnera une idée de la poésie de l'auteur. Une demoiselle de treize ans, attaquée de convulsions et d'autres symptômes qu'on attribuait à la présence des vers dans le canal intestinal, fit vainement usage de toute espèce de vermifuges : on s'était mépris sur la cause du mal, car voici comment l'auteur qui l'a découverte la décrit:

. . . . Adest lasciva salaxque puella.
Nos quòties visum materna ad tecta venimus,
Ambas conspicimus justo ferventius inter
Sese amplectentes, insuetaque basia dantes;
Sub quibus alterius linguam altera vibrat in ore,
Errantes animas labiis sugentibus, atque,
Mammarum niveos dextris pressantibus orbes.
Præterea interdùm pariter conclave relinqunt,
Cumque revertuntur, nimius rubor ora colorat.
His visis, turpi tribadum quin crimine sese
Commaculent, dubium nobis non esse videtur.

Et en effet, en faisant dés recherches, on trouve :

Instrumenta aliquot tentos referentia penes.

On les brûle, on fonette la demoiselle, on enferme l'autre fille, et quelque temps après la malade fut guérie.

A. Cornelii Celsi de tuendà sanitate volumen elegis latinis expressum. Subjicitur ipse Celsi contextus, partim e libris, partim ex ingenio emendatus, cum varietate lectionis Lomminianæ, Lindenianæ, Krausianæ, Targanæ et Valartianæ. Tubingue, 1785, in-8, 80 pp.

Hippocratis aphorismi elegis latinis redditi. Tubingue, 1786, in-8.

Epigrammatum in μαχιιρες medicum francofurtanum, decas. Sans lieu d'impression. 1787, in-8.

Closs a encore publié une traduction latine des *Institutions de médecine de Macbride* (Utrecht, 1764, in-8, 2 vol.; Bâle, 1783, in-8, 2 vol.), et une édition des *Commentationes philosophicæ selectiores* de Godefroi Plouquet (Utrecht, 1781, in-4).

(Hamberger et Meusel, *Gelehrte Teutschland, etc. — Comment. de reb. in med. gest.—Journal de méd.*)

CLOSS (CHARLES-FRÉDÉRIC), fils du précédent, né en 1768, fut nommé à vingt-quatre ans professeur extraordinaire de médecine à l'Université de Tubingue, et professeur ordinaire à vingt-sept. Il mourut le 10 mai 1797, ayant publié, quoique bien jeune, plusieurs ouvrages fort estimés, et écrits avec une pureté et une élégance rares.

Tractatus de ductoribus cultri lithotomi sulcatis. Marbourg, 1792, in-8.

Diss. systens analecta quædam ad methodum lithotomiæ celsianam. Tubingue, 1792, in-4.

Anmerkungen ueber die Lehre von der Empfindlichkeit und Reitzbarkeit der Theile. Remarques sur la doctrine de la douleur, de la sensibilité et de l'irritabilité des parties. Tubingue, 1794, in-8.—L'auteur, dit Sprengel, allègue des argumens très-vraisemblables pour constater que toutes les parties sont pourvues de nerfs, et que ceux-ci dépendent tous du cerveau.

Dissertatio de perforatione ossis pectoralis. Tubingue, 1795, in-4. —

Ouvrage savant, utile, et très-bien écrit.

Ueber die enthauptung. Sur la décapitation. Tubingue, 1796, in-8. — Closs soutient l'opinion de Sœmmerring, relativement à la persistance du sentiment quelque temps après la décapitation.

Ueber die lutseuche. Sur la syphilis. Tubingue, 1796, in-8.—Savant et excellent ouvrage, au jugement de Sprengel.

Ueber die krankheiten der knochen. Sur les maladies des os. Tubingue, 1798, in-8. — Ouvrage excellent, suivant le même historien.

(Sprengel.—Chaumeton, dans *Biograph. univ.*)

CLOWES (GUILLAUME), chirurgien anglais qui vivait à la fin du seizième siècle, sous le règne d'Élisabeth. On ne possède d'autres documens sur sa vie, que ceux qu'on a pu recueillir dans ses ouvrages. Il fut quelque temps employé comme chirurgien sur un des vaisseaux de la marine royale, vers 1570. Puis il séjourna plusieurs années à Londres, où il acquit une grande réputation; ce qu'on peut inférer du choix qu'on fit de lui pour remplir les places de chirurgien des hôpitaux de Saint-Barthélemy et du Christ, jusqu'à ce qu'il fut envoyé, en 1586, dans les Pays-Bas, en qualité de chirurgien des armées anglaises. Il était, avec Banister, un des chirurgiens de la reine. Il paraît avoir été en grande vogue en 1596, époque à laquelle se rapporte la dernière date de ses ouvrages. On ignore le temps précis de sa mort. Mais Alex. Read, dans ses leçons faites au Collége de chirurgie en 1631, parlait alors du célèbre Clowes comme n'existant plus. Clowes ne fut pas seulement un habile praticien; il était aussi versé dans la connaissance des auteurs anciens et modernes. Il plaida vivement en faveur de la langue vulgaire pour les livres de médecine et de chirurgie. Ses ouvrages ont pour titre :

A short profitable treatise touching the cure of the disease called morbus gallicus, by unctions. To which is added an account of the nature of quicksilver, B. G. Baker. Sur le traitement de la maladie vénérienne. Londres, 1575, in-12; *ibid.*, 1579, in-8; *ibid.*, 1585, in-4; *ibid.*, 1588, in-4; *ibid.*, 1596, in-4; *ibid.*, 1637, in-4. —Cet ouvrage a paru dans les éditions diverses avec un titre un peu différent. Dans quelques-unes, il est joint à l'ouvrage dont nous parlerons après. La principale méthode de l'auteur, pour traiter la syphilis, consistait dans les frictions mercurielles poussées jusqu'à la salivation, et dans la provocation simultanée de sueurs abondantes. Il préconise l'administration interne du turbith minéral, et du mercure diaphorétique, qui est probablement la poudre d'algaroth.

A proved practise for all young chirurgians, concerning burnings with gun-powder, and woundes made with gun-shot, sword, halbard, pike, launce, or such other. Guide des jeunes chirurgiens, concernant le traitement des brûlures par la poudre à canon, et des blessures faites par les armes à feu, les épées, les hallebardes, etc. Londres, 1588, 1591, in-8; *ibid.*, 1596, in-8; *ibid.*, 1637, in-4. — Cet ouvrage est, comme le précédent, composé de cas particuliers et de remarques tirés de la pratique de l'auteur, ainsi que d'observations recueillies dans d'autres auteurs. La pratique chirurgicale de Clowes paraît très-éclairée, eu égard à son temps. Sa méthode de traitement des brûlures, des plaies d'armes à feu, des plaies par instrumens piquans, diffère peu de celle qui est aujourd'hui adoptée. Loin de faire abus des topiques irritans, il recommande et emploie avec discernement les émolliens et les mucilagineux. Il rapporte un cas de fracture du crâne, qu'il traita avec succès par l'application de deux couronnes de trépan. Après l'amputation, il n'arrêtait jamais l'hémorrhagie que par l'application, sur la plaie, d'une poudre absorbante et astringente, de charpie et d'étoupe, soutenues par un bandage serré. Il dit que ce moyen ne l'a jamais trompé. Quoiqu'il connût le procédé dont se servaient dès-lors plusieurs chirurgiens français, la ligature des vaisseaux artériels, il ne le mit jamais en usage. Dans l'édition de 1591, sont joints la traduction d'un traité de la maladie vénérienne, par Jean Almenar, médecin espagnol, et plusieurs apho-

rismes relatifs à la chirurgie, en anglais, en latin, tirés de plusieurs vieux ouvrages sur la chirurgie.

Rigth fructfull and aproved treatise of the struma. Traité de la maladie scrofuleuse. Londres, 1682. Haller, *Bibl. chir.* — Aikin ne fait aucune mention de cet ouvrage. Il y est rapporté un cas de guérison obtenue par le toucher de la reine Élisabeth.

(Aikin, *Biogr. mem.* — Astruc. — R. Watt.)

COCCHI (ANTOINE), médecin distingué, né à Mugellano, dans la Toscane, en 1695, fit ses premières études à Florence, et fut ensuite à Pise étudier la médecine et les mathématiques ; revenu à Florence, il fit la connaissance de plusieurs Anglais, et l'un d'eux, le comte d'Huntington, l'engagea à visiter l'Angleterre. Cocchi, auquel la plupart des langues étrangères étaient familières, accepta avec empressement ; il voyagea de cette manière en France et en Hollande, où il fut accueilli par Fontenelle, Ruysch et Boerhaave ; à Londres, où il séjourna pendant trois années, il devint l'ami de Newton, Mead, et Clarke ; ses talens lui méritèrent le titre de membre de la Société royale de Londres. De retour dans sa patrie en 1726, il prit le bonnet de docteur en médecine à l'université de Pise. Afin d'éviter les désagrémens qu'on lui suscitait, Cocchi se retira à Florence, où il fut nommé professeur d'anatomie ; il occupa cette chaire avec distinction jusqu'à sa mort, arrivée le 1er janvier 1758. Cocchi n'était pas seulement praticien habile et professeur éloquent, ses écrits prouvent encore qu'il avait de grandes connaissances et une érudition profonde. Voici les titres de ses ouvrages :

Xenophontis Ephesii Ephesiacorum libri V, græcè et latinè. Londres, 1726, in-4.—Traduction du roman grec des amours d'Abrocome et d'Anthias, dont le texte n'avait pas été imprimé jusqu'alors.

Medicinæ laudatio in gymnasio pisis habita. Lucques, 1727, in-4.

Oratio de usu artis anatomicæ. Florence, 1736, in-4 ; trad. ital., Florence, 1745, in-4. — Cocchi traite

quelques points de l'histoire de l'anatomie, et prouve le peu de fondement de l'opinion de quelques auteurs qui prétendent que les anciens ont disséqué des hommes vivans.

Elogio di Pietro Antonio Micheli. Florence, 1737, in-4 ; inséré dans le tome XIX du recueil de *Calogerà.*

Del vitto Pitagorico per uso della medicina. Florence, 1743, in-8 ; *ibid.,* 1744, in-12 ; Venise, 1744, in-12 ;

trad. franç., La Haye et Paris, 1762, in-8.—Cocchi préconise surtout le régime végétal et acidule.

Lettera critica sopra un manoscritto in cera. Florence, 1746, in-4. — Lettre sur un manuscrit contenant l'état des dépenses de la cour de Philippe-le-Bel, pendant plusieurs mois de l'an 1301.

Dissertazione sopra l'uso esterno presso gli antichi dell' acqua fredda sul corpo umano. Florence, 1747, in-12.

Degli bagni di Pisa trattato. Florence, 1750, in-4.

Græcorum chirurgici libri : Sorani unus de fracturarum signis ; Oribasii duo de fractis et luxatis, ex collectione Nicetæ. Florence, 1754, in-fol. —Cocchi a traduit ces fragmens de la chirurgie ancienne sur des manuscrits de la bibliothèque de Médicis.

Discorsi soprà Asclepiade. Florence, 1758, in-4.—Publié par les soins du fils de notre auteur, Raymond Cocchi. C'est un des meilleurs écrits sur la doctrine d'Asclépiade.

Degli vermi cucurbitini dell' uomo. Pise, 1759, in-8; *ibid.*, 1768, in-8. —Ce travail avait été lu par Cocchi, en 1754, dans une assemblée générale de la Société botanique de Florence, société qu'il contribua à rétablir à cette époque.

Discorsi Toscani. Florence, 1761, in-4, tom. I; *ibid.*, 1762, in-4, tom. II; trad. franç., Paris, 1762, in-12.

Del matrimonio ragionamento di un filosofo mugellano, coll' agiunta di una lettera ad una sposa, tradotta dall' Inglese da una fanciulla mugellana. Paris, 1762, in-8.

Cocchi a publié une édition des *Discorsi di anatomia* de Laurent Bellini. Florence, 1744, in-8.

(Haller, *Method. stud.* — Fabroni. — Éloy.— Desgenettes.)

COCCHI (Antoine-Célestin), naquit en 1699; il exerça la médecine à Rome, et professa la botanique et la médecine au collége de Sapience. Cocchi mourut à Rome le 24 novembre 1747, laissant les ouvrages suivans :

Epistola ad Morgagnum dè lente cristallinâ oculi humani, verâ suffusionis sede. Rome, 1721, in-8.

Epistolæ physico-medicæ ad Lancisium et Morgagnum, scilicet, brevis febrium castrensium historia, de terræ motu, de immani hysterico affectu, de sepulto intrà pectus aneurismate et venæ cavæ dilatatione. Rome, 1725; in-4; Offenbach, 1730; in-4; Francfort, 1732, in-4.

Oratio habita in aperitione horti botanici super Janiculum juxtà fontem aquæ olim Trajanæ, nunc Paulæ. Rome, 1736, in-4.

Lectio de musculis et de motu musculorum, Romæ, anno 1741, habita. Rome, 1743, in-4.

Narratio de morbo variolari quo adfecta est nobilis monialis. Rome, 1739, in-4.

Dissertatio physico-practica continens vindicias corticis peruviani. Rome, 1746, in-8; Leyde, 1750, in-8.

(Haller, *Method. stud.* — Eloy.)

COCKBURN (Guillaume). On ignore la date et le lieu de sa naissance. On sait seulement qu'il était Écossais, et qu'il fut membre de la Société royale de Londres, puis en 1696 et 1697, médecin de la marine royale, et enfin membre du Collége des médecins de Londres. Il a publié :

OEconomia corporis animalis. Londres, 1695, in-8; Augsbourg, 1696, in-8. Inséré dans la *Bibliotheca anatomica* de Manget, t. II.

Sea diseases, or a treatise of their nature, causes and cure, etc. Maladies des gens de mer, ou traité sur leur nature, leurs causes et leur traitement; avec un essai sur la saignée dans les fièvres. Londres, 1696, in-8. Continuation du même ouvrage; *ibid.*, 1697, in-8; 2ᵉ édit., *ibid.*, 1706, in-8.— Cet ouvrage est le premier qui ait paru sur la médecine nautique. Cockburn assigne au scorbut le premier rang parmi les maladies des marins. Il l'attribue à la nature des alimens et au défaut de transpiration. Il pense que cette maladie résiste en mer à tous les moyens de traitement; il conseille cependant les acides, et surtout les soins hygiéniques. Dans l'essai sur la saignée, il s'élève contre la règle de saigner *ad deliquium.*

Profluvia ventris, or the nature of looosenesses discovered. Londres, 1701, in-8; *ibid.*, 1702, in-8.

The present uncertainty in the knowledge of medecine. L'incertitude actuelle de la connaissance des médicamens. Londres, 1703, in-fol.

Solution of the problem for determining proper doses of purging and vomiting medecines, etc. Solution du problème de la détermination des do-

ses convenables des médicamens purgatifs et émétiques selon les diverses constitutions, etc. Londres, 1705, in-8.

A treatise on loosenesses. Traité sur les diarrhées. Londres, 1710, in-4.

The symptoms, nature, causes and cure of gonorrœa. Les symptômes, la nature, les causes et le traitement de la gonorrhée. Londres, 1713, 1715, 1718, 1719, 1728, in-8. Traduit en français, par Jos. Devaux. Paris, 1730, in-12; en latin, Leyde, 1717, in-8. —L'auteur établit que la gonorrhée n'a pas son siége, comme on le pensait, dans la prostate, ni dans les vésicules séminales, mais dans les lacunes muqueuses de l'urètre. Il distingue cette maladie des flueurs blanches chez la femme.

On the nature and cure of fluxes. Sur la nature et le traitement des flux. Londres, 1721 et 1724, in-8.

The danger of improving physic, etc. Le danger d'améliorer la médecine, avec une courte description de la fièvre épidémique actuelle. Londres, 1740, in-8.

Cockburn a publié encore un assez grand nombre de mémoires sur la médecine, dans les *Medical essays* d'Édimbourg, et dans les *Transactions philosophiques.*

(Haller.— R. Watt.)

CODRONCHI (Baptiste), médecin italien, exerça son art à Imola. Il ne nous est connu que par les ouvrages suivans :

De christiana et tuta medendi ratione L. II. cum tract. de baccis orien- *talibus et antimonio.* Ferrare, 1591, in-4; Bologne, 1629, in-4.

De morbis veneficis ac veneficiis L. IV. in quibus veneficia dari demonstratur, eorum species, causæ, effectus, nova methodo aperiuntur, de eorum curatione et præservatione pertractatur, veraque et nova remedia proponuntur. Venise, 1591, in-8; Milan, 1618, in-12. — Ouvrage dans lequel l'auteur montre la crédulité la plus superstitieuse.

De vitiis vocis L. II. acced. consilium de raucedine, methodus testificandi in quibusvis casibus medicis oblatis, in quibus nonnullæ difficiles quæstiones et formulæ testationum proponuntur. Francfort, 1597, in-8.

De morbis qui Imolæ et alibi communiter, an. 1602, vagati sunt commentarius, in quo potissimum de lumbricis tractatur, et de morbo novo, prolapsu nempè cartilaginis mucronatæ. Bologne, 1603, in-4. — A la suite de l'histoire des maladies qui avaient régné à Imola, il indique les accidens qui résultent de la déviation de l'appendice xyphoïde. Quand ce prolongement cartilagineux est déprimé vers l'estomac, la présence des alimens dans ce viscère est accompagnée de vives douleurs; souvent il survient des vomissemens; les malades éprouvent un sentiment de pesanteur à l'épigastre; ils respirent difficilement; une teinte ictérique survient, de l'amaigrissement, etc. Quand le malade élève ses bras ou reste couché, il se manifeste de vives douleurs dans le creux de l'estomac. Cette incommodité cause une agitation continuelle aux malades.

La déviation du cartilage xyphoïde est plus fréquente chez les femmes que chez les hommes. Codronchi conseille, pour moyens curatifs, de presser assez fortement les fausses côtes des deux côtés, de manière à diminuer le diamètre transversal de la poitrine, d'où résulte, suivant lui, le redressement de l'appendice; il conseille de faire élever un poids assez considérable au malade, en le lui faisant soutenir en l'air au-dessus de sa tête, et en l'agitant en divers sens. Il recommande, en outre, des ventouses, des topiques émolliens, s'il y a douleur, avant de tenter le redressement. Brambilla rapporte à cette occasion, l'histoire d'un individu qui, à la suite d'une contusion reçue plusieurs années auparavant, fut affecté d'une exostose sur l'appendice xyphoïde. Ce malade ressentait continuellement une pression incommode sur l'estomac; le moindre contact y était douloureux; il ne pouvait manger des alimens qu'en très-petite quantité; ce qui le contraignait à faire des repas très-fréquens, sans cela il éprouvait des syncopes répétées. Du reste il était d'une constitution robuste, et gras.

De rabie, hydrophobia communiter dicta, libri II. De sale absinthii; de iis qui submerguntur, et de elleboro commentarius. Francfort, 1610, in-8.

De annis climatericis. Bologne, 1620, in-8; Cologne, 1623, in-8; Ulm, 1651, in-8.

(Haller, *Bibl. med. pract.*—Brambilla, *Storia delle Scoperte*, etc.)

COHAUSEN (JEAN-HENRI), né à Hildesheim, en 1665, fit ses études à Francfort-sur-l'Oder, fut docteur en 1699, médecin de l'évêque de Munster en 1717, et mourut dans cette ville le 13 juillet 1750. C'était un homme d'un esprit satirique et enjoué, comme on le voit au seul titre de ses ouvrages.

Decas tentaminum physico medicorum. Francfort, 1699, in-4.

De vitâ humanâ per pharmaciam prolongandâ. Osnabruck, 1714, in-4.

Ossilegium historico-physicum ad Nunningii sepulchretum Westphalico-Mimigardicum gentile canonici Nueming, in quo de urnis ac lapidibus gentilium Westphalorum sepulchralibus pertractata variis circa cineres et ossa observationibus physicis illustrantur. Osnabruck, 1714, in-4.

Neo-Thea. Osnabruck, 1716, in-8; en allemand, Lemgo, 1728, in-8; en hollandais, Amsterdam, 1719, in-8. — Sur le thé, et sur diverses plantes qui peuvent lui servir de succédanées.

Dissertatio satyrica, physico-medico-moralis, de picâ nasi, sive Tabaci sternutatorii moderno abusu et noxâ. Amsterdam, 1719, in-8; en allemand, Leipsick, 1720, in-8.

Lumen novum phosphoro accensum et perspicacibus accensoriis brevi nostris oculis expositum, seu exercitatio de causâ lucis in phosphoris tam naturalibus, quam artificialibus exarata ad provocationem academiæ Burdigalensis in gallia. Amsterdam, 1717, in-8.

Raptus exstaticus in montem parnassum, seu satyricon novum in modernum tabaci sternutatorii abusum. Amsterdam, 1726, in-8.

Relatio de virtute et usu liquoris vitæ balsamici Polichresti. Amsterdam, 1726, in-8.

Lucina Ruyschiana, seu musculus uteri orbicularis Ruyschii ad trutinam revocatus. Amsterdam, 1731, in-8.

*Helmontius exstaticus seu vera medicaminum potestas ab Helmontio som-*niante indicata, nunc revisa à vigilante J. Henr. Cohausen, etc. Amsterdam, 1731, in-8.

Archeus febrium faber et medicus, sive exercitatio medico-practica de usu et methodo rationali, solidâ, certâ et securâ, tam in febribus intermittentibus, quam periodicis continuis administrandi febrifugorum omnium maximum, corticem peruvianum seu chinamchinam. Amsterdam, 1731, in-8.

Hermippus redivivus, seu exercitatio physico-medica curiosa de methodo rarâ ad 115 annos prorogandæ senectutis per anhelitum puellarum ex veteri monumento romano depromptâ, nunc certis medicinæ fundamentis stabilitâ, et rationibus atque exemplis, nec non singulari chymiæ philosophicæ paradoxo illustratâ et confirmatâ. Francfort-sur-le-Mein, 1742, in-8; en allemand, Soran, 1753, in-8.

Diss. de Glossopetris, lapidibus cordiformibus, etc. Francfort-sur-le-Mein, 1746, in-4 et in-8.

Commercii litterarii curiosi dissertationes epistolicæ Pyladis et Orestis, id. e. Jod. Herm. Nunningii et J. H. Cohausen litterarum amœbæarum. Francfort-sur-le-Mein, 1746-54, in-8, 3 part.

Clericus medicaster, in quo sacrarum litterarum auctoritate sanctorum patrum sententiâ, sacrorum canonum decretis, rectâ ratione atque experientiâ demonstratur sacerdotem imprimis curatum praxeos medicæ exercitium non decere. Francfort-sur-le-Mein, 1748, in-8.

(Adelung, *Suppl. au dict. de Joccher.*)

COITER (Volcard), né à Groningue en 1534, témoigna dès sa jeunesse une forte inclination pour la médecine. Il alla l'étudier à Padoue, où il suivit surtout avec ardeur les leçons du célèbre Fallopio. Il exerça l'art de guérir en diverses villes d'Allemagne, d'Italie et de France. La régence de Nuremberg lui donna le titre de médecin de la ville, et lui fit des appointemens assez élevés. Il quitta cet emploi pour suivre les armées en France, et mourut dans ce service en l'an 1600, après avoir joui de la réputation d'habile médecin, d'excellent chirurgien et de profond anatomiste. Ses *Mélanges d'anatomie* renferment une foule d'observations d'anatomie pathologique d'une grande importance.

De ossibus et cartilaginibus corporis humani tabulæ. Bologne, 1566, in-fol. (1567, Haller). — Ces planches représentent le système osseux du fœtus ou de l'enfant à divers âges. Le texte qui les accompagne contient un grand nombre d'observations neuves sur l'ostéogénie. Coiter les devait en partie à Fallopio.

Externarum et internarum principalium humani corporis partium tabulæ, atque anatomicæ exercitationes, observationesque variæ, novis, diversis, ac artificiosissimis figuris illustratæ. Nuremberg, 1573, in-fol.; Louvain, 1653, in-fol. — Haller, donne une énumération assez étendue des choses les plus remarquables contenues dans cet *insigne opus*, comme il le qualifie. Portal en fait un assez long extrait.

Gabrielis Fallopii lectiones de partibus similaribus humani corporis, ex diversis exemploribus a Volchero Coitero collectæ. Accedunt ejusdem Coiteri diversorum animalium sceletorum explicationes, iconibus artificiosis et genuinis illustratæ. Quæ omnia loco appendicis anatomicarum exercitationum priùs editarum inservire utiliter poterunt. Nuremberg, 1575, in-fol. — Les squelettes d'oiseaux et de quadrupèdes, qu'on trouve dans cet ouvrage, sont très-bien gravés.

Henrici Eyssonnii tractatus anatomicus et medicus de ossibus infantis cognoscendis, conservandis et curandis; accessit Volcheri Coiteri eorumdem ossium historia. Groningue, 1659, in-16.

(Melch. Adami, *vitæ medicorum.* — Paquot. — Haller.)

COL DE VILLARS (Élie) naquit à La Rochefoucault, en Angoumois, en 1675. Après avoir fait de bonnes études dans son pays, il vint à Paris pour achever son éducation. Il abjura la religion protestante, dans laquelle il était né, et se livra à l'enseignement. Placé comme instituteur auprès du fils du comte de Rieux, l'aisance qu'il trouva dans cette maison lui permit de se livrer au goût qu'il avait pour l'étude de la médecine. Il y avait employé plus de quinze années, quand il fut reçu docteur en 1713. Il obtint, peu de temps après, la chaire de chirurgie de la Faculté de médecine de Paris

Il fut élu doyen en 1740, et continué dans cette place quatre années de suite. Ce fut sous son décanat que fut reconstruit l'amphithéâtre des écoles. Col de Villars venait d'être désigné à la chaire de matière médicale, quand il mourut, le 26 juin 1747. Il avait été successivement médecin du roi au Châtelet, et médecin titulaire de l'Hôtel-Dieu. On a de lui quelques dissertations académiques, et les ouvrages suivans :

Cours de chirurgie, dicté aux Écoles de médecine. Paris, 1738-1741, in-12, 4 vol. — Pour compléter cet ouvrage, Col de Villars préparait un traité des fractures et des luxations, que la mort l'empêcha d'achever. Poissonnier y mit la dernière main, et le publia sous le titre de *Suite du cours de chirurgie, etc.* Paris, 1749, in-12. — Le Traité des luxations est de l'éditeur.

Dictionnaire français-latin des termes de médecine et de chirurgie, avec leur définition, leur division et leur étymologie.—*Suite du cours de chirurgie.* Paris, 1740, in-12; ibid., 1760, in-12.— Ce dictionnaire n'est que l'extrait d'un ouvrage du même genre, auquel l'auteur travaillait depuis plus de trente ans, et qu'il n'avait pu conduire, quand il mourut, que jusqu'à la lettre G.

(Poissonnier, préface du cinquième volume de chirurgie, indiqué ci-dessus.)

COLE (Guillaume). On ignore la date et le lieu de sa naissance, ainsi que l'époque de sa mort. Il fut promu au grade de docteur en médecine à l'Université d'Oxford, le 5 juillet 1666, et il exerça à Bristol. Il fut ami de Sydenham, qui lui donne des éloges dans une de ses dissertations sur la variole. Il appartenait à la secte des iatro-mathématiciens. On a de lui :

De secretione animali cogitata. Oxford, 1674 et 1677, in-8; Londres, 1681, in-12; Genève, 1696, in-4. Cette dissertation est aussi à la suite des œuvres de Sydenham, et dans la *Biblioth. anat.* de Manget. — L'auteur pense que les pores ne suffisent pas pour expliquer les sécrétions, et il admet, comme nécessaire, la présence d'un ferment qui se développe dans les glandes par l'action des nerfs. Le style de cet ouvrage est obscur.

A physico-medical essay, concerning the late frequence of apoplexies, etc. Essai médico-physique sur la fréquence des apoplexies, avec une méthode générale pour les prévenir et les guérir. Londres, 1689 et 1693, in-8.

De mechanicá ratione peristaltici intestinorum motús. Londres, 1693, in-8. — Dans cet ouvrage, inséré en anglais dans les *Trans. philos.,* an 1676, Cole soutient que les fibres de la tunique moyenne des intestins, qu'on regardait comme circulaires, sont réellement disposées en spirales.

Novæ hypotheseos ad explicanda febrium intermittentium symptomata hypothesis. Londres, 1693 et 1694, in-8; Genève, 1696, in-4; Amsterdam, 1698, in-8, et à la suite des œuvres de Morton. — L'auteur regarde le quinquina comme un spécifique certain de ces maladies.

Consilium ætiologicum de casu quodam epileptico, quo respondetur epistolæ Thomæ Hobart, m. d. Adnexâ disquisitione de perspirationis insensibilis materiæ et pergendæ ratione. Londres, 1702, in-8. — Il pense que la cause des mouvemens épileptiques réside dans le cerveau, et celle des mouvemens hystériques dans les nerfs. Dans la dissertation annexée à cet ouvrage, Cole dit que la sueur et la diarrhée remplacent la transpiration insensible et supprimée.

On trouve encore dans les *Transactions philosophiques*, et dans les *Linnean philos. trans.*, plusieurs écrits de Cole relatifs à la médecine pratique et à la zoologie.

(Haller. — R. Watt.)

COLIN (Sébastien), médecin de Fontenay-le-Comte, en Poitou, est moins connu pour le savoir assez étendu qu'il posséda, que comme auteur d'un petit livre, qui fut long-temps recherché des curieux, dans lequel il cherchait à faire retomber sur l'ignorance ou les méprises des apothicaires les fautes dont on accusait les médecins. Ce fut sous le pseudonyme *Lisset Benancio* qu'il publia cet ouvrage, dont le titre est :

Déclaration des abus et tromperies que font les apothicaires. Tours (Poitiers), 1553, in-16; Lyon, 1556, in-16; Lyon (La Rochelle), 1557, avec l'ouvrage de Palissy, que nous allons indiquer plus bas. Traduit en latin, par Thomas Bartholin, et suivi d'un ouvrage de J. Anton. Lodetti, sur le même sujet. Francfort, 1667, in-8; *ibid.*, 1671, in-8. — En attribuant cet ouvrage à Symphorien Champier, Baillet a commis une erreur qui a été partagée par divers bibliographes. Le livre de Colin ne resta point sans réplique; Bernard Palissy voulut soutenir l'honneur des apothicaires, et répondit, sous le nom supposé de Pierre Brallier, par l'opuscule suivant :

Déclaration des abus et ignorances des médecins. Lyon, 1557; Rouen, 1557, in-16. Avec l'ouvrage de Colin. La dispute fut continuée par Jean Serrehl, qui mit au jour :

Apologie des médecins contre les calomnies et grands abus de certains apothicaires. Lyon, 1558, in-8.

Et par Jean Brallier, se disant élève de Jean de Canape, ou plutôt par Canape lui-même, qui publia :

Les articulations de Pierre Brallier, apothicaire de Lyon, sur l'apologie de Jean Serrehl. Lyon, 1558, in-8.

Revenons à Sébastien Colin. On lui doit encore :

Dialogue contenant les causes, jugemens, couleurs et hypostases des urines, lesquelles adviennent le plus souvent à ceux qui ont la fièvre. Poitiers, 1558, in-8 de 60 pages; à la suite de l'ouvrage suivant :

L'ordre et régime qu'on doit garder et tenir en la cure des fièvres, avec un chapitre singulier, contenant les causes et remèdes des fièvres pestilentielles, plus un dialogue, etc. Poitiers, 1558, in-8 — L'auteur craignait de voir accuser comme un crime, la liberté qu'il se donnait d'écrire en français un ouvrage de médecine. *C'est par ce moyen, pensait-il qu'on allait dire, que la médecine était vilipendiée et tenue en mespris.* Colin s'en défend avec beaucoup de justesse. *Il faut qu'ils entendent, dit-il, que les sciences tant plus elles sont connues de plusieurs, tant plus elles sont louées : veu que science et vertu n'ont pas plus grand ennemi qu'ignorance.*

La pratique et méthode de guérir les gouttes. Poitiers, 1556; ibid., 1557, in-8. — Ce n'est qu'un recueil de formules. On y trouve la traduction du livre IX d'Alexandre de Tralles, et celle d'un article de Gayner de Pavie, sur le même sujet.

(OEuvres de Bernard Palissy, édit. de Faujas De Saint-Fond, page 39. —Haller.)

COLLIN (Henri-Joseph), l'un des médecins du dernier siècle, dont les recherches empiriques ont contribué à faire mieux connaître les propriétés de quelques médicamens, était né à Vienne le 11 août 1731, et y mourut le 20 décembre 1784. En 1759, les fonctions que Storck fut appelé à remplir à la cour, ne lui permettant plus de donner tous ses soins à l'hôpital Sainte-Marie, dont il était médecin (*nosocomium pazmannianum*), Collin lui fut adjoint, et continua depuis lors le compte rendu de la pratique de cet hôpital, dont Storck avait publié deux années.

Nosocomii civici Pazmanniani annus medicus tertius, sive observationum circa morbos acutos et chronicos ab Henrico Josepho Collin..... factarum pars prima. Vienne, 1764, in-8. — Outre l'histoire des maladies observées de juillet 1760 à juillet 1761, ce volume renferme de nombreuses observations sur l'efficacité de la ciguë contre un grand nombre de maladies. Collin se montre beaucoup trop enthousiaste des vertus de ce médicament.

Observationum circa morbos acutos et chronicos factarum pars II. Vienne, 1772, in-8. — *Pars III.* Ibid., 1773, in-8. — *Pars IV.* Ibid., 1773, in-8.

— *Pars V.* Ibid., 1775, in-8. — *Pars VI.* 1781, in-8. — La deuxième partie a pour objet l'emploi du colchique dans l'hydropisie, de l'aconit et de la jusquiame, et de la racine du polygala amara contre la phthisie. La troisième partie est consacrée tout entière à l'exposition des vertus du camphre. La quatrième roule sur l'usage des fleurs d'arnica et de la drèche.

Collin a traduit en français le *Traité* de Storck, *Sur l'usage de la ciguë.*

(*Comment. de reb. in med. gest.* — Hamberger et Meusel.—Storck, *Ann. med.*, t. II.)

COLLINS (Samuel), médecin anglais du dix-septième siècle, se fit recevoir docteur à Cambridge, et agréger au Collége de médecine d'Oxford en 1659. Peu de temps après il partit pour la Russie, où il demeura neuf ans à la cour du Czar. Il parait qu'à son retour il se fixa à Londres. Son nom se trouve sur la liste du Collége des mé-

decins en 1700, époque à laquelle il était revêtu de la charge de
censeur. Il l'était également en 1707. Collins a publié :

The present state of Russia. Londres, 1671, in-8.

A system of anatomy relating of the body of man, beast, bird, fishes, insects and plants. Système d'anatomie relatif au corps humain, aux quadrupèdes, aux oiseaux, aux poissons, aux insectes et aux plantes. Londres, 1685, in-fol., 2 vol., 74 pl. — Ouvrage important, surtout pour ce qui regarde l'anatomie des animaux : celle de l'homme n'y entre que pour une part très-minime. L'opinion de Willis sur l'origine, dans le cervelet, des nerfs qui président aux fonctions vitales, y est réfutée. L'auteur a semé dans le cours de son ouvrage des considérations physiologiques, et plusieurs faits de pathologie et d'anatomie pathologique.

(Éloy. — Hutchinson. — Haller.)

COLLOMB (Barthélemy), ancien professeur au Collége de chirurgie de Lyon, membre de l'Académie des sciences, belles-lettres et arts de cette ville, où il exerçait son art avec distinction vers la fin du dernier siècle, ne nous est connu que par l'ouvrage suivant :

OEuvres médico-chirurgicales, contenant des observations et dissertations sur diverses parties de la médecine et de la chirurgie. Lyon, 1798, in-8, 544 pp. — Recueil de discours académiques, de mémoires et d'observations, dans lesquels l'auteur n'est pas assez sobre d'explications, qui reposent généralement sur des hypothèses ridicules. Si la partie théorique de l'ouvrage est faible, et contient des erreurs, les faits qui y sont rapportés attestent pour la plupart les succès de la pratique de l'auteur, et plusieurs entre autres justifient sa réputation d'habile praticien. La majeure partie de ces observations sont d'un intérêt médiocre; mais il en est quelques-unes qui méritent d'être citées. Telles sont, une grossesse tubaire qui dura quinze mois, au bout desquels l'enfant, en partie putréfié, fut extrait par l'opération césarienne : mort de la mère, et autopsie. — Accouchement imprévu chez une femme âgée de quarante-huit ans, qui depuis vingt-deux ans n'avait plus ses règles. — Surdité produite par la formation d'un calcul dans chaque conduit auditif, et guérie par l'extraction de ces corps étrangers. — Rupture du sac d'une hydrocèle ancienne, infiltration du scrotum, incision de la tumeur, excision d'une partie de la tunique vaginale : guérison. — Quatre exemples de ponction de la vessie par le rectum, suivie de guérison. — Plaie de poitrine avec pénétration d'une lame de couteau dans le poumon : mort au bout de six mois. — Exemple curieux d'une tumeur anévrysmale à la face dorsale de la langue, formée par une des branches de l'artère linguale; ligature médiate; ouverture du sac: guérison. — Extroversion de la vessie chez un homme âgé de trente-cinq ans. — Fœtus cyclope, avec deux cœurs ayant chacun leur enveloppe, et un estomac sans orifice cardiaque.

L'ouvrage est terminé par un précis des maladies vénériennes et de leur traitement.

Lettre de M. Collomb, étudiant en la Faculté de Médecine de Paris, à M. Collomb, membre de l'Académie des Sciences de Lyon, sur un Cours de physiologie expérimentale, fait cette année 1771, *au Collége royal de France, par M. Portal, professeur dudit collége.* Amsterdam et Paris, 1771, broch. in-12 de 60 pp. — Nous ignorons si cette lettre est de notre auteur, ou si elle lui est adressée par un médecin de son nom, et peut-être son fils.

COLOMBIER (JEAN), né à Toul, le 2 septembre 1736, fit ses humanités à Besançon. Son père, chirurgien-major d'un régiment, fut son premier maître en médecine. Après avoir servi en qualité d'aide-chirurgien dans les hôpitaux militaires de Metz et de Landau, Colombier obtint au concours la place de chirurgien-major d'un régiment de cavalerie. Il suivit son corps à Douai, où il prit le doctorat en 1765 ; deux ans après, il fut reçu docteur de la Faculté de Paris, et nommé en 1780 inspecteur-général des hôpitaux et prisons de France. Il fit, en cette qualité, tout ce qui dépendit de lui pour corriger ou détruire les vices et les abus qu'il avait lui-même signalés dans l'administration des hôpitaux militaires et le service de santé. Colombier mourut le 4 août 1789, victime du zèle qu'il avait mis, quoique malade, à s'acquitter d'une mission dont il s'était chargé. Sans se faire remarquer par des qualités d'un ordre supérieur, les ouvrages de Colombier méritent d'être lus ; ils sont d'un esprit sage et d'un praticien expérimenté. En voici les titres :

Dissertatio nova de suffusione seu cataractâ, oculi anatome et mechanismo locupletata. Amsterdam et Paris, 1765, in-12.

Ergo prius lactescit chylus, quam in omnes corporis humores abeat. Paris, 1767, in-4.

Ergo pro multiplici cataractæ genere multiplex τηλεμψις. Paris, 1768, in-4.

Code de médecine militaire pour le service de terre ; ouvrage utile aux officiers, nécessaire aux médecins des armées et des hôpitaux militaires. Paris, 1772, in-12, 5 vol.

Préceptes sur la santé des gens de guerre, ou *Hygiène militaire.* Paris, 1775, in-8 ; ibid., 1779, in-8, sous le titre d'*Avis aux gens de guerre,* suivi d'un supplément, ou conseils sur la manière de diriger la santé des gens de mer.

Médecine militaire, ou *Traité des maladies, tant internes qu'externes, auxquelles les militaires sont exposés dans leurs différentes positions de paix et de guerre, par ordre du gouvernement.* Paris, 1778, in-8, 7 vol.

Du lait considéré dans tous ses rapports, première partie. Paris, 1781, in-8, 283 pages. — L'ouvrage devait avoir deux autres volumes, qui n'ont pas paru ; celui-ci ne traite que la partie physiologique du sujet.

*Description des épidémies qui ont régné depuis quelques années dans la *généralité de Paris,* avec la topographie des paroisses qui en ont été affligées; précédée d'une instruction sur la manière de prévenir et de traiter ces maladies dans les campagnes, etc. Paris, 1783, in-8. — 2ᵉ cahier, *ibid.,* 178... in-8.

Instruction sur la rage, publiée par les ordres de M. l'intendant de la généralité de Paris, pour être distribuée dans les différentes paroisses de cette généralité. Paris, 1781; *ibid.,* 1785. Insérée dans le *Journal de médecine* d'octobre 1785.

(*Journal de médecine.—La France littéraire.*)

COLOMBO (Mathieu-Réald), de Crémone, commença par être apothicaire comme l'était son père; puis il étudia la chirurgie sous Jean - Antoine Plazzi, et fut ensuite le disciple et l'ami de Vésale. Il succéda à ce grand homme dans la chaire d'anatomie de Padoue. Après six années d'enseignement dans cette ville, il passa de là à Pise en 1546, peu de temps après à Rome, où l'avait appelé le pape Paul IV. D'après le *Giornale dei Letterati d'Italia*, tom. XIII, pag. 213, Haller et la plupart des bibliographes placent la mort de Colombo en 1577 : c'est une erreur; il était mort à l'époque où parut son ouvrage, en 1559, ainsi qu'on peut le voir dans la dédicace adressée au pape par les deux fils de notre anatomiste. Le ton de suffisance avec lequel Colombo parle de ses travaux, les critiques quelquefois injustes qu'il s'est permises à l'égard de l'illustre maître auquel il devait une grande partie de ses connaissances, l'ont fait censurer à son tour avec une excessive rigueur. Mais quoiqu'on ne puisse lui accorder toutes les découvertes qu'il s'attribue, on ne peut nier qu'il ne possédât vraiment le génie anatomique, et qu'il n'ait mis dans ses descriptions une précision, un ordre et une méthode remarquables. Il sut apprécier et cultiva avec soin l'anatomie pathologique. On trouve dans l'*Histoire de l'Anatomie,* publiée par Portal, un extrait de l'ouvrage de Colombo, fait avec beaucoup de soin, et qui contraste, par l'élégance et la correction du style, avec la plupart des articles de cette histoire. Voici le titre de l'ouvrage de Colombo :

De re anatomicá libri XV. Venise, 1559, in-fol.; Paris, 1562, in-8; *ibid.,* 1572, in-8; Francfort, 1590, in-8; *ibid.,* 1593, in-8; *ibid.,* 1599, in-8. — Colombo décrit les vaisseaux qui pénètrent dans la substance des os. Il a connu trois osselets de l'ouïe, et s'attribue la découverte de l'étrier. Il a même indiqué l'os lenticulaire, inconnu alors, mais qu'il considère comme une apophyse de l'enclume, et non comme un os particulier. Il décrit la cavité des dents, le nerf et les vaisseaux qui s'y distribuent. Il décrit parfaitement les vertèbres et leurs connexions, ainsi que celles des autres os. C'est à lui que l'on doit la première bonne description des ven-

tricules du larynx; la découverte des
muscles pyramidaux du nez, sourci-
liers, génioglosses; celle des gaines
qui logent les tendons des muscles,
etc. etc. Ce qui fait le plus d'honneur
à Colombo, c'est d'avoir décrit avec
exactitude la circulation pulmonaire.
« Quand le cœur se dilate, dit-il, le
sang passe de la veine cave dans le
ventricule droit; de ce ventricule il est
poussé dans la veine artérielle qui le
porte au poumon, l'atténue, le mêle
avec l'air. De ce vaisseau le sang passe
dans l'artère veineuse, dont l'usage est
de porter le sang mêlé avec l'air par
l'action des poumons, dans le ventricule gauche du cœur; quand le cœur

se resserre, ajoute-t-il, les valvules
tricuspides se relèvent, et opposent une
digue au retour du sang dans la veine
cave et dans les veines pulmonaires;
en même temps les valvules posées à
l'embouchure de l'artère veineuse et
de l'aorte ouvrent le passage au sang
qui entre dans le cœur, et qui se répand
ensuite par tout le reste du corps. »
Cette exposition est certainement plus
précise et plus lumineuse que celle
qu'avait donnée Servet de la circulation pulmonaire.

· (Haller.— Portal.—Lauth, *Histoire
de l'Anatomie.*— Senac, *Structure du
cœur*, tome II, 1re édit.).

COLOT. Ce nom est celui d'une famille qui, pendant plus d'un
siècle et demi, pratiqua presque seule en France la taille par le
grand appareil. Laurent Colot, l'ancien, médecin à Tresnel en
Champagne, avait appris cette méthode d'Octavien de Ville, qui la
tenait de Mariano Santo de Barletta. En 1556, Henri II l'appela à
Paris, le gratifia d'un présent considérable, le fit chirurgien de sa
maison, et créa pour lui une charge de lithotomiste à l'Hôtel-Dieu,
qui fut possédée par ses descendans, jusqu'à Philippe Colot. La mort
d'Octavien de Ville avait laissé Laurent Colot seul possesseur du secret du grand appareil; il l'apprit à son fils, dont il vit bientôt la célébrité égaler la sienne. Celui-ci fut père d'un troisième Laurent Colot,
qui hérita de leur habileté, et donna le jour à Philippe Colot; c'est
celui-ci qui, atteint lui-même de la pierre, se fit tailler par son
propre fils. Connu dans toute l'Europe et appelé de toutes parts,
Philippe ne réserva pas pour lui seul le secret qu'il tenait de ses pères:
il associa à ses travaux Girault, son neveu, et Severin Pineau. Le fils de
ce Girault fut à son tour le maître de François Colot, mort le 25 juin
1706, le seul de cette famille qui ait ajouté la gloire littéraire à la gloire
de grand opérateur, dont ses ancêtres s'étaient contenté. Il jouit de la
réputation la plus grande, et tous les témoignages de ses contemporains s'accordent à prouver qu'il la méritait, non-seulement par
sa grande habileté comme lithotomiste, mais encore par des connaissances aussi étendues que solides en chirurgie et en médecine.
François Colot ne fit point un secret de sa méthode : l'ouvrage sui-

vant montre dans son auteur beaucoup de jugement uni à une rare modestie.

Traité de l'opération de la taille, avec des observations sur la formation de la pierre, et les suppressions d'urine; ouvrage posthume de M. Franç. Colot, auquel on a joint un discours sur la méthode de Franco et sur celle de M. Rau. (Par Senac). Paris, 1727, in-12. — La longue préface de Senac, dans laquelle on trouve une histoire des Colot et de leur manière de tailler, est consacrée en grande partie à l'exposé des avantages que la taille aut-pubienne présente sur toutes les autres méthodes.

(Perrault , *Hommes illustres de France au dix-septième siècle.*)

COMBALUSIER (François de Paule) naquit au bourg Saint-Andiol en Vivarais, le 28 octobre 1713. Il avait reçu le bonnet de docteur à Montpellier à l'âge de dix-neuf ans, en 1732; il y fit des cours publics et remplit les fonctions de professeur. Les preuves de talent qu'il donna le firent nommer successivement aux deux chaires de la Faculté de Valence, et fondèrent la réputation dont il jouissait, lorsqu'il se mit sur les bancs de la Faculté de Paris. La contestation entre les médecins et les chirurgiens était alors dans toute sa force. Combalusier contribua puissamment, par les écrits qu'il publia, à l'obtention de l'arrêt du conseil-d'état du 12 avril 1749, qui fut favorable aux médecins. La Faculté, pour reconnaître ses services, qui avaient altéré gravement sa santé, décida de se relâcher en sa faveur de la sévérité de ses statuts sur la durée de la licence , et de le recevoir sans examen. Il y eut là-dessus une violente opposition dans la Faculté, de la part de ceux qui regardaient comme un crime de s'écarter d'une seule ligne des usages reçus, et après de bruyantes disputes, il fallut des arrêts de la cour pour abréger de quelques mois la durée d'une licence, et supprimer l'un des examens qui précédaient ordinairement la prise du bonnet doctoral. Combalusier fut admis à cet honneur le 3 août 1750; il obtint la régence trois mois après, et fut professeur en pharmacie en 1755. Il parlait le latin avec beaucoup d'éloquence et de facilité, et attirait à ses leçons la foule des élèves et même des médecins. Il mourut le 24 août 1762, après avoir publié, outre un grand nombre de mémoires et de factums contre les chirurgiens, ou sur des discussions relatives aux affaires de la Faculté, les ouvrages dont les titres suivent :

Pneumato-pathologia, seu tractatus de flatulentis humani corporis affectibus. Paris, 1767, in-12, trad. franc. par M. J. Aug. Fr. Jault. Paris, 1754, in-12, 2 vol.

Dissertation épistolaire sur une lettre

de l'auteur du traité des tumeurs et des ulcères (Astruc). Paris, 1760, in-12.

Observation sur une colique métallique, occasionnée par du pain cuit dans un four chauffé avec du bois de treillage couvert de céruse. Journal de Médecine, tome 13, page 159.

Mémoire sur les eaux minérales de St-Laurent en Vivarais.

Observations et réflexions sur la colique de Poitou ou des peintres, où l'on examine et l'on tâche d'éclaircir l'histoire, la théorie et le traitement de cette maladie. *Paris, 1761, in-12. —* L'auteur donne ici, avec beaucoup plus de détails, les observations insérées dans l'article du *Journal de Médecine* qui vient d'être indiqué. Il fait avec soin l'histoire générale de la colique métallique, et recommande le traitement de la Charité, ou des moyens analogues. Purgatifs énergiques alternés avec les toniques et les calmans. (Andry, dans l'*Encyclop. méthod.*)

COMPARETTI (André), médecin distingué et physicien, naquit dans le Frioul en 1746. Il fit ses études à Padoue, où il devint, avec son condisciple Scarpa, un des élèves favoris de Morgagni. Après avoir reçu le bonnet de docteur dans cette université, Comparetti vint se fixer à Venise; où les succès de sa pratique médicale attirèrent bientôt sur lui l'attention générale. Un ouvrage remarquable qu'il publia sur les affections nerveuses, lui valut l'honneur d'être appelé quelques années après à Padoue, pour y occuper la chaire de médecine théorique-pratique. Comparetti rendit les leçons de clinique plus profitables aux élèves, en les répétant au lit des malades, ce qui ne s'était pas fait jusqu'alors. Malgré ce double enseignement et les occupations de sa pratique particulière, Comparetti se livrait avec ardeur aux sciences physiques et médicales, comme l'attestent les ouvrages nombreux qu'il a laissés, et qui dénotent en général un esprit d'observation peu commun. Comparetti fut enlevé au milieu de sa carrière, le 12 décembre 1801. On a de lui :

Occursus medici de vagâ ægritudine infirmitatis nervorum. Venise, 1780. in-8, XVI-396 pp. — Cet ouvrage n'est point un traité complet des maladies qui peuvent résulter de l'altération des nerfs; cependant Comparetti examine avec détail les différens symptômes qui peuvent se rattacher à la lésion de tel ou tel ganglion et de tel ou tel nerf. Il ne cherche pas ses exemples seulement dans les auteurs qui l'ont précédé; il puise en grande partie toutes ses réflexions dans ses propres observations. Les détails dans lesquels il entre prouvent qu'il était très-versé dans l'anatomie, et lui-même annonce qu'il a dû la plupart de ses observations aux dissections qu'il pratiqua pendant quatre ans dans l'amphithéâtre de Venise. Cet ouvrage contient des observations d'altérations des ganglions et des nerfs : il mérite d'être consulté par ceux qui veulent étudier avec fruit les maladies dites nerveuses.

et apprécier l'action des médicamens
nombreux qu'on a conseillés pour leur
guérison.

*Observationes de luce inflexá et
coloribus.* Padoue, 1787, in-4, fig.
— L'auteur, éclairé par les observations de Newton et de Grimaldi sur les
phénomènes de la lumière réfractée et
réfléchie, a ajouté quelque chose aux
notions qu'on possédait alors sur les
aberrations de la vue.

*Observationes anatomicæ de aure
interná comparatá.* Padoue, 1789,
in-4, fig. — Dans cet ouvrage, que
Comparetti publia la même année que
M. Scarpa fit paraitre son travail sur le
même sujet, il s'attacha aussi à démontrer que le siège de l'ouïe est dans le
labyrinthe membraneux de l'oreille : il
tire ses preuves de la structure de cet
organe, qu'il étudie dans un grand
nombre d'animaux différens. Cet ouvrage contient beaucoup de faits intéressans, et la description de l'oreille
de plusieurs animaux, chez lesquels
cet organe n'avait pas encore été étudié. Les figures jointes aux descriptions
sont trop petites ; en sorte qu'elles n'a-
joutent pas beaucoup de clarté au
texte, qui est généralement assez difficile à comprendre, à cause de la multiplicité des détails exposés par l'auteur.

*Prodromo di un trattato di fisiolo-
gia vegetabile.* Padoue, 1791, in-8,
part. I ; *ibid.*, 1799, in-8, part. II.

*Riscontri fisico-botanici ad uso cli-
nico.* Padoue, 1792, in-8.

*Saggio della scuola clinica nello
spedale di Padova.* Padoue, 1793,
in-8.

*Osservazione sulla proprietà della
china del Brasile.* Padoue, 1704,
in-8.

*Riscontri medeci delle febbri larvate
periodiche perniciose.* Padoue, 1795,
in-8, 1 vol. en 2 parties, LXXXVI-
734 pp. — Comparetti a suivi dans
la composition de ce travail la même
marche que celle qu'il avait adoptée
dans ses recherches sur l'affection produite par les maladies des nerfs (*occursus med. de vaga ægritudine, etc....*).
Ainsi, ce sont des observations particulières, au nombre de seize, qui forment la base de son travail. Chaque
histoire particulière est rapportée avec
les détails les plus circonstanciés ; puis
vient un examen analytique de tous
les phénomènes observés pendant la
maladie, examen dans lequel il rapporte comparativement plusieurs autres observations, et qui conduit notre
auteur à caractériser le genre de fièvre
intermittente que le malade a présenté, et enfin à apprécier les effets que
tel ou tel médicament employé a
pu produire. De ces diverses observations, et des réflexions qu'elles lui ont
suggérées, Comparetti déduit des co-
rollaires sur les causes, le traitement
des fièvres périodiques, et sur leur cause
prochaine, qui consiste, suivant lui, en
un trouble survenu dans la contractilité
et la sensibilité des organes qui composent le corps animal. Ici, comme
dans son Traité sur les maladies des
nerfs, il multiplie des hypothèses sans
fondement ; mais au milieu de ces explications, on retrouve toujours des
observations fournies par une connaissance approfondie de l'anatomie.

*Observationes dioptricæ et anato-
micæ comparatæ de coloribus apparentibus, visu et oculo.* Padoue, 1798,
in-4. — L'auteur attribue à tort à l'imperfection de la structure de l'œil des
phénomènes qui dépendent de ce que

les physiciens nomment *diffraction* de la lumière. ·

. *Riscontro clinico nel nuovo spedale: regolamenti medico-pratiche.* Padoue, 1799, in-8. — Comparetti paraît avoir eu pour but, en publiant cet écrit, de répondre indirectement à la demande de la Société de Médecine de Paris, qui avait composé le programme d'un plan pour enseigner le mieux possible la médecine-pratique dans un hôpital.

Dinamica animale degli insetti. Padoue, 1800, in-fol. — Cet ouvrage est très-curieux; l'auteur y décrit avec son détail ordinaire la structure de tous les organes des insectes, en choisissant pour exemples un certain nombre d'espèces prises dans les différens ordres. Ce travail est fort instructif, et plein de vues nouvelles sur tout ce qui tient aux organes du mouvement. Il semble cependant que Comparetti se soit trompé en prenant pour des vaisseaux sanguins, dans des sanierielles, quelques branches de leurs vaisseaux hépatiques; ce qui peut avoir tenu à une méthode imparfaite de dissection. Dans cet ouvrage, comme dans tous les autres, Comparetti suit toujours la même marche, et rapporte d'abord ses propres observations qu'il fait suivre de réflexions détaillées.

(Cuvier, dans la *Biographie universelle.*)

CONCOREGIO (Jean De), natif de Milan, vivait dans la première moitié du quinzième siècle. Il fut reçu au Collége de médecine de cette ville en 1413, et professa la médecine à Bologne, à Florence, à Milan et à Pavie, où il mourut vers l'an 1438 (Corte). Concoregio fut une de ces célébrités du moyen âge dont il est bien difficile de comprendre aujourd'hui les titres à l'estime de leurs contemporains. On a de lui :

Practica nova, lucidarium et flos florum medicinæ nuncupata. Venise, 1515, in-fol. — C'est dans la préface de cet ouvrage que l'auteur annonce qu'il le termina en 1438, après avoir professé pendant trente-quatre ans dans les villes indiquées ci-dessus : *Inchoatus fuit iste liber post annum 34 nostræ lecturæ per prius in studio Bononiensi inchoatæ ; et per posterius in plerisque aliis studiis Italiæ continuatæ : et ultimo in præclaro studio papiensi ; et completus fuit currente anno Domini 1438.*

Summula de curis febrium secundùm hodiernum usum compilata.........

Cet ouvrage et le précédent furent réunis en un seul, sous le titre suivant :

Practica nova totius ferè medicinæ. Pavie, 1485 et 1509, in-fol.; Venise, 1501, in-4; *ibid.*, 1515 et 1521, in-fol. (Argellata. — Haller, *Bibl. med. pract.*—Sprengel.)

CONNOR (Bernard) naquit en Irlande, dans le comté de Kerry, vers 1666. Il visita la France, l'Italie, l'Allemagne et la Pologne, où il remplit pendant plusieurs années la place de médecin du roi Jean Sobieski. Il revint en Angleterre en 1695, et fit à Londres, puis à Oxford, des leçons publiques sur l'anatomie, la médecine et la chirurgie; qui lui acquirent une grande réputation. Peu après il fut admis au nombre des membres de la Société royale de Londres et du Collége des médecins. Il mourut au mois d'octobre 1698, à l'âge d'environ 32 ans. On a de lui :

Mirabilis viventium interitus in charonœa neapoletana crypta et de novissima Vesuvii montis incendio. Rome, 1694, in-12.

Dissertationes medico-physicœ de antris lethiferis, de montis Vesuvii incendio, de stupendo ossium coalitu, de immani hypogastrii sarcomate. Oxford, 1695, in-8.—La dissertation sur le cancer se trouve dans le *Journal des Savans,* année 1693 ; celle sur la réunion des os, dans les *Philos. trans.,* année 1694, et Abrégé, t. 4, p. 10 ; elle avait déjà été publiée en français. Paris, 1691, in-4.

Letter of a gentleman to him concerning, etc. Lettre au docteur Connor, relativement à la méthode qu'il suivait dans ses leçons de médecine et d'anatomie, à Oxford, Londres, 1695, in 4.

Doctor Connor answer concerning, etc. Réponse du docteur Connor concernant le plan de sa méthode chimique et anatomique, pour expliquer l'économie animale. Londres, 1695, in-4.

Letter to James Tyrel, etc. Lettre à James Tyrel, contenant une explication plus étendue et une défense du plan de l'économie animale. Londres, 1695, in-4.

Evangelium medici, seu de suspensis naturœ legibus, sive de miraculis reliquisque εν ταις βιϐλιοις memoratisque medicœ indagini subjici possunt. Londres, 1697, in-8 ; une seconde édit., même année ; Amsterdam, 1697 et 1699, in-8 ; Iéna, 1724, in-8. Il essaie d'expliquer les miracles de la Bible par les lois naturelles. Il admet l'harmonie préétablie de Leibnitz.

Letter concerning his medicinœ arcana de mystico corporis humani statu. Londres, in-4.

A compendious plan of the body of physic. Oxford. 1697. Ouvrage de peu d'importance, suivant Haller.

De secretione animali. Londres, 1697, in-8.

Hystory of poland in several letters. Londres, 1698, in-8, 2 vol. Ouvrage posthume publié par Savage. On y trouve quelques notions de physiologie, et à la fin du premier volume quelques lettres relatives à la médecine.

(Chalmers. — Hutchinson. — Haller. — R. Watt.)

CONRADI (Georges-Christophe), né le 8 juin 1767, à Rœssing, près de Calenberg, dans le Hanovre, après avoir fait ses études à Gottingue, exerça d'abord sa profession à Hameln. En 1791, il fut nommé médecin pensionné de la ville de Northeim, où il mourut le 16 décembre 1798. Ses ouvrages sont :

Bemerkungen ueber einige Gegenstaende der Ausziehung des Grauen-Staars. Remarques sur quelques points de l'extraction de la cataracte. Leipsick, 1795, in-8. — Conradi proposait de substituer, dans certains cas, à l'extraction ou à l'abaissement du cristallin, l'opération suivante : Il perçait la cornée transparente avec une aiguille à cataracte en forme de lancette, enfonçait la pointe de cet instrument au travers de la pupille, ouvrait la capsule du cristallin, et retirait alors son aiguille. Il regardait cette opération comme suffisante pour déterminer la résorption de la cataracte.

Taschenbuch fuer Aerzte , zur Beurtheilung der Aechtheit, Verfaelschüng und Verderbniss der Arzneymittel. Manuel pour reconnaître la bonne qualité des médicamens, leurs sophistications et leurs altérations. Hanovre, 1793, in-8.

Auswahl aus dem Tagebuche eines praktischen Arztes. Extrait du journal d'un médecin praticien. Chemnitz, 1794, in-8.

Handbuch der pathologischen Anatomie. Manuel d'anatomie pathologique. Chemnitz, 1796, in-8. Traduit en italien par J. Pozzi. Milan, 1804, 1805, 5 vol. in-8. — Cet ouvrage, fait sur le plan tracé par Ludwig, dans ses *Primæ lineæ anat. pathol.*, n'est pas sans utilité, quoique bien incomplet, et fort au-dessous de celui de Voigtel. Le traducteur a doublé le volume de l'ouvrage par ses additions, mais il n'en a pas augmenté le prix dans la même proportion, car il n'a puisé que dans un petit nombre de sources connues de tout le monde, particulièrement dans les ouvrages de Morgagni, de Baillie et de Sœmmerring.

CONRING ou CONRINGIUS (Hermann) naquit le 9 novembre 1606, à Norden, en Frise, d'Hermann Conring, ministre de cette ville, dont il fut le neuvième enfant. A l'âge de cinq ans il fut attaqué de la peste, qui enleva toutes ses sœurs, et à laquelle il n'échappa lui-même qu'après avoir langui long-temps dans un état qui fit craindre pour ses jours. Il donna de bonne heure les preuves des plus heureuses dispositions; il étudia à Helsmtadt, puis à Leyde, et de nouveau à Helsmtadt, où il occupa la chaire de philosophie naturelle, en 1632, et où il fut reçu, le 21 avril 1636, docteur en philosophie et en médecine. Sa chaire fut échangée contre celle de médecine, et il se livra avec beaucoup de succès à la pratique de l'art de guérir. Il fut nommé médecin et conseiller de la princesse-régente du duché de Frise en 1649, et l'année suivante, de Christine, reine de Suède, qui, après l'avoir appelé auprès d'elle, fit de vains efforts pour l'y retenir. Le duc de Brunswick le récompensa de son attachement pour l'université d'Helmstadt, en augmentant ses honoraires, et lui donnant de plus une chaire de droit. Les profondes connaissances qu'il acquit dans le droit public, le firent choisir plus d'une fois pour régler des différends entre plusieurs princes de l'empire et des états voisins; sa haute réputation lui valut une pension de mille livres de la part de Louis XIV. Conring mourut le 12 décembre 1681. Henri Meibom lui fit cette épitaphe : *Hoc tumulo clauditur regum principumque consiliarius, juris naturalis gentium publici doctor, philosophiæ omnis peritissimus, practicæ et theoreticæ, philologus insignis, orator, poeta, historicus, medicus, theologus, multos putas hic conditos? unus est, Hermannus Conringius sæculi miraculum.* Conring fut véritablement l'homme le plus savant de son siècle; mais ce n'est plus que dans l'*Histoire de la Jurisprudence et du droit public* qu'il conserve sa célébrité; son attachement à l'aristotélisme, en philosophie et en médecine, fit perdre de bonne heure aux ouvrages qu'il a composés sur ces matières une partie de leur prix. Il en est plusieurs néanmoins qui conservent de l'importance pour l'histoire littéraire, et tous peuvent être utiles, au moins par la grande érudition qu'on y trouve. On peut voir dans Nicéron la liste de plus de deux cents ouvrages que l'on doit à Conring; nous ne citerons que ceux qui ont quelque rapport avec l'objet de ce dictionnaire.

Diss. de origine formarum disput. Leyde, 1629, in-4.

Diss. de optimis naturalis philosophiæ auctoribus. Helmstadt, 1637, in-4.

Introductio in naturalem philosophiam, ac naturalium institutionum liber unus. Helmstadt, 1638, in-4.

Diss. de terris earumque ortu et differentiis. Helmstadt, 1638, in-4.

Diss. de aquis. Helmstadt, 1638, in-4; *ibid.*, 1680, in-4.

Diss. de difficili respiratione. Helmstadt, 1639, in-4.

Diss. de apoplexiæ naturá, causis et curatione. Helmstadt, 1640, in-4.

Diss. de variolis et morbillis. Helmstadt, 1641, in-4.

Exercitationes de fermentatione.— A la suite du livre de A. G. Billich, intitulé : *Anatomia fermentationis platonicæ.* Francfort, 1643, in-4; Leyde, 1646, in-8, et à la suite du traité *De sanguinis generatione,* il convient d'en rapprocher le suivant :

Diss. de fermentatione. Helmstadt, 1657, in-4.

Diss. de sanguinis generatione et motu naturali. Helmstadt, 1643, in-4; Leyde, 1646, in-8 — Conring fut un des premiers professeurs qui se prononcèrent en faveur de la circulation du sang.

Diss. de palpitatione cordis. Helmstadt, 1643, in-4.

Diss. de phrenitide. Helmstadt, 1643, in-4; *ibid.*, 1645, in-4.

Diss. de peripneumonia. Helmstadt, 1644, in-4.

Diss. de mania. Helmstadt, 1644, in-4.

Diss. de vita et morte. Helmstadt, 1645, in-4.

De habitus corporum germanicorum antiqui ac novi causis liber singularis. Helmstadt, 1646, in-4; *ibid.*, 1652, in-4; *ibid.*, 1666, in-4; *Cum annotationibus Jo. Phil. Burgravii.* Francfort, 1727, in-8.—C'est l'un des ouvrages les plus estimés de Conring.

Diss. de rigore et horrore. Helmstadt, 1646, in-4.

De calido innato sive igne ani-

mali liber unus. Helmstadt, 1647, in-4.

De hermeticâ ægyptiorum veteri et novâ Paracelsicorum medicinâ. Helmstadt, 1648, in-4 : *Editio secunda infinitis locis emendatior et auctior.* Ibid., 1669, in-4. — C'est cet ouvrage qui fut le sujet de la dispute que Conring eut à soutenir contre un homme qui avait autant de littérature que lui, mais non un esprit de critique aussi solide, Olaus Borch, le défenseur enthousiaste de l'antiquité de la chimie et de la sagesse des Égyptiens.

De lacte dissertatio physiologica. Helmstadt, 1649, in-4 ; *ibid.,* 1678, in-4 ; avec une dissertation d'Antoine Deusingius, sur le même sujet. Groningue, 1655, in-8.

De antiquitatibus academicis dissertationes sex. Helmstadt, 1651, in-4. *Diss...... plurimis locis emendatæ, accessit supplementorum ejusdem argumenti liber unus.* Ibid., 1674, in-4. *Diss. VII*, ed. Ch. Aug. Heumann. Gottingue, 1739, in-4.

Diss. de gravissimo cordis affectu, syncope. Helmstadt, 1651, in-4.

Sebast. Schefferi introductio in universam artem medicam singulasque ejus partes, quam ex publicis præcipuè dissertationibus. V. Cl. Herm. Conringii concinnatam, eodem præside...... publicis examinandam proposuit. Helmstadt, 1654, in-4. *Herm. Conringii introductio, etc., additamentis necessariis aucta continuata, ad nostra tempora......... accesserunt Johan Rhodii aliorumque....... consimilis argumenti commentationes cura ac studio Guntheri Christophori Schelhammeri.* Helmstadt, 1687, in-4. *Cum præfat. Fred. Hoffmanni.* Halle et Leipsick, 1726, in-4. — Cet ouvrage fut long-temps ce

que l'on eut de mieux sur l'histoire littéraire de la médecine. L'édition de Schelhammer est bien supérieure à la première ; un grand nombre de bibliographes disent aussi qu'on doit la préférer à celle de 1726 ; ce qui est d'autant plus singulier, que celle-ci n'est autre que la précédente, dont on a changé le titre, et en tête de laquelle on a placé une préface de Frédéric Hoffmann.

Diss. de pleuritide. Helmstadt, 1654, in-4.

Diss. de dysenteria. Helmstadt, 1656, in-4.

Diss. de calculo renum et vesica. Helmstadt, 1656, in-4.

Diss. de febre hectica. Helmstadt, 1659, in-4.

Diss. de incubatione in fanis deorum medicinæ causa olim facta. Defend. Henr. Meibomio. Helmstadt, 1659, in-4. — Savante et curieuse dissertation sur la médecine des Asclépiades.

Diss. de ratione curandi inflammationes. Helmstadt, 1662, in-4.

Diss. de natura et dolore dentium. Helmstadt, 1662, in-4.

Diss. de morbo hypochondriaco. Helmstadt, 1662, in-4.

Epistolæ hactenùs sparsim editæ, nunc uno volumine comprehensæ, de variá doctrinâ. Helmstadt, 1666, in-4.

De sale, nitro et alumine. Helmstadt, 1672, in-4.

Dissertationes de sudore Christi sanguineo, et aliis passionem Christi illustrantibus. A la fin du livre allemand de J. Albretch, sur la Passion. Hildes, 1676, in-12.

De chimicis principiis corporum naturalium. Helmstadt, 1683, in-4.

De scriptoribus XVI post Christum natum sœculorum commentarius cum prolegomenis antiquiorem eruditionis historiam sistentibus, notis perpetuis, et additionibus quibus scriptorum series usque ad finem sœculi XVII continuatur. Breslau, 1727, in-4. — Sans les notes de ·Gottl. Krantz, cet ouvrage, que Conring n'avait point destiné à l'impression, serait peu de chose.

On trouve des préfaces de Conring en tête du traité de J. Berengario de Carpi, sur les fractures du crâne. (Leyde, 1629, in-8); du traité de Rolland Capelluti, sur les bubons pestilentiels (Francfort, 1643, in-8); des observations de Salmuth (Brunswick, 1648, in-8); de l'ouvrage de Jérôme Jordan, sur le *Quid divinum in morbis* (Francfort, 1651, in-4); des observations sur la peste de Brunswick, par Laurent Gisciez (Brunswick, 1663, in-4), etc.

Tous les ouvrages de Conring ont été réunis et publiés par Jean-Guillaume Gœbel. Brunswick, 1730, in-fol. 7 vol.

(Mémoires de Nicéron.)

CONSTANTIN, surnommé l'*Africain*, parce qu'il était de Carthage, vécut dans la deuxième moitié du onzième siècle. Il voyagea pendant quarante ans dans tous les pays où il y avait quelque instruction à recueillir; il parcourut l'Arabie, la Chaldée, la Perse, l'Inde, l'Éthiopie et l'Égypte. De retour dans sa patrie, au lieu d'applaudissemens, il trouva des persécutions : on le crut magicien, et on voulut le faire mourir; il se sauva à Salerne, où le duc Robert Guischard le fit son secrétaire. La vie agitée de la cour l'eut bientôt fatigué : il abandonna sa charge, se retira en 1086 au couvent de Monte-Cassino, et se fit moine bénédictin. Ce fut dans cette retraite qu'il écrivit les nombreux ouvrages qui nous sont venus sous son nom, et dont la plupart ne sont que des extraits ou de simples traductions de l'arabe et du grec. Si l'on considère dans quel état d'abjection languissaient alors les sciences dans notre partie occidentale de l'Europe, on ne pourra refuser à Constantin l'hommage d'une vive reconnaissance pour y avoir transporté la connaissance et le goût des sciences de l'Orient. L'estime des médecins lui est particulièrement acquise, puisqu'il peut être considéré comme le fondateur de la première école médicale qui ait existé dans nos contrées, l'école autrefois si célèbre de Salerne. Il serait à peu près impossible de donner un catalogue exact et complet des ouvrages de Constantin, et de distinguer ceux qui lui appartiennent en propre de ceux qu'il n'a fait que traduire ou abréger, particulièrement d'Isaac et d'Haly Abbas. On peut dire de presque tous ce qu'il dit lui-même de son *Traité des affections de l'estomac*, dont il devait le fond à Isaac : *Hunc libellum de multis et elegantioribus antiquorum dictis spar-*

sim collectum tuæ causâ sanitatis conscripsi. Omnia etenim antiquorum voluminasummâ inquisitionis curâ perlegi, librum tamen stomachi proprium nullo modo invenire potui. Nous nous bornerons à indiquer l'édition à peu près complète des œuvres de Constantin, et nous donnerons les titres des traités qui y sont renfermés.

Constantini Africani medici opera. Henr. Petrus excudit. Bâle, 1536, in-fol., 2 tomes. Le premier tome comprend :

De morborum curatione libri septem à capite ad pedes usque.

Liber aureus, de remediorum et ægritudinum cognitione.

De urinis, lib. 1.

De stomachi affectionibus naturalibus et præter naturam, lib. 1.

De victus ratione variorum morborum libellus.

De melancholia, libri II.

De coitu liber.

De animæ et spiritus discrimine liber.

Epistola de incantationibus, ad-juratione, colli suspensione, etc.

De passionibus mulierum, de matricis, lib. 1.

Liber de chirurgiâ; et primum de phlebotomiâ, arteriarum incisione, scarificatione, ventosis, ossium restitutione et fractorum consolidatione, deindè de variis aliis chirurgiæ operibus.

Liber de gradibus simplicium medicamentorum per singula medicamenta, etc.

On trouve dans le tome II des *OEuvres de Constantin : De humanâ naturâ liber.*

De elephantiâ.

De remediis ex animalibus.

COOPMANS (Georges) naquit à Makkum en Frise, l'an 1717; il étudia à Franeker, où il fut reçu docteur, et ensuite à Leyde; il revint s'établir à Franeker, où il exerça la médecine avec une grande réputation. Il fut membre des académies de Harlem et d'Utrecht, et mourut en 1800. Coopmans a traduit en latin le traité de Monro, *sur les nerfs et leur distribution,* et publié un ouvrage de sa composition sur la même matière. Voici les titres de l'un et de l'autre :

Monroi tractatus tres de nervis eorumque distributione, de motu cordis, et ductu thoracico, latinè redditi à G. Coopmans qui præter perpetuum commentarium adjecit librum de cerebri et nervorum administratione anatomicâ; editio altera. Haarlem, 1763,

in-8°. — La première édition avait paru à Franeker, en 1754, in-8.

Neurologia et observatio de calculo ex urethrâ extracto. Franeker, 1789, in-8.

(*Biogr. univ.*)

COOPMANS (Gadso), fils du précédent, fut professeur de médecine et de chimie à Franeker; obligé de s'expatrier à cause des troubles politiques, il fut nommé professeur à Kiel par le roi de Danemarck, et ensuite à Copenhague. Il est mort à Amsterdam le 5 août 1810, à l'âge de 64 ans, n'ayant mis au jour que les opuscules suivans:

Varis, sive carmen de variolis. Franeker, 1783, in-4.

Opuscula medico-physica, tome premier. Copenhague, 1793, in-8.

(Marron, dans la *Biographie universelle*.)

COQ (PASCAL LE). *V.* LE COQ.

CORDUS (EURICIUS), appelé originairement Henri Urbanus, naquit d'une famille peu aisée de laboureur, à Simesuse (Simsthausen) petit bourg de la Hesse. Il prit le nom de *Cordus*, qui signifie *venu dans l'arrière-saison*, parce qu'il fut le dernier de douze enfans qu'eurent ses parens. Ce fut un de ses maitres qui changea son prénom d'Henri en celui d'*Euricius*. Après avoir fait avec succès ses études en différentes villes, il alla à Leipsick vers 1517, et y donna des leçons de littérature à quelques élèves. Il s'établit ensuite à Erfort, où il ouvrit une école qui lui procura les ressources dont il avait besoin pour apprendre son état. Il alla étudier la médecine à Ferrare, sous J. Manard et Nicolas Leoniceno. De retour en Allemagne, il professa de nouveau à Erfort jusqu'à l'an 1527, qu'il fut appelé à Marbourg dont l'école venait d'être fondée. La jalousie de ses collègues l'obligea d'abandonner ce poste sept ans après, et d'en accepter un semblable qu'on lui offrit à Brême. Il se rendit dans cette ville en 1534, et y mourut le 24 décembre de l'année suivante. Euricius Cordus et Valérius, son fils, tiennent un rang distingué parmi les restaurateurs de la botanique. Les ouvrages de médecine publiés par Euricius sont d'un homme judicieux et ennemi du charlatanisme.

Regiment wie man sich von der neun Plage der englische Schweiss genannt bewahren soll. Régime préservatif de la suette anglaise. Nuremberg, 1529, in-4; Fribourg, 1529, in-8.

Botanologicon, sive colloquium de herbis. Cologne, 1534, in-8; Paris, 1551, in-16. — Avec les remarques de Valérius Cordus sur Dioscoride.

Nicandri theriaca et alexipharmaca in latinos versus redacta. Francfort, 1532, in-8.

Judicium de herbis et medicamentis simplicibus. — Dans l'édit. de Dioscoride, donné à Francfort en 1569, in-fol, par Gualt. Herm. Ryff.

De abusu uroscopiæ conclusiones, earundemque enarrationes, adversus mendacissimos errores medicastrorum qui imperitam plebeculam, vana sua uroscopia et medicatione, miserè bonis et vita spoliant. Francfort, 1546, in-8, en latin et en allemand.

Von etlichen bewärhten arzneyen für den stein. De quelques remèdes éprouvés contre la pierre (*Edente Frisio*). Strasbourg,.... in-4.

Opera poetica. Francfort, 1564,

in-8, it. *Curá Henrici Meibomii, qui vitam Euricii Cordi præfixit.* Helmstadt, 1616, in-8; Leyde, 1623, in-8;

et dans le tome II, des *Deliciæ poetarum germanorum.*

(Nicéron.)

CORDUS (Valérius), fils du précédent, naquit à Simsthausen le 18 février 1515. Son père l'éleva avec soin, et éveilla de bonne heure chez lui l'amour des sciences naturelles et de la médecine. A l'âge de quinze ans il alla continuer ses études dans l'Université de Wittemberg. Il fut bientôt en état de faire lui-même des leçons sur Dioscoride. Il ne s'en tint pas à l'étude des livres, il parcourut en observateur la Hesse, la Saxe, la Forêt-Noire, la Bohème et l'Autriche, et découvrit un grand nombre de plantes qui n'étaient point connues. Après avoir enseigné quelque temps la médecine à Marbourg, il passa en Italie, et mourut à Rome le 25 septembre 1544, n'ayant pas encore vingt-neuf ans. Si sa vie eût été moins courte, il aurait indubitablement rendu de grands services à la botanique, car il laissa un nom et des ouvrages justement estimés.

Annotationes in Dioscoridis de materia medica libros. — Dans l'édition de Dioscoride, de Francfort, 1549, in-fol.

Valerii Cordi annotationes in pædacii Dioscoridis de medica materia libros quinque, longè aliæ quam antehac sunt evulgatæ. Historiæ stirpium libri IV. Posthumi, nunc primum in lucem editi; adjectis etiam stirpium iconibus, et brevissimis annotatiunculis. Sylva quá rerum fossilium in germania plurimarum, metallorum, lapidum, et stirpium aliquot rariorum notitiam brevissimè persequitur; omnia studio Conr. Gesneri collecta. Strasbourg, 1561, in-fol.

Dispensatorium pharmacorum omnium quæ in usu potissimum sunt, etc. Nuremberg, 1535, in-8. — Ouvrage très-souvent réimprimé, et traduit en français, par Condemberg, sous le titre de *Guidon des apothicaires.* Lyon, 1575, in-8.

Stirpium descriptiones, liber quintus, quas in Italia sibi visas describit. Strasbourg, 1563, in-fol.

De halosanto, seu spermate ceti. — Dans le *Traité des fossiles* de Gessner.

Epistola de trochiscorum viperinorum adulteratione. — Dans le recueil de lettres de Laurent Scholzius.

(Melch. Adam. — Nicéron.)

CORNARIUS. *V.* Hagenbut.

CORNARO (Louis), noble Vénitien, né en 1467, ne fut point médecin; mais il doit trouver place dans ce dictionnaire, comme auteur d'un ouvrage fort célèbre, et qui n'est pas sans quelque intérêt, sur les avantages de la sobriété. Né d'une constitution des plus faibles, livré à la bonne chère, dès l'âge de 35 ans il se vit tourmenté par des douleurs d'estomac, des coliques, de fréquens accès de goutte; en proie à une fièvre lente presque continuelle, à une soif insupportable, etc. Aussi long-temps qu'il refusa de renoncer aux plaisirs de la table, tous les secours de la médecine furent impuissans contre ses maux. Enfin l'excès de ses souffrances l'obligea à changer de vie; il s'accoutuma à ne prendre chaque jour que douze onces de nourriture solide, en pain, soupe, jaunes d'œufs, viande ou poisson, etc., avec quatorze onces de liquides; il évita autant que possible l'excès de froid ou de chaud, les exercices violens, les veilles, etc. Ce régime lui redonna la santé en quelques mois, et le conduisit, exempt de toute infirmité, jusqu'à l'âge de 99 ans. Il mourut à Padoue, le 26 avril 1566.

Discorsi della vita sobria, ne' quali, con l'esempio di se stesso, dimostra con quali mezzi possa l'uomo conservarsi sano fino all' ultima vecchiezza. Padone, 1558, in-8; Venise, 1599, in-8, édit. augm. d'un 4° discours; *ibid.*, 1620, in-8; Paris, 1646, in-24; mis en vers italiens, Venise, 1666, in-8; traduit en latin par Léonard Lessius, qui l'a joint à son *Hygiasticon*, Anvers, 1613, in-8; Milan, 1615, in-8; traduit en français par Sébastien Hardy, avec l'ouvrage de Lessius; Paris, 1646, in-8; traduit en français par Jacques Martin (les 3 derniers discours seulement), Paris, 1647, in-8; traduit en français par D**** (de Premont), sous ce titre, *Conseils pour vivre long-temps*, Paris, 1701, in-12; traduit en français par M. D. L. B. (de la Bonardière) : *de la Sobriété et de ses avantages*, Paris, 1701, in-12; Amsterdam, 1703, in-12; Leyde, 1724, in-8.

(Mackensie, *Histoire de la santé.*)

CORTE (BARTHÉLEMY), en latin *Curtius*, né à Milan en 1666, mort dans la même ville le 17 janvier 1738, homme pieux et charitable, exerça la médecine en faveur des pauvres, et publia quelques ouvrages parmi lesquels il en est un qui nous faisait un devoir d'accorder dans celui-ci une place à son auteur. En voici le titre :

Notizie istoriche intorno a' medici scrittori milanesi, et a' principali ritrovamenti fatti in medicina dagli italiani. Milan, 1718, in-4.

Les autres ouvrages de Corte, sont :

Lettera nella quale si dinota da qual tempo probabilmente s'infonde nel feto l'anima ragionevole. Milan, 1702, in-8.

Riflessioni sopra alcuna opposizioni adotte contro del salasso. Milan, 1713, in-8.

Osservazioni sopra la relazione fatta del suo opusculo intitulato : Riflessioni, etc. Milan, 1714, in-8.

Lettera intorno all' aria e vermicciuoli, le cagioni della peste. Milan, 1720, in-8.

Lettera apologetica intorno agli effluvi organici o inorganici, cagioni della peste. Milan, 1721, in-8.

Lettera in difesa del libro di Mons. Meda sopra la venuta del giorno del giudizio. Milan, 1749, in-12.

I.

Les titres seuls du premier et du dernier de ces ouvrages suffisent pour donner la mesure du jugement de l'auteur.

(Manget.)

CORTESI (Jean-Baptiste) naquit à Bologne, en 1554, de parens pauvres. Il exerça pendant sa jeunesse le métier de barbier. Employé en cette qualité dans l'hôpital Ste.-Marie-de-la-Mort, il prit du goût pour la médecine; il donna à l'étude des lettres et de la philosophie tous les momens que lui laissaient ses occupations, et fut bientôt en état de se faire recevoir médecin. Nommé professeur de chirurgie et d'anatomie à Bologne, il en remplit les fonctions avec applaudissement pendant 15 années; il passa ensuite 35 ans à Messine en qualité de professeur de chirurgie, et revint occuper une chaire publique à Bologne, où il mourut en 1634, âgé de 80 ans. Il avait publié :

Pro illustrissimo D. Ferdinando Matute, etc.... Steatoma exulceratum a dextri femoris interná regione marsupii in modum pendens patiente, consultatio et curatio. Messine, 1614, in-folio.

Miscellaneorum medicinalium decades denæ, in quibus pulcherrima ac utilissima quæque ad anatomen, chirurgiam, et totius ferè medicinæ theoriam, et praxim spectantia sparsim quidem, sed jucundissimo ordine continentur. Messine, 1625, in-fol. — Cet ouvrage est du petit nombre de ceux dans lesquels on trouve des documens sur la rhinoplastique, et sur l'histoire de cette opération.

Pharmacopœa, seu antidotarium Messanense, in quo tam simplicia, tum composita medicamenta usu recepta accuratè examinantur. Messine, 1629, in-fol.

Tractatus de vulneribus capitis, in quo omnia quæ ad cognitionem curationemque læsionum calvariæ attinent, accuratè considerantur, et singula quæ ab Hippocrate tradita sunt..... uberrimis commentariis illustrantur. Adjecti sunt in calce duo tractatuli : alter de contusione calvariæ in pueris; alter de corumdem hydrocephalo. Messine, 1632, in-4.

Practicæ medicinæ, part. I—III, Messine, 1631—1635, in-4.

In universam chirurgiam absoluta institutio, in quá tumorum omnium præter naturam, ulcerum, vulnerum, fracturarumque ossium ac corumdem luxationum exacta cognitio, faciliusque curatio habetur. Messine, 1633, in-4.

(Manget. — Haller.)

CORVISART-DESMAREST (Jean-Nicolas), l'un des plus grands médecins de notre époque, naquit le 15 février 1755 à Drécourt, village près de Vouziers, dans l'ancienne Champagne, aujourd'hui dans le département des Ardennes, où son père, avocat et procureur au parlement de Paris, s'était retiré pendant un des exils que subit cette compagnie sous le règne de Louis XV. Il fit ses études au collége Ste.-Barbe, où il ne fut remarqué que par un esprit réfléchi, une grande rectitude dans le jugement, et une singulière aptitude pour tous les exercices du corps. Cette première éducation terminée, son père, qui le destinait au barreau, le fit travailler dans son étude; mais le jeune Corvisart, rebuté par l'aridité et la monotonie de ces occupations pour lesquelles son génie ardent n'était pas né, désertait souvent l'étude de procureur. Une circonstance fortuite lui découvrit sa véritable vocation: les leçons du célèbre Antoine Petit, auxquelles il assista par hasard, lui inspirèrent le désir d'étudier l'économie animale et de se faire médecin. Dès-lors, les heures qu'il pouvait dérober à la procédure, il les consacrait à aller entendre les leçons des professeurs les plus célèbres du temps , et échappant à la surveillance de ses parens, il passait des semaines entières dans les hôpitaux, où il remplissait les fonctions d'élève, et se faisait remarquer des chefs et des malades par son zèle et son adresse. Un goût si décidé l'emporta sur les obstacles que lui opposaient le manque de fortune et le vœu de sa famille, et il se donna tout entier à la carrière médicale. Parmi les maîtres de cette époque, Corvisart s'attacha particulièrement à Desault et à Desbois de Rochefort, tous les deux célèbres par l'enseignement clinique régulier dont ils donnèrent le premier exemple en France. S'étant décidé pour la médecine, malgré les encouragemens et les avantages que lui offrait Desault, il suivit pendant plusieurs années Desbois de Rochefort, et il se livra avec ardeur à l'observation des malades et à l'ouverture des corps. Cependant, lorsqu'il eut été nommé docteur-régent de la Faculté de Paris, en 1782, après des épreuves subies avec éclat , son goût pour les études positives, et le désir d'assurer et d'étendre ses connaissances, le portèrent à faire des cours d'anatomie, de physiologie et même d'opérations de chirurgie et d'accouchemens, et il obtint dans quelques parties de cet enseignement un succès dont le souvenir subsista long-temps. Cependant Corvisart, convaincu que l'observation des maladies peut seule conduire au véritable but de la médecine, rechercha et obtint la place de médecin des pauvres de la paroisse St.-Sulpice. Un motif frivole, celui de ne pas porter perruque, l'empêcha de devenir médecin de l'hôpital que M. Necker venait de fonder ; mais cet échec le servit, en lui permettant de parvenir un peu plus tard à un poste plus avantageux. Après la mort de Desbois de Rochefort, il obtint, en 1788, la place de médecin de l'hôpital de la Charité. Dès-lors, Corvisart, continuant l'enseignement de son prédécesseur, fonda cette clinique célèbre qui, pendant près de vingt ans qu'il la dirigea, lui assura la réputation de premier praticien de son temps, et jeta tant d'éclat sur la médecine française. Une foule de jeunes médecins se formèrent à cette école, et répandirent au loin le nom de leur professeur. En 1795, lors de la première création de l'École de médecine de Paris, Corvisart fut chargé de la chaire de clinique interne, comprise pour la première fois en France dans l'enseignement public, et établie à l'hôpital de la Charité. Ce ne fut pas un des moindres titres de célébrité qu'eut cette institution dès sa naissance, par le talent des hommes qui la composèrent. Déjà depuis plusieurs années Corvisart suppléait au Collége de France le professeur de médecine qui était absent; cette place étant devenue vacante, il y fut définitivement nommé, en 1797. C'est là que, se livrant tout-à-fait à sa prédilection pour Stoll, génie observateur et pratique avec lequel il avait tant de conformité, il prenait pour base de ses leçons les aphorismes de cet auteur, qu'il commentait par les résultats de ses méditations et de sa propre observation.

Une si grande renommée fut encore rehaussée par les postes éclatans auxquels fut alors appelé Corvisart. Le premier jour du consulat, il fut nommé médecin du gouvernement, avec Barthez; et là il devint peu après le premier médecin de l'empereur Napoléon. Dans cette position, qui, sans avoir les prérogatives des premiers médecins des anciens rois de France, donnait un immense crédit à l'homme qui y était élevé, il fit un noble usage de ce crédit en faveur de la science et des hommes de mérite qui la cultivaient. Il appela, pour remplir les places nombreuses dont il avait la disposition, les plus dignes et quelquefois même les hommes qui avaient écrit ou parlé contre lui. Ce fut à la sollicitation de Corvisart auprès du premier consul que l'on doit le monument élevé à l'Hôtel-Dieu à la mémoire de Desault et de Bichat.

Corvisart comblé d'honneurs et de biens, baron de l'empire, officier de la Légion-d'Honneur, membre de l'Institut et de presque toutes les sociétés savantes, Corvisart presque entièrement pris par les fonctions qu'il avait à la cour, ne pouvait plus guère se livrer à l'enseignement, et renonça même un peu plus tard à l'exercice public de la médecine. Loin d'agir comme ces hommes qui accaparent un grand nombre de places, dont ils ne peuvent pas même remplir consciencieusement une seule, il résigna, dès 1807, les chaires de médecine clinique de la Faculté et de médecine pratique du Collége de France, ne conservant que le titre d'honoraire. Après la chute du gouvernement impérial, en 1814, Corvisart se retira à la campagne, fidèle à ses affections, malgré des avances honorables qui lui furent faites sous le nouveau gouvernement. Sa santé, qui avait été jusque-là si robuste, commença à s'altérer : plusieurs attaques d'apoplexie le frappèrent ; une dernière attaque l'enleva le 18 septembre 1821.

Corvisart était d'un caractère mélancolique, peu expansif, qui, joint à la précision et à la vivacité de son esprit, durent le porter souvent à des accès de franchise austère et même de brusquerie. Ce caractère se conservait même à la cour impériale, où s'en trouvait plus d'un exemple ; du reste, on s'est unanimement plu à louer la noblesse et la droiture de son cœur et à reconnaître le dévouement qu'il montrait à ses amis dans les circonstances importantes.

On doit à Corvisart d'avoir porté au plus haut degré le diagnostic des maladies de poitrine, au moyen de la *percussion ;* d'avoir surtout considérablement avancé les connaissances relatives aux maladies du cœur et de ses annexes, sous le rapport des désorganisations de cet organe, et des symptômes qui les font reconnaître : à quelque perfection que parvienne jamais cette branche de la pathologie, les travaux de Corvisart sur ce sujet seront toujours cités comme ceux qui en auront le plus approché, et qui y auront le plus contribué. Aujourd'hui même, après les recherches nombreuses qu'a provoquées le traité de Corvisart, on n'a pas été, sur plusieurs points, au-delà de ce qu'avait fait cet illustre médecin. Mais ce ne serait pas apprécier complétement Corvisart, si on ne le jugeait que sur les travaux qu'il a laissés, et qui ont avancé la science ; il faut le considérer comme professeur de médecine clinique ; il faut montrer l'esprit qui l'animait, et l'influence qu'il a eue sur le sort de la médecine.

Au rapport de plusieurs de ses élèves, qui furent eux-mêmes des professeurs et des praticiens habiles, personne ne réunit à un plus haut degré que Corvisart toutes les qualités qui sont nécessaires à l'enseignement clinique de la médecine. Doué d'une élocution facile et animée, d'un esprit net et vif, d'une mémoire heureuse, d'un tact sûr et rapide, qu'il avait fortifié par une observation continuelle et méthodique, il exposait avec un égal intérêt les résultats d'une érudition variée et ceux d'une expérience consommée ; ravissant ses auditeurs par les aperçus ingénieux qu'il jetait en passant sur les questions générales de la science, aussi bien qu'il les étonnait par la prodigieuse sagacité avec laquelle il jugeait les cas particuliers.

C'est à Corvisart que l'on doit particulièrement rapporter l'impulsion que reçut en France, au commencement de ce siècle, l'étude de l'anatomie pathologique. Ses leçons cliniques, si célèbres, sur les lésions organiques, les investigations qui s'y faisaient tous les jours sur les cadavres, dirigèrent l'ardeur de ses élèves vers la recherche des altérations que présente le corps humain après la mort. C'est à son école que se formèrent, pour ne citer que les plus renommés, Bayle, Laennec et Dupuytren. Mais les élèves de Corvisart, trop imbus des idées de cet homme illustre, qu'ils exagérèrent encore, s'attachèrent trop à décrire, à classer les altérations organiques, sans jamais essayer de remonter à leurs causes immédiates, sans chercher toujours à signaler leur correspondance avec les symptômes qu'elles produisent pendant la vie, oubliant ce précepte de leur maître : « Le but désirable, l'unique but même de la médecine pratique, doit être, non pas de rechercher par une stérile curiosité ce que les cadavres peuvent offrir de singulier, mais de s'efforcer à reconnaître ces maladies à des signes certains, à des symptômes constans » (*Essai sur les maladies du cœur. Discours prélim.*). Mais Bichat n'était plus, et ses écrits, dont on n'imita long-temps que la vaine phraséologie, ne devaient avoir une influence vivifiante pour la médecine et porter leurs véritables fruits que beaucoup plus tard.

Corvisart n'a laissé que peu d'ouvrages; ce sont :

Essai sur les maladies et les lésions organiques du cœur et des gros vaisseaux. Paris, 1806, in-8 ; *ibid*, 1811, in-8. Dans ces deux éditions, l'ouvrage est annoncé comme un extrait des leçons de Corvisart, publié sous ses yeux par C. E. Horeau, dont le nom n'est plus sur le titre de la 3e édition. Paris, 1818, in-8.

Nouvelle méthode pour reconnaître les maladies internes de la poitrine, par la percussion de cette cavité; par Auenbrugger; ouvrage traduit du latin et commenté par J. N. Corvisart. Paris, 1808, in-8. — Les commentaires étendus et importans qu'ajouta Corvisart à la traduction de l'opuscule d'Auenbrugger, publié en 1763, et oublié malgré la traduction qu'en avait donnée Rozière de la Chassagne en 1770, font de cet ouvrage un livre vraiment original. Auenbrugger est le premier qui sentit toute l'utilité qu'on pouvait tirer de la percussion des parois de la poitrine pour le diagnostic des organes renfermés dans cette cavité. Ce fut dans les ouvrages de Stoll que Corvisart trouva la première indication de ce moyen précieux de diagnostic, qui sans lui eût peut-être été encore long-temps perdu pour l'art. Il expérimenta le procédé d'Auenbrugger pendant vingt ans, et en fit un usage habituel devant les nombreux élèves qui suivaient ses leçons. Une aussi longue expérience donna à Corvisart l'occasion d'étendre, de modifier les premiers aperçus d'Auenbrugger, de redresser diverses erreurs dans lesquelles cet auteur était tombé, et d'ajouter des faits nouveaux à ceux qui se rattachent à sa découverte ; c'est ce qui fait l'objet des commentaires de Corvisart. Ce grand médecin, qui aurait pu si facilement composer sur ce sujet un ouvrage qui lui appartint en entier, a voulu, par un sentiment de délicatesse, conserver l'œuvre d'Auenbrugger, et lui laisser la gloire de sa belle découverte. Plusieurs commentaires sont consacrés à diverses questions de pathologie générale. On en remarque, entre autres, un curieux sur la doctrine des anciens sur les crises, que Corvisart combat par de nombreux argumens et par le témoignage de sa propre observation. Laennec a donné une excellente analyse de cet ouvrage, dans le tom. 15 du *Journ. de médecine chir. pharm.*

Corvisart avait donné en 1789 une édition de la matière médicale de Desbois de Rochefort, à la tête de laquelle est placé l'éloge de ce médecin, qu'il lut à une séance publique de la Faculté de Médecine de Paris. Il publia en 1797 une traduction des aphorismes de Stoll, sur la connaissance et la cure des fièvres ; enfin, on lui attribue l'ouvrage suivant : *Aphorismi de cognoscendis et curandis morbis chronicis, excerpti ex Hermano Boerhaave.* Paris, 1802, in-8, sans nom d'auteur ; mais les lettres J. N. C. se trouvent à la fin du *monitum* qui précède l'ouvrage.

(Dupuytren. — *Discours lu à la séance publique de la Faculté de Médecine de Paris, du 22 novembre 1821.* — Cuvier, *Éloges.* — Pariset, *Éloges. Mémoires de l'Académie royale de Médecine,* tome I. — Ferrus, *Notice historique sur Corvisart.*)

COSCHWITZ (GEORGES-DANIEL), né en 1679 à Konitz, en Prusse, fut professeur d'anatomie et de botanique à l'Université de Halle, et mourut dans cette ville en 1729. C'est à lui que cette Université doit la fondation d'un amphithéâtre d'anatomie. Coschwitz contribua beaucoup par ses ouvrages à répandre la doctrine de Stahl dont il était élève. Ce professeur est célèbre surtout par ses illusions et ses disputes en fait de découvertes anatomiques. Il prétendit avoir vu et décrit le premier des valvules dans les uretères, et avoir découvert un conduit salivaire qui, des glandes sublinguales et sous-maxillaires, et d'autres glandes, viendrait s'ouvrir par un grand nombre de rameaux à la surface de la langue. Heister, Walther et Duverney combattirent l'existence de ce conduit, et Haller démontra, d'après la pièce même préparée par l'auteur de la découverte, que celui-ci avait pris des veines pour des conduits salivaires. On a de Coschwitz :

Æger hæmoptisi laborans. Diss. Halle, 1699, in-4; *ibid.*, 1705, in-4; *ibid.*, 1715, in-4.

Introductio in chirurgiam rationalem. Halle, 1722, in-4; Brunswick, 1755, in-4.

De valvulis in ureteribus repertis, diss. Halle, 1723, in-4.

De ductu salivali novo. Halle, 1724, in-4.

De parturientium declinatione supina pro facilitando partu inutili. Halle, 1725, in-4.

De sphacelo senum. Halle, 1725, in-4.

Organismus et mechanismus in homine vivo obvius et stabilitus. Leipsick, 1725, in-4; *ibid.*, 1745, in-4. —C'est dans cet ouvrage principalement que Coschwitz a exposé et défendu les opinions de Stahl; mais il n'est pas rigoureusement fidèle au système des mouvemens toniques de l'organisme, qu'il cherche à concilier avec le mécanisme en admettant l'existence du fluide nerveux.

De studii anatomici præstantiâ et utilitate oratio. Halle, 1727, in-4.

De trepanatione. Halle, 1727, in-4.

De hypopio. Halle, 1728, in-4.

Continuatio observationum de ductu salivali novo. Halle, 1729, in-4.

Collegium de gravidarum, et puerperarum, necnon de infantium recens-natorum regimine et affectibus. Schweidnitz (Leipsick, *Haller*), 1732, in-4.

(Haller, *Bibl.*—Portal.—Sprengel.)

COSTA (Christophe da), d'origine portugaise, mais né dans une colonie d'Afrique, se rendit célèbre par ses travaux, ses longs voyages, et les aventures qu'il éprouva parmi les nations sauvages qu'il visita et qui le retinrent long-temps captif. Il pratiqua la médecine à Burgos, dans la Vieille-Castille, et finit par mener, sur ses vieux jours, la vie d'un solitaire. Il publia les ouvrages suivans :

Tratado de las drogas, y medicinas de las Indias orientales. Burgos, 1578, in-4. Trad. en latin, et abrégé par Charles de l'Écluse, et publié avec les *Exotica* de ce dernier. Anvers, 1582, in-8; séparément, *ibid.*, 1593. — L'Écluse en supprima les planches comme trop mauvaises. Son recueil fut traduit en français par Antoine Colin. Lyon, 1619, in-8.— Cet ouvrage est loin d'être remarquable comme production originale : Garsia de Orta en a fourni la plupart des matériaux.

Discurso del viage de las Indias orientales, y lo que se navega por aquellas partes. Burgos. — Da Costa publia en outre divers ouvrages de piété.

(Nic. Antonio, *Biblioth. hispan. nov.*)

COSTE (Jean-François), né le 14 juin 1741 à Ville, près de Nantua, dans le département de l'Ain, où son père exerçait la médecine, fit ses humanités à Lyon, et vint ensuite à Paris pour s'y livrer aux études médicales. Après quatre années de séjour, il alla prendre le grade de docteur à Valence en 1763. Il retourna alors dans son pays natal, où il fut chargé immédiatement du traitement d'une épidémie qui désolait le pays de Gex. Ce fut à cette occasion qu'il se fit connaître honorablement de Voltaire, qui plus tard, en 1769, lui fit obtenir la place de médecin de l'hôpital militaire de Versoy. Depuis cette époque, Coste parcourut tous les grades et toutes les vicissitudes de la médecine militaire. Il fut successivement médecin des hôpitaux de Nancy, de Bouillon et de Calais; puis fut chargé du service médical de l'armée envoyée aux États-Unis dans la guerre de l'indépendance. A son retour, il devint premier médecin consultant des camps et armées, inspecteur des hôpitaux de l'Ouest; enfin, en 1788, premier médecin des armées et membre du conseil de santé. Il remplit encore ces fonctions sous le gouvernement républicain. Quelques années auparavant, en 1790, Coste avait été porté à l'importante et périlleuse place de maire de Versailles. Il y montra un zèle et une énergie peu commune pendant les deux années qu'il l'occupa. En 1796, il obtint le titre de médecin en chef des Invalides. Les événemens politiques l'arrachèrent encore à cette retraite. Depuis 1803 jusqu'en 1807 il fut à la tête du service médical des armées qui firent les célèbres campagnes d'Allemagne. Les fatigues ayant altéré sa santé déjà affaiblie par les années, il rentra en France. Une affection de poitrine qui minait sourdement sa constitution, mit fin à son existence le 8 novembre 1819. J.-F. Coste ne fut pas un homme de premier ordre; les écrits nombreux qu'il a laissés sont assez obscurs; mais dans ceux qui concernent la carrière qu'il a parcourue, il a consigné des vues utiles; ce sont :

Lettre à M. Joly sur l'épidémie de Colonges, au pays de Gex. Gex, 1763, in-8.

Essai sur les moyens d'améliorer la salubrité du séjour de Nancy. Nancy, 1773, in-8.—Mémoire couronné par l'académie de Nancy.

Du genre de philosophie propre à l'étude et à la pratique de la médecine. Nancy, 1774, in-8.

Essai botanique, chimique et pharmaceutique sur les plantes indigènes substituées avec succès à des végétaux exotiques. Nancy, 1776, in-8 ; Paris, 1793, in-8.—Travail exécuté de concert avec Willemet, et couronné par l'Académie de Lyon.

De antiquá medicá philosophiá orbe novo adaptandá. Leyde, 1780, in-8.

Mémoire sur l'asphyxie. Philadelphie, 1780, in-8.

Du service des hôpitaux militaires ramené aux vrais principes. Paris, 1791, in-8. — L'auteur s'élève avec force contre le système des infirmeries régimentaires, et contre la suppression des hôpitaux militaires permanens.

Avis sur les moyens de conserver et de rétablir la santé des troupes à l'armée d'Italie. Paris, 1796, in-8.

Vues générales sur les cours d'instruction dans les hôpitaux militaires. Paris, 1796, in-8. — Ces vues ont été adoptées en 1814 par le gouvernement.

Compendium pharmaceuticum militaribus gallorum nosocomiis in orbe novo boreali adscriptum. Newport, 1800, in-12.

De la santé des troupes à la grande armée. Augsbourg, 1806, in-12. — Publié conjointement avec Percy.

Notice sur les officiers de santé de la grande armée, morts en Allemagne depuis le 1er vendémiaire an xiv jusqu'au 1er février 1806. Augsbourg, 1806, in-8.

Coste a traduit du latin la philosophie des corps organisés de Necker, et de l'anglais les œuvres de Méad. Il a rédigé l'article *Hôpital* pour le Dictionnaire des Sc. méd.; il est encore l'auteur de quelques brochures purement littéraires.

(Jourdan, *Biog. méd.* — Regnault, *Notice*, Journ. univ. des sciences méd., t. XVI.)

COSTE (Urbain), petit-fils du précédent, naquit à Amiens, et mourut à Paris en 1828, à l'âge de trente-cinq ans. Le vœu de son aïeul, plus que son goût, le porta à embrasser la carrière de la médecine, à laquelle il s'était préparé par des études littéraires fortes et brillantes. La position de ce même aïeul, dans les premiers postes de la médecine militaire, détermina sans doute aussi la direction que prit U. Coste. Il fut professeur à l'hôpital militaire d'instruction de Lille, et fit la campagne d'Espagne, en 1825, en qualité de médecin ordinaire d'armée. Il a publié des observations médicales sur cette campagne, dans le *Recueil des mémoires de médecine militaire.* Peu de temps avant sa mort, il avait été nommé médecin à l'hôtel royal des Invalides. U. Coste n'a pas fait d'ouvrages étendus ou importans, mais il a droit à être mentionné comme l'un des critiques les plus distingués de notre époque. Les nombreux articles qu'il a insérés dans la *Bibliothèque médicale*, dans le *Journal universel des sciences médicales*, et même dans le *Journal des Débats*, sont remarquables par l'élégance et la vigueur de style, par une dialectique serrée et une couleur philosophique des plus élevées, mais aussi portant trop souvent l'empreinte d'un esprit sophistique qui se plaît aux paradoxes. La teinte mélancolique de son caractère s'est réfléchie sur ses écrits, et sa critique, souvent acerbe, alla quelquefois jusqu'à l'intolérance, lorsqu'il s'agit de matières où se trouvaient compromises la spiritualité de l'âme et la religion, qu'il fit profession de défendre toute sa vie. Il fut un des jeunes médecins qui soutinrent avec le plus de vigueur, et dans toutes ses conséquences logiques, le système de l'irritation, de M. Broussais. Toutefois, il en abandonna le principe le plus général; celui par lequel *on doit reconnaître l'identité des propriétés, des forces de la matière vivante, avec cette matière elle-même,* par lequel on ne doit introduire dans la physiologie *que des mots qui représentent des réalités positives;* principe qu'il adopte, dans ce termes mêmes, quand il s'agit des phénomènes organiques ordinaires, mais qu'il rejette lorsqu'il s'agit de ceux de l'entendement. U. Coste préparait les matériaux d'une philosophie médicale, et une traduction d'Hippocrate, dont il a laissé des fragmens : on ne peut que regretter la perte de travaux de cette importance, entrepris par un homme d'un esprit aussi supérieur.

COSTEO (Jean), natif de Lodi, professa la médecine avec distinction à Turin et à Bologne pendant la seconde moitié du seizième siècle. Les écrits nombreux qu'il a laissés attestent beaucoup d'érudition. Costeo mourut à Bologne en 1603. Voici la liste de ses ouvrages :

De venarum mesaraïcarum veteris opinionis confirmatio adversùs eos qui chyli in jecur distributionem fieri negant per mesaraïcas venas. Venise, 1565, in-4.

De universali stirpium naturâ, lib. II. Venise, 1578, in-4; Turin, 1580, in-4. — Dans cet ouvrage, Costeo ne fait pas preuve de connaissances approfondies en botanique.

Quod ex arte coriariorum aer infici possit. Venise, 1580....

Disquisitionum physiologicarum in primam primi canonis Avicennæ sectionem libri tres. Bologne, 1589, in-4.

Adnotationes in Avicennæ canonem cum novis aliquibus observationibus, quibus principum philosophorum et medicorum dissensus et consensus indicantur. Venise, 1595, in-fol.

De facili medicina per seri et lactis usum, lib. III. Bologne, 1596, in-4; Pavie, 1604, in-4.

De igneis medicinæ præsidiis, lib. II. Venise, 1595, in-4. — Cet ouvrage présente un résumé très-bien fait de l'histoire des divers caustiques et de leur application, d'après les auteurs grecs et arabes. Costeo y a joint beaucoup d'observations qui lui sont propres. Il traite des vésicatoires, des sinapismes, des agens épilatoires. Il fait mention de guérisons de hernies par les caustiques; de la cure d'une hydrocèle, obtenue par un séton pratiqué au scrotum à l'aide d'une aiguille rougie au feu; de la préservation de la peste par la cautérisation de la partie malade ; de la cautérisation du crâne dans l'apoplexie; d'un exemple de guérison de manie par la cautérisation syncipitale; d'une amaurose survenue par la chute d'une tuile sur la tête du malade.

In J. Mesuæ simplicia et composita et antidotarii novem posteriores sectiones adnotationes. Venise, 1602, in-fol.

De potu in morbis in quo de aquis vino atque omni factitio potu in universum, atque de privato in singulis morborum generibus eorum usu disseritur. Pavie, 1604, in-4; Venise, 1604, in-4.

De humani conceptûs formatione, motûs et partûs tempore. Pavie, 1604, in-4.

Miscellanearum dissertationum decas olim à J. Francisco filio, nunc emendatior edita. Pavie, 1653, in-12.

(Haller, *Biblioth. med. pract.* — *Bibl. anat.* — *Bibl. chirurg.* — Eloy, *Dict. histor.*)

COTUGNO (Dominique) naquit à Ruvo, ville du royaume de Naples, le 3 décembre 1736. Ses parens, malgré leur modique fortune, ne négligèrent rien pour son éducation, et favorisèrent de tous leurs moyens le goût décidé qu'il avait pour l'étude des sciences; ses progrès furent rapides, et à dix-sept ans son père l'envoya à Naples pour étudier la médecine. De nouveaux succès attendaient Cotugno dans cette nouvelle carrière; une année n'était pas encore écoulée, lorsqu'il fut reçu au concours (le 21 septembre 1754) aide de clinique dans le grand hôpital des incurables, où l'année suivante on lui conféra la chaire de chirurgie. Peu après parurent ses importantes recherches sur l'oreille interne : elles l'avaient conduit à découvrir le nerf que Scarpa décrivit plus tard sous le nom de naso-palatin. On connait ses observations remarquables sur la névralgie sciatique, sur le siége immédiat de la variole, sur le galvanisme, phénomène dont il pressentit l'existence, etc. A vingt-cinq ans, Cotugno fut nommé professeur d'anatomie à l'Université royale des études; il remplit cette place avec le talent supérieur que ses travaux précédens avaient déjà décelé. Cotugno était membre de la plupart des sociétés savantes de son temps, recteur de l'Université royale et président de l'Académie royale des sciences de Naples, proto-médecin du royaume des Deux-Siciles, etc., lorsqu'il succomba le 6 octobre 1818, ayant donné au public les ouvrages dont les titres suivent :

De aquæductibus auris humanæ internæ dissert. anatomica. Naples, 1760, in-8, avec planches; Vienne, 1774, in-12; réimprimé dans la *Collection de thèses* de Sandifort, t. 1. — C'est dans cette dissertation que Cotugno a consigné sa découverte de la lymphe du labyrinthe, et qu'il a donné la première explication rationnelle des usages du limaçon, du vestibule et des canaux demi-circulaires.

De ischiade nervosá commentarius. Naples, 1765, in-8, fig.; Vienne, 1770, in-12; Naples, 1779, in-8, avec des additions et 4 pl.; réimprimé dans la *Collection de thèses* de Sandifort, t. II, p. 411 et suiv.—Dans ce travail, comme dans le précédent, Cotugno se montre habile anatomiste : il décrit presque tout ce que M. Magendie a observé dans ces derniers temps sur le liquide céphalo-rachidien; il fait connaître le procédé qu'il faut suivre dans l'autopsie pour observer ce fluide, dont il avait constaté l'existence sur des animaux vivans. Cotugno pense que le liquide céphalo-spinal est produit par les capillaires artériels, et absorbé par les radicules veineuses correspondantes; que sa quantité est augmentée par celui des ventricules cérébraux qui peut s'écouler dans la gaine rachidienne par le canal de Sylvius, et le quatrième ventricule; qu'il y a ainsi communication et identité entre le liquide crânien et le liquide rachidien.

De sedibus variolarum syntagma. Naples, 1769, in-8, fig.; Vienne, 1771, in-8, fig.; Louvain, 1786.

Dello spirito della medicina ragionamento academico. Naples, 1783, in-8.

On trouve de Cotugno une lettre sur l'épidémie qui régna à Naples en 1764, adressée à Michel Sarcone, dans l'*Istoria raggionata dei mali osservati in Napoli, etc.,* de ce dernier.

Indépendamment de quelques discours académiques, Cotugno a laissé plusieurs travaux manuscrits : tels sont des Notes sur Celse; la narration de ses voyages en Italie et en Allemagne; des Institutions d'anatomie, de physiologie et de pathologie; une Nosologie médico-chirurgicale; un Traité des maladies des femmes; l'Observation d'un anencéphale qui a vécu douze jours; l'exemple d'un œuf de pigeon sauvage qui contenait dans son intérieur un autre œuf; une Série d'observations pour faire suite à celles de Morgagni sur le siége et les causes des maladies; une dissertation intitulée : *De plexu plectiformi auris humanæ,* dans laquelle Cotugno cherche à expliquer le frisson et l'horripilation qu'on éprouve quand l'oreille est désagréablement affectée par un son aigu comme celui de la lime sur le fer. Suivant lui, le nerf accessoire de Willis, en faisant communiquer le plexus acoustique avec la moelle épinière, est la source de ce phénomène.

(Magliari, *Elogio istorico di domenico Cotugno.* Naples, 1823, in-8.— Bidault de Villiers, *Notice,* dans le *Journ. compl. du Dict. des sc. méd.,* t. 16, p. 188.—Desgenettes, *Notice,* même Journ.; t. 23, p. 128.

COUILLARD (Joseph), qu'on a pris l'habitude de nommer *Covillard,* chirurgien de Montélimart avant le milieu du dix-septième siècle, jouit de son vivant de la réputation d'un grand opérateur et d'un très-habile lithotomiste, et a laissé celle d'un bon et judicieux observateur. On lui doit les ouvrages suivans :

Le Chirurgien opérateur. Lyon, 1633, in-12, 136 pp.; *ibid.,* 1640, in-12.

Observations iatro-chirurgiques, pleines de remarques curieuses et d'événemens singuliers. Lyon, 1639, in-12; Strasbourg, 1791, in-8, 2 pl. — On trouve dans cette édition, outre une préface étendue et un grand nombre de notes de l'éditeur Thomassin, un Mémoire de Saucerotte sur l'histoire de la lithotomie. On a voulu attribuer à Couillard l'honneur d'avoir inventé la taille latéralisée; mais si l'on veut faire remonter l'origine de cette opération à une époque antérieure au frère Jacques, c'est à Franco qu'il faut remonter, car il en avait plus approché que qui que ce soit.

COURCELLES (Corneille David de), anatomiste hollandais, s'est fait connaître par la publication des ouvrages suivans :

Icones musculorum plantæ pedis eorumque descriptio. Leyde, 1739, in-4; *ibid.,* 1766, in-4. — L'auteur indique dans sa préface les particularités anatomiques qu'il a mieux vues que ses prédécesseurs. Nous citerons celle relative aux gaines que l'anévrose plantaire fournit à tous les muscles de cette région. Quant aux planches, l'auteur avait pris pour modèle celles qu'Albinus avait publiées sur les muscles de la main, mais il n'en a pas égalé la beauté.

Icones musculorum capitis. Leyde, 1743, in-4...

Ces planches sont belles, et parfaitement bien gravées. Le texte est écrit en hollandais.

COURCELLES (Étienne CHARDON DE), né à Reims, et mort à Brest, en 1780, où il était chirurgien de la marine, a laissé les ouvrages suivans :

Manuel de la saignée. Paris, 1746, in-12 ; Brest, 1763, in-12.

Abrégé d'anatomie. Brest, 1751, in-12 ; Paris, 1753, in-8.

Manuel des opérations de chirurgie pour l'instruction des élèves chirurgiens de la marine de l'école de Brest. Brest, 1756, in-8.

Elixir américain, ou le Salut des dames par rapport à leurs maladies particulières. Châlons, 1771, in-8 ; 5ᵉ édit., Châlons, 1787, in-12.

Manuel des dames de charité, ou Formules de remèdes faciles à préparer, en faveur des personnes charitables qui soignent les pauvres des villes et des campagnes, avec des remarques sur le traitement des maladies les plus ordinaires et un abrégé de la saignée. Nouv. édit. revue et augmentée par J. Caparon. Paris, 1816, in-8. — Cet ouvrage, qui eut de nombreuses éditions, fut publié d'abord par Chardon en 174...

Mémoire sur le régime végétal des gens de mer. Ouv. posth., publié par le chevalier de La Coudraye. Nantes, 1780, in-8.

Chardon de Courcelles fut l'éditeur des trois premiers volumes du *Tractatus de materiâ medicâ* de Geoffroy (Paris, 1741).

(Haller. — Quérard, *France litt.*)

COURTIAL (Jean-Joseph), conseiller médecin ordinaire du roi, et professeur d'anatomie à Toulouse, a publié :

Nouvelles observations anatomiques sur les os, sur leurs maladies extraordinaires, et sur quelques autres sujets. Paris, 1705, in-12 ; Leyde, 1709, in-8. — Parmi les observations curieuses que renferme ce volume, nous citerons celle d'un fœtus trouvé hors de la matrice, dans le ventre de sa mère : il y était, sans aucun doute, passé par une déchirure du vagin, bien que Courtial ne s'en soit pas douté, et ait pris le fait pour une grossesse extra-utérine.

Courtial a fait insérer dans le *Journal des Savans* plusieurs observations ; on lui doit en outre la traduction de l'ouvrage suivant :

Dissertation physique sur les matières internes qui altèrent la pureté de l'air de Madrid. Trad. de l'espagnol, de Jean-Baptiste Juanini. Toulouse, 1685, in-12.

COURTIN (Germain), docteur-régent de la Faculté de Paris, reçu en 1576, professa dans les écoles de médecine l'anatomie et la chirurgie, de 1578 à 1587. Ce furent ses démarches qui suscitèrent l'arrêt par lequel il fut défendu au lieutenant criminel et aux maîtres de l'Hôtel-Dieu de livrer des cadavres à qui que ce fût, sinon à la requête du doyen de la Faculté, et qui ne permit plus aux chirurgiens de faire de l'anatomie qu'en présence et sous la direction d'un docteur de la Faculté. C'est là pour Courtin un titre assez peu honorable de célébrité, et c'est pourtant celui qui lui a valu toute sorte d'éloges de la part de Riolan et de tous les défenseurs zélés des droits et priviléges de la Faculté. Un chirurgien, nommé Binet, publia, long-temps après sa mort, les leçons que Courtin avait faites pendant dix années.

Leçons anatomiques et chirurgicales de feu M° Germain Courtin, dictées à ses écoliers étudiant en chirurgie, depuis l'année 1578 jusqu'à 1587. Recueillies, colligées et corrigées par Étienne Binet. Paris, 1612, in-fol.; ibid., 1616, in-fol.; Rouen, 1656, in-fol. — Ouvrage volumineux, dans lequel on ne trouve rien qui soit propre à l'auteur. L'anatomie est tirée de Galien, et la chirurgie, des Grecs et des Arabes.

COUTOULY, reçu à l'ancien Collége de chirurgie de Paris, conseiller de l'Académie royale de chirurgie, membre de la Société de médecine de Paris, xerçait avec distinction l'art des accouchemens à la fin du dernier siècle et au commencement de celui-ci. On a de lui un recueil de mémoires qu'il avait lus à différentes époques à la Société de médecine, et qui sont insérés pour la plupart dans le *Journal général de médecine.* Voici le titre de ce recueil :

Mémoires et Observations sur divers sujets relatifs à l'art des accouchemens, avec description de plusieurs instrumens. Paris (sans date), 1807, in-8, XXI-187 pp. fig. — Ce recueil contient plusieurs Mémoires sur divers instrumens, tels que forceps, crochets, perce-crâne, pelvimètre, etc. — Une Observation d'opération césarienne, suivie de mort. — Une Observation de symphyséotomie. — Une Observation de rupture de la partie centrale du périmée, par laquelle un enfant vivant, et à terme, est sorti. — Un Mémoire sur la possibilité, et même la nécessité, d'aller quelquefois saisir avec le forceps une tête au-dessus du détroit supérieur, et d'amener l'enfant vivant, quand l'utérus ne peut l'expulser. — Mémoire sur cette question : « Est-il » des cas pour lesquels, lorsque le » bras d'un enfant est hors de la vulve » jusqu'à l'épaule, on doive avoir re- » cours soit à l'incision des bords de » l'orifice de la matrice, soit à l'am- » putation du membre ? » Coutouly pense qu'il est des cas où l'amputation du membre est le seul moyen de terminer l'accouchement: il l'a pratiquée une fois.

COWARD (GUILLAUME), né à Winchester en 1656 ou 1657, fit ses études à Oxford, et s'y fit recevoir docteur en médecine en l'année 1687. Il exerça d'abord sa profession à Northampton; de là il se rendit, vers 1693, à Londres, où il se fixa. Là il publia divers ouvrages métaphysiques et théologiques d'une grande hardiesse, qui furent condamnés à être brûlés publiquement par le bourreau, comme contraires à la doctrine de l'église anglicane, et tendant à renverser la religion chrétienne, Malgré cela, il continua à professer les mêmes opinions, et les soutint fermement contre de nombreux adversaires. Il paraît cependant que ces circonstances le déterminèrent à quitter la capitale. On ne sait pas précisément où il résida après en être sorti : on n'en entendit plus parler pendant douze ans. En 1718, il était à Ipsavich, où il est probablement mort vers 1725, époque à laquelle son nom ne se trouve plus sur la liste du Collége des médecins de cette ville. Ses ouvrages ont pour titre :

De fermento volatili nutritio conjectura rationalis, quá ostenditur spiritum volatilem oleosum è sanguine suffusum, esse verum ac genuinum concoctionis ac nutritionis instrumentum. Londres, 1695, in-8.

On acid and alkali. Londres, 1698, in-8 (mentionné par Haller seul).

Second thought concerning human soul, etc. Pensées sur l'âme humaine, démontrant que les notions de l'âme comme substance spirituelle et immortelle unie au corps humain, est une pure invention du paganisme, et est contraire aux principes de la philosophie, de la raison et de la religion. Londres, 1702, in-8; *ibid,,* 1704, in-8, avec un nouveau traité intitulé: *The just scruting; or a serious inquiry into the modern notions of the soul.*

Further thoughts concerning human soul, in defense of second thoughts. Londres, 1703, in-8.

The grand essay, or a vindication of reason and religion againts the impostures of philosophy, etc. Défense de la raison et de la religion contre les impostures de la philosophie, prouvant que l'existence de toute substance immatérielle est une erreur philosophique, et est impossible à concevoir; que toute matière a originairement créé en elle un principe de mouvement propre intérieur; que la matière et le mouvement doivent être considérés comme la cause fondamentale de la pensée chez l'homme et chez les animaux. Londres, 1704, in-8, avec la réfutation de la psycologie de Broughton, qui avait attaqué son premier ouvrage.

Ophthalmiatria. Londres, 1706, in-8. Cet ouvrage a été vivement critiqué, particulièrement par Wolhouse.

Remediorum medicinalium tabula generalis tàm compositorum quàm simplicium. Londres, 1704, in-12; *ibid.,* 1710.

Coward a en outre publié divers ouvrages de littérature et de poésie, dont quelques-uns ne sont pas indignes d'estime.

(A. Chalmers.—R. Watt.—Haller.)

COWPER (GUILLAUME), anatomiste et chirurgien célèbre, naquit en 1666, près d'Alresford, dans le comté de Hampshire. Il pratiqua la chirurgie à Londres. Il était très-versé dans l'anatomie comparée et dans l'art des injections. Il dessinait très-habilement. Un travail trop assidu, et des veilles continuelles, altérèrent sa santé. A la suite d'une affection asthmatique, il fut atteint d'une hydropisie, qui l'enleva le 8 mars 1709. Les ouvrages que l'on doit à Cowper sont :

Myotomia reformata, or a new administration of all the muscles of the human body. Londres, 1694, in-8. Avec une introduction sur le mouvement musculaire, et quelques additions, par Mead. Londres, 1724, in-fol., fig.—Cet ouvrage, qui n'est pas comparable à celui d'Albinus, est cependant supérieur à tout ce qu'on avait jusqu'alors publié dans le même genre. Les planches sont d'un dessin élégant, mais quelquefois incorrect.

The anatomy of human bodies. Anatomie du corps humain. Oxford, 1698, in-fol., fig.; revu par Albinus, Leyde, 1737, in-fol.; traduit en latin, par W. Dundas. Leyden, 1730, in-fol.; Utrecht, 1750, in-fol. — On trouve dans cet ouvrage de nombreuses et intéressantes observations de chirurgie. Les planches qui le constituent en grande partie, ne sont autres que celles de Bidloo; sur 114 figures, sept seulement appartiennent à Cowper, qui avait fait acheter en Hollande 300 exemplaires des planches de Bidloo, auxquelles il fit ajouter à la main très-adroitement des renvois au texte qu'il publiait, et qui lui appartient. C'est ce plagiat que Bidloo a démontré dans un écrit, auquel Cowper répondit par un pamphlet intitulé:

Vindiciæ seu responsum ad God. Bidloo. Londres, 1701, in-fol.

Descriptio glandularum ductumque earum excretoriorum, cum fig; avec la réponse à Bidloo. Londres, 1702, in-4. — L'auteur y décrit les glandes de l'urètre, qui portent son nom, et dont on lui attribue à tort la découverte, puisqu'elles avaient été signalées par Méry en 1684, et suivant Bianchi, par Laurent Terreanus, en 1698 et 1699.

Cowper a inséré dans les *Transactions philosophiques* un grand nombre de mémoires d'anatomie, de physiologie et de chirurgie; entr'autres: sur la chylification, 1696, abrégé, t. IV, 81; sur la suture du tendon d'Achille, *ibid.*, numéro 376; description des extrémités des artères, et du mode de passage du sang des artères dans les veines, observé au microscope.

(Chalmers.— Haller.—R. Watt.)

COYTTAR (JEAN), né à Loudun, se fit recevoir médecin à Poitiers, où il demeura d'abord quelques années. Il quitta cette ville pour retourner dans sa patrie, où il resta jusqu'en 1577, qu'il revint à Poitiers pour y occuper la place de doyen de la Faculté, vacante par la mort de François Pidoux. Il mourut lui-même dans cette ville en 1590. Coyttar fut un homme savant et un habile observateur; ses ouvrages en font foi. En voici les titres :

De febribus purpuratis epidemicis quæ anno 1557 vulgatæ sunt liber. Poitiers, 1578, in-4, 367 pp., *præf. ind.* — C'est un des premiers modèles

nosographiques de la médecine moderne.

*Discours sur la coqueluche et autres
maladies populaires qui ont eu cours à*
Poitiers en 1580. Poitiers, in-8, sans
date.

(Dreux du Radier, *Bibliot. hist. du
Poitou.*)

CRAANEN (Théodore) pratiqua la médecine dans le dix-septième siècle, d'abord à Duisbourg, puis à Nimègue ; enfin à Leyde,
où il enseigna pendant dix-huit ans. Frédéric-Guillaume, électeur
de Brandebourg, le nomma son conseiller premier médecin, titre
qu'il conserva jusqu'à sa mort arrivée le 27 mars 1688. Craanen,
zélé cartésien, professa le système de Sylvius ; mais il rejetait les
différentes fermentations, qu'il remplaçait par les changemens de
forme des particules. Il s'éleva, comme l'école de Sylvius, avec violence, contre la doctrine des crises. On a de lui :

De calculo renum et vesicæ. Leyde,
1676, in-4.

De intemperie frigidâ. Utrecht,
1676, in-4.

*Oratio funebris in obitum Arnoldi
Syen.* Leyde, 1679, in-4.

OEconomia animalis, Gand, 1685,
in-8 ; Amsterdam, 1703, in-12.

*Lumen rationale medicum, seu
praxis medica reformata.* Middelbourg, 1686, in-4 ; Leyde, 1689, in-4,
sous le titre suivant : *Observationes
quibus emendatur et illustratur Henrici
Regii praxis medica, medicationum
exemplis demonstrata.*

*Observationes quibus Danielis Sen-
nerti de auxiliorum materiâ institutionum liber emendatur.* Leyde, 1687,
in-12.

*Tractatus physico-medicus de ho-
mine, in quo status ejus tàm naturalis
quàm præternaturalis, quoad theoriam
rationalem mechanicè demonstratur.*
Leyde, 1689, in-4. Publié par Th.
Schoon, médecin de La Haye. Naples,
1722, in-8, 2 vol. — L'*OEconomia
animalis* (Amsterdam, 1703, in-12)
est l'abrégé de cet ouvrage.

De epilepsiâ. Diss. Francfort-sur-
l'Oder, 1690, in-8.

Observationes medicæ. Leyde, 1693,
in-12.

Les divers ouvrages de Craanen ont
été recueillis et publiés à Anvers, 1689,
in-4, 2 vol.

(Haller. — Éloy. — Sprengel. —
Biogr. univ.)

CRANTZ (Henri-Joachim-Népomucène), né à Luxembourg,
le 24 novembre 1722, fit ses études à Vienne, où il reçut le doctorat
en 1750, puis vint se perfectionner à Paris dans l'art des accouchemens, aux frais de l'impératrice, et alla ensuite à Londres étudier
sur les lieux la chirurgie anglaise. De retour à Vienne, il fut nommé
d'abord professeur d'accouchemens, puis professeur d'institutions
physiologiques et de matière médicale, dans l'Université impériale.
Il donna sa démission en 1774, et se retira dans les environs de

Vienne. Crantz était membre de l'Académie des Curieux de la nature, et d'autres sociétés savantes. Ses ouvrages sont nombreux.

Diss. de curatione hippocratica, naturâ monstrante viam. Vienne, 1750, in-4.

Einleitung in eine wahre und gegründete Hebammenkunst. Introduction aux vrais principes de l'art des accouchemens. Vienne, 1756, in-8, 10 feuilles. — L'auteur se montre pénétré des principes de Levret, dont il avait été le disciple.

Commentarius de rupto in partus doloribus utero. Leipsick, 1756, in-8; Naples, 1776, in-8.

Commentatio de instrumentorum in arte obstetriciâ historiâ, utilitate, et rectâ ac præposterâ applicatione. Dans le tom. I des *Nova acta nat. cur.* Nuremberg, 1757. — Réimp. dans le tom. III des *Diss.* recueillies par Wasserberg.

Num in pulmone præviæ fiant humorum secretiones? Vienne, 1759, in-4.

An condensetur in venis pulmonalibus sanguis? Vienne, 1759, in-4.

D. IV an merito damnanda in officinis multa? An dispensatoria corrigenda? Vienne, 1759-60, in-4.

D. II. Quid veri in sententiâ Stahlianâ ratione animæ? Vienne, 1760, in-4.

Adversaria de præcipuis artis obstetriciæ auxiliis. Leipsick, 1760, in-4.

An plantarum officinalium, etiam aliarum, recepta nomina recte mutentur. Vienne, 1760, in-4.

Solutiones difficultatum circâ cordis irritabilitatem. Vienne, 1761, in-8.

Materia medica et chirurgica, juxtà systema naturæ digesta. Vienne, 1762, in-8, 3 vol.; *ibid.*, 1766, in-8, 3 vol.; Louvain, 1772, in-8, 3 vol. — Cullen trouvait trop peu de critique dans cet ouvrage; mais la critique est bien difficile en matière médicale, et le livre de Crantz est certainement un livre utile.

Stirpium austriacarum fascicul. I-III. Vienne, 1762-67, in-8; *ibid.*, 1786, in-4, sans le 1er.

Stirpium austriacarum, part. I-II. Vienne, 1769, in-4. — C'est l'ouvrage précédent augmenté, plus trois nouveaux fascicules.

Classis umbelliferarum emendata. Vienne, 1767, in-8.

Lettre à M. Tissot, au sujet de sa dispute avec M. de Haen. Vienne, 1763, in-8.

Primæ lineæ institutionum botanicarum. Leipsick et Vienne, 1767, in-8.

Institutiones rei herbariæ juxta nutum naturæ digestæ. Vienne, 1766, in-8, 2 vol.

De duobus arboribus Dracoflis botanicorum, duorumque novorum generum constitutione. Vienne, 1768, in-4. max.

Classis cruciferarum emendata in necessarium rei herbariæ supplementum. Vienne, 1769, in-8.

Examinis chemici doctrinæ Meyerianæ de acido pingui et Blackianæ de aere fixo, respectu calcis rectificatio. Vienne, 1770, in-8.

De aquis medicatis principatus transylvaniæ. Nice, 1773, in-8.

Analyses Thermarum Herculanarum, Daciæ, Trajani, et celebriorum Hungariæ, 1773, in-8.

Gesundbrunnen der Osterreichis-

chen monarchie. Eaux minérales de la monarchie autrichienne. Vienne, 1777, in-4.

Crantz a en outre inséré un assez grand nombre d'observations dans les *Mém. de l'Acad. des Curieux de la nature.*

(Hamberger et Meusel, *das gelehrte Teutschland.* — Haller. — *Comment. de rebus in med. gest.*)

CRASSO (Jules-Paul), natif de Padoue, occupa avec distinction une chaire de médecine dans l'Université de cette ville; mais c'est à sa connaissance approfondie des langues anciennes qu'il doit d'être cité dans l'histoire de la médecine. Il a traduit avec fidélité, et souvent avec élégance, différens ouvrages grecs, entre autres le traité d'Hippocrate sur les purgatifs; les huit livres d'Arétée sur les causes, les signes et le traitement des maladies aiguës et chroniques; la description des parties du corps humain par Théophile; leur dénomination par Rufus d'Éphèse; quelques parties des écrits de Palladius; des fragmens de Galien. Crasso mourut à Padoue en 1574, laissant les ouvrages suivans, indépendamment des traductions estimées que nous venons de mentionner:

Meditationes in theriacam et mithridaticum antidotum. Venise, 1576, in-4. — Il composa cet ouvrage de concert avec Addo et Turrisani.

Mortis repentinæ examen, cum brevi methodo præsagiendi et præcavendi omnes qui subeunt ejus periculum. *Modène, 1612, in-8.*

(Haller. — Éloy.)

CRATO DE CRAFFTHEIM (Jean), dont le nom de famille était Crafft, naquit le 20 novembre 1519 à Breslau. Les dispositions qu'il montra dans ses premières études engagèrent le Sénat de cette ville à lui fournir les moyens d'aller à Wittemberg. Là, il étudia les belles-lettres sous Mélanchton; et la théologie sous Luther, dont il fut même pendant six ans le commensal. Aussi conserva-t-il toute sa vie une grande vénération pour cet illustre réformateur, et fut-il toujours attaché à sa doctrine. Néanmoins, Crato ne se sentant pas appelé à la carrière de la théologie, embrassa, de l'avis même de Luther, et avec le consentement du Sénat de Breslau, l'étude de la médecine. Il alla à Leipsick, où il se lia intimement avec Camerarius; puis il se rendit en Italie, où les sciences étaient plus cultivées qu'en aucun autre endroit de l'Europe. Il suivit les leçons de divers professeurs célèbres de cette contrée, particulièrement de J.-B. Montanus, de Vérone, dont il acquit l'amitié, et qu'il se proposa d'imiter. De retour en Allemagne, Crato exerça quelque temps la médecine à Augsbourg. La cour de Charles-Quint y était alors, à cause de la diète qui s'y tenait. Plusieurs seigneurs le consultèrent. Ce fut sans doute, avec son mérite, la cause de la fortune qui l'attendait. Crato alla ensuite se fixer dans sa ville natale, où il se maria en 1550. Il n'y resta pas long-temps ; il fut appelé à Vienne par Ferdinand Ier pour remplir la place de son premier médecin. Les deux successeurs de cet empereur, Maximilien II et Rodolphe II, lui confièrent la même charge. Il fut anobli sous le nom de *Crato de Craftheim*, et créé comte palatin, dignités et prérogatives qui, d'après la volonté de Maximilien, et contre l'usage, devaient être transmissibles à son fils. Crato mourut dans un âge assez avancé, le 9 novembre 1585, ayant joui pendant sa vie de la plus haute réputation, et ayant acquis une grande fortune. Il fut l'un des médecins du seizième siècle qui favorisèrent le plus les doctrines hippocratiques. Il a écrit :

Methodus therapeutica ex Galeni et Montani sententiâ. Bâle, 1555, in-8; *ibid.*, 1558, in-8 ; *ibid.*, 1563, in-8; Francfort, 1594, in-8; *ibid.*, 1608, in-8 ; *ibid.*, 1621, in-8.

Ordnung oder Præservation wie man sich zur Zeit der Pest verwahret, etc.; régime pour se préserver en temps de peste. Breslau, 1555, in-4 ; Nuremberg, 1585, in-4 ; *ibid.*, 1613, in-4. Trad. en latin par Martin Weinreich, et publié dans la collection de Scholtz.

Isagoge medicinæ. Venise, 1560, in-8; Hanau, 1595, in-8 : et dans la collection de Scholtz, L. VII. — C'est un abrégé de physiologie par demandes et par réponses.

In Galeni divinos libros methodi therapeuticæ perioche methodica, in quâ obscura explicata sunt et quæ reprehensionem habuerunt confirmata. Accedit demonstratio quomodo ex generali methodo exercitatio, seu singulorum morborum curatio petenda sit. Bâle, 1563, in-8.

Perioche methodica in Galeni libros de elementis, naturâ humanâ, tempe-

ramentis et facultatibus naturalibus. Bâle, 1563, in-8.; avec une lettre de Crato sur la meilleure manière de lire Galien. Hanau, 1595, in-8.

Assertio pro libello suo germanico, in quo pestilentem febrem putridam ab ea quæ à contagione oritur, latèque disseminatur, discernit. Acc. de contagione et putredine, et vera curandi et præservandi febrem contagiosam pestilentem ratione. Francfort, 1585, in-8.

Microtechne, seu parva ars medicinalis. Francfort, 1592, in-8 ; Hanau, 1609, in-8.; *ibid.*, 1646, in-8. Publié par Scholtz.

De morbo gallico commentarius; publié par Scholtz. Francfort, 1594, in-8; Hanau, 1619, in-8, et dans la collection de Scholtz.

Outre les ouvrages que nous avons mentionnés, Scholtz a inséré dans sa collection : *Consiliorum et epistolarum medicinalium libri septem,* un grand nombre de lettres et de consultations de Crato, qui traitent de divers sujets. Ce médecin a publié les consultations de J. B. Montanus avec beaucoup

d'additions ; il a été l'éditeur de plusieurs autres ouvrages du professeur italien. Enfin, il est auteur de divers opuscules purement littéraires.
(Melchior Adam. — Haller. — Sprengel.)

CRAWFORD (ADAIR) naquit en 1749, et mourut le 29 juillet 1795 à Lymington. Il avait été médecin de l'hôpital Saint-Thomas à Londres, professeur de chimie à Woolwich, et membre de la Société royale de Londres. Il est particulièrement connu par une théorie ingénieuse de la chaleur animale, qu'il a exposée dans l'ouvrage suivant :

Experiments and observations on animal heat and the inflammation of combustible bodies, beines an attempt to resolve the phenomena into a general law of nature. Londres 1779, in-8 ; *ibid.*, 1788, in-8, édit. considérablement augmentée. — L'auteur admet avec Lavoisier que la respiration, ou le changement du sang veineux en sang artériel, est la source de la chaleur animale ; mais pour expliquer la répartition d'une égale chaleur dans toutes les parties du corps, il avance que le sang artériel, ayant plus de capacité pour le calorique que le sang veineux, s'empare de ce calorique au moment de l'hématose, et qu'il le cède aux diverses parties où il circule, à mesure qu'il se charge de carbone et se transforme en sang veineux. Cette théorie a été fortement attaquée par Guill. Morgan et par Léopold Vacca-Berlinghieri.

Crawford a en outre publié dans divers recueils les Mémoires suivans : *De l'usage du muriate de baryte dans le traitement des scrofules.—De la faculté que possède le corps animal de déterminer le refroidissement.— De la matière du cancer et des fluides gazeux.* Son frère, Alex. Crawford, a publié l'ouvrage posthume qui suit :

On experimental inquiry into the effects of tonics, and other medicinal substances on the cohesion of the animal fibre. Londres, 1817, in-8.
(R. Watt. — *Biog. univ.* — *Édimb. med. and surg. Journ.*, *t. XIII.*)

CRÉGUT (FRÉDÉRIC-CHRÉTIEN) naquit à Hanau, le 13 février 1675. Reçu docteur à Bâle, en 1696, il revint dans sa ville natale, où il obtint une chaire de physique, et fut nommé conseiller, médecin aulique et physicien. La plupart des dissertations qu'il publia sont écrites avec pureté, et renferment des observations dignes d'intérêt. Crégut est mort à Hanau en 1758. Voici les titres de ses écrits :

De ægritudinibus infantum ac puerorum, earumque origine et curâ. Bâle, 1696, in-4 ; *ibid.*, 1706, in-4. — D'après la date et le lieu d'impression de cette dissertation, il est probable qu'elle est la thèse inaugurale de Crégut.

Meditatio physiologica de hominis ortu. Hanau, 1697, in-4.
Meditatio medica de transpiratione insensibili et sudore. Hanau, 1700. in-4.
Sciagraphia novi systematis medicinæ practicæ. Hanau, 1700, in-4.

De motibus corporis humani variis. Hanau, 1701, in-4.

De dysenteriá. Hanau, 1705, in-4.

De anthropologiá, ejusque præcipuis tàm antiquis quàm modernis scriptoribus. Hanau, 1737, in-4. Crégut replaça cette bibliographie anthropologique en tête de l'édition qu'il publia de la *Physiologie* de Jean Godefroy de Berger.

Crégut a encore publié en allemand deux dissertations relatives à la médecine légale dont nous donnons ici les titres d'après la *Biog. méd.*

Hœchstnœthige und abgedrungene Erhenrettung durch publicirung eines casus medici. Offenbach, 1723, in-4.

Grundliche widerlegung eines ungegruendeten facti, mutilati responsi, irrigen und nichtigen decisi, welches unter den titel : de sodomiá vor einiger zeit herousgekommen. Francfort-sur-le-Mein, 1743, in-4.

(Haller, *Bibl. med. prat.* — *Biog. univ.*)

CRELL (JEAN-FRÉDÉRIC), né à Leipsick le 6 janvier 1701, fit ses études et reçut le bonnet de docteur dans l'Université de sa ville natale, en 1732. Il fut appelé, en 1737, à Wittemberg pour y occuper une chaire de médecine. Quatre ans après, il obtint la place de professeur d'anatomie, de physiologie et de pharmacie, à Helmstaedt. Il mourut dans cette ville le 19 mai 1747, laissant un assez grand nombre de dissertations académiques et d'opuscules, dont voici les titres :

Programma : observationes in partibus corporis humani morbidis, ad illustrandam corporis sani œconomiam temerè non esse adplicandas. Wittemberg, 1733, in-4.

De valvulá venæ cavæ Eustachianá. Wittemberg, 1737, in-4.

Progr. de tumore fundo uteri adhérente. Wittemberg, 1739, in-4 ; insérée dans la *Collection de thèses* de Haller.

De motu synchrono auricularum et ventriculorum cordis. Wittemberg, 1740, in-4.

De functione partium solidarum et fluidarum. Wittemberg, 1740, in-4.

De glandularum in cæcas et apertas distinctione. Helmstaedt, 1741, in-4.

Observationes nuperæ sectionis. Helmstaedt, 1742, in-4.

De anatomes viventium necessitate. Helmstaedt, 1742, in-4.

De tumore capitis fungoso post cariem cranii enato. Helmstaedt, 1743, in-4.

De viscerum nexubus insolitis. Helmstaedt, 1743, in-4.

Dissert. sanguinis jacturam plethoram sustentare. Helmstaedt, 1748, in-4.

De causis respirationem vitalem cientibus. Helmstaedt, 1743, in-4.

Progr. de sectione puellæ gibbosæ. Helmstaedt, 1745, in-4.

De ossibus sesamoïdeis. Helmstaedt, 1746, in-4.

Crell a inséré des observations intéressantes dans les *Éphémérides des Curieux de la nature ;* telles sont les suivantes qui sont consignées dans le volume IX de cette collection. — Canal osseux très-large, résultant de l'union des apophyses clinoïdes entre elles, obs. 56. — Production osseuse dans la grande faux cérébrale, obs. 57. — Diverticule particulier annexé à l'intestin cœcum, obs. 58. — Hydatides et autres altérations de l'ovaire, obs. 59. — Membrane hymen avec un prolongement membraneux partant de l'orifice de l'urètre, et divisant le vagin en deux moitiés, obs. 61. — Autopsie d'une femme boiteuse, chez laquelle on trouva la tête des deux fémurs placée en dehors de chaque cavité cotyloïde, et fixée solidement contre l'os iliaque. Les deux ligamens ronds n'existaient pas; le fémur était plus long que dans l'état ordinaire.

(Haller, *Bibl. anat.*—*Bibl. chir.*— *Biog. med.*)

CRESCENZI ou CRESCENZO (Nicolas), médecin napolitain, a publié, au commencement du siècle dernier, deux ouvrages qui ont exercé alors, sous quelques rapports, une influence avantageuse sur la pratique de la médecine. En voici les titres :

Tractatus physico-medicus, in quo morborum explicandorum, potissimùm febrium, nova exponitur ratio: accessit de medicinâ et medico dialogus. Naples, 1711, in-4. — Dans la première partie de son livre, Crescenzo combat la théorie des fermens, à laquelle se rattachaient alors la plupart des explications physiologiques. Il s'élève ensuite avec force contre l'emploi des remèdes excitans dans le traitement des fièvres.

Raggionamenti intorno alla nuova medicina dell' acqua, coll'aggiunta d'un breve metodo di praticarsi l'acqua anche da coloro che non sono medici. Naples, 1727; in-4. — Crescenzo continue d'attaquer la doctrine de Sylvius de Le Boë, et de blâmer énergiquement l'abus qu'on faisait des médicamens irritans. Il les remplaça avec les plus grands avantages par l'emploi des délayans ou rafraichissans, et spécialement par l'eau froide et la glace; il a soin de tracer avec détail les précautions qu'exige leur administration.

Crescenzo est encore auteur d'une notice biographique sur Léonard de Capna, d'une tragédie, et de plusieurs poésies estimées.

(Haller, *Bibl. anat.* — *Éloy.* — *Biog. univ.*)

CRISPO (Antoine), médecin-prêtre, naquit en 1600 à Trapani, ville de Sicile. Livré d'abord exclusivement à la pratique de la médecine, il jouissait depuis long-temps d'une grande réputation, lorsque la mort de son épouse le décida à entrer dans les ordres. Les fonctions de son nouvel état ne l'empêchèrent pas de continuer l'exercice de la médecine jusqu'à un âge assez avancé. Crispo mourut à Trapani le 30 novembre 1688, laissant les ouvrages suivans :

Commentarius in acutæ febris historiam. Palerme, 1661, in-4.

In lethargum febri supervenientem *acutæ commentarii duo. Acc. novi in icteritiam antè septimum commentarii, in quibus nonnulla etiam, quæ ad fe-*

bris malignæ et pestilentis dignotionem et curationem faciunt, enucleantur. Palerme, 1668, in-4.

Hypomnemata duo, in quibus de parotide laboriosis in febribus superveniente, et simul nonnulla controvertuntur et declarantur, necnon quid à medicis. praxin exercentibus in ejus eruptione sit agendum exponitur. Palerme, 1663, in-4.

Epistola medicinalis ad Gradonicum Seminara, in quâ exponitur ratio curandi febres putridas per venæ sectionem et purgationem per alvum. Palerme, 1682, in-4.

De sputo sanguinis, si à corporis

partibus infirmis proveniat, cum tussi et febre, consultatio; et in medicinalem epistolam dilucidationes, quibus respondetur interrogationibus factis ab Antonio Ruasi de neglectâ venæ sectione in febribus. Trapani, 1682, in-4.

De S. S. Cosmæ et Damiani thermalibus aquis liber in sex divisus sectiones. Trapani, 1684, in-4. — L'auteur y a joint un traité de Jean Crispo, son père, intitulé : *De iisdem aquis compositiones.*

(Mongitore. — Haller, *Bibl. med. pract.* — Éloy.)

CROCE (Jean-André della), en latin *de Cruce*, et désigné en français sous le nom *De la Croix*, natif de Venise, vivait dans la seconde moitié du seizième siècle. L'époque de sa mort ne nous est pas connue. Les ouvrages qu'il a laissés sont ceux d'un praticien habile et instruit; c'est à lui que sont dues la plupart des corrections apportées de son temps à l'appareil de l'opération du trépan. Voici les titres de ses écrits :

Chirurgiæ universalis opus absolutam. In quo quorumque affectuum universo corpori humano obvenientium et ad chirurgi curam spectantium, notio, prædictio atque curatio perspicuâ methodo narrantur, et tàm medicorum insignium auctoritate, quàm experimentorum approbatione confirmantur. Addita insuper est officina chirurgica in quâ nempè instrumenta omnia aliaque chirurgico convenientia suis figuris delineata expressaque cernuntur. Venise, 1573, in-fol.; *ibid.*, 1596, in-fol. — Dans cet ouvrage, l'auteur dit avoir ouvert beaucoup de cadavres humains. Il se livre souvent à des digressions étrangères à son sujet, mais il parle moins d'après les auteurs qui l'ont précédé que d'après sa propre observation. Il rapporte un exemple d'accidens fort graves causés par un coup porté sur l'occiput, et qui se dissipèrent à la suite d'une hémorrhagie nasale; il a souvent traité avec succès des plaies du cerveau et de ses membranes. Dans un cas de fracture du pariétal et du temporal, la trépanation du pariétal seul fut suivie de guérison. Il a plusieurs fois incisé le muscle crotaphite, et trépané le temporal sans qu'il en résultât d'accident. Dans les plaies qui divisent le nez dans la moitié de son épaisseur, ou qui en détachent presque complétement une partie, notre auteur conseille la réunion de la plaie, au lieu d'achever la séparation de la partie divisée. Il dit avoir souvent traité avec succès des plaies pénétrantes de poitrine, et quelquefois avec lésion du poumon. Il retirait le sang épanché à l'aide d'un syphon. Il obtint la guérison d'un abcès du sinus maxillaire par l'extraction d'une dent qui était à peine douloureuse. Il cite un cas de gastroraphie, une blessure du rein guérie assez rapidement, un exemple d'excision d'utérus cancéreux. — André della Croce est le premier qui ait donné la figure de tous les instrumens pour l'opération du trépan, dont on s'était servi avant lui. On trouve dans son livre le ciseau creux, le ciseau lenticulaire et la rugine, garnis en partie de dentelures semblables à celles d'une scie ; le menyngophylax des anciens, les tenailles incisives, des trépans à bourrelets, des *abaptista*, des trépans avec poignées pour les tourner ; des trépans ailés, triangulaires, en forme de fourchette ; la tréphine ou trépan à main, le trépan perforatif, des tirefonds, un trépied et des élévatoires. Il nous apprend que de son temps les chirurgiens italiens se servaient de trépans dont la couronne était hérissée d'angles ou ailes oblongues et tranchantes, et qu'il rejette comme des instrumens inutiles. La collection d'instrumens de chirurgie figurés par l'auteur est la plus complète qu'on eût encore publiée.

Cet ouvrage a été mis en italien, et publié sous ce titre : *Cirugia universale o perfetta di tutte le parti pertinenti al ottimo chirurgo.* Venise, 1574, in-fol.; *ibid.*, 1583, in-fol.; *ibid.*, 1603, in-fol. — Les chapitres de cet ouvrage relatifs aux plaies du bas-ventre et à l'extraction des corps étrangers, comme balles et javelines, avaient été imprimés à la suite de la Chirurgie de Jean de Vigo, édit. de Venise, 1563, in-4.

(Haller, *Bibl. chirurg.* — Ibid., *Bibl. med. pract.* — Éloy. — Sprengel.)

CROCE (VINCENT, ALSARIO DELLA). *Voy.* ALSARIO.

CROLL (OSWALD), en latin CROLLIUS, l'un des sectateurs célèbres de Paracelse, était né à Wetter, dans la Hesse. Il étudia la médecine et surtout la chimie dans les Universités de Marbourg, Heidelberg, Strasbourg et Genève. Croll fut médecin du prince Christian d'Anhalt, et conseiller de l'empereur Rodolphe II. Il mourut en 1609, laissant l'ouvrage suivant dans lequel on trouve quelques faits intéressans et des idées neuves, perdues au milieu des théories absurdes et extravagantes de l'école de Paracelse, dont Croll fut l'un des disciples les plus fanatiques.

Basilica chymica, continens philosophicam, propriá laborum experientiá confirmatam descriptionem, et usum medicamentorum chymicorum selectissimorum è lumine gratiæ et naturæ desumptorum : in fine libri additus est tractatus novus de signaturis rerum internis. Francfort, 1609, in-4 ; *ibid.*, 1620, 1647, 1650, in-4; *ibid.*, 1622, in-8; Leipsick, 1634, in-4 ; Genève, 1635, in-8; *ibid.*, 1643, 1658, in-8. Les éditions de Genève contiennent beaucoup de supplémens de Jean Hartmann : elles ont été publiées par

Jean Michaelis. Cet ouvrage a été traduit en français par J. Marcel, sous ce titre: *La royale chymie de Crollius.* Lyon, 1624, in-8.

Dans l'introduction de cet ouvrage, Croll donne une idée succincte, mais très-exacte, de tout l'ensemble de la théosophie de Paracelse : Sprengel donne un extrait de cette introduction. Le traité *De signaturis* est également conforme en tout à la théorie de Paracelse. Les idées de Croll rivalisent avec celles de son maitre, par leur bizarrerie et leur extravagance. Il connaissait l'or fulminant ; le chlorure d'argent, qu'il nommait *Lune cornée*, est une des préparations chimiques qu'il a décrites.

(Éloy. — Sprengel. — *Biog. univ.*)

CRUIKSHANK (GUILLAUME), naquit en 1745 à Édimbourg, et passa ses premières années en Écosse. A l'âge de quatorze ans, il vint à l'Université d'Édimbourg dans le but d'y étudier la théologie ; mais il en fut détourné par le goût qu'il se sentit pour l'anatomie et la médecine, et il se livra avec ardeur, pendant huit ans, à l'étude de ces sciences, dans l'Université de Glascow. En 1771, il se rendit à Londres, où, sur la recommandation du docteur D. Pitcairn, il fut attaché à Guil. Hunter comme conservateur de son cabinet. Ce célèbre anatomiste avait demandé aux professeurs de Glascow de lui envoyer un jeune homme instruit pour remplacer Hewson dans cette fonction. Cruikshank devint bientôt l'ami et le collaborateur de Hunter, qui, en mourant, légua à lui et son neveu Math. Baillie son superbe muséum, qui devait au bout de trente ans être livré à l'Université de Glascow. Les élèves de ce professeur demandèrent à ses deux héritiers de continuer à diriger l'école anatomique d'où étaient sortis des élèves si distingués. Cruikshank s'acquitta avec honneur de cette tâche, et se fit connaître de la manière la plus avantageuse par ses recherches anatomiques et physiologiques, qui décèlent une extrême sagacité. Son nom sera toujours, comme celui de Mascagni, attaché à l'histoire des progrès qu'a faits vers la fin du dernier siècle l'anatomie du système lymphatique. Cruikshank avait été nommé chimiste des hôpitaux militaires, et chirurgien du corps de l'artillerie. Il mourut le 27 juillet 1800, après avoir écrit :

Letter to M. Clare upon absorption and on the robbing of calomel, etc. Lettre à M. Clare sur l'absorption et les frictions de calomel à l'intérieur des joues, dans le traitement de la syphilis. Londres, 1779, in-8.

Experiments on the insensible perspiration of the human body, shewing its affinity to respiration. Expériences sur la perspiration insensible, qui démontrent son analogie avec la respiration. Londres, 1779, in-8 ; *ibid.*, 1795, in-8, avec de nombreuses additions et corrections.

The anatomy of the absorbent vessels in the human body. Anatomie des vaisseaux absorbans dans le corps humain. Londres, 1786, in-4, fig.; *ibid.*, 1790, in-4; édition considérablement augmentée dans le texte et dans les planches. Traduit en français par Philippe Petit-Radel. Paris, 1787, in-8, fig.— Ouvrage des plus importans sur l'anatomie et la physiologie du système lymphatique. L'auteur y prouva le premier que les vaisseaux absorbans existent dans tout le corps et même dans le cerveau; il s'y élève contre la transsudation des humeurs au travers des pores inorganiques, et cherche à démontrer qu'à l'exception du sang, toutes les liqueurs animales sont pompées par les lymphatiques.

The result of the trial of various acids and some other substances in the treatment of the lues venerea. Sur l'emploi de divers acides et de quelques autres substances dans le traitement de la maladie vénérienne. Londres, 1797, in-8, et imprimé dans l'ouvrage de Rollo, sur le diabétès sucré; traduit en français par Alyon, avec des notes de A. F. Fourcroy.

Memoire on the yellow fever, etc. Mémoire sur la fièvre jaune qui se manifesta à Philadelphie, et dans d'autres endroits des États-Unis, pendant le printemps et l'automne de cette année. Philadelphie, 1798, in-8.

Observations on the causes and cure of remitting and bilious fever, etc. Observations sur les causes et le traitement de la fièvre intermittente bilieuse; avec des faits et des considérations concernant le synochus ictérode ou fièvre jaune. Philadelphie, 1798, in-8.

A sketch of the rise and progress of the yellow fever, etc. Esquisse de l'origine et des progrès de la fièvre jaune, avec des faits et des réflexions sur la cause de la fièvre jaune dans ce pays, et une revue des diverses manières de la traiter. Philadelphie, 1800, in-8.

Cruikshank a, en outre, publié dans divers recueils des mémoires sur plusieurs sujets, entr'autres: *Expériences sur les nerfs et sur la moelle épinière des animaux vivans.* Transact. phil., abr., 1793, t. XVII, p. 512. L'auteur démontre que la substance nerveuse n'offre pas de régénération.—*Observations sur les ovaires des lapins à différentes époques après l'imprégnation. Ibid.*, 1797, t. XVIII, p. 129.—*Expériences et observations sur la nature du sucre, etc.*

(Chalmers. — R. Watt. — *Biog. univ.*—Sprengel.)

CRUMPE (Samuel), né en 1766, exerça la médecine à Limerik, en Irlande, et mourut dans cette ville le 27 janvier 1796. Il a laissé:

Inquiry into nature and properties of opium. Examen de la nature et des propriétés de l'opium, dans lequel on recherche par l'expérience les principes constituans de ce médicament, son mode d'action, ainsi que l'usage et l'abus qu'on en fait dans chaque maladie, et où l'on examine les opinions de plusieurs auteurs sur ces divers points. Londres, 1793, in-8. — Crumpe prétend avoir extrait du coquelicot (*papaver rhœas.*, L.) un opium parfaitement semblable à celui du pavot somnifère d'Égypte.

Essay on the best means of providing employment for the people. Essai

sur les meilleurs moyens de procurer
de l'emploi au peuple. Dublin, 1793,
in-8; *ibid.*, 1795, in-8. — Con-

ronné par l'Académie royale d'Irlande.

(R. Watt. — *Biogr. univ.*)

CULLEN (Guillaume), l'un des plus grands médecins qu'ait
produits l'Angleterre, naquit le 11 décembre 1712. Sa famille, qui
habitait le comté de Larnak en Écosse, était honorable, mais pauvre.
Après un court apprentissage chez un chirurgien et apothicaire de
Glascow, il obtint une place de chirurgien sur un vaisseau marchand qui allait aux Indes-Occidentales. Ayant pris du dégoût
pour ce genre de vie, Cullen revint dans son pays, et exerça sa
profession d'abord dans un petit village, puis à Hamilton. C'est à
cette époque qu'il se lia avec Guil. Hunter, qui devint célèbre comme
lui plus tard, et qu'il fit avec lui ce singulier traité, qui décèle déjà
l'esprit qui animait les deux jeunes gens : pendant que l'un devait
aller à l'Université de son choix pour y suivre les leçons des professeurs, l'autre alternativement restait dans le pays, exerçant la
médecine pour le compte commun, et fournissant aux frais de
l'éducation de son associé. C'est de cette manière que Cullen put
suivre les cours de l'Université d'Édimbourg, et se fit recevoir docteur en médecine en 1740. Pendant son séjour à Hamilton, Cullen
retira beaucoup d'avantages de la bienveillance du duc d'Argyle
qu'il avait aidé dans quelques travaux chimiques. Le duc d'Hamilton,
qu'il avait guéri d'une grave maladie, lui fut plus utile encore. A la
recommandation de ce seigneur, il fut nommé professeur de chimie
à l'Université de Glascow. Ce fut là le commencement de sa fortune. La manière brillante dont il remplit cette charge, et ses autres
genres de mérite attirèrent l'attention sur lui. En 1751, il passa à la
chaire de médecine de la même Université. Le talent que Cullen
déployait comme professeur à Glascow porta l'Université d'Édimbourg à le réclamer. Il y fut appelé en 1756 à la chaire de chimie,
vacante par la mort du docteur Plummer. Professée par Cullen,
cette science, qui avait été jusque-là négligée, devint l'étude favorite des élèves; aucun cours, si l'on excepte celui d'anatomie,
n'était plus fréquenté. Après la mort du docteur Alston, en 1780,
il fut choisi pour terminer le cours de matière médicale commencé
par ce professeur, et fit des leçons sur ce sujet jusque près de la fin
de sa carrière : ce fut alors qu'il put donner quelques développemens aux doctrines médicales qu'il s'était formées. Déjà il les avait
fait connaître dans les leçons cliniques qu'il avait faites à l'hôpital
royal. Mais il les exposa dans toute leur étendue, lorsque, succédant,

vers 1766, à Whytt et Rutherford, il fut chargé des cours de médecine théorique et de médecine pratique, qu'il ne cessa que quelques mois avant sa mort, arrivée le 5 février 1790.

La chaire de médecine pratique, qu'il partagea d'abord avec Grégory, et qui lui resta bientôt tout entière, par suite de la mort inopinée de son collègue, permit à Cullen de donner cours et autorité à ses nouvelles théories; son immense crédit s'en accrut encore dans l'Université d'Édimbourg, et sa réputation s'étendit dans toute l'Angleterre, par le moyen des élèves qu'il formait. Tout devait lui concilier la faveur des étudians; sa bienveillance, son affabilité, sa générosité à leur égard, les encouragemens qu'il leur donnait, en attirant chez lui les plus zélés et les plus capables, en vivant presque en famille avec eux; l'intérêt qu'il communiquait à ses cours par son élocution vive et aisée, par la connaissance complète qu'il montrait des sujets traités dans ses leçons, par l'habileté avec laquelle il en disposait les matériaux, enfin et plus encore par la nouveauté de ses opinions et la véhémence de ses attaques contre les systèmes le plus en vogue, qui devaient facilement exalter et entraîner de jeunes têtes. Mais cette influence, que Cullen, du reste, méritait si bien à cause de ses mœurs honorables et de son beau talent, lui fut enlevée dans la dernière partie de sa carrière médicale par quelques-uns des moyens qui la lui avaient acquise. La violente animosité de Brown contre ses doctrines et sa personne même parvint à entraîner une grande partie des étudians vers une doctrine rivale. Il dut en concevoir d'autant plus de chagrin, que Brown avait été son élève, son protégé, le précepteur de ses enfans, qu'il avait espéré de voir ses opinions professées et soutenues par lui. On ne connaît pas tous les détails de la rupture de ces deux hommes célèbres; et si le caractère emporté de Brown porte à croire qu'il eut les plus grands torts, on présume que Cullen, accoutumé à une domination qu'il voyait près de lui échapper, n'en fut pas tout-à-fait exempt. Il nous reste à caractériser la doctrine de Cullen et l'influence qu'elle eut sur la médecine; c'est ce que nous allons faire aussi succinctement que possible.

Lorsque Cullen parut, les théories mécaniques et humorales de Boerhaave régnaient presque universellement en Europe, et principalement à l'Université d'Édimbourg. Cependant les recherches provoquées par les travaux de Haller sur l'irritabilité, avaient attiré l'attention sur l'importance du système nerveux dans l'organisme; importance déjà pressentie par Willis, Baglivi, Pacchioni, et qui formait la principale base du système de Fr. Hoffmann, mais que l'on n'avait pas encore poursuivie avec rigueur dans toutes ses applications à la physiologie et à la pathologie. Élevé dans la doctrine éclectique de Boerhaave, Cullen ne tarda pas à sentir l'incohérence des élémens, la plupart hypothétiques, dont elle se composait, et il tenta de fonder un système complet plus rationnel, et en harmonie avec les connaissances récemment acquises. La théorie que Cullen proposa est en partie calquée sur celle de Fr. Hoffmann, et pour les principes généraux, et pour un grand nombre de détails; mais il la corrigea et l'étendit; il la combina habilement avec les idées de plusieurs auteurs contemporains célèbres. Partant de ce principe que le système nerveux est l'origine et la base de tous les phénomènes de la vie, il en déduisit que tous les corps qui agissent sur l'organisme ne le font qu'en modifiant ce système. Toutes les maladies dépendent donc d'une affection du système nerveux, de l'appareil en lequel réside la puissance motrice et sentante du corps humain, et les médicamens qui les guérissent n'ont d'action que sur les parties solides douées de la force nerveuse. Cullen, rejetant, à quelques exceptions près qui impliquent contradiction, toute cause mécanique et humorale qui se mêlait au vitalisme d'Hoffmann, fonda ainsi le solidisme vital le plus absolu qui ait été jusqu'alors établi. Par suite de ces idées sur le rôle du système nerveux, notre auteur fut porté à rechercher la nature intrinsèque des maladies, ce qu'il appela leurs causes prochaines. C'est alors que, croyant ne donner, comme tous les systématiques, que l'expression générale des faits, Cullen adopta, à la suite d'une analyse incomplète des phénomènes, comme base de toute la pathologie, le spasme et l'atonie se succédant et se montrant dans des portions circonscrites de l'organisme, mais le plus souvent réparties l'une ou l'autre uniformément dans son ensemble. C'est par la combinaison de ces deux états, dont la relation ou coexistence est loin d'être motivée, que sont expliqués les phénomènes de la fièvre. Les causes morbifiques sont supposées gratuitement frapper le cerveau d'une atonie qui produit la faiblesse dans toutes les fonctions, et particulièrement dans l'action des petits vaisseaux de la surface; d'où s'ensuit le spasme de ces vaisseaux et le frisson. Celui-ci détermine la réaction du cœur, qui produit la chaleur, puis la sueur, complément des phénomènes fébriles. Le vomissement et le délire étaient regardés comme produits le plus souvent par l'atonie des fibres musculaires de l'estomac, et par la diminution d'énergie du cerveau. L'inflammation

est causée par le spasme des vaisseaux capillaires de la partié qui est
le siége de quelque stimulation. Ce spasme provoque l'action du cœur
et la fièvre. En raison de l'importance attachée aux fièvres essentielles, voilà donc, comme le remarque M. Broussais, l'idée de faiblesse placée en haute perspective et dominant presque toute la pathologie. Mais Cullen, praticien, s'arrêta devant les conséquences
logiques de sa théorie; et dans le traitement des fièvres, il tira les
indications curatives principalement de la présence ou de l'absence des signes de réaction, et non de la nature des causes prochaines. Cette doctrine erronée n'en porta pas moins ses fruits. C'est
elle qui fournit à Brown les bases de son trop célèbre système, qui
effaça celui de Cullen, et contre les résultats duquel ce grand médecin s'éleva lui-même. Si Cullen a malheureusement influé en ce
sens sur la médecine, il lui a rendu d'assez grands services pour
faire oublier les funestes conséquences auxquelles donnèrent lieu
quelques-unes de ses idées théoriques. C'est lui qui porta les coups
les plus décisifs à l'humorisme; c'est à lui qu'on doit d'avoir, malgré
de trop subtiles théories, simplifié la matière médicale, d'avoir assis
cette science sur des bases vraiment philosophiques, d'avoir enfin le
mieux montré, jusque dans ses erreurs même, à employer l'induction dans l'application de la physiologie à la pathologie.

Cullen, livré à l'enseignement et à la pratique de la médecine,
n'a pas beaucoup écrit; mais ses ouvrages sont tous importans; ce
sont :

Synopsis nosologiæ methodicæ in usum studiosorum. Édimbourg, 1769, in-8; *ibid.*, 1772, in-8; *ibid.*, 1780, in-8, 2 vol. Cet ouvrage a été traduit en anglais sous ce titre : *Nosology : or a systematic arrangement of diseases by classes, orders, genera, and species, etc.* Édimbourg, 1800, in-8. Il a été publié plusieurs abrégés de ce même ouvrage. — Le premier volume renferme les classifications de Sauvages, de Linné, de Vogel, de Sagar et de Macbride. Le second est consacré à l'ex-position du système nosologique de l'auteur, système qui, malgré ses imper-fections, parut plus rationnel que celui de ses prédécesseurs, et qui fut presque généralement adopté, à quelques res-trictions près.

Institutions of medecine ; physiology for the use of the students in the uni-versity of Edimburg. Institutions de médecine; physiologie. Édimbourg, 1772, in-12; *ibid.*, 1777, in-8; *ibid.*, 1785, in-8; traduit en français par Bosquillon, Paris, 1785, in-8; traduit en latin, Venise, 1788, in-8. — L'au-teur expose dans cet ouvrage les doc-trines physiologiques sur lesquelles repose sa théorie médicale; il s'est at-taché surtout à y développer les lois du système nerveux.

Lectures on the materia medica. Londres, 1772, in-4. — Ces leçons sur la matière médicale furent publiées, sans l'assentiment du professeur, d'après des notes prises à ses cours, et constituent un ouvrage très-imparfait, qui fut réimprimé avec des corrections et additions considérables, et avec l'approbation de Cullen. Londres, 1773, in-4 ; traduit en français par Caullet de Veaumorel. Paris, 1787 in-8.— Cullen a donné lui-même, de son traité de matière médicale, une édition qui en fait un ouvrage différent de celui-là, sous le titre :

A treatise of the materia medica. Édimbourg, 1789, in-4, 2 vol; traduit en français par Bosquillon. Paris, 1789, in-8, 2 vol.—L'auteur explique le mode d'action des médicamens d'après les données subtiles de sa théorie nerveuse. Suivant lui, la plupart des médicamens exercent leur première action sur l'estomac; mais en vertu des nombreuses sympathies de ce viscère, ils agissent dynamiquement et non matériellement sur toutes les parties du corps. Ce n'est qu'à l'égard d'un petit nombre de médicamens qu'il se met en contradiction avec son système, et en oublie la rigueur. Du reste, ces idées systématiques ont engagé Cullen à apporter un scepticisme, une critique heureuse, dans l'examen des propriétés des médicamens, dont il a restreint le volumineux catalogue. C'est à son ouvrage que l'on peut rapporter les premiers progrès de la matière médicale, d'ailleurs si peu avancée encore.

Letter to lord Cathcart concerning the recovery of persons drowned and seemingly dead. Lettre sur la manière de rappeler à la vie les personnes noyées et asphyxiées. Édimbourg, 1775, in-8.

First lines of the practice of physic, for the use of students in the university of Edimburg. Élémens de médecine pratique. Édimbourg, 1776—1783, in-8, 4 vol.; *ibid.,* 1784, in-8, 4 vol.; en Angleterre, 1789. in-4, 2 vol.; Édimbourg, 1796, in-8, 4 vol., avec des notes de Rotherham; *ibid.,* 1802 et 1810, in-8, 2 vol., avec des notes de P. Reid, dans lesquelles sont consignés les changemens apportés à la doctrine de Cullen par celle de Brown ; traduit en français par Pinel. Paris, 1785, in-8, 2 vol.; puis par Bosquillon, avec des notes très-étendues, dans lesquelles sont exposés et développés les principes théoriques et pratiques de l'auteur, Paris, 1785—1787, in-8, 2 vol; *ibid.,* 1819, in-8, 3 vol. M. Deleus, éditeur de la traduction de Bosquillon, a retranché une partie des notes de celui-ci, et y a joint quelques remarques.— Cet ouvrage de Cullen, malgré ses imperfections et les théories dont il est rempli, est encore aujourd'hui, peut-être, ce qu'il y a de meilleur sur la médecine pratique. La description des maladies y est faite avec une exactitude et une précision admirables. Il est semé de vues pratiques qui ne peuvent appartenir qu'à un profond observateur. Cullen y a montré le rare exemple d'un auteur qui, livré à toutes les subtilités de la spéculation, s'arrête devant l'expérience et se soumet à ses décisions, quelque contraires qu'elles paraissent à ses idées théoriques.

Clinical lectures, delivered in the years, 1765, 1766. Leçons cliniques faites par G. Cullen, publiées d'après des notes prises à son cours. Londres, 1797, in-8 ; Édimbourg, 1814, in-8.

Cullen a publié dans les *Essais de méd. et de litt.,* t. 2, p. 145, 1756, un mémoire sur la production du froid par l'évaporation des liquides, et sur quelques autres moyens de produire le froid. Ce mémoire est imprimé aussi à la suite d'un ouvrage de Joseph Black.

(Aikin. — Chalmers. — Hutchinson. — R. Watt. — Sprengel. — Rosario Scudéri, *Introd. à l'hist. de la méd.* — Broussais, *Exam. des doctr. méd.* — Boisseau, *Biog. méd.*)

CULLERIER (Michel), né à Angers, le 8 juin 1758, fut destiné à l'état ecclésiastique, et, après avoir fait ses premières études au collége de Château-Gontier, il entra au séminaire d'Angers. Il ressentit bientôt pour l'état qu'on lui donnait un éloignement invincible, et son goût le portant vers la médecine, il se rendit à l'école de Nantes; ses premiers succès l'encouragèrent, et, en 1783, Cullerier arriva à Paris pour suivre les cours des Desault, Sabatier, Pelletan, etc. De nouveaux triomphes furent la récompense de ses travaux assidus; il obtint au concours les prix de l'École pratique et du Collége de chirurgie, et la place de chirurgien gagnant maitrise à Bicêtre. Lors de la fondation de l'hôpital des vénériens, Cullerier en fut nommé chirurgien en chef, place qu'il occupa jusqu'à sa mort. Les maladies syphilitiques devinrent dès-lors l'objet spécial de ses études; il ouvrit des cours de clinique, et donna des leçons, dont la spécialité attira de nombreux auditeurs. Comme praticien, Cullerier a laissé une réputation justement méritée, et les élèves distingués qu'il a formés témoignent assez de ses talens comme professeur instruit. Cullerier était membre de l'Académie royale de médecine. Il est mort à Paris, d'un cancer de l'estomac, le 3 janvier 1827, dans sa soixante-neuvième année. Cullerier n'a pas publié d'ouvrage sur les maladies vénériennes; mais il a laissé sur cette matière plusieurs mémoires insérés dans le *Recueil périodique des travaux de la Société de médecine,* dont il était membre, et des articles dans le *Dictionnaire des Sciences médicales.* Nous n'indiquerons ici que les principaux :

Mémoire sur la salivation, et rapport sur les propriétés du sulfure de chaux contre cette sécrétion accidentelle. Journal général, ou *Recueil de la Société de Médecine*, tom. XIX.

Observation sur l'extirpation de plusieurs glandes lymphatiques très-volumineuses à la partie supérieure du cou. Ibid., tome XXVI.

*Réflexions sur une observation de gonflement inflammatoire d'un testi-*cule, qui a précédé une gonorrhée vénérienne. Ibid., tome XLI.

Rapport sur l'identité de nature entre le virus de la gonorrhée et celui de la vérole. Ibid.; tome XLIV.

Observations sur la contagion syphilitique dans les rapports des nourrices avec les nourrissons. Ibid., tome LV.

Parmi les articles du *Dictionnaire des Sciences médicales*, nous rappellerons seulement les suivans : *Alopé-*

cie, *Bubon*, *Blennorrhagie*, *Chancre*, *Exostose*, *Mercure*, *Or*, *Syphilis*. (Pariset, *Discours prononcé sur la* tombe de Cullerier.—Nacquart, *Disc.* idem, inséré dans le *Journal général de Médecine*, tome XCVIII.)

CUREAU DE LA CHAMBRE (MARIN), né au Mans en 1594, et mort à Paris le 29 novembre 1669, s'acquit une grande réputation autant par les agrémens de son esprit et ses connaissances variées dans les belles-lettres et dans la philosophie, que par son mérite en médecine. Le cardinal de Richelieu se l'attacha, le fit recevoir à l'Académie française qu'il avait établie depuis peu, et le choisit pour défendre les libertés de l'Église gallicane attaquées dans l'*Optatus gallus* de Hersent. Il fut aussi l'un des principaux membres de l'Académie des Sciences, lors de la fondation de cette Société en 1666. Louis XIV, dont il était l'un des médecins ordinaires, l'affectionnait particulièrement, à cause de ses connaissances physionomiques, et le consultait souvent sur le choix qu'il voulait faire. Il entretenait avec ce monarque une correspondance secrète qui est mentionnée dans le tome IV des *Pièces intéressantes et peu connues* de De La Place. Ses fils lui ont élevé un tombeau magnifique dans l'église de Saint-Eustache, où il fut enseveli. L'un d'eux (François Cureau de La Chambre) fut docteur en médecine et devint premier médecin de la reine. Marin Cureau de La Chambre a laissé un assez grand nombre d'ouvrages qui, la plupart, n'ont qu'un rapport indirect avec la médecine. Ce sont :

Nouvelles pensées sur les causes de la lumière, du débordement du Nil, et de l'amour d'inclination. Paris, 1634, in-4.

Nouvelles conjectures sur la digestion. Paris, 1636, in-4.

Les Caractères des passions. Paris, 1640-1662, in-4. 5 vol. ; Amsterdam, 1658-1663, in-12. 4 vol. — Cet ouvrage, quoique prolixe et rempli de paradoxes, est estimé.

Traité de la connaissance des animaux. Paris, 1648, in-4 ; *ibid.*, 1658, in-12.—Dans ce Traité, de La Chambre réfute l'opinion de Descartes, et montre que les bêtes ont des pensées, des raisonnemens qui président à leurs actions.

Nouvelles observations et conjectures sur l'iris (arc-en-ciel). Paris, 1650, in-8.

Discours sur les principes de la chiromancie. Paris, 1653, in-8.

Novæ methodi pro explanandis Hippocrate et Aristotele specimen. Paris, 1655, in-4 ; *ibid.*, 1668, in-12, avec le premier livre de la physique d'*Aristote, traduit en français.* — Les sept autres livres que C. de La Chambre avait également traduits, et qui devaient être publiés par son fils, n'ont pas paru.

Traité de la lumière. Paris, 1657, in-4.

*L'Art de connaître les hommes, où sont contenus les discours préliminai-

res qui servent à cette science. Paris, 1659, in-4; Amsterdam, 1660, in-12.

Le Système de l'âme, ou Deuxième partie de l'art de connaître les hommes. Paris, 1664, in-4.

Recueil des épîtres, lettres et préfaces de M. de La Chambre. Paris, 1664, in-12.

Discours sur les causes du débordement du Nil, avec un discours de la nature divine, selon la philosophie platonique. Paris, 1665, in-4.

L'Art de connaître les hommes, troisième partie, qui contient la défense de l'extension et des parties libres de l'âme. Paris, 1666, in-4.

(Nicéron, *Mémoires.* — Moreri. — *Biogr. univers.*)

CURRIE (JACQUES) naquit à Kirkpatrik-Flemming, dans le comté de Dumfries, le 31 mai 1756. Il fut d'abord destiné au commerce, et passa dans ce but plusieurs années en Virginie. Mais son aversion pour cette profession et l'imminence des troubles des colonies le déterminèrent à revenir en Europe en 1776. Il se livra alors à l'étude de la médecine à l'Université d'Édimbourg, où il resta trois ans. La perspective d'une place dans le service médical de l'armée ne lui permit pas de passer par les degrés ordinaires du doctorat à Édimbourg, et il alla se faire recevoir à Glascow. Mais une maladie l'ayant pris au moment où il allait s'embarquer pour la Jamaïque, cette circonstance et d'autres considérations le firent renoncer à son premier projet, et il alla se fixer à Liverpool en 1781. Il y acquit bientôt une grande réputation et l'estime générale par ses talens de praticien, et par les qualités aimables de son esprit et de son caractère. Il fut choisi pour un des médecins de l'hôpital de cette ville. Plusieurs écrits qu'il publia sur des sujets de médecine pratique, ainsi que de politique et de littérature, firent juger de ses talens variés. C'est à lui principalement que l'on doit d'avoir fait connaître, par des observations détaillées, l'usage des affusions froides. Il fut nommé, en 1792, membre de la Société royale de Londres. Dès 1784, Currie avait éprouvé de graves symptômes d'une affection de poitrine. Sa santé déclina visiblement en 1804; il quitta Liverpool, dont le climat paraissait contraire. Il fit un voyage en Écosse, alla alternativement prendre les eaux à Clifton et à Bath, et mourut après de longues souffrances à Sydmouth, le 31 août 1805. Il a écrit :

Medical reports on the effects of water cold and warm as a remedy in febrile diseases, etc. Sur les effets de l'eau froide et chaude employée dans le traitement des fièvres, soit en applications extérieures, soit en boisson; avec des observations sur la nature de la fièvre, et sur les effets de l'opium, de l'alcool, et sur la faiblesse. Liverpool, 1797, in-8; *ibid.*, 1801, in-8, 2 vol., 2e édit., considérablement augmentée; *ibid.*, 1804, in-8, 2 vol.;

ibid., 1814, in-8, 2 vol. C'est la 5.' édition. — Les additions à la 1.'" édition consistent en plusieurs articles sur divers topiques, et surtout en observations confirmatives des bons effets des affusions froides que l'auteur avait étendues au traitement de la scarlatine.

Currie, à qui l'on a attribué divers ouvrages de Jacques Curry et de Guillaume Currie, a en outre inséré en 1785, dans le prem. vol. des *Transact. de la Soc. de Manchester*, une notice sur le docteur Bell, jeune médecin de ses amis; dans le 3.' vol. des *Mém. de la Soc. médicale de Londres*, un mémoire sur le tétanos et les affections convulsives; dans les *Transact. philos. de 1792 de la Soc. roy. de Londres*, le récit des effets remarquables d'un nau-frage sur des marins, avec des. expériences et des observations relatives à l'influence produite, sur les forces de l'économie vivante par l'immersion dans l'eau de la mer et dans l'eau douce, dans l'eau chaude et dans l'eau froide. Il publia en 1793, sous le nom de Jasper Wilson un pamphlet intitulé : *Lettre commerciale et politique, adressée à Guill. Pitt* : deux éditions successives déposent du mérite et du succès de cet opuscule. Enfin, il publia en 1800 les OEuvres du poète Robert Burns; mais il ne se contenta pas du rôle d'éditeur : il y joignit une vie du poète, et des remarques critiques qui furent généralement goûtées.

(Chalmers. — R. Watt. — Notice biogr. dans les *Annales de littér. méd. étrang.* vol. VII.e — *Biogr. univ.*)

CURRY (Jean), médecin anglais du dix-huitième siècle, ne nous est connu que par des ouvrages historiques, et les ouvrages médicaux suivans :

Our essais on ordinary fevers in 3 parts. Londres, 1773, in-8.

Some thoughts of the nature of fevers, of the causes of their becoming of frequently mortal, and on the means to prevent it. Londres, 1774, in-8.

(R. Watt.)

CYPRIANUS (Abraham), fils d'Alard Cyprianus, chirurgien d'Amsterdam, étudia la médecine à Utrecht, et y prit le bonnet de docteur, le 20 novembre 1680. Muni de ce grade, il alla exercer la médecine et la chirurgie à Amsterdam durant plus de douze ans. De 1693 à 1695 il occupa à Franeker une chaire d'anatomie et de chirurgie. Il passa en Angleterre, et revint depuis pratiquer son art à Amsterdam. Il excellait surtout dans l'opération de la pierre, qu'il avait exécutée avec succès sur quatorze cents personnes. On connaît de lui : ·

Dissertatio de caris ossium. Utrecht, 1680, in-4.

Oratio inauguralis in chirurgiam Encomiastica. Franeker, 1693, in-fol.

*Epistola, historiam exhibens fœtus humani post 21 menses ex uteri tubâ, matre salvâ ac superstite, excisi, ad D. Thomam Millington, equitem au-

ratum, medicum regium ordinarium, et Collegii medicorum Londinensium presidens. Leyde, 1700, in-8, fig. Trad. en français, Amsterdam, 1707, in-8.

Cystotomia hypogastrica. Londres, 1724, in-4.

(Paquot, *Hist. littér. des Pays-Bas.*)

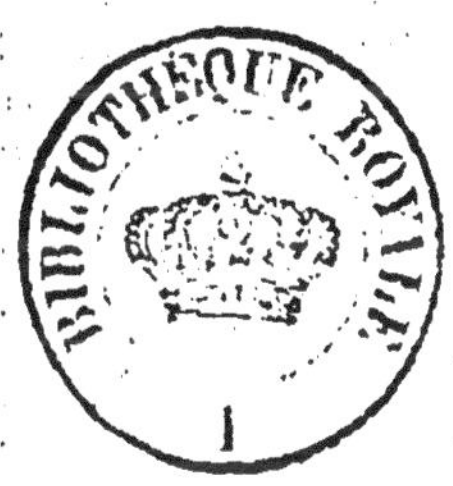

FIN DE LA DEUXIÈME PARTIE DU PREMIER VOLUME.

www.ingramcontent.com/pod-product-compliance
Ingram Content Group UK Ltd.
Pitfield, Milton Keynes, MK11 3LW, UK
UKHW020112130726
13696UKWH00001B/4